CB071107

Ecocardiografia de Estresse e Contraste

Ecocardiografia de Estresse e Contraste

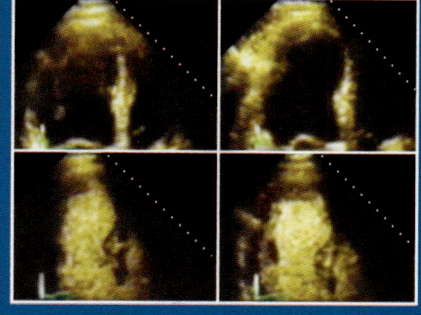

ANA CRISTINA CAMAROZANO WERMELINGER

Doutorado e Mestrado em Ciências Médicas pela Universidade Federal do Rio de Janeiro

Especialização em Ecocardiografia pelo InRad do Hospital das Clínicas da FMUSP com

Habilitação em Cardiologia e Ecocardiografia pela SBC e AMB

Fellowship em Ecocardiografia no *New England Medical Center – Tufts University – Boston*, EUA

Médica-Ecocardiografista do Hospital de Clínicas da

Universidade Federal do Paraná

Responsável pela Prolab-Centro Diagnóstico Cardiológico

Coordenadora da Comissão de Ensino do

Departamento de Imagem Cardiovascular

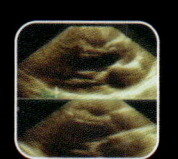

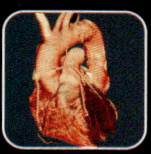

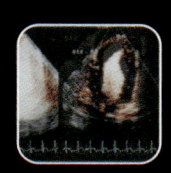

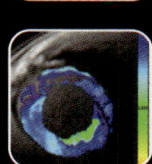

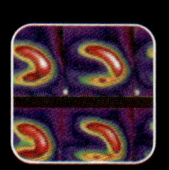

LUÍS HENRIQUE WEITZEL

Mestrado em Cardiologia pela Pontifícia Universidade Católica (PUC-Rio)

Especialização em Cardiologia, com Certificado de Atuação em Ecocardiografia pela SBC e AMB

Professor Adjunto de Cardiologia da Faculdade de Medicina da Universidade Gama Filho – Rio de Janeiro, RJ

Responsável pelas Clínicas: Cardiolife, Pró-Exames e LAB's Copacabana – RJ

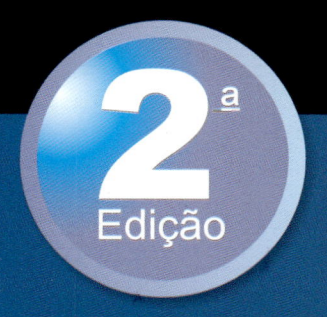

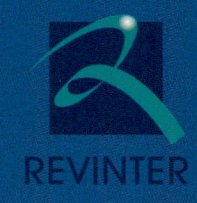

2ª Edição

REVINTER

Ecocardiografia de Estresse e Contraste – Segunda Edição
Copyright © 2013 by Livraria e Editora Revinter Ltda.

ISBN 978-85-372-0492-4

Todos os direitos reservados.
É expressamente proibida a reprodução
deste livro, no seu todo ou em parte,
por quaisquer meios, sem o consentimento
por escrito da Editora.

Contato com os autores:
ANA CRISTINA CAMAROZANO WERMELINGER
a.camarozano@yahoo.com.br

LUÍS HENRIQUE WEITZEL
lweitzel@superig.com.br

CIP-BRASIL. CATALOGAÇÃO-NA-FONTE
SINDICATO NACIONAL DOS EDITORES DE LIVROS, RJ

C184e

Camarozano, Ana C. (Ana Cristina)
    Ecocardiografia de estresse e contraste/Ana Cristina Camarozano Wermelinger, Luís Henrique Weitzel. - Rio de Janeiro: Revinter, 2013.
    il.

Inclui bibliografia e índice
ISBN 978-85-372-0492-4

1. Ecocardiografia do stress. 2. Ecocardiografia de contraste. I. Weitzel, Luís Henrique. II. Título.

12-5677.   CDD: 616.1207543
                              CDU: 616.12-07

A precisão das indicações, as reações adversas e as relações de dosagem para as drogas citadas nesta obra podem sofrer alterações.
Solicitamos que o leitor reveja a farmacologia dos medicamentos aqui mencionados.
A responsabilidade civil e criminal, perante terceiros e perante a Editora Revinter, sobre o conteúdo total desta obra, incluindo as ilustrações e autorizações/créditos correspondentes, é do(s) autor(es) da mesma.

Livraria e Editora REVINTER Ltda.
Rua do Matoso, 170 – Tijuca
20270-135 – Rio de Janeiro – RJ
Tel.: (21) 2563-9700 – Fax: (21) 2563-9701
livraria@revinter.com.br – www.revinter.com.br

DEDICATÓRIA

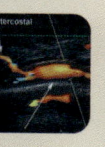

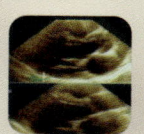

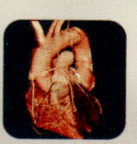

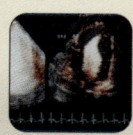

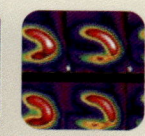

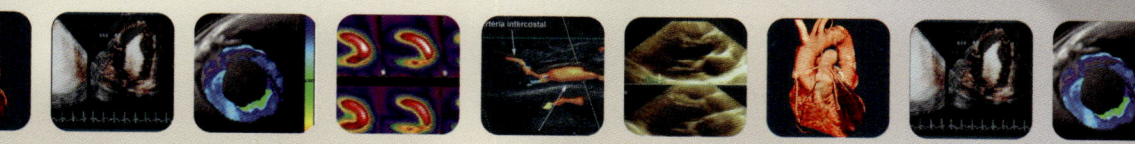

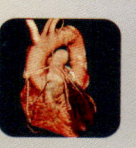

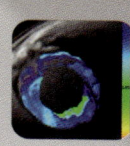

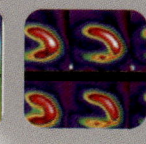

Ao meu marido, Luciano, pelo grande apoio, paciência e compreensão nos momentos importantes;
Aos meus pais, Domingos e Lucília, pelas inúmeras lições de vida ensinadas, que construíram a base do meu ser;
Aos meus queridos irmãos, Fábio e Kelly, por todo carinho e confiança, e
Aos mestres que muito contribuíram em toda a minha trajetória.

Ana Cristina Camarozano Wermelinger

À minha esposa, Evanice, e aos meus filhos, Aline, Pedro Henrique, Ana Carolina e Luís Felipe, cujas vidas são o significado da minha própria, e
Aos meus pais, Antônio Henrique e Maria Therezinha, que construíram meus alicerces.

Luís Henrique Weitzel

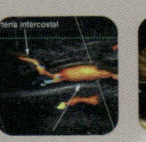

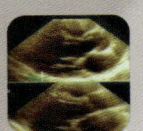

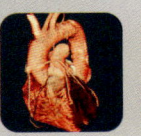

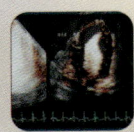

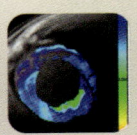

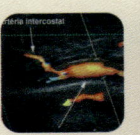

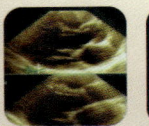

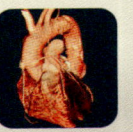

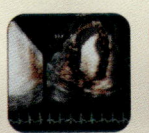

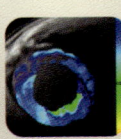

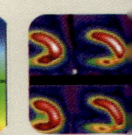

"...O dia mais belo? Hoje.
O maior obstáculo? O medo.
A raiz de todos os males? O egoísmo.
A distração mais bela? O trabalho.
A estrada mais rápida? O caminho correto.
O melhor remédio? O otimismo.
A maior satisfação? O dever cumprido.
A força mais potente do mundo? A fé.
O mais imprescindível? O lar.
A coisa mais bela de todas? O amor..."

Madre Tereza de Calcutá (O poema da paz)

Quais são os fatores que destroem os seres humanos?

"A política, sem princípios,
O prazer, sem compromisso,
A riqueza, sem trabalho,
A sabedoria, sem caráter,
Os negócios, sem moral,
A ciência, sem humanidade,
A oração, sem caridade."

Mahatma Gandhi

SUMÁRIO

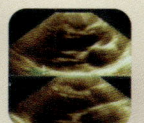

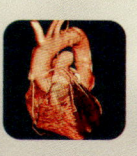

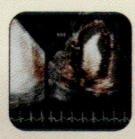

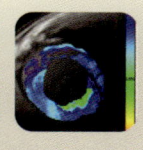

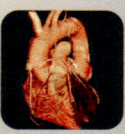

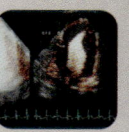

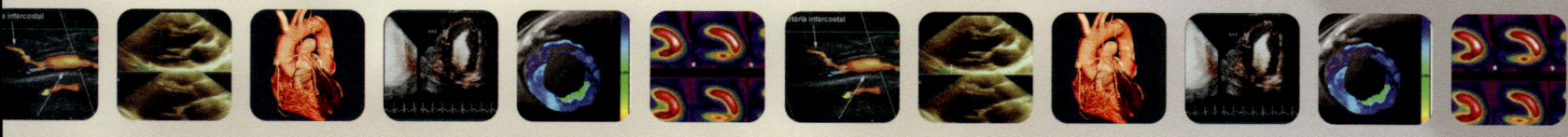

Prefácio. IX
Apresentação XI
Agradecimentos XIII
Colaboradores XV
Abreviaturas. XIX

Capítulo 1
Abordagem Clínica da Isquemia Miocárdica. 1

1-1 Aspectos Clínicos da Isquemia Miocárdica com Doença Arterial Coronariana – Da Fisiopatologia ao Diagnóstico 1
Cláudio L. Pereira da Cunha ■ Ricardo de Souza Pereira da Cunha

1-2 Aspectos Clínicos da Isquemia Miocárdica sem Doença Arterial Coronariana – Da Fisiopatologia ao Diagnóstico. 9
Dalton Bertolim Précoma

1-3 Abordagens Anatômica e Funcional da Isquemia Miocárdica 12
Alexandre Alessi

Capítulo 2
Abordagem Ecocardiográfica na Avaliação da Isquemia Miocárdica 17
Ana Cristina Camarozano Wermelinger

Capítulo 3
Fisiologia do Exercício – Conceitos Básicos . . 29
Marcelo Bichels Leitão

Capítulo 4
Substâncias Indutoras de Isquemia – Bases Farmacológicas 35
Paulo de Assis Melo

Capítulo 5
Ecocardiografia de Estresse na Isquemia Miocárdica 39

5-1 Modalidades de Estresse na Investigação da Doença Coronariana e a Evolução da Ecocardiografia sob Estresse 39
Ana Cristina Camarozano Wermelinger

5-2 Ecocardiografia de Estresse sob Exercício 50
Luciano Belém

5-3 Ecocardiografia de Estresse sob Exercício Em Bicicleta 56
José Roberto Matos-Souza ■ Guilherme de Rossi Otávio Rizzi Coelho

5-4 Ecocardiografia de Estresse com Dobutamina . . 59
Ana Cristina Camarozano Wermelinger

5-5 Ecocardiografia de Estresse com Vasodilatador 72
Rosa Sicari, MD, PhD, FESC

Capítulo 6
Ecocardiografia de Estresse em Situações Especiais 81

6-1 Ecocardiografia de Estresse na Doença Valvar . 81
Vera Márcia Lopes Gimenes

6-2 Ecocardiografia de Estresse nos Distúrbios do Ritmo e da Condução Ventricular. 90
Luís Henrique Weitzel

6-3 Ecocardiografia de Estresse na Vigência de Marca-Passo e Pós-Transplante Cardíaco. 93
Luís Henrique Weitzel

6-4 Ecocardiografia de Estresse em Mulheres, Crianças e em Condições de HVE 96
Luís Henrique Weitzel

6-5 Ecocardiografia de Estresse na Estratificação de Risco para Cirurgia Não Cardíaca 101
Luís Henrique Weitzel

6-6 Ecocardiografia de Estresse na Estratificação de Risco Pós-Infarto 103
Ana Cristina Camarozano Wermelinger

6-7 Ecocardiografia de Estresse nas Miocardiopatias Dilatada e Hipertrófica. 114
Fábio Cañellas Moreira ■ Alexandre Augusto Tartari

6-8 Ecocardiografia de Estresse no Paciente Idoso 120
José Sebastião de Abreu ■ Tereza Cristina Pinheiro Diógenes

6-9 Ecocardiografia de Estresse na Avaliação do Ventrículo Direito e na Hipertensão Arterial Pulmonar 126
Luís Henrique Weitzel

6-10 Avaliação da Função Diastólica pela Ecocardiografia de Estresse 129
Márcia M. Barbosa ■ Alexandre Leite

6-11 Ecocardiografia de Estresse na Doença da Microcirculação, Diabetes Melito e Aspectos da Disfunção Endotelial 134
Liz Andréa Villela Baroncini

Capítulo 7
Abordagem da Viabilidade Miocárdica 139

7-1 Aspectos Celulares e Vasculares no Conceito de Viabilidade Miocárdica......... 139
Ana Cristina Camarozano Wermelinger

7-2 Viabilidade Miocárdica pelo Ecocardiograma de Estresse 146
Ana Cristina Camarozano Wermelinger

Capítulo 8
Indicações, Acurácia e Prognóstico do Ecocardiograma de Estresse 167

8-1 Indicações, Contraindicações e Efeitos da Terapia na Realização do Ecocardiograma de Estresse ... 167
Fernando Pallis ■ Ana Cristina Camarozano Wermelinger

8-2 Acurácia e Resultados Falso-Positivos e Falso-Negativos à Ecocardiografia de Estresse... 170
Monica Luiza de Alcântara ■ Alex dos Santos Felix

8-3 Valor Prognóstico da Ecocardiografia de Estresse 175
Gustavo Restrepo ■ Karen Estupiñan
Jaime Luis López

Capítulo 9
Aspectos da Microcirculação e do Fluxo de Reserva Coronariano 185

9-1 Abordagem da Microcirculação Coronariana e Circulação Colateral 185
Ana Cristina Camarozano Wermelinger
Luciano Wermelinger da Fonseca

9-2 Fluxo de Reserva Coronariano em Vasos Nativos 192
Jorge Lowenstein ■ Cristian Tiano

9-3 Fluxo de Reserva Coronariano em Enxertos: Mamária e Safena............. 206
José Maria Del Castillo

Capítulo 10
Isquemia e Viabilidade Miocárdica no Contexto de outros Métodos de Diagnóstico por Imagem .. 213

10-1 Aspectos da Isquemia e Viabilidade Miocárdica pela Cintilografia e pelo PET e Comparação com outros Métodos . 213
Cláudio Tinoco Mesquita

10-2 Aspectos da Isquemia e Viabilidade Miocárdica pela Ressonância Magnética e Comparação com outros Métodos 222
Clerio Francisco de Azevedo Filho
Rochelle Coppo Militão ■ Marcelo Souza Hadlich

10-3 Aplicação da Tomografia Computadorizada Cardíaca na Doença Arterial Coronariana e Comparação com outros Métodos 229
Clerio Francisco de Azevedo Filho
Carlos Eduardo Rochitte

Capítulo 11
Ecocardiografia de Estresse nas Novas Modalidades: Doppler Tecidual, "Speckle Tracking" e Tridimensional 235
Wilson Mathias Junior

Capítulo 12
Laboratório de Ecocardiografia de Estresse e Estratégias de Enfermagem na Ecocardiografia sob Estresse 239
Creusa Selma Rodrigues Fernandes
Ana Cristina Camarozano Wermelinger

Capítulo 13
Bases do Contraste de Microbolhas e do Ultrassom............... 245

13-1 Princípios Físicos das Microbolhas 245
Ana Cristina Camarozano Wermelinger

13-2 Princípios Físicos do Ultrassom e Reação das Microbolhas sob a Ação do Ultrassom 255
João Carlos Machado, PhD

13-3 Instrumentação para Utilização do Agente de Contraste de Microbolhas......... 261
Ana Cristina Camarozano Wermelinger

Capítulo 14
Aplicações da Ecocardiografia Contrastada . 271

14-1 Ecocardiografia com Contraste na Avaliação da Borda Endocárdica e Opacificação do Ventrículo esquerdo 271
Harald Becher ■ Jonathan Choy

14-2 Utilização do Contraste para Análise da Perfusão Miocárdica – Na Doença Coronariana Aguda e Crônica 280
Jeane Mike Tsutsui ■ Márcio Silva Miguel Lima
Wilson Mathias Junior

14-3 Ecocardiografia de Contraste na Alcoolização Septal e no Intraoperatório ... 287
Ana Cristina Camarozano Wermelinger ■ Plínio Resende

14-4 Ecocardiografia de Contraste na Avaliação das Massas e Envolvimentos Tumorais do Coração. . 293
Alfonso Barbato ■ Giovanni Cerri
Denise Cardoso Pantaleão ■ Heliandro Faria Ribeiro
Ana Cristina Camarozano Wermelinger

14-5 Aplicações do Contraste no "Duplex Scan" Vascular 299
Carlos Augusto Ventura Pinto ■ Rodrigo Otavio Gomes Pina
Maria Cristina Chammas

14-6 Outras Indicações e Aplicações do Contraste de Microbolhas (Extracardiovasculares) 305
Maria Cristina Chammas ■ Túlio A. A. Macedo

14-7 Aplicações Terapêuticas dos Agentes de Contraste para Ultrassom....... 314
Ana Cristina Camarozano Wermelinger

Capítulo 15
Composição, Manipulação e Bioefeitos do Agente de Contraste de Microbolhas....... 333

15-1 Estratégias Farmacêuticas na Ecocardiografia de Contraste 333
Guilherme Fadel Picheth

15-2 Bioefeitos dos Agentes de Contraste para Ultrassom............... 337
Ana Cristina Camarozano Wermelinger

Capítulo 16
Segurança da Ecocardiografia de Estresse e do Agente de Contraste de Microbolhas ... 347
Ana Cristina Camarozano Wermelinger

Capítulo 17
Abordagem Econômica da Ecocardiografia de Estresse e do Agente de Contraste de Microbolhas 353
Maria Estefânia Bosco Otto ■ Adenalva Lima de Souza Beck

Capítulo 18
Dicas e Truques da Ecocardiografia de Estresse e do Agente de Contraste de Microbolhas....... 359
Ana Cristina Camarozano Wermelinger

Índice Remissivo 365

PREFÁCIO

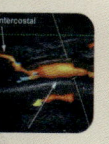

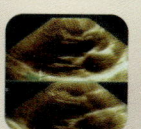

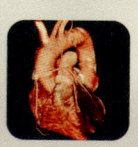

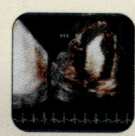

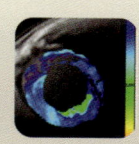

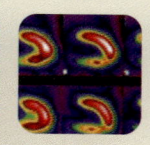

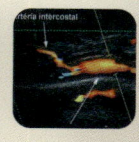

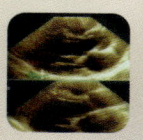

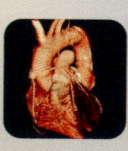

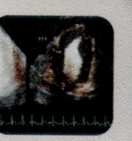

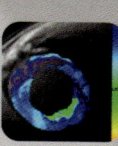

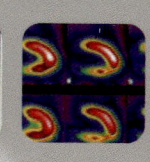

A ecocardiografia sob estresse físico ou farmacológico tem sido amplamente difundida e cada vez mais utilizada nos laboratórios de diagnóstico por imagem, constituindo atualmente um exame de rotina na pesquisa e na avaliação de certas doenças cardiovasculares, em especial, na detecção da isquemia miocárdica. Ela se baseia no conceito de que é necessário um aumento do trabalho cardíaco para a detecção dos sinais de disfunção, como observado nos portadores de insuficiência coronariana. Nestes, a contratilidade miocárdica pode encontrar-se normal durante o repouso e alterada quando o trabalho cardíaco se eleva, situação em que o aumento da demanda de oxigênio pelo músculo cardíaco não se acompanha de aumento do fluxo de sangue pela artéria coronária doente. Outra técnica que tem sido mais rotineiramente empregada é a ecocardiografia com contraste, muito embora especialmente utilizada em centros médicos acadêmicos. A imagem "contrastada" observada ao ecocardiograma é fruto da presença de microbolhas no campo ultrassônico, decorrente da infusão de um agente que aumenta a ecogenicidade do miocárdio. Tem como uma de suas principais indicações a avaliação da perfusão miocárdica. Essas técnicas de exame fornecem numerosas informações de extrema relevância para o manejo apropriado dos cardiopatas, tornando mandatórias a compreensão e a avaliação pormenorizada de seus resultados, não somente pelos ecocardiografistas, mas, principalmente, pelos cardiologistas clínicos. Portanto, a segunda edição de *Ecocardiografia de Estresse e Contraste*, que tem como autora a Dr ª Ana Cristina Camarozano, aparece como instrumento obrigatório de leitura para os profissionais que atuam nas mais diversas áreas da cardiologia contemporânea.

Seus 18 capítulos foram elaborados de maneira didática e distribuídos de forma inteligente. Isto faz com que o leitor seja apresentado de forma gradual e prazerosa aos temas discutidos, que se iniciam pela "Abordagem Clínica da Isquemia Miocárdica" (capítulo 1). Os títulos concisos definem exatamente cada capítulo em questão, sendo notória a preocupação dos autores em transformar temas complexos em algo de fácil assimilação. Esta tarefa tornou-se ainda mais simples devido ao número adequado das tabelas que sintetizam os números, dos quadros que, corretamente, resumem as informações textuais e das figuras que, bem localizadas e autoexplicativas, facilitam a compreensão do texto, transformando-o em uma leitura suave, agradável e envolvente. Após seus primeiros quatro capítulos, o livro apresenta-nos a importância da ecocardiografia de estresse, não somente na isquemia miocárdica, mas em diversas situações da prática clínica diária. Esta disposição na apresentação do livro torna-se a base para o entendimento adequado dos capítulos subsequentes, os quais versam sobre a isquemia e viabilidade no contexto de outros métodos de diagnóstico por imagem (capítulo 10) e sobre a ecocardiografia de estresse nas novas modalidades (capítulo 11), com ênfase na utilização do Doppler Tecidual, "Speckle Tracking" e ecocardiografia tridimensional. Escrito de modo similar aos demais e recheado de imenso capricho, o capítulo 14 apresenta-nos todas as indicações da ecocardiografia contrastada. Um verdadeiro aprendizado sobre sua utilização.

Sua autora e minha amiga, a Prof ª Dr ª Ana Camarozano, convidou para a elaboração desta autêntica "obra de arte" os mais notórios colegas do Departamento de Imagem Cardiovascular da SBC, o que tranforma o livro *Ecocardiografia de Estresse e Contraste* em um representante fidedigno da ecocardiografia nacional.

Assim, esta é uma leitura indicada não somente para os ecocardiografistas que querem aprender ou mesmo aprofundar seus conhecimentos nestas técnicas de exame, mas para todos os que atuam nas mais diversificadas áreas da cardiologia.

Sem dúvida, um livro que eu recomendo. Tenham todos uma ótima leitura.

Jorge Eduardo Assef
Chefe da Seção de Ecocardiografia do
Instituto Dante Pazzanese de Cardiologia
Presidente do Departamento de Ecocardiografia da SBC,
2005/2007
Presidente do Departamento de Imagem Cardiovascular da SBC,
2012/2013

APRESENTAÇÃO

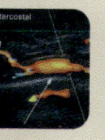

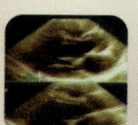

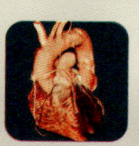

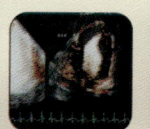

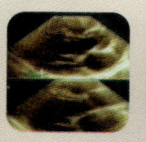

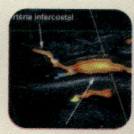

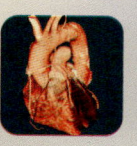

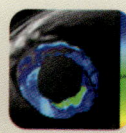

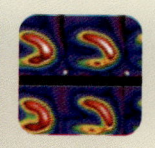

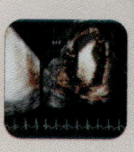

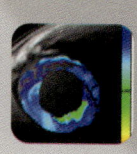

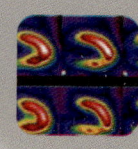

O livro *Ecocardiografia de Estresse e Contraste* partiu do nosso curso de Ecocardiografia de Estresse e Contraste, que vem sendo ministrado há vários anos, inicialmente e por longo período no Estado do Rio de Janeiro e atualmente em Curitiba, contando com a participação de seus organizadores e também com a participação de ecocardiografistas convidados com consagrada experiência no método. Com isto, temos sido responsáveis pela formação de vários médicos-ecocardiografistas, que praticam a modalidade de imagem em diversos estados brasileiros.

O primeiro livro nasceu da necessidade que víamos em fornecer um material didático mais completo aos nossos alunos. Material este que não havia na biblioteca médica nacional, sendo então a primeira obra brasileira sobre Ecocardiografia de Estresse e Contraste, que trouxe, além de uma vasta pesquisa bibliográfica, a experiência pessoal dos editores e dos diversos autores convidados, e tivemos ampla aceitação da primeira edição, em que percebemos ter contribuído efetivamente com o ensino médico na modalidade em questão, o que foi para nós bastante gratificante. Nossa segunda edição teve o propósito de superar a primeira, expandindo todas as aplicações do uso do ecocardiograma de estresse e contraste e tendo a participação de nomes nacionais e internacionais expressivos no assunto. Nomes estes, os quais temos certeza, que fizeram história e muito enriqueceram a ecocardiografia mundial e nos deram imensa honra em participar desta obra, permitindo, assim, que o tema seja retratado como deve ser, por mais de um ângulo e pelos diferentes continentes.

Sem dúvida alguma, esmeramo-nos em fornecer uma abordagem profunda sobre o tema e, ao mesmo tempo, com síntese e simplicidade para tornar o aprendizado mais eficiente. Hoje, sabemos que não há mais esta lacuna na biblioteca nacional, o que proporciona atualização e base de pesquisa aos colegas que praticam o método, e também um material muito interessante e atualizado para aqueles que desejam aprimorar-se ou aumentar seu campo de atuação dentro da ecocardiografia. De modo que este livro é dirigido a estudantes de medicina, residentes, pós-graduandos e médicos em geral, principalmente ecocardiografistas e cardiologistas que tenham a intenção de se aprofundar no tema.

Esta obra também é acompanhada de um DVD de casos clínico-ecocardiográficos que contribuem com a informação sobre indicações e aplicações da Ecocardiografia de Estresse e Contraste, incluindo situações difíceis com as quais nos deparamos no cotidiano.

Esperamos, sinceramente, que o leitor possa interagir com este conteúdo e desfrutar deste material de forma proveitosa e prazerosa.

Ana Cristina Camarozano Wermelinger
Luis Henrique Weitzel

AGRADECIMENTOS

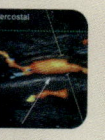

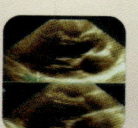

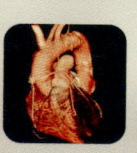

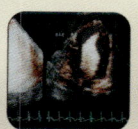

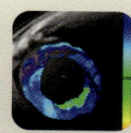

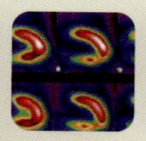

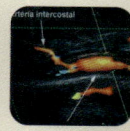

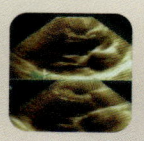

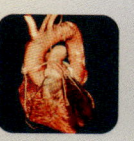

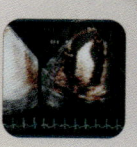

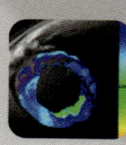

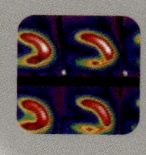

Sem dúvida alguma, uma obra deste vulto não se concretiza sem a participação de diversas pessoas, e são a elas que expressamos nossos sinceros agradecimentos.

Primeiramente, gostaríamos de agradecer aos diversos autores *et al.* dos capítulos, que se esmeraram e enriqueceram enormemente este material, além de terem compartilhado conosco toda a sua experiência pessoal. Agradecemos, então, a cada professor: Cláudio L. Pereira da Cunha, Dalton Précoma, Alexandre Alessi, Marcelo Leitão, Paulo de Assis Melo, Luciano Belém, José Roberto Matos-Souza, Rosa Sicari, Vera Lopes Gimenez, Fábio Cañellas Moreira, Sebastião Abreu, Márcia Barbosa, Liz Andréa Baroncini, Fernando Palis, Monica Alcântara, Alex dos Santos Felix, Gustavo Restrepo, Jorge Lowenstein, José Castillo, Cláudio Tinoco, Clério Francisco de Azevedo, Marcelo Souza Hadlich, Carlos Eduardo Rochitte, Rochelle Coppo Militão, Creusa Selma Fernandes, João Carlos Machado, Harald Becker, Jeane M.Tsutsui, Wilson Mathias Junior, Alfonso Barbato, Denise Cardoso Pantaleão, Giovanni Guido Cerri, Otávio Rizzi Coelho, Maria Cristina Chammas, Guilherme Fadel Picheth, Maria Estefânia Otto, Adenalva Souza Beck, Ricardo de Souza Pereira da Cunha, Guilherme de Rossi, Alexandre Augusto Tartari, Tereza Cristina Pinheiro Diógenes, Luciano Wermelinger, Alexandre Leite, Karen Estupiñan, Jaime Luis Lópes, Márcio Silva Miguel Lima, Carlos Augusto Ventura Pinto, Rodrigo Otavio Pina e Túlio Macedo. A vocês, agradecemos não somente o conteúdo fornecido que abrilhantou este livro, mas também toda a atenção, a dedicação, a disponibilidade e o esforço, sabendo que todos vocês têm um tempo bastante escasso com muitas atividades dentro da área médica.

Agradecemos ao Prof. Dr. Ricardo Ronderos e ao Doutor Rubem Sualete de Melo, pelo fornecimento de casos clínicos muito interessantes que enriqueceram o DVD que acompanha este livro, em que também se encontram casos fornecidos pelos autores-editores desta obra, além da gentileza do Prof. Dr. Harald Becker, que também nos brindou com clipes belíssimos para serem exibidos junto aos demais casos no DVD.

Gostaríamos de agradecer, também, ao Dr. Jorge Assef, por ter sido tão espontâneo ao demonstrar sua satisfação em fazer o prefácio deste livro e por ser uma pessoa tão qualificada e sempre disposta a contribuir com o meio médico.

Não poderíamos deixar de mencionar aqui a equipe da Editora Revinter e a pessoa de Sergio Dortas, que é um de seus representantes maiores. O empenho, a motivação e o espírito otimista de Sergio Dortas permitiram que esta obra fosse realizada no tempo previsto. Por ser uma pessoa muito atenta com sua função e o mundo ao seu redor, coloca a Revinter em destaque.

Neste contexto, agradecemos ao Dr. Lauro Sérgio Pereira, que indiretamente levou esta obra às mãos da Editora Revinter e ao contato com seus dirigentes.

Devemos um agradecimento especial a todas as instituições a que pertencemos no momento ou outrora e as quais nos permitiram a obtenção das imagens contidas nesta obra, além de toda a experiência adquirida no assunto. Aqui as nomeamos: Instituto Nacional de Cardiologia-RJ, Hospital Barra D'Or-RJ, Rede Lab's-RJ, Clínica Pró-Exames-RJ, Hospital de Clínicas da Universidade Federal do Paraná, Prolab-Centro Diagnóstico Cardiológico-PR, Hospital Instituto de Medicina e Cirurgia do Paraná e Hospital XV-PR.

E a todos que contribuíram direta ou indiretamente com a realização desta obra e aqui não foram citados, inclusive nossos pacientes.

Colaboradores

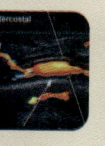

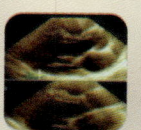

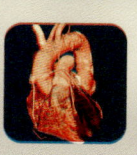

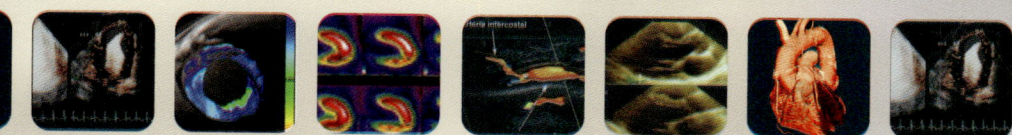

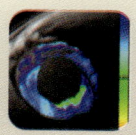

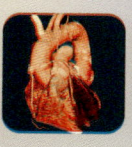

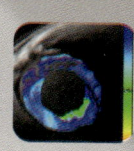

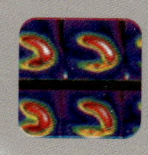

Adenalva Lima de Souza Beck
Doutorado em Ciência Médicas na Área de Cardiologia pela
Universidade de São Paulo
Médica do Instituto de Cardiologia do Distrito Federal e
Hospital das Forças Armadas – BR

Alex dos Santos Felix
Médico do Setor de Ecocardiografia do
Instituto Nacional de Cardiologia – RJ
Médico do Setor de Ecocardiografia do Hospital Samaritano – RJ
Coordenador da Cardiologia da DASA-RJ –
Diagnósticos da América

Alexandre Alessi
Professor Adjunto do Departamento de Clínica Médica da
Universidade Federal do Paraná
Mestrado e Doutorado em Cardiologia e Medicina Interna
Fellow Research em Hipertensão Arterial e Farmacologia pelo
Baylor College of Medicine – Houston, EUA

Alexandre Augusto Tartari
Cardiologista e Ecocardiografista da Santa Casa de Porto Alegre – RS

Alexandre Leite
Cardiologista e Ecocardiografista do Ecocenter – Hospital Socor – MG

Alfonso Barbato
Professor Livre-Docente da Faculdade de Medicina da Universidade
de São Paulo

Ana Cristina Camarozano Wermelinger
Doutorado e Mestrado em Ciências Médicas pela
Universidade Federal do Rio de Janeiro
Especialização em Ecocardiografia pelo InRad do Hospital das
Clínicas da FMUSP com Habilitação em Cardiologia e
Ecocardiografia pela SBC e AMB
Fellowship em Ecocardiografia no *New England Medical Center – Tufts
University – Boston*, EUA
Médica-Ecocardiografista do Hospital de Clínicas da
Universidade Federal do Paraná
Responsável pela Prolab-Centro Diagnóstico Cardiológico
Coordenadora da Comissão de Ensino do
Departamento de Imagem Cardiovascular

Carlos Augusto Ventura Pinto
Médico-Assistente do Instituto de Radiologia (InRad) do
Hospital das Clínicas da Faculdade de Medicina da
Universidade de São Paulo
Doutorado pela Faculdade de Medicina da Universidade de São Paulo

Carlos Eduardo Rochitte
Coordenador do Departamento de Ressonância e Tomografia
Cardiovascular do Instituto do Coração (InCor) da
Faculdade de Medicina da USP
Coordenador do Serviço de Ressonância e Tomografia
Cardiovascular do Hospital do Coração (HCor) – SP
Doutor e Professor Livre-Docente de Cardiologia pelo Instituto do
Coração (InCor) da Faculdade de Medicina da USP
Post-Doctoral Fellow de Cardiologia em Ressonância e Tomografia
Cardiovascular na *Johns Hopkins University – Baltimore*, EUA

Cláudio L. Pereira da Cunha
Professor Titular de Cardiologia da
Universidade Federal do Paraná
Chefe do Serviço de Cardiologia do Hospital de Clínicas da UFPR
Sócio-Fundador do Departamento de Ecocardiografia da SBC

Cláudio Tinoco Mesquita
Professor de Cardiologia da Faculdade de Medicina da
Universidade Federal Fluminense – RJ
Coordenador do Serviço de Medicina Nuclear do
Hospital Pró-Cardíaco – RJ

Clerio Francisco de Azevedo Filho
Coordenador do Serviço de Ressonância e Tomografia
Cardiovascular da Rede Labs D'Or – RJ
Coordenador do Serviço de Tomografia Cardiovascular do Hospital
Universitário Pedro Ernesto da UERJ
Médico do Serviço de Tomografia Cardiovascular do
Instituto Nacional de Cardiologia (INC) – RJ
Doutorado em Cardiologia pelo Instituto do Coração (InCor) da
Faculdade de Medicina da USP
Post-Doctoral Fellow de Cardiologia em Ressonância e Tomografia
Cardiovascular na *Johns Hopkins University – Baltimore*, EUA
Diretor Científico na Área de Cardiologia do Instituto D'Or de
Pesquisa e Ensino (IDOR) – RJ

Creusa Selma Rodrigues Fernandes
Coordenadora de Enfermagem, Procedimentos e Diagnósticos do
Instituto Nacional de Cardiologia – RJ
Mestrado em Ciências da Enfermagem – RJ
Especialização em Medicina Nuclear – CENIB
Pós-Graduação em Administração Hospitalar –
Pontifícia Universidade Católica (PUC-Rio)

Cristian Tiano
Chefe do Departamento de Cardiologia, *Clínica de La Asunción
Guipuzcoa* – Espanha
Membro da Sociedade Espanhola de Cardiologia

COLABORADORES

Dalton Bertolim Précoma
Professor Titular de Cardiologia da Pontifícia Universidade Católica do Paraná (PUCPR)
Professor da Pós-Graduação de Ciências da Saúde e Pós-Graduação de Cirurgia – PUCPR

Denise Cardoso Pantaleão
Biomédica e Responsável pela Coordenação Operacional do Serviço de Ecocardiografia do InRad do HCFMUSP até 2010

Fábio Cañellas Moreira
Chefe do Serviço de Ecocardiografia da
Santa Casa de Porto Alegre – RS
Especialista em Ecocardiografia pela
Sociedade Brasileira de Cardiologia
Especialização em Doppler Vascular pelo
Colégio Brasileiro de Radiologia
Mestrado em Cardiologia pela UFRGS

Fernando Palis
Ecocardiografista da Rede Lab's D'Or – RJ
Responsavel pela Unidade de Eco Estresse dos Hospitais Copa D'Or e Quinta D'Or – RJ

Giovanni Guido Cerri
Professor Titular de Radiologia da
Faculdade de Medicina da USP
Secretário de Saúde do Estado de São Paulo

Guilherme de Rossi
Coordenador da Escola de Ecocardiografia Echotalk – Campinas, SP
Título de Habilitação em Ecocardiografia pela
Sociedade Brasileira de Cardiologia

Guilherme Fadel Picheth
Farmacêutico pela Universidade Federal do Paraná
Mestrando em Ciências Farmacêuticas (UFPR)

Gustavo Restrepo
Diretor do Serviço de Ecocardiografia, *Clínica Medellín – Medellín*, Colômbia.
Presidente da Associação de Ecocardiografia da
Sociedade Interamericana de Cardiologia (ECOSIAC)

Harald Becher, MD, PhD, FRCP
Professor of Medicine – University of Alberta Hospital – Canadá
*Heart & Stroke Foundation Chair for Cardiovascular Research
ABACUS, Mazankowski Alberta Heart Institute –* Canadá

Heliandro Faria Ribeiro
Especialista em Ecocardiografia pelo Inrad do HCFMUSP
Cardiologista e Ecocardiografista do Hospital de Goiânia – GO

Jaime Luis López
Cardiologista Ecocardiografista do Serviço de Ecocardiografia,
Clínica Medellín – Medellín, Colômbia

Jeane Mike Tsutsui
Livre-Docente em Cardiologia pela Faculdade de Medicina da
Universidade de São Paulo
Médica-Supervisora do Serviço de Ecocardiografia do
Instituto do Coração (InCor) – Faculdade de Medicina da
Universidade de São Paulo
Diretora de Pesquisa e Desenvolvimento do Grupo Fleury – SP

João Carlos Machado, PhD
Professor Titular da Universidade Federal do Rio de Janeiro
Professor Pleno do Programa de Engenharia Biomédica da
COPPE/UFRJ – RJ
Professor Permanente do Programa de Pós-Graduação em Ciências Cirúrgicas do Departamento de Cirurgia da
Faculdade de Medicina – UFRJ

Jonathan Choy, MD, FRCPC, FACC
*Directorship of the Advanced Cardiovascular Preceptorship
Program at the Mazankowski Alberta Heart Institute –
University of Alberta Hospital –* Canadá

Jorge Lowenstein
Chefe do Departamento Cardiodiagnóstico e Investigações Médicas –
Buenos Aires, Argentina
Ex-Presidente da Associação de Ecocardiografia da
Sociedade Interamericana de Cardiologia (ECOSIAC)
Membro Titular da Sociedade Argentina de Cardiologia
Membro Honorário da Sociedade Americana de Ecocardiografia

José Maria Del Castillo
PhD em Ciências Médicas
Especialização em Cardiologia e Ecocardiografia pela SBC
Diretor da Escola de Ecocardiografia de Pernambuco (ECOPE)
Médico do Pronto-Socorro Cardiológico Universitário de
Pernambuco (PROCAPE – UPE)

José Roberto Matos-Souza
Coordenador do Serviço de Ecocardiografia do
Hospital de Clínicas da UNICAMP – SP
Mestrado em Clínica Médica pela UNICAMP – Campinas, SP
Título de Habilitação em Ecocardiografia pela
Sociedade Brasileira de Cardiologia

José Sebastião de Abreu
Coordenador do Setor de Ecocardiografia do
Prontocárdio e Clinicárdio – Fortaleza, CE
Médico do Hospital das Clínicas da Universidade Federal do Ceará

Karen Estupiñan
Cardiologista e Ecocardiografista do
Serviço de Ecocardiografia, *Clínica Medellín – Medellín,* Colômbia

Liz Andréa Villela Baroncini
Master em Cardiologia Clínica pelo
Istituto di Fisiologia Clinica di Pisa – Itália
Mestrado em Clinica Médica pela Faculdade de Medicina de
Ribeirão Preto – USP
Doutorado em Medicina pela Pontifícia Universidade Católica do
Paraná (PUCPR)

Luciano Belém
Mestrado em Cardiologia pela
Universidade Federal do Rio de Janeiro
Professor de Ecocardiografia do Curso de Pós-Graduação da
Santa Casa da Misericórdia do Rio de Janeiro
Diretor da Clínica PrevTotal – Laboratório de Imagem – RJ
Médico-Ecocardiografista do Instituto Nacional de Cardiologia e
Hospital Pró-Cardíaco – RJ
Habilitação em Ecocardiografia pela
American Society of Echocardiography – EUA

Luciano Wermelinger da Fonseca
Especialização em Cirurgia Cardiovascular pela
Universidade Estadual do Rio de Janeiro (UERJ)
Cirurgião Cardiovascular do Ministério da Saúde
Cirurgião Cardiovascular do Hospital Angelina Caron – PR
Diretor da Prolab-Centro Diagnóstico Cardiológico

Luís Henrique Weitzel
Mestrado em Cardiologia pela Pontifícia Universidade Católica
(PUC-Rio)
Especialização em Cardiologia, com Certificado de Atuação em
Ecocardiografia pela SBC e AMB
Professor Adjunto de Cardiologia da Faculdade de Medicina da
Universidade Gama Filho – Rio de Janeiro, RJ
Responsável pelas Clínicas: Cardiolife, Pró-Exames e LAB's
Copacabana – RJ

Colaboradores

Marcelo Bichels Leitão
Médico-Especialista em Medicina do Exercício e do Esporte
Médico-Especialista em Cardiologia pela SBC
Diretor da Clinicor Medicina do Esporte – PR
Professor do Módulo de Reabilitação Cardíaca do
Curso de Especialização em Cardiologia da
Pontifícia Universidade Católica do Paraná
Responsável pelas Avaliações Cardiológicas do Coritiba Football Club
Diretor-Médico do SESC Triathlon Caiobá – PR 2009-2012
Diretor-Médico da Maratona Internacional de Foz do Iguaçu – PR 2008-2011
Secretário-Geral da Sociedade Brasileira de
Medicina do Exercício e do Esporte

Marcelo Souza Hadlich
Coordenador do Serviço de Ressonância e Tomografia
Cardiovascular da Rede Labs D'Or – RJ
Coordenador do Serviço de Tomografia Cardiovascular do Instituto
Nacional de Cardiologia (INC) – RJ
Mestrado em Cardiologia pela
Universidade Federal do Rio de Janeiro (UFRJ)
Presidente do Departamento de Ressonância e Tomografia
Cardiovascular da Sociedade do Rio de Janeiro (SOCERJ)

Márcia M. Barbosa
Responsável pela Ecocenter – Hospital Socor – Belo Horizonte, MG
Fellowship em Ecocardiografia pela *Mayo Clinic* – EUA
Presidente da Sociedade Latino-Americana de Cardiologia (SIAC)

Márcio Silva Miguel Lima
Médico-Assistente do Serviço de Ecocardiografia do
Instituto do Coração (InCor) do Hospital das Clínicas da
Faculdade de Medicina da Universidade de São Paulo (HCFMUSP)
Pós-Graduando do Programa de Cardiologia da
Faculdade de Medicina da Universidade de São Paulo

Maria Cristina Chammas
Chefe do Serviço de Ultrassonografia do Instituto de Radiologia
(InRad) do Hospital das Clínicas da Faculdade de Medicina da
Universidade de São Paulo (HCFMUSP)
Doutorado em Radiologia pela Universidade de São Paulo

Maria Estefânia Bosco Otto
Doutorado em Ciência Médicas na Área de Cardiologia pela
Universidade de São Paulo
Pós-Doutorado pela *Mayo Clinic* de *Rochester – Minnesota*, EUA
Médica do Instituto de Cardiologia do Distrito Federal e
Hospital das Forças Armadas – BR

Monica Luiza de Alcântara
Mestrado em Cardiologia pela Universidade Federal Fluminense
Especialização em Cardiologia pela
Sociedade Brasileira de Cardiologia
Habilitação em Ecocardiografia e Duplex Scan Vascular pelo DIC
(Departamento de Imagem Cardiovascular) da
Sociedade Brasileira de Cardiologia
Fellowship em Ecocardiografia de Estresse no *Istituto di
Fisiologia Clinica di Pisa – Centro Nazionale di Ricierca* – Itália
Coordenadora da Cardiologia DASA-RJ – Diagnósticos da
América SA (Pro-Echo e Hospital Samaritano)

Otávio Rizzi Coelho
Coordenador da Disciplina de Cardiologia da
Faculdade de Ciências Médicas da UNICAMP – Campinas, SP
Professor-Assistente de Cardiologia da UNICAMP – SP
Doutorado em Medicina

Paulo de Assis Melo
PhD em Ciências Farmacológicas
TSA pela Sociedade Brasileira de Anestesia
Professor Titular e Responsável pelo Departamento de
Farmacologia Básica e Clínica do ICB e CCS –
Universidade Federal do Rio de Janeiro
Professor de Farmacologia e Fisiologia da
Faculdade de Medicina de Campos – RJ
Médico do Hospital Orêncio de Freitas – Ministério da Saúde

Plinio Resende
Mestrado em Cardiologia pela
Universidade Estadual do Rio de Janeiro
Diretor Clínico do Hospital Barra D'Or – RJ
Coordenador da Residência Médica e Médico do Setor de
Cardiologia do Hospital Clementino Fraga Filho – UFRJ

Ricardo de Souza Pereira da Cunha
Curso de Especialização em Cardiologia pela
Universidade Federal do Paraná
Médico da ECOLAB – Clínica de Cardiologia – Curitiba, PR

Ricardo Ronderos, FASE, FACC
Profesor Postgrado en Cardiología
Director Master Ultrason in Cardiology –
Universidad Nacional de La Plata – Argentina
Director del Instituto de Cardiología de La Plata – Argentina

Rochelle Coppo Militão
Médica do Serviço de Ressonância e Tomografia Cardiovascular da
Rede Labs D'Or – RJ

Rodrigo Otavio Gomes Pina
Médico da Complementação Especializada do
Serviço de Ultrassonografia do Instituto de Radiologia (InRad) do
Hospital das Clínicas da Faculdade de Medicina da
Universidade de São Paulo (HCFMUSP)

Rosa Sicari, MD, PhD, FESC
Chefe do Departamento de Cardiologia do CNR –
Istituto di Fisiologia Clinica di Pisa – Itália

Rubem Sualete de Melo
Especialização em Cardiologia e Ecocardiografia
Diretor da Ecocor – PR

Tereza Cristina Pinheiro Diógenes
Médica-Ecocardiografista do Prontocárdio e Clinicárdio – Fortaleza, CE

Túlio A. A. Macedo
Chefe da Residência Médica em Radiologia e Diagnóstico por
Imagem do Hospital de Clínicas da Universidade Federal de
Uberlândia – MG
Doutorado em Radiologia pela Universidade de São Paulo – SP

Vera Márcia Lopes Gimenes
Doutorado em Medicina pela UNESP de Botucatu – SP
Médica Responsável pelo Serviço de Ecocardiografia do
Hospital do Coração (HCor) de São Paulo
Médica do Setor de Ecocardiografia do Instituto
Dante Pazzanese de Cardiologia (IDPC) de São Paulo

Wilson Mathias Junior
Livre-Docente em Cardiologia pela
Faculdade de Medicina da Universidade de São Paulo (FMUSP)
Diretor do Serviço de Ecocardiografia do Instituto do Coração
(InCor) – Faculdade de Medicina da Universidade de São Paulo

Abreviaturas

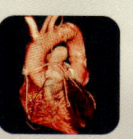

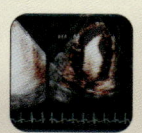

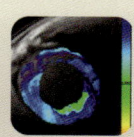

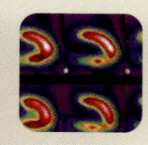

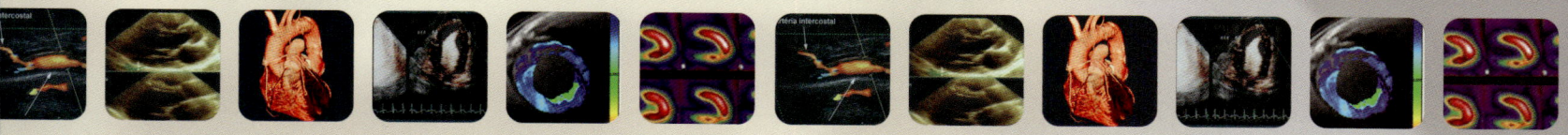

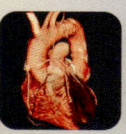

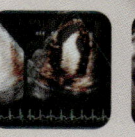

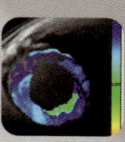

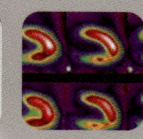

≥	maior ou igual a	AMP	adenosina monofosfato	DCIV	distúrbio da condução intraventricular
≤	menor ou igual a	AMPc	adenosina monofosfato cíclico	DIP	dipiridamol
>	maior que	Angio-RM	angiorressonância	Dir	direita
<	menor que	Angio-TCC	angiotomografia computadorizada coronariana	DOB	dobutamina
=	igual a			DT	Doppler tecidual
~	aproximadamente			E3DTR	ecocardiograma tridimensional em tempo real
+	mais/positivo	Ant	anterior		
−	menos/negativo	Ao	aorta		
↑	aumenta	ATP	adenosina trifosfato	EAO	estenose aórtica
↓	diminui	ATR	atropina	EC	escore de cálcio
β-bl	β-bloqueador	AVE	acidente vascular encefálico	ECG	eletrocardiograma
μ	micra			ECO	ecocardiograma
μg/mcg	micrograma	a–vO$_2$	diferença arteriovenosa de oxigênio	Ed	edição
μm	micrômetro			EE	eco de estresse
2-C	duas câmaras	BAV	bloqueio atrioventricular	EED	eco de estresse com dobutamina
2D	ecocardiograma bidimensional	Bpm	batimentos por minuto		
3D	ecocardiograma tridimensional	BRD	bloqueio do ramo direito	EMP	escore de motilidade parietal
4-C	quatro câmaras	BRE	bloqueio do ramo esquerdo	EP	espessura parietal
AC	adenilciclase			EPM	ecocardiograma de perfusão miocárdica
ACC	American College of Cardiology	Ca^{++}	cálcio		
ACD	artéria coronariana direita	cAMP	adenosina monofosfato cíclico	ERO	orifício efetivo regurgitante
		Cap	capítulo	Esq	esquerda
Ach	acetilcolina	CHC	carcinoma hepatocelular	ETE	ecocardiograma transesofágico
ACI	artéria carótida interna	Cine	cineangiocoronariografia		
ACUs	agentes de contraste ultrassônico	CK	creatinoquinase	ETT	ecocardiograma transtorácico
		CK-MB	creatinoquinase fração MB		
ACX	artéria circunflexa	Clin	clínica	EUA	Estados Unidos da América
ADA	artéria descendente anterior	cm	centímetros	FA	fibrilação atrial
ADAE	artéria descendente anterior esquerda	cm^2	centímetros quadrados	FC máxima	frequência cardíaca máxima
		CO$_2$	gás carbônico		
ADH	hormônio antidiurético	et al.	e outros	FC submáxima	frequência cardíaca submáxima
ADP	adenosina difosfato	COMT	catecol-O-metiltransferase		
ADP	artéria descendente posterior	CRM	cirurgia de revascularização miocárdica	FC	frequência cardíaca
				FCMP	frequência cardíaca máxima prevista
AE	átrio esquerdo				
AHA	American Heart Association	DA	descendente anterior	FDA	food and drug administration
		DAC	doença arterial coronariana		
AI	angina instável			FDG	flúor deoxiglicose
AIT	acidente isquêmico transitório	dB	decibéis	FE	fração de ejeção
		DC	débito cardíaco	FE%	fração de ejeção

ABREVIATURAS

FEVE	fração de ejeção do ventrículo esquerdo	Na⁺	sódio	SPECT	tomografia computadorizada com emissão de fótons únicos (*single photon emission computed tomography*)
FEVEPE	fração de ejeção do VE pós-estresse	Na/K ATPase	bomba de sódio potássio		
		NO	óxido nítrico		
FFR	reserva fracionada de fluxo	Nodo AV	nodo atrioventricular		
FRC	fluxo de reserva coronariano	NYHA	New York Heart Association	SRI	*strain rate imaging*
		O₂	oxigênio	Supra ST	supradesnivelamento do segmento ST
FV	fibrilação ventricular	OMS	Organização Mundial de Saúde		
g	grama			SXC	síndrome X cardíaca
H	homem	OVSVE	obstrução em via de saída do ventrículo esquerdo	t	tempo
h	hora			TC	tomografia computadorizada
H+	hidrogênio	Pg	página		
H₂O	água	PA	pressão arterial	TCMD	tomografia computadorizada com múltiplos detectores
HAP	hipertensão arterial pulmonar	PAD	pressão arterial diastólica		
		PAS	pressão arterial sistólica		
HBAE	hemibloqueio anterior esquerdo	PCr	proteína C reativa		
		PESDA	*perfluorocarbon exposed sonicated dextrose albumin* (dextrose-albumina sonicada)	TD	tempo de desaceleração da onda E
HP	hipertensão pulmonar				
HVE	hipertrofia ventricular esquerda			TDI	*Tissue Doppler imaging*
				TE	teste ergométrico
IC	insuficiência cardíaca	PET	tomografia por emissão de pósitrons	TEP	Tromboembolismo pulmonar
IC	intracoronariano				
ICAM	molécula de adesão	PFC	perfluorocarbonos		
IM	índice mecânico	PGE	prostaglandina	TIMI	*thrombolysis in myocardial infarction*
IMC	índice de massa corporal	PHT	(*pressure half-time*) tempo de meia pressão		
IMCST	infarto do miocárdio com supradesnivelamento do segmento ST			TNF	fator de necrose tumoral
		PMAP	pressão média da artéria pulmonar	TSVNS	taquicardia supraventricular não sustentada
IMSST	infarto do miocárdio sem supradesnivelamento do segmento ST	PRF	frequência de repetição de pulso (*pulse repetition frequency*)		
				TV	taquicardia ventricular
				TVNS	taquicardia ventricular não sustentada
IT	insuficiência tricúspide	PSAP	pressão sistólica em artéria pulmonar		
K+	potássio			TVS	taquicardia ventricular sustentada
kg	quilograma	RAVE	reparo de aneurismas por via endovascular		
KHz	quilohertz				
Lat	lateral	Rec	recuperação	Tx	tromboxane
LDH	desidrogenase láctica	RFC	reserva de fluxo coronariano	US	ultrassom
LDL	*low density lipoprotein*			USIC	ultrassonografia intracoronária
LIMA	enxerto arterial da mamária esquerda (*left internal mamary artery*)	RM	ressonância magnética		
		RM	revascularização miocárdica	V	volume
				VCAM	molécula de adesão
LVO	opacificação ventricular esquerda	RMC	ressonância magnética cardíaca	VDFI	volume diastólico final indexado
		ROI	região de interesse (*region of interest*)	VSFI	volume sistólico final indexado
M	Massa				
M	mulher	Rpm	rotações por minuto	VD	ventrículo direito
MAO	monoamina oxidase	rtPA	trombolítico (plasminogênio recombinante)	VE	ventrículo esquerdo
MCE	ecocardiografia de contraste miocárdico			VEGF	fator de crescimento vascular do endotélio
MCH	miocardiopatia hipertrófica	RVP	resistência vascular pulmonar		
				VO₂ máx	oferta máxima de oxigênio
METs	equivalentes metabólicos	s ou seg	segundos		
mg	miligrama	SR	*strain rate*	VO₂	oferta de oxigênio
MHz	megahertz	SAM	movimento anterior sistólico da valva mitral	VPN	valor preditivo negativo
Min	minutos			VPP	valor preditivo positivo
mL	mililitros	SATA	síndromes aórticas torácicas agudas	VS	volume sistólico
mmHg	milímetros de mercúrio				
MN	medicina nuclear	SCA	síndrome coronariana aguda	VSVE	via de saída do ventrículo esquerdo
MP	marca-passo				
ms	milissegundos	SNA	sistema nervoso autônomo	WMSI	escore de motilidade parietal (*wall motion score index*)
MVO₂	consumo de oxigênio pelo miocárdio				
		SNC	sistema nervoso central		

Ecocardiografia de Estresse e Contraste

CAPÍTULO 1

ABORDAGEM CLÍNICA DA ISQUEMIA MIOCÁRDICA

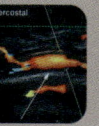

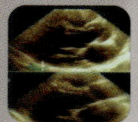

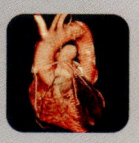

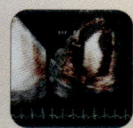

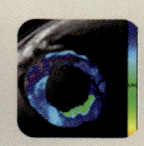

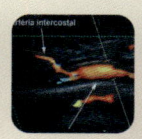

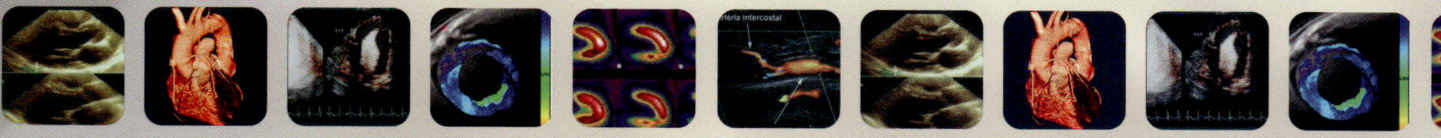

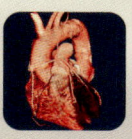

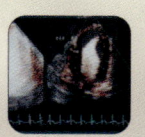

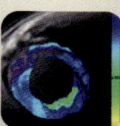

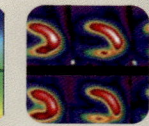

1-1 ASPECTOS CLÍNICOS DA ISQUEMIA MIOCÁRDICA COM DOENÇA ARTERIAL CORONARIANA – DA FISIOPATOLOGIA AO DIAGNÓSTICO

CLÁUDIO L. PEREIRA DA CUNHA ■ RICARDO DE SOUZA PEREIRA DA CUNHA

INTRODUÇÃO

As doenças cardiovasculares são a principal causa de mortalidade e incapacidade no mundo atual, segundo as estatísticas da Organização Mundial de Saúde.[1] Das 17,3 milhões de mortes cardiovasculares ocorridas no mundo em 2008, 7,3 milhões foram ocasionadas por Doença Arterial Coronariana (DAC) e 6,2 milhões consequentes a Acidente Vascular Encefálico. Cerca de 80% das mortes cardiovasculares ocorreram em países em desenvolvimento, incluindo o Brasil, e prevê-se que até 2030 ocorra um aumento em 120-137% da mortalidade cardiovascular nestas regiões.[1]

As lesões ateroscleróticas já haviam sido identificadas em múmias egípcias com 3.500 anos de idade, e menções a síndromes de dor torácica foram feitas por hieróglifos em papiros, mas certamente estes achados tinham mínima relevância na saúde daquela época.[2] Nas últimas décadas, o grande avanço das doenças cardiovasculares tem sido relacionado com as mudanças dietéticas e do estilo de vida, com consequentes obesidade, diabetes, dislipidemia, hipertensão arterial e tabagismo, levando à grande disseminação da aterosclerose, considerada a praga da civilização moderna.[3]

FISIOPATOLOGIA

A Cardiopatia Coronariana ou Isquêmica ocorre como consequência da redução do fluxo sanguíneo ao miocárdio, dependente, principalmente, das obstruções arteriais, provocadas pela aterosclerose coronariana.[4] Visto que os miócitos já extraem em torno de 75% do oxigênio do sangue coronariano em repouso, maior demanda é primariamente respondida por um aumento do fluxo coronariano, e, se este aumento não ocorrer, o miocárdio torna-se isquêmico.[5] Assim, a isquemia se desenvolve rapidamente quando as necessidades miocárdicas de oxigênio excedem a sua oferta.[3]

Evolução da aterosclerose coronariana

O desenvolvimento da aterosclerose é entendido hoje como um processo complexo, em que o acúmulo lipídico, a inflamação da parede vascular arterial e a hiperagregabilidade plaquetária interagem continuamente.[6] Ao longo de décadas é desenvolvido o ateroma, com as seguintes etapas:[4]

A) Disfunção endotelial é causada por uma série de fatores, como diabetes, fumo, hipertensão arterial e dislipidemia. Caracteriza-se principalmente por uma redução da biodisponibilidade do óxido nítrico[7] e permite a entrada de vários componentes do sangue na camada íntima das artérias.

B) Infiltração de leucócitos, lipídeos (carregados por partículas LDL) e macrófagos, que se acumulam dentro da camada íntima.

C) Inflamação ocorre, e são formadas células espumosas por macrófagos que ingerem partículas de LDL-C oxidado. Estas células espumosas, por sua vez, são capazes de secretar citocinas pró-inflamatórias e proteínas, como a proteína quimioatrativa de monócitos, metaloproteinases, radicais livres e fator tecidual, que tendem a perpetuar a resposta inflamatória.

D) Proliferação e migração das células musculares lisas da camada média, formando uma capa fibrosa sobre a lesão gordurosa. Esta é, agora, uma lesão complexa, não mais inteiramente reversível. Há também uma proliferação da *vasovasorum*, que propicia um suprimento sanguíneo próprio à lesão.

E) Progressão continuada da placa, caracterizada por crescimento e eventual necrose do núcleo gorduroso, calcificação, hemorragia intraplaca e erosão da superfície com formação de trombos não obstrutivos. A lâmina elástica externa pode esticar-se para acomodar o crescimento da placa sem provocar obstrução luminal (remodelamento arterial positivo), mas, às vezes, a luz arterial é progressivamente obstruída (remodelamento arterial negativo) e pode desenvolver isquemia em situações de estresse físico ou psicológico. Esta isquemia pode ser silenciosa ou provocar angina, habitualmente estável.

F) Ruptura da placa pode ocorrer pelo afilamento e enfraquecimento da capa fibrosa, por ação das metaloproteinases liberadas por macrófagos, somado às forças hemodinâmicas *(shear-stress)* do fluxo sanguíneo sobre a superfície luminal da placa. Algumas placas são mais sujeitas à ruptura, mesmo quando causam obstruções inferiores a 70%, por apresentarem maior conteúdo lipídico, capas fibrosas mais finas, inflamação ativa, hemorragia intraplaca e configurações mais irregulares, com pontos onde as forças hemodinâmicas podem concentrar-se. A ruptura da placa é o achado fisiopatológico mais comum das síndromes coronarianas agudas.[8]

CIRCULAÇÃO CORONARIANA

A extração miocárdica de oxigênio é alta no estado basal (75% em repouso, 90% durante a isquemia), e a adaptação do coração ao aumento na demanda é obtida principalmente pela vasodilatação das arteríolas de resistência. O fluxo coronariano pode aumentar de 5 a 6 vezes durante o exercício com relação aos valores em repouso, pela capacidade da circulação coronariana autorregular-se em resposta às alterações na pressão de perfusão e na demanda de oxigênio. A autorregulação é modulada por influências simpáticas e parassimpáticas, fatores metabólicos (p. ex.: adenosina) e substâncias vasoativas produzidas pelo endotélio (p. ex.: óxido nítrico, endotelina).[9]

A perfusão coronariana é principalmente diastólica, visto que a tensão parietal e a resistência coronariana são mais baixas nesta fase do ciclo cardíaco. Existe um gradiente intramural de tensão, sendo maior no subendocárdio do que nas áreas subepicárdicas, tornando as áreas subendocárdicas mais sensíveis à isquemia. Na progressão da isquemia, ela pode avançar, transmuralmente, das áreas subendocárdicas às áreas subepicárdicas.[10]

Um gradiente de pressão através da obstrução coronariana vai-se formando, conforme aumenta a gravidade da obstrução luminal, sendo a queda da pressão bastante influenciada pela área de corte transversal da estenose. A pressão distal reduzida está associada, também, à vasodilatação, o que limita a reserva coronariana potencial, isto é, o potencial para qualquer aumento adicional no fluxo. Testes diagnósticos, como a administração de adenosina e dipiridamol, e a quantificação da reserva de fluxo coronariano são fundamentados neste fenômeno.[11]

Na ausência de uma circulação colateral adequada, as estenoses com mais de 75% da área transversal (correspondentes a mais de 50% do diâmetro do lúmen pela angiografia) resultam em isquemia, quando os requerimentos energéticos são altos, como ocorre aos esforços. O limiar para a isquemia diminui conforme a gravidade da obstrução aumenta, e o extremo é a dor torácica em repouso provocada por estenoses graves secundárias à formação de trombos nas síndromes coronarianas agudas ou a um espasmo na angina de Prinzmetal.[12]

MECANISMOS DA ANGINA

A angina, que aparece após alguns minutos de isquemia, pode ser decorrente da redução no suprimento de oxigênio (p. ex.: aterosclerose coronariana, espasmo) ou do aumento da demanda do oxigênio (p. ex.: estenose aórtica, miocardiopatia hipertrófica, taquicardia). Frequentemente, no entanto, a angina tem uma apresentação mista, com elementos de suprimento e demanda. O estresse mental, as emoções, o estado pós-prandial, a exposição ao frio podem reduzir o fluxo coronariano e aumentar o consumo miocárdico de oxigênio.[12]

A isquemia miocárdica promove a liberação de substâncias ativas, como a adenosina, bradicinina e prótons, que ativam receptores sensoriais cardíacos a iniciar um reflexo simpático-excitatório. É ativado o receptor vaniloide 1 (VR1) nos nervos sensíveis à capsaicina no sistema cardiovascular. O receptor VR1 age como um transdutor que percebe a isquemia tecidual e desencadeia reflexos simpático-excitatórios, transmitidos a nervos aferentes que se conectam com o quinto gânglio simpático superior e com a parte superior da medula espinal torácica. Estas interconexões explicam a variabilidade das características da dor anginosa.[13]

MANIFESTAÇÕES CLÍNICAS

Do ponto de vista clínico-fisiopatológico, podemos dividir a DAC em doença crônica (angina estável e isquemia silenciosa) e síndromes coronarianas agudas (angina instável, infarto do miocárdio sem supradesnivelamento do segmento ST, infarto do miocárdio com supradesnivelamento de ST).

Angina do peito estável (ou *Angor Pectoris*)

Foi classicamente descrita, em 1768, por William Heberden.[13] É referida de várias maneiras, mas em geral apresenta-se como uma compressão, peso, aperto ou constrição; alguns pacientes descrevem-na como um dolorimento, sensação de desconforto mal definido, queimação. Os sintomas aumentam gradualmente em 1 a 2 minutos e tendem a decrescer em 5 a 15 minutos. O desconforto é mais frequentemente retroesternal, podendo localizar-se em toda a região anterior do tórax, epigástrio, mandíbula, dorso, ombro ou membros superiores, principalmente à esquerda. Pode irradiar-se para alguns destes sítios descritos como local da dor. O punho fechado, apertando-se sobre o esterno enquanto se descreve a dor (sinal de Levine), é clássico. Os sintomas são desencadeados por esforço físico, estresse emocional, frio, atividade sexual, alimentação copiosa ou até mesmo na descompensação da insuficiência cardíaca, e podem ser aliviados pelo repouso ou pelo uso de nitratos de ação rápida.[14]

O detalhamento da anamnese é muito importante, pois cerca de 80-90% dos pacientes com sintomas típicos têm DAC comprovada,[15] sendo, então, a história clínica uma importante ferramenta que dirigirá e motivará a investigação diagnóstica subsequente. O exame físico, por outro lado, tem limitada contribuição na avaliação do coronariopata, mas poderá trazer importantes informações para o diagnóstico diferencial da dor torácica, que envolve uma variedade de causas extracardíacas ou cardíacas (Quadro 1-1).

A intensidade dos sintomas não reflete, necessariamente, a gravidade ou a extensão da obstrução coronariana, mas sua avaliação é útil do ponto de vista clínico. A angina pode ser classificada com relação à capacidade funcional pela classificação da *New York Heart Association*,[16] mas tem sido mais empregada a classificação da *Canadian Cardiovascular Society*,[17] que adaptou a classificação da NYHA, introduzindo, além do aspecto funcional, a gravidade dos sintomas. Na classificação da **Canadian Cardiovascular Society**, temos:[17]

- *Classe I:* atividades físicas comuns (caminhar, subir escadas) não causam angina. Pode ocorrer angina em esforços intensos, rápidos ou prolongados, no trabalho ou recreação.
- *Classe II:* há leve limitação pela angina em atividades comuns (caminhar ou subir escadas rapidamente; andar em ladeiras; caminhar após refeições, no frio ou sob estresse emocional; andar normalmente mais que duas quadras; subir escadas por mais de um piso em passos normais).
- *Classe III:* grande limitação pela angina em atividades habituais (andar uma a duas quadras no plano, subir escadas no máximo em um piso em passos normais).

Quadro 1-1. Diagnóstico diferencial da dor torácica

DOR ISQUÊMICA

- Origem cardíaca
  - Suprimento diminuído de oxigênio
    - Aterosclerose coronariana
      - Aterosclerose importante
      - Trombose coronariana
    - Causas coronarianas não ateroscleróticas
      - Dissecção aórtica ou coronariana
      - Espasmo coronariano
      - Espasmo microvascular
      - Ponte miocárdica
      - Vasoconstrição induzida pela cocaína
      - Anormalidade congênita da circulação coronariana
  - Demanda aumentada de oxigênio
    - Miocardiopatia hipertrófica
    - Estenose aórtica
    - Miocardiopatia dilatada
    - Pré-carga aumentada (regurgitação aórtica ou mitral)
    - Taquiarritmia
    - Miocardiopatia induzida por estresse (síndrome do coração partido ou síndrome de Takotsubo)
    - Hipertensão arterial incontrolável
- Origem não cardíaca
  - Suprimento diminuído de oxigênio
    - Anemia, anemia falciforme
    - Hipoxemia (apneia do sono, fibrose pulmonar, embolia pulmonar, pneumopatia crônica)
    - Intoxicação por monóxido de carbono
    - Hiperviscosidade (policitemia, hipergamaglobulinemia)
  - Demanda aumentada de oxigênio
    - Hipertireoidismo
    - Hipertermia
    - Alto estado inotrópico (estimulação adrenérgica)

DOR NÃO ISQUÊMICA

- Origem cardiovascular
  - Pericardite
  - Dissecção aórtica
- Origem não cardiovascular
  - Gastrointestinal: esofágica (esofagite, espasmo, refluxo, ruptura, úlcera); biliar (cólica, colecistite); gástrica (úlcera péptica); pancreatite
  - Pulmonar: embolia pulmonar, pneumotórax, pleurite, pneumonia, hipertensão pulmonar
  - Neuromuscular: costocondrite, fibrosite, síndrome de Tietze, fratura de costela, herpes-zóster, artrite esternoclavicular, miosite, radiculopatia cervical, neuropatia periférica
  - Psicogênica: ansiedade, hiperventilação, pânico, depressão, somatização, psicose cardíaca

- *Classe IV:* incapacidade de desempenhar qualquer atividade física sem desconforto; a angina pode ocorrer mesmo em repouso.

Isquemia silenciosa

É diagnosticada quando há evidências objetivas de isquemia miocárdica e ausência de dor ou outra manifestação clínica equivalente à isquemia. Os pacientes com esta apresentação compõem um grupo heterogêneo e podem ser distribuídos em três categorias de isquemia miocárdica silenciosa:[18]

1. **Tipo I**: são totalmente assintomáticos, com doença coronariana obstrutiva documentada, e esta pode ser grave. Estes pacientes são considerados portadores de um sistema de alarme anginoso defeituoso; a alteração da percepção da dor e a presença de neuropatia autonômica podem modular a expressão do sintoma.

2. **Tipo II**: é a forma que ocorre em pacientes com infarto do miocárdio prévio.
3. **Tipo III**: é o tipo mais comum, que abrange pacientes com manifestações de angina, mas, quando monitorados, revelam que, além dos episódios de isquemia associada à angina, apresentam outros episódios de isquemia sem qualquer manifestação clínica. O ônus isquêmico total destes pacientes refere-se ao período total de isquemia, sintomática e silenciosa.

A isquemia miocárdica silenciosa pode ser detectada por alterações eletrocardiográficas no teste ergométrico ou na monitoração eletrocardiográfica ambulatorial (Holter), por defeitos de perfusão na cintilografia miocárdica ou por alterações contráteis regionais no ecocardiograma sob estresse.[13]

Tem sido extrapolado de estudos com indivíduos assintomáticos que a isquemia silenciosa ocorra em, aproximadamente, 2-4% da população adulta em geral.[19] Diabéticos com fatores de risco adicionais mostraram prevalência de 20-35% de episódios isquêmicos silenciosos, sendo estes associados a maior risco de eventos cardíacos.[20] A isquemia silenciosa foi registrada em, cerca de 50% dos pacientes com angina estável e em 80-100% dos pacientes com infarto do miocárdio prévio.[19] O prognóstico da isquemia silenciosa é semelhante ao da angina estável, sendo dependente principalmente da intensidade e da extensão da isquemia, e não da ocorrência ou não de dor anginosa,[19] todavia, o fato de estes pacientes não apresentarem o alarme clínico da angina pode deixá-los mais desprotegidos e sem receber o tratamento necessário, o que pode ser um fator deletério à sua evolução.[13]

Um número significativo de pacientes pode apresentar, também, quadro de infarto do miocárdio silencioso, responsável por até 30% dos infartos. Ocorre, mais frequentemente, com o aumento da idade (relatos de prevalência superior a 5% dos pacientes idosos) e associado à hipertensão arterial, diabetes e história prévia de doença cardiovascular. Tem prognóstico semelhante aos infartos com manifestações clínicas.[21]

Em alguns pacientes, particularmente diabéticos e idosos, a isquemia miocárdica pode causar sintomas outros que o desconforto precordial. Estes equivalentes anginosos podem ser dispneia, sudorese, náusea e vômitos, fadiga, fraqueza, alterações sensoriais e desmaio.[13]

Síndromes coronarianas agudas

Descrevem o *continuum* de apresentações da isquemia miocárdica de instalação aguda – angina instável, infarto do miocárdio sem supradesnivelamento do segmento ST e Infarto do miocárdio com supradesnivelamento do segmento ST. Todas estas entidades clínicas têm como substrato fisiopatológico mais frequente a ruptura e a erosão de placas vulneráveis, com consequente trombose provocada pela exposição de elementos da estrutura do ateroma, que são altamente trombogênicos.[8,22]

Angina instável (AI)

Distingue-se da angina estável por apresentar alguma das seguintes características:[22,23]

- Ocorre em repouso ou em mínimo esforço, durando, em geral, mais de 20 minutos.
- Grande intensidade da dor.
- Padrão em crescendo: dor mais intensa e/ou mais prolongada que antes, ou que acorda o paciente adormecido.

Quando o quadro clínico da AI se acompanha por elevação dos marcadores de necrose miocárdica, como a troponina ou as isoenzimas cardíacas, diagnostica-se o infarto do miocárdio sem supradesnivelamento do segmento ST (IMSST).[23] AI e IMSST compõem o grupo das síndromes coronarianas agudas sem supradesnivelamento do segmento ST.

Apesar de a ruptura da placa com superposição de um trombo não oclusivo ser a grande causa da AI, diversos outros mecanismos também podem provocar esta manifestação clínica: espasmo coronariano (angina de Prinzmetal), importante estenose coronariana por aterosclerose progressiva ou por reestenose pós-intervenção coronariana percutânea, inflamação e causas secundárias de aumento da demanda do oxigênio miocárdico (taquicardia, febre, crise hipertensiva, tireotoxicose, emoções não rotineiras) ou de redução da oferta do oxigênio (hipotensão, anemia, hipoxemia). O reconhecimento da causa da AI é muito importante, pois as diferentes situações implicam em fisiopatologia, tratamento e prognóstico distintos.[24,25]

A avaliação do paciente com possível AI demanda não apenas o estabelecimento do diagnóstico, mas também a avaliação do risco, a curto prazo, de ocorrer Infarto do Miocárdio ou morte. Esta avaliação de risco determina a intensidade apropriada da terapia, que pode variar desde alta hospitalar seguida de tratamento ambulatorial até internação em Unidade Coronariana, com tratamento intensivo, realização de coronariografia e eventual angioplastia ou cirurgia de revascularização.

Os pacientes com AI de alto risco costumam apresentar pelo menos uma das seguintes características clínicas ou eletrocardiográficas:[23,25]

- Dor prolongada (> 20 minutos), persistente.
- Múltiplos episódios de angina nas últimas 24 horas.
- Angina com B3 e/ou estertores pulmonares.
- Edema pulmonar.
- Hipotensão arterial.
- Angina com sopro de regurgitação mitral novo ou acentuado.
- Alterações dinâmicas do segmento ST com, ao menos, 1 mV.
- Bloqueio de ramo novo ou presumivelmente novo.
- Taquicardia ventricular sustentada.
- Idade > 75 anos.

Infarto do miocárdio sem supradesnivelamento do segmento ST

Apresenta quadro clínico semelhante ao da AI, porém com evidência de necrose miocárdica demonstrada pela elevação dos marcadores séricos, como a troponina e a isoenzima creatinoquinase (CK-MB). Em muitos pacientes a manifestação clínica é indistinguível do infarto do miocárdio com supradesnivelamento do segmento ST. Em comparação com estes, pacientes com IMSST, em geral, são mais idosos, têm maior taxa de infarto antigo, angina estável, diabetes, revascularização coronariana prévia e doença arterial periférica.[22,25]

Com relação à estratificação do risco, pacientes com IMSST apresentam maior risco cardiovascular quando têm os mesmos achados agravantes da AI descritos anteriormente, mas principalmente quando apresentam taxas elevadas dos marcadores de necrose miocárdica.[22-26] Achados laboratoriais adicionais que implicam em pior prognóstico incluem a elevação de: proteína C reativa, número de leucócitos, peptídeo natriurético tipo B, creatinina e glicemia/hemoglobina glicada.[22] Uma vez realizada a coronariografia destes pacientes, alguns achados deste método também indicarão maior risco:[24]

- Presença de trombo.
- Doença multiarterial.
- Disfunção ventricular esquerda.

Integrando diversos desses fatores clínicos dos pacientes com AI e IMSST, vários escores e algoritmos têm sido desenvolvidos como resultados de grandes estudos clínicos, visando a estimar o risco de morte e de evolução para infarto do miocárdio não fatal. Os três escores de risco mais conhecidos são o escore TIMI (Thrombolysis in Myocardial Infaction),[27] o escore PURSUIT (Platelet Glycoprotein IIb/IIIa in Unstable Angina: Receptor Suppression Using Integrilin Therapy)[28] e o escore GRACE (Global Registry of Acute Coronary Events).[29]

O escore de risco TIMI é o mais difundido, tem sido utilizado em grandes estudos e se mostra útil como indicador prognóstico, como também para guiar o uso de terapias específicas e procedimentos invasivos precoces.[23] Sete variáveis facilmente determinadas compõem o escore TIMI:

1. Idade ≥ 65 anos.
2. Ao menos três entre fatores de risco para DAC: história familiar, hipertensão arterial, hipercolesterolemia, diabetes, tabagismo atual.
3. Antecedente de doença coronariana com lesão ≥ 50%.
4. Desvio do segmento ST ≥ 0,5 mm.
5. Dois ou mais episódios de angina nas últimas 24 horas.
6. Uso de aspirina nos últimos 7 dias.
7. Elevação dos marcadores de necrose miocárdica.
   Cada variável tem o valor de 1 ponto, e são categorizados em risco baixo (0 a 2 pontos), intermediário (3 ou 4 pontos) ou alto (5 a 7 pontos).[27]

O escore de risco PURSUIT avalia o risco de morte ou infarto não fatal em 30 dias. As variáveis utilizadas foram: idade, sexo, angina prévia, frequência cardíaca, pressão arterial sistólica, sinais de insuficiência cardíaca e depressão do segmento ST.[28] O escore GRACE[29] foi derivado do estudo de 15.007 pacientes de 14 países, e incorpora 9 variáveis clínicas independentes para calcular o desfecho de morte intra-hospitalar e após 6 meses da alta hospitalar. Foram incluídos: idade, história de insuficiência cardíaca, história de infarto do miocárdio, frequência cardíaca, pressão arterial sistólica, depressão do segmento ST, creatinina sérica, elevação de marcadores de necrose miocárdica, não submissão a procedimento intervencionista coronariano no hospital. As variáveis prognósticas utilizadas apresentam classes de pontuação, conforme seus valores e a avaliação desses dados exige um programa de computação para sua análise.[23]

Infarto do miocárdio com supradesnivelamento do segmento ST (IMCST)

Dentro do espectro de apresentações das Síndromes Coronarianas Agudas, o IMCST ocupa o extremo de maior gravidade, com alterações patológicas e funcionais mais acentuadas. Conceitualmente, o infarto do miocárdio é uma necrose miocárdica causada por isquemia, e no IMCST a necrose é mais ampla, em geral transmural, provocada pela oclusão total da artéria coronária. O diagnóstico clínico do infarto requer uma avaliação integrada da história com evidências indiretas da necrose miocárdica, obtidas com informações bioquímicas, eletrocardiográficas ou por métodos de imagem.[30]

O quadro clínico do IMCST frequentemente revela pródromos que se apresentam como angina do peito em repouso ou em pequenos esforços, mas não muito intensa, sem procura de recurso médico; pode ocorrer também mal estar geral ou sensação de exaustão. Na instalação do infarto, na maioria dos pacientes passa a haver dor intensa, às vezes intolerável, duração superior a 30 minutos, às vezes durando horas. No IMCST as características da dor (qualidade, localização, irradiação) são semelhantes à descrita para a angina, exceto a intensidade e a duração que são superiores, e a falta de resposta ao uso de nitratos ou ao repouso. Pode ser acompanhada de náuseas e vômitos, sudorese, sensação de morte iminente.

O diagnóstico preciso e precoce do IMCST é extremamente importante, pois permitirá um tratamento mais rápido, com chances maiores de salvar o miocárdio sob risco de necrose. Os critérios diagnósticos prévios da Organização Mundial de Saúde e da

American Heart Association requeriam a presença de, ao menos, dois dos seguintes dados para o diagnóstico de infarto do miocárdio:

A) Sintomas característicos.
B) Alterações eletrocardiográficas de infarto.
C) Alterações dos marcadores de necrose, com elevação e queda típicas.[4]

Avanços nas técnicas diagnósticas levaram a um novo consenso publicado conjuntamente por várias sociedades cardiológicas proeminentes, com uma definição universal revisada do infarto do miocárdio. Qualquer um dos seguintes critérios satisfaz o diagnóstico para infarto agudo do miocárdio recente ou em evolução:[31]

- Elevação e/ou queda típicas dos marcadores de necrose miocárdica, com, ao menos, um dos seguintes critérios:
  - Sintomas isquêmicos.
  - Desenvolvimento de onda Q patológica no ECG.
  - Alterações isquêmicas no ECG (supra ou infradesnivelamento ST).
  - Imagem demonstrando perda de miocárdio viável ou nova alteração de contratilidade regional.
- Achados patológicos de infarto agudo do miocárdio.

Na mesma publicação[31] foi instituída uma classificação clínica dos diferentes tipos de infarto do miocárdio:

- Infarto do miocárdio espontâneo relacionado com evento coronariano primário ocasionado por ruptura de placa, fissura ou dissecção.
- Infarto do miocárdio secundário à isquemia causada por aumento do consumo de O_2 ou redução da sua oferta.
- Morte súbita cardíaca, com sintomas sugestivos de isquemia miocárdica, ou ECG com presumível novo supradesnivelamento de ST ou novo BRE, ou oclusão coronariana em angiografia ou necrópsia.
- Infarto do miocárdio associado a procedimento intervencionista ou à trombose de *stent*.
- Infarto do miocárdio associado à cirurgia de revascularização miocárdica.

A definição descrita e a classificação apresentada têm implicações não só para o cuidado clínico dos pacientes, mas também para estudos epidemiológicos, políticas de saúde e pesquisas clínicas.[32]

Na avaliação dos pacientes com infarto do miocárdio é também muito importante a estratificação do risco, e dentre os escores que avaliam a fase inicial da doença, destaca-se o escore TIMI para IMCST[33] (o mesmo grupo criou também o escore de risco para AI/IMSST,[27] descrito anteriormente). O escore TIMI para IMCST inclui oito variáveis:

1. Idade.
2. História de diabetes, hipertensão arterial ou angina.
3. Pressão arterial sistólica menor que 100 mmHg.
4. Frequência cardíaca superior a 100 bpm.
5. Classe de Killip II a IV.
6. Peso < 67 kg.
7. Supradesnivelamento de ST na região anterior ou bloqueio de ramo esquerdo.
8. Tempo para terapia de reperfusão superior a 4 horas.

ABORDAGEM DIAGNÓSTICA

Apesar da importante contribuição que a avaliação clínica presta na condução do paciente com dor torácica, os exames complementares são indispensáveis para sua definição diagnóstica e prognóstica, também com importantes implicações terapêuticas.

Na análise das síndromes coronarianas agudas, os exames iniciais são o eletrocardiograma e os marcadores de necrose miocárdica; diversos outros métodos poderão complementar a investigação na fase aguda, assim como contribuir para o estudo da DAC crônica.

Eletrocardiograma (ECG)

Embora tenha uma baixa sensibilidade para o diagnóstico de isquemia miocárdica, é fundamental na avaliação do paciente com SCA. Por exemplo, dependendo do achado de supradesnivelamento do segmento ST, são definidos o tipo da SCA e a conduta terapêutica a se seguir.[30]

Na DAC crônica os achados eletrocardiográficos mais comuns são as alterações inespecíficas do segmento ST-T e a presença de ondas Q, todavia 50% dos pacientes podem ter traçados normais.[5] O ECG é particularmente útil quando se pode comparar com exames prévios, visto que alterações dinâmicas do segmento ST-T ou o aparecimento de novas ondas Q têm boa especificidade para o diagnóstico de doença coronariana, apesar de sua baixa sensibilidade.[4] Pacientes com doença coronariana grave podem ter ECG normal, mas o achado de ECG em repouso anormal nesta população implica em pior prognóstico. Várias causas não coronarianas podem alterar o ECG, como: hipertrofia ventricular esquerda, distúrbios eletrolíticos, drogas e efeitos neurogênicos. Pacientes com DAC e bloqueio de ramo esquerdo, em geral, têm pior prognóstico, apresentando disfunção ventricular esquerda e doença multiarterial associadas.[5]

Marcadores bioquímicos de necrose miocárdica

A necrose miocárdica que ocorre no infarto é acompanhada pela liberação de macromoléculas intracelulares e proteínas estruturais no interstício cardíaco,[34] de maneira que a necrose miocárdica pode ser investigada pela detecção de produtos da lise muscular.

A creatinoquinase total (CK total) é uma proteína localizada dentro das células musculares, que é essencial para a geração de ATP. É um marcador sensível de lesão muscular, mas não é específico para o diagnóstico de lesão miocárdica. Possui três isoenzimas e uma forma mitocondrial. As formas citosólicas são compostas por cadeias M e B, que caracterizam as isoenzimas CK-MM (predominantemente encontrada no músculo esquelético), CK-BB (cérebro e rins) e CK-MB (predomínio no miocárdio, mas 1-7% existe no músculo esquelético e traços no intestino delgado, língua, diafragma, útero e próstata). Com o desenvolvimento de novas técnicas para a detecção de necrose miocárdica, a utilização de CK total passou a ser uma medida de exceção.[35]

A variação da CK-MB é bem mais específica para a detecção de necrose miocárdica do que a CK total. A medida da CK-MB (atividade) eleva-se em 4-6 horas após o início dos sintomas, com pico em torno de 18 horas e normalização entre 48 e 72 horas; tem uma sensibilidade de 93% após 12 horas do início dos sintomas, porém, é pouco sensível nas primeiras 6 horas de evolução. O desenvolvimento tecnológico laboratorial permitiu a dosagem de CK-MB (massa), que apresenta valores alterados mais precocemente: elevação em 3-6 horas após início do quadro, com pico em 16-24 horas e normalização em 48-72 horas. Sua sensibilidade diagnóstica em 3 horas é de 50%, e em 6 horas, de 80%. É o melhor teste para a dosagem de CK-MB disponível no momento.[36] Quantidades variáveis de CK-MB podem ser encontradas em músculos esqueléticos e lisos, e, portanto, dano muscular pode provocar elevações variáveis de CK-MB, como em traumatismos, distrofias musculares, gangrena ou isquemia grave das extremidades. Outras causas de elevação da CK-MB podem ser: cardioversão elétrica, contusão miocárdica, massagem cardíaca, hipotireoidismo, pós-parto, exercícios acentuados e hipocalemia intensa.[37]

As troponinas cardíacas são os marcadores preferidos e altamente específicos para dano miocárdico.[35] Podem ser úteis para confirmar o infarto do miocárdio, assim como para estimar o seu tamanho e o seu prognóstico. São proteínas presentes nos filamentos finos dos músculos estriados, formando um complexo com três polipeptídeos: a troponina C (TnC, que se liga ao **cálcio**), a troponina I (TnI, que **inibe** a interação da actinomiosina) e a troponina T (TnT, que se liga à **tropomiosina**). Na prática são mais utilizadas a TnI e TnT. Elevam-se entre 4-8 horas após o início dos sintomas, com pico entre 12-48 horas e normalização entre 5-14 dias. Além do infarto do miocárdio, outras doenças podem provocar dano miocárdico e consequente elevação das troponinas: sepse, hipotensão, hipovolemia, taquiarritmia, hipertrofia ventricular, espasmo coronariano, hemorragia intracraniana, traumatismo cardíaco, cardioversão elétrica, miocardite, pericardite, transplante cardíaco, embolia pulmonar, hipertensão pulmonar, insuficiências renal crônica e cardíaca.[38] Novas gerações de técnicas para a medida das troponinas têm sido desenvolvidas, como a "troponina altamente sensível", que oferece maior sensibilidade e especificidade aos resultados nas primeiras horas pós-IAM.[39]

Radiografia de tórax

É um exame de imagem simples, mas importante, feito na internação em casos de dor torácica. Embora na síndrome coronariana aguda a radiografia seja frequentemente normal, achados de congestão venosa pulmonar, cardiomegalia ou mediastino alargado (dissecção aórtica) podem contribuir bastante para o diagnóstico e decisões de tratamento.[30] Nos pacientes com DAC crônica, a radiografia de tórax será útil nos pacientes com suspeita de insuficiência cardíaca ou no diagnóstico diferencial de doenças pulmonares ou mediastinais.[5]

Teste ergométrico

É o teste não invasivo inicial recomendado para estratificação de risco e diagnóstico de DAC em pacientes com uma probabilidade intermediária desta doença.[5] Não é o teste ideal pois apresenta resultados falso-negativos ou falso-positivos em torno de 1/3 das vezes, mas é útil, barato, amplamente disponível, simples e prático.[13] Tem ainda como vantagens o poder de documentar a carga de trabalho em que a isquemia é induzida, além da avaliação dos parâmetros hemodinâmicos e da capacidade funcional, que são preditores prognósticos independentes de isquemia. Em geral, a maioria dos pacientes – exceto aqueles com probabilidade muito baixa de terem cardiopatia coronária como causa de sua dor torácica – deveria realizar um teste ergométrico na sua investigação, principalmente se o seu ECG em repouso for normal. Estes testes são mais valiosos quando se aplicam a indivíduos com probabilidade intermediária de DAC.[13]

Metanálise de 147 trabalhos e mais de 24.000 pacientes submetidos a teste ergométrico e posterior realização de coronariografia revelou uma sensibilidade de 68% e especificidade de 77%.[40] Sua sensibilidade pode ser afetada pela extensão da doença coronariana (número de artérias acometidas), pela localização da obstrução coronariana (qual artéria afetada, qual segmento da artéria: inicial ou distal) e pelo nível do exercício atingido. Influem negativamente na especificidade: hipertrofia ventricular esquerda, uso de digoxina, distúrbios de condução, síndrome de preexcitação, hiperventilação, hipocalemia, hipertensão arterial grave, depressão do segmento ST em repouso, sexo feminino.[41]

Pelo fato de apresentar o teste ergométrico uma acurácia diagnóstica relativamente baixa, foram introduzidos escores adicionais, visando a melhorar sua estratificação de risco. O Escore de Duke (ED)[42] é o mais aceito, sendo de fácil aplicação e com inúmeros trabalhos, ratificando o seu valor. É calculado com a fórmula:

$$ED = \text{Tempo de exercício (min)} - (5 \times \text{desnivelamento de ST em mm}) - (4 \times \text{índice de angina})$$

Em que o índice de angina é: 0 se não há angina; 2 se a angina é a causa de interromper o teste; 1 se há angina durante o esforço ou na recuperação.

Os grupos seriam de:

- Alto risco (mortalidade global de 5% ao ano) teria o escore menor que –11.
- Médio risco (mortalidade global de 1,25% ao ano) com escore entre –11 e +5.
- Baixo risco (mortalidade de 0,25% ao ano) com escore maior que 5.

De acordo com a terceira Diretriz da Sociedade Brasileira de Cardiologia sobre o teste ergométrico,[43] as principais indicações do método (Classe I) são:

- Pacientes com probabilidade pré-teste intermediária para DAC.
- Síndrome coronariana aguda de baixo risco, após estabilização clínica e hemodinâmica, com marcadores de necrose miocárdica normais.
- DAC antes da alta hospitalar para avaliar risco e prescrever atividade física.
- Pacientes em unidade de dor torácica para diagnóstico diferencial da dor.
- Auxílio de avaliação prognóstica em pacientes com DAC estável.

Ecocardiografia

Contribui muito na investigação da DAC, desde o diagnóstico diferencial dos pacientes com dor torácica, podendo detectar causas não coronarianas da dor, até a precisa caracterização do diagnóstico, localização e extensão da DAC, inclusive com valiosas informações prognósticas.

A Ecocardiografia sob Estresse acrescenta bastante sobre as informações propiciadas pelo Teste Ergométrico, com melhora da sensibilidade e especificidade diagnósticas, além de quantificar e localizar a isquemia, estudando, inclusive, pacientes que não podem se exercitar ou que tenham anormalidades no ECG em repouso que dificultem a sua interpretação no esforço.[5] É um método facilmente disponível, bastante acessível e largamente utilizado para determinar a mobilidade das paredes do ventrículo esquerdo, em repouso e sob estresse, assim propiciando acurada análise funcional da isquemia miocárdica.

As principais indicações da Ecocardiografia no estudo da DAC, caracterizadas como Classe I nas Diretrizes da Sociedade Brasileira de Cardiologia,[44] são:

A) Nas Síndromes Coronarianas Agudas:

- Ecocardiograma transtorácico:
  - Angina instável com instabilidade hemodinâmica.
  - IAM inferior com suspeita de infarto do ventrículo direito.
  - Diagnóstico diferencial de estenose aórtica grave, embolia pulmonar, dissecção aórtica, pericardite e tumores cardíacos.
- Ecocardiograma sob estresse:
  - Não há indicação classe I nesta situação aguda.
- Ecocardiograma com contraste:
  - Em casos específicos para melhor delineamento de margens endocárdicas.

B) Na doença coronariana crônica:

- Ecocardiograma transtorácico:
  - Avaliação inicial da função ventricular esquerda.
  - Avaliação da função ventricular esquerda, quando há sinais de insuficiência cardíaca ou mudanças do quadro clínico.
  - Suspeita de aneurisma ventricular, pseudoaneurisma e insuficiência mitral.
- Ecocardiograma sob estresse:
  - Estratificação de risco dos pacientes com DAC.

- Investigação de isquemia miocárdica em indivíduos com dor precordial e teste ergométrico inconclusivo.
- Investigação de isquemia miocárdica em indivíduos assintomáticos com teste ergométrico positivo ou duvidoso.
- Avaliação do significado funcional de lesões coronarianas no planejamento de angioplastia ou cirurgia de revascularização.
- Avaliação pré-operatória de cirurgia não cardíaca de pacientes com 3 ou mais fatores de risco para DAC, e que não podem se exercitar.
- Avaliação de isquemia miocárdica na presença de bloqueio do ramo esquerdo ou outra alteração que prejudique a análise de isquemia ao ECG.
- Avaliação de viabilidade miocárdica para planejamento de revascularização.
- Ecocardiograma com contraste:
  - Avaliação da função ventricular esquerda global e segmentar em pacientes com imagens subótimas.
  - Associado ao ecocardiograma sob estresse para delineamento da borda endocárdica em pacientes com imagens subótimas.

Cintilografia miocárdica

O estudo da perfusão miocárdica em repouso e sob estresse identifica áreas de hipoperfusão que representam territórios de fibrose ou isquemia. Apresenta acurácia diagnóstica superior à do teste ergométrico e semelhante à do Ecocardiograma sob estresse. Klocke et al.,[45] na Diretriz Norte-americana para Uso Clínico da Cintilografia Miocárdica, apresentaram para os exames com exercício físico uma sensibilidade diagnóstica de 87% para detectar lesões coronarianas > 50%, com especificidade de 73%, e para exames com estresse farmacológico utilizando agentes vasodilatadores, uma sensibilidade de 89% e especificidade de 75%.

Em comparação com o Ecocardiograma sob Estresse, a Cintilografia tem indicações semelhantes, mas é mais cara e expõe os pacientes à moderada carga de radiação ionizante. Todavia, dada à semelhança entre as técnicas no que tange à acurácia diagnóstica, a escolha do método dependerá, principalmente, da disponibilidade do método e da experiência local.[5]

Imagem cardíaca avançada

Novas tecnologias de imagem têm permitido avaliar não apenas as lesões obstrutivas da DAC e a função ventricular esquerda, mas também a composição das placas, a perfusão miocárdica subendocárdica, a reserva de fluxo coronariano e o metabolismo miocárdico. A Ressonância Magnética Cardíaca, a Tomografia com Emissão de Pósitron (PET) e a Angiotomografia Coronariana têm oferecido novos subsídios ao diagnóstico cardiológico, porém, são técnicas ainda em desenvolvimento, de custo elevado e restritas a grandes centros médicos, devendo, portanto, ser reservadas às investigações mais avançadas, conforme julgamento clínico criterioso.

Angiografia coronariana

Continua sendo o padrão ouro no diagnóstico definitivo da DAC, determinando o local e a gravidade das lesões coronarianas. Contudo, é exame invasivo, com morbidade e mortalidade associadas ao procedimento, não sendo recomendado como investigação inicial, sem exames não invasivos prévios, exceto nas situações de doença aguda com alta probabilidade pré-teste de DAC.

CONCLUSÃO

A doença arterial coronariana é de grande prevalência em nosso meio, a maior causa de mortalidade, com aspectos fisiopatológicos peculiares que envolvem o acúmulo lipídico, a inflamação da parede vascular e consequente modificação da circulação coronariana, levando a manifestações clínicas agudas e crônicas. A condução desta doença exige uma acurada avaliação clínica seguida de judiciosa investigação respaldada nos exames complementares mais apropriados.

REFERÊNCIAS BIBLIOGRÁFICAS

1. Mendis S, Puska P, Norrving B. *Global atlas on cardiovascular disease prevention and control.* Genebra: WHO, 2011.
2. Skalski JH. Myocardial infarction and angina pectoris in the history of Polish medicine. *Pol Arch Med Wewn* 2008;118(4):243-47.
3. Iqbal J, Fox KAA. Epidemiological trends in acute coronary syndromes: understanding the past to predict and improve the future. *Arch Med Sci* 2010;6:S3-S14.
4. Allison TG. Coronary heart disease epidemiology. In: Murphy JG, Lloyd MA. (Eds.). *Mayo Clinic Cardiology Concise Textbook.* Rochester: Mayo Clinic Scientific, 2007. p. 687-93.
5. Agarwal M, Mehta PK, Merz NB. Non-acute coronary syndrome anginal chest pain. *Med Clin North Am* 2010;94:201-16.
6. Hansson GK. Inflamation, atherosclerosis and coronary artery disease. *N Engl J Med* 2005;352:1685-95.
7. Tomasoni SS, Atzeni F, Ambrosio G et al. From endothelial dysfunction to atherosclerosis. *Autoimmun Rev* 2010;9:830-34.
8. Fuster V, Moreno PR, Fayad ZA et al. Atherothrombosis and high-risk plaque. Part I: evolving concepts. *J Am Coll Cardiol* 2005;46:1209-18.
9. Hoffman JE. Transmural myocardial perfusion. *Prog Cardiovasc Dis* 1987;29:429-37.
10. Liu Y, Gutterman DD. Vascular control in humans: focus on the coronary microcirculation. *Basic Res Cardiol* 2009;104:211-16.
11. Gould KL. Does coronary flow trump coronary anatomy? *J Am Coll Cardiol Img* 2009;2:1009-15.
12. Théroux P. Angina pectoris. In: Fauci AS, Kasper DI, Longo DI et al. *Harrison's principles of internal medicine.* New York: McGraw Hill, 2008. p. 559-74.
13. Kones R. Recent advances in the management of chronic stable angina. I: Approach to the patient, diagnosis, pathophysiology, risk stratification and gender disparities. *Vasc Health Risk Manag* 2010;6:635-56.
14. Jones MM, Somerville C, Feder G et al. Patient's descriptions of angina symptoms: a qualitative study of primary care patients. *Br J Gen Pract* 2010;60:735-41
15. Castro I. *Angina estável, in Cardiologia – Princípios e prática.* Porto Alegre: Artmed, 1999. p. 28-34.
16. The Criteria Committee Of The New York Heart Association. *Nomenclature and criteria for diagnosis of diseases of the heart and great vessels.* 9 ed. Boston: Little, Brown,1994. p. 253-56.
17. Campeau L. The Canadian cardiovascular society grading of angina pectoris revisited 30 years later. *Can J Cardiol* 2002;18:371-79.
18. Cohn PF, Fox KM, Daly C. Silent myocardial ischemia. *Circulation* 2003;108:1263-69.
19. Gutterman DD. Silent myocardial ischemia. *Circ J* 2009;73:785-97.
20. Valensi P, Cosson E. It is not yet the time to stop screening diabetic patients for silent myocardial ischemia. *Diabetes Metab* 2010;36:91-96.
21. Alensi P, Lorgis l, Cottin Y. Prevalence, incidence, predictive factors and prognosis of silent myocardial infarction: a review of the literature. *Arch Cardiovasc Dis* 2011;104:178-88.
22. Kumar A, Cannon CP. Acute coronary syndromes: diagnosis and management, part I. *Mayo Clin Proc* 2009;84:917-38.
23. Sami S, Willerson JT. Contemporary treatment of unstable angina and non-ST segment elevation myocardial infarction (Part 1). *Tex Heart Inst J* 2010;37:141-48.
24. Cannon CP, Braunwald E. Unstable angina and non-ST elevation myocardial infarction. In: Bonow RO, Mann DL, Zipes DP et al. *Braunwald's heart disease: a textbook of cardiovascular medicine.* Philadelphia: Elsevier Saunders, 2012. p. 1178-201.
25. Nicolau JC, Timerman A, Piegas LS et al. Guidelines for unstable angina and non-st-segment elevation myocardial infarction of the Brazilian society of cardiology. *Arq Bras Cardiol* 2007;89(4):e89-e131.
26. Wright RS, Anderson JL, Adams CD et al. 2011 ACCF/AHA focused update of the guidelines for the management of patients with unstable angina/non-st-elevation myocardial infarction (updating the 2007 guideline): a report of the American College of Cardiology

Foundation/American Heart Association Task Force on Practice Guidelines. *Circulation* 2011;123:2022-60.

27. Antman EM, Co-hen M, Bernink PJ et al. The TIMI risk escore for unstable angina/non-ST elevation MI: a method for prognostication and therapeutic decision making. *JAMA* 2000;284:835-42.
28. Boersma E, Pieper KS, Steyerberg EW et al. Predictors of outcome in patients with coronary syndromes without persistent ST-segment elevation. Results from an international trial of 9461 patients. The PURSUIT investigators. *Circulation* 2000;101:2557-67.
29. Eagle KA, Lim MJ, Dabbous OH et al. A validated prediction model for all forms of acute coronary syndrome: estimating the risk of 6-month postdischarge death in an international registry. *JAMA* 2004;291:2727-33.
30. Antman EM. ST-Segment elevation myocardial infarction: pathology, pathophysiology and clinical features. In: Bonow RO, Mann DL, Zipes DP et al. *Braunwald's heart disease: a textbook of cardiovascular medicine*. Philadelphia: Elsevier Saunders, 2012. p. 1087-10.
31. Thygesen K, Alpert JS, White HD et al. Universal definition of myocardial infarction. *Circulation* 2007;116:2634-53.
32. Hochholzer W, Buettner HJ, Trenk D et al. New definition of myocardial infarction: impact on long-term mortality. *Am J Med* 2008;121:399-403.
33. Morrow DA, Antman EM, Charlesworth A et al. TIMI risk escore for st elevation myocardial infarction: a convenient, bedside, clinical escore for risk assessment at presentation. *Circulation* 2000;102:2031-37.
34. Piegas LS, Feitosa G, Mattos LA et al. Diretriz da sociedade brasileira de cardiologia sobre tratamento do infarto agudo do miocárdio com supradesnível do segmento ST. *Arq Bras Cardiol* 2009;93:e179-e264.
35. Shapiro BP, Babuin L, Jaffe AS. Cardiac Biomarkers. In: Murphy JG, Lloyd MA. (Eds.). *Mayo clinic cardiology concise textbook*. Rochester: Mayo Clinic Scientific, 2007. p. 773-79.
36. Searle J, Danne O, Müller C et al. Biomarkers in acute coronary syndrome and percutaneous coronary intervention. *Minerva Cardioangiol* 2011;59:203-23.
37. Ventetuolo CE, Levy MM. Cardiac biomarkers in the critically ill. *Crit Care Clin* 2011;27:327-43.
38. Kociol RD, Pang PS, Gheorghiade M et al. Troponin elevation in heart failure: prevalence, mechanisms and clinical implications. *J Am Coll Cardiol* 2010;56:1071-78.
39. Baker JO, Reinhold J, Redwood S et al. Troponins: redefining their limits. *Heart* 2011;97:447-52.
40. Morise AP, Diamond GA. Comparison of the sensitivity and specificity of exercise electrocardiography in biased and unbiased populations of men and women. *Am Heart J* 1995;130:741-47.
41. Gibbons RJ, Balady GJ, Bricker JT et al. ACC/AHA 2002 guideline update for exercise testing. *J Am Coll Cardiol* 2002;40:1531-42.
42. Mark DB, Shaw L, Harrell Jr FE et al. Prognostic value of a treadmill exercise escore in outpatients with suspected coronary artery disease. *N Eng J Med* 1991;325:849-53.
43. Meneghelo RS, Araújo CGS, Stein R et al. III Diretrizes da sociedade brasileira de cardiologia sobre teste ergométrico. *Arq Bras Cardiol* 2010;95(5 Supl 1):1-26.
44. Barbosa MM, Nunes MCP, Campos Filho O et al. Sociedade brasileira de cardiologia. Diretrizes das indicações da ecocardiografia. *Arq Bras Cardiol* 2009;93(6 Supl 3):e265-e302.
45. Klocke FJ, Baird MG, Lorell BH et al. ACC/AHA/ASNC guidelines for the clinical use of cardiac radionuclide imaging. *J Am Coll Cardiol* 2003;42:1318-33.

1-2 ASPECTOS CLÍNICOS DA ISQUEMIA MIOCÁRDICA SEM DOENÇA ARTERIAL CORONARIANA – DA FISIOPATOLOGIA AO DIAGNÓSTICO

Dalton Bertolim Précoma

INTRODUÇÃO

A doença arterial coronariana (DAC) possui amplo espectro fisiopatogênico, clínico e terapêutico. Uma apresentação peculiar é a dor anginosa com ausência de obstrução das artérias coronárias, que ocorre entre 10 a 20% das angiografias.[1,2] Existem vários termos na literatura para definir esta situação, como angina microvascular, Síndrome X, disfunção endotelial, causas não ateroscleróticas, porém a mais citada atualmente é "angina com coronariografia normal". Estes termos podem diferir conforme seu mecanismo e etiologia, o que será abordado na sequência.[3]

ETIOLOGIA

Existem várias causas orgânicas não ateroscleróticas das artérias coronarianas epicárdicas que possam ocasionar dor torácica anginosa. Neste contexto pode haver anormalidades metabólicas no miocárdio e disfunção vascular.[2] Alterações sistêmicas podem cursar com obstrução das coronárias, sendo estas pouco frequentes, como: anormalidades congênitas (fístulas arteriovenosas, origem anômala da artéria descendente anterior); arterites coronárias (sifilítica, coronarite ostial pós-cirurgia de revascularização miocárdica, doença de Kawasaki, doença de Takayasu, lúpus eritematoso sistêmico, periarterite nodosa, esclerodermia, artrite reumatoide), embolia coronariana, distrofias do tecido elástico (doença de Marfan, pseudoxantoma elástico), compressão por tumores, compressão por aneurisma de aorta.[4] Na maior incidência entre as causas não ateroscleróticas, é observada a angina de peito em artérias epicárdicas com angiocoronariografia normal, como: valvopatias aórticas, espasmo coronariano, hipertrofias ventriculares, pontes miocárdicas, hipertensão pulmonar primária, miocardiopatias, prolapso valvar mitral, situações de aumento da demanda miocárdica (anemia acentuada, arritmias) e Síndrome X Cardíaca.[4]

Na literatura, há várias propostas de classificação para a isquemia miocárdica com coronárias normais, com base em diferentes populações e métodos, o que pode vir a dificultar as interpretações. Bugiardini[3] propõe uma classificação para facilitar a estratificação de risco e a terapêutica: a) DAC incluindo placas ateroscleróticas visíveis pela ultrassonografia intracoronária (USIC) e/ou acentuada disfunção endotelial (vasoconstricção durante o teste de acetilcolina); b) angina microvascular não aterosclerótica com USIC normal e/ou disfunção endotelial e a presença de redução do fluxo de reserva coronariano (FRC); c) artérias coronarianas normais, pacientes com dor torácica de origem não cardíaca, com USIC, função endotelial e FRC normais.[5]

FISIOPATOLOGIA

Disfunção endotelial

Até 1970, quando Furchgott e Zawadzki descreveram a reatividade vascular do endotélio, esta estrutura era considerada apenas uma barreira entre o tecido vascular e o sangue.[5] O endotélio desempenha um importante papel na homeostase vascular, incluindo a permeabilidade e o tônus vascular, além de influenciar na atividade plaquetária, adesão dos leucócitos e na trombose. No endotélio com função normal, ocorre um balanço entre a vasodilatação e vasoconstricção, realizado por substâncias específicas.[6] Na vasodilatação, o óxido nítrico (NO) e as prostaciclinas exercem a função de inibir o recrutamento leucocitário e também desempenham uma ação antiproliferativa nas células musculares lisas. A vasoconstricção é realizada, principalmente, pela ação da endotelina e angiotensina II. Na disfunção endotelial, quando há o desequilíbrio entre estas duas funções, predomina a vasoconstricção vascular, aumento da atividade pró-inflamatória (aderência dos leucócitos, aumento do processo oxidativo), ativação dos fatores de coagulação pró-trombóticos, contribuindo assim para a formação e piora da aterosclerose.[7,8]

O óxido nítrico é sintetizado a partir da L-arginina pela enzima NO-sintetase, que, nas células da região do músculo liso, estimula a forma solúvel da enzima guanilato ciclase, produzindo o aumento de monofostato de guanosina, que regula o relaxamento das células musculares. A ativação do endotélio se faz a partir da bradicinina e da acetilcolina, associado às forças de atrito do fluxo (cisalhamento), que, em receptores específicos, promovem a entrada de cálcio que estimula o óxido nítrico endotelial (eNOS).[8,9]

Síndrome X cardíaca

A síndrome X, atualmente denominada de Síndrome X Cardíaca (SXC), possui como fisiopatogenia alterações funcionais e estruturais da microcirculação, (artérias coronárias com calibre entre 100 a 500 μm).[10] Uma das hipóteses é a disfunção pré-arteriolar coronariana difusa no miocárdio, que levaria a uma constrição e/ou à pré-dilatação arteriolar inadequada em resposta às alterações metabólicas e agentes farmacológicos, causando isquemia miocárdica em pequenas regiões circunvizinhas a regiões com a função microvascular normal.[11] As regiões íntegras do miocárdio, com perfusão normal, podem compensar com um estado de hipercontratilidade, piorando a isquemia. Estes pacientes podem apresentar contratilidade normal na ecocardiografia, porém estudos de metabolismo do miocárdio demonstraram a dessaturação de O_2, redução do pH, peroxidação lipídica, produção de lactado transmiocárdico e depleção de energia de fostato, sugerindo isquemia miocárdica.[11-15]

A fisiopatogenia da SXC não é bem elucidada, e a mais aceita é a disfunção endotelial, com uma diminuição da resposta à acetilcolina e outros mediadores. Sugere-se, também, que haja uma deficiência da liberação do NO.[16] Associada a estas manifestações funcionais, estruturais e metabólicas, pode ocorrer alteração da reserva de fluxo, que é o quociente entre o fluxo máximo obtido pela resposta aos vasodilatadores e o fluxo basal. É mensurado por várias técnicas, como o ecodopplercardiograma, o Doppler intracoronário,[17] tomografia por emissão de pósitrons (PET)[18] e a ressonância magnética.[19]

A SXC caracteriza-se, clinicamente, pela presença de angina aos esforços, ausência de espasmo coronariano espontâneo ou provocado, depressão do segmento ST sugestivo de isquemia miocárdica durante a angina, angiografia coronariana normal, ausência de cardiopatias associadas à alteração microvascular (cardiopatia hipertrófica ou dilatada, hipertensão arterial, diabetes).[20]

Angina de peito com angiografia coronariana normal

Cerca de 20 a 30% dos portadores de coronariopatias crônica e aguda possuem artérias coronarianas normais pela angiografia.[1,21] Na metanálise realizada por Bugiardini e Merz foram encontradas 6% de angiografias normais em homens e 10% em mulheres.[22] O registro do *American College of Cardiology-National Cardiovascular Data Registry (NCDR)* analisou os dados de 375.885 angiografias coronárias em angina estável e demonstrou maior prevalência de DAC não obstrutiva nas mulheres (51%) com relação aos homens (32%).[23] No estudo *Women's Ischemic Syndrome Evaluation (WISE)* com angina estável a incidência foi de 62% de coronariopatia não obstrutiva nas mulheres.[24]

Diferentes situações clínicas possuem angiografia coronária normal e precisam ter interpretações um pouco diferentes, apesar de a fisiopatogenia, a investigação e o tratamento serem semelhantes. Uma delas é a angina de peito típica, igual à encontrada na doença obstrutiva coronariana.[1] Possui maior incidência em mulheres, e os exames complementares podem ser normais e não evidenciar a dor durante os testes e nem isquemia. Outra situação é o espasmo coronariano, que altera o eletrocardiograma durante a dor, chamada de angina variante ou de "Prinzmetal". A isquemia e a dor podem não ser reproduzidas durante os testes provocativos. Somente 2-3% dos pacientes com angina e submetidos à angiografia coronariana possuem espasmo.[25] Diferente destas duas apresentações, a isquemia miocárdica pode ser documentada por diferentes métodos diagnósticos, e mesmo sem angina pode apresentar angiografia normal.[19]

ASPECTOS CLÍNICOS

Angina de peito

No espectro das situações que decorrem com dor anginosa e angiografia normal, a origem da dor é ainda indefinida. Alguns autores sugerem a disfunção endotelial e a liberação de potássio e adenosina associados à modulação central da percepção da dor como possível explicação.[26] Outro aspecto que contribui com a intensidade e a característica da dor são os distúrbios psíquicos. É citado por alguns autores que cerca de 30% dos pacientes com a SXC estão em tratamento psicoterápico, e outros 30% possuem algum distúrbio psicológico.[27] A dor geralmente é mais prolongada e tem uma interrupção lenta com a cessação do exercício. Outra característica é a pouca ou lenta resposta aos nitratos sublinguais.

Investigação

A avaliação da função endotelial teve início com Ludmer, que realizou a administração seletiva de acetilcolina na artéria coronariana.[28] Alguns métodos não invasivos são descritos há muitos anos para a abordagem da disfunção endotelial, como a resposta da pressão arterial a frio *(cold pressure test)* que é imersão da mão e antebraço em água à baixa temperatura e o esforço manual isométrico *(handgrip test)*, que provoca modificações na pressão arterial, avaliando a ação simpática sobre a circulação arterial periférica.[29,30]

Outro método avalia a dilatação fluxo-mediada, utilizando Doppler vascular, que considera alterações do diâmetro da artéria braquial em resposta ao aumento de fluxo por hiperemia reativa, (secundária à liberação de óxido nítrico), após a compressão da artéria por um manguito de esfigmomanômetro por 5 minutos.[31,32]

Na suspeita de espasmo coronariano, é indicada a infusão de ergonovina durante a angiografia coronariana, principalmente quando a angina ocorre em repouso.[20]

Um dos mais importantes métodos de imagem é a associação da angiografia que avalia a presença de placas ateroscleróticas e o grau de obstrução do vaso, com a análise da velocidade de fluxo pelo Doppler intracoronário, permitindo a avaliação da resposta vasoativa na microcirculação coronária. A associação da ultrassonografia intracoronária possibilita maiores detalhes na observação do fluxo e da área do vaso.[33]

A cintilografia miocárdica de perfusão tem sido de grande contribuição desde a aplicação do Tálio[201] em 1972. Com a evolução na tecnologia permitindo imagens tomográficas e o advento de outros radiotraçadores associados ao tecnécio^{99m} (sestamibi e tetrofosmin) seu uso foi ampliado. Zeiher *et al.* avaliaram a perfusão miocárdica com Tálio[201] e exercício e analisaram o fluxo coronário de reserva, utilizando acetilcolina e papaverina com Doppler coronariano na artéria descendente anterior sem lesões significativas. Os pacientes com defeito de perfusão induzida por esforço tiveram significativa redução na capacidade de vasodilatação coronariana mediada pelo endotélio, quando comparado com a perfusão miocárdica normal, demonstrando, portanto, a importância da microcirculação nas manifestações isquêmicas.[34] A cintilografia miocárdica, associada a testes de avaliação endotelial, tem sido útil na confirmação da melhora da função endotelial nas estratégias terapêuticas, incluindo as estatinas, inibidores da enzima conversora, bloqueadores dos canais de cálcio e antagonistas dos receptores da endotelina.[35] Mesma aplicação tem sido citada com a tomografia por emissão de pósitrons.[36]

A ressonância magnética (RM) proporciona informações sobre a função ventricular, a anatomia cardíaca, a perfusão miocárdica e o metabolismo. Estudo de Vermeltfoort *et al.* demonstrou a capacidade da RM em avaliar a isquemia em pacientes com angina e angiografia normal, utilizando infusão de adenosina.[37]

Os métodos gráficos, como o eletrocardiograma, têm um papel importante somente na presença da dor torácica, revelando alterações que são fundamentais para o diagnóstico de angina variante do espasmo coronariano. O teste ergométrico não adiciona grandes informações, pois seu valor é maior na obstrução coronariana. Porém, alterações do segmento ST ou a presença de dor anginosa durante o exame podem ter valor para prosseguir na investigação e na premissa da angiografia coronariana normal, auxiliam no diagnóstico da SXC. O ECG de 24 horas, sistema Holter analisa a isquemia silenciosa ou correlaciona os sintomas com as alterações do segmento ST, embora os resultados normais não excluam a presença da doença microvascular, ou a síndrome X cardíaca ou o espasmo coronariano.[38,39] Estudo comparando o teste ergométrico com o ECG de 24 horas demonstrou que as alterações do segmento ST discriminam mais a doença coronariana obstrutiva avançada e a análise da variabilidade da frequência cardíaca e a *performance* ao exercício à SXC.

CONCLUSÃO

A isquemia miocárdica sem a doença coronariana obstrutiva é um tema relevante e desafiador. A abordagem na prática clínica determina algumas condições especiais no quadro clínico e o diagnóstico complementar de difícil aplicação e interpretação em determinados casos.

REFERÊNCIAS BIBLIOGRÁFICAS

1. Chierchia SL, Fragasso G. Angina with normal coronary arteries: diagnosis, pathophysiology and treatment. *Eur Heart J* 1996;17 (Suppl G):14-19.
2. Morrow DA, Boden WE. Stable ischemic heart disease. In: Bonow RO, Mann DL, Zipes DP *et al.* (Eds.). *Heart disease.* 9th ed. Philadelphia: Elsevier Saunders, 2012. p. 1210-69.
3. Bugiardini R. Normal coronary arteries: clinical implications and further classification. *Herz* 2005;30:3-7.
4. Soareas-Costa JTS, Soares-Costa TJJB. A síndrome X cardíaca. *Rev Port Cardiol* 2006;25(10):933-42.

5. Furchgott RF, Zawadzki JV. The obligatory role of endothelial cells in the relaxation of arterial smooth muscle by acetylcholine. *Nature* 1980;288:373-76.
6. Widlansky ME, Gokce N, Keaney JF et al. The clinical implications of endothelial dysfunction. *J Am Col. Cardiol* 2003;42:1149-60.
7. Lowenstein CJ, Dinerman JL, Snyder SH. Nitric oxide: a physiologyc messenger. *Ann Intern Med* 1994;120:227-37.
8. Shah AM, Grocott-Mason RM, Pepper CB et al. The cardiac endothelium: cardioactive mediators. *Prog Cardiov Dis* 1996;39:263-84.
9. Quyyumi AA, Dakak N, Andrews NP et al. Contribution of nitric oxide to metabolic coronary vasodilatation in the human heart. *Circulation* 1995;92:320-26.
10. Cannon RO, Epstein SE. Microvascular angina as a cause of chest pain with angiographically normal coronary arteries. *Am J Cardiol* 1988;61:1338-43.
11. Maseri A, Crea F, Kaski JC et al. Mechanisms of angina pectoris in syndrome X. *J Am Coll Cardiol* 1991;17:499-506.
12. Crake T, Canepa-Anson R, Shapiro L et al. Continuous reading of coronary sinus oxygen saturation during atrial pacing in patients with coronary artery disease or syndrome X. *Br Heart J* 1988;59:31-38.
13. Hutchinson SJ, Poole-Wilson PA, Henderson AH. Angina with normal coronary arteries: a review. *Q J Med* 1989;72:677-88.
14. Rosano GM, Kaski JC, Arie S et al. Failure to demostrate myocardial ischaemia in patients with angina and normal coronary arteries. Evaluation by continuous coronary sinus pH monitoring and lactate metabolism. *Eur Heart J* 1996;17:1175-80.
15. Buchthal SD, den Hollander JA, Merz CNB et al. Abnormal myocardial phosphorus-31 nuclear magnetic resonance spectroscopy in women with chest pain but normal coronary angiograms. *N Engl J Med* 2000;342:829-35.
16. Chen JW, Hsu NW, Wu TC et al. Long-term angiotensin-converting enzyme inhibition reduces plasma asymmetric dimethylarginine and improves endothelial nitric oxide bioavailability and coronary microvascular function in patients with syndrome X. *Am J Cardiol* 2002;90:974-82.
17. Egashira K, Inou T, Hirooka Y et al. Evidence of impaired endothelium-dependent coronary vasodilatation in patients with angina pectoris and normal coronary angiograms. *N Engl J Med* 1993;328:1659-64.
18. Meeder JG, Blanksma PK, Van der Wall EE et al. Coronary vasomotion in patients with syndrome X: evaluation with positron emission tomography and parametric myocardial perfusion imagin. *Eur J Nucl Med* 1997;24:530-37.
19. Buchthal SD, Den Hollander JA, Merz CNB et al. Abnormal myocardial phosphorus-31 nuclear magnetic resonance spectroscopy in women with chest pain but normal coronary angiograms. *N Engl J Med* 2000;42:829-35.
20. Crea F, Lanza AG. Angina pectoris and normal coronary arteries: cardiac syndrome X. *Heart* 2004;90(4):457-63.
21. Vázquez-Rey E, Kaski JC. Cardiovascular syndrome X and endothelial dysfunction. *Rev Esp Cardiol* 2003;56(2):181-92.
22. Bugiardin R, Merz CNB. Angina with "normal" coronary arteries a changing philosophy. *JAMA* 2005;293:477-84.
23. Shaw LJ, Shaw RE, Merz CN et al. Impact of ethnicity and gender differences on angiographic coronary artery disease prevalence and in-hospital mortality in the American College of Cardiology-National Cardiovascular Data Registry. *Circulation* 2008;117:1787-801.
24. Shaw LJ, Merz CN, Pepine CJ et al. The economic burden of angina in women with suspected ischemic heart disease: results from the National Institutes of Health – National Heart, Lung, and Blood Institute – sponsored women's ischemia syndrome evaluation. *Circulation* 2006;114:894-904.
25. Mark DB, Califf RM, Morris KG et al. Clinical characteristics and long-term survival of patients with variant angina. *Circulation* 1984;69:880-88.
26. Rosen SD, Paulesu E, Wise RJ et al. Central neural contribution to the perception of chest pain in cardiac syndrome X. *Heart* 2002;87:513-19.
27. Kaski JC, Valenzuela Garcia LF. Therapeutic options for the management of patients with cardiac syndrome X. *Eur Heart J* 2001;22:283-93.
28. Ludmer PL, Selwyn AP, Shook TL et al. Paradoxical vasoconstriction induced by acetylcholine in atherosclerotic coronary arteries. *N Engl J Med* 1986;315:1046-51.
29. Nabel EG, Ganz P, Gordon JB et al. Dilation of normal and constriction of atherosclerotic coronary arteries caused by the cold pressure test. *Circulation* 1988;77:43-52.
30. Zeiher AM, Drexler H, Wollschlaeger H et al. Coronary vasomotion in response to sympathetic stimulation in humans: importance of the functional integrity of the endothelium. *J Am Coll Cardiol* 1989;14:1181-90.
31. Corretti MC, Anderson TJ, Benjamin EJ et al. Guidelines for the ultrasound assessment of endothelial-dependent flow-mediated vasodilation of the brachial artery: a report of international brachial artery reactivity task force. *J Am Coll Cardiol* 2002;39:257-65.
32. Donald AE, Halcox JP, Charakida M et al. Methodological approaches to optimize reproducibility and power in clinical studies of flow-mediated dilation. *J Am Coll Cardiol* 2008;51(20):1959-64.
33. Hollenberg SM, Tamburro P, Johnson MR. Simultaneous intracoronary ultrasound and Doppler flow studies distinguish flow-mediated from receptor-mediated endothelial responses. *Catheter Cardiovasc Interv* 1999;46:282-88.
34. Zeiher AM, Krause T, Schächinger V et al. Impaired endothelium-dependent vasodilation of coronary resistance vessels is associated with exercise-induced myocardial ischemia. *Circulation* 1995;91(9):2345-52.
35. Eichstädt HW, Eskötter H, Hoffmann I et al. Improvement of myocardial perfusion by short-term fluvastatin therapy in coronary artery disease. *Am J Cardiol* 1995;76:122A-5A.
36. Baller D, Notohamiprodjo G, Gleichmann U et al. Improvement in coronary flow reserve determined by positron emission tomography after 6 months of cholesterol-lowering therapy in patients with early stages of coronary atherosclerosis. *Circulation* 1999;99(22):2871-75.
37. Vermeltfoort IA, Bondarenko O, Raijmakers PG et al. Is subendocardial ischaemia present in patients with chest pain and normal coronary angiograms? A cardiovascular MR study. *Eur Heart J* 2007;28(13):1554-58.
38. Hsu NW, Chen JW, Jen SL et al. Differentiating syndrome X from coronary artery disease by treadmill exercise test in patients with chest pain and exercise-induced myocardial ischemia. *Angiology* 1998;49(1):13-24.
39. Guzik P, Rogacka D, Trachalski J et al. Comparison of the exercise treadmill test and 24-hour ECG Holter monitoring in patients with syndrome X or coronary atherosclerosis. *Kardiol Pol* 2007;65(3):262-69.

1-3 ABORDAGENS ANATÔMICA E FUNCIONAL DA ISQUEMIA MIOCÁRDICA

Alexandre Alessi

INTRODUÇÃO

Para se realizar uma coerente abordagem anatômica e funcional da isquemia miocárdica, será necessária uma reflexão sobre o que realmente procuramos: isquemia, obstrução coronária ou a integração destes possíveis achados? Na verdade até recentemente a Cardiologia vivenciou o que é descrito como o "paradigma da anatomia", com base única e exclusivamente no achado da obstrução do lúmen arterial coronário, sendo este achado o item principal para o diagnóstico, o prognóstico e o tratamento das síndromes coronarianas.[1-3]

Porém a abordagem contemporânea evoluiu nos últimos 25 anos e contempla, de forma ampla, a chamada doença isquêmica cardíaca. Nesta abordagem, aplica-se o raciocínio clínico fundamentado na interação ou correlação anatômica e funcional dos achados de diversos exames cardiológicos complementares.[4,5] É a inclusão da análise funcional da oferta de oxigênio para o miocárdio, que é dependente do equilíbrio entre o fluxo coronário e a resistência vascular, para tomada de decisões. Quando se observam as consequências funcionais da doença arterial coronariana em vez da visualização direta da anatomia coronariana, faz-se a abordagem anatômica e funcional da isquemia miocárdica.[6,7] Relembrar a cascata da isquemia permite entender a sequência de alterações possíveis durante a redução de fluxo coronário, como os defeitos perfusionais, seguidos de alterações metabólicas, de disfunções contráteis, de alterações eletrocardiográficas e, finalmente, a dor torácica ou angina de peito em suas diversas apresentações, representada na Figura 1-1.[8] Do ponto de vista prático todas as modalidades de exames cardiológicos que tenham a capacidade de detectar os eventos das alterações da cascata da isquemia, como as alterações do relaxamento, da contração, do enchimento e da perfusão miocárdica, são capazes de nos informar características isquêmicas em pacientes cardiopatas (Fig. 1-1).[9] Os exames que apresentam as maiores sensibilidade e especificidade de se correlacionar com os achados anatômicos (superior a 80%) são os capazes de observar as alterações de perfusão miocárdica regional e/ou as anormalidades de mobilidade das paredes do ventrículo esquerdo, que podem ocorrer ou piorar durante um estresse físico ou teste farmacológico. Outro aspecto relevante é a observação do desempenho funcional global do ventrículo esquerdo no basal ou durante um estresse físico ou teste farmacológico, ou seja, a capacidade contrátil da bomba cardíaca representada pela fração de ejeção do ventrículo esquerdo.[10-13]

Na prática diária nos deparamos com dilemas que são solucionados pela abordagem anatômica e funcional da isquemia miocárdica nas seguintes situações clínicas:

A) Presença de isquemia miocárdica e ausência de lesões anatômicas epicárdicas coronarianas.

B) Ausência de isquemia miocárdica e presença de lesões anatômicas coronarianas.

C) Correlação entre os territórios miocárdicos envolvidos e a magnitude/intensidade da isquemia para a tomada de decisões terapêuticas.

D) Observar pacientes com múltiplas lesões anatômicas coronarianas, que apresentam isquemia miocárdica em somente um território específico.

ABORDAGEM ANATÔMICA DA ISQUEMIA MIOCÁRDICA

Este conceito permite a análise das estenoses arteriais coronarianas, onde o início e a evolução da placa aterosclerótica podem ser observados e quantificados. As fases do processo aterosclerótico geralmente duram vários anos, desde o período em que o paciente não apresenta sintomas, até sua fase sintomática. Este conceito permite observar a placa aterosclerótica que excede a capacidade da artéria se remodelar para fora, causando a diminuição do seu lúmen, com consequente redução do fluxo sanguíneo pelo vaso.[14]

Vale a pena relembrar que a placa aterosclerótica é decorrente de um processo predominante inflamatório vascular com deposição de lipídeos nas camadas íntima e média das artérias, e que acompanha todos os indivíduos durante sua vida, desde o nascimento até sua morte. Sendo mais evidente e precoce nos indivíduos mais suscetíveis, ou seja, aqueles que têm os tradicionais fatores de risco cardiovascular combinados com sua própria carga genética.

Nestes indivíduos, fatores desencadeantes e sinalizadores deflagram mecanismos ativados por LDL colesterol oxidados, que envolvem o endotélio vascular, monócitos, macrófagos, células musculares lisas, citocinas, migração e proliferação destas células, culminando em apoptose, que, de forma muito objetiva, formam as placas ateroscleróticas.[14]

Anatomicamente, os métodos de imagem permitem observar direta ou indiretamente as placas ateroscleróticas dentro das artérias coronarianas, como os métodos que incluem angiografia coronária ou cateterismo cardíaco e a angiotomografia coronária, que atualmente está disponível de forma mais ampla, graças à implementação de vários serviços e clínicas de imagem com equipamentos e profissionais capazes de obter e interpretar suas imagens, que são obtidas de forma não invasiva. A angiorressonância coronária é outra modalidade de exame de imagem, que tem seu uso limitado para esta finalidade em razão de apresentar limitação técnica nas aquisições das imagens da árvore coronariana. Todos estes

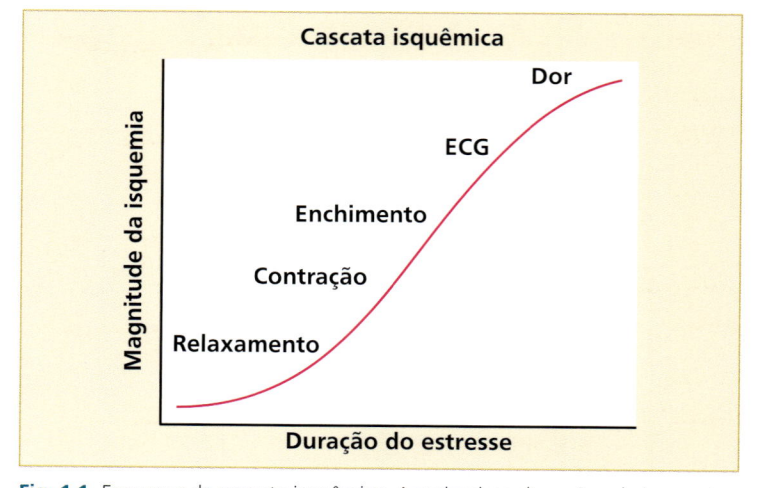

Fig. 1-1. Esquema da cascata isquêmica. As primeiras alterações da isquemia são bioquímicas, seguidas pelas disfunções diastólica e sistólica, alterações eletrocardiográficas e, por último, a angina de peito.

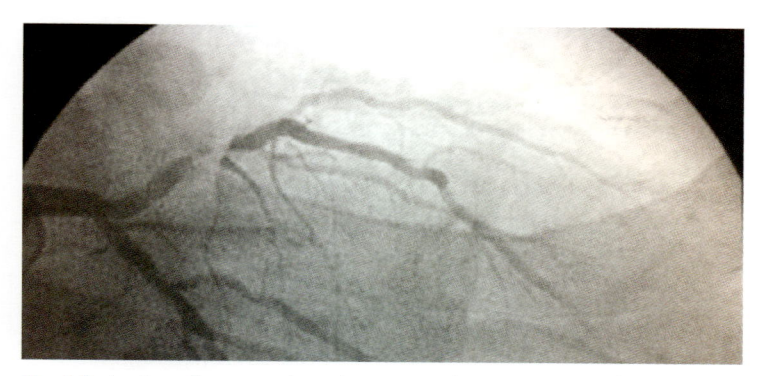

Fig. 1-2. Angiografia coronariana demonstrando estenoses significativas decorrentes de placas ateroscleróticas nas artérias descendente anterior e circunflexa. Imagem cedida pelo Dr. Álvaro V. Moura – CETHI-Hosp NS das Graças – Curitiba, PR.

métodos permitem definir a anatomia do vaso e o grau de redução ou obstrução da sua luz.[15]

Neste ponto podemos voltar ao "paradigma da anatomia" que consiste em se fazer o diagnóstico, o prognóstico e propor o tratamento de pacientes que apresentam sintomas ou não, pelo único e exclusivo critério de ter ou não estreitamentos nos seus vasos coronários. A anatomia dita qual a conduta inclui ou exclui os acometidos no rol dos paciente e, acima de tudo, propõe dilatar a artéria estenosada ou desviar esta obstrução por enxertos venosos ou arteriais (Fig. 1-2).[16]

Por várias décadas o uso clínico do cateterismo cardíaco e a visualização das artérias coronarianas foram o padrão ouro e considerado exame discriminador de doença e risco em pacientes com alterações potenciais do lúmen vascular até recentemente. Sua história coincide quase com a história da própria cardiologia e remonta quase 70 anos, quando Radner, em 1945, realizou a análise indireta dos vasos coronários, por injeção não seletiva de contraste de forma direta por cateterismo cardíaco. Porém foi Sones, em 1958, que fez a análise direta destes vasos, seguido por Judkins, em 1964, que teve o mérito de desenvolver a técnica percutânea por punção femoral e o uso de cateteres pré-moldados. O método em questão permite avaliar a localização das lesões, o número de vasos lesados, a caracterização da placa aterosclerótica, como a ulceração e a presença de trombo, bem como identificar os pacientes que não apresentam nenhuma placa aterosclerótica ou apenas irregularidades parietais, ou lesões chamadas insignificantes, aquelas com menos de 50% de obstrução da luz arterial.[17,18] Para complementar o estudo da parede vascular arterial, é possível refinar os dados obtidos pela angiografia coronária, com o uso da ultrassonografia intracoronária. Essa técnica permite o estudo *in vivo* do vaso, podendo identificar as camadas íntima, média e adventícia da parede arterial, com isto caracterizar os componentes e os tipos morfológicos básicos da placa aterosclerótica, além de permitir uma avaliação mais precisa da extensão e grau de estenose.[19]

Atualmente a angiotomografia de artérias coronárias é o método angiográfico não invasivo de melhor acurácia para a detecção anatômica de doença arterial coronária. O desempenho diagnóstico deste exame foi e continua sendo alvo de vários estudos, os principais deles utilizando aparelhos com 16 e 64 canais de detectores. A disseminação dos sistemas de 64 detectores nos últimos anos diminuiu de forma significativa o tempo de apneia necessário para a aquisição de todas as imagens do coração. Esse ganho proporcionou aumento do número de segmentos analisáveis, já que superou em grande parte problemas por artefatos respiratórios e de variações do ritmo cardíaco. O método permite detectar a presença de placas calcificadas, não calcificadas e mistas, como observado na Figura 1-3A e B. Uma estimativa do grau de obstrução pode ser realizada na maioria dos casos, embora a precisa quantificação dessa obstrução para fins de conduta terapêutica ainda deva ser feita pela coronariografia invasiva neste momento. Atualmente, o grande destaque da angiotomografia de artérias coronárias encontra-se no seu elevado valor preditivo negativo, constante nos principais estudos sobre a acurácia do método. Dessa forma, a ausência ou presença de discretas placas ateroscleróticas detectáveis, pode orientar uma conduta mais conservadora, evitando-se, assim, a utilização desnecessária de exames invasivos. Mais do que isso, começa-se a ter indícios de que mesmo a detecção de placas não obstrutivas na parede das artérias coronárias pode indicar pior prognóstico com relação à ocorrência de eventos cardiovasculares. O método apresenta limitações como a avaliação da permeabilidade de *stents* intracoronarianos, decorrentes de artefatos de hiperatenuação gerados pelo material do *stent*. uso de contraste iodado e o de radiação ionizante, a presença de ritmo irregular e arritmias frequentes limitam a qualidade da imagem, e o elevado grau de calcificação das artérias coronárias também é um fator limitante para a correta interpretação da estenose coronária.[20,21]

A angioressonância das artérias coronárias ainda encontra-se no campo experimental, necessitando de novos desenvolvimentos tecnológicos, porém é possível avaliação de trajetos anômalos de coronárias sendo considerado classe 1 e fica muito facilitado pela técnica de aquisição volumétrica, chamada de Whole-Heart.[21,22]

Fica claro, até este momento, que na forma anatômica exclusiva (observar a luz do vaso e identificar as placas), seja utilizando o

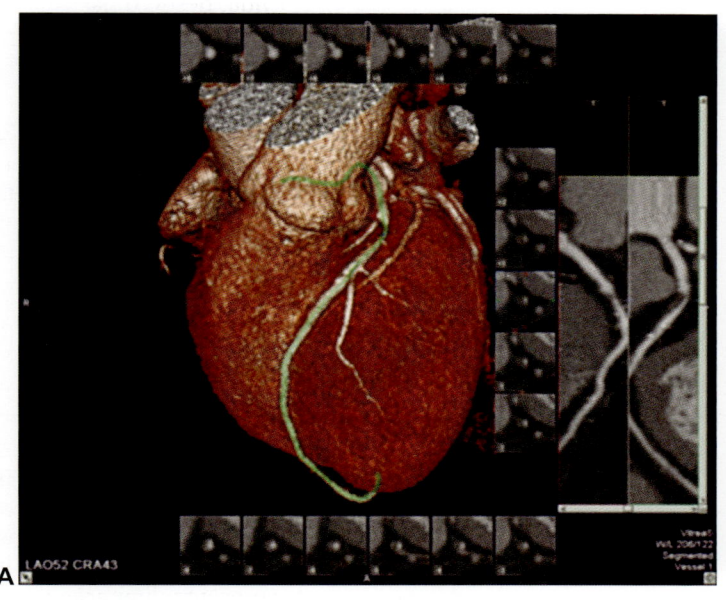

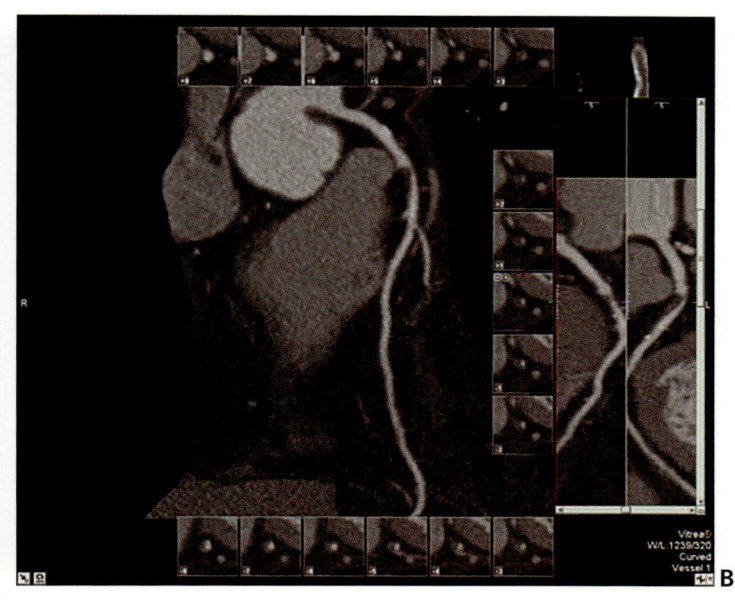

Fig. 1-3. (**A** e **B**) Angiotomografia de artérias coronarianas demonstrando estenose siginificativa decorrente de placas ateroscleróticas na artéria descendente anterior. Imagem cedida pelo Dr. Marcello Zaparoli – DAPI – Curitiba, PR.

tradicional cateterismo cardíaco ou pelo uso de novos métodos de imagens que utilizam tomógrafos ou ressonância magnética, o aspecto funcional não é contemplado. A pergunta que deve sempre ser feita é: do que estamos falando, de um vaso obstruído? Ou de uma limitação de fluxo sanguíneo sobre um território do músculo miocárdico irrigado por vasos obstruídos? O elo perdido no "paradigma da anatomia" é esquecer a ação vasomotora ou tônus vasomotor arterial coronário, a conhecida função endotelial. As respostas vasomotoras nas fases mais precoces da aterosclerose, onde não se encontram placas, mas sim espessamentos de íntima e média arterial, são disfuncionantes e desequilibradas, bem como vasos com uma obstrução de 75% de sua luz podem apresentar uma reserva de fluxo coronário, que permite uma dilatação de sua luz sob estresse físico, e esta lesão fixa torna-se menor que 50% nesta situação. Os exames de imagens são incapazes de mensurar a ação de substâncias vasodilatadoras, como o óxido nítrico, ou vasoconstritor, como a endotelina-1.[16,23]

Assim posto, conseguimos contextualizar o real propósito deste capítulo, que é a correta aplicação do raciocínio clínico e científico na prática médica durante uma abordagem e investigação dos nossos pacientes com a síndrome isquêmica cardíaca. Para que isto ocorra, os testes funcionais de isquemia miocárdica devem estar integrados com a avaliação anatômica nesta investigação. Potencializando os achados e selecionando os pacientes para seguir uma realização de outros testes diagnósticos e terapêuticos. Todas estas informações integradas permitem o uso racional de exames, a menor exposição para exames invasivos, uma adequada relação custo-efetividade e uma melhor estratificação de risco cardiovascular.[16,21]

COMO INTEGRAR A ABORDAGEM ANATÔMICA E FUNCIONAL DA ISQUEMIA MIOCÁRDICA?

Método tradicional

Este método consiste na utilização prévia de testes ou provas funcionais para detecção de isquemia miocárdica, sendo o mais comumente utilizado o teste ergométrico, que é capaz de detectar alterações eletrocardiográficas, capacidade funcional e sintomas com estímulo do esforço físico, sendo um excelente método de triagem e de baixo custo.[24-26] Há a utilização de outros métodos que apresentam maiores sensibilidade e especificidade ao se correlacionar com os achados anatômicos (superiores a 80%), pois são capazes de observar as alterações de perfusão miocárdica regional e/ou as anormalidades de contratilidade das paredes do ventrículo esquerdo, que podem ocorrer ou piorar durante um estresse físico ou teste farmacológico, associados à análise do desempenho funcional global e regional do ventrícul esquerdo quantificado pela fração de ejeção. Nesta categoria encontram-se a ecocardiografia de estresse, a medicina nuclear (cintilografia miocárdica de perfusão ou a tomografia por emissão de pósitrons) e a ressonância cardíaca com estresse farmacológico. Cada método tem suas indicações, suas limitações, acurácia, custo, disponibilidade, variabilidade inter e intraobservador, porém de acordo com suas características, permitem estratificar o risco cardiovascular e oferecem importantes informações para acompanhamento na investigação e tratamento de pacientes que apresentem alterações isquêmicas.[16,21,22,27,28]

Esta abordagem permite ao clínico tratar de forma ampla aqueles que têm lesões anatômicas em seus vasos coronários, pois há vasta evidência científica que suporta a correlação anatômica e funcional da isquemia miocárdica como tendo a melhor correlação custo-efetividade na abordagem dos pacientes com doença arterial coronariana, sendo esta prática recomendada pelas principais sociedades nacionais e internacionais em suas diretrizes.[29-32]

Método para o futuro

Consiste na utilização de exames que tenham a capacidade de combinar avaliação funcional para detecção de isquemia miocárdica e anatomia dos vasos coronários, em uma mesma modalidade de exame. Aqui podemos citar procedimentos já em uso clínico, porém limitado a poucos centros em decorrência do custo elevado do exame, a não disponibilidade dos equipamentos e a não incorporação ainda do método em diretrizes ou *guidelines* sobre o assunto.[21,23]

Durante a angiografia coronária ou cateterismo cardíaco é possível avaliar o significado funcional da obstrução do vaso causado por uma placa aterosclerótica, pelo uso de sensores capazes de obter velocidade de fluxo dentro do vaso. Estes dados permitem calcular na sala de cateterismo cardíaco a medida da reserva de fluxo coronário. Ela é definida como a razão entre o fluxo coronariano máximo e o basal, permitindo estimar a resistência da estenose epicárdica e a resistência microvascular, para se atingir o fluxo sanguíneo máximo.[33,34]

A angiotomografia de artérias coronarianas é um método que avança de forma bastante rápida, e, para os próximos anos, existem perspectivas bastante interessantes com relação à avaliação qualitativa da placa aterosclerótica (composição, inflamação), combinada com a avaliação da perfusão (análise de isquemia e viabilidade) miocárdica, num mesmo estudo.[35-37]

A doença arterial coronariana talvez seja hoje a doença mais estudada e também a mais beneficiada pela ressonância magnética cardíaca, utilizando aparelhos mais potentes como os de 3 teslas. Com estes equipamentos e novos programas será possível fazer uma avaliação funcional completa do paciente portador de doença arterial coronariana, incluindo a avaliação precisa das funções global e segmentar biventricular, a presença de regiões de afilamento parietal, a visualização da perfusão de primeira passagem em estresse e repouso, a avaliação da viabilidade miocárdica com a técnica de realce tardio, combinadas à análise anatômica dos vasos coronarianos de sua porção proximal até a distal.[37,38]

Com os novos equipamentos e transdutores para ecocardiografia transtorácica é possível avaliar a reserva de fluxo coronário em todas as principais artérias coronarianas. É a modalidade chamada de nova geração de ecocardiograma de estresse, que avalia a reserva de fluxo coronário com anormalidade de mobilidade de parede em um mesmo teste não invasivo. Esta modalidade de exame foi testada com vasodilatadores como agentes capazes de induzir hiperemia, apresentando boa acurácia para avaliação da artéria descendente anterior, mas até o momento não apresenta boa qualidade de imagens para o ramo descendente posterior da artéria coronariana direita e para a artéria circunflexa.[39,40]

E finalmente com a medicina nuclear é possível a obtenção de imagens chamadas de fusão, utilizando equipamentos que obtêm imagens com tecnécio-99m na modalidade de imagens por cintilografia miocárdica de perfusão – SPECT – ou utilizando o rubídio-82 na tomografia de emissão de pósitrons (PET) em equipamento de tomografia computadorizada de 64 canais. São equipamentos que, ao mesmo tempo, avaliam os aspectos funcionais da isquemia miocárdica e os aspectos anatômicos dos vasos coronários.[41]

CONCLUSÃO

A presença e a magnitude funcional da isquemia miocárdica, independente do método diagnóstico escolhido, quando correlacionada com os achados anatômicos dos vasos coronarianos, permitem uma análise mais completa do assunto. Há mais de 25 anos, questionou-se a utilização exclusiva dos dados sobre a gravidade das estenoses arteriais coronárias como os preditores do início, das complicações, do tamanho do infarto do miocárdio e da mortalidade por doença isquêmica cardíaca.[4]

A correlação anatômica e funcional da isquemia miocárdica foi interesse do estudo clínico COURAGE *(Clinical Outcomes Utilizing Revascularization and Aggressive Drug Evaluation)*, em pacientes com angina estável crônica e pelo menos uma lesão obstrutiva coronária (> 70%) que foram randomizados para o tratamento inicial com intervenção coronária percutânea ou em associação à terapêutica medicamentosa otimizada ou, ainda, apenas tratamento clínico otimizado. Destes pacientes 80% tinham isquemia induzida, e 70% tinham lesões coronarianas em múltiplos vasos. O tratamento inicial com angioplastia não reduziu o risco de óbito, infarto não fatal ou outros eventos cardíacos adversos maiores. Uma análise minuciosa feita no subestudo que incluiu a avaliação da isquemia miocárdica por estudo de perfusão miocárdica, demonstrou que houve uma redução da carga isquêmica, melhora funcional em ambos os braços do tratamento, e quanto maior a isquemia durante o período basal e maior a redução da isquemia com o tratamento, maior a redução dos eventos cardiovasculares e dos sintomas de angina de peito.[42-47]

A correlação anatômica e funcional na doença isquêmica cardíaca continuará a ser avaliada com o estudo ISCHEMIA *(International Study of Comparative Health Effectiveness with Medical and Invasive Approaches)* com inclusão de 8.000 pacientes de 30 diferentes países, iniciado em abril de 2011, que irá comparar a coronariografia seguida de revascularização (percutânea ou cirúrgica) associada ao tratamento medicamentoso otimizado *versus* a estratégia conservadora de tratamento clínico otimizado apenas em pacientes com lesão coronariana e em pacientes com isquemia miocárdica moderada a grave. O desfecho primário é morte cardiovascular, infarto do miocárdio e hospitalização por causas cardiovasculares. Os desfechos secundários incluem angina relacionada com qualidade de vida e custo-efetividade. Este estudo foi projetado para responder as questões, ainda em aberto, levantadas pelo estudo COURAGE sobre a melhor conduta para pacientes com isquemia miocárdica mais grave e lesões anatômicas coronarianas decorrentes de placas ateroscleróticas.

REFERÊNCIAS BIBLIOGRÁFICAS

1. White CW, Wright CB, Doty DB *et al.* Does visual interpretation of the coronary arteriogram predict the physiologic importance of a coronary stenosis? *N Engl J Med* 1984;310(13):819-24.
2. Owen DR, Lindsay AC, Choudhury RP *et al.* Imaging of atherosclerosis. *Annu Rev Med* 2011;62:25-40.
3. Nakamura M. Angiography is the gold standard and objective evidence of myocardial ischemia is mandatory if lesion severity is questionable. Indication of PCI for angiographically significant coronary artery stenosis without objective evidence of myocardial ischemia (Pro). *Circ J* 2010;75(1):204-10.
4. Baroldi G, Giuliano G. Ischemic heart disease: clinical and pathological mismatch. *Can J Cardiol* 1986;Suppl A:248A-254A.
5. Menown IB. Contemporary management of coronary heart disease. *J R Coll Physicians Edinb* 2010;40(1):44-47.
6. Hoilund-Carlsen PF, Johansen A, Vach W *et al.* How well does standard clinician evaluation identify low likelihood of ischaemic or coronary heart disease? *Int J Cardiol* 2008;123(2):177-79.
7. Kones R. Recent advances in the management of chronic stable angina I: approach to the patient, diagnosis, pathophysiology, risk stratification, and gender disparities. *Vasc Health Risk Manag* 2010;6:635-56.
8. Braunwald E. Personal reflections on efforts to reduce ischemic myocardial damage. *Cardiovasc Res* 2002;56(3):332-38.
9. Pfisterer ME, Zellweger MJ, Gersh BJ. Management of stable coronary artery disease. *Lancet* 2010;375(9716):763-72.
10. Charoenpanichkit C, Hundley WG. The 20 year evolution of dobutamine stress cardiovascular magnetic resonance. *J Cardiovasc Magn Reson* 2010;12:59.
11. Beller GA, Heede RC. SPECT imaging for detecting coronary artery disease and determining prognosis by noninvasive assessment of myocardial perfusion and myocardial viability. *J Cardiovasc Transl Res* 2011;4(4):416-24.
12. Coelho-Filho OR, Seabra LF, Mongeon FP *et al.* Stress myocardial perfusion imaging by cmr provides strong prognostic value to cardiac events regardless of patient's sex. *JACC Cardiovasc Imaging* 2011;4(8):850-61.
13. Hombach V, Merkle N, Bernhard P *et al.* Prognostic significance of cardiac magnetic resonance imaging: Update 2010. *Cardiol J* 2010;17(6):549-57.
14. Hansson GK. Inflammation, atherosclerosis, and coronary artery disease. *N Engl J Med* 2005;352(16):1685-95.
15. Hemingway H, Chen R, Junghans C *et al.* Appropriateness criteria for coronary angiography in angina: reliability and validity. *Ann Intern Med* 2008 19;149(4):221-31.
16. Schuijf JD, Shaw LJ, Wijns W *et al.* Cardiac imaging in coronary artery disease: differing modalities. *Heart* 2005;91(8):1110-17.
17. Abrams HL, Adams DF. The coronary arteriogram. I. Structural and functional aspects. *N Engl J Med* 1969;281(23):1276-85.
18. Feres F, Ishi EY, Chaves A *et al.* Cateterismo cardíaco, cineangiocoronariografia e ultrasom intracornário. In: Nobre F and Serrano Jr CV. (Eds.). *Tratado de Cardiologia Socesp Baueri.* São Paulo: Manole, 2005. p. 267-78.
19. Hartmann M, Huisman J, Bose D *et al.* Serial intravascular ultrasound assessment of changes in coronary atherosclerotic plaque dimensions and composition: an update. *Eur J Echocardiogr* 2011;12(4):313-21.
20. Pernes JM, Sirol M, Chabbert V *et al.* Current indications for cardiac CT. *J Radiol* 2009;90(9 Pt 2):1123-32.
21. Taylor AJ, Cerqueira M, Hodgson JM *et al.* ACCF/SCCT/ACR/AHA/ASE/ASNC/NASCI/SCAI/SCMR 2010 appropriate use criteria for cardiac computed tomography. A Report of the American College of Cardiology Foundation Appropriate Use Criteria Task Force, the Society of Cardiovascular Computed Tomography, the American College of Radiology, the American Heart Association, the American Society of Echocardiography, the American Society of Nuclear Cardiology, the North American Society for Cardiovascular Imaging, the Society for Cardiovascular Angiography and Interventions, and the Society for Cardiovascular Magnetic Resonance. *J Cardiovasc Comput Tomogr* 2010;4(6):407-33.
22. Scott AD, Keegan J, Mohiaddin RH *et al.* Noninvasive detection of coronary artery wall thickening with age in healthy subjects using high resolution MRI with beat-to-beat respiratory motion correction. *J Magn Reson Imaging* 2011 Oct.;34(4):824-30.
23. Fraker Jr TD, Fihn SD, Gibbons RJ *et al.* 2007 chronic angina focused update of the ACC/AHA 2002 Guidelines for the management of patients with chronic stable angina: a report of the American College of Cardiology/American Heart Association Task Force on Practice Guidelines Writing Group to develop the focused update of the 2002 Guidelines for the management of patients with chronic stable angina. *Circulation* 2007;116(23):2762-72.
24. Garg P, Ashrafi R, Feeney L *et al.* Impact on service provision for non-invasive cardiac imaging following NICE recommendations: an observational study. *Postgrad Med J* 2011;87(1029):445-49.
25. Gehi AK, Ali S, Na B *et al.* Inducible ischemia and the risk of recurrent cardiovascular events in outpatients with stable coronary heart disease: the heart and soul study. *Arch Intern Med* 2008;168(13):1423-28.
26. Fletcher GF, Mills WC, Taylor WC. Update on exercise stress testing. *Am Fam Physician* 2006;74(10):1749-54.
27. Chotenimitkhun R, Hundley WG. Pharmacological stress cardiovascular magnetic resonance. *Postgrad Med* 2011;123(3):162-70.
28. Naser N, Buksa M, Sokolovic S *et al.* The role of dobutamine stress echocardiography in detecting coronary artery disease compared with coronary angiography. *Med Arh* 2011;65(3):140-44.
29. Cannon CP, Waheed S. Evaluating medical, percutaneous coronary intervention, and coronary artery *bypass* surgery options for chronic angina: an update of the revised guidelines. *Rev Cardiovasc Med* 2009;10(Suppl 1):S21-29.
30. Deedwania PC, Carbajal EV. Getting with the ACC/AHA guidelines for the treatment of chronic angina as a disease state. *Rev Cardiovasc Med* 2009;10(Suppl 1):S11-20.
31. Jackson G. Chronic stable angina – revised guidelines from the American College of Cardiology and American Heart Association. *Int J Clin Pract* 2008;62(3):353.
32. Messerli FH, Mancia G, Conti CR *et al.* Guidelines on the management of stable angina pectoris: executive summary: the task

force on the management of stable angina pectoris of the European society of cardiology. *Eur Heart J* 2006;27(23):2902-3.
33. Angkananard T, Wongpraparut N, Tresukosol D. Fractional flow reserve guided coronary revascularization in drug-eluting era in thai patients with borderline multi-vessel coronary stenoses. *J Med Assoc Thai* 2011;94(Suppl 1):S25-32.
34. Lindstaedt M, Mugge A. Myocardial fractional flow reserve: Its role in guiding PCI in stable coronary artery disease. *Herz* 2011;36 (5):410-16.
35. Bamberg F, Becker A, Schwarz F et al. Detection of hemodynamically significant coronary artery stenosis: incremental diagnostic value of dynamic CT-based myocardial perfusion imaging. *Radiology* 2011;260(3):689-98.
36. Techasith T, Cury RC. Stress myocardial CT perfusion an update and future perspective. *JACC Cardiovasc Imaging* 2011;4(8):905-16.
37. Kohsaka S, Makaryus AN. Coronary angiography using noninvasive imaging techniques of cardiac CT and MRI. *Curr Cardiol Rev* 2008;4(4):323-30.
38. Oei ML, Ozgun M, Seifarth H et al. T1-weighted MRI for the detection of coronary artery plaque haemorrhage. *Eur Radiol* 2010;20(12):2817-23.
39. Auriti A, Pristipino C, Cianfrocca C et al. Distal left circumflex coronary artery flow reserve recorded by transthoracic Doppler echocardiography: a comparison with Doppler-wire. *Cardiovasc Ultrasound* 2007;5:22.
40. Cortigiani L, Rigo F, Galderisi M et al. Diagnostic and prognostic value of Doppler echocardiographic coronary flow reserve on left anterior descending artery in hypertensive and normotensive patients. *Heart* 2011 Nov.;97(21):1758-65.
41. Gaemperli O, Kaufmann PA. PET and PET/CT in cardiovascular disease. *Ann N Y Acad Sci* 2011;1228:109-36. doi: 10.1111/j.1749-6632.2011.06030.x.:109-136.
42. Maron DJ, Spertus JA, Mancini GB et al. Impact of an initial strategy of medical therapy without percutaneous coronary intervention in high-risk patients from the Clinical Outcomes Utilizing Revascularization and Aggressive DruG Evaluation (COURAGE) trial. *Am J Cardiol* 2009;104(8):1055-62.
43. Kiernan TJ, Prasad A, Gersh BJ. Current indications for percutaneous coronary intervention for chronic stable angina: implications of the COURAGE Trial. *Rev Cardiovasc Med* 2007;8(4):234-39.
44. Simoons ML, Windecker S. Controversies in cardiovascular medicine: chronic stable coronary artery disease: drugs vs. revascularization. *Eur Heart J* 2010;31(5):530-41.
45. Shaw LJ, Berman DS. Sequential single-photon emission computed tomography myocardial perfusion imaging. *Am J Cardiol* 2005;96(8A):28J-39J.
46. Kereiakes DJ. Ischemia is the critical determinant of revascularization benefit: an interventionalist's perspective of the COURAGE trial. *Rev Cardiovasc Med* 2009;10(Suppl 2):S45-52.
47. Shaw LJ. The new era of risk reclassification in cardiovascular imaging. *J Nucl Cardiol* 2011;18(4):536-37.

CAPÍTULO 2

ABORDAGEM ECOCARDIOGRÁFICA NA AVALIAÇÃO DA ISQUEMIA MIOCÁRDICA

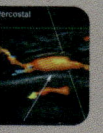

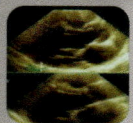

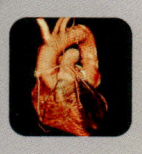

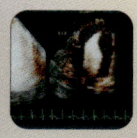

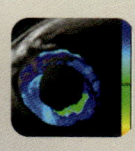

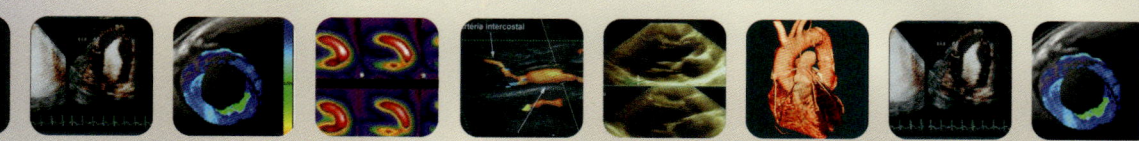

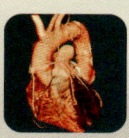

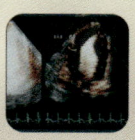

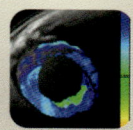

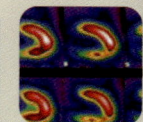

Ana Cristina Camarozano Wermelinger

INTRODUÇÃO

Não é surpreendente a expansão da investigação na área da doença cardiovascular, uma vez que a doença representa uma das principais causas de morte e morte súbita no ocidente, chegando a cerca de 300.000 mil óbitos anuais no Brasil (DataSUS).

A identificação de defeitos estruturais sob condições dinâmicas, que são potencialmente ocultos em condições estáticas, representa um grande avanço na área médica, que pode ser aplicado na investigação cardiológica do século XXI, e muito temos aprendido sobre isquemia, reserva coronariana, vasos colaterais e novas modalidades diagnósticas para detecção de isquemia miocárdica, o que tem permitido um maior entendimento sobre o assunto.

Hoje sabemos que as três principais condições fisiopatológicas que podem provocar isquemia são: estenose fixa ou dinâmica, hipertrofia miocárdica e doença dos pequenos vasos.[1] Serão abordadas essas condições clínicas na sequência desta leitura.

ISQUEMIA × RESERVA CORONÁRIA

Isquemia é um déficit regional transitório ou permanente (infarto) do aporte sanguíneo a um determinado órgão, neste caso o coração. O coração é um músculo que, para realizar seu trabalho como "bomba" propulsora de sangue, necessita de oxigênio e nutrientes carreados pelas artérias coronarianas, e quando ocorre um desequilíbrio entre a oferta e o consumo desse aporte, temos a chamada isquemia miocárdica. Por outro lado, reserva coronária é a capacidade de o leito vascular arteriolar coronariano dilatar-se ao máximo em resposta a um aumento das solicitações metabólicas do miocárdio.[2] Um indivíduo normal pode aumentar seu fluxo coronário cerca de 4 vezes mais que em condições de repouso, e dados recentes mostram que este fluxo pode aumentar até 10 vezes o basal.[3] Essa propriedade intrínseca e autorreguladora dos pequenos vasos do coração está intimamente relacionada com o atendimento da maior oferta sanguínea para as regiões, onde a demanda está aumentada, de modo que a integridade da microcirculação é de fundamental importância no suprimento sanguíneo do músculo cardíaco. Na presença de estenose coronariana ou disfunção endotelial, a capacidade de dilatação da microcirculação fica comprometida e acima de grau significativo de estenose coronária (> 70%) a redução da reserva de fluxo é tão importante que o miocárdio torna-se vulnerável à isquemia sob qualquer condição de estresse (Fig. 2-1).

Apesar da existência de outras causas não ateroscleróticas que podem levar à isquemia miocárdica e à redução do fluxo de reserva coronária, a aterosclerose atua como principal determinante etiológico da cardiopatia isquêmica.

Os vasos epicárdicos podem apresentar dois tipos de acometimento: a estenose fixa e a estenose dinâmica. A estenose fixa de um vaso coronariano epicárdico é a chave dos testes funcionais de estresse e começa por reduzir a reserva coronariana de modo silencioso, quando a estenose torna-se maior que 40% (chamada 'zona' hemodinamicamente silente), quando a lesão fica entre 40-70% esta 'zona' é considerada 'zona' clinicamente silente, pois reduz a reserva coronariana sem, contudo, ocasionar isquemia miocárdica. Por outro lado, lesões maiores que 70% podem induzir isquemia em presença de algum estresse, mas geralmente não ocasiona isquemia sob condições de repouso. Nas lesões críticas (> 90%) a reserva coronária é abolida e, neste caso, o fluxo coronário pode ser reduzido e ocasionar isquemia mesmo em repouso.[5] Ou seja, estenose fixa é aquela que determina o limite da reserva de fluxo, que não pode ser ultrapassado sem provocar isquemia.

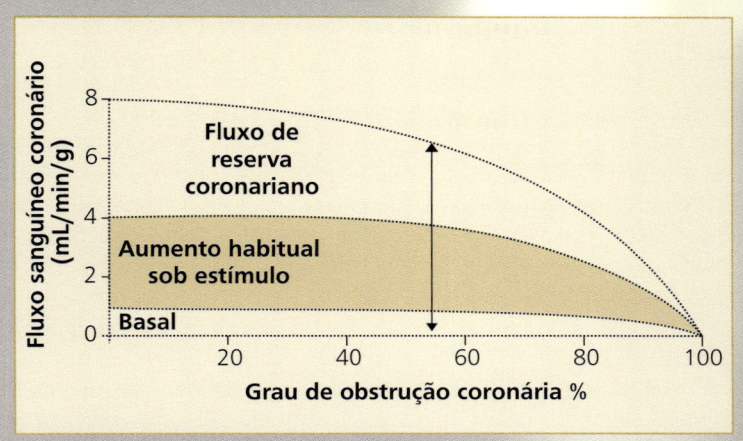

Fig. 2-1. Curva do fluxo coronário em função dos diferentes níveis de estenose coronariana sob condições de repouso e de dilatação máxima.[4]

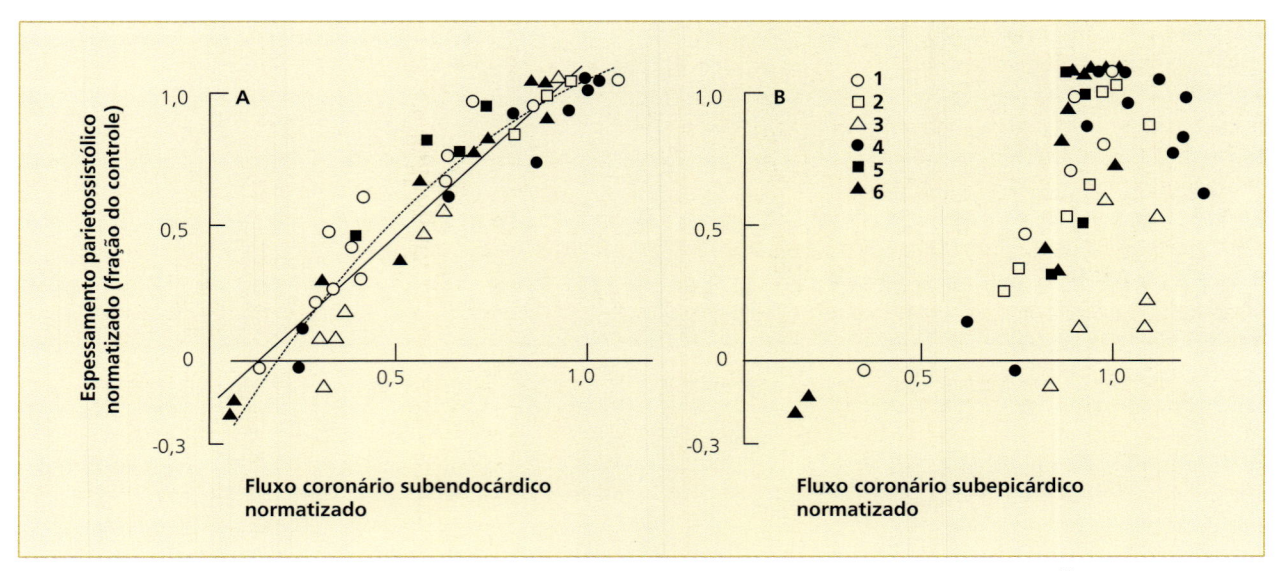

Fig. 2-2. Relação entre o fluxo sanguíneo regional e o espessamento sistólico em repouso (estudo experimental).[11]

A estenose dinâmica envolve o mecanismo de hiper-reatividade local da musculatura lisa coronária, aumentando o tônus vascular sobre placa (mecanismo da angina estável), vasospasmo acentuado (mecanismo da angina variante), ou trombose intravascular, que também não é incomum de ocorrer sobre pequenas placas coronárias (estenose < 50%), o que é visto em indivíduos mais jovens. Os três mecanismos coexistem na angina instável.[5] Diferente da estenose fixa, que modula o limiar isquêmico de acordo com o grau de estenose, mantendo íntima relação com o grau de comprometimento da reserva coronária, a estenose dinâmica pode modular, de modo transitório, e imprevisível, a capacidade de exercício de um determinado paciente.[5] De toda forma ambas confluem para um ponto em comum, que é a redução da reserva coronária, o que torna o miocárdio vulnerável à isquemia durante a provocação do estresse.

A massa miocárdica é outro importante fator na redução da reserva coronária, mas aqui o envolvimento está nos pequenos vasos, mesmo em presença de artérias epicárdicas normais a hipertrofia miocárdica pode causar uma desproporção entre o aumento da massa miocárdica e o não correspondente aumento do suprimento vascular, pela hipertrofia parietal dos vasos com redução de seu lúmen ou pela compressão extrínseca dos vasos coronarianos graças ao aumento da espessura miocárdica.[1]

A dilatação acentuada do ventrículo esquerdo também pode causar redução da reserva coronariana, uma vez que a tensão parietal acentuada determina um aumento do consumo de oxigênio do miocárdio mesmo em condições de repouso.[7]

Contudo, algumas situações saem dos mecanismos mais evidentes que podem reduzir a reserva coronariana, e mesmo na presença de artérias epicárdicas, massa miocárdica e diâmetros cavitários normais, a reserva pode ser reduzida por um aumento da resistência ao nível dos vasos pré-arteriolares, demasiado pequenos para serem visualizados na angiografia.[8] Essa alteração da microcirculação pode ser primária (Síndrome X) ou secundária à hipertensão arterial,[9] síndrome metabólica e diabetes.[10] Essa alteração pode ocorrer pela incapacidade primária de os pequenos vasos dilatarem-se adequadamente, ou por alterações estruturais secundárias que afetam o endotélio arteriolar, impedindo uma resposta normal dos mesmos.

Outro fator a ser mencionado diz respeito à camada subendocárdica, que é a principal responsável pelo espessamento sistólico, e recebe 85% da irrigação cardíaca, por este motivo a demanda metabólica desta camada é elevada. A isquemia envolve primária e principalmente a camada subendocárdica, estendendo-se desta para a região subepicárdica. O espessamento sistólico regional possui uma relação estreita e linear com a perfusão subendocárdica, conforme demonstrado na Figura 2-2.[11]

Na forma clássica da isquemia miocárdica, sob condições de repouso, na maioria das vezes o equilíbrio oferta–consumo se mantém, porém, sob estresse essa harmonia pode ser quebrada dando início a uma série de alterações sucessivas decorrentes da indução de isquemia, denominadas "cascata isquêmica" (Fig. 2-3).

Observamos que nessa sequência de eventos a dor torácica, que é o principal motivo a levar o indivíduo à procura de cuidados médicos, é o último acontecimento da cascata, havendo alterações precedentes que podem nos levar à detecção mais precoce da isquemia miocárdica quando esta é clássica.

RELAÇÃO ENTRE A CLÍNICA E OS MÉTODOS DIAGNÓSTICOS

Considerando que 25% dos pacientes que morrem em virtude de coronariopatia nunca referiram dor torácica,[9] que 70-80% dos episódios isquêmicos documentados pelo Holter ocorrem na ausência de dor, e 20% das alterações segmentares transitórias documentadas na ecocardiografia também ocorrem sem a presença de dor,[12,13] não podemos nos deter a este sintoma clínico, uma vez que a detecção de isquemia pode ser obtida de modo mais precoce e confiável por novas modalidades diagnósticas. O eletrocardiograma por sua vez tem baixa sensibilidade para detecção de alterações isquêmicas na ausência de dor e alta sensibilidade na presença de dor precordial. Porém, este pode estar normal em até 30% dos pacientes com história de angina.[14] A presença de supradesnivelamento do segmento ST se correlaciona mais precisamente com isquemia transmural, e o infradesnivelamento de ST ou alterações da onda T exprimem a isquemia subendocárdica, porém o eletrocardiograma não é um teste acurado para detectar a extensão da isquemia.

MENOR PERFUSÃO

ALTERAÇÃO METABÓLICA

DIMINUI RELAXAMENTO

DIMINUI CONTRATILIDADE

ALTERAÇÃO NO ECG

ANGINA

Fig. 2-3. "Cascata isquêmica" demonstrando a ordem crescente dos acontecimentos cardiovasculares após uma obstrução coronariana.

Com relação ao ecocardiograma, a presença de alterações da função regional ou global do ventrículo esquerdo são achados sensíveis e acurados para isquemia miocárdica. Desse modo a isquemia pode ser documentada quando a presença de dados clínicos (dor) está associada a alterações eletrocardiográficas (onda Q e segmento ST) e alterações ecocardiográficas (disfunção segmentar), lembrando que a alteração mais sensível, específica e precoce nesse contexto é a assinergia regional vista ao ecocardiograma.[15]

A combinação de um ECG normal e uma história clínica negativa de infarto do miocárdio são dados sensíveis e preditores acurados de uma função ventricular esquerda normal ao ecocardiograma;[16] e a soma e a integração desses dados (clínica, ECG, ECO), sem dúvida alguma, aumentam o espectro diagnóstico,[17] porém, é relevante equacionarmos quais exames são verdadeiramente importantes para a decisão clínica com relação a suas desvantagens e seu custo. A Figura 2-4 nos oferece uma visão da associação de métodos diagnósticos e custo.

O resultado dos testes diagnósticos não invasivos são geralmente comparados ao padrão ouro que, atualmente, é considerado como sendo a angiocoronariografia. Esta, por sua vez, apresenta algumas limitações, como: o grau de estenose luminal que é uma medida dada em percentual e, muitas vezes, de modo subjetivo; a representação exclusiva do vaso epicárdico, quando sabemos que muitas alterações envolvem fatores, além do aspecto luminal do vaso maior; a visualização do lúmen do vaso e não de sua parede que é mais importante; e o parâmetro de comparação para graduar a estenose, que depende de as regiões proximal e distal à estenose estarem normais para que tal graduação seja correta.[7]

A correlação precisa entre estenose coronariana e fluxo de reserva existe em modelo experimental.[4] Na prática clínica, porém, sabemos que é impossível a estratificação de um paciente com base exclusiva na angiocoronariografia, exceto em caso de paciente com lesão univascular, sem infarto prévio, sem circulação colateral e sem hipertrofia ou dilatação ventricular.[19]

A isquemia miocárdica é o resultado de alterações que ocorrem sobre o fluxo de reserva coronariana, que por sua vez pode apresentar resposta variável na indução de isquemia, quando estamos diante de estenose epicárdica de grau intermediário (40-70%), levando a divergências na interpretação dos testes (anatômico × funcional) quanto à presença ou ausência de isquemia miocárdica.[7]

O ecocardiograma de estresse, entretanto, é um método de grande utilidade para induzir isquemia, sobretudo quando a disfunção segmentar não está presente em repouso.

Contudo, é importante termos em mente que se a presença de dor e alteração eletrocardiográfica não são suficientes para confirmar o diagnóstico de isquemia junto à ecocardiografia de estresse, a ausência de alteração segmentar não basta para excluí-la. Esse fato pode ocorrer em até 20% dos casos de infarto subendocárdico (principalmente relacionado com a hipertrofia ventricular esquerda);[20,21] ou com a angina microvascular (síndrome X[22], HVE,[23] Miocardiopatia hipertófica[24] e rejeição aguda ao transplante,[21,22] onde os vasos epicárdicos mostram-se angiograficamente normais, e a reserva de fluxo coronário na microcirculação encontram-se reduzidas, ocasionando alteração da perfusão sem, necessariamente, comprometer o espessamento sistólico).

Na vigência de significativa hipertrofia ventricular, também não é incomum a presença de alterações segmentares ao ecocardiograma com angiocoronariografia normal. Nesses casos pequenas lesões podem cursar com repercussão fisiológica. No caso da Síndrome X, o mais provável é a dissociação clinicoanátomoecocardiográfica, onde o paciente cursa com dor típica ao teste funcional, porém, normalmente, sem correlação com dissinergia regional, e apresenta vasos epicárdicos normais. As alterações, nesse caso, geralmente estão associadas a modificações eletrocardiográficas.

BASES BIOQUÍMICAS DA ISQUEMIA

Em repouso, cerca de 60% dos fosfatos de alta energia produzidos pelo metabolismo celular são utilizados para o desenvolvimento da força de contração, cerca de 15% para o relaxamento e 5% para a manutenção da atividade elétrica, e os 20% restantes para a manutenção de atividades moleculares que garantem a integridade celular.[25]

Em condições normais, o cálcio intracelular é sequestrado principalmente do retículo sarcoplasmático, e, durante a despolarização da membrana, ocorre a liberação do cálcio intracelular do retículo sarcoplasmático, isto ativa a contração após a interação cálcio-troponina. A fase de relaxamento ocorre quando o cálcio intracelular é sequestrado de volta. Em presença de isquemia, o processo de contração e relaxamento é lentificado por dois principais eventos bioquímicos intracelulares: a redução da concentração do fosfato de alta energia e o aumento da concentração de íons hidrogênio. Os íons hidrogênios competem com os íons-cálcio para os locais de ativação da troponina, tornando mais lento o processo de ativação actina-miosina. A redução dos fosfatos de alta energia leva à diminuição da velocidade de recaptação ativa energia-dependente do cálcio no interior do retículo sarcoplasmático, comprometendo, primariamente, o relaxamento ventricular[25] e, posteriormente, o espessamento endocárdico.

BASES FISIOPATOLÓGICAS DA ISQUEMIA

Considerando que a contratilidade é a maior determinante do consumo de oxigênio do miocárdio, é importante termos em mente que a função miocárdica é heterogênea nos diferentes segmentos e camadas, o que também se reflete na perfusão.[26]

Durante a isquemia por doença coronariana obstrutiva, o fluxo de reserva coronariana pode até aumentar em 10 vezes o basal,[1,3] porém, o espessamento sistólico não aumenta mais de 50% com re-

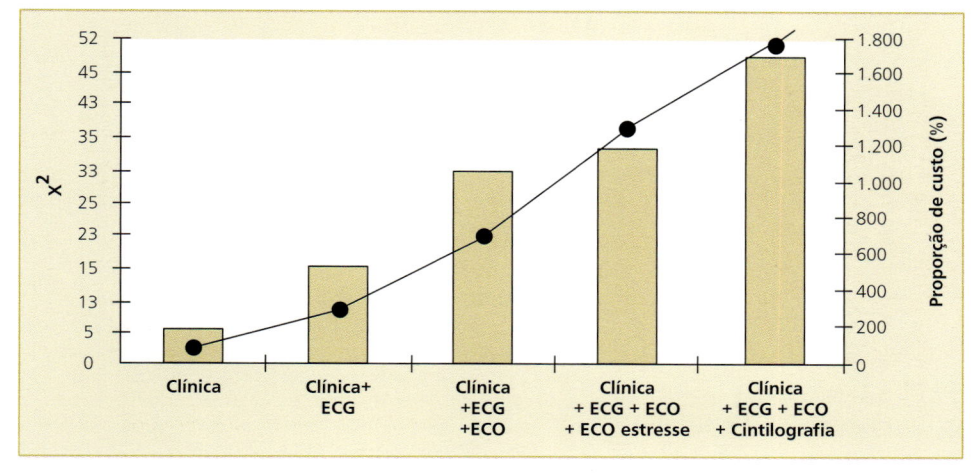

Fig. 2-4. Aumento na capacidade diagnóstica *versus* o aumento no custo na combinação de métodos de investigação de isquemia (Clínica + Eletrocardiograma + Eco de repouso + Cintilografia + Eco Estresse).[18]

lação ao valor de repouso.[27] Por outro lado, o espessamento regional mantém forte relação com o fluxo,[28] havendo uma relação linear e proporcional à perfusão subendocárdica, o que é menos verdadeiro para o subepicárdio.[11] Para que a alteração regional possa ser detectada pelo ecocardiograma, é necessária uma redução no fluxo de, pelo menos, 50% com relação ao basal, envolvendo, no mínimo, 20% da espessura parietal e 5% da massa miocárdica total.[29]

A fisiopatologia da insuficiência coronariana apresenta-se de duas maneiras preponderantes: a placa de ateroma com estenoses críticas que provocam isquemia (alvo dos testes funcionais e anatômicos); e a placa hemodinamicamente silenciosa, responsável pela trombose e oclusão coronária aguda e que passa despercebida na investigação diagnóstica. E hoje sabemos que o processo isquêmico não envolve somente o componente anatômico do vaso epicárdico, mas, representa a via final comum dos diferentes substratos morfofuncionais que envolvem as artérias epicárdicas, miocárdio e arteríolas de resistência.

ECOCARDIOGRAMA X ALTERAÇÕES DA FUNÇÃO SISTÓLICA VENTRICULAR ESQUERDA

A principal função do coração é a de bombear o sangue oxigenado para todo o organismo, de modo suficiente para manter as necessidades metabólicas em repouso ou sob situações de maior demanda (como na presença de atividade física), sem que, contudo, haja aumento significativo das pressões de enchimento ou redução do débito cardíaco, apesar de que essas alterações dinâmicas no débito cardíaco e nas pressões de enchimento podem ocorrer em condições de contratilidade normal, decorrentes de uma variedade de fatores como: pré-carga, pós-carga, frequência cardíaca, função diastólica etc.[30]

Vários métodos de imagem podem avaliar a função ventricular esquerda, como: o ecocardiograma, a ventriculografia radioisotópica, o Gated-SPECT, a tomografia computadorizada ultrarrápida e a ressonância magnética,[31] entretanto, o ecocardiograma é a modalidade de escolha para avaliação funcional, por conferir elevadas resoluções espacial e temporal, elevada acurácia para detecção de alterações regional e global, baixo custo operacional, rapidez, praticidade, reprodutibilidade e ausência à exposição de radiação. Sua desvantagem está no fato de ser operador-dependente, porém, apesar de ocorrer em graus diferentes, todas as demais técnicas dependem em parte da análise do operador.

A visualização da movimentação parietal e do espessamento sistólico ventricular foi obtida pela ecocardiografia, inicialmente com o modo M, seguida do bidimensional na década de 1980, sendo que a avaliação da função sistólica do ventrículo esquerdo tornou-se uma das mais importantes aplicações do método, o que veio a ser complementado posteriormente com a técnica de Doppler, que também permitiu a avaliação da função diastólica e da pressão de enchimento ventricular.

O ecocardiograma bidimensional possibilita a visualização das paredes ventriculares em movimento e em tempo-real e evidencia, de forma precisa, a presença de dilatação ventricular esquerda ou comprometimento miocárdico difuso ou segmentar.[32]

Constituem variáveis anatômicas e funcionais importantes na avaliação ventricular esquerda:

- Diâmetros diastólico e sistólico finais.
- Volumes diastólico e sistólico finais.
- Fração de encurtamento (delta D%).
- Fração de ejeção (FE).
- Índice de contratilidade segmentar (ICS).
- Espessuras parietais e massa ventricular.

O estudo dessas variáveis, cujos valores normais estão no Quadro 2-1, têm importância diagnóstica, além de implicações prognósticas.[33,34]

Dentro destes índices, os mais utilizados para análise da função sistólica são: a fração de encurtamento e a fração de ejeção.

A fração de encurtamento reflete o desempenho da função do ventrículo esquerdo como "bomba".[35] O cálculo desse parâmetro retrata a variação percentual dos diâmetros diastólico e sistólico da porção médio-basal da câmara cardíaca (DD-DS/DD × 100). Essa medida apresenta boa reprodutibilidade, quando não há alteração contrátil segmentar.

Para a estimativa dos volumes diastólico e sistólico do ventrículo esquerdo, a partir desses mesmos diâmetros, três métodos são normalmente utilizados:

1. **Cubo[36] ou Pombo**: utilizado quando não há dilatação significativa da câmara ventricular, partindo da premissa que o ventrículo esquerdo tem uma forma elipsoide, com diâmetros anteroposterior e septolateral iguais à metade das dimensões do diâmetro longitudinal, tanto na sístole quanto na diástole. O volume é obtido pela elevação ao cubo do diâmetro ventricular anteroposterior obtido em modo M ou septolateral obtido ao bidimensional; onde V = volume ventricular na sístole ou na diástole, D = diâmetro sistólico ou diastólico ventricular. Volume = diâmetro ao cubo (Fig. 2-5).

Quadro 2-1. Valores normais das variáveis ecocardiográficas do ventrículo esquerdo, relacionadas com a função sistólica

Adulto (média 60-70 kg e 1,60-1,70 m):	
DDVE (cm)	3,6-5,9
DSVE (cm)	2,5-3,9
Delta D%	30-40%
FE (Cubo)	> 65%
FE (Teichholz)	> 55%
FE (Bidimensional)	> 55%
ICS	1,0
Massa indexada	95 g/m² (mulher) e 115 g/m² (homem)

DDVE = diâmetro diastólico do VE; DSVE = diâmetro sistólico do VE; D% = fração de encurtamento; FE = fração de ejeção; ICS = índice de contratilidade segmentar.

Coração normal L = 2 d
(Cálculo da FE por Cubo)

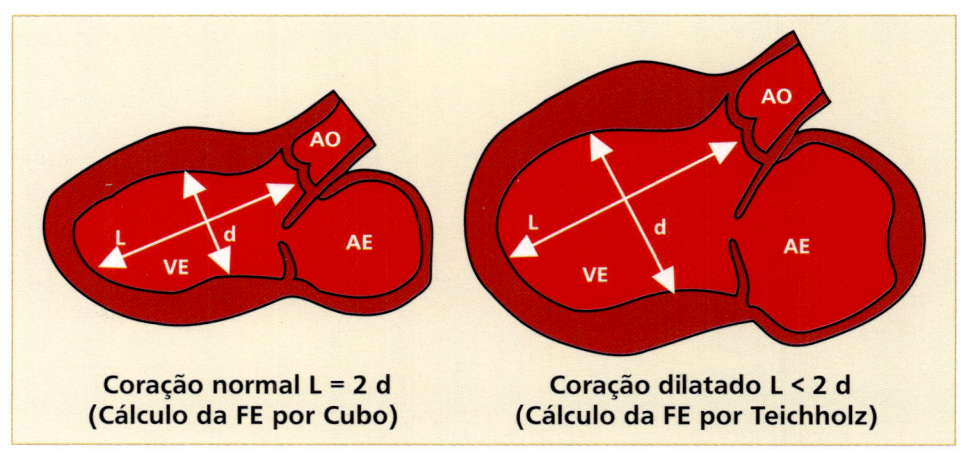

Coração dilatado L < 2 d
(Cálculo da FE por Teichholz)

Fig. 2-5. Relação entre os diâmetros anteroposterior e longitudinal do ventrículo esquerdo normal (à esquerda) e dilatado (à direita). A fórmula de Teichholz é mais adequada quando ocorre dilatação ventricular, por evitar a superestimação dos volumes e da fração de ejeção. (Adaptada de Ortiz et al. O ecocardiograma no apoio à decisão clínica.)

2. **Teichholz:** aplicável quando há dilatação ventricular significativa. Nessa situação, o ventrículo esquerdo muda sua forma de elipsoide para globosa, tornando-se mais arredondado, o que vai contra os princípios do cálculo pela fórmula do Cubo.[37] Nesse método, os volumes sistólico e diastólico são corrigidos e calculados, como a seguir:

$$V = (7{,}0/2{,}4 + D) \times D^3$$

onde: V = volume ventricular, D = diâmetro sistólico ou diastólico ventricular.

A FE é a linguagem mais comum e mais difundida entre as diversas especialidades médicas, a despeito de suas limitações, pois é a que apresenta maior familiaridade para os clínicos e cardiologistas.

A fração de ejeção do ventrículo esquerdo representa o parâmetro mais conhecido na avaliação de sua função sistólica e pode ser obtida da seguinte maneira:

$$FE(\%) = (VD-VS)/VD \times 100$$

Teoricamente, todas as modalidades ecocardiográficas para avaliação de função podem ser utilizadas, como o modo M, que oferece a melhor resolução axial e é de fácil avaliação quando a alteração dissinérgica ocorre em uma das paredes afetadas ao corte transversal obtido pelo modo M. Porém, obviamente, é uma análise limitada, pois envolve somente os segmentos obtidos ao corte, que geralmente são as paredes septal anterior e inferolateral. Além disso, é mais fácil esse tipo de interpretação, se não houver alteração regional prévia.

3. **Simpson:** o cálculo da FE pelo bidimensional é o mais confiável e recomendado em ventrículos com alteração segmentar decorrente de infarto prévio, presença de aneurisma, ou quando a avaliação a partir das medidas da porção médio-basal não representam a real função global do ventrículo esquerdo.[34] Os volumes podem ser calculados pelo método de Simpson modificado,[29] onde o volume do ventrículo é a somatória do volume de várias fatias transversais iguais, obtidas em cada um dos cortes apicais (4 e 2 câmaras), o que é convertido em volumes a partir de um programa computadorizado (Fig. 2-6). Este cálculo é o mais adequado à estimativa da fração de ejeção. A análise bidimensional permite a interpretação simultânea das paredes contralaterais e com a aquisição de todos os cortes, pode-se obter a interpretação da contratilidade de todas as paredes correspondentes aos principais vasos coronarianos.

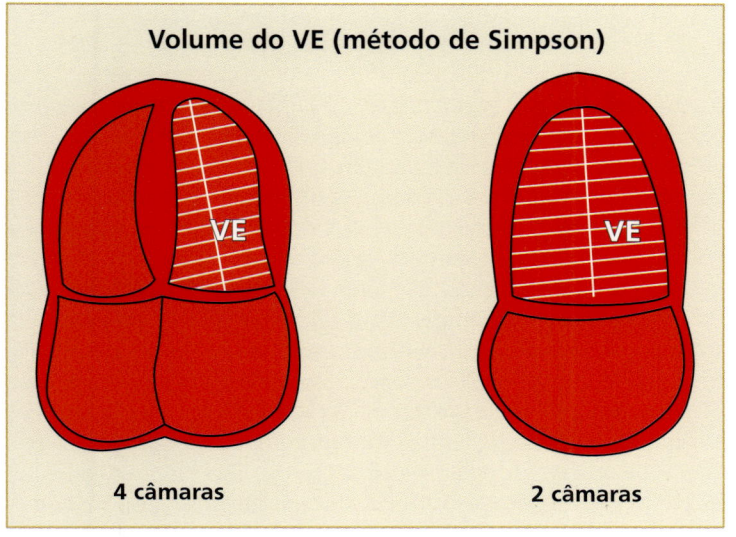

Fig. 2-6. Estimativa dos volumes do ventrículo esquerdo, através da ecocardiografia bidimensional pelo método de Simpson. (Adaptada de Ortiz et al. O ecocardiograma no apoio à decisão clínica.)

Outro método de avaliação da fração de ejeção ao bidimensional (atualmente pouco aplicado) é o da área-comprimento,[34] onde a cavidade ventricular é visualizada por um corte apical, em sístole e diástole, e a partir da planimetria de seu endocárdio, sendo possível estimar os volumes sistólico e diastólico necessários para calcular a FE.

Atualmente, a fração de ejeção automatizada também vem sendo oferecida pelos aparelhos mais modernos de ecocardiografia, permitindo que, através de três pontos colocados no ventrículo esquerdo, a borda endocárdica seja automaticamente definida, e a fração de ejeção pelo método de Simpson calculada, porém, muitas vezes incorre em erros no delineamento da borda endocárdica, de modo que o endocárdio deve ser bem definido, ou os pontos devem ser corrigidos pelo examinador.

Comparando com a angiocoronariografia, a ecocardiografia tende a subestimar os volumes intracavitários. Este problema pode ser neutralizado com a reconstrução da imagem em três dimensões. Lee et al. compararam a ecocardiografia tridimensional com a ressonância magnética para determinar os volumes do ventrículo esquerdo, e os autores constataram uma ótima correlação entre os dois métodos (r = 0,99).[38]

Considerando a questão volumétrica, outra técnica desenvolvida que melhora a acurácia da ecocardiografia na determinação dos volumes é a imagem com harmônica e a adição do contraste de microbolhas, que apresentou, inclusive, melhor coeficiente de correlação e concordância interobservadores do que a própria ressonância magnética no estudo de Hoffmann et al. (Fig. 2-7), e demonstrou que a ecocardiografia com contraste é um método ideal para a avaliação funcional do ventrículo esquerdo.[39]

Em adição às medidas de volume, a ecocardiografia é também importante na avaliação da massa e geometria ventriculares, que são de grande valia nos índices de remodelamento ventricular esquerdo.

Considerando a avaliação da função contrátil segmentar,[40,41] esta fundamenta-se na identificação das áreas com eventuais distúrbios da contratilidade miocárdica, chamadas de assinérgicas, em repouso ou sob estresse. A anormalidade segmentar evidenciada ao ecocardiograma pode ser: hipercinesia, hipocinesia, acinesia e discinesia (ou aneurisma), conforme especificações da Sociedade Americana de Ecocardiografia.[42] Onde hipercinesia representa a hipercontratilidade parietal; hipocinesia, uma redução do espessamento sistólico; acinesia, a ausência de espessamento sistólico, e discinesia um movimento paradoxal em direção externa na sístole. Se a região comprometida apresentar-se com espessura diminuída e aspecto hiper-refringente, caracteriza-se área cicatricial, provavelmente decorrente de infarto prévio. E a presença de afilamento parietal, movimentação paradoxal da parede na sístole e presença de "colo" entre o miocárdio são e o miocárdio lesado configura uma região de aneurisma. As alterações consideradas hipocinéticas são as que geram maior grau de discordância interobservadores, até porque o grau de hipocinesia é variável (Fig. 2-8).

A função sistólica do ventrículo esquerdo pode ser normal em pacientes com estenoses coronarianas significativas, neste caso a deterioração contrátil segmentar somente será notada durante um evento isquêmico espontâneo ou com a utilização de manobras indutoras de isquemia, como a ecocardiografia de estresse.

A avaliação dinâmica do sistema cardiovascular é fundamental na abordagem de uma série de situações clínicas, em especial a doença arterial coronariana. Nesse contexto, o ecocardiograma bidimensional é utilizado para detectar a presença e a extensão da doença coronariana, e o Doppler permite a complementação na avaliação da função valvar, pressão na artéria pulmonar e função sisto-diastólica do ventrículo esquerdo. Em 2007 a sociedade americana de ecocardiografia publicou as recomendações na aplicação da ecocardiografia de estresse.[43]

A obtenção de uma análise semiquantitatida da função sistólica do ventrículo em repouso ou sob estresse é obtida em cortes pa-

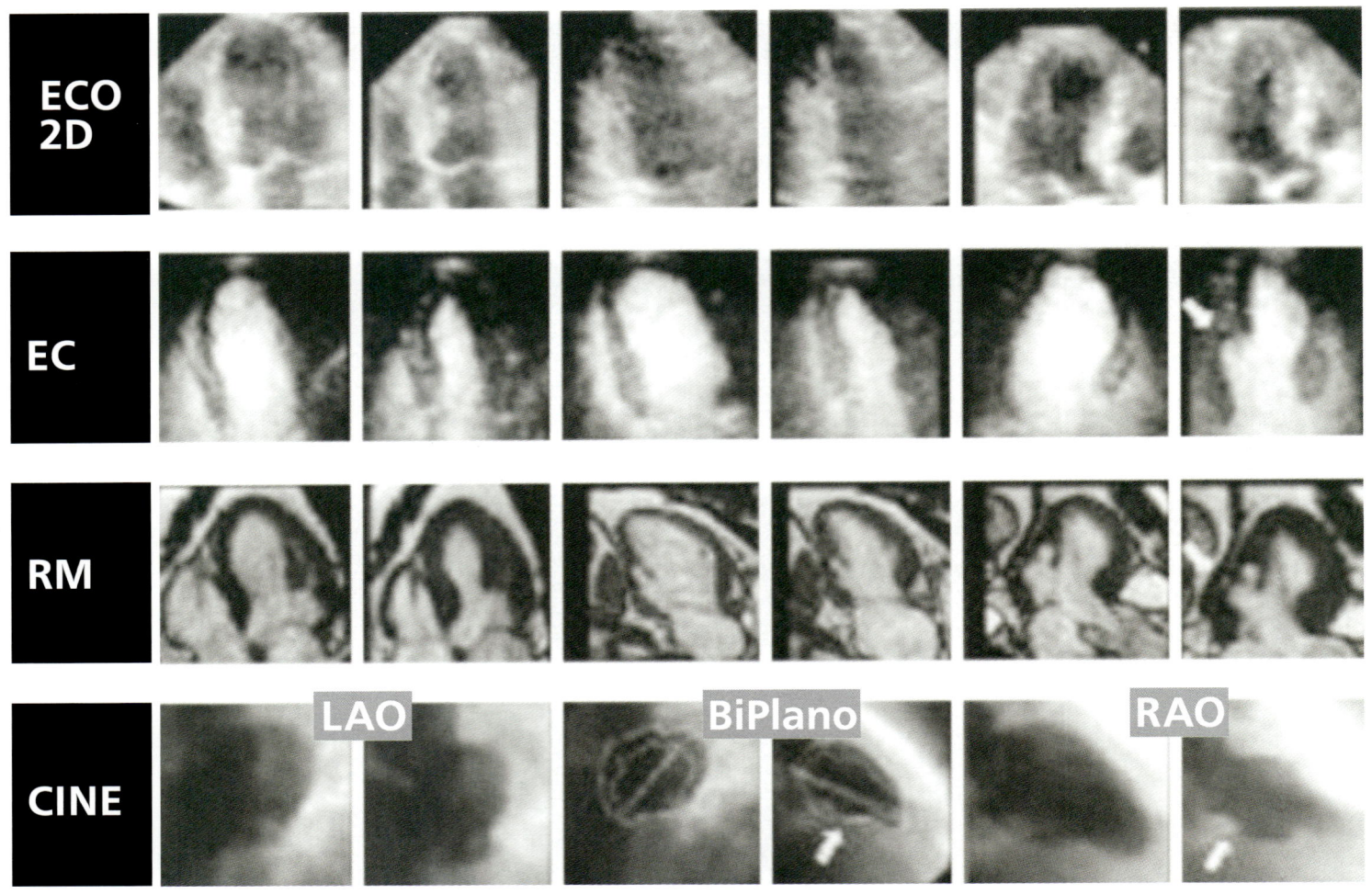

Fig. 2-7. Comparação da função ventricular na multimodalidade de imagens (ecocardiografia sem contraste e com contraste, ressonância magnética e ventriculografia). Eco 2D = Eco bidimensional; EC = eco com contraste; RM = ressonância magnética; CINE = ventriculografia.[39]

raesternais e apicais, onde o ventrículo esquerdo é atualmente dividido em 17 segmentos, sendo que cada segmento recebe uma pontuação de acordo com sua contratilidade:

A) Normal.
B) Hipocinético.
C) Acinético.
D) Discinético.[34]

A soma do escore de cada segmento dividido pelo total de segmentos analisados é chamada de índice de contratilidade segmentar (ICS) ou escore de parede (normal = 1,0) e fornece um dado útil sobre a função sistólica global do ventrículo esquerdo com implicações prognósticas (valores ≥ 2,0 indicam disfunção sistólica importante com pior prognóstico). O escore parietal é mais sensível para avaliar pequenas anormalidades da contração que não alteram a função global do ventrículo esquerdo. Infelizmente, este escore parietal não é de grande familiaridade para os cardiologistas. Além disso, a pontuação para a alteração contrátil não é padronizada, pois a hipocinesia pode variar de 1,5 a 2 se leve ou acentuada, a hipercinesia pode receber a pontuação 0, e o aneurisma 5, por alguns autores.

A Figura 2-9A e B representa o modelo de 17 segmentos, que é a classificação atualmente empregada, contemplando o ápex verdadeiro do ventrículo esquerdo.[44] Considerando as respectivas correspondências entre segmentos e vasos, temos que o septo anterior é suprido pela artéria descendente anterior, sendo a porção mais proximal do septo perfundida pelo primeiro ramo septal da descendente anterior. A artéria descendente anterior também irriga a parede anterior e as porções apicais do VE. A parede inferior e a porção basal do septo posterior são supridas pela artéria coronariana direita. As paredes lateral e inferolateral são irrigadas pela artéria circunflexa. A porção inferoapical é muitas vezes distribuição da artéria coronária direita. Deve-se considerar a superposição de vasos de diferentes territórios sobre determinadas regiões miocárdicas, por exemplo, o ramo diagonal da artéria descendente anterior e o ramo *diagonalis* podem se sobrepor com a artéria circunflexa, que pode se sobrepor com a artéria coronariana direita. O ápex do VE também é irrigado pela artéria descendente anterior (considerado o décimo sétimo segmento).

O eixo transverso é o que melhor demonstra a irrigação dos três principais vasos coronarianos.

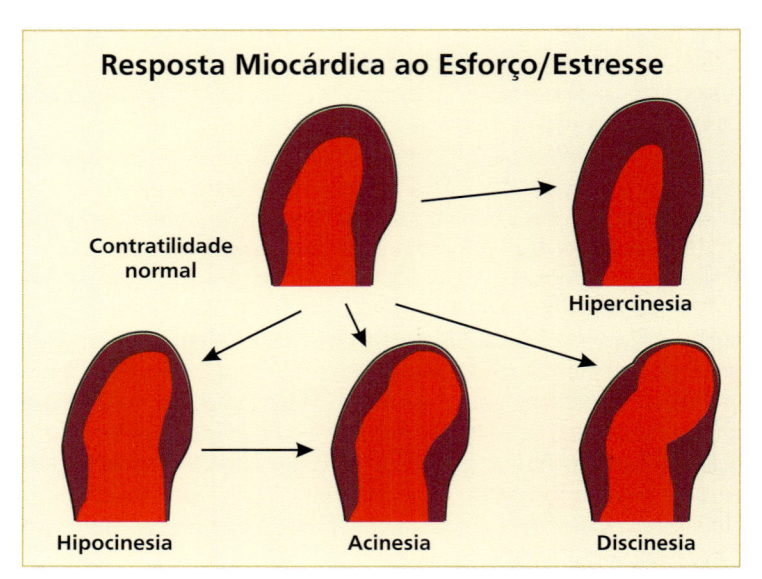

Fig. 2-8. Exibe as diferentes respostas contráteis vistas à ecocardiografia. (Adaptada de Ortiz *et al.* O ecocardiograma no apoio à decisão clínica.)

Eixo menor / Eixo maior / Mapa polar

- ■ Artéria descendente anterior
- ■ Artéria coronária direita
- □ Artéria circunflexa

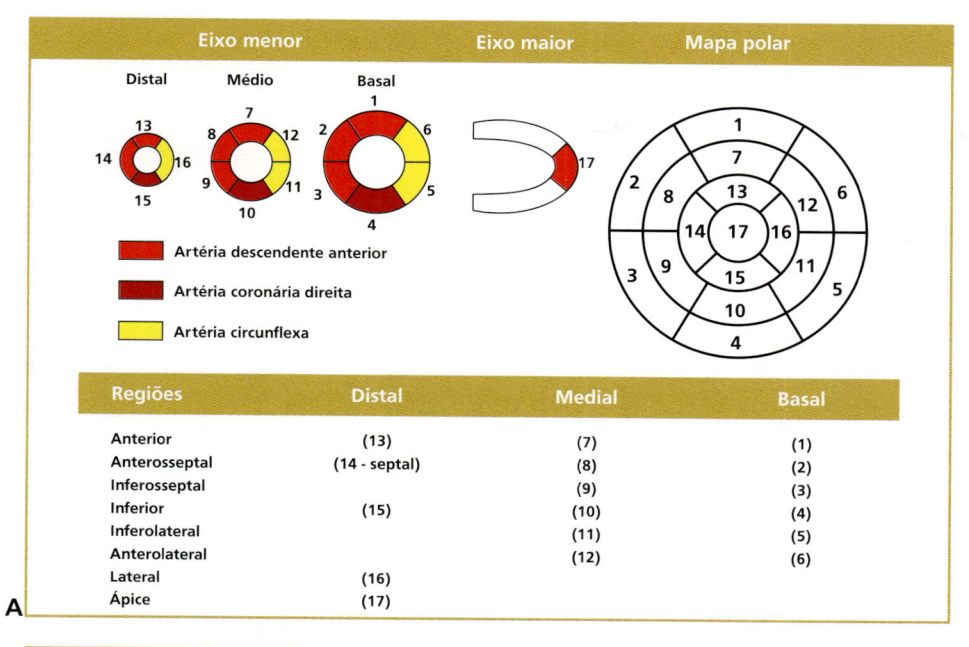

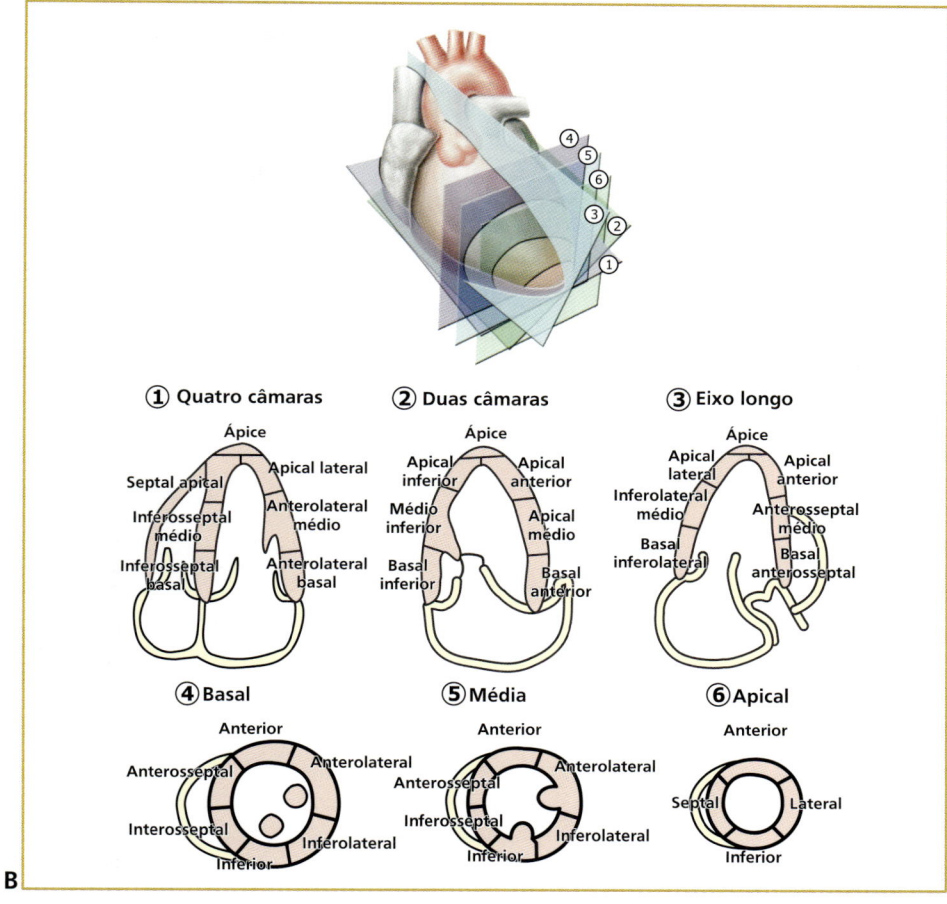

Regiões	Distal	Medial	Basal
Anterior	(13)	(7)	(1)
Anterosseptal	(14 - septal)	(8)	(2)
Inferosseptal		(9)	(3)
Inferior	(15)	(10)	(4)
Inferolateral		(11)	(5)
Anterolateral		(12)	(6)
Lateral	(16)		
Ápice	(17)		

Fig. 2-9. (**A**) Desenho da divisão cardíaca em 17 segmentos (última classificação da AHA).[44] (**B**) Desenho da divisão cardíaca em 17 segmentos com suas respectivas nomenclaturas atualizadas.

Este modelo é simples para ser empregado na prática e com boa correlação com a distribuição coronariana, tendo-se mostrado mais apropriado para avaliação da contração e da perfusão miocárdica, além disso, faz parte da padronização da segmentação e da nomenclatura apresentada em outros exames, como: ressonância magnética, cintilografia miocárdica, tomografia computadorizada e tomografia por emissão de pósitrons, o que facilita estudos comparativos.

Múltiplas projeções e vários cortes devem ser empregados durante o ecocardiograma de estresse, aumentando a capacidade de visualização de cada segmento.

Podemos ainda lançar mão da reconstrução tridimensional da cavidade ventricular, o que nos permite estimar as mudanças volumétricas durante a sístole e diástole de forma mais precisa e de modo bastante rápido.

O ecocardiograma tridimensional em tempo real (4D) oferece uma perspectiva na melhora da acurácia diagnóstica da ecocardiografia bidimensional, porém ainda não temos claras evidências de que haja vantagem de um sobre o outro no que diz respeito à ecocardiografia de estresse. Claro que há grande potencial na execução de um ecocardiograma de estresse mais quantitativo por este método.[6] Na avaliação de volumes cavitários, massas e fração de ejeção no repouso e sob estresse, o ecocardiograma tridimensional já é o método de escolha,[45] com acurácia e reprodutibilidade semelhante à ressonância magnética.

DETERMINANTES DA DISFUNÇÃO REGIONAL E DA ISQUEMIA

A resposta normal ao estresse é a manutenção de uma contração normal ou hipercinética de um segmento normal em repouso. Isquemia é considerada quando há redução da contratilidade (hipocinesia, acinesia ou discinesia) sob estresse de um segmento com contração normal em repouso. Resposta viável é obtida quando temos um segmento alterado em repouso que melhora sob condições de estresse, sendo que a resposta bifásica é aquela onde encontramos viabilidade e isquemia miocárdica, ou seja, melhora contrátil em baixa dose de dobutamina e piora em alta dose, e fibrose é considerada quando a alteração de repouso (acinesia ou discinesia) não se altera sob estresse. Vale ressaltar que a progressão de acinesia para discinesia não traduz piora, mas uma alteração passiva provocada pela hiperdinamia do coração e pelo aumento da pressão intracavitária.[46] Este fenômeno pode ser comparado com o que ocorre no traçado do eletrocardiograma com elevação do segmento ST durante o exercício, nas regiões que apresentam onda Q no traçado de repouso.

Uma necrose que acomete menos de 20% da espessura miocárdica pode ou não manifestar-se como uma hipocinesia,[47] o que também tem relação com alterações do segmento ST e da onda T e elevação enzimática, caracterizando, muitas vezes, o infarto sem supra do segmento ST. Porém, o ecocardiograma é inocente em cerca de 20% desses casos. Enquanto que a discinesia está associada a uma extensão transmural de necrose que envolve pelo menos 40% da espessura miocárdica no sentido do endocárdio para o epicárdio, o que se relaciona, muitas vezes, com o infarto com Q.[48,49] É sabido que o infarto não Q ou não transmural se caracteriza por ser menor que o infarto com onda Q ou transmural, e cursar com melhor fração de ejeção, porém, culmina com alta mortalidade, similar ao infarto com onda Q (9,2% × 8,4%, respectivamente), perdendo a vantagem prognóstica inicial graças à maior quantidade de tecido viável, o que, por outro lado, rende maior propensão à reinfarto. De um modo geral os pacientes com infarto não Q apresentam maior patência no vaso relacionado com o infarto.[50]

Outro fato relevante é que a dissinergia parietal pode ocorrer em situações de ausência de fatores relacionados com limitação do fluxo coronariano, como, por exemplo, a movimentação anômala do septo interventricular, que pode acontecer na presença de bloqueio do ramo esquerdo, pós-pericardiotomia, sobrecarga volumétrica do ventrículo direito, Wolff-Parkinson-White. A insuficiência aórtica, dependendo da direção do jato regurgitante, pode alterar o movimento da parede anterior; pacientes com biótipo brevilíneo e, geralmente, obesos podem alterar a movimentação da parede posterior em decorrência da mobilidade diafragmática. Porém, em todos esses casos o espessamento sistólico encontra-se preservado, o que difere das afecções do miocárdio que ocorrem por coronariopatia obstrutiva ou miocardiopatia, como, por exemplo: a miocardite viral, miocardite séptica, takotsubo (miocardite adrenérgica) e as demais formas de miocardiopatias, onde pode haver alteração da movimentação da parede associada à redução do espessamento sistólico.

Os fatores, como a pré-carga, a frequência cardíaca, a pós-carga, o uso de aminas simpaticomiméticas, β-bloqueadores e bloqueadores dos canais de cálcio entre outros medicamentos, também podem influenciar o grau de alteração da função sistólica, modulando essas funções regional e global para mais ou para menos, dependendo do fator interveniente.

E por fim, áreas de perfusão normal que estão imediatamente adjacentes a segmentos hipo ou disfuncionantes podem sofrer o fenômeno de tracionamento ou *tethering*, que nada mais é do que o tracionamento da área íntegra pela região alterada, levando a uma redução da contratilidade do segmento contíguo que efetivamente apresenta contração normal.

RECUPERAÇÃO DA FUNÇÃO CONTRÁTIL APÓS ISQUEMIA

A recuperação da função regional após a isquemia está diretamente ligada ao tempo de "salvamento" miocárdico e à eficácia da terapia de reperfusão. Porém, em certas situações a restauração do fluxo não mais permite a recuperação da função regional, em decorrência do aparecimento de dano miocárdico irreversível, secundário à morte celular. Estudos experimentais demonstram que uma oclusão coronariana com duração maior que 20 minutos relaciona-se com necrose celular ou obstrução da microcirculação, porém, um tempo menor que esse pode induzir a disfunção contrátil persistente, a despeito do restabelecimento do fluxo regional, caracterizando o miocárdio "atordoado".[48] O miocárdio atordoado é decorrente de alterações celulares metabólicas passíveis de reversão em horas, dias ou semanas, na dependência do tempo e do fator agressor. O que torna o miocárdio "atordoado", quando este mantém a dissinergia parietal prolongada, diferente do "hibernante", é o fato de o segundo manter a mesma dissinergia parietal prolongada por hipoperfusão crônica do tecido. Em comum está o fato de ambos serem capazes de manter o tecido vivo apesar de disfuncionante.[49] Porém, o que observamos em algumas situações é um "atordoamento" crônico em alguns pacientes que apresentam miocárdio "hibernante", mesmo após a reperfusão. E percebemos que esse mecanismo adaptativo do miócito em limitar sua função, limitando, assim, o consumo energético sob condições críticas de nutrientes, pode comprometer o metabolismo celular definitivamente, de acordo com as alterações estruturais sofridas por essas células previamente.

De qualquer modo, a ecocardiografia sob estresse é de fundamental importância na avaliação de reserva contrátil e viabilidade miocárdica nesses pacientes.

AVALIAÇÃO DE ISQUEMIA AO ECOCARDIOGRAMA

Disfunção regional

A dissinergia regional com redução do espessamento sistólico é o sinal mais sensível e específico para detecção de isquemia feita pelo ecocardiograma, sendo o espessamento endocárdico mais valioso do que a motilidade parietal.[51,52] Um ventrículo com contratilidade preservada apresenta maior facilidade de avaliação na presença de dissinergia, sob condições dinâmicas, do que aquele com alteração regional basal que cursa com nova dissinergia, apesar deste último ter maior chance de evoluir com nova ou extensão da alteração contrátil preexistente.

Três tipos de respostas correlacionam o fluxo com a função endocárdica:

1. Presença de dissinergia que não havia previamente (p. ex.: hipocinesia ou acinesia) – Indicativo de área isquêmica sob risco.
2. Piora da dissinergia no mesmo território vascular (p. ex.: hipocinesia da parede anterior que passa para acinesia/discinesia) – Indicativo de estenose residual com miocárdio em risco na zona infartada.
3. Nova dissinergia presente em um outro território vascular, em uma área distinta da região infartada (p. ex.: acinesia anterior prévia e hipocinesia lateral atual) – Indicativo de lesão multiarterial, com nova área sob risco.

Afilamento parietal

A redução da espessura miocárdica na diástole pode ocorrer na vigência de um processo isquêmico agudo ou crônico, em consequência da redução do fluxo sanguíneo para a região acometida. Sendo que no processo agudo, dependendo do grau de comprometimento regional, do tempo de intervenção com sucesso, e do estado da microcirculação, esse processo pode ser reversível. Contudo, em situações tardias de infarto miocárdico, com sinais de hiper-refringência e espessura parietal ≤ 6 mm,[53] o processo geralmente é irreversível e indicativo de fibrose ou cicatriz.

Dilatação da cavidade ventricular esquerda

A dilatação isquêmica transitória durante a ecocardiografia de estresse é um marcador sensível de doença arterial coronariana grave e extensa e está associada a alto risco de eventos cardíacos, além de doença arterial multivascular. Este achado da dilatação significa um persistente aumento da cavidade ventricular esquerda após anormalidade parietal induzida pelo exercício ou pelo estresse farmacológico. Possíveis mecanismos para isto são: isquemia subendocárdica, disfunção sistólica e dilatação. O mecanismo de base difere em várias situações clínicas.[54]

Uma dilatação da cavidade ventricular > 20% com relação ao basal, considerando o diâmetro sistólico final, traduz alta especificidade para isquemia miocárdica estresse-induzida, traduzindo pior prognóstico para esses pacientes.[55] A dilatação cavitária após o infarto relaciona-se com a quantidade de miocárdio comprometido e com a pressão diastólica final intracavitária, que são determinantes do grau de disfunção sistólica ventricular, da geometria cavitária e do remodelamento miocárdico. Apesar do pouco conhecimento que detemos a esse respeito, sabemos que a intervenção precoce, permitindo um maior grau de "salvamento" miocárdico, tende a reduzir e até evitar o remodelamento ventricular, o que confere um melhor prognóstico a esses pacientes (Fig. 2-10A e B).

Sinais do Doppler

A técnica Doppler analisa, de modo quantitativo, os fluxos em função do tempo, sendo que a análise do fluxo transmitral, das veias pulmonares e da velocidade tecidual relacionam-se com a função diastólica, enquanto que a análise do fluxo na via de saída do ventrículo esquerdo relaciona-se com a função sistólica global, como um parâmetro adicional. A queda do volume sistólico pode indiretamente traduzir isquemia miocárdica e pior resultado prognóstico.[56,57] A despeito de a função diastólica desempenhar importante papel na fisiopatologia da isquemia, inclusive precedendo a alteração segmentar, sua análise carece de refinamento que possa fortalecer as informações, pois é um achado bastante inespecífico. Na presença de isquemia, há diminuição súbita do relaxamento e da complacência ventricular, com elevação da pressão intraventricular,[58] principalmente na protodiástole.

Ambas as análises, do fluxo mital e aórtico, sofrem variações hemodinâmicas decorrentes da pré-carga, pós-carga e frequência cardíaca, tornando esses parâmetros limitados. A avaliação da função diastólica pode ser menos influenciada, se utilizarmos os parâmetros do Doppler tecidual, que apresenta maior confiabilidade.

A redução na amplitude da onda S pelo *strain rate* Doppler traduz isquemia miocárdica, ajudando na informação diagnóstica com boa sensibilidade e especificidade.[59]

A detecção de regurgitação mitral também é feita pelo Doppler e pode ser significativa na presença de isquemia, em decorrência de alterações dos aparatos valvar e subvalvar mitrais, de isquemia da parede de sustentação dos músculos papilares, ou de dilatação e disfunção cavitária aguda.[7] O desenvolvimento de regurgitação mitral aguda pode traduzir isquemia extensa e pior prognóstico, com baixa sensibilidade, porém com alta especificidade.[60] Este achado é incomum, mas quando ocorre, pode levar à congestão pulmonar e queixa de tosse e dispneia pelo paciente, mediante condições dinâmicas.

Além disso, a análise pelo Doppler pode permitir a estimativa do débito cardíaco, que pode, por sua vez, estar relacionado com o grau de disfunção ventricular esquerda.

AVALIAÇÃO ECOCARDIOGRÁFICA EM INDICAÇÕES ESPECÍFICAS

Dispneia

Na pesquisa de dispneia de origem cardíaca, o ecocardiograma de repouso fornece informações dos tamanhos cavitários, presença ou não de hipertrofia ventricular, doença valvar, função sistólica, alteração do relaxamento ventricular e sinais de hipertensão pulmonar. Contudo, se não forem suficientes essas informações para estabelecer o diangóstico, o ecocardiograma de estresse, preferivelmente sob esforço, está indicado no intuito de averiguar os mesmos parâmetros sob condições dinâmicas.[61]

Estenose mitral

Aqui o ecocardiograma sob estresse deve ser feito idealmente com exercício, mas em não sendo possível, a dobutamina pode ser utilizada. O intuito é de avaliar os gradientes transvalvares mitrais e a pressão sistólica em artéria pulmonar, pois se o gradiente médio entre o átrio esquerdo e o ventrículo esquerdo ficar maior do que 15 mmHg, e a pressão sistólica em artéria pulmonar se elevar além de 60 mmHg sob condições dinâmicas, há indicação de intervenção valvar precoce por valvoplastia, se possível.[62-64]

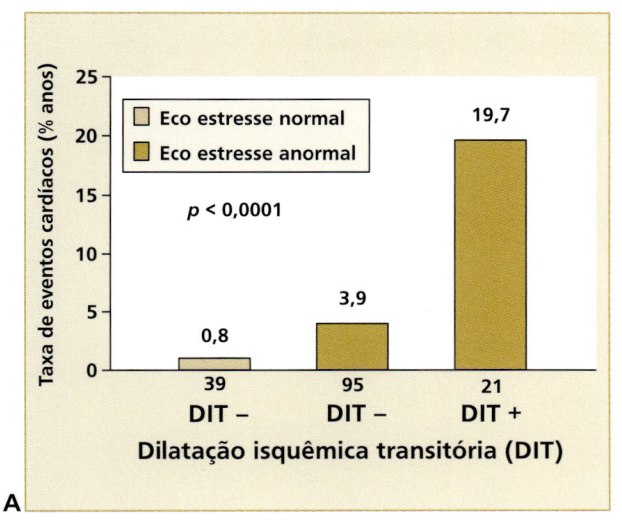

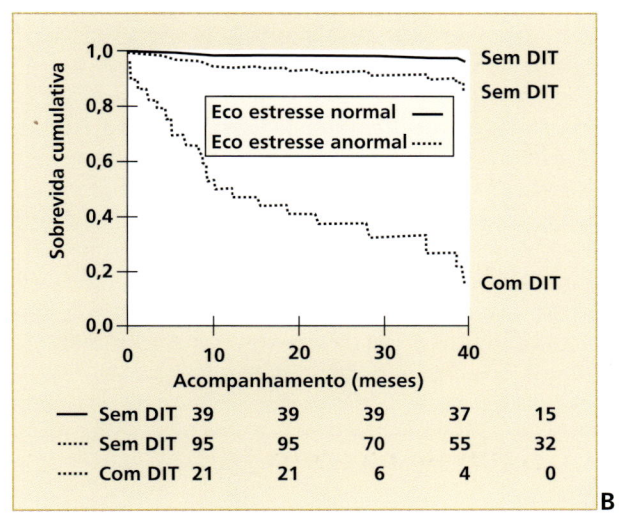

Fig. 2-10. (**A**) Frequência de eventos cardíacos por ano como função do resultado do ecoestresse e da dilatação isquêmica transitória (DIT). Número de pacientes dentro de cada categoria está indicado. (**B**) Sobrevida cumulativa como função do resultado do eco de estresse e da dilatação isquêmica transitória (DIT), utilizando eventos cardíacos como *end point*.[54]

Regurgitação mitral

Neste caso a principal aplicação do ecocardiograma de estresse é identificar disfunção ventricular latente que não está aparente em repouso. Informações adicionais estão em confirmar o grau de regurgitação mitral em condições dinâmicas e principalmente o aumento da pressão sistólica em artéria pulmonar maior do que 60 mmHg, o que pode mudar a conduta.[65] Pacientes com doença coronariana, que esboçam isquemia sob estresse em região de sustentação da musculatura papilar, podem desenvolver regurgitação mitral sob estresse.

Estenose aórtica

Pacientes com disfunção ventricular esquerda e baixo gradiente transvalvar aórtico com área valvar $< 1,0\ cm^2$ têm indicação de ecocardiograma de estresse, preferivelmente com dobutamina na dose de 5 a 20 µg/kg/min para diferenciar estenose aórtica fixa de pseudoestenose aórtica.[66] Outro parâmetro importante de ser avaliado nesse subgrupo de pacientes é a presença ou ausência de reserva contrátil (melhora da fração de ejeção > 5% sob estímulo inotrópico positivo), pois esses pacientes apresentam melhores resultados a médio prazo.

Insuficiência aórtica

Pacientes com insuficiência aórtica grave e função sistólica preservada em repouso podem cursar com sinais de disfunção ventricular sob estresse, traduzindo disfunção sistólica latente. Esses pacientes merecem, muitas vezes, uma conduta mais agressiva para que não haja perda maior da função, conduzindo a um pior prognóstico.

Hipertensão pulmonar

A avaliação da pressão pulmonar pode ser feita em repouso, porém a grande elevação desta sob condições dinâmicas, como, por exemplo, pós-exercício, pode ter implicações prognósticas, apesar disso ainda não estar bem definido.[67]

CONCLUSÃO

Torna-se relevante mencionar que algumas situações, encontradas ao ecocardiograma de estresse que traduzem um resultado positivo para isquemia miocárdica sem doença arterial coronariana crítica, podem ser consideradas verdadeiro-positivo e não falso-positivo. As situações que podem levar a este resultado, criando discordância entre a ecocardiografia de estresse e a angiocoronariografia são:[6] espasmo coronariano ou lesão coronariana não significativa à luminografia, porém suficiente para causar isquemia; inadequada imagem à angiocoronariografia, porém com lesão significativa à ultrassonografia intracoronária; importante redução do fluxo de reserva coronariano, sem estenose crítica no vaso epicárdico; e hipertrofia miocárdica ou miocardiopatia outra que não isquêmica, capaz de ocasionar isquemia ao teste provocativo (p. ex.: doença de Chagas).

O uso de medicação anti-isquêmica reduz o percentual de resultados positivos, aumentando o número de falso-negativos, graças ao efeito cardioprotetor do medicamento, o que pode ser o objetivo da solicitação do ecocardiograma de estresse (avaliar resposta terapêutica), pois a presença de isquemia miocárdica sob medicação anti-isquêmica indica positividade sob alto risco e pior prognóstico, traduzindo, também, uma ineficiência da terapêutica clínica sobre o paciente.

Outra situação que pode levar com relativa frequência a um resultado falso-negativo em todos os testes provocativos é a lesão univascular. Contudo, esses pacientes apresentam excelente prognóstico, principalmente com terapia medicamentosa,[68] o que é contundente com o resultado negativo do ecocardiograma de estresse nessa situação. Por outro lado, um ecocardiograma de estresse positivo em paciente com angiocoronariografia normal carreia um pior prognóstico em todos os estudos, com alta taxa de eventos adversos,[69] o que também fortalece as informações diagnósticas e prognósticas oferecidas pelo ecocardiograma de estresse positivo ou negativo na avaliação da isquemia miocárdica como um todo, e não na questão única e exclusiva da doença arterial coronariana obstrutiva.

REFERÊNCIAS BIBLIOGRÁFICAS

1. Marcus ML. *The coronary circulation in health and disease*. New York: McGraw Hill, 1983. p. 65-72.
2. Marcus ML. *The coronary circulation in health and disease*. New York: McGraw Hill, 1983. p. 155.
3. Gould KL, Pipscomb K. Effects of coronary stenoses on coronary flow reserve and resistence. *Am J Cardiol* 1974;34:48.
4. Picano E. Alvos anátomo-funcionais dos testes de estresse. *Livro Ecocardiografia de Estresse*. Rio de Janeiro: Revinter 2000.
5. Gorlin R, Fuster V, Ambrose JA. Anatomic-physiologic links between acute coronary syndromes. *Circulation* 1986;74:6.
6. Picano E. Stress echocardiography. 5. ed. Berlin: Springer-Verlag, 2009. p. 135.
7. Epstein SE, Cannon RD. Site of increased resistance to coronary flow in patients with angina pectoris and normal epicardial coronary arteries. *J Am Coll Cardiol* 1986;8:459. 1.
8. Lucarini AR, Picano E, Lattanzi F et al. Dipyridamole-echocardiography stress testing in hypertensives: targets and tools. *Circulation* 1991;83(Suppl III):68-72.
9. Camici PG, Crea F. Medical progress: coronary microvascular dysfunction. *NEJM* 2007;356(8):830-40.
10. Gallagner KP, Matsuzaki M, Koziol JA et al. Regional myocardial perfusion and wall thickening during ischemia in conscious dogs. *Am J Physiol* 1984;247:H727-28.
11. Malliani A. The elusive link between transient myocardial ischemia and pain. *Circulation* 1986;73:201.
12. Schang SJ, Pepine CJ. Transient assymptomatic ST segment depression during daily activity. *Am J Cardiol* 1977;39:396.
13. Peers M, Belkow R. De Merk manual of diagnoses and therapy. 17th ed. Merk & Company.
14. Ross Jr J. Myocardial perfusion contraction matching. Implications for coronary heart disease and hibernation. *Circulation* 1991;83:1076-83.
15. Lindsay MM, Goodfield NE, Hogg KJ et al. Optimising direct access ECHO referral in suspected heart failure. *Scott Med J* 2000;45:34. 4.
16. Maseri A. Pathogenetic mechanisms of angina pectoris: expanding views. *Br Heart J* 1980;43:648-50.
17. Zanco P, Zampiero A, Favero A et al. Prognostic evaluation of patients after myocardial infarction: incremental value of sestamigbi single-photo emission computed tomography and echocardiography. *J Nuc Cardiol* 1997;4:117-24.
18. Uren NG, Melin JA, De Bruyne B et al. Relaton between myocardial blood flow and the severity of coronary-artery stenosis. *N Engl J Med* 1994;330:1782-88.
19. Weiss JL, Bulkley BH, Hutchins GM et al. Two-dimensional echocardiography recognition of myocardial injury in man: comparison with postmortem studies. *Circulation* 1981;63:401.
20. Carpeggiani C, Lábbate A, Marzullo P et al. Multiparametric approach to diagnosis of non-Q-wave acute myocardial infarction. *Am J Cardiol* 1989;63:404.
21. Picano E, Lattanzi F, Mazini M et al. Usefulness of a high-dose dipyridamole echocardiography test for diagnosis of syndrome X. *Am J Cardiol* 1987;60:508.
22. Lucarini AR, Lattanzi F, Picano E et al. Dipyridamole-echocardiography test in essential hypertensives with chest pain and angiographically normal coronary disease. *Am J Hypertension* 1989;2:120.
23. Camici P, Chiriatti G, Picano E et al. Non-invasive identification of coronary microvascular dysfunction in hypertrophic cardiomyopathy. *Coronary Artery Dis* 1992;3:513.

24. Schelbert HR. Evaluation of metabolic fingerprints of myocardial ischemia. *Can J Cardiol* 1986;(Suppl A):121A-30A.
25. Marcus LM. *Transmural distribution of myocardial perfusion*. The coronary circulation in health and disease. New York: McGraw-Hill, 1983. p. 113-18.
26. Glover DK, Ruiz M, Takehana K et al. Pharmacological stress myocardial perfusion imaging with the potent and selective A2a adenosine receptor ATL 193 and ATL 146 administered by either intravenous infusion or bolus injection. *Circulation* 2001;104:1181.
27. Kaul S. Echocardiography in coronary disease. *Curr Prob Cardiol* 1990;15:235-87.
28. Ross J, Gallagher KP, Matzusaki M et al. Regional myocardial blood flow and function in experimental myocardial ischemia. *Can J Cardiol* 1986;(Suppl A):9A. 8A.
29. Armstrong WF. Echocardiography in coronary artery disease. *Progr Cardiovasc Dis* 1988;30:267-88.
30. Braunwald E. *Heart Disease: a textbook of cardiovascular medicine*. 7th ed. Philadelphia: WB Saunders, 2003.
31. Roelandt J, Sutherland GR, Hugenholtz PG. The 1980s renaissance in the cardiac imaging: the role of ultrasound. *Eur Heart J* 1989;10:680-83.
32. Edwards WD, Tajik AJ, Seward JB. Standardized nomenclature and anatomic basis of regional tomographic analysis of the heart. *Mayo Clin Proc* 1981;45:479.
33. Feigenbaum H. *Echocardiography*. 4th ed. Philadelphia: Lea and Febiger, 1986.
34. Journal The American Society of Echocardiography: Official Publication of the American Society of Echocardiography 1989;2(5):358-67.
35. Fortuin NJ, Hood WP, Craige E. Evaluation of left ventricular function by echocardiography. *Circulation* 1972;46:26.
36. Pombo JF, Trow BL, Russell RO. Left ventricular volumes and ejection fraction by echocardiography. *Circulation* 1971;43:480.
37. Teichholz LE, Kreulen T, Herman MV et al. Problems in echocardiographic volume determinations: echocardiographic-angiocardiographic correlations in the presence or absence of asynergy. *Am J Cardiol* 1976;37:7.
38. Lee D, Fruisz AR, Fan PH et al. Real-time 3-dimensional echocardiography evaluation of left ventricular volume: correlation with magnetic resonance imaging- a validation study. *J Am Soc Echocardiogr* 2001;14:1001.
39. Hoffmann R, von Bardeleben S, tem Cate F et al. Assessment of systolic left ventricular function. A multicenter comparison of cineventriculography, cardiac magnetic resonance imaging, unenhanced and contrast enhanced echocardiography. *Eur Heart J* 2005;26:607-16.
40. Gil MA. Ecocardiografia com estresse farmacológico. *Boletim do Centro de Cardiol N Invas* 1996;11:2.
41. Sutton MG, Oldershaw PJ, Kotler MN. *Textbook of echocardiography and Doppler in adults and children*. 2nd ed. Cambridge: Blackwell Science, 1996.
42. Armstrong WF, Pellikka PA, Ryan T et al. Stress echocardiography: recommendations for *performance* and interpretation of stress echocardiography. Stress echocardiography task force of the nomenclature and standards committee of the American Societh of Echocardiography. *J Am Soc Echocardiogr* 1998;11:97-104.
43. Pellikka PA, Nagueh SF, Elhendy AA et al. American society of echocardiography recommendations for *performance*, interpretation, and application of stress echocardiography. *J Am Soc Echocardiogr* 2007;20:1021.
44. Cerqueira MD, Weissman NJ, Dilsizian V et al. Standardized myocardial ssegmentation and nomenclature for tomographic imaging of the heart: a statement for healthcare professionals from the Cardiac Imaging Committee of the Council on Clinical Cardiology of the American Heart Association. *Circulation* 2002;105:539-42.
45. Lang RM, Bierig M, Devereix RB et al. Chamber quantification writing group: American society of echocardiography's guidelines and standards committee; European association of echocardiography. Recommendations for chamber quantification: a report from the American society of echocardiography's guidelines and standards committee and the camber quantification writting group, developed in conjunction with the European association of echocardiography, a branch of the European society of cardiology. *J Am Soc Echocardiogr* 2005;18:1440-43.
46. Arnese M, Fioretti PM, Cornel JH et al. Akinesis becoming dyskinesis during high-dose dobutamine stress echocardiography: a marker of myocardial ischemia or a mechanical phenomenon? *Am J Cardiol* 1994;73:896-99.
47. Lieberman AN, Weiss JL, Jugdutt Bl et al. Two-dimensional echocardiography and infarct size: relationship of regional wall motion and thickening to the extent of myocardial infarction in the dog. *Circulation* 1981;63:739.
48. Braunwald E, Kloner RA. The stunned myocardium: prolonged, postischemic ventricular dysfunction. *Circulation* 1982;66:1146.
49. Braunwald E, Rutherford JD. Reversible ischemic left ventricular dysfunction: evidence for the hibernating myocardium. *J Am Coll Cardiol* 1986;8:1467.
50. Gibson RS, Beller GA, Gheorghiade M et al. The prevalence and clinical significance of residual myocardial ischemia 2 weeks after uncomplicated non-Q wave infarction: a prospective natural history study. *Circulation* 1986;73:1186-88.
51. Kerbert RE. *Echocardiography in coronary artery disease*. New York: Futura, Mount Kisco, 1988.
52. Wann DL, Gillam LD, Weyman AE. Cross-sectional echocardiographic assessment of regional left ventricular performance and myocardial perfusion. *Prog Cardiovasc Dis* 1986;29:31.
53. Cwajg JM, Cwajg E, Nagueh SF et al. End-diastolic wall thickness as a predictor of recovery of function in myocardial hibernation: relation to rest-distribution T. 01 tomography and dobutamine stress echocardiography. *J Am Coll Cardiol* 1999;35:1152.
54. Yao SS, Shah A, Bangalore S et al. Transient ischemic left ventricular cavity dilation is a significant predictor of severe and extensive coronary artery disease and adverse outcome in patients undergoing stress echocardiography. *J Am Soc Echocardiogr* 2007;20:352-58.
55. Olson CE, Porter TR, Deligonul U et al. Left ventricular volume changes during dobutamine stress echocardiography identify patients with more extensive coronary artery disease. *J Am Coll Cardiol* 1994;24:1268-73.
56. Harrison MR, Smith MD, Friedman BJ et al. Uses and limitations of exercise Doppler echocardiography in the diagnosis of ischemic heart disease. *J Am Coll Cardiol* 1987;10:809-17.
57. Agati L, Arata L, Neja CP et al. Usefulness of the dipyridamole-Doppler test for diagnosis of coronary artery disease. *Am J Cardiol* 1990;65:829-34.
58. Nishimura RA, Housmans PR, Hatle LK et al. Assessment of diastolic function of the heart: background and current applications of Doppler echocardiography: I-Physiologic and pathophysiologic features. *Mayo Clin Proc* 1989;64:71.
59. Bjork Ingul C, Rozis E, Slorkahl AS et al. Incremental value of strain rate imaging to wall motion analysis for prediction of outcome in patients undergoing dobutamine stress echocardiography. *Circulation* 2007;115:1252-59.
60. Zachariah ZP, Hsiung MC, Nanda NC et al. Color Doppler assessment of mitral regurgitation induced by supine exercise in patients with coronary artery disease. *Am J Cardiol* 1987;59:1266-70.
61. Pellikka PA, Nagueh SF, Elhendy AA et al. American society of echocardiography recommendations for *performance*, interpretation, and application of stress echocardiography. *J Am Soc Echocardiogr* 2007;20:1021.
62. Zdrenghea D, Vlad C, Predescu D et al. The correlation between Doppler data and effort capacity in mitral stenosis. *Rom J Intern Med* 1995;33:189.
63. van den Brink RB, Verheul HA, Hoedemaker G et al. The value of Doppler echocardiography in the management of patients with valvular heart disease: analysis of one year of clinical practice. *J Am Soc Echocardiogr* 1991;4:109.
64. Tischler MD, Niggel J. Exercise echocardiography in combined mild mitral valve stenosis and regurgitation. *Echocardiography* 1993;10:453.
65. Bonow RO, Carabello BA, Chatterjee K et al. Ocused update incorporated into the ACC-AHA 2006 guidelines for the management of patients with valvular heart disease: a reporto f the American College of Cardiology-American Heart Association Task Force on Practice Guidelines (Writing Committee to Revise the 1998 Guidelines for the Management of Patients with Valvular Heart Disease: endorsed by the Society of Cardiovascular Anesthesiologists, Society for Cardiovascular Angiography and Interventions, and Society of Thoracic Surgeons. *Circulation* 2008;118:e523.

66. deFilippi CR, Willett DL, Brickner ME *et al*. Usefulness of dobutamine echocardiography in distinguishing severe from nonsevere valvular aortic stenosis in patients with depressed left ventricular function and low transvalvular gradients. *Am J Cardiol* 1995 Jan. 15;75(2):191-94.
67. Bossone E, Rubenfire M, Bach DS *et al*. Range of tricuspid regurgitation velocity at rest and during exercise in normal adult men: implications for the diagnosis of pulmonar hypertension. *J Am Coll Cardiol* 1999;33:1662.
68. Cortigiani L, Picano E, Landi P *et al*. Value of pharmacologic stress echocardiography in risk stratification of patients with single-vessel disease: a report from the Echo-Persantine and Echo-Dobutamine International Cooperative Studies. *J Am Coll Cardiol* 1998;32:69-74.
69. Sicari R, Palinkas A, Pasanisi E *et al*. Long-term survival of patients with chest pain syndrome and angiographicalloy normal or near-normal coronary arteries: the additional prognostic value of dipyridamole echocardiography test (DET). *Eur Heart J* 2005 26:2136-41.

CAPÍTULO 3

FISIOLOGIA DO EXERCÍCIO – CONCEITOS BÁSICOS

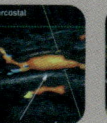

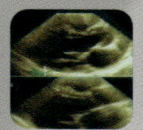

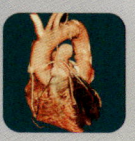

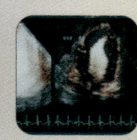

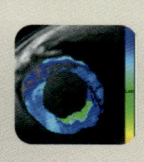

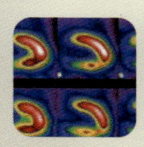

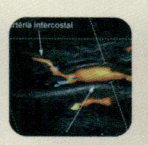

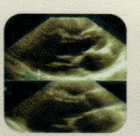

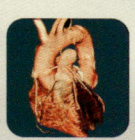

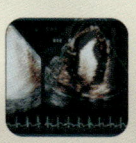

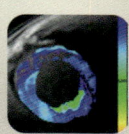

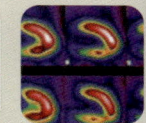

MARCELO BICHELS LEITÃO

INTRODUÇÃO

Os métodos diagnósticos têm como finalidade fornecer informações adicionais ao médico, além das que são obtidas por uma minunciosa anamnese e um exame físico detalhado.

Apesar de ser considerado um chavão da Medicina, sempre é importante lembrar que, por mais que a tecnologia evolua e que os métodos complementares se tornem cada vez mais precisos, estes recursos são nada mais que isto – complementares a uma adequada avaliação médica.

Na Cardiologia, a situação mais prevalente na população mundial é a doença aterosclerótica, sendo que quando esta acomete as artérias coronarianas temos a doença aterosclerótica coronariana (DAC), cuja consequência mais significativa é a isquemia miocárdica, que é fator fundamental para o desenvolvimento da falência aguda ou crônica da bomba cardíaca, causando a morte do paciente.

Dessa forma, torna-se altamente necessário o desenvolvimento de métodos diagnósticos que tenham a capacidade de identificar de maneira precisa a presença de DAC no indivíduo.

HISTÓRICO

Dentre os métodos diagnósticos existentes na Cardiologia, o eletrocardiograma (ECG) é um dos mais antigos, mas ainda hoje um dos de maior utilidade no dia a dia do cardiologista.

Na isquemia mocárdica, temos a dor torácica, como a manifestação clínica mais importante. Este dado já era conhecido desde a época de Hipócrates de Cós, na Grécia antiga.

Os primórdios da eletrocardiografia nos remetem à cidade de Londres no final do século XIX, quando A. D. Walter, em 1887, demonstrou a atividade elétrica do coração humano.

Em 1903, William Eithoven nomeou as deflexões cardíacas clássicas (PQRST) e publicou os primeiros traçados eletrocardiográficos.

Em 1920, Pardee descreveu as alterações de segmento ST em DI, DII e DIII e as correlacionou com a fase aguda do infarto agudo do miocárdio (IAM).

Posteriormente, Master desenvolveu um protocolo de exercício com uma escada de 2 degraus e passou a registrar os traçados eletrocardiográficos na condição de exercício físico, conseguindo identificar alterações eletrocardiográficas compatíveis com isquemia miocárdica, que eram desenvolvidas apenas ao esforço.

A partir de então, abriu-se uma nova janela no campo do diagnóstico médico em Cardiologia, passando-se a utilizar métodos complementares tradicionalmente utilizados em repouso, sob situações de esforço físico.

Não apenas alterações eletrocardiográficas podem ser detectadas ao ser desencadeada isquemia miocárdica. Esta isquemia também gera disfunção ventricular tanto sistólica quanto diastólica.

Em 1979, Jengo *et al.* descreveram um método de identificação de isquemia mocárdica por meio da análise da contração segmentar do miocárdio, utilizando a cintilografia.

Posteriormente, a utilização da análise ultrassonográfica para realizar esta avaliação de contratilidade segmentar miocárdica foi proposta e a mesma se desenvolveu rapidamente com a evolução de equipamentos que permitiram uma análise mais acurada destas informações.

Na verdade, apesar da utilização rotineira do exercício físico na Medicina para auxílio no diagnóstico ser associado ao final do século XX, existem relatos que indicam esta utilização em épocas muito mais antigas.

É interessante analisarmos como a Medicina por muito tempo teve a tendência em estudar o organismo humano primariamente no estado de repouso, apesar de que o corpo humano foi adaptado ao longo de sua evolução para, dentre outras coisas, se locomover através do exercício físico.

Este livro aborda questões referentes ao ecocardiograma de estresse, nas suas diversas formas de ser aplicado (estresse por realização de exercício físico ou pela administração de fármacos). É sempre importante salientar que o exercício físico é a forma mais fisiológica de induzir estresse a um indivíduo.

Dessa forma, este capítulo irá discorrer sobre aspectos fundamentais da fisiologia deste importante estressor do sistema cardiovascular, o exerxício físico.

BIOENERGÉTICA

Para que haja movimento de um segmento corporal (um membro superior, por exemplo) ou do corpo como um todo (deslocamento), o organismo humano necessita de contração muscular. Esta contração muscular necessita de energia para a sua realização. Qual é, ou melhor, quais são as fontes de energia que o organismo humano dispõe para realizar esta contração?

Os macronutrientes (carboidratos, proteínas e gorduras) são nossa fonte fundamental de energia. Esses macronutrientes estão contidos nos alimentos de origem tanto animal, como vegetal e proporcionam ao organismo humano a energia necessária para a realização da contração muscular e, em última análise, para o exercício físico.

Contudo, a energia contida nos macronutrientes não é transferida de forma direta ao músculo. Tanto a contração muscular quanto todos os outros processos que dependem de energia no organismo não utilizam diretamente a energia contida em moléculas de maconutrientes. Para que isto pudesse acontcer, o nosso organismo teria de ser capaz, como muitos motores o são, de aproveitar a energia térmica proveniente da degradação dos macronutrients. Isto traria elevações de temperatura que fariam com que os fluidos corporais fervessem e os tecidos, literalmente, queimassem.

Nos seres vivos a transferência de energia se dá por meio de ligações químicas. Dessa forma, várias reações de liberação e transferência de energia em pequenas quantidades vão se sucedendo até chegarmos à chamada "moeda energética do organismo", a adenosina trifosfato ou, abreviadamente, ATP. O ATP tem a capacidade de acionar todas as formas de trabalho biológico.

O ATP é formado pela ligação entre uma moléucla de adenina e outra de ribose, formando a adenosina e três fosfatos com ligações químicas de alta energia entre os fosfatos (Fig. 3-1).

Quando há necessidade de energia, as ligações entre os fosfatos são quebradas e esta energia é transferida diretamente a outras moléculas que necessitem de energia. Esta energia proveniente do fracionamento do ATP ativa todas as formas de trabalho biológico.

Uma questão importante é que as células contêm uma quantidade limitada de ATP. As reservas de ATP intramuscular são suficientes para manter uma atividade muscular explosiva apenas por alguns segundos. Assim, há a necessidade de se manter os estoques celulares de ATP através de contínua ressíntese. No organismo humano, há três maneiras de se desenvolver esta ressíntese:

1. **O sistema ATP-PCr (fosfocreatina)**: é o chamado sistema de ressíntese imediato. Quando surge uma súbita necessidade de energia, os estoques de ATP começam a baixar, e outro fosfato de alta energia intracelular, a fosfocreatina, libera a energia contida em sua estrutura química para a ressíntese de ATP, conforme ilustra a Figura 3-2.

   Apesar de o sistema ATP-PCr ter capacidade de ressintetizar o ATP em alta velocidade (potência), ele se esgota em poucos segundos. Dessa forma, este sistema se caracteriza por ressintetizar ATP em alta potência com curta duração.

   Adicionalmente, este sistema é ativado sem a dependência de oxigênio e, portanto, também pode ser caraterizado como um sistema anaeróbio de ressíntese de ATP.

2. **Glicólise**: o sistema glicolítico permite que a ressíntse de ATP continue de forma eficiente, após alguns segundos de ativação do sitema ATP-PCr, o que possibilita a continuidade da realiza-

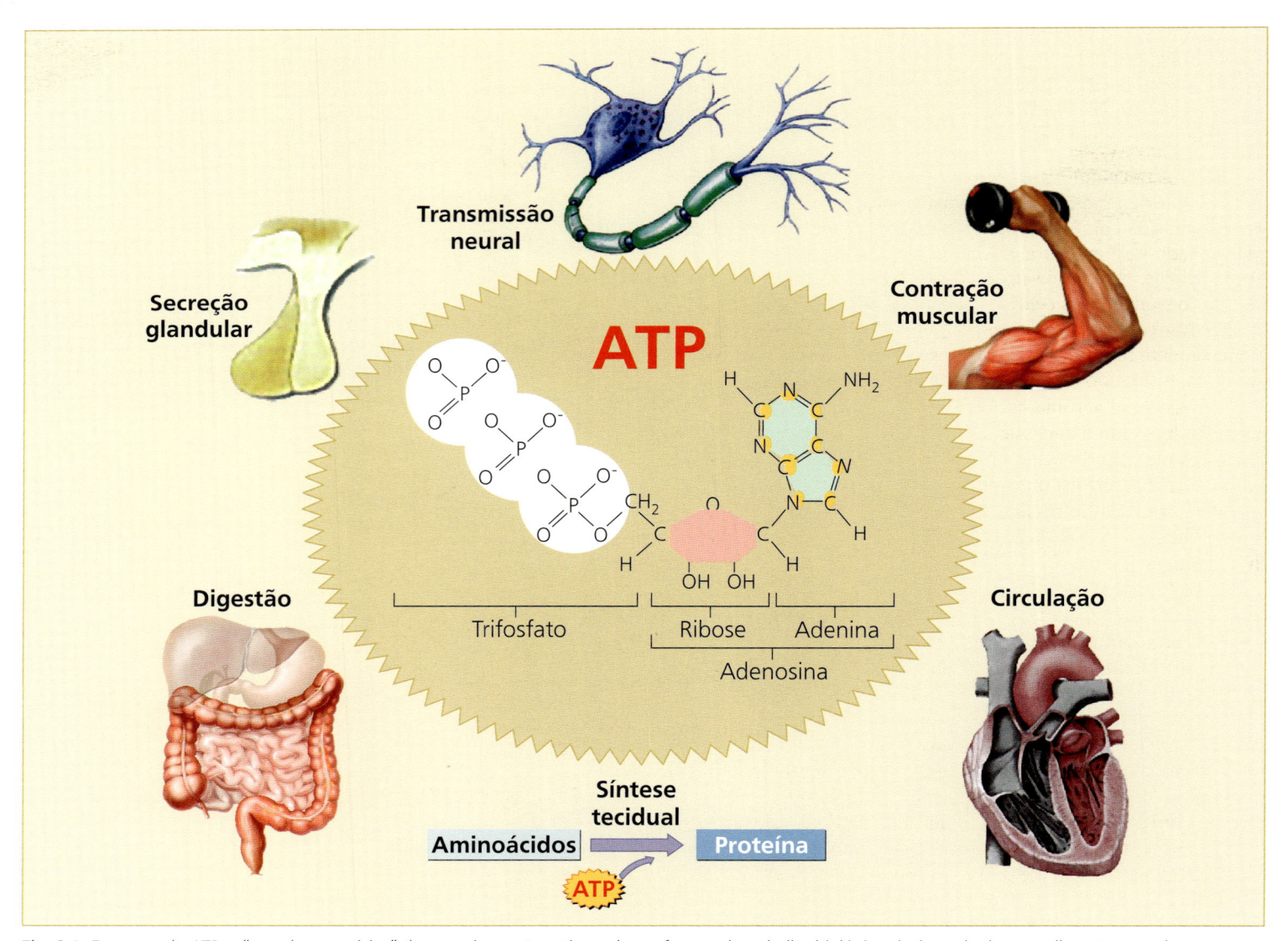

Fig. 3-1. Estrutura do ATP, a "moeda energética" do organismo, que ativa todas as formas de trabalho biológico. (Adaptada de McArdle, W.D., Katch, F.I., Katch, V.L. *Fisiologia do exercício, energia, nutrição e desempenho humano.* 7. ed. Rio de Janeiro: Editora Guanabara Koogan, 2011.)

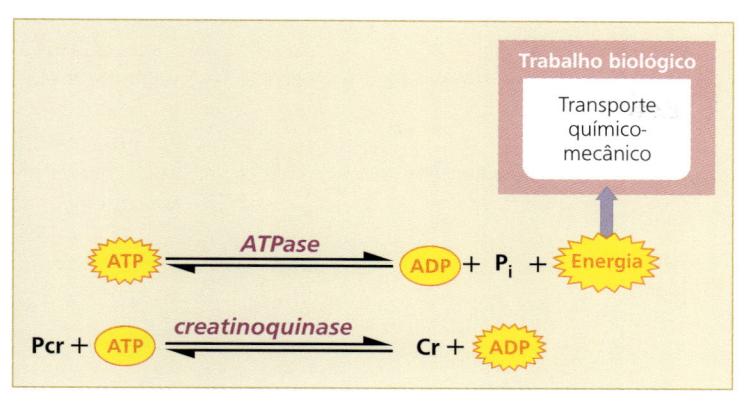

Fig. 3-2. Sistema ATP-PCr – A energia liberada pelo fracionamento da PCr reúne ADP e Pi para ressintetizar ATP. ADP = adenosina difosfato; Pi = fosfato. (Adaptada de McArdle, W.D., Katch, F.I., Katch, V.L. *Fisiologia do exercício, energia, nutrição e desempenho humano*. 7. ed. Rio de Janeiro: Editora Guanabara Koogan, 2011.)

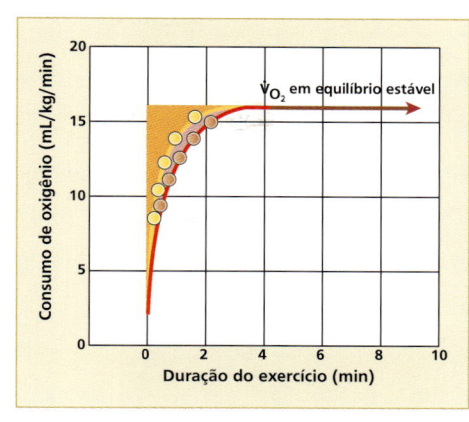

Fig. 3-3. Medida do VO_2 em um exercício de intensidade constante em dois indivíduos diferentes. Observe a estabilização do VO_2 a partir de três minutos. (Adaptada de McArdle, W.D., Katch, F.I., Katch, V.L. *Fisiologia do exercício, energia, nutrição e desempenho humano*. 7. ed. Rio de Janeiro: Editora Guanabara Koogan, 2011.)

ção de um exercício intenso. A fonte de energia deste sistema é principalmente o glicogênio muscular, que através da glicólise permite ressíntese de ATP. O fracionamento da glicose tem no lactato um de seus produtos finais, e esta ressíntese de ATP ocorre também sem a dependência de oxigênio. Consequentemente, a via glicolítica de ressíntese de ATP pode ser classificada como anaeróbia láctica (por produzir lactato).

Apesar de a glicólise proporcionar ressíntese de ATP em potência elevada, as consequências do acúmulo de lactato (principalmente a acidose metabólica) impedem que esta via de ressíntese se mantenha ativa em alta intensidade por tempo prolongado.

3. **Oxidação celular**: quando um exercício intenso prossegue por mais de alguns minutos, torna-se essencial uma via de ressíntese mais duradoura.

A terceira via de ressíntese de ATP, que é a oxidação celular, é uma via que depende do oxigênio para funcionar. Portanto ela pode ser classificada como aeróbia. O grau de utilização desta via pode ser avaliado pela mensuração da quantidade de oxigênio utilizado pelas células. Na grande maioria das vezes não mensuramos, de fato, o consumo de O_2 celular, mas sim o consumo de oxigênio pulmonar. Num exercício de intensidade constante, o VO_2 cresce exponencialmente nos primeiros minutos e se estabiliza a partir de 2 a 3 minutos, formando um platô na curva de VO_2 (Fig. 3-3).

A ressíntese aeróbia de ATP se dá em duas etapas, dentro da mitocôndria, com a necessidade de O_2. A primeira etapa é o ciclo de Krebs ou ciclo do ácido cítrico. Em seguida temos a cadeia de transporte de elétrons ou cadeia respiratória (Fig. 3-4).

A via aeróbia de ressíntese de ATP tem uma potência menor que as duas primeiras vias, contudo tem uma duração prolongada (várias horas).

É de fundamental importância lembrar que apesar de explicadas de maneira separada, na prática não existe um fenômeno de desligar um sistema para ligar o subsequente. Na verdade, as três vias de ressíntese de ATP estão sempre ativas, contudo, com predomínio de uma sobre a outra, de acordo com a situação de demanda de energia em que o organismo se encontra. Esta ideia de sobreposição dos sistemas fica mais bem ilustrada pela Figura 3-5.

Adicionalmente, para fins de comparação entre os três sistemas, numa situação de exercício de alta intensidade, podemos observar a utilização predominante de cada um deles na Figura 3-6.

Como pudemos observar nesta breve explanação, a intensidade de utilização da via aeróbia pode ser medida pelo consumo de O_2 (VO_2).

Para que possamos manter este esforço aeróbio, dependemos da capacidade em oferecer continuamente O_2 às células, bem como de eliminar o CO_2 proveniente do metabolismo celular.

Esta oferta contínua e eficiente de O_2 depende da integridade do sistema cardiovascular já que o O_2 e o CO_2 que são trocados a nível de membrana alveolocapilar serão transportados até a célula pelo sangue, pelo sistema vascular e com o bombeamento do coração.

ADAPTAÇÕES CARDIOVASCULARES

Quando plotamos o consumo de oxigênio *versus* o tempo, num esforço de cargas progressivas, temos um gráfico como o da Figura 3-7, em que se observa um aumento progressivo e proporcional do VO_2 com relação à intensidade do esforço. Podemos observar também que existe uma faixa de intensidade de esforço em que há um platô no consumo de O_2 mesmo com um aumento na intensidade de esforço. Invariavelmente, quando um indivíduo atinge esta situação, ele entrará em fadiga rapidamente. A esta condição de platô no VO_2, e exaustão, denominamos de consumo máximo de oxigênio (VO_2 máx).

Nem sempre é possível observar a formação deste platô num esforço máximo. Nestas condições chamamos o ponto de maior consumo de O_2 de VO_2 de pico. Há uma discussão acalorada na fisiologia do exercício acerca da existência ou não deste platô, contudo isto ultrapassa o escopo desta breve revisão de fisiologia do exercício. Para o leitor que desejar obter maiores informações, sugerimos a consulta das referências que são fornecidas ao final deste capítulo.

Quanto maior for a intensidade do exercício, maior será a necessidade de transporte de O_2 e CO_2 e consequentemente, maior será a sobrecarga imposta ao sistema cardiovascular, inclusive ao coração.

É em função desta sobrecarga imposta ao coração que utiliza-se o exercício físico aeróbio (correr, pedalar etc.) como um agente estressor do sistema cardiovascular.

O VO_2 é determinado por três fatores:

1. A taxa em que o O_2 é transportado aos tecidos.
2. A capacidade de carreamento de O_2 pelo sangue.
3. A quantidade de O_2 que é extraído do sangue pelos tecidos.

Isto pode ser expresso pela adaptação da equação de Fick que originalmente foi desenvolvida por Adolph Fick para medir o débito cardíaco e está descrita a seguir:

$$\text{Débito cardíaco (Q)} = VO_2 / \text{Diferença a-v } O_2 \text{ (a-v}O_2\text{)} \cdot 100 \quad \text{(equação 1)}$$

Se isolarmos o VO_2 ficaremos, então, com a seguinte equação:

$$VO_2 = Q \cdot \text{a-v}O_2 \quad \text{(equação 2)}$$

Lembramos, então, que o débito cardíaco (Q) é o produto entre a frequência cardíaca (FC) e o volume sistólico (VS), e temos, então, a seguinte equação:

$$VO_2 = FC \cdot VS \cdot \text{a-v}O_2 \quad \text{(equação 3)}$$

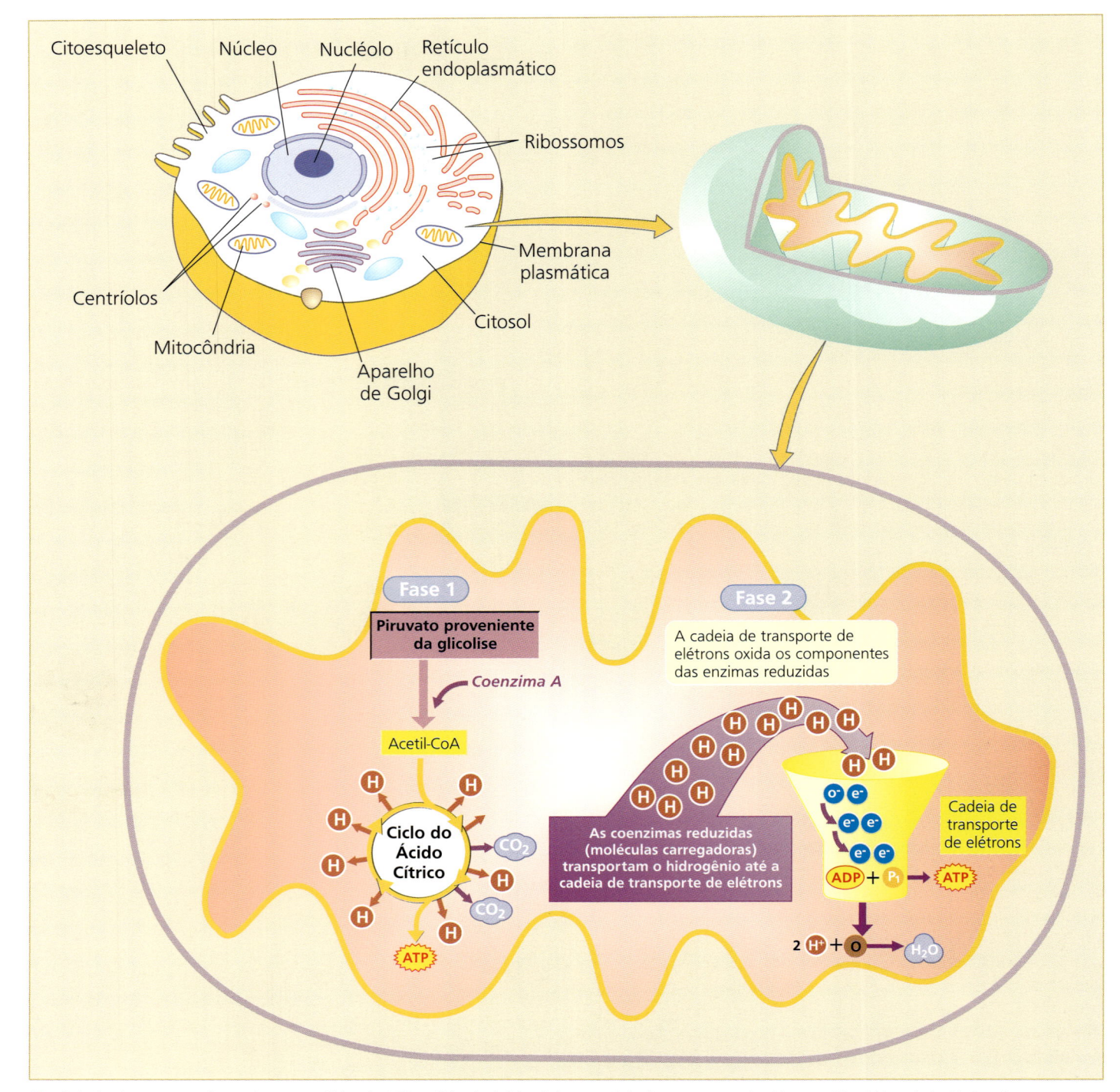

Fig. 3-4. As duas etapas da ressíntese aeróbica de ATP – Ciclo do ácido cítrico e cadeia de transporte de elétrons. H^+ = hidrogênio; H_2O = água; CO_2 = gás carbônico. (Adaptada de McArdle, W.D., Katch, F.I., Katch, V.L. *Fisiologia do exercício, energia, nutrição e desempenho humano*. 7. ed. Rio de Janeiro: Editora Guanabara Koogan, 2011.)

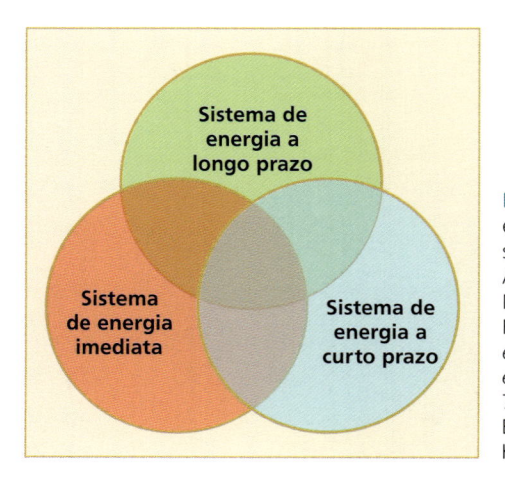

Fig. 3-5. Inter-relação entre os três diferentes sistemas de ressíntese de ATP. (Adaptada de McArdle, W.D., Katch, F.I., Katch, V.L. *Fisiologia do exercício, energia, nutrição e desempenho humano*. 7. ed. Rio de Janeiro: Editora Guanabara Koogan, 2011.)

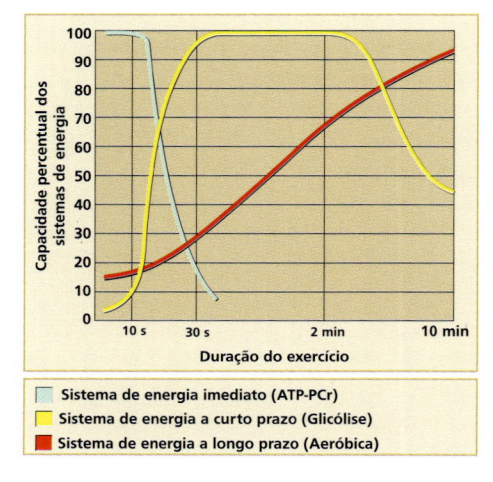

Fig. 3-6. Três sistemas de ressíntese de ATP e utilização percentual de sua capacidade total durante o exercício explosivo de diferentes durações. (Adaptada de McArdle, W.D., Katch, F.I., Katch, V.L. *Fisiologia do exercício, energia, nutrição e desempenho humano*. 7. ed. Rio de Janeiro: Editora Guanabara Koogan, 2011.)

FISIOLOGIA DO EXERCÍCIO – CONCEITOS BÁSICOS

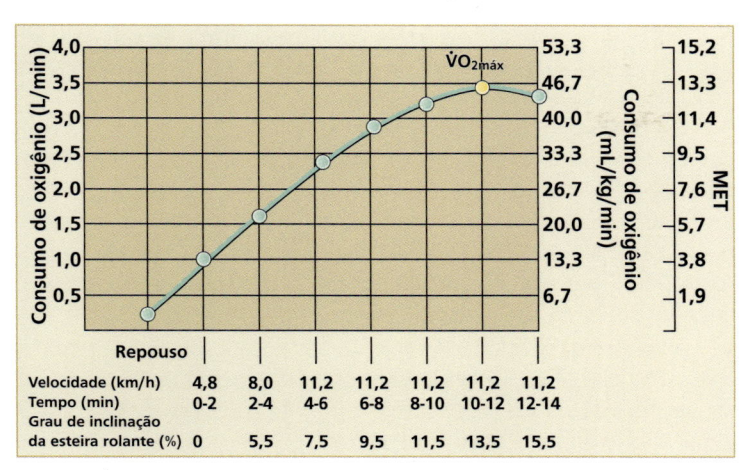

Fig. 3-7. Ápice no consumo de O_2 com o aumento na intensidade do exercício em caminhada/corrida em esteira rolante. Note a formação do platô que caracteriza o VO_2 máximo. (Adaptada de McArdle, W.D., Katch, F.I., Katch, V.L. *Fisiologia do exercício, energia, nutrição e desempenho humano.* 7. ed. Rio de Janeiro: Editora Guanabara Koogan, 2011.)

Mas, como será o comportamento de cada uma destas variáveis analisando-as desde o estado de repouso até o esforço máximo, lembrando que o VO_2 aumenta proporcionalmente ao aumento de intensidade de esforço? Para isso, devemos considerar cada um dos componentes da equação 3, que serão descritos a seguir.

Frequência cardíaca (FC)

A FC se eleva de maneira progressiva com o aumento do nível de esforço, variando num idivíduo normal entre 60 a 70 batimentos por minuto (bpm) em repouso e 180 a 200 bpm no esforço máximo, conforme mostra a Figura 3-8.

Volume sistólico (VS)

O VS tem um comportamento diferente no esforço progressivo quando comparado com a FC. No início do esforço os valores de VS se elevam, contudo, há formação de um platô numa intensidade correspondente a, aproximadamente, 50% do esforço máximo, como se pode evidenciar na Figura 3-9.

Observando-se o padrão de resposta da FC e do VS ao esforço, e lembrando que o débito cardíaco é o produto entre FC e VS, fica fácil imaginar que o Q se eleva progressivamente com o esforço aeróbio, como destaca a Figura 3-10.

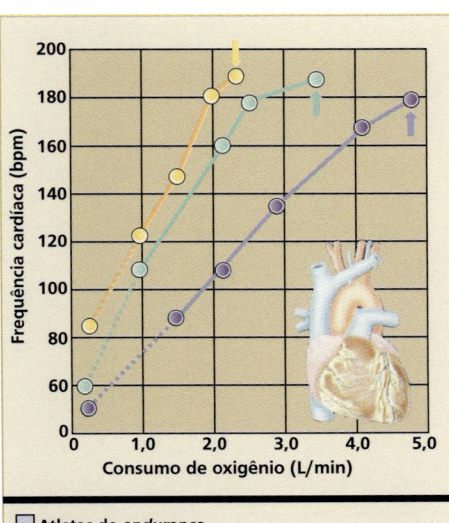

Fig. 3-8. Frequência cardíaca em um esforço de cargas progressivas, em atletas de *endurance*, e em estudantes sedentários antes e após 55 dias de treinamento. (Adaptada de McArdle, W.D., Katch, F.I., Katch, V.L. *Fisiologia do exercício, energia, nutrição e desempenho humano.* 7. ed. Rio de Janeiro: Editora Guanabara Koogan, 2011.)

Diferença arteriovenosa de O_2 (a-vO_2)

Como a a-vO_2 reflete a extração tecidual de O_2, também se pode imaginar que ela aumente com a elevação da intensidade do exercício, já que o incremento da ressíntese aeróbia de ATP pelo músculo em exercício eleva a necessidade de O_2 nas mitocôndrias. Podemos observar o padrão de comportamento da a-vO_2 no exercício progressivamente mais intenso na Figura 3-11.

Portanto, quando se submete o organismo ao exercício aeróbio (um estresse fisiológico), todas estas modificações descritas anteriormente acontecem no sistema cardiovascular. Isto, consequentemente, eleva o trabalho do coração e pode fazer com que algumas situações patológicas silenciosas em repouso se manifestem.

Devemos lembrar que o coração também é um músculo, com algumas características distintas das do músculo estriado esquelético, mas, em última análise, o miocárdio também aumenta seu trabaho e sua atividade metabólica no exercício aeróbio.

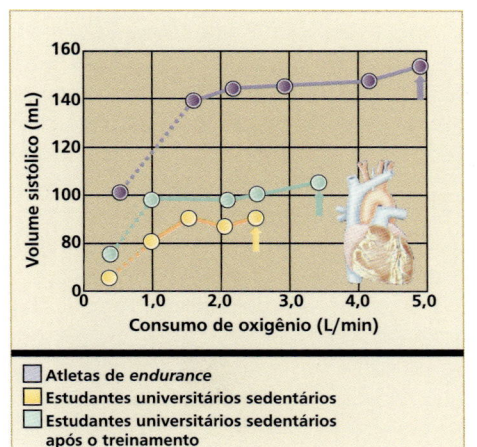

Fig. 3-9. Volume sistólico em um esforço de cargas progressivas em atletas de *endurance* e em estudantes sedentários antes e após 55 dias de treinamento. (Adaptada de McArdle, W.D., Katch, F.I., Katch, V.L., *Fisiologia do exercício, energia, nutrição e desempenho humano.* 7. ed. Rio de Janeiro: Editora Guanabara Koogan, 2011.)

Fig. 3-10. Débito cardíaco em um esforço de cargas progressivas em atletas de *endurance* e em estudantes sedentários antes e após 55 dias de treinamento. (Adaptada de McArdle, W.D., Katch, F.I., Katch, V.L., *Fisiologia do exercício, energia, nutrição e desempenho humano.* 7. ed. Rio de Janeiro: Editora Guanabara Koogan, 2011.)

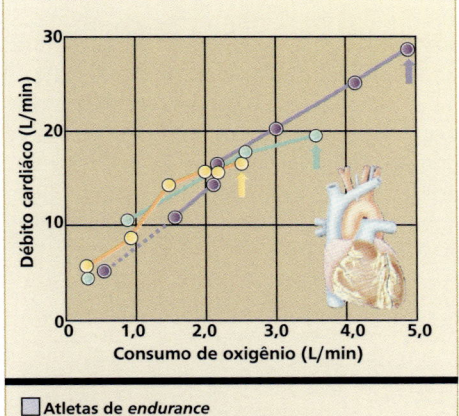

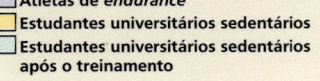

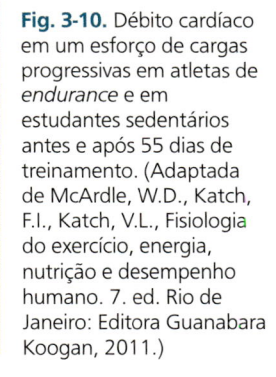

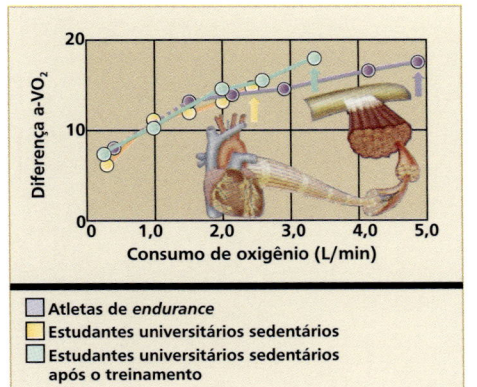

Fig. 3-11. Diferença arteriovenosa de oxigênio em um esforço de cargas progressivas em atletas de *endurance* e em estudantes sedentários antes e após 55 dias de treinamento. (Adaptada de McArdle, W.D., Katch, F.I., Katch, V.L. *Fisiologia do exercício, energia, nutrição e desempenho humano.* 7. ed. Rio de Janeiro: Editora Guanabara Koogan, 2011.)

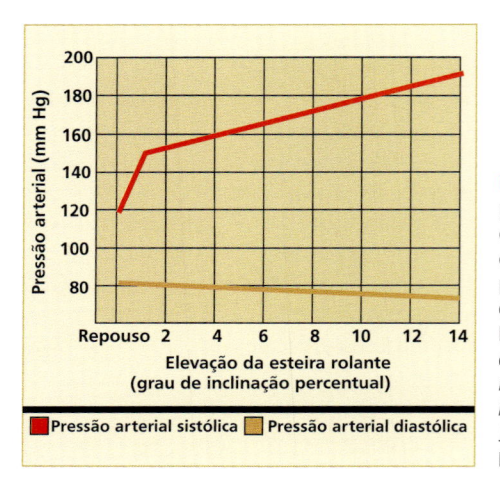

Fig. 3-12. Resposta das pressões arteriais sistólica e diastólica frente a um esforço aeróbico de cargas progressivas. (Adaptada de McArdle, W.D., Katch, F.I., Katch, V.L. *Fisiologia do exercício, energia, nutrição e desempenho humano*. 7. ed. Rio de Janeiro: Editora Guanabara Koogan, 2011.)

Dentre as diversas particularidades do músculo estriado cardíaco, uma das mais notáveis é que ele tem uma alta capacidade oxidativa e muito pouca (praticamente nenhuma) atividade glicolítica, ou seja, ele é eminentemente aeróbio. Portanto o miocárdio é totalmente dependente de O_2 e, consequentemente, necessita de fluxo sanguíneo constante. Além disso, há a necessidade de apropriados mecanismos que regulem e elevem de maneira potente e eficiente o fluxo de sangue às células miocárdicas em condições de demanda elevada.

Assim como temos uma elevação do VO_2 no exercício, se considerarmos o músculo cardíaco isoladamente, podemos compreender que há uma elevação do consumo de oxigênio do miocárdio neste mesmo exercício. O consumo miocárdico de O_2 é representado, abreviadamente, pela sigla MVO_2.

A medida direta do MVO_2 é de difícil realização, necessitando de métodos invasivos, o que inviabiliza sua utilização no dia a dia. Contudo, há uma medida não invasiva, de fácil realização e que apresenta uma excelente correlação com o MVO_2 medido diretamente. Esta variável é o chamado duplo produto, que é o produto entre a FC e a pressão arterial sistólica (PAS).

Para entendermos o duplo produto e seu comportamento no exercício aeróbio, devemos conhecer qual é o comportamento da PAS num esforço aeróbio de cargas progressivamente mais intensas. A Figura 3-12 mostra o comportamento das pressões sistólica e diastólica em esforços progressivos. Vale lembrar que a PAS é determinada pelo débito cardíaco e, se lembrarmos que este se eleva no esforço, compreenderemos o padrão de comportamento da PAS demonstrado na Figura 3-12.

Consequentemente, o duplo produto também se eleva no esforço progressivo e podemos, assim, inferir que o MVO_2 também se eleva nesta situação.

E é justamente esta elevação no MVO_2 ao esforço que fará com que corações portadores de insuficiência coronariana apresentem alterações no padrão de resposta. Quando um coração apresenta insuficiência coronariana, o estresse fisiológico (exercício) propiciará um aumento na demanda do MVO_2 que não será adequadamente atendido por esta circulação coronariana insuficiente, desencadeando isquemia miocárdica.

A análise da motilidade regional das paredes do VE e também da função global do VE pode ser feita por ecocardiografia, e o estresse (fisiológico ou farmacológico) em portadores de DAC pode gerar anormalidades nestas respostas.

A identificação destas anormalidades pelo ecocardiograma é o tema central deste livro.

CONCLUSÃO

O campo de atuação da ergometria não se restringe ao diagnóstico da insuficiência coronariana, que foi o principal propósito desta abordagem. O teste ergométrico também tem grande valor em outras patologias, como: valvar, congênita, miocárdica e distúrbios do ritmo ou da condução ventricular. E na coronariopatia, sua finalidade vai além da avaliação diagnóstica, mas também é imprescindível nas avaliações funcional e cronotrópica de pacientes que precisam realizar reabilitação cardíaca.

BIBLIOGRAFIA

Braunwald E. *Tratado de doenças cardiovasculares*. Rio de Janeiro: Elsevier, 2010.

Brooks GA, Fahey TD, White TP. *Exercise physiology: human bioenergetics and its applications*. Mountain View: Mayfield, 1996.

Freitas RH. *Ergometria: bases fisiológicas e metodologia para a prescrição do exercício*. Rio de Janeiro: Rubio, 2004.

Jengo JA, Oren V, Conant R et al. Effects of maximal exercise stress on left ventricular function in patients with coronary artery disease using first pass radionuclide angiocardiography. *Circulation* 1979;1:60-65.

McArdle WD, Katch FI, Katch VL. *Fisiologia do exercício, energia, nutrição e desempenho humano*. 7. ed. Rio de Janeiro: Guanabara Koogan, 2011.

Neder JA, Nery JE. *Fisiologia clínica do exercício*. São Paulo: Artes Médicas, 2002.

Capítulo 4

Substâncias Indutoras de Isquemia – Bases Farmacológicas

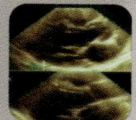

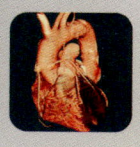

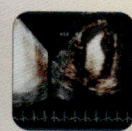

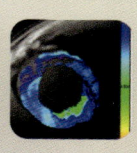

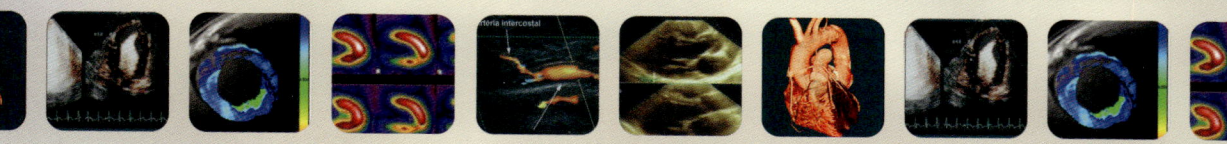

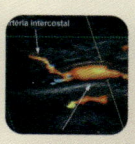

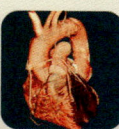

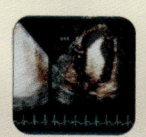

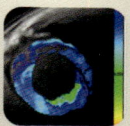

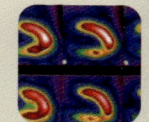

Paulo de Assis Melo

INTRODUÇÃO

Durante as 2 últimas décadas, a indústria farmacêutica aumentou seus investimentos no desenvolvimento de novos fármacos para intervenções cardiovasculares, tanto para uso experimental, como de uso na prática médica, seja para fins terapêuticos seja diagnósticos. Mais recentemente, muitas dessas substâncias, que pareciam ter suas indicações terapêuticas já definidas, foram questionadas, e novas condutas, envolvendo fármacos, foram substituídas por outros fármacos ou por procedimentos invasivos e não invasivos. Isso foi marcante no uso de alguns agentes antiarrítmicos e também nas substâncias fibrinolíticas e antitrombóticas. Permanece ainda como um grande desafio o manejo terapêutico de fármacos cardiotônicos, sejam eles de ação direta no miocárdio, ou mesmo, aqueles que agem indiretamente. Como exemplo temos o captopril que não afeta diretamente o acoplamento excitação-contração da fibra miocárdica, mas age no sistema renina-angiotensina, promovendo vasodilatação e diminuindo a volemia. Outros vasodilatadores, como os nitratos, hidralazina, também utilizados no tratamento alternativo da falência cardíaca, parecem não interferir diretamente no tecido do miocárdio, mas proporcionam melhor aporte de oxigênio aos miócitos cardíacos. Um importante grupo de substâncias de grande impacto na farmacologia cardiovascular são aquelas que mimetizam ou antagonizam as respostas do sistema nervoso autônomo (SNA). As aminas simpaticomiméticas que mimetizam as ações e os efeitos do neuro-hormônio adrenérgico, e as substâncias colinérgicas que reproduzem as respostas induzidas pela estimulação parassimpática. Os fármacos que atuam ou bloqueiam os receptores adrenérgicos ou aqueles que bloqueiam os receptores ativados pela acetilcolina têm seu emprego terapêutico nas diversas especialidades médicas, mas de forma marcante na cardiologia, seja no tratamento de arritmias, seja nos procedimentos diagnósticos. Neste capítulo daremos ênfase aos efeitos da estimulação ou inibição do SNA diretamente sobre o coração ou no conjunto do aparelho cardiovascular, e abordaremos também a atuação de alguns vasodilatadores que atuam na indução de isquemia. Procuraremos explorar as ações e efeitos das substâncias que mimetizam os neuro-hormônios adrenérgico e colinérgico, bem como seus diferentes antagonistas, e a ação de vasodilatadores, como a adenosina e o dipiridamol. Esses agentes (especialmente a dobutamina, atropina, dipiridamol e adenosina) são de grande aplicabilidade nos testes farmacológicos para o diagnóstico de isquemia miocárdica.

SISTEMA NERVOSO AUTÔNOMO E APARELHO CARDIOVASCULAR

O SNA, seja através dos neurotransmissores do simpático seja do parassimpático, induz efeito tônico sobre o coração com profundas alterações celulares, que repercutem em todo o aparelho cardiovascular. Aqui mencionaremos os aspectos de interesse particular para o coração (Fig. 4-1).

Sistema nervoso simpático e coração

O neuro-hormônio adrenérgico liberado das varicosidades simpáticas é a noradrenalina. Esta liga-se aos receptores adrenérgicos denominados $\alpha_1, \alpha_2, \beta_1$ e β_2, que estão presentes na membrana pós-sináptica dos tecidos cardíacos (Fig. 4-2).

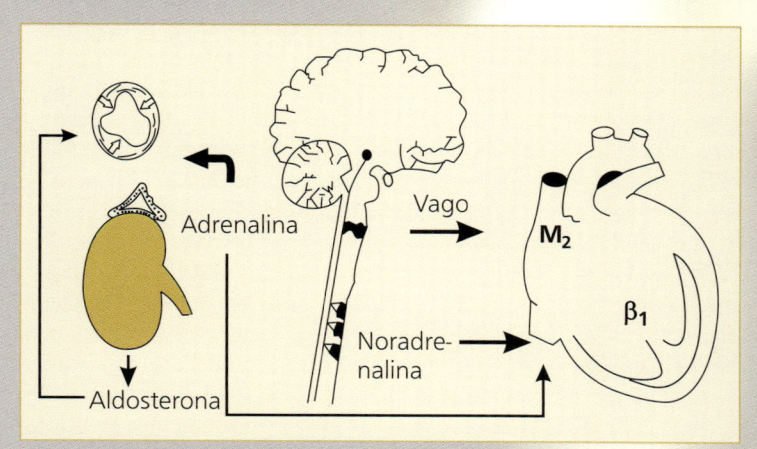

Fig. 4-1. Interação do sistema nervoso autônomo (simpático e parassimpático) nos diversos órgãos (cérebro, medula, rim, suprarrenal, coração). M_2 = receptor muscarínico; β_1 = receptor β-adrenérgico.

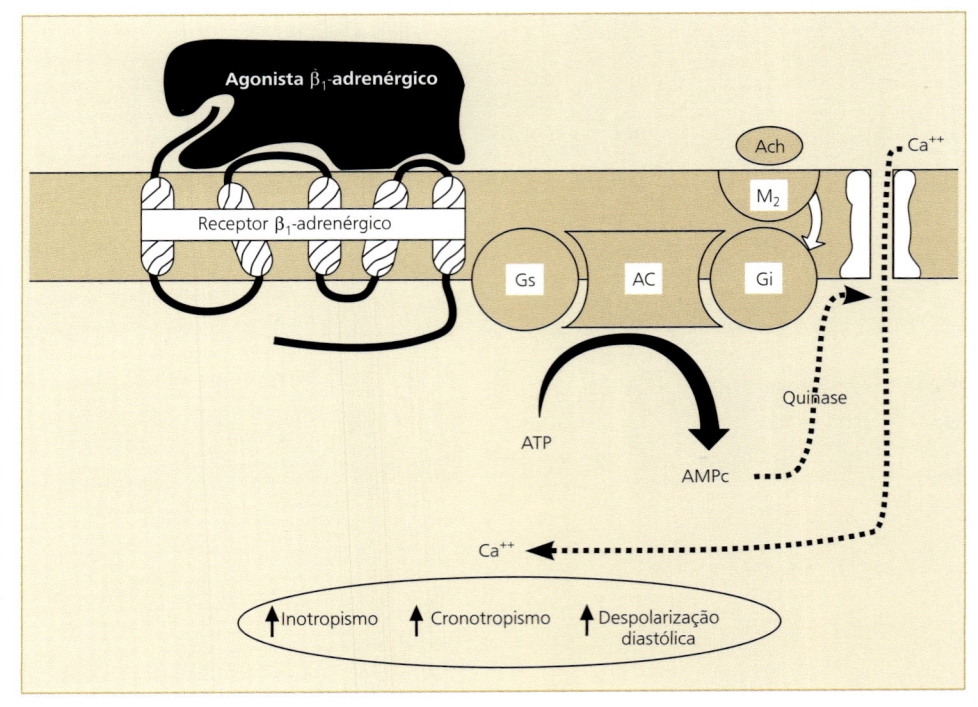

Fig. 4-2. Interação das catecolaminas com os receptores β_1-adrenérgicos da membrana do tecido cardíaco e consequente ativação dos sinalizadores intracelulares que culminam por interagir com o mecanismo que mobiliza o cálcio intracelular, resultando em efeito inotrópico e cronotrópico positivos e aumento da despolarização diastólica. Não é mostrada a ativação pela acetilcolina dos receptores muscarínicos M_2 que têm efeito oposto. Ca^{++} = cálcio; ATP = adenosina trifosfato; AMPc = AMP cíclico; AC = adenil ciclase; M_2 = receptor muscarínico; Gs e Gi = proteínas G; Ach = acetilcolina; quinase = proteinoquinase. (Esquema modificado de Opie, 2004.)

Os principais efeitos da ativação simpática sobre o coração são:

A) Aumento da frequência cardíaca (efeito cronotrópico positivo).
B) Aumento da força de contração (efeito inotrópico positivo).
C) Aumento do trabalho cardíaco e do consumo de oxigênio.
D) Aumento da automaticidade, podendo gerar áreas de autoexcitação e aparecimento de arritmias.
E) Repolarização e restauração da função após despolarização cardíaca generalizada.

Estes efeitos resultam da ativação dos receptores β_1-adrenérgicos. Os efeitos do neuro-hormônio adrenérgico e de catecolaminas sobre o coração, apesar de sua complexidade, ocorrem através da ativação do receptor β_1 e acoplados à proteína Gs e a adenilciclase (AC) e consequente aumento do AMP cíclico (cAMP) intracelular. O cAMP ativa a proteinoquinase A, que fosforila os sítios de canais de cálcio, ativando-os. Após esta ativação, ocorre aumento da corrente de entrada de cálcio para as células que ativam receptores de rianodina e aumentam a liberação de cálcio do retículo sarcoplasmático. Como consequência a esta elevação de cálcio sarcoplasmático, advém o aumento da força de contração do miocárdio. A ativação dos receptores β_1-adrenérgicos aumenta, também, a sensibilidade das proteínas contráteis ao cálcio em razão da fosforilação da troponina C. Esta ativação dos receptores β_1-adrenérgicos, além de acelerar o processo de liberação de cálcio, também promove maior recaptação de cálcio pelo retículo sarcoplasmático, aumentando os estoques dentro do retículo a cada novo processo de despolarização da membrana. Logo, haverá mais cálcio a ser liberado a cada despolarização do sarcolema e ativação do processo excitação-contração. O aumento da frequência cardíaca resulta do aumento de cálcio dentro das células marca-passo, que é consequência da ativação dos receptores β_1-adrenérgicos pelas catecolaminas. Estes dois processos, o aumento da força de contração e aumento da frequência cardíaca, mostram que tanto a força quanto a frequência são aumentadas pela maior mobilização de cálcio. A automaticidade das células marca-passo e das células contráteis é facilitada pelo aumento das correntes de cálcio transitórias, criando, assim, condições favoráveis ao aparecimento de extrassístoles após uma única despolarização, isto não ocorre regularmente, face à inativação dos canais de sódio que necessitam tempo para se recuperarem do período refratário. A adrenalina é utilizada nas assistolias em razão de ativar os receptores β_1-adrenérgicos que favorecem a ativação e a repolarização do miocárdio normal, lesado ou hipóxico e, também, por ativar a Na/K ATPase, favorecendo o restabelecimento do potencial de membrana. A exposição excessiva às catecolaminas aumenta o consumo de oxigênio sem melhorar a eficiência do trabalho cardíaco. Nas situações de isquemia, ocorrem maior ativação simpática e maior liberação de catecolaminas endógenas que aumentam o cálcio intracelular e o consumo de oxigênio no miocárdio lesado.

Aminas simpaticomiméticas/Antagonistas β-adrenérgicos e o coração

Além das catecolaminas endógenas que são continuamente sintetizadas, armazenadas e liberadas das varicosidades das inervações simpáticas, utilizamos de várias substâncias adrenérgicas, sejam elas aminas catecólicas, sejam não catecólicas, que administradas pela via intravenosa aumentam a atividade simpática sobre o coração e vasos. Elas atuam interferindo na síntese, armazenamento, liberação, interação nos sítios-alvo ou mesmo inibindo a recaptação, inibindo a biotransformação pelas enzimas catecol-O-transferase (COMT) e monoamina oxidase (MAO). As catecolaminas de nosso maior interesse neste capítulo são a adrenalina, noradrenalina, dopamina, dobutamina e o isoproterenol. As duas últimas são substâncias obtidas por síntese, sendo que o isoproterenol teve grande importância na prática médica, pois é o protótipo dos agonistas β-seletivos e foi a molécula chave para o desenvolvimento dos bloqueadores β-adrenérgicos. Há, também, importante grupo de aminas simpaticomiméticas β_2-seletivas obtidas pela síntese, que são administradas pela via inalatória e indicadas no tratamento do broncospasmo agudo nas crises de asma brônquica e que tinham como efeito colateral a taquicardia e arritmias. Alguns destes agonistas β_2 são o salbutamol, a terbutalina, o salmeterol e o formoterol. Nestes agentes β_2-seletivos foi possível abolir a taquicardia, mas não o tremor, que ainda ocorre mesmo com as substâncias mais recentes. Outra importante catecolamina obtida por síntese é a dobutamina que atua sobre receptores β_1-adrenérgicos. O principal uso terapêutico da dobutamina é como agente inotrópico, graças à sua relativa seletividade pelo receptor β_1-adrenérgico, embora atue em menor eficácia nos outros receptores adrenérgicos presentes nos vasos e outros tecidos. Tem sido usada na *ecocardiografia de estresse*, e em condições críticas nos pacientes com insuficiência cardíaca congestiva para melhorar o débito cardíaco. Esta catecolamina é utilizada em infusão intravenosa contínua no tratamento do choque cardiogênico, associada à dopamina ou à noradrenalina. A propriedade inotrópica da dobutamina sem atividade vasoconstritora permite gerar melhor débito cardíaco, permitindo boa circulação pulmonar e esplâncnica, preservando, principalmente, as vísceras da cavidade abdominal, como o rim, suprarrenal, mesentério e alças intestinais. A noradrenalina tem sido reintroduzida como catecolamina de primeira escolha nos choques distributivos que não respondem bem à associação de dopamina mais dobutamina. A noradrenalina apresenta grande efeito vasoconstritor esplâncnico, quando infundida em doses terapêuticas, podendo levar a períodos prolongados de isquemias em áreas vitais e comprometendo a recuperação do paciente no período pós-choque. Este emprego da noradrenalina requer uma profunda reavaliação, abrindo espaço para outras catecolaminas, talvez mais seletivas. Os efeitos tanto das catecolaminas endógenas como daquelas administradas por infusão intravenosa contínua podem ser afetados pelo tônus parassimpático, pela taxa de secreção de glicocorticoides/mineralocorticoides e de angiotensina no plasma. Esta última tem importante efeito no tônus simpático, podendo não somente aumentar a produção de mineralocorticoides, mas aumentar os níveis de sódio, os efeitos das catecolaminas no coração e vasos. Os glicocorticoides, por sua vez, aumentarão a expressão de receptores β-adrenérgicos e a síntese de adrenalina pelas células cromafínicas da suprarrenal, resultando em maior ação adrenérgica.

O sistema simpático pode, ainda, ser afetado diretamente por substâncias que impedirão a pronta resposta do coração à liberação maciça de catecolaminas endógenas, ou mesmo administrada por via inalatória ou intravenosa, são os bloqueadores β-adrenérgicos. Eles podem ser não seletivos ou seletivos, apresentar atividade simpática intrínseca ou mesmo terem a capacidade de se ligarem, em menor intensidade, aos receptores α-adrenérgicos, como o carvedilol. O propranolol e outros β-bloqueadores têm destacado uso no controle das disfunções cardiovasculares como a hipertensão arterial e as arritmias cardíacas. Maiores detalhes sobre estes importantes agentes podem ser apreciados nos compêndios de farmacologia, disponíveis na literatura.

O sistema nervoso parassimpático e o coração

A estimulação parassimpática induz, no tecido cardíaco, a ativação dos receptores muscarínicos, cujos efeitos são opostos aos da ativação dos receptores β_1-adrenérgicos, e eles são:

A) Redução da automaticidade e lentificação das correntes de entrada de cálcio nas células marca-passo.
B) Inibição da condução do impulso nas células do nodo A-V.

Os efeitos supracitados resultam da interação da acetilcolina (Ach) com os receptores muscarínicos M_2. Eles estão presentes com maior densidade no nodo sinoatrial, nodo AV e tecido atrial e estão distribuídos com menor abundância nos ventrículos. A interação da Ach com os receptores M_2 acoplados a proteínas G, e estas à adenilciclase, é de inibição desta enzima e redução da produção de cAMP. Esta redução do cAMP inibe a corrente lenta de cálcio e também ativa canais de potássio (K_{Ach}). Esta última atividade vagal hiperpolariza as células nodais que, adicionada à redução da corrente lenta de cálcio, se opõem à atividade do marca-passo, reduzindo a frequência cardíaca. Durante o infarto do miocárdio a atividade vagal aumenta, e se isso é associado à administração de fármacos, como os opiáceos para controle da dor, pode ocorrer aumento desta atividade e aparecimento de arritmias. A estimulação dos nervos vagos reduz o potencial de ação e a força de contração atrial, e os efeitos desta estimulação de forma semelhante às células do nodo sinoatrial respondem com hiperpolarização, redução das correntes de cálcio e bloqueio da condução AV. Os efeitos da Ach nas células atriais, além de reduzirem a força de contração, encurtam o período refratário destas células e predispõem ao aparecimento de arritmias por reentrada. No aparelho cardiovascular, ao contrário do sistema simpático, as inervações parassimpáticas estão restritas ao tecido cardíaco e não inervam os vasos. Estes apresentam, nas suas células endoteliais, receptor M2, que ao serem ativados pela Ach induzem vasodilatação via óxido nítrico (NO).

Substâncias parassimpaticomiméticas/antagonistas parassimpáticos e coração

As substâncias que reproduzem os efeitos da estimulação parassimpática são de interesse médico, principalmente pelos seus efeitos colaterais, especialmente aquelas que inibem a acetilcolinesterase, de ação direta, como a pilocarpina e o carbacol. Estes dois últimos, podem atuar diretamente no coração sobre os receptores M_2 e induzirem efeitos depressores sobre as células cardíacas. De particular interesse neste capítulo são os bloqueadores muscarínicos, entre eles destaca-se a atropina. É produto natural e também pode ter origem sintética, pode bloquear os receptores M_2 no tecido cardíaco das células marca-passo e de condução, podendo facilitar os efeitos do neuro-hormônio adrenérgico sobre o coração. O receptor M_2 inibe a adenilciclase e diminui a formação do cAMP ao contrário dos efeitos dos agonistas β_1, como a adrenalina, noradrenalina, dopamina e a dobutamina, que têm marcante efeito inotrópico positivo. O equilíbrio da interação destes agonistas pode ser apreciado no esquema onde temos uma célula cardíaca em esquema simplificado (Fig. 4-2).

PURINAS COMO NEUROTRANSMISSORAS: ADENOSINA

A adenosina é um nucleosídeo que é produzido a partir de nucleotídeos (ATP, ADP e AMP) que exercem, além de suas funções no metabolismo celular, vários outros mecanismos fisiológicos, e produzem efeitos farmacológicos quando administrados por via intravenosa. Diferente do ATP, que é um neurotransmissor que se encontra dentro de vesículas, a adenosina encontra-se no citosol de todas as células, sendo captada e liberada por intermédio de transportador específico da membrana celular. A adenosina interage com receptores purinérgicos, denominados P_1 (subdivididos em A_1, A_2 e A_3, e questiona-se a existência do receptor A_4) e o P_2 (subdivididos em P_{2X}, P_{2Y}). Os receptores P_1 estão acoplados à proteína G e podem estimular ou inibir a adenilciclase, dependendo da célula ou órgão-alvo. Segue abaixo as ações efetuadas pelos receptores P_1, sobre os quais temos maior conhecimento:

- *Receptor A_1:* é o principal receptor de adenosina nos miócitos ventricular e supraventricular. A ativação desses receptores induz os efeitos cronotrópico, inotrópico e dromotrópico negativos. A atividade desses receptores é influenciada pelas xantinas que inibem a fosfodiesterase e aumenta o AMP cíclico.
- *Receptor A_2:* é o principal receptor de adenosina na célula endotelial, levando aos efeitos vasodilatadores do fármaco.
- *Receptore A_3:* sua importância no sistema neurológico é conhecida, mas seu papel na fisiologia cardíaca é incerto. Evidências sugerem que esses receptores estejam presentes no tecido cardíaco e podem desempenhar um papel de cardioproteção.

A injeção intravenosa de adenosina induz vasodilatação, queda da pressão arterial e efeitos viscerais, como a inibição da motilidade intestinal. A adenosina produz, ainda, muitos efeitos farmacológicos tanto na periferia quanto no SNC, que estão sendo estudados. Acredita-se que sua função seria a de proteger os tecidos de situações perigosas, como a hipoxemia e a isquemia. Grandes concentrações de adenosina são liberadas nas condições de isquemias, produzindo vasodilatação, minimizando a demanda tecidual e controlando o fluxo sanguíneo. A injeção intravenosa em *bolus* de adenosina é capaz de pro-

Quadro 4-1. Algumas atividades no coração das substâncias indutoras de isquemia

Substâncias	Receptores no coração	Respostas de interação nos receptores	Efeitos
Dopamina	β_1	Ativação de proteína Gs e da Adenilciclase	Aumenta o inotropismo e induz taquicardia
Dobutamina	β_1	Ativação de proteína Gs e da Adenilciclase	Aumenta o inotropismo e induz taquicardia
Atropina	M_2	Bloqueia M_2 impedindo a ativação de Gi e inibição da adenilciclase (ativação de canais de K)	Taquicardia
Adenosina	A_1	No receptor A_1, ativa a proteína Gi e inibe a adenilciclase	Inotropismo e cronotropismo negativo e bloqueio A-V
Dipiridamol*	–	Inibe a adenosina deaminase	Aumenta a concentração, a meia-vida e os efeitos da adenosina

*O dipiridamol promove, via adenosina, vasodilatação via receptores A2 da coronária e desvio de fluxo.

duzir intensa vasodilatação coronariana, permitindo análise mais adequada do fluxo de reserva coronariana. Ela interage com os receptores A_1 das células cardíacas e, através da proteína G, inibe a adenilciclase e, como consequência, induz depressão da excitabilidade e condução cardíaca e da frequência acompanhada de redução da contratilidade. Ela parece exercer papel protetor da área isquemiada e pode prevenir a lesão relacionada com isquemia miocárdica, minimizando ou prevenindo, também, os efeitos deletérios da reperfusão.

Em virtude destas propriedades sobre a excitabilidade e condução cardíaca, a adenosina pode ser utilizada na forma de injeção venosa em *bolus* para interromper a taquicardia supraventricular. É substância segura, sendo opção ao uso de β-bloqueadores ou aos antagonistas de canais de cálcio que têm efeito prolongado e acentuam a capacidade de deprimir o débito cardíaco e a pressão arterial nessa situação clínica.

A adenosina tem efeito efêmero, pois é metabolizada ou captada dentro de poucos segundos, seja secretada pelo organismo, seja administrada por via intravenosa.

EFEITOS DO DIPIRIDAMOL

O dipiridamol atua indiretamente na liberação da adenosina, inibindo a captação celular e bloqueando o transporte transmembrana da adenosina endógena e, assim, promove vasodilatação. Este efeito é indireto e depende da inibição da enzima adenosina de deaminase que resulta em aumento dos níveis de adenosinas tecidual e sérica em cerca de 2 vezes o basal, e consequente ativação de receptores A_1 e A_2. Descreve-se que este efeito aparece no intervalo de até 30 minutos após a administração do dipiridamol. Consequentemente, os efeitos de ambos os fármacos são semelhantes, tendo também as mesmas indicações e contraindicações.

Comparando com o dipiridamol, os efeitos colaterais da adenosina têm menor duração (segundos), porém, são mais frequentes e menos tolerados, a despeito da segurança de ambas as substâncias.

O dipiridamol é biotransformado no fígado e excretado na bile, tendo sua meia-vida em torno de 6-10 horas. Como esse agente é uma substância de característica básica, lipofílica, pode causar ardência no local da infusão, devendo ser previamente diluído em solução salina, glicosada ou aquosa, e administrado em uma veia central ou de maior calibre. É fármaco de grande utilização na ecocardiografia de estresse para o diagnóstico de isquemia miocárdica, pelo mecanismo de "roubo de fluxo" do subendocárdio para o subepicárdio; e da avaliação do fluxo de reserva coronariana, pela significativa vasodilatação induzida por esse agente.

O Quadro 4-1 mostra a atividade de cada uma das substâncias supracitadas, capazes de induzir isquemia miocárdica.

CONCLUSÃO

A utilização de fármacos cardiotônicos para exames diagnósticos cardiovasculares, especialmente no diagnóstico por imagem, é de grande valia na prática médica, pois são seguros e permitem a abordagem da patologia cardíaca suspeita de modo mais precoce e eficiente, permitindo melhor direcionamento na conduta a ser adotada.

BIBLIOGRAFIA

Aronson D, Burger AJ. Effect of beta-blockade on autonomic modulation of heart rate and neuro-hormonal profile in decompensated heart failure *Ann Noninvasive Electrocardiol* 2001;6(2):98-106.

Floras JS, Hassan MO, Jones JV et al. Consequences of impaired arterial baroreflexes in essential hypertension: effects on pressor responses, plasma noradrenaline and blood pressure variability. *J Hypertens* 1988 July;6(7):525-35.

Floras JS. Sympathetic activation in human heart failure: diverse mechanisms, therapeutic opportunities. *Acta Physiol Scand* 2003;177(3):391-98.

Geleijnse ML, Krenning BJ, Nemes A et al. Incidence, pathophysiology, and treatment of complications during dobutamine-atropine stress echocardiography. *Circulation* 2010 Apr. 20;121(15):1756-67.

Goldberger JJ. Sympathovagal balance: how should we measure it? *Am J Physiol* 1999 Apr.;276(4 Pt 2):H1273-80.

Johns JP, Abraham SA, Eagle KA. Dipyridamole-thallium *versus* dobutamine echocardiographic stress testing: a clinician's viewpoint. *Am Heart J* 1995;130:373.

Losi MA, Betocchi S, Aversa M et al. Dobutamine stress echocardiography in hypertrophic cardiomyopathy. *Cardiology* 2003;100(2):93-100.

Ludwig DA, Vernikos J, Wade CE et al. Blood pressure changes during orthostatic stress: evidence of gender differences in neuroeffector distribution. *Aviat Spac Environ Med* 2001;72(10):892-98.

Maron BA, Rocco TP. Pharmacotherapy of congestive heart failure. In: Brunton L. (Eds.). *Goodman & Gilman's the pharmacological basis of therapeutics.* 12th ed. New York, Mc Graw-Hill, 2011. p. 789-813.

Moens AL, Claeys MJ, Timmermans JP et al. Myocardial ischemia/reperfusion-injury, a clinical view on a complex pathophysiological process. *Intern J Cardiol* 2005;100(2):179-90.

Pousset F, Chalon S, Thomare P et al. Evaluation of cardiac beta 1-adrenergic sensitivity with dobutamine in healthy volunteers. *Br J Clin Pharmacol* 1995;39(6):633-39.

Roden DM. Antiarrhytmic drugs. In: Hardman JG. (Eds.). *Goodman & Gilman's the pharmacological basis of therapeutics.* 10th ed. New York: Mc Graw-Hill, 2001. p. 933-70.

Toft J, Mortensen J, Hesse B. Risk of atrioventricular block during adenosine pharmacologic stress testing in heart transplant recipients. *Am J Cardiol* 1998;82(5):696-97.

Wright DJ, Williams SG, Lindsay HS et al. Assessment of adenosine, arbutamine and dobutamine as pharmacological stress agents during (99 m)Tc-tetrofosmin SPECT imaging: a randomized study. *Nucl Med Commun* 2001;22(12):1305-11.

CAPÍTULO 5

ECOCARDIOGRAFIA DE ESTRESSE NA ISQUEMIA MIOCÁRDICA

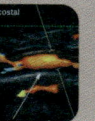

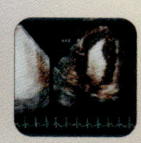

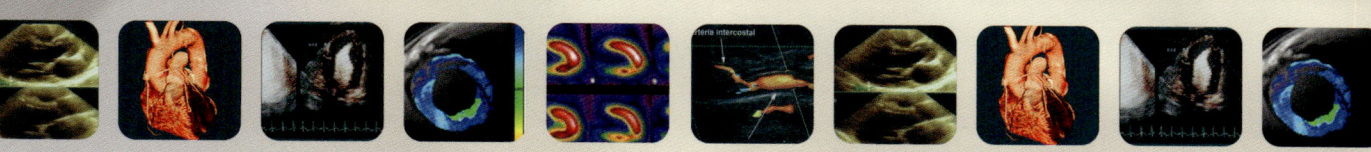

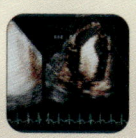

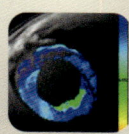

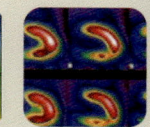

5-1 MODALIDADES DE ESTRESSE NA INVESTIGAÇÃO DA DOENÇA CORONARIANA E A EVOLUÇÃO DA ECOCARDIOGRAFIA SOB ESTRESSE

ANA CRISTINA CAMAROZANO WERMELINGER

INTRODUÇÃO

Estima-se que a aterosclerose seja a principal causa de morte no mundo industrializado, destacando-se como um grave problema de saúde pública do ocidente.

Embora o valor e o impacto da angiocoronariografia seja ainda inquestionável na abordagem do paciente com DAC (doença arterial coronariana), os efeitos fisiológicos do fluxo através da lesão coronariana não podem ser acuradamente avaliados pela anatomia. Além do mais, estudos demonstram que a angiocoronariografia subestima a gravidade das lesões com relação à quantificação anatomopatológica de necropsias,[1] e a visibilidade de lesões menores que 0,2 mm está comprometida por este método.

Esta limitação requer outras modalidades para quantificar a gravidade da estenose, até porque a repercussão hemodinâmica não depende apenas da lesão de um único vaso, mas sim da soma de todas as lesões.

Nesse contexto três questões são peculiares:

1. Importância fisiológica: qual o efeito da lesão estenótica no paciente?
2. Importância clínica: esta é a lesão responsável pelos sintomas clínicos?
3. Importância intervencionista: a melhora deste fluxo melhorará os sintomas do paciente?

O propósito da aplicação de testes para a investigação de DAC está em prolongar a sobrevida ou melhorar a qualidade de vida dos pacientes, pelo diagnóstico e tratamento precoces da doença, precedendo suas complicações.

A escolha entre os diferentes testes provocativos para investigação de isquemia está principalmente pautada na: capacidade de o indivíduo realizar exercício, presença de anormalidades eletrocardiográficas em repouso e investigação de viabilidade miocárdica, dentre outros fatores. Essas alterações *per se* já direcionam para um ou outro tipo de teste de estresse ou provocativo.

Em 2004, o Ministério da Saúde publicou as indicações nacionais para realização da ecocardiografia de estresse (SAS/MS nº 215 de 15 junho de 2004) que são: pesquisa de isquemia miocárdica, pesquisa de viabilidade miocárdica, investigação da resposta hemodinâmica na doença valvar e avaliação de miocardiopatias (dilatada e hipertrófica).

TESTES DE ESTRESSE NA AVALIAÇÃO DA DOENÇA ARTERIAL CORONARIANA

Os testes de estresse podem ser definidos como procedimentos diagnósticos em que o paciente é exposto a um agente "estressor" cardiovascular, enquanto sua resposta é monitorada. Esses "estressores" podem ser divididos dentro de modalidades que envolvem o exercício físico ou não.

Os métodos de estresse utilizados na investigação da doença coronariana, cujo objetivo é melhor definir a probabilidade de doença significativa, incluem o teste ergométrico, a ecocardiografia sob estresse, o SPECT (tomografia computadorizada com emissão de fótons únicos), a angiografia de exercício com radionucleotídeos (menos utilizado na prática), a tomografia por emissão de pósitrons (PET) e, mais recentemente, a ressonância magnética cardíaca.

Vale ressaltar que todas as modalidades sofrem influência da probabilidade pré-teste para DAC, conforme demonstrado primeiramente por Diamond e Forrester, em 1979.[2] Desde então, o método *bayesiano* tem sido utilizado para separar os pacientes de baixo risco, intermediário risco e alto risco como uma probabilidade pré-teste para doença coronariana.[3]

A sensibilidade do teste ergométrico varia entre 65 e 70%, sendo menor que as técnicas de estresse por imagem, que ficam entre 80 e 85%,[4] com similar acurácia entre elas.

O teste de estresse sob exercício ou farmacológico tem evoluído nas últimas décadas como uma modalidade de importância considerável na avaliação de pacientes com doença coronariana conhecida ou suspeitada, com grande capacidade diagnóstica e prognóstica, permitindo, assim, separar os pacientes considerados de alto risco, que são candidatos à angiocoronariografia e possível revascularização miocárdica, daqueles de baixo risco, que apresentam bom prognóstico e, consequentemente, pouco benefício com a intervenção coronariana invasiva.

Na solicitação de qualquer teste, tornam-se relevantes algumas questões que podem mudar a curva do resultado diagnóstico,[5] como:

- Qual é o paciente selecionado e a probabilidade de risco para a doença?
- O teste é realmente acurado quando comparado com o padrão ouro?
- Qual a relação custo-efetividade nos resultados do teste?
- Que considerações tornam um teste mais adequado que outro no paciente específico?

Como já dito, a probabilidade de os testes não invasivos serem acurados depende do risco pré-teste do paciente para DAC. Por exemplo, um resultado positivo em um teste tem grande chance de ser verdadeiramente positivo na população de alto risco pré-teste (> 80-90%), enquanto um teste negativo tem maior chance de ser falso-negativo nessa população. Inversamente, na população com baixa probabilidade pré-teste (< 5%), um resultado positivo pode indicar um falso-positivo, enquanto que um resultado negativo é altamente preditivo da ausência de DAC.[5]

A acurácia corresponde ao percentual do resultado dos testes que são realmente verdadeiros (positivos e negativos). Esta medida está intimamente relacionada com a prevalência da doença na população, o que pode influenciar, significativamente, os resultados.

Em pacientes com intermediária probabilidade pré-teste é que temos as grandes vantagens dessas modalidades diagnósticas, onde um teste positivo resulta em um aumento da probabilidade da doença para cerca de 83%, enquanto que um teste negativo diminui essa probabilidade para 36%.[5] Este grupo é o que mais se beneficia dos testes para a definição de DAC e para a aplicação dos métodos diagnósticos de investigação da doença.

Diante disso, devemos ter em mente que os testes diagnósticos servem apenas como dados complementares à nossa investigação clínica, devendo estes serem criteriosamente aplicados de modo a evitarmos maior frequência de resultados falso-positivos ou falso-negativos que podem aumentar o 'confundimento' médico e, acima de tudo, devem somente ser solicitados se previamente concluiu-se que este fará diferença e mudará a conduta para melhor.

As duas maiores modalidades de estresse com imagem são a ecocardiografia de estresse e a perfusão miocárdica com medicina nuclear (SPECT), sendo que a ressonância magnética é menos utilizada para este fim. O teste de estresse pode ser feito com exercício ou com medicamento como dobutamina, dipiridamol e adenosina.

A seleção da técnica de estresse a ser adotada vai depender da disponibilidade dos métodos na instituição, do custo e das limitações de cada técnica de acordo com as características individuais dos pacientes. Caso todos os métodos sejam factíveis, o critério dependerá, então, dos objetivos, sabendo-se que a máxima sensibilidade pode ser obtida com o SPECT, e a combinação de alta sensibilidade e especificidade pelo ecocardiograma com dobutamina.

Apesar de a angiocoronariografia ser considerada o padrão ouro para diagnóstico de DAC, este método avalia, básica e subjetivamente, a característica anatômica da lesão, e outros exames não invasivos podem ser realizados na investigação da doença, abordando melhor a repercussão desta lesão.

Os testes não invasivos mais comuns para investigação de DAC são:

- Teste ergométrico.
- Ecocardiograma de estresse sob exercício ou farmacológico.
- Perfusão miocárdica com eco de contraste.
- Tomografia computadorizada com emissão de fótons únicos (SPECT) – imagem de perfusão com tálio ou sestamibi.
- Tomografia por emissão de pósitrons (PET) – imagem de perfusão miocárdica.
- Tomografia ultrarrápida para avaliação de coronárias.
- Ressonância magnética com estresse.

Estes testes diferem em custo e acurácia e são todos seguros. Alguns testes são mais adequados para determinados pacientes que outros.

O ecocardiograma de estresse, o SPECT e o PET, são os testes não invasivos que conferem maior acurácia, sendo que o PET tem uma sensibilidade similar ao SPECT com maior especificidade, e este último é menos específico e mais sensível que o ecocardiograma de estresse. O teste ergométrico, por sua vez, apresenta menor sensibilidade que os demais métodos para a detecção de DAC.

Uma análise comparando os diferentes testes no diagnóstico da doença coronariana está apresentada nos Quadros 5-1 e 5-2.

Outra metanálise demonstrando a Sensibilidade e Especificidade (médias) dos estresses farmacológicos (82 estudos – n = 10.817) é ilustrada no Quadro 5-3.[8]

Diante desses fatores, o teste ergométrico deve ser considerado de escolha, quando não houver limitação e houver pouca incerteza sobre o diagnóstico, e o SPECT deve ser considerado, quando o ecocardiograma de estresse não for possível ou o paciente apresentar má "janela" torácica. O ecocardiograma de estresse e a medicina nuclear (cintilografia miocárdica) têm similar acurácia global;[9] enquan-

Quadro 5-1. Comparação dos diferentes testes para o diagnóstico de doença coronariana em 102 pacientes[6]

Teste ergométrico	ECO dipiridamol	ECO dobutamina	Cintilografia	Sensibilidade
Total	66%	81%	78%	87%
Univascular	60%	68%	75%	80%
Multivascular	71%	94%	82%	93%
Especificidade	80%	90%	88%	70%
Acurácia	70%	86%	82%	81%
Valor preditivo positivo	91%	96%	92%	85%
Valor preditivo negativo	49%	73%	69%	72%

Quadro 5-2. Uma metanálise, envolvendo 132 estudos e mais de 24.000 pacientes com probabilidade intermediária de risco pré-teste, mostrou os seguintes resultados de sensibilidade e especificidade de cada método na investigação de doença arterial coronariana, considerando a estenose angiográfica significativa com ≥ 50% ou ≥ 70%[7]

Método	Sensibilidade	Especificidade	n
Teste ergométrico	68%	77%	24.000
Eco estresse	76%	88%	510
Planar-tálio	79%	73%	510
Méd. nuclear-SPECT	88%	77%	1.174
PET scan	91%	82%	206

Quadro 5-3. Metanálise demonstrando a sensibilidade e a especificidade dos testes provocativos em número significativo de pacientes

Testes farmacológicos	Sensibilidade	Especificidade
ECO com adenosina	72%	91%
SPECT com adenosina	90%	75%
ECO com dipiridamol	70%	93%
SPECT com dipiridamol	89%	65%
ECO com dobutamina	80%	84%
SPECT com dobutamina	82%	75%

to o ecocardiograma de exercício e a cintilografia de exercício apresentam comparável valor prognóstico, e o valor preditivo negativo para eventos cardíacos e morte também foi similar no acompanhamento de 3 anos (99 e 98%, respectivamente).[10]

Obviamente que a acurácia dos testes podem sofrer influência de outros fatores associados, como: **bloqueio do ramo esquerdo**, onde a imagem associada ao exercício não é adequada por aumentar o número de falsos-resultados com baixa especificidade, optando-se pelo estresse farmacológico. Na **hipertrofia ventricular esquerda**, a ecocardiografia de estresse mesmo sob exercício é mais acurada, e o teste ergométrico menos apropriado para esse subgrupo de pacientes, onde a sensibilidade e a especificidade da cintilografia podem estar reduzidas, e, por outro lado, aqueles com **aumento do índice de massa corporal** parecem apresentar melhor resultado com a cintilografia de perfusão. Atualmente considera-se que os métodos que envolvem exercício físico não são adequados para **pacientes portadores de marca-passo**, por acarretar baixa especificidade diagnóstica,[11] parecendo mais adequada, nesse subgrupo, a cintilografia miocárdica de perfusão. Pacientes **hipertensos** que cursam com resposta hipertensiva ao ecocardiograma sob esforço podem apresentar maior número de resultados falso-positivos, ou seja, positivo para isquemia miocárdica na ausência de doença coronariana significativa à angiocoronariografia,[12] enquanto que o ecocardiograma de estresse com dobutamina nos pacientes hipertensos com dor torácica apresenta boa sensibilidade (88%) e especificidade (80%), apresentando, inclusive, maior acurácia que o ecocardiograma de estresse com dipiridamol nesse subgrupo (84% e 74%, respectivamente) e maior especificidade do que a cintilografia de perfusão (80 e 36%, respectivamente).[13] Pacientes que apresentam alteração segmentar em repouso por **infarto prévio** cursam com menor especificidade ao ecocardiograma sob esforço (44 × 84% com e sem infarto prévio, respectivamente), a despeito de uma sensibilidade elevada.[14]

O estresse farmacológico, especialmente com dobutamina (que é o mais utilizado universalmente) está indicado para aqueles que não podem se exercitar ou para aqueles que apresentam menor acurácia ao teste ergométrico. A adição da atropina (0,5 a 2 mg) junto ao protocolo da dobutamina aumenta a capacidade desta última a induzir isquemia.[15,16] Na análise de **viabilidade miocárdica**, a ecocardiografia de estresse com dobutamina em baixa dose é o método mais indicado dentre as demais opções da ecocardiografia, com excelente especificidade diagnóstica, quando o objetivo é predizer recuperação funcional pós-revascularização miocárdica.

Na **avaliação prognóstica**, o ecocardiograma com dipiridamol tem seu valor bem estabelecido em pacientes com doença coronariana,[17] infarto prévio,[18] idosos,[19] hipertensos,[20] no bloqueio do ramo esquerdo ou outros distúrbios da condução ventricular[21,22] e no pré-operatório de cirurgia não cardíaca principalmente vascular.[23]

As diretrizes do American College of Cardiology e do American Heart Association de 2002, modificadas em 2007, para a conduta na angina estável incluem as recomendações do uso das várias técnicas para o diagnóstico e estratificação de risco dos pacientes com doença coronariana conhecida ou suspeitada. Essas últimas diretrizes concluem que o ecocardiograma de estresse (método rápido, prático, sem radiação e de baixo custo) deve ser o teste inicial e de primeira linha (Classe I) para o diagnóstico e a estratificação de risco da doença coronariana conhecida ou suspeitada; e em pacientes com cirurgia prévia de revascularização miocárdica, o uso do ecocardiograma de exercício ou a cintilografia de exercício são métodos de escolha para avaliar o significado funcional da lesão coronariana.[24]

EVOLUÇÃO DA ECOCARDIOGRAFIA DE ESTRESSE NA DETECÇÃO DE ISQUEMIA MIOCÁRDICA

A ecocardiografia de estresse teve seu início com imagens unidimensionais do ventrículo esquerdo. Krauz e Kennedy[25] observaram as alterações da movimentação da parede ventricular em repouso e com o exercício, em 1970, e Jacobs et al.,[26] em 1973, notaram anormalidades em segmentos miocárdicos através do modo M. Contudo, o real interesse pela ecocardiografia de estresse teve seu início com o modo bidimensional. A partir de então, vários estudos foram realizados, utilizando exercício físico,[27] marca-passo atrial que aumenta a frequência cardíaca até a desejada ou o marca-passo transesofágico que utiliza um *probe* esofágico[28] que, apesar de ser considerado por alguns um teste bem tolerado e acurado, não é amplamente utilizado, *cold pressor*,[29] estresse mental, hiperventilação para investigação de vasospasmo,[30] e *hand grip*[31] que pode ser utilizado mais adequadamente em conjunto com o estresse sob exercício e farmacológico, porém sua eficácia é baixa quando utilizado isoladamente. Quando utilizado como coadjuvante, é capaz de aumentar um pouco a pressão arterial e a frequência cardíaca.

A ecocardiografia bidimensional seguida do Doppler, sem dúvida alguma foram determinantes na evolução da ecocardiografia de estresse, mas o avanço tecnológico mais importante foi a introdução da imagem com harmônicas (Fig. 5-1), que permitiu grande definição da borda endocárdica, especialmente nas imagens apicais.[32] Além disso, outro grande avanço na ecocardiografia de estresse, ocorreu graças à exibição dos dados ecocardiográficos em forma digitalizada, ou seja, manipulados por um sistema computadorizado, que tem feito grande diferencial nos laboratórios de ecocardiografia sob estresse. Dentro dessa técnica, há a possibilidade da exibição de múltiplas imagens simultaneamente, permitindo, assim, a comparação direta das mesmas imagens ecocardiográficas realizadas em momentos diferentes do estudo[33,34] e ainda sob a forma de movi-

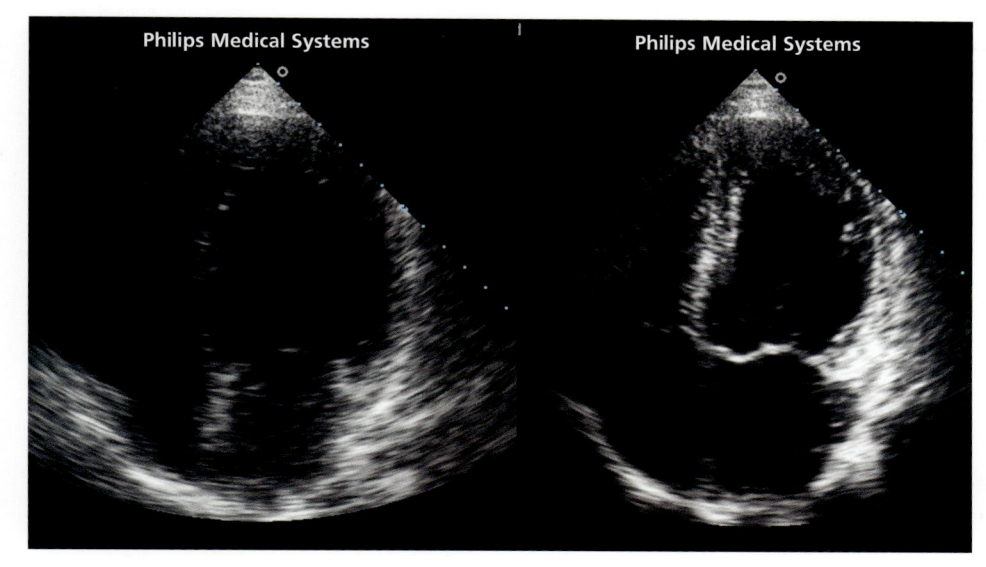

Fig. 5-1. Imagem fundamental (à esquerda) e com harmônica (à direita). Note a grande definição da "borda" endocárdica com a adição da segunda harmônica.

mento. Outra vantagem do modo digital é a possibilidade de as imagens serem visualizadas em vários terminais de computadores que estejam interligados dentro da instituição, podendo até serem enviadas a outros locais,[35] bem como serem analisadas e quantificadas após a realização do estudo.

A partir da ecocardiografia digital, com captura *on-line* de todo ou parte do ciclo cardíaco, e disposição das imagens lado a lado em formato de *quad-screen* (que permite a comparação simultânea das figuras em vários estágios do teste [Fig. 5-2]),[36] a ecocardiografia sob estresse ganhou maior credibilidade, tendo emergido como uma importante ferramenta diagnóstica na evolução e no manuseio de pacientes com doença arterial coronariana. Esse método fundamenta-se no fato de que a ecocardiografia, em geral, é uma técnica sensível e em tempo real para a detecção das alterações da motilidade da parede ventricular, e que a piora da função sistólica regional implica em isquemia miocárdica e provável presença de doença coronariana, induzida por mecanismos bioquímicos e hemodinâmicos.

O estresse na ecocardiografia pode ser obtido de diversas maneiras, o exercício físico em esteira[37,38] ou bicicleta[39] é o método mais indicado para aqueles que podem realizá-lo, por ser mais fisiológico atuando pelo aumento do consumo de oxigênio do miocárdio e por avaliar a capacidade funcional do indivíduo. O inadequado nível de exercício (< 85% da frequência cardíaca máxima prevista para a idade) é a principal causa de resultados falso-negativos, e um fator limitante no estresse físico com esteira é a rápida obtenção das imagens que devem ser feitas no pós-esforço imediato (60 a 90 segundos após cessar o exercício) para manter a confiabilidade nos resultados deste teste, o que não ocorre no esforço com bicicleta. A estimulação transesofágica atrial[40,41] com o intuito de aumentar o cronotropismo e induzir isquemia é outro modo de estresse, porém, pouco utilizado nos principais centros de ecocardiografia de estresse, não tendo ocasionado grande reprodutibilidade mundial. O estresse farmacológico aplica-se àqueles que estão incapacitados em realizar exercício adequadamente (cerca de 42% dos pacientes),[42,43] ou para aqueles que apresentam alterações ao eletrocardiograma de repouso, o que dificulta a interpretação da eletrocardiografia dinâmica. Atualmente, este teste está representado basicamente por duas classes de drogas:

1. **Inotrópicas positivas:** onde a dobutamina tem grande impacto,[44,45] sendo a principal droga utilizada em nosso meio e nos Estados Unidos, e cujo mecanismo de ação é o aumento do duplo produto e do consumo de oxigênio do miocárdio, e o custo da dobutamina nos EUA é baixo (cerca de 4 a 10 vezes mais caro na Europa).
2. **Vasodilatadores coronarianos:** o dipiridamol e a adenosina[46,47] que são mais utilizados em alguns centros da Europa e causam a má distribuição do fluxo miocárdico, o chamado "roubo vertical", onde o sangue é roubado da camada subendocárdica para a camada subepicárdica do coração durante o estresse. O custo do dipiridamol e adenosina na Europa é baixo e bem menor do que nos EUA.

Outro fármaco a ser considerado na ecocardiografia de estresse, é a ergonovina, que raramente é utilizada em nosso meio para o diagnóstico de vasospasmo, em razão de suas complicações, sendo utilizada apenas em alguns centros mundiais isolados que apresentam grande experiência com o método. Contudo, a sensibilidade desse teste é alta em pacientes com angina variante (próxima a 100%), su-

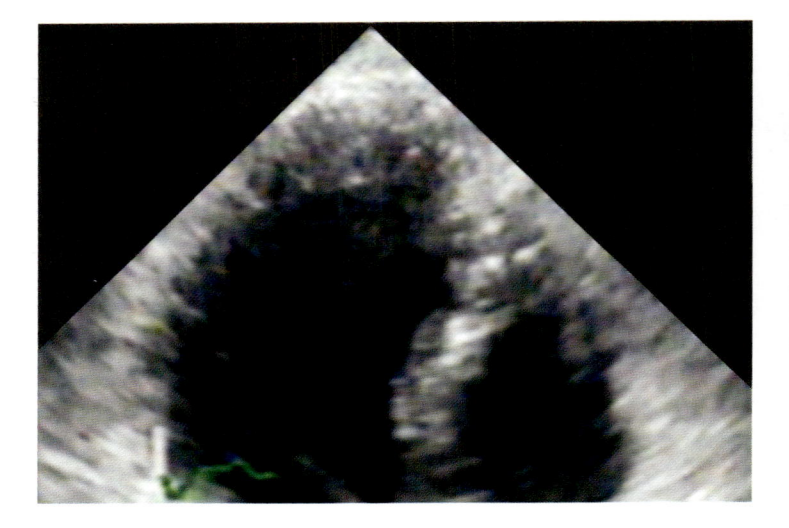

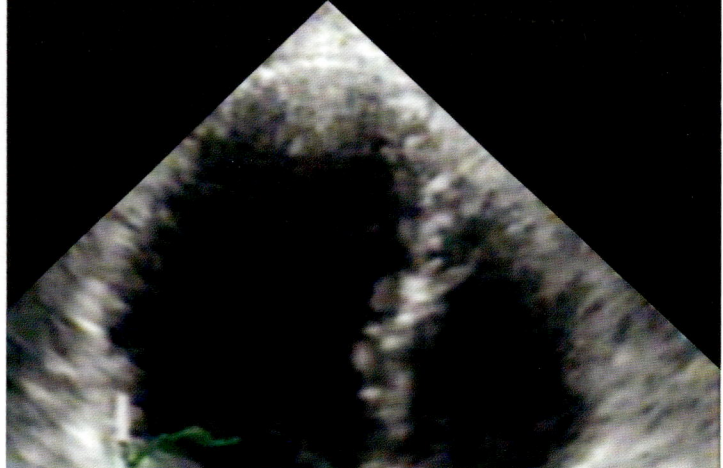

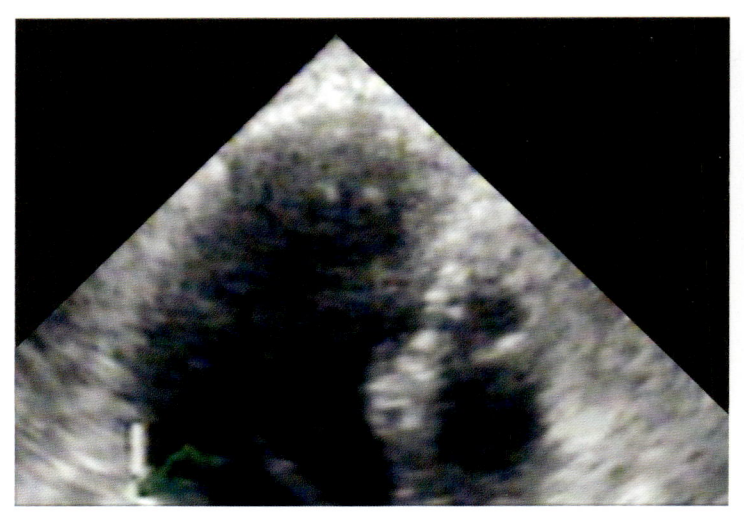

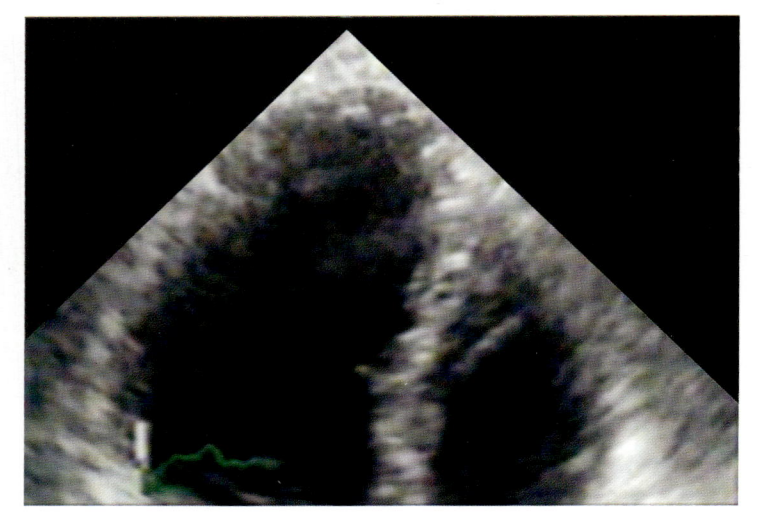

Fig. 5-2. Captura em formato digital com imagens simultâneas, lado a lado, correspondendo a diferentes estágios do teste.

plantando as demais modalidades de estresse.[48] Para aqueles pacientes em que a "janela" torácica não é adequada, podemos, ainda, lançar mão da ecocardiografia transesofágica sob estresse[49] ou a ecocardiografia de contraste que, inclusive, é menos invasiva e mais apropriada para este fim (imagem subideal – Classe I de indicação).

Outra droga que surgiu com a finalidade de causar um estresse farmacológico foi a arbutamina, um análogo sintético da dobutamina, cuja ação cronotrópica é maior e a inotrópica menor com relação à dobutamina;[50] mas graças à alta incidência de efeitos colaterais, não foi amplamente difundida. A adrenalina, a dopamina e o isoproterenol também ocasionam mais desconforto, maior número de efeitos colaterias e têm menor número de estudos, comprovando sua eficácia.

Além disso, é possível combinar os dois mecanismos de isquemia em um único teste, principalmente se o objetivo for a detecção de doenças menos graves ou até mesmo univascular. Por exemplo, a adição de adenosina junto a doses baixas de dobutamina aumentou a sensibilidade para detecção de doença univascular.[51] O dipiridamol também pode ser associado à dobutamina na investigação de doença arterial coronariana e viabilidade miocárdica, mas não é um protocolo utilizado na prática de rotina dos laboratórios de ecocardiografia.[52]

ECOCARDIOGRAMA DE ESTRESSE E INTERPRETAÇÃO DIAGNÓSTICA

As razões pelas quais muitos pacientes são incapazes de realizar o exercício físico com adequada intensidade incluem: insuficiência vascular periférica, doenças osteomusculares, doenças psiquiátricas, neurológicas e pulmonares restritiva ou obstrutiva crônicas.

Considerando que a frequência cardíaca, o inotropismo e a tensão parietal (que é proprocional à pressão arterial sistólica) são os maiores determinantes do consumo de oxigênio pelo miocárdio, o estresse com dobutamina tem sido uma alternativa ao ecocardiograma de exercício por aumentar o consumo de oxigênio, o que ocorre, basicamente, à custa de um marcado aumento na contratilidade cardíaca associado ao aumento da frequência cardíaca. No entanto, o exercício físico acarreta um aumento no consumo de oxigênio miocárdico, principalmente pelo aumento no cronotropismo cardíaco,[53] aumentando o inotropismo em menor grau (Quadro 5-4).

Além disso, quando avaliamos os efeitos da dobutamina na fisiologia e morfologia da estenose coronária, há relatos de que na presença de uma estenose fixa, a má distribuição do fluxo e a isquemia miocárdica são atribuídas ao aumento no consumo de oxigênio em decorrência do maior trabalho cardíaco. E a despeito de um menor aumento no duplo produto, a habilidade de o ecocardiograma com dobutamina detectar doença arterial coronariana é similar ao ecocardiograma com exercício.[54] Outras potenciais vantagens inerentes ao método ecocardiográfico são: baixo custo, capacidade em prover dados adicionais sobre a anatomia e funções valvar e cardíaca, praticidade, maior acurácia e segurança em mulheres, idosos,[55] pacientes hipertensos,[56] com hipertrofia ventricular e com bloqueio do ramo esquerdo, e sem envolvimento de radiação ionizante. Sua limitação está na incapacidade de obter imagens satisfatórias, que giram em torno de 5-10% dos pacientes em repouso, podendo chegar a 20-30% no pico do estresse,[4] o que pode ser praticamente neutralizado com a adição do contraste para ultrassonografia, e com pessoal experiente para a interpretação dos achados.

A relação entre os resultados dos testes provocativos e a DAC angiográfica é comumente expressa em termos de sensibilidade e especificidade, o que requer uma classificação dicotômica dos resultados (positivo, negativo),[57] que não é condizente com a condição biológica, pois a DAC não é uma condição binária (sim/não), mas uma condição complexa, com ampla variabilidade e grande espectro de gravidade.[58] Além do mais, existem questões de âmbito anatômico e questões de âmbito funcional que nem sempre se correlacionam.

Outro fator importante a ser mencionado é que a quantidade de estresse capaz de provocar isquemia miocárdica (dose do fármaco, frequência cardíaca, duração do exercício, tempo do teste), independentemente do tipo de estresse adotado, é inversamente proporcional à gravidade da coronariopatia.[59] Um resultado positivo com baixa carga ou baixa dose do fármaco identifica uma doença coronariana mais grave em comparação com um teste positivo tardiamente, com relação a aspectos anatômicos, funcionais e prognósticos,[60-62] conferindo um risco mais elevado de eventos clínicos. Outro fato relevante é o tempo de recuperação miocárdica após a interrupção do estímulo, cerca de 5 a 10% dos testes positivos prolongam o período de isquemia mesmo na ausência do "agente estressor" e quanto maior o tempo entre a interrupção do teste e o retorno às condições contráteis basais, maior será a gravidade da DAC, geralmente estando associado a lesões graves e multivasculares.[59]

A combinação do ecocardiograma sob exercício e o escore de Duke pelo teste ergométrico na avaliação de doença coronariana possui informação coadjuvante e importante. Em um acompanhamento de 5 anos, os pacientes que apresentaram um ecocardiograma sob exercício normal cursaram com uma mortalidade anual de 1% no todo, e de 0,7, 2,4 e 4,6% se considerarmos os pacientes com baixo, moderado ou alto risco no escore de Duke, respectivamente; enquanto os pacientes que apresentaram alteração ao ecocardiograma com exercício tiveram maior mortalidade anual de acordo com a graduação do escore de Duke ao teste ergométrico.[63]

Outro dado interessante na interpretação do ecocardiograma de estresse, no caso, com exercício, demonstrado no estudo de McCully et al. é que na pesquisa de doença coronariana a obtenção de ao menos 5 METS (mulher) ou 7 METS (homem) ao teste ergométrico e um ecocardiograma de estresse com anormalidades regionais no repouso ou com exercício apresentam uma frequência de eventos cardíacos ou morte cardíaca anual de 1,2, 2,2 e 3,8% para nenhuma alteração ao ecoestresse, alteração segmentar envolvendo até 25% do coração e alteração cardíaca envolvendo mais de 25% dos segmentos miocárdicos, respectivamente.[64]

Excetuando-se o teste com exercício que permite uma avaliação completa (clínica-funcional, eletrocardiográfica e hemodinâmica) na investigação da DAC, os testes farmacológicos não são fidedignos com relação a esses outros parâmetros. A adenosina ou o dipiridamol podem induzir bradicardia e diferentes graus de bloqueio, podendo levar à parada sinusal (na presença de doença do nó sinusal), além de poder causar alteração na repolarização ventricular; a dobutamina apresenta alto poder arritmogênico pelo estímulo adrenérgico, independente da presença de isquemia, ocasionando,

Quadro 5-4. Dados dos picos dos testes com dobutamina, dobutamina-atropina (Dobatro), dipiridamol, dipiridamol-atropina (Dipatro) e estresse sob execício

	Dobutamina	Dobatro	Dipiridamol	Dipatro	Exercício
Frequência cardíaca, batimento/min	110 ± 27	138 ± 25	91 ± 15	125 ± 25	148 ± 25
Pressão arterial sistólica, mmHg	155 ± 20	160 ± 30	138 ± 22	158 ± 20	182 ± 24
Pressão arterial diastólica, mmHg	98 ± 15	103 ± 10	90 ± 9	97 ± 12	109 ± 14

principalmente, batimentos ventriculares ectópicos isolados. O mesmo ocorre com relação à pressão arterial, o dipiridamol e a adenosina podem induzir hipotensão graças à vasodilatação periférica, e a dobutamina pode levar à queda da PAS (pressão arterial sistólica) em decorrência de vasodilatação por reflexo vasodepressor desencadeado pela hiperdinamia, levando ao estímulo de receptores da parede posterior[65,66] ou por obstrução da via de saída do ventrículo esquerdo, criando um gradiente dinâmico intraventricular e, consequente, redução do débito cardíaco,[67-69] e mais comumente, pode levar à elevação da PAS decorrente do aumento do inotropismo e do cronotropismo cardíacos.

Há diferenças hemodinâmicas entre os testes provocativos utilizando o ecocardiograma conforme demonstrado no Quadro 5-4.[70]

Na ecocardiografia sob estresse, os principais preditores de mortalidade são o sexo masculino, a idade avançada, anormalidades parietais estresse-induzidas e anormalidades parietais em repouso.[71]

A adição do contraste de microbolhas ao ecocardiograma de estresse para otimização da borda endocárdica, o que é de fundamental importância na identificação de nova ou piora da alteração segmentar, aumentou a capacidade diagnóstica significativamente, em repouso e sob estresse (Fig. 5-3).[72] O ecocardiograma de estresse com contraste para perfusão em tempo real fornece informações prognósticas, pois a sobrevida livre de eventos foi de 95% em pacientes com contração e perfusão normal, de 82% com contração normal e perfusão anormal e de 68% com anormalidade da perfusão e contração no acompanhamento de 3 anos.[73]

Além disso, a utilização de fármacos, como a adenosina, principalmente associada ao contraste ecocardiográfico, provê informações sobre a capacidade vasodilatadora da microcirculação, permitindo, assim, a avaliação da perfusão, sendo também utilizada na investigação de isquemia e viabilidade miocárdicas.[74] A interpretação associada do fluxo de reserva coronariano pode ser feita com dobutamina, mas principalmente com vasodilatadores, e adiciona valor clínico e prognóstico ao ecocardiograma de estresse.[75,76]

Mais recentemente a aplicação do *tissue* Doppler e do *strain rate* ao ecocardiograma de estresse tem adicionado informações importantes ao exame, pois permite a quantificação da função regional. A análise do percentual de espessamento endocárdico pode detectar alterações sutis na contratilidade, induzidas pela dobutamina, e tem o potencial de quantificar a função ventricular regional, bem como detectar viabilidade miocárdica.[77,78] Em geral, mudanças no padrão de *strain* e *strain rate* se correlacionam com mudanças na contratilidade segmentar durante a infusão de dobutamina. Regiões necróticas não mostram variação na escala de cinza, o que ocorre em segmentos assinérgicos viáveis, assim como no infarto do miocárdio, pois a extensão transmural da cicatriz na zona infartada está proporcionalmente relacionada com a redução na função sistólica avaliada pelo *strain rate* radial ou pelo *speckle tracking* (Fig. 5-4).[79,79a]

Outra modalidade inovadora que vem sendo utilizada na ecocardiografia de estresse é a tridimensional. Em poucos e recentes estudos, o ecocardiograma tridimensional em tempo real foi comparado com o ecocardiograma bidimensional durante o estresse com do-

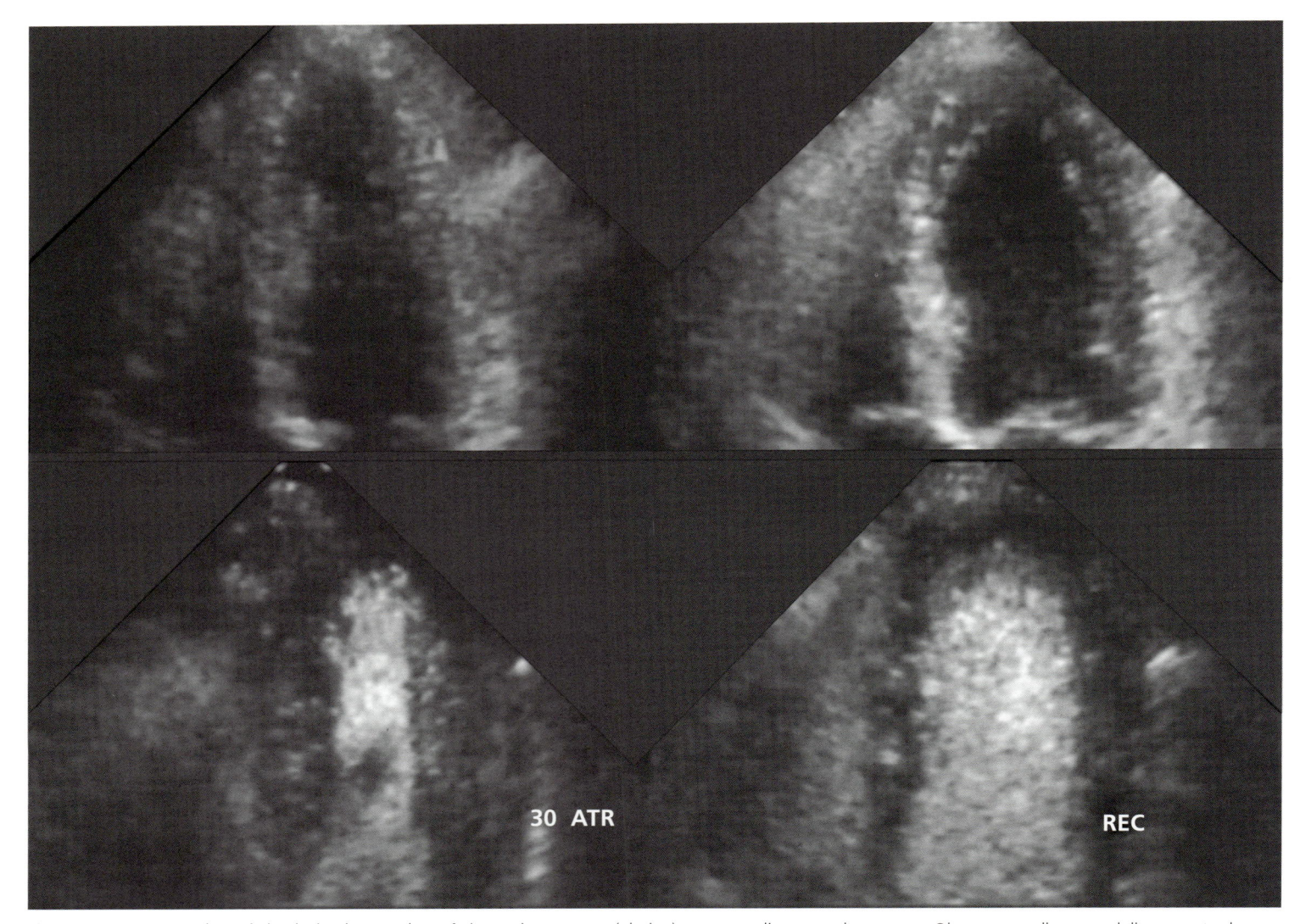

Fig. 5-3. Imagem com harmônica (acima) e com harmônica mais contraste (abaixo) ao ecocardiograma de estresse. Observe a melhora no delineamento da borda endocárdica com a associação do contraste de microbolhas, mesmo se tratando de uma imagem satisfatória.

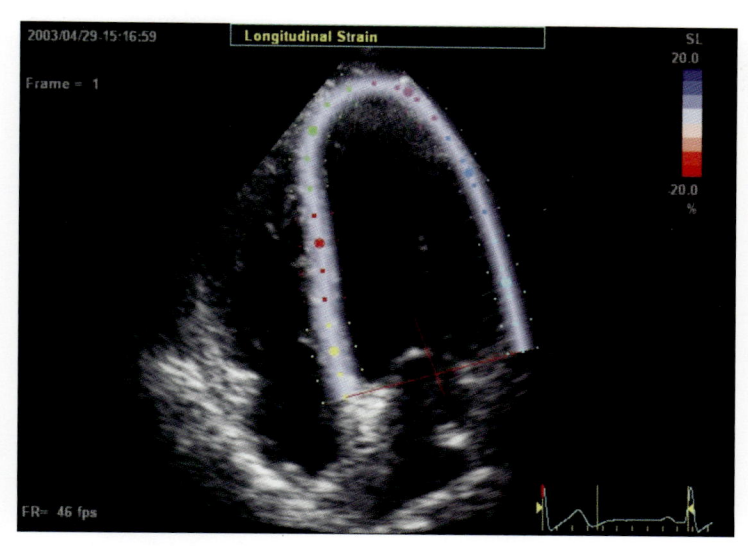

Fig. 5-4. Imagem demonstrativa do *strain* bidimensional *speckle tracking* na ecocardiografia de estresse.

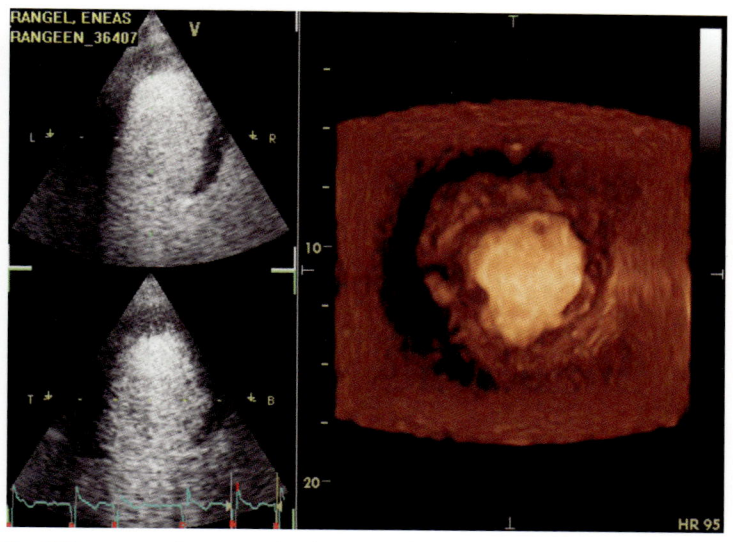

Fig. 5-5. Imagem demonstrativa do ECO tridimensional na ecocardiografia de estresse. Nesta imagem, houve também a adição do contraste de microbolhas, que é capaz de otimizar ainda mais a resolução do ECO tridimensional para análise da "borda" endocárdica.

butamina e finalmente comparado com a angiocoronariografia. A sensibilidade e a especificidade de ambos os métodos foram similares,[80] e a concordância entre os dois métodos foi de 84% no repouso e 89% no pico do estresse,[81] denotando o potencial promissor da ecocardiografia tridimensional sob estresse. Além disso, o método tem-se mostrado ser rápido e fácil, mesmo associado à ecocardiografia de estresse (Fig. 5-5).

O ecocardiograma tridimensional com contraste para perfusão também foi feito em 78 pacientes, e a concordância entre o ecocardiograma bidimensional com contraste e o tridimensional com contraste foi de 69% no repouso e 88% no território perfundido no pico do estresse, mas houve limitação na imagem com o ecocardiograma tridimensional, especialmente nos segmentos anterolaterais,[82] porém essas limitações técnicas na modalidade tridimensional vêm sendo melhoradas com o objetivo de aumentar a acurácia do método e permitem a análise tridimensional sob estresse e contraste. E, por fim, a miniaturização dos aparelhos com a implementação de *softwares* para estresse e contraste é uma grande evolução, permitindo a realização do exame à beira do leito e em unidade intensiva de modos bastante prático, rápido e objetivo (Fig. 5-6).

O Quadro 5-5 a seguir ajuda a elucidar a melhor opção de ecocardiograma de estresse a ser escolhido de acordo com a indicação clínica. Vale ressaltar que o estresse Doppler é aquele cujo propósito é avaliar as alterações hemodinâmicas que ocorrem sob estresse (gradientes, área valvar, alteração das pressões inter e intracavitárias etc.), e não de avaliar alteração da motilidade parietal.

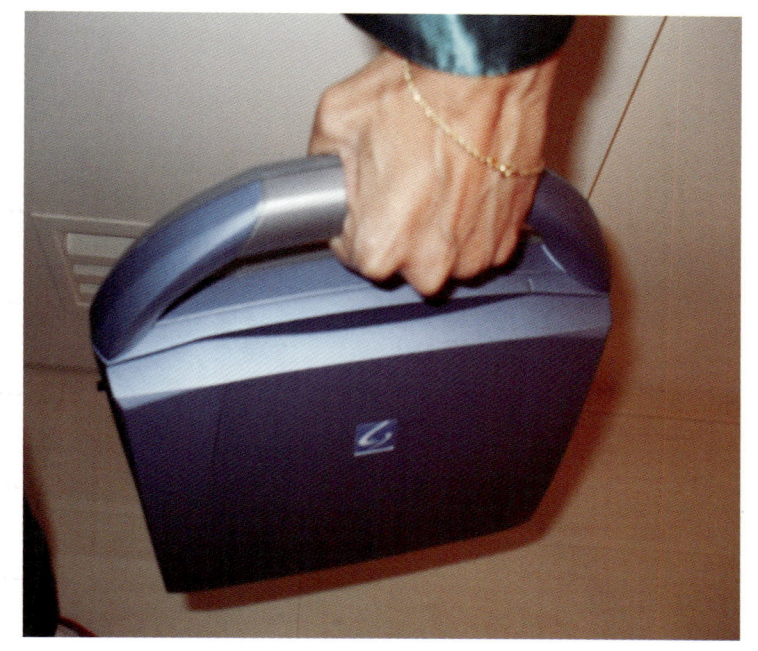

Fig. 5-6. Miniaturização dos aparelhos, permitindo maior disseminação do método, em razão da praticidade, facilidade e custo.

Quadro 5-5. Qual o papel da ecocardiografia de estresse na decisão clínica, e qual o melhor método para cada situação?[83]

	Esteira	Bicicleta	Farmacológico	Estresse Doppler
Dor torácica (ECG normal)	+	+	±	–
Dor torácica (ECG anormal)	–	+	+	–
Risco pós-IAM	+	+	+	–
Viabilidade (DOB)	–	–	+	–
Dispneia	+	+	+	–
Avaliação pré-operatória	±	±	+	–
EAO com baixo gradiente	–	–	+	+
Estenose mitral	±	+	±	+
Doença valvar (outra)	–	+	±	+
Hipertensão pulmonar	+	+	±	+
Limitação ao exercício	–	–	+	–

IAM = infarto agudo do miocárdio; DOB = dobutamina; EAO = estenose aórtica.

CONSIDERAÇÕES SOBRE OS DIFERENTES MÉTODOS DE ESTRESSE

O teste ergométrico é o teste padrão utilizado na suspeita de doença coronariana, com finalidades diagnóstica e prognóstica.

O ecocardiograma com exercício é utilizado para pacientes cujo teste ergométrico computadorizado convencional não está indicado por anormalidades do segmento ST, bloqueio do ramo esquerdo, hipertrofia ventricular esquerda, ritmo de marca-passo e uso de fármacos, como a digoxina; ou quando é inconclusivo, sendo que o ecocardiograma com exercício apresenta valor incremental quando o teste ergométrico padrão não é elucidativo.

O ecocardiograma de estresse é capaz de avaliar isquemia e viabilidade miocárdicas e definir a localização e extensão da isquemia.

O ecocardiograma de estresse e a cintilografia miocárdica apresentam acurácias similares, e ambos são mais acurados do que o teste ergométrico. A escolha do método dependerá da experiência do examinador e da disponibilidade do teste no serviço, lembrando que o ecocardiograma apresenta maior especificidade e um custo menor do que a medicina nuclear, e esta última envolve radiação. Contudo, a medicina nuclear apresenta melhor acurácia, quando várias anormalidades parietais estão presentes no exame de repouso e apresenta maior sensibilidade para o território da artéria circunflexa, apesar de resultados menos confiáveis para lesões graves balanceadas, com disfunção ventricular esquerda. De um modo geral, os estudos utilizam graduações e aferições distintas para considerar doença coronariana significativa, alguns importantes estudos consideram um *cut off* ≥ 50% e outros ≥ 70% como clinicamente relevante, havendo diferença na sensibilidade e especificidade para diagnóstico de doença coronariana (Quadros 5-6 e 5-7).

Muitas vezes o processo diagnóstico inicia com o *screening* em uma população de baixa prevalência de doença ou baixa probabilidade pré-teste e culmina com a confirmação diagnóstica antes de iniciar o tratamento ou a intervenção. O ecocardiograma de estresse,

Quadro 5-6. Vantagens e limitações dos diferentes métodos de estresse cardiológico[87]

Teste	Vantagens	Desvantagens
Teste ergométrico	Amplamente disponível Acurácia definida	Sensibilidade menor que testes com imagem Especificidade reduzida em alterações do ECG e sexo feminino Não avalia extensão da isquemia
Cintilografia com exercício	Amplamente validado Alta sensibilidade e especificidade Avalia viabilidade e prognóstico Avalia a extensão da isquemia	Alto custo e tempo Envolve radiação ionizante Baixa especificidade na presença de BRE Sofre influência de artefato pela mama e atenuação pelo diafragma, comprometendo a acurácia
Cintilografia com sestamibi	Ótima qualidade de imagem Capaz de avaliar a função em repouso Maior sensibilidade especialmente no território da circunflexa Mais acurado quando há alteração contrátil basal	Alto custo e tempo Envolve radiação ionizante Baixa especificidade na presença de BRE Sofre influência de artefato de mama e atenuação pelo diafragma, comprometendo a acurácia
Cintilografia com tálio	Bem validado Detecta viabilidade miocárdica Avalia captação pulmonar	Alto custo e tempo Envolve radiação ionizante Baixa especificidade na presença de BRE Sofre influência de artefato pela mama e atenuação pelo diafragma, comprometendo a acurácia
Ecocardiograma sob esforço	Alta sensibilidade e especificidade Avalia a extensão da isquemia Baixo custo e tempo Avalia capacidade funcional Avalia anatomia cardíaca e função Não envolve radiação Versátil e muito disponível	Imagens subótimas comprometem o diagnóstico Anormalidades parietais em repouso dificultam a interpretação Acurácia reduzida no BRE ou marca-passo Inadequado a pacientes com dificuldade em se exercitar e na vigência de terapia anti-isquêmica
Ecocardiograma com vasodilatador (dipiridamol ou adenosina)	Bem validado e acurado Importante na estratificação de risco pré-operatório e prognóstico Seguro e com poucos efeitos colaterais Adequado a pacientes com BRE Avalia anatomia cardíaca e função Alta especificidade Não envolve radiação Versátil e conveniente	Contraindicado na hipotensão, doença do nodo sinusal ou alto grau de bloqueio atrioventricular e broncospasmo Especificidade reduzida na presença de marca-passo Inadequado na vigência de cafeína, teofilina e medicação anti-isquêmica
Ecocardiograma com dobutamina	Bem validado e acurado Seguro Detecta o limiar isquêmico Avalia viabilidade e prognóstico Avalia anatomia cardíaca e função Mais específico que a cintilografia, principalmente no BRE Não envolve radiação Versátil e muito disponível	Maior sintomatologia Pode causar arritmias Arriscado em pacientes sintomáticos com aneurisma da aorta Contraindicado em pacientes com hipertensão grave e arritmias complexas

Quadro 5-7. Comparação dos diferentes métodos de imagem[84]

Indicação clínica	Teste ergométrico	Eco de estresse	Cintilografia miocárdica
Detecção de DAC	Boa	Excelente	Excelente
Exclusão de DAC	Boa	Excelente	Excelente
Prognóstico de DAC	Boa	Muito boa	Muito boa
Avaliação de viabilidade	Ruim	Boa	Boa
Localização da isquemia	Ruim	Boa	Boa
Avaliação pré-operatória	Limitada	Boa	Boa
Acurácia na presença de alteração ECG	Ruim	Excelente	Excelente
Avaliação de perfusão	Não	Não	Sim
Avaliação da anatomia coronariana ou FRC	Não	Sim*	Não
Radiação	Não	Não	Sim

*Avalia o FRC (fluxo de reserva coronariano).

assim como a cintilografia miocárdica (SPECT) são métodos com boa sensibilidade e especificidade na identificação da doença coronariana e de baixo risco. No entanto, testes com maior especificidade (como a angiocoronariografia) são necessários antes de conduzir uma intervenção, que pode implicar maior custo e risco.

CONCLUSÃO

A praticidade e a relação custo-eficácia tornam o ecocardiograma do estresse um método bastante atrativo e interessante, além de ser um exame competitivo no universo de testes provocativos para a detecção de isquemia miocárdica, estratificação e risco, avaliação de viabilidade miocárdica e avaliação prognóstica. E tudo nos leva a crer que inovações nessa área, como *strain rate*, tridimensional e contraste, são promissoras e continuarão progredindo na contribuição da ecocardiografia de estresse, com qualidade de imagem cada vez melhor.

REFERÊNCIAS BIBLIOGRÁFICAS

1. White C, Wright C, Doty D et al. Does visual interpretation of coronary angiogram predict the physiological importance of a coronary stenosis? *N Engl J Med* 1984;310:819.
2. Diamond GA, Forrester JS. Analyses of probability as an aid in the clinical diagnosis of coronary-artery disease. *N Engl J Med* 1979;300:1350.
3. Diamond GA, Epsteins SE. Implications of probability analysis on the strategy used for noninvasive detection of coronary artery disease: role of single or combined use of exercise eletrocardiographic testing, radionuclide cineangiography and myocardial perfusion imaging. *Am J Cardiol* 1980;46:491-99.
4. Alison T, Bardsley W, Behrenbeck T et al. Cardiovascular stress testing: a description of the various types of stress tests and indications for their use. *Mayo Clin Proc* 1996;71(1):43.
5. Sackett DL, Straus SE, Richardson WS et al. Medicina baseada em evidências: prática e ensino. 2. ed. Porto Alegre: Artmed, 2003.
6. San Román JA, Vilacosta I, Castillo JA et al. Selection of the optimal stress test for the diagnosis of coronary artery disease. *Heart* 1998;80:370.
7. Garber AM, Solomon NA. Costo-effectiveness of alternative test strategies for the diagnosis of coronary artery disease. *Ann Intern Med* 1999;130:719.
8. Kim C, Kwok YS, Heagerty P et al. Pharmacologic stress testing for coronary disease diagnosis: A meta-analysis. *Am Heart J* 2001;142:934.
9. Mairesse GH, Marwick TH, Vanoverscheld JL et al. How accurate is dobutamine stress electrocardiography for detection of coronary artery disease? Comparison with two-dimensional echocardiography and technetium-99 m, methoxyl isobutyl isonitrille (mibi) perfusion scintigraphy. *J Am Coll Cardiol* 1994;24:920.
10. Metz LD, Beattie M, Hom R et al. The prognostic value of normal exercise myocardial perfusion imaging and exercise echocardiography: a meta-analysis. *J Am Coll Cardiol* 2007;49:227.
11. Fleisher LA, Beckman JA, Brown KA et al. 2009 ACCF/AHA focused update on perioperative beta blockade incorporated into the ACC/AHA 2007 guidelines on perioperative cardiovascular evaluation and care for noncardiac surgery: a report of the American college of cardiology foundation/American heart association task force on practice guidelines. *Circulation* 2009;120:e169.
12. Há JW, Juracan EM, Mahoney DW et al. Hypertensive response to exercise: a potencial cause for new wall motion abnormality in the absence of coronary artery disease. *J Am Coll Cardiol* 2002;39:323.
13. Fragasso G, Lu C, Dabrowski P et al. Comparison of stress-rest myocardial perfusion tomography, dipyridamole and dobutamine stress echocardiography for the detection of coronary disease in hypertensive patients with chest pain and positive exercise test. *J Am Coll Cardiol* 1999;34:441.
14. Nishioka T, mitani H, Uehata A et al. Utility and limitation of treadmill exercise echocardiography for detecting significant coronary stenosis in infarct-related arteries in patients with healed myocardial infarction. *Am J Cardiol* 2002;89:159.
15. Fioretti PM, Poldermans D, Salustri A et al. Atropine increases the accuracy of dobutamine stress echocardiography in patients taking beta-blockers. *Eur Heart J* 1994;27:1164.
16. Ling LH, Pellikka PA, Mahoney DW et al. Atropine augmentation in dobutamine stress echocardiography: role and incremental value in a clinical practice setting. *J Am Coll Cardiol* 1996;28:551.
17. Sicari R, Pasanisi E, Venneri L et al. On behalf of the Echo-Persantine International Cooperative (EPIC) nad Echo-Dobutamine International Cooperative (EDIC) Study Groups. Stress echo results predict mortality: a large-scale multicenter prospective international study. *J Am Coll Cardiol* 2003;19:589-95.
18. Picano E, Landi P, Bolognese L et al. Prognostic value of dipyridamole echocardiography early afgter uncomplicated myocardial infarction: a large-scale multicenter trial. The EPIC Study Group. *Am J Méd* 1993;95:608-18.
19. Camerieri A, Picano E, Landi P et al. Prognostic value of dipyridamole echocardiography early after myocardial infarction in elderlly patients. Echo Persantine Italian Cooperative (EPIC) Study Group. *J Am Coll Cardiol* 1993;22:1809-15.
20. Mondilo S, Agrícola E, Ammaturo T et al. Prognostic value of dipyridamole stress echocardiography in hypertensive paatients with left ventricular hypertrophy, chest pain and resting electrocardiographic repolarization abnormalities. *Can J Cardiol* 2001;17:571-77.
21. Cortigiani L, Picano E, Vigna C et al. On behalf of the EPIC and EDIC study groups. Prognostic value of pharmacologic stress echocardiography in patients with left bundle branch block. *Am J Med* 2001;110:361-69.
22. Cortigiani L, Bigi R, Gigli G et al. Prognostic significance of intraventricular conduction defects in patients undergoing stress echocardiography for suspected coronary artery disease. *Am J Med* 2003;15:126-32.
23. Zamorano J, Duque A, Baquero M et al. Stress echocardiography in the pré-operative evaluation of patients undergoing major vascular

surgery. Are results comparable with dipyridamole *versus* dobutamine stress echo? *Rev Esp Cardiol* 2001;55:121-26.
24. Fraker Jr TD, Fihn SD. 2002 Chronic Stable Angina Writing Committee *et al.* 2007 chronic angina focused update of the ACC/AHA 2002 guidelines for the management of patients with chronic stable angina: a report of the American college of cardiology/American heart association task force on practice guidelines writing group to develop the focused update of the 2002 guidelines for the management of patients with chronic stable angina. *J Am Coll Cardiol* 2007;50:2264.
25. Krautz RF, Kennedy JW. An ultrasonic determination of left ventricular wall motion in normal man. Studies at rest and after exercise. *Am Heart J* 1970;79:36.
26. Jacobs JJ, Feigenbaum H, Corya BC *et al.* Detection of left ventricular asynergy by echocardiography. *Circulation* 1973;48:263.
27. Wann LS, Faris JV, Childress RH *et al.* Exercise cross-sectional echocardiography in eschemic heart disease. *Circulation* 1979;60:1300.
28. Atar S, Nagai T, Cercek B *et al.* Pacing stress echocardiography: na alternative to pharmacologic stress testing. *J Am Coll Cardiol* 2000;36:1935.
29. Gondi B, Nanda NC. Cold pressor test during two dimensional echocardiography: Usefulness in detection of patients with coronary disease. *Am Heart J* 1984;107:278.
30. Armstrong WF, Ryan T. Stress echocardiography from 1979 to present. *J Am Soc Echocardiogram* 2008;21:22-28.
31. Mitamura H, Ogawa S, Hori S *et al.* Two-dimensional echocardiography analysis of wall motion abnormalities during handgrip exercise in patients with coronary artery disease. *Am J Cardiol* 1981;48:711
32. Mulvagh SL, Foley DA, Gilman G *et al.* Noncontrast tissue harmonic imaging markedly enhances image quality in technically difficult echocardiograms. *J Am Coll Cardiol* 1998;31:76A.
33. Ehler D, Vacek JL, Bansal S *et al.* Transition to an all-digital echocardiography laboratory: A large, multi-site private cardiology practice experience. *J Am Soc Echocardiogr* 2000;13(12):1109.
34. Feigenbaum H. *Ecocardiografia*. 5. ed. Malvern, Pensylvania: Lea & Febiger 1994. p. 115.
35. Oh JK, Seward JB, Tajik AJ. *Ecocardiografia*. Mayo Fundation. Rochester, Minnesota:. Medsi, 1997. p. 69.
36. Feigenbaum H. The evolution of stress echocardiography. *Cardiology Clinics* 1999;17(3):443.
37. Wann LS, Faris JV, Childress RH *et al.* Exercise cross-sectional echocardiography in ischemic heart disease. *Circulation* 1979;60:1300.
38. Limacher MC, Quinones MA, Poliner LR *et al.* Detection of coronary artery disease with exercise two-dimensional echocardiography: description of a clinically applicable method and comparison with radionuclide ventriculography. *Circulation* 1983;67:1211.
39. Robertson WS, Feigenbaum H, Armstrong WF *et al.* Exercise echocardiography: A clinically pratical addition in the evaluation of coronary artery disease. *J Am Coll Cardiol* 1983;2:1085.
40. Pierard LA, Serruys PW, Roelandt J *et al.* Left ventricular function at similar Herat rates during tachycardia induced by exercise and atrial pacing: an echocardiographic study. *Br Heart J* 1987;57:154.
41. Matthews RV, Haskell RJ, Giunzton LE *et al.* Usefulness of esophageal pill electrode atrial pacing with quantitative two-dimensional echocardiography for diagnosing coronary artery disease. *Am J Cardiol* 1989;64:730.
42. Marwick TH. Current status of non-invasive techniques for the diagnosis of myocardial ischemia. *Acta Clin Belg* 1994;47:1.
43. Lamb HJ, Beyerbacht HP, Ouwerkerk R *et al.* Metabolic response of normal human myocardium to high-dose atropine-dobutamine stress studied by 31P-MRS. *Circulation* 1997;96(9):2969.
44. Co-Hen JL, Greene TO, Ottenweller J *et al.* Dobutamine digital echocardiography for detecting coronary artery disease. *Am J Cardiol* 1991;67:1311.
45. Berthe C, Pierard LA, Hiernaux M *et al.* Predicting the extent and location of coronary artery disease in acute myocardial infarction by echocardiography during dobutamine infusion. *Am J Cardiol* 1986;58:1167.
46. Bolognese L, Sarasso G, Aralda D *et al.* High dose dipyridamole echocardiography early after uncomplicated acute myocardial infarction: correlation with exercise testing and coronary angiography. *J Am Coll Cardiol* 1989;14:357.
47. Grayburn PA, Popma JJ, Pyror SL *et al.* Comparison of dipyridamole-Doppler echocardiography to thallium-201 imaging and quantitative coronary arteriography in the assessment of coronary artery disease. *Am J Cardiol* 1989;6:1315.
48. Waters DD, Szlachcic J, Bonan R *et al.* Comparative sensitivity of exercise, cold pressor and ergonovine testing in provoking attacks of variant angina in patients with active disease. *Circulation* 1983;67:310.
49. Panza JA. Transesophageal echocardiography with stress for the evaluation of patients with coronary artery disease. *Cardiol Clin N Am* 1999;17(3):501.
50. Hammond HK, Mackirnan D. Effects of dobutamine and arbutamine on regional myocardial function in a porcine model of myocardial ischemia. *J Am Coll Cardiol* 1994;23:475.
51. Khurana S, Prcevski P, Lavine S. The addition of adenosine to dobutamine increases the sensitivity of detecting wall motion abnormalities in the ischemic canine model. *J Am Coll Cardiol* 1994;142A.
52. Borges AC, Richter WS, Witzel M *et al.* Combined dipyridamole and dobutamine echocardiography in myocardial hibernation: comparison with thallium uptake in patients after percutaneous transluminal coronary revascularization under circulatory support. *J Am Soc Echocardiogr* 2001;14:1057.
53. Picano E. Stress echocardiography. From pathophysiological toy to diagnostic tool. *Circulation* 1992;85(4):1604.
54. Bartunek J, Wijns W, Heyndrickx GR *et al.* Effects of dobutamine on coronary stenosis physiology and morphology. *Circulation* 1999;100(3):243.
55. Poldermans D, Fioretti PM, Boersma E *et al.* Dobutamine-atropine stress echocardiography in elderly patients unable to perform an exercise test. *Arch Intern Med* 1994;154:2681.
56. Elhendy A, Domburg RT, Roelandt JRTC *et al.* Safety and feasibility of dobutamine-atropine stress testing in hypertensive patients. *Hypertension* 1997;29:1232.
57. Picano E. *Estratificação da resposta isquêmica no eco de estresse*. Livro ecocardiografia de estresse. 3. ed. Rio de Janeiro: Revinter, 2000.
58. Demer LL, Gould LK, Goldstein RA *et al.* Assessment of coronary artery disease severity by positron emission tomography. Comparison with quantitative arteriography in 193 patients. *Circulation* 1989;79:825.
59. Picano E, Lattanzi F, Distante E *et al.* Role of myocardial oxygen consumption in dipyridamole induced ischemia. *Am Heart J* 1989;118:314.
60. Picano E, Lattanzi F, Masini M *et al.* Different degrees of ischemic threshold stratified by dipyridamole-echocardiography test. *Am J Cardiol* 1987;59:71.
61. Segar DS, Brown SE, Sawada SG *et al.* Dobutamine stress echocardiography: correlation with coronary lesion severity as determined by quantitative angiography. *J Am Coll Cardiol* 1992;19:1197.
62. Baptista J, Arnese M, Fioretti P *et al.* Quantitative coronary angiography in the estimation of the functional significance of a coronary stenosis. Correlations with dobutamine-atropine stress test. *J Am Coll Cardiol* 1994;92:2095.
63. Marwick TH, Case C, Vasey C *et al.* Prediction of mortality by exercisse echocardiography: a strategy for combination with the Duke treadmil escore. *Circulation* 2001;103:2566.
64. McCully RB, Roger VL, Mahoney DW *et al.* Outcome after abnormal exercise echocardiography for patients with good exercise capacity: prognostic importance of the extent and severity of exercise related left ventricular dysfunction. *J Am Coll Cardiol* 2002;39:1345.
65. Mazieka PK, Nadazdin A, Oakley CM. Clinical significance of abrupt vasodepression during dobutamine stress echocardiography. *Am J Cardiol* 1992;69:1484.
66. Marcowitz PA, Bach DS, Mathias W *et al.* Paradoxic hypotension during dobutamine stress echocardiography: clinical and diagnostic implications. *J Am Coll Cardiol* 1994;21:1080.
67. Pellikka PA, Oh JK, Bailey KR *et al.* Dynamic intraventricular obstruction during dobutamine stress echocardiography. A new observation. *Circulation* 1992;86:1429.
68. Heinle SK, Tice FS, Kisslo J. Hypertension during dobutamine stress echocardiography: is it related to dynamic interventricular obstruction? *Am Heart J* 1995;130:314.
69. Murakami H, Nishimura M, Urabe K. Is reduced left ventricular volume related to mechanisms of dynamic mid-ventricular obstruction provoked by dobutamine infusion? *J Cardiol* 1997;29:203.

70. Nedeljkovic I, Ostojic M, Beleslin B *et al*. Comparison of exercise, dobutamine-atropine and dipyridamole-atropine stress echocardiography in detecting coronary artery disease. *Cardiov Ultrasound* 2006;4:22.
71. Bouzas-Mosquera A, Peteiro J, Alvarez-Garcia N *et al*. Prediction of mortality and major cardiac e vents by exercise echocardiography in patients with normal exercise electrocardiographic testing. *J Am Coll Cardiol* 2009;53:1981.
72. Plana JC, Mikati IA, Dokainish H *et al*. A randomized cross-over study for evaluation of the effect of image optimization with contrast on the diagnostic accuracy of dobutamine echocardiography in coronary artery disease: the OPTIMIZE trial. *J Am Coll Cardiol Imaging* 2008;1(2):145-52.
73. Tsutsui JM, Elhendy A, Anderson JR *et al*. Prognostic value of dobutamine stress myocardial contrast perfusion echocardiography. *Circulation* 2005;112:1444.
74. Zoghbi WA, Cheirif J, Kleiman NS *et al*. Diagnosis of ischemic heart disease with adenosine echocardiography. *J Am Coll Cardiol* 1991;18:1271.
75. Rigo F, Richieri M, Pasanini E *et al*. Usefulness of coronary flow reserve over regional wall motion when added to dual-imaging dipyridamole echocardiography. *Am J Cardiol* 2003;91:269-73.
76. Rigo F, Cortigiani L, Pasanisi E *et al*. The additional prognostic value of coronary flow reserve on left anterior descending artery in patients with negative stress echo by wall motion reserve on left anterior descending artery in patients with negative stress echo by wall motion criteria. A transthoracic vasodilator stress echocardiography study. *Am Heart J* 2006;151:124-30.
77. Gorcsan J, Deswal A, Mankad S *et al*. Quantification o the myocardial response to low-dose dobutamine using tissue Doppler echocardiographic measures of velocity and velocity gradiente. *Am J Cardiol* 1998;81:615.
78. Hoffmann R, Altiok E, Nowak B *et al*. Strain rate measurement by Doppler echocardiography allows imrpvedassessment of myocardial viability inpatients with depressed left ventricular function. *J Am Coll Cardiol* 2001;39:443.
79. Thibault H, Derumeaux G. Assessment of myocardial ischemia and viability using tissue Doppler and deformation imaging: the lessons from the experimental studies. *Arch Cardiovasc Dis* 2008;101:61-68.
79a. Becker M, Lenzen A, Ocklenburg G *et al*. Myocardial deformation imaging based on ultrasonic pixel tracking to identify reversible myocardial dysfunction. *J Am Coll Cardiol* 2008;51:1473-81.
80. Eroglu E, D'hooge J, Berbots L *et al*. Comparison of real-time tri-plane and conventional 2D dobutamine stress echocardiography for the assessment of coronary artery disease. *Eur Heart J* 2006;27:1719.
81. Ahmad M, Tianrong X, McCulloch M *et al*. Real-time three-dimensional dobutamine stress echocardiography in assessment of ischemia: comparison with two-dimensional dobutamine stress echocardiography. *J Am Coll Cardiol* 2001;37:1303-9.
82. Takeuchi M, Otani S, Weinert L *et al*. Comparison of contrast-enhanced real-time live three-dimensional dobutamine stress echocardiography with contrast two-dimensional echocardiography for detecting stress-induced wall motion abnormalities. *J Am Soc Echocardiogr* 2006;19:294-99.
83. Adaptado de Armstrong WF, Ryan T. Stress echocardiography from 1979 to present. *J Am Soc Echocardiogram* 2008;21:22-28.
84. Picano E. *Stress echocardiography*. 5. ed. Heidelberg: Springer-Verlag, 2009.

5-2 ECOCARDIOGRAFIA DE ESTRESSE SOB EXERCÍCIO

Luciano Belém

INTRODUÇÃO

O exercício físico é a maneira mais simples e fisiológica de estressar o coração. O teste ergométrico em esteira ou bicicleta tem sido utilizado bastante nos últimos 50 anos, tendo se tornado a forma mais popular de avaliar indivíduos com suspeita de doença arterial[1] coronariana, avaliação prognóstica de pacientes com doença coronariana já estabelecida, avaliação da capacidade funcional e outras indicações menos usuais como em portadores de valvopatias.

Embora a interpretação do teste ergométrico deva ser realizada utilizando-se múltiplos critérios, o principal critério para positividade do teste permanece sendo o comportamento do segmento ST do eletrocardiograma. Entretanto, este critério está prejudicado quando o paciente apresenta bloqueio de ramo esquerdo (BRE), sinais de hipertrofia ventricular esquerda ou alterações da repolarização ventricular vistas ao eletrocardiograma de repouso. Neste grupo de pacientes reside uma das principais indicações de se acrescentar uma forma de imagem para identificar a isquemia miocárdica. Neste capítulo abordaremos o que consideramos a forma mais simples da ecocardiografia de estresse que utiliza o exercício físico associado ao ecocardiograma.

FUNDAMENTOS

A ecocardiografia é capaz de mostrar em tempo real a contratilidade miocárdica de praticamente todo o ventrículo esquerdo na maioria dos indivíduos. A isquemia miocárdica provoca um déficit de contração localizada, segmentar, cuja distribuição está relacionada com a anatomia coronariana.

A resposta do ventrículo esquerdo quando submetido quer ao estresse farmacológico quer ao exercício é semelhante: aumento da contratilidade, diminuição da cavidade sistólica e aumento da frequência cardíaca. Estas alterações levam ao aumento do consumo de oxigênio e são dependentes da intensidade do exercício desenvolvido e perduram por cerca de 2 a 4 minutos após a sua interrupção.

O teste ergométrico convencional (TE) ou o assim chamado eletrocardiograma de esforço tem uma acurácia já bem definida na literatura, apresentando valores de sensibilidade e especificidade na faixa dos 70%, dependendo da população estudada.

A adição de uma forma de imagem visa a melhorar a acurácia diagnóstica em determinados grupos de pacientes, permanecendo o TE ainda como o principal teste na investigação de pacientes com dor torácica e possível doença coronariana.

INDICAÇÕES E CONTRAINDICAÇÕES PARA ECOCARDIOGRAFIA DE ESTRESSE SOB EXERCÍCIO

- *Pacientes com moderada probabilidade pré-teste para doença coronariana:* neste grupo de pacientes é necessário um exame com melhor acurácia do que o TE convencional, já que o resultado do exame vai influenciar diretamente na conduta a seguir. Nos grupos em que a probabilidade pré-teste é muito baixa ou muito alta, a finalidade do TE será avaliar capacidade funcional, efeito terapêutico etc.
- *Pacientes com alterações eletrocardiográficas:* esse tipo de alteração prejudica a interpretação do eletrocardiograma de esforço; as mais comuns são bloqueio do ramo esquerdo e alterações da repolarização ventricular secundárias à hipertrofia ventricular esquerda.
- *Pacientes que apresentaram teste ergométrico duvidoso ou positivo para isquemia miocárdica:* neste caso o eco de esforço será utilizado como um segundo teste, semelhante à conduta bastante utilizada na prática clínica, quando se indica a cintigrafia miocárdica.
- *Pacientes com doença coronariana já estabelecida:* para fins de avaliação prognóstica, presença e/ou extensão de alteração segmentar da contratilidade ou resultados de procedimentos/intervenções, como a angioplastia.
- *Pacientes com valvopatia:* como a estenose aórtica, estenose mitral, regurgitações mitral e aórtica para avaliação do grau de comprometimento hemodinâmico, quando existe discrepância entre sintomas e graduação das lesões pelo ECO, avaliação da capacidade funcional e do grau de comprometimento da função contrátil do ventrículo esquerdo (VE).
- *Pacientes com miocardiopatia hipertrófica:* para a avaliação da obstrução da via de saída do ventrículo esquerdo (VE).
- *Avaliação da função diastólica do VE:* avaliar as pressões de enchimento pós-esforço.

Contraindicações para ecocardiografia de estresse sob exercício: se o paciente estiver apto a realizar um teste ergométrico não há contraindicações adicionais, a não ser a ausência de janela ecocardiográfica adequada.

TIPOS DE ECOCARDIOGRAFIA DE ESTRESSE SOB EXERCÍCIO

A ecocardiografia de estresse quase sempre está fundamentada na comparação entre a contratilidade miocárdica em repouso e sob estresse. No caso da ecocardiografia de estresse sob exercício, a comparação das imagens em repouso poderá ser feita durante o exercício ou logo após o mesmo.

Esteira

Esta modalidade utiliza a comparação das imagens em repouso com as obtidas imediatamente após um teste ergométrico convencional. Atualmente a maioria dos serviços brasileiros utiliza o protocolo de rampa em lugar do de Bruce. Esta decisão depende do cardiologista que conduzirá esta parte do teste. Após a parada da esteira em vez de o paciente permanecer de pé para o período de recuperação ele se deita em decúbito lateral esquerdo, e é realizada a captura das imagens idealmente nos primeiros 2 minutos após o término do teste.

Vantagens:
- O sistema esteira/registrador encontra-se disponível na maioria dos serviços de ergometria ou hospitais.
- O ergometrista utiliza o mesmo protocolo que está habituado.
- Na esteira atinge-se um consumo de oxigênio maior do que no teste ergométrico em bicicleta.

- Melhor avaliação da extensão da área de miocárdio em risco em comparação com o ecoestresse farmacológico (neste em geral se interrompe o teste ao primeiro sinal de resposta isquêmica).
- Em locais planejados apropriados para o teste, não há necessidade de deslocamento de equipamento.
- A duração do teste é menor do que no ecoestresse farmacológico.
- Não há necessidade de acesso venoso.
- O risco de complicações é baixo (semelhante ao TE).
- Mais fisiológico e confortável do que o estresse farmacológico.
- Avalia capacidade funcional e curva da pressão arterial.
- A avaliação conjunta dos critérios do teste ergométrico e da análise segmentar da contratilidade ajuda na interpretação de casos duvidosos.

Desvantagens:
- Não visualiza a contratilidade miocárdica no pico do esforço.
- O paciente precisa ter capacidade de se exercitar.
- Alguns pacientes não atingem uma frequência cardíaca adequada, principalmente os que estão em uso de medicação.
- Alguns pacientes, principalmente os idosos, não têm agilidade suficiente para passar rapidamente da esteira para a maca do ECO.
- A respiração exacerbada pode dificultar a obtenção das imagens.
- O ecocardiografista precisa ter habilidade suficiente para registrar os 4 cortes ecocardiográficos em menos de 2 minutos.
- A qualidade das imagens é pior do que no estresse farmacológico, em razão da hiperventilação do paciente.

Bicicleta (posição sentada)

O paciente pedala numa bicicleta controlada mecânica ou eletronicamente contra uma carga progressivamente maior (geralmente em watts), enquanto se obtêm imagens em repouso, durante o teste e após o esforço. As imagens são de pior qualidade do que as obtidas com o paciente deitado em decúbito lateral esquerdo. Alguns autores, como Vera Gimenes, realizaram modificações no cicloergômetro para que o paciente ficasse numa posição mais favorável para o ecocardiograma.

Vantagens:
- Visualiza a contratilidade miocárdica no pico do esforço e durante todo o teste.
- Alguns pacientes se adaptam melhor à bicicleta do que à esteira.
- A obtenção das medidas da pressão arterial e do traçado eletrocardiográfico é de melhor qualidade pela maior estabilidade do tórax.

Desvantagens:
- Poucos serviços possuem o cicloergômetro.
- Os cardiologistas estão pouco habituados aos protocolos em bicicleta.
- O consumo de oxigênio na bicicleta é menor do que na esteira.
- A sensibilidade para detecção de isquemia miocárdica é menor.

Bicicleta (posição supina)

Macas especiais possibilitam que se possa pedalar deitado em decúbito lateral esquerdo, melhorando a qualidade das imagens com relação à bicicleta na posição sentada. Esta seria a principal vantagem deste método. Entre as desvantagens, destacamos: a dificuldade e o custo deste equipamento, a fadiga geralmente é mais precoce (os pacientes pedalam mais tempo na posição sentada) e o retorno venoso e os volumes das cavidades esquerdas são maiores nesta posição, podendo desencadear quadros de insuficiência ventricular esquerda.

Handgrip (esforço isométrico)

Pouco utilizado de forma isolada pelo pouco aumento do consumo de oxigênio via aumento da pós-carga e da frequência cardíaca. É bastante útil como complemento ao ecocardiograma de estresse farmacológico ou sob exercício quando não se atinge a frequência cardíaca desejada ou o paciente tem alguma contraindicação para uso de atropina.

METODOLOGIA DO ECOESTRESSE SOB EXERCÍCIO PRÉ- E PÓS-TESTE ERGOMÉTRICO

Equipamento

O equipamento ideal deverá ter uma boa imagem bidimensional com *software* para imagens em segunda harmônica, o que realça a borda do endocárdio do VE, melhorando a acurácia do exame. O equipamento deverá ter, ainda, um pacote de *softwares* para ecoestresse modalidade exercício. Este *software* tem a capacidade de gravar os quatro cortes ecocardiográficos na fase de repouso e na fase pós-esforço. Em geral na fase de repouso, a metodologia é semelhante à do estresse farmacológico, em que as imagens são obtidas e selecionadas em uma determinada sequência preestabelecida. A fase pós-esforço, em geral, é obtida de forma contínua não importando a sequência dos cortes que serão selecionados *a posteriori* para não haver perda de tempo. A capacidade da captura contínua dependerá da memória de cada equipamento. Este *software* agiliza a obtenção de imagens rapidamente no pós-esforço (primeiros 2 minutos), mas deve-se simultaneamente gravar o exame em modo digital contínuo para casos em erros na captura das imagens ou dúvidas geradas pela captura das imagens, que dependem da qualidade do sinal de eletrocardiograma.

Ecocardiografista

O ecocardiografista que se propõe a realizar um ECO de estresse sob exercício pré- e pós-teste ergométrico deverá ter boa experiência em ecocardiografia convencional e já alguma experiência em eco de estresse. Além da habilidade de conseguir registrar os quatro cortes em menos de 2 minutos ele terá que fazer a interptretação do exame a partir de imagens em geral piores do que no ecoestresse farmacológico.

A diretriz da Sociedade Americana de Ecocardiografia, entre outras recomendações, salienta que: o examinador tenha participado de cerca de 100 exames sob supervisão e que saiba tratar as possíveis complicações.

Protocolo do teste ergométrico

O mais utilizado é o protocolo de Bruce. Alguns serviços preferem o protocolo de rampa. A decisão fica a critério de cada serviço. É importante solicitar que seja respeitado o local das janelas ecocardiográficas paraesternal esquerda e apical, sem eletrodos, que, eventualmente, poderão ser deslocados para posições mais inferiores. O local das "janelas" do ecocardiograma poderá ser demarcado com caneta apropriada, caso necessário.

Sala do exame

A princípio qualquer sala de ergometria que tenha espaço para a esteira, o registrador, uma maca e o aparelho de ecocardiograma serve. Existem diversas soluções propostas para a otimização destes equipamentos. A que acho mais prática e conveniente utiliza duas salas independentes, ECO e ergometria, unidas por uma porta divisória de correr em que a maca do ecocardiograma fica junto à sala da ergometria. Nesta configuração os cabos do registrador de ECG têm extensão suficiente, mantendo a monitoração eletrocardiográfica (Fig. 5-7).

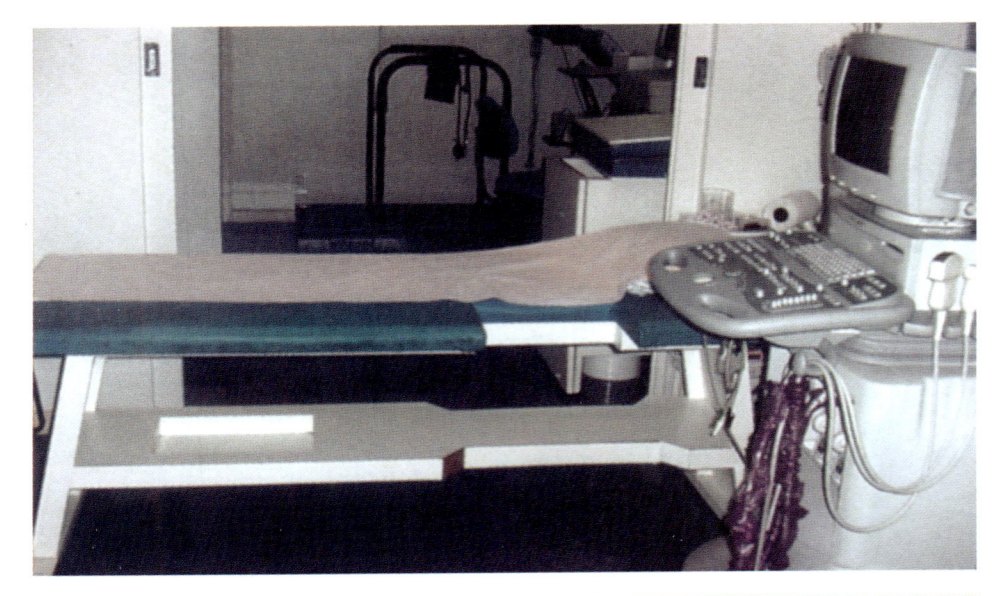

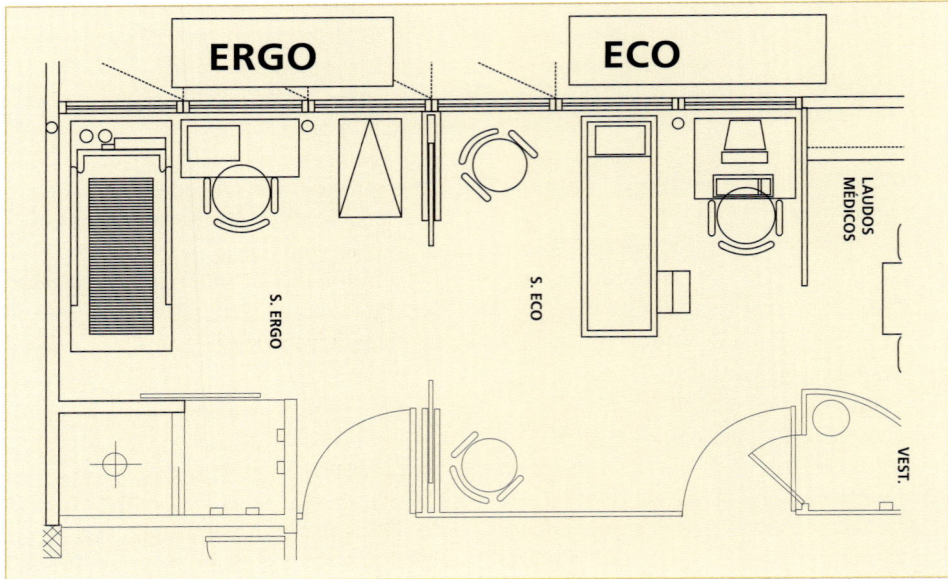

Fig. 5-7. Salas de ergometria e ecocardiografia unidas por divisória (planta do arquiteto e foto).
O ecocardiógrafo e a maca estão mais à esquerda do que na planta.

Obtenção das imagens

A maioria dos laboratórios utiliza quatro cortes ecocardiográficos do VE a saber: eixo longitudinal paraesternal esquerdo (LAX), eixo transversal paraesternal esquerdo (SAX), quatro câmaras apical (A4C) e duas câmaras apical (A2C).

Alguns autores acrescentam um quinto corte, o corte longitudinal apical. Não há dados que indiquem que a adição deste quinto corte melhore a acurácia do exame, e ele dificulta a organização tradicional das imagens com a tela dividida em quatro ou dois (formato *quad screen*).

As imagens capturadas pelos equipamentos em formato digital com *software* para ecoestresse são relacionadas e sincronizadas pelo sinal de ECG. A maioria dos equipamentos mostra apenas um ciclo cardíaco (em *loop*) e apenas em sístole que é dividida em oito segmentos. Um desses equipamentos (Acuson Sequoia – Siemens) utiliza 400 ms para o ECO de repouso e 280 ms para o ECO pós-esforço.

É importante que todo o ventrículo esquerdo fique dentro da caixa que seleciona a área de captura da imagem em todos os cortes. Nenhum parâmetro da captura das imagens pode ser modificado entre os cortes ou entre as etapas do ecoestresse: em particular a profundidade da imagem deve ser suficiente tanto para os cortes paraesternais, quanto para os apicais.

As imagens pós-esforço podem ser obtidas com mais facilidade em macas que possuem uma abertura na altura da janela apical (Fig. 5-8).

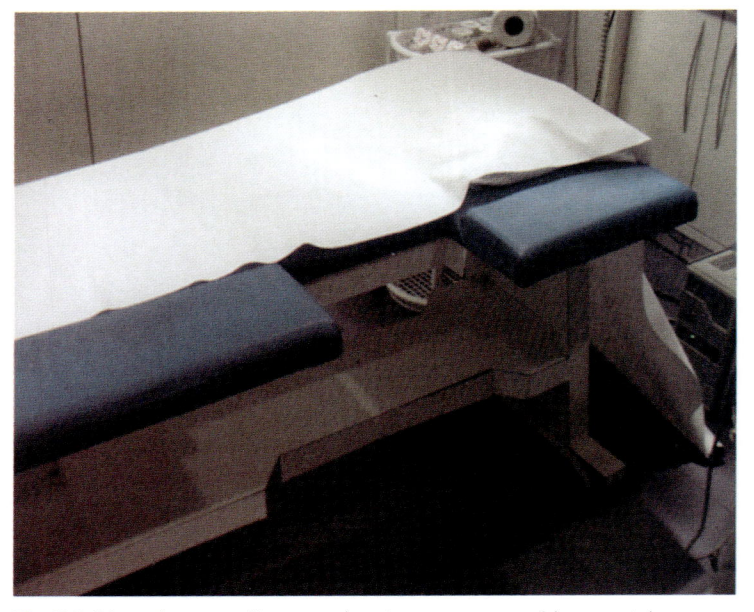

Fig. 5-8. Maca do ecocardiograma de estresse para exercício em esteira, adaptada, desse modo, para melhor aquisição das imagens no pós-esforço imediato, sem maior perda de tempo.

Interpretação das imagens

Após a seleção das melhores imagens de cada corte no ECO de repouso e no pós-esforço as imagens devem ser dispostas lado a lado, em geral repouso à esquerda da tela, e pós-esforço à direita e analisadas corte a corte e/ou quadro a quadro.

A primeira informação a ser valorizada é o tamanho da cavidade: a cavidade do VE deve diminuir com o exercício. A segunda é que a resposta esperada para miocárdio normal é o aumento da contratilidade. A terceira é o grau de espessamento sistólico da parede (hipocinesia, acinesia e discinesia) que é mais acurado do que o quarto critério que é a movimentação das paredes. A movimentação parietal pode estar influenciada pela movimentação própria de todo o coração ou por problemas na captura digital daquele ciclo cardíaco. Lembrando que, na interpretação das imagens digitais, só temos um ciclo cardíaco em *loop*. Após o fechamento do estudo o *software* só guarda as imagens selecionadas, apagando as demais capturas. Em algumas situações é necessário recorrer à gravação em videocassete.

A segmentação das paredes do VE obedecem as recomendadas pela Sociedade Americana de Ecocardiografia, atualmente em 17 segmentos (desde maio de 2002). Esta segmentação tem correspondência com outros exames de imagem, podendo ser gerado um escore de pontos para avaliar a extensão da doença.

Quando apenas um segmento está aparentemente alterado, devemos ter cuidado em classificar este exame como positivo para isquemia miocárdica. Esta regra é válida, principalmente, para o segmento basal da parede inferior.

ACURÁCIA DO EXAME

Vai depender de uma série de fatores. Entre os mais importantes estão:

- O número de artérias coronarianas (vasos) envolvidas. Pacientes com apenas 1 vaso envolvido apresentam sensibilidade menor do que o paciente com acometimento de 3 vasos.
- Experiência do examinador: diversos estudos mostraram que existe uma curva de aprendizado que influencia diretamente a acurácia do exame. Esta curva pode ser abreviada com treinamento intensivo ou com uso de contraste para ultrassom, realçando a "borda" do endocárdio, facilitando a interpretação.
- O uso de medicação anti-isquêmica diminui a acurácia.
- Não atingir frequência cardíaca máxima para a idade diminui acurácia.

Na literatura os números são bastante variados. No Quadro 5-8 estão relacionados apenas alguns exemplos. Cada serviço deverá estabelecer a sua acurácia na sua população estudada. Um quadro mais completo da acurácia do ecoestresse sob exercício poderá ser consultado no site da American Heart Association.

Acurácia comparada com outras modalidades de estresse

O ecocardiograma de estresse sob exercício compete com outras formas de estresse com imagem como o ecocardiograma de estresse farmacológico (Dobutamina, principalmente), a medicina nuclear e, mais recentemente, a ressonância magnética. As duas primeiras modalidades são as que, realmente, na prática, se apresentam como opções, já que a ressonância magnética, embora tenha avançado bastante sob o ponto de vista tecnológico e qualidade de imagens, ainda se torna impraticável para uso clínico em larga escala.

O ecocardiograma de estresse sob exercício apresenta valores de sensibilidade, especificidade e acurácia semelhantes tanto para diagnóstico, quanto para prognóstico, quando comparado com a ecocardiografia sob estresse farmacológico e a medicina nuclear. A acurácia do ecocardiograma de estresse sob exercício é mantida mesmo em pacientes que apresentam problemas diagnósticos, como as mulheres, pacientes com hipertrofia ventricular esquerda e alterações do segmento ST-T ao eletrocardiograma.

CASOS CLÍNICOS

Doença coronariana

Paciente masculino, de 29 anos, submetido à dupla troca valvar, aórtica e mitral, apresentou num teste ergométrico pré-alta hospitalar, realizado para avaliação de capacidade funcional, infradesnível do segmento ST no final do teste com duração de 12 minutos. Foi indicado, então, um ecoestresse sob exercício pré- e pós-teste ergométrico, protocolo de Bruce.

Ecocardiograma basal: leve hipertrofia concêntrica do VE, próteses normofuncionantes.

Eletrocardiograma de esforço: infradesnível do segmento ST de 3 mm a partir de 10 minutos, assintomático (Fig. 5-9).

Ecocardiograma de estresse: hipocinesia de grande parte da parede anterolateral e anteroseptoapical, aumento da cavidade do VE (Fig. 5-10).

O paciente foi submetido à cineangiocoronariografia que mostrou estenose crítica, em ponta de lápis do óstio da coronária esquerda, provavelmente, por lesão decorrente da canulação durante a cirurgia cardíaca. Foi submetido à angioplastia coronariana com sucesso.

Valvopatia, estenose mitral

Paciente feminina, 37 anos, classe funcional II, portadora de estenose mitral reumática com gradiente AE-VE máximo de 18 mmHg, médio de 9 mmHg e área mitral de 1,3 cm² pelo Doppler (PHT). Em razão da ausência de insuficiência tricúspide (IT), a pressão sistólica em artéria pulmonar (PSAP) não foi calculada.

A estenose mitral considerada como moderada divergia dos sintomas da paciente.

Ela foi submetida a um ecocardiograma de esforço pré- e pós-teste ergométrico em esteira, protocolo de Bruce. Atingiu FC de 150 bpm com intensa dispneia. O ecocardiograma com Doppler realizado imediatamente após mostrou gradiente AE-VE máximo de 45 mmHg, médio de 30 mmHg e PSAP de 80 mmHg pelo Doppler da insuficiência tricúspide. A estenose mitral foi considerada, então, como grave, com indicação cirúrgica (Fig. 5-11A-C).

Quadro 5-8. Acurácia comparada a lesões coronarianas pela angiografia

N	Sensib %	Sens 1-V, %	Sens MV, %	Especif, %	VP⁺, %	VP⁻, %	Acurácia/autor
147	71	63	80	91	85	81	82% Marvick[95]
46	88	91	86	93	97	76	89% Tian[96]
340	78	–	–	41	79	40	69% Roger[97]

N = número de pacientes; Sensib. = sensibilidade; 1-V = 1 vaso; MV = múltiplos vasos; VP⁺ = valor preditivo positivo; VP⁻ = valor preditivo negativo. Especif. = especificidade

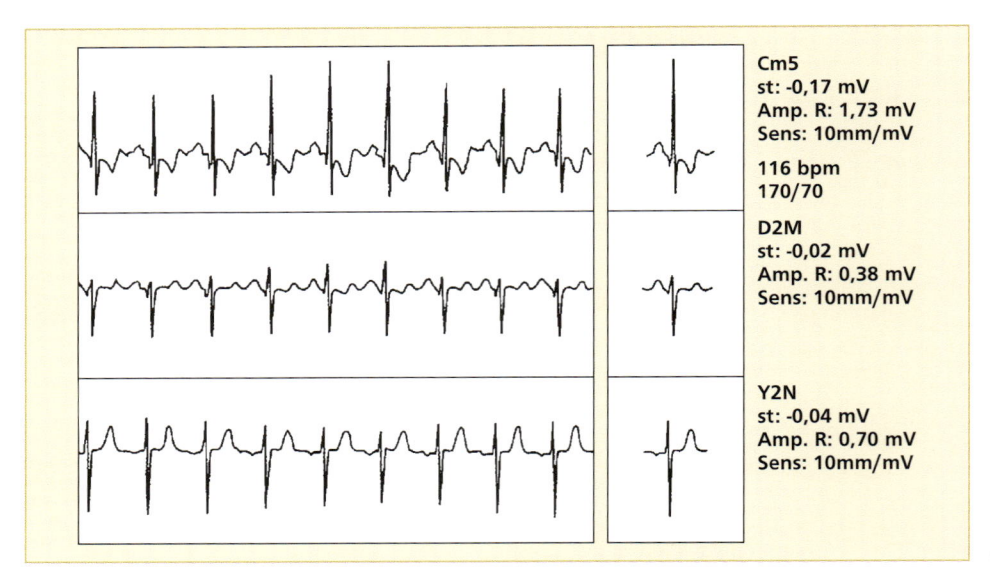

Fig. 5-9. Eletrocardiograma realizado durante teste ergométrico.

Disfunção diastólica

Paciente masculino, 59 anos, portador de cardiopatia isquêmica, revascularizado, apresentando cansaço aos médios esforços, fração de ejeção de 35% (Simpson). Foi submetido a um ecocardiograma de esforço pré- e pós-teste ergométrico em esteira, protocolo de rampa, que não evidenciou novas alterações segmentares da contração do VE.

A pressão de enchimento do VE (relação E/E') em repouso era normal, 10 (velocidade E = 0,75 m/s, velocidade E' = 0,07 m/s). As mesmas medidas realizadas após a captura das imagens do VE pós-esforço (as medidas podem ser feitas com FC na faixa dos 90 bpm) mostraram: velocidade E = 1,04 m/s, velocidade E' = 0,04 m/s com relação E/E' = 26. O fluxo de veia pulmonar direita mostrou diminuição da onda S.

Resposta anormal indicando uma disfunção diastólica induzida pelo esforço. A resposta normal seria o aumento das velocidades tanto do fluxo mitral, quanto do Doppler tecidual (Fig. 5-12).

CONCLUSÃO

O estresse sob exercício é prático, de baixo custo e totalmente fisiológico, fornecendo grande número de informações em condições dinâmicas, que são reproduzidas no cotidiano do paciente.

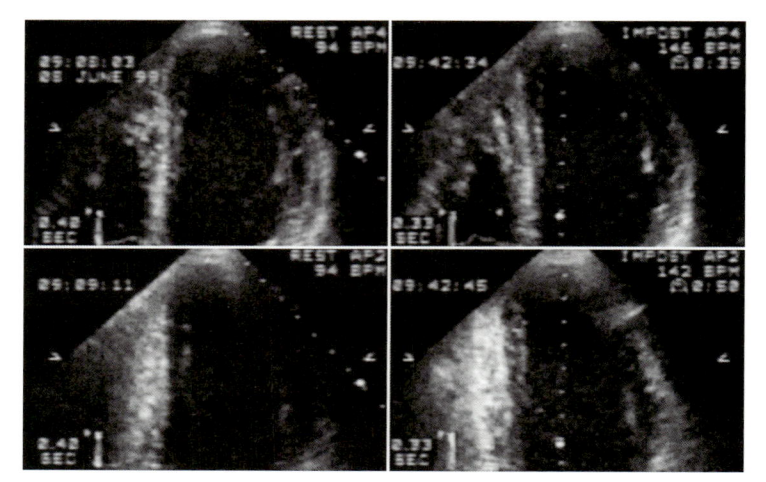

Fig. 5-10. Ecocardiograma pré- e pós-exercício, com imagens colocadas lado a lado. Corte apical em quatro câmaras na imagem superior, onde há alteração na parede lateral pós-esforço e corte apical em duas câmaras (na imagem inferior).

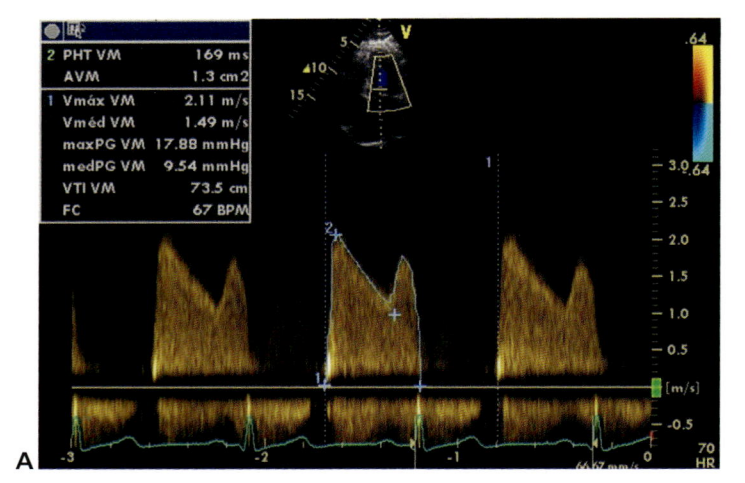

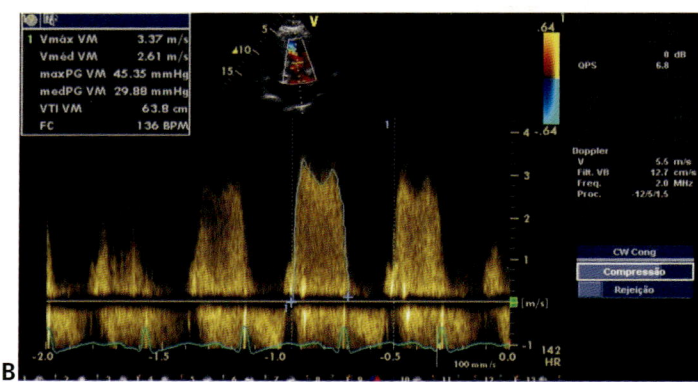

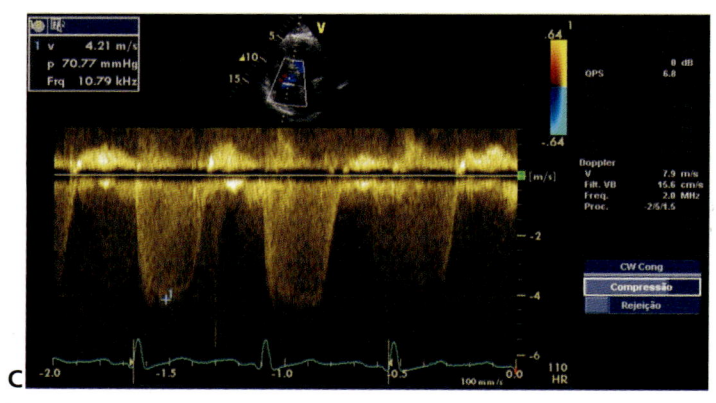

Fig. 5-11. Estenose mitral. (**A**) Gradientes **pré-exercício** = máximo de 18 mmHg e médio de 9,5 mmHg, área valvar estimada em 1,3 cm^2 pelo PHT. (**B**) Gradientes **pós-exercício** = máximo de 45 mmHg e médio de 30 mmHg (aumento significativo dos gradientes), traduzindo importante repercussão hemodinâmica sob esforço. (**C**) Mostra a curva da pressão sistólica da artéria pulmonar, que era muito discreta para ser calculada em repouso e passa para 80 mmHg no pós-esforço imediato.

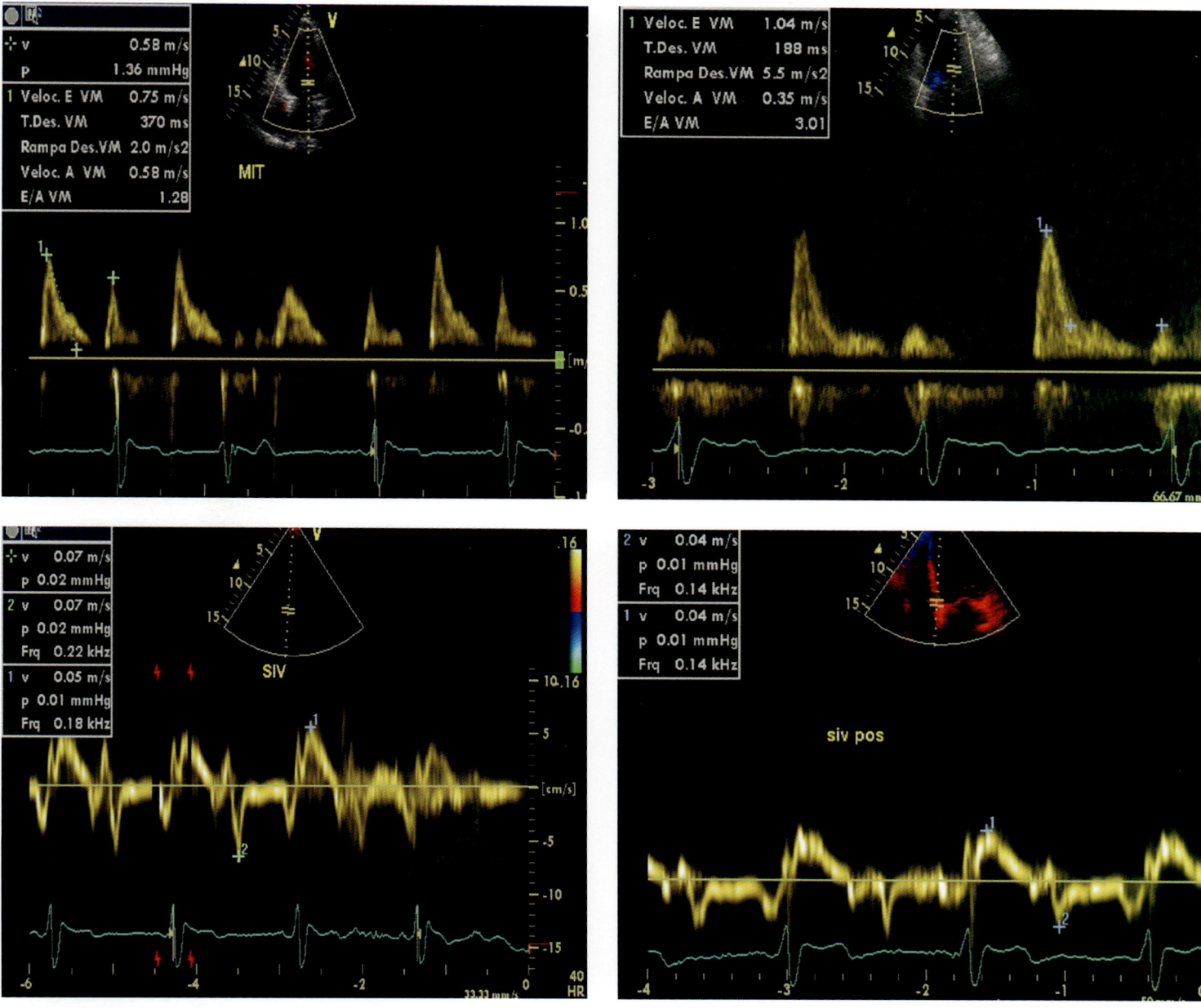

Fig. 5-12. Padrão do fluxo mitral e Doppler tecidual realizados para avaliar a função diastólica pela relação E/E' antes (à esquerda) e imediatamente após exercício (à direita). Note que a relação E/E' passou de 10 para 26, denotando aumento significativo das pressões de enchimento intracavitárias sob condições dinâmicas.

BIBLIOGRAFIA

Armstrong WF, Pellikka PA, Ryan T et al. Stress echocardiography: recommendations for *performance* and interpretation of stress echocardiography. Stress Echocardiography Task Force of the Nomenclature and Standards Committee of the American Society of Echocardiography. *J Am Soc Echocardiogr* 1998;11:97-104.

Geleijnse ML, Elhendy A, van Domburg RT et al. Cardiac imaging for risk stratification with dobutamine-atropine stress testing in patients with chest pain: echocardiography, perfusion scintigraphy, or both. *Circulation* 1997 July;96:137-47.

Gibbons RJ, Chatterjee K, Daley J et al. ACC/AHA/ACP–ASIM guidelines for the management of patients with chronic stable angina: executive summary and recommendations: a report of the American college of cardiology/American heart association task force on practice guidelines (committee on management of patients with chronic stable angina). *Circulation* 1999 June;99:2829-48.

Ha JW, Oh JK., Pellikka PA et al. Diastolic stress echocardiography: a novel noninvasive diagnostic test for diastolic dysfunction using supine bicycle exercise Doppler echocardiography. *J Am Soc Echocardiogr* 2005;18:63-68.

Marwick T. *Cardiac stress testing and imaging*. New York: Churchill Livinstone, 1996.

Marwick T. *Stress echocardiography: its role in the diagnosis and evaluation of coronary artery disease*. 2nd ed. Boston: Kluwer Academic, 2003.

Presti CF, Armstrong WF, Feigenbaum H. Comparison of echocardiography at peak exercise and after bicycle exercise in evaluation of patients with known or suspected coronary artery disease. *J Am Soc Echo* 1988;1:119-26.

Quiñones MA, Douglas PS, Foster E et al. Writing committee members, and task force members American college of cardiology/American heart association clinical competence statement on echocardiography: a report of the American college of cardiology/American heart association/American college of physicians – American society of internal medicine task force on clinical competence. *Circulation* 2003 Feb.;107:1068-89.

Rodgers GP, Ayanian JZ, Balady G et al. American college of cardiology/American heart association clinical competence statement on stress testing: a report of the American college of cardiology/american heart association/american college of physicians – American society of internal medicine task force on clinical competence. *Circulation* 2000 Oct.;102;1726-38.

Skolnick DG, Sawada SG, Feigenbaum H. Enhanced endocardial visualization with noncontrast harmonic imaging during stress echocardiography. *J Am Soc Echocardiogr* 1999;12:559-63.

Zaglavara T, Norton M, Cumberledge B. Dobutamine stress echocardiography: improved endocardial border definition and wall motion analysis with tissue harmonic imaging. *J Am Soc Echocardiogr* 1999;12:706-13.

5-3 ECOCARDIOGRAFIA DE ESTRESSE SOB EXERCÍCIO EM BICICLETA

José Roberto Matos-Souza ▪ Guilherme de Rossi ▪ Otávio Rizzi Coelho

INTRODUÇÃO

O uso do ecocardiograma associado ao exercício para pesquisa de coronariopatia significativa tem, entre suas primeiras publicações, feitas ainda com o modo M, a utilização da bicicleta como modalidade de esforço.[1] Utilizando uma bicicleta supina e realizando o esforço em pacientes sabidamente portadores de coronariopatia, o exercício foi prolongado até serem obtidas alterações significativas do eletrocardiograma (ECG) ou angina. Mais de 80% dos pacientes apresentaram alterações segmentares de contratilidade, aproximadamente 60 segundos antes das alterações do ECG. De fato, ainda em 1979, Wann et al. haviam publicado um estudo com ecocardiografia e esforço em bicicleta supina em pacientes que seriam submetidos ao estudo das coronárias, por sintomas sugestivos de isquemia miocárdica. Utilizando um ecocardiógrafo bidimensional rudimentar, foram capazes de documentar alterações segmentares induzidas pelo esforço.[2] Esse estudo, 32 anos atrás, foi capaz de obter imagens analisáveis em 71% dos pacientes e, nos 5 casos de normalidade ao ecocardiograma de esforço, 3 não apresentavam coronariopatia ao cateterismo, 1 apresentava lesão no terço médio da coronária descendente anterior, porém com cintilografia com Tálio-negativa para isquemia. Finalmente, o único caso de falso-negativo foi dado como análise equivocada do exame de repouso.

A partir desses estudos iniciais, modalidades de esforço, como esteira e bicicleta elevada ou semielevada foram utilizadas, bem como modalidades de indução de isquemia miocárdica sem esforço, as chamadas farmacológicas.[3,4] As dificuldades técnicas iniciais de aquisição de imagens analisáveis ao esforço fizeram com que nos primeiros anos, as modalidades de estresse farmacológico se tornassem maioria nas publicações internacionais, apesar da racionalidade e segurança do uso do esforço.[5]

A distribuição dos modos de provocação da isquemia, esforço ou estresse farmacológico, varia bastante no mundo ocidental. Sendo o modo de esforço com a esteira ergométrica o preferencial nos Estados Unidos, enquanto na Europa o uso da bicicleta predomina. As vantagens da bicicleta se concentram na possibilidade de adquirir imagens durante todo o teste, já que a esteira permite, em princípio, apenas imagens pré e pós-esforço. Mas vale ressaltar as publicações de Peteiro et al., da Espanha, com imagens de pico de esforço em esteira,[6] mostrando que é possível a obtenção de imagens mesmo com o movimento do paciente na esteira.

Atualmente, com as dificuldades técnicas iniciais já vencidas, o modo de esforço deveria ser preferencial em todos os laboratórios de ecocardiografia.[7] Em 2003, a diretriz americana de ecocardiografia, após revisar 33 estudos com esforço e 37 com Dobutamina,[8] recomendou o modo de esforço como preferencial. Em diretrizes americanas e europeias,[9] recomenda-se que o estresse farmacológico deve ser restrito ao grupo que não pode ou não conseguiu realizar o esforço adequado, inclusive nas modalidades de medicina nuclear. A diretriz mais recente,[10] de 2009, da Sociedade Brasileira de Cardiologia, coloca as modalidades de esforço e estresse farmacológico em igualdade, talvez pelo reduzido número de publicações nacionais na modalidade de esforço.

As patologias valvares, obstrutivas da via de saída do ventrículo esquerdo, e a hipertensão pulmonar são muito facilmente analisáveis no exame de esforço com bicicleta. Várias publicações sugerem o uso amplo do Ecocardiograma com esforço na avaliação das valvopatias.[11,12] Apesar da fisiopatologia claramente favorável ao uso do método para avaliar a repercussão hemodinâmica dos defeitos morfofuncionais, as diretrizes clínicas internacionais recomendam o procedimento em um número relativamente pequeno de casos. A diretriz americana de valvopatias[13] recomenda o uso do esforço com imagem ecocardiográfica em casos duvidosos de estenose mitral, onde interessam os achados da pressão pulmonar máxima ao esforço acima de 60 mmHg, pressão média pulmonar acima de 25 e/ou gradiente médio ao esforço acima de 15 mmHg. A mesma diretriz recomenda o uso do exercício com ecocardiograma nos casos de insuficiência mitral acentuada em pacientes assintomáticos para pesquisa de pressão pulmonar acima de 60 mmHg ao esforço. A diretriz europeia de valvopatias de 2007 é, ainda, mais conservadora,[14] apesar de citar como promissores os estudos com imagem e esforço, praticamente não recomenda o uso. Já em 2011, a sociedade americana de ecocardiografia publicou, em conjunto, com a cardiologia clínica, recomendações mais amplas do uso do método de esforço.[15] O Quadro 5-9 mostra as indicações definidas como adequadas, e outras definidas como em estudo ou em avaliação.

Casos de particular interesse ao exame com esforço são em indivíduos portadores de obstrução dinâmica da via de saída do ventrículo esquerdo, desde casos isolados de demonstração apenas ao esforço de gradientes significativos na via de saída,[16] até análises mais amplas da estimativa do gradiente dinâmico, como fator prognóstico na hipertrofia assimétrica.[17]

Tecnicamente fácil de realizar e com base na curva espectral do Doppler, nossa experiência revela elevações do gradiente tardio acima de 100 mmHg já em fases iniciais do esforço e de pouca correlação com a sintomatologia.

O potencial do ecocardiograma com esforço no entendimento das repercussões hemodinâmicas ainda não foi amplamente estudado e esperamos utilização ainda maior nos próximos anos.

As novas tecnologias associadas ao ecocardiograma convencional podem ser acopladas ao ecocardiograma com esforço sem problemas. Avaliações do Doppler tecidual antes e após o exercício mostraram boa correlação com a análise subjetiva.[18] O Doppler tecidual também pode ser empregado para análise da função diastólica com o exercício e estimar variações das pressões de enchimento do ventrículo esquerdo.[19]

Quadro 5-9. Recomendações para uso do ecocardiograma de esforço na avaliação com Doppler das patologias valvares e hipertensão pulmonar[16]

Assintomáticos – Adequado	Assintomáticos – Em avaliação
Estenose mitral acentuada	Estenose mitral moderada
Insuficiência mitral acentuada	Estenose aórtica moderada
Insuficiência aórtica acentuada	Estenose aórtica acentuada
	Insuficiência mitral moderada
	Insuficiência aórtica moderada

Sintomáticos – Adequado	Sintomáticos – Em avaliação
Estenose mitral moderada	Estenose mitral leve
Insuficiência mitral moderada	Insuficiência mitral leve
	Hipertensão pulmonar (HP) limítrofe
	Resposta ao tratamento da HP

As análises quantitativas da contratilidade envolvendo o *strain* e *strain rate* também já foram testadas no ambiente da ecocardiografia com esforço com resultados bastante favoráveis.[20] Em nosso laboratório, estamos otimizando a análise com *strain* bidimensional (2D) para todos os casos de pesquisa de isquemia induzida.

Nosso grupo iniciou o uso do ecocardiograma em bicicleta horizontal em 2003, por sua facilidade e segurança de execução em pequenas clínicas de cardiologia e exames complementares. O objetivo era usar os equipamentos disponíveis para ergometria e ecocardiografia de repouso em uma modalidade com tempo de execução próximo ao do teste ergométrico convencional. Esse protocolo foi expandido para uso no hospital de clínicas da UNICAMP, e já treinamos, aproximadamente, 30 ecocardiografistas de diversas regiões do país com um número total de exames superior a 10 mil.

EQUIPAMENTOS E TÉCNICA

O objetivo do exame é se assemelhar ao teste ergométrico com ECG na parte operacional, para maior facilidade e rapidez. A diretriz brasileira de ergometria de 2010 afirma que 95% dos indivíduos são aptos a realizarem a modalidade de esforço.[21] Existem vantagens e desvantagens nos modelos de bicicletas disponíveis para realização do exame, desde custo, espaço necessário, adaptação do indivíduo e favorecimento das imagens. O ecocardiografista deve testar o modelo de bicicleta antes de adquirir, para que o exame seja confortável ao examinador.

Em nossos serviços, optamos pela bicicleta horizontal pela facilidade de adaptação de indivíduos obesos ou idosos ao banco mais amplo e a estabilidade do corpo obtida pela posição. O modelo que utilizamos informa no painel eletrônico a velocidade em rotações por minuto e carga em watts, em tempo real, o que facilita a atenção ao protocolo de esforço. A posição sentada com a coluna reta provoca compressão abdominal no diafragma com consequente deslocamento do *ictus* para mais próximo da parede torácica, favorecendo as janelas apicais. O próprio esforço aumenta o impulso apical e amplia os espaços intercostais e, frequentemente, temos uma "janela" ecocardiográfica mais nítida com o início do exercício.

Em bicicleta, o protocolo mais utilizado é o de Balke, com incremento de cargas de 25 Watts (W) a cada 2 minutos. Em homens sadios se inicia com 50 W, e em mulheres e pacientes em geral, com 25 W. Geralmente a velocidade da pedalada deve ficar em 60 rpm para que se possam utilizar fórmulas que calculam o consumo de oxigênio do miocárdio.

O objetivo é alcançar a frequência máxima ou a exaustão em indivíduos com suspeita de isquemia coronária. Testes que atingem 85% da frequência máxima para a idade ou mais são considerados eficazes.

É possível estimar o consumo de oxigênio (VO_2) pela fórmula:[22]

$$VO_2 \text{ (mL/min)} = \text{carga (kgm/min)} \times 2 \text{ mL/kgm} + 3,5 \text{ (mL/kg/min)} \times \text{peso corporal (kg)}$$

Com relação à esteira, o exercício em bicicleta provoca consumo de oxigênio menor e pode ser mais frequentemente interrompido por dor em membros inferiores sem alcançar o esforço necessário. No entanto, as diversas diretrizes de ecocardiograma com esforço não recomendam uma modalidade em detrimento da outra.[23]

Nosso grupo utiliza primariamente as janelas apicais, por sua facilidade de obtenção na posição sentada, com os cortes apicais de quatro câmaras, duas câmaras e longitudinal apical. Esses cortes permitem a análise dos 17 segmentos com boa exposição para estudo com Doppler das valvas e via de saída do ventrículo esquerdo. O uso do *software* para gravação dos clipes selecionados e análise comparativa na tela dividida *(quad-screen)* é altamente recomendável.

PROCEDIMENTO

O paciente é confortavelmente posicionado na bicicleta com a colocação dos eletrodos completos da ergometria e do monitor do aparelho de ecocardiografia (Fig. 5-13).

A preferência na colocação dos eletrodos é sempre a do exame de imagem, evitando a colocação de eletrodos em posições que possam prejudicar a aquisição das imagens apicais. Essa postura pode, invariavelmente, prejudicar a análise do ECG dos eletrodos da região de V3 a V6. O perfeito ajuste dos pés e da distância é fundamental para um bom desempenho no teste. Em algumas ocasiões, a fixação dos calçados aos pedais com velcro pode ser providencial.

Como visto na foto, apenas o examinador permanece na sala em tempo integral, ficando a seu cargo as medidas da pressão arterial no braço esquerdo, o controle dos botões e funções da bicicleta, do *software* de ergometria e dos comandos do ecocardiógrafo. Assim sendo, a execução do exame ecocardiográfico com o braço esquerdo facilita a operação.

O Quadro 5-10 mostra o esquema de aquisição de imagens adotado de acordo com a sequência do exercício.

No repouso as aquisições de imagem visam à melhor definição possível para uso comparativo no restante do exame. A chamada carga baixa deve ser adquirida, quando a frequência cardíaca au-

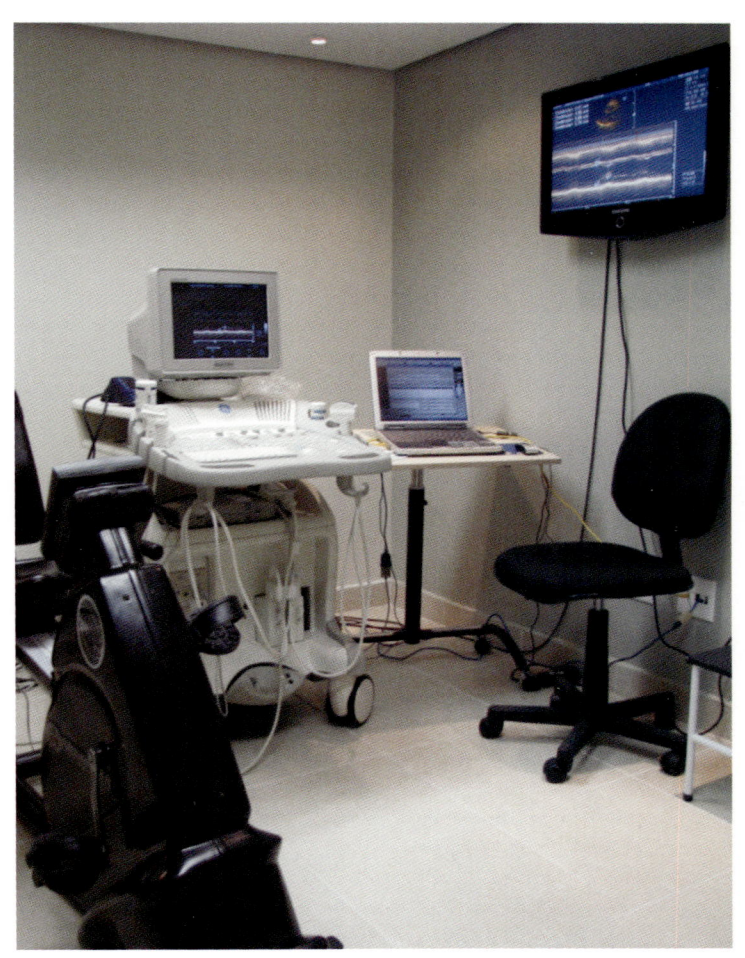

Fig. 5-13. Sala de ecocardiografia com esforço em bicicleta com a disposição dos equipamentos.

Quadro 5-10. Esquema de aquisição das imagens ecocardiográficas.

Repouso	4 câmaras	2 câmaras	LAX	SAX
Carga baixa/Dose	4 câmaras	2 câmaras	LAX	SAX
Pico	4 câmaras	2 câmaras	LAX	SAX
Recuperação	4 câmaras	2 câmaras	LAX	SAX

LAX = paraesternal eixo longo; SAX = paraesternal eixo curto.

menta em 20% com relação ao repouso, o pico deve ser obtido após atingir a submáxima para a idade ou no momento de exaustão. A recuperação é feita com a diminuição súbita até a parada total do exercício com captura em até 2 minutos, após a interrupção do esforço. A cada 2 minutos do protocolo, é feita a aferição da pressão arterial. A recuperação envolve 6 minutos de observação clínica e imagens.

Uma característica fundamental do exame em bicicleta é a intensa relação médico-paciente que deve ser estabelecida, com forte estimulação ao esforço, verbalizada pelo examinador, buscando o máximo de colaboração. O indivíduo deve-se sentir confortável e confiante durante todo o exame.

Ao final do exame, a interpretação das imagens e ECG é realizada com calma para correta avaliação do resultado. Ao longo do nosso treinamento, descobrimos que a avaliação da contratilidade a uma distância maior da tela do aparelho favorece o reconhecimento das alterações segmentares e deve ser tentado.

Nos casos em que a avaliação com Doppler se faz necessária, captamos os fluxos de interesse ao repouso, durante os estágios e ao final do exame. Particular atenção deve ser dada à captura de um "envelope" de Doppler com bordas definidas, sendo o gradiente máximo do refluxo tricúspide obrigatório na avaliação da repercussão das valvopatias e hipertensão pulmonar. Nas hipertrofias septais assimétricas obstrutivas, gradientes dinâmicos típicos são captados em fases precoces do esforço e deve-se ter atenção à colocação da linha do Doppler contínuo no local adequado.

O exame completo dura, em média, 20 minutos. Com o treinamento dos funcionários e adequação das salas, uma rotina de dois a três exames por hora pode ser alcançada. O custo se resume aos equipamentos, geralmente disponíveis em um serviço de exames complentares em cardiologia, a bicicleta horizontal de modelo comercial e os gastos com eletrodos e gel. A segurança do exame é igual à da ergometria convencional, requerendo os mesmos equipamentos e medicações de emergência. Essas características colocam o ecocardiograma de esforço em bicicleta, como modalidade segura, acessível e de uso mais amplo dentre todas as modalidades de provocação de isquemia ou alterações funcionais.

CONCLUSÃO

Dentre as modalidades de ecocardiograma de estresse, o estresse com esforço é o mais recomendável e seguro, e o esforço em bicicleta é o de mais simples execução e obtenção das imagens em tempo integral.

REFERÊNCIAS BIBLIOGRÁFICAS

1. Sugishita Y, Koseki S, Matsuda M et al. Dissociation between regional myocardial dysfunction and ECG changes during myocardial ischemia induced by exercise in patients with angina pectoris. *Am Heart J* 106(1983):1-8.
2. Wann LS, Faris JV, Childress RH et al. Exercise cross-sectional echocardiography in ischaemic heart disease. *Circulation* 1979;60:1300-8.
3. Picano E, Distante A, Masini M et al. Dipyridamole-echocardiography test in effort angina pectoris. *Am J Cardiol* 1985;56:452-56.
4. Berthe C, Pierard LA, Hiernaux M et al. Predicting the extent and location of coronary artery disease in acute myocardial infarction by echocardiography during dobutamine infusion. *Am J Cardiol* 1986;58:1167-72.
5. Ryan T, Feigenbaum H. Exercise echocardiography. *Am J Cardiol* 1992 June 18;69(20):82H-89H.
6. Peteiro J, Bouzas-Mosquera A, Broullón FJ et al. Prognostic value of peak and post-exercise treadmill exercise echocardiography in patients with known or suspected coronary artery disease. *Eur Heart J* 2010 Jan.;31(2):187-95. Epub 2009 Oct. 12.
7. Sicari R, Nihoyannopoulos P, Evangelista A et al. Stress echocardiography expert consensus statement. Executive summary: european association of echocardiography (EAE) (a registered branch of the ESC). *Eur Heart J* 2009;30(3):278-89.
8. ACC/AHA/ASE 2003. Guideline update for the clinical application of echocardiography. *Circulation* 2003;108:1146-62.
9. Guidelines on the management of stable angina pectoris. *Eur Heart J* 2006;27(11):1341-81.
10. Diretrizes das indicações da ecocardiografia. *Arq Bras Cardiol* 2009;93(6 Supl 3):e265-e302.
11. Lancellotti P, Troisfontaines P, Toussaint AC et al. Prognostic importance of exercise-induced changes in mitral regurgitation in patients with chronic ischaemic left ventricular dysfunction. *Circulation* 2003;108:1713-17.
12. Lancellotti P, Lebois F, Simon M et al. Prognostic importance of quantitative exercise Doppler echocardiogra- phy in asymptomatic valvular aortic stenosis. *Circulation* 2005;112(Suppl I):I-377-82.
13. ACC/AHA Guidelines for the management of patients with valvular heart disease. *JACC* 2006;48(3):e1-148.
14. Vahanian A, Baumgartner H, Bax J et al. Guidelines on the management of valvular heart disease. *Eur Heart J* 2007;28:230-68.
15. ACCF/ASE/AHA/ASNC/HFSA/HRS/SCAI/SCCM/SCCT/SCMR 2011. Appropriate Use Criteria for Echocardiography. *J Am Soc Echocardiogr* 2011;24:229-67.
16. Dhar S, Varadharajan V, Al-Mohammad A et al. Symptomatic hypertrophic obstructive cardiomyopathy: semi-supine bicycle ergometry as a useful provocative manoeuvre to elicit latent gradient. *BMJ Case Rep* 2009;2009.
17. Wu WC, Bhavsar JH, Aziz GF et al. An overview of stress echocardiography in the study of patients with dilated or hypertrophic cardiomyopathy. *Echocardiography* 2004 July;21(5):467-75.
18. Pasquet A, Armstrong G, Beachler L et al. Use of segmental tissue doppler velocity to quantitate exercise echocardiography. *J Am Soc Echocardiogr* 1999;12:901-12.
19. Burgess MI, Jenkins C, Sharman JE. Diastolic stress echocardiography: hemodynamic validation and clinical significance of estimation of ventricular filling pressure with exercise. *JACC* 2006;47(9):1891-900.
20. Goebel B, Arnold R, Koletzki E et al. Exercise tissue Doppler echocardiography with strain rate imaging in healthy young individuals: feasibility, normal values and reproducibility. *Int J Cardiovasc Imaging* 2007;V23(2):149-55:
21. III Diretrizes da Sociedade Brasileira de Cardiologia sobre Teste Ergométrico. *Arq Bras Cardiol* 2010;95(5 Supl 1):1-26.
22. Myers J, Buchanan N, Walsh D et al. Comparison of the ramp *versus* standard exercise protocols. *J Am Coll Cardiol* 1991;17:133.
23. Douglas PS et al. 2011. Appropriate use criteria for echocardiography. *J Am Soc Echocardiogr* 2011;24:229-67.

5-4 ECOCARDIOGRAFIA DE ESTRESSE COM DOBUTAMINA

ANA CRISTINA CAMAROZANO WERMELINGER

INTRODUÇÃO

Podendo ser considerada como um "exercício" farmacológico, a utilização da dobutamina como agente estressor na ecocardiografia de estresse rapidamente se difundiu. Ao promover aumento do consumo de oxigênio miocárdico (como o exercício físico), e eliminando a dificuldade técnica produzida pela hiperventilação no esforço máximo (que limita a obtenção das imagens ao ecocardiograma), a ecocardiografia de estresse com dobutamina é hoje, sem dúvida, uma das modalidades mais empregadas e populares como modelo de agente adrenérgico, com larga aplicação na doença coronariana e outras formas de cardiopatias. Outras catecolaminas foram, também, testadas, como a epinefrina, o isoproterenol e a arbutamina, mas os efeitos colaterais limitaram seu uso. Neste capítulo serão discutidas as bases fisiopatológicas do emprego da dobutamina, os diversos protocolos que podem ser utilizados e sua acurácia nas diversas indicações especialmente no escopo da coronariopatia.[1,2]

AÇÃO DAS CATECOLAMINAS

As drogas que afetam a transmissão adrenérgica, também chamadas de catecolaminas, podem ser endógenas (produzidas pelo próprio organismo), como é o caso da noradrenalina, adrenalina e dopamina; ou sintéticas (produzidas em laboratório), como a dobutamina e o isoproterenol. Essas drogas atuam sobre os receptores adrenérgicos que são divididos em α (1 e 2) e β (1 e 2). Os receptores α_1 são encontrados predominantemente no músculo liso, levando à constrição, os receptores α_2 são encontrados nos nervos periféricos, no sistema nervoso central e em uma série de órgãos, incluindo plaquetas, fígado, pâncreas, rins e olhos, e são os receptores pré-sinápticos de maior importância por serem capazes de inibir a liberação de noradrenalina quando ativados.[3] Curiosamente, os receptores β-adrenérgicos são mecânica e estruturalmente semelhantes aos receptores muscarínicos, ambos acoplam-se à adenilatociclase, aumentando AMP cíclico pelas proteínas G, e ambos podem deflagrar a abertura dos canais iônicos (Fig. 5-14).[3] De modo que, enquanto o bloqueio β-adrenérgico inibe a ação do sistema nervoso simpático na fibra cardíaca, o bloqueio do receptor muscarínico pela atropina inibe a ação do parassimpático.

Outro dado curioso é que o número de proteínas G excede significativamente a quantidade de receptores β-adrenérgicos e de moléculas de adenilato ciclase, de modo a ser a concentração destes receptores o fator limitante à resposta das catecolaminas.[3] Os β-receptores têm sido divididos nos subtipos β_1 e β_2. Os receptores β_1 estão distribuídos no coração, levando ao aumento do inotropismo e cronotropismo. Os receptores β_2 são encontrados no músculo liso (vascular e brônquico), causando dilatação e relaxamento dessas estruturas, apesar de os mesmos, também, terem sido encontrados em número considerável no músculo cardíaco, exercendo propriedades inotrópica e cronotrópica positivas (Quadros 5-11 e 5-12).

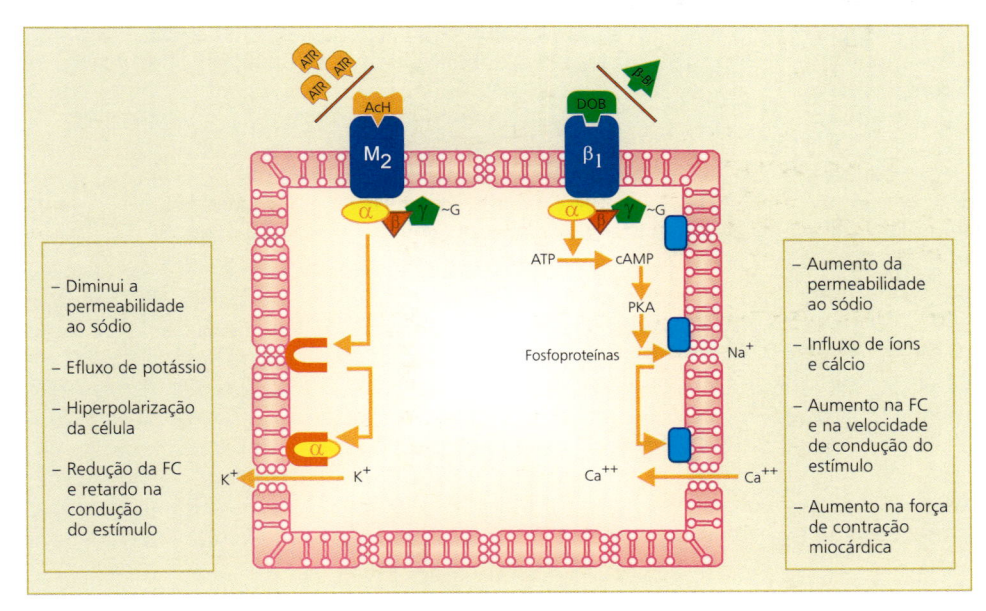

Fig. 5-14. Mecanismo de ação dos receptores β-adrenérgicos e muscarínicos na fibra cardíaca, e o respectivo bloqueio de suas ações pelo antagonista dos respectivos receptores (atropina e β-bloqueador).

Quadro 5-11. Receptor, distribuição e resposta dos receptores adrenérgicos[3]

Receptor	Distribuição	Resposta	Agonista	Antagonista
α_1	músculo liso	constrição	fenilefrina	prazosin
α_2	pré-sináptico	inibe a liberação da noradrenalina	clonidina	ioimbina
β_1	coração	inotropismo, cronotropismo +	dobutamina	metoprolol
β_2	músculo liso	dilatação, relaxamento	terbutalina	β-bloqueador não seletivo

Quadro 5-12. Potência das catecolaminas no aparelho cardiovascular[5]

Droga	Receptores e potência	FC	Contrat	Vasoc	Vasod
Noradrenalina	α_1, β_1, > β_2	1+	2+	4+	0
Dopamina	dopaminérgicos, β, α	1+	1+	0	1+
Dobutamina	β_1 > β_2, α_1	2+	4+	0	2+
Isoproterenol	β_1 > β_2	4+	4+	0	4+

Contrat = contratilidade; Vasoc = vasoconstricção; Vasod = vasodilatação; Fc = frequência cardíaca.

Dentre essas aminas, a de maior pronunciamento na ecocardiografia de estresse é a dobutamina, em razão de as demais drogas causarem mais efeitos colaterais. Este fármaco é de nosso particular interesse, cujo uso foi introduzido na prática clínica, em 1978,[6] e na investigação dentro campo da isquemia miocárdica foi pela primeira vez reportada, em 1984.[7]

A dobutamina é uma amina simpaticomimética com propriedades agonista β_1 (predominantemente), e relativamente fraca atividade agonista β_2 e α_1.[8-10] Sua fisiopatologia consiste em, pela ação β_1, aumentar primeiramente a força de contração, e secundariamente a frequência cardíaca e a pressão arterial, tendo como produto final um aumento no débito cardíaco. Sua ação periférica, dependente dos receptores β_2,[11] pode levar à queda na resistência vascular sistêmica. Seus efeitos também incluem um aumento no consumo de oxigênio pelo miocárdio (MVO_2) e um aumento no fluxo coronariano em vasos normais.[9] Em situações de lesão coronariana obstrutiva, a isquemia pode ocorrer na dependência do grau de obstrução, uma vez que o fluxo sanguíneo para aquela região estará diminuído, e a demanda metabólica aumentada com o aumento da dose da dobutamina.[11a,12,13]

A dobutamina provoca isquemia, principalmente, por sua ação inotrópica e cronotrópica positivas, estimulando o receptor β_1 do miocárdio, mas outros mecanismos pró-isquêmicos são: a má distribuição do fluxo mediado por receptores β_2 nas arteríolas[14] e vasopasmo coronariano mediado por adrenorreceptor α presente nas células musculares lisas das artérias epicárdicas, o que é menos comum.

A capacidade vasodilatadora da dobutamina é menor do que a do dipiridamol e da adenosina, podendo aumentar de 2 a 3 vezes o fluxo coronariano.[15]

A utilidade do ecocardiograma de estresse com dobutamina para avaliação de doença arterial coronariana fundamenta-se nos seguintes princípios:[12]

- Que a infusão da droga pode causar isquemia miocárdica regional em territórios supridos pela artéria coronariana estenosada.
- Que a isquemia regional resulta em disfunção da contratilidade miocárdica, o que é detectada pelo ecocardiograma bidimensional com grande acurácia.
- Que o ecocardiograma bidimensional é uma modalidade de imagem bastante acurada para reconhecer dissinergia regional.

As respostas decorrentes do teste com dobutamina podem ser normais (melhora contrátil com a droga), isquêmica (piora contrátil durante o estresse), viável sustentada (melhora funcional gradativa com o aumento da dose da dobutamina), isquêmica viável (bifásica ou melhora contrátil em baixas e piora em altas doses de dobutamina) e fibrose ou cicatriz (acinesia ou discinesia com ausência de melhora da função regional durante o teste).[12] Todas essas alterações estão ilustradas na Figura 5-15.

O início da ação da dobutamina ocorre dentro de 2 minutos de infusão contínua da droga, e o seu efeito máximo é visto em, aproximadamente, 10 minutos.[16,17] Sua meia-vida é de cerca de 2 minutos e o fármaco é metabolizado ou eliminado em 10 a 12 minutos após a interrupção da infusão. A dobutamina é metabolizada no fígado pela catecol-metiltransferase, em seus metabólitos inativos, que são excretados na urina.[8]

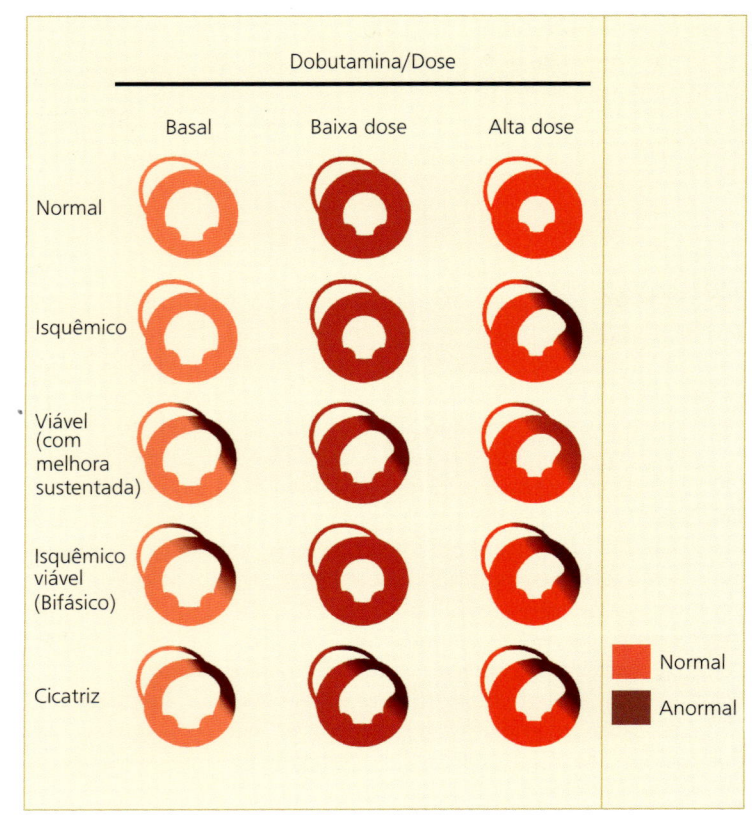

Fig. 5-15. Respostas do miocárdio induzidas pelo ecocardiograma de estresse com dobutamina.[12]

VALIDAÇÃO DO MÉTODO

Como a dissinergia regional ocorre precocemente na vigência de doença aterosclerótica obstrutiva, considerando a cascata isquêmica, tornam-se evidentes os motivos de o ecocardiograma de estresse com dobutamina poder detectar isquemia miocárdica. Esse dado tem sido comprovado em vários estudos, tomando como critério de doença coronariana angiograficamente significativa uma estenose ≥ 50 ou $\geq 70\%$ dependendo do método adotado (Quadro 5-13).

A acurácia deste exame para detecção de doença arterial coronariana está consistentemente estabelecida e é alta. Em uma metanálise, envolvendo quase 8.000 pacientes e 102 estudos, a média da sensibilidade foi de 81% e da especificidade, 84%.[18]

O Quadro 5-13 mostra algumas publicações importantes sobre a sensibilidade, especificidade e acurácia do teste. Digno de nota é o fato de que a acurácia do ecocardiograma de estresse com dobutamina é similar aos demais testes de imagem provocativos que têm a mesma finalidade, como, por exemplo, o ecocardiograma de exercício e com dipiridamol e a cintilografia miocárdica com SPECT.[18,19] Sendo que a equivalência da sensibilidade do ecocardiograma com dipiridamol e os demais testes mencionados ocorre quando a indicação do exame é precisa, com um grupo com probabilidade pré-teste ao menos intermediária, ou como menciona Dr.

Quadro 5-13. Ecocardiograma de estresse com dobutamina: publicações prévias mostrando a validação do método

Estudo	n	Sens.%	Sens. univ.	Sens. multiv.	Especif.%	VPP%	VPN%	Acurácia%
Segar[21]	88	95	–	–	82	94	86	92
Marcovitz[22]	141	96	95	98	66	91	84	89
McNeill[23]	80	70	–	–	88	89	67	78
Marwick[24]	217	72	66	77	83	89	61	76
Previtali[25]	80	79	63	91	83	92	61	80
Takeuchi[26]	120	85	73	97	93	95	80	88

VPP = valor preditivo positivo; VPN = valor preditivo negativo; Sens. univ. = sensibilidade no univascular; Sens. multiv. = sensibilidade no multivascular; especif. = especificidade.

Picano quando o estado da arte dos protocolos é utilizado, o que foi reportado em uma metanálise, envolvendo 435 pacientes, onde foi realizado ambos os testes de estresses (com dobutamina e dipiridamol) em doses altas e protocolos atualizados, como, por exemplo: dobutamina com alta dose de atropina e dipiridamol sob o protocolo acelerado.[20]

Geleijnse et al. analisaram o resultado de 62 estudos entre 1991 e 2006, envolvendo 6.881 pacientes e correlacionando com a anatomia coronariana (boa parte desses pacientes). Nessa metanálise a sensibilidade foi de 81%, e a especificidade foi de 82% para a ecocardiografia de estresse com dobutamina na investigação de doença arterial coronariana.[27] Esses valores equivalem aos do ecocardiograma de exercício e das técnicas com radionucleotídeos, e são superiores ao teste ergométrico.

PROTOCOLOS DE USO NA ECOCARDIOGRAFIA DE ESTRESSE

No que diz respeito aos protocolos utilizados na realização do ecocardiograma de estresse com dobutamina, estes não são universalmente padronizados, podendo variar quanto à dose inicial (de 2,5 a 10 μg/kg/min), e a dose máxima (de 30 a 50 μg/kg/min), à duração do estágio (entre 2 e 10 minutos),[28] e à adição e dose de atropina (de 0 a 2 mg). Todavia, o protocolo de 3 minutos por estágio, iniciando com 5 μg/kg/min, chegando a uma dose máxima de 40 μg/kg/min, com a adição de atropina a partir do terceiro ou do último estágio, tornou-se mais popular e o que é mais amplamente utilizado, sendo o único protocolo validado em um *trial* prospectivo multicêntrico.[28] Protocolos com doses de dobutamina até 50 μg/kg/min podem levar ao aumento dos efeitos colaterais e do tempo do exame.

O teste tem por objetivo ir até 85% da FC máxima prevista para a idade. Os motivos de interrupção do teste são: nova ou piora da contratilidade parietal regional; sintomatologia acentuada (precordialgia, dispneia, cefaleia, náuseas, vômitos, ansiedade intensa, tremor extremo); importante aumento dos níveis tensionais (PAS > 240 ou PAD > 120 mmHg); queda da pressão arterial principalmente se acompanhada de sintomatologia; arritmias supraventriculares ou ventriculares significativas; final do protocolo.

Importante mencionar que o material e as medicações utilizadas em situação de emergência, como na ressuscitação cardíaca, devem estar sempre à mão.

Nas últimas décadas o uso de agentes β-bloqueadores ganhou grande impacto no tratamento da cardiopatia isquêmica, hipertensão arterial, arritmia e insuficiência cardíaca. Essas drogas podem melhorar e até mesmo prevenir anormalidades parietais estresse-induzidas, reduzindo a resposta isquêmica, pois daí resultam seus benefícios. Contudo, essa falha na obtenção de uma frequência cardíaca adequada que permita a realização de um teste diagnóstico (conclusivo), reduz a sensibilidade do método, e parece não corresponder à dose da dobutamina plasmática, cujo nível sérico apresenta uma relação dose-dependente.[29] Os β-bloqueadores reduzem o efeito cronotrópico da dobutamina e reduzem a incidência de isquemia miocárdica durante o teste. A adição da atropina aumenta a FC e tende a equalizar a detecção de isquemia em pacientes que usam β-bloqueador.[30]

Como os β-bloqueadores são frequentemente administrados em pacientes referendados para a ecocardiografia de estresse, e, tipicamente, não são suspensos antes do teste, tornam-se relevantes informações sobre os efeitos do bloqueio β-adrenérgico na resposta fisiológica do ecocardiograma com dobutamina, e daí a questão: Será que os protocolos utilizados na ecocardiografia de estresse estão em concordância com a prática médica atual?

Possíveis explicações para uma falha na elevação da frequência cardíaca são: uso de β-bloqueador, incompetência cronotrópica,[31] ou seja, uma resposta inadequada da frequência cardíaca mediante um estímulo adrenérgico máximo é outro fator encontrado em cerca de 38% dos pacientes, sendo estes um pouco mais jovens, e com menor frequência cardíaca em repouso.[32] A desaceleração sinusal paradoxal é outra razão que ocorre em cerca de 8% dos pacientes durante o teste de estresse, especialmente em mulheres com idade mais avançada,[33] e pode estar associada à DAC[34] ou ser decorrente de um reflexo vasovagal.[33,35,36] Em última análise, esta alteração resulta do reflexo de Bezold-Jarisch, que é a estimulação de receptores cardíacos inibitórios, localizados, predominantemente, na parede inferoposterior do ventrículo esquerdo, que são ativados pelo estiramento muscular ou substâncias químicas, e culminam com o aumento da atividade parassimpática.[37]

Alguns autores, na tentativa de compensar esse déficit cronotrópico, aumentaram a dose da dobutamina[38] ou o tempo do teste[17,39] com o intuito de intensificar os efeitos hemodinâmicos do fármaco. Porém, analisando criticamente esses artigos, pode-se observar que a elevação da frequência não foi expressiva diante dessas modificações, e a conquista dos resultados finais ocorreu em um número reduzido de pacientes.

McNeill et al.,[23] por sua vez, em 1992, associaram a atropina ao ecocardiograma com dobutamina, na tentativa de prover uma estratégia mais efetiva para elevar a frequência cardíaca, com consequente aumento no consumo de oxigênio pelo miocárdio. Os autores concluíram que a adição da atropina em testes negativos com frequência de pico abaixo de 85% do previsto, aumentou a sensibilidade do exame.

A partir de então, o protocolo dobutamina-atropina passou a ser mais difundido como um método seguro e de ótima acurácia diagnóstica.[40-42] A coadministração do sulfato de atropina ganhou impacto na era dos β-bloqueadores, pois como dito, as drogas antianginosas reduzem marcadamente a sensibilidade do ecocardiograma de estresse, tanto com dipiridamol[42] como com dobutamina,[43] mas não a do estresse com dobutamina-atropina.[42,44] Uma justificativa plausível é o fato de a atropina poder compensar o déficit cronotrópico causado pelos β-bloqueadores desde que, ao menos, 85% da FC máxima prevista seja obtida (Fig. 5-14 – mecanismo de ação).[43]

A combinação de dobutamina e atropina produz hiperemia, aumentando o fluxo coronariano em mais de 5 vezes em comparação com o basal.[45] O valor da atropina no teste com dobutamina foi avaliado em 1.171 pacientes e demonstrou aumentar a sensibilidade de 65% para 84% em pacientes com contratilidade normal em repouso.[44]

Embora a maioria dos pacientes em uso de bloqueadores adrenérgicos necessite do suplemento da atropina para otimização da sensibilidade diagnóstica, pacientes com reduzida resposta cronotrópica,[46] ou com desaceleração sinusal paradoxal, também parecem beneficiar-se da adição da droga para a efetividade do teste, inclusive em fases mais precoces do exame.[31]

Vale ressaltar que não podemos utilizar somente baixas doses de dobutamina, quando o intuito é diagnóstico de doença arterial coronariana, pois a sensibilidade do teste ficará reduzida. Porém, na avaliação exclusiva de viabilidade miocárdica, pode-se iniciar com doses bem baixas e manter o protocolo até 20 μg/kg/min ou fazer o protocolo de viabilidade, seguido do protocolo de isquemia miocárdica. Mas em situações de miocardiopatia dilatada com baixa fração de ejeção (< 35%) e coronariografia normal, com o intuito de recrutamento da reserva inotrópica em pacientes com insuficiência cardíaca e, geralmente, em uso de medicação β-bloqueadora, altas doses de dobutamina são requeridas, porém, sem a adição do sulfato de atropina. A sobrevida destes é maior, quando há boa resposta inotrópica ou reserva contrátil, identificada com alta dose de dobutamina (até 40 μg/kg/min).[47]

Entretanto, no protocolo padrão para avaliação de isquemia miocárdica, quando a atropina é administrada junto a altas doses de dobutamina, o tempo de exame muitas vezes se estende sem que haja um real balanceamento entre o inotropismo e o cronotropismo cardíaco.

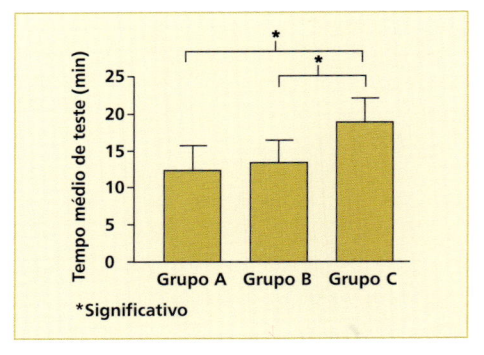

Fig. 5-16. Gráfico do tempo médio de teste nos diferentes grupos.

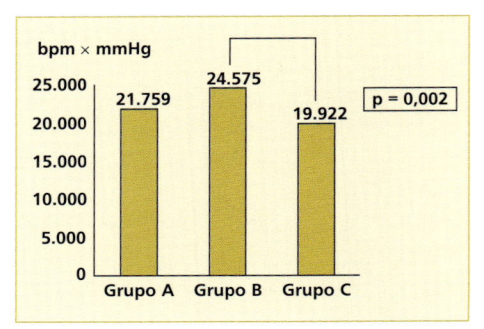

Fig. 5-17. Gráfico da FC × PAS nos grupos A, B e C.

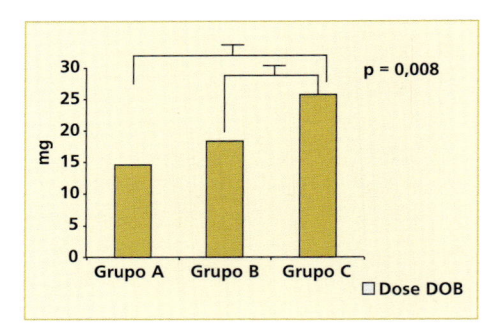

Fig. 5-18. Valores das doses acumuladas de dobutamina nos grupos A, B e C.

Nessa situação, as reais vantagens e desvantagens da administração precoce da atropina na ecocardiografia sob estresse com dobutamina são pouco conhecidas. No protocolo padrão a adição da atropina demonstrou claro valor, e no protocolo precoce dobutamina-atropina, a adição deste agente demonstra ainda maior rapidez e tolerância ao teste, resultando em vantagens entre os pacientes com e sem β-bloqueador. O estudo de Camarozano et al.[48] demonstrou que nos pacientes que receberam atropina precocemente (com 10 µg/kg/min – grupo A e com 20 µg/kg/min – grupo B), no teste de estresse com dobutamina, houve menor tempo de teste (Fig. 5-16), maior duplo produto (FC × PAS) (Fig. 5-17) e uso de menores doses de dobutamina (Fig. 5-18), sem alterar a dose total de atropina ou o número de efeitos adversos. Além de ter ocorrido redução do número de testes inconclusivos no grupo de pacientes em uso de β-bloqueadores, as Figuras 5-19 e 5-20 ilustram o protocolo precoce, o protocolo de viabilidade e o protocolo padrão com dobutamina-atropina.

Levando-se em consideração que o número de pacientes com testes inconclusivos no protocolo padrão não é baixo, e parte disso também se deve ao aumento do uso de β-bloqueadores, como medicação anti-isquêmica ou anti-hipertensiva nas últimas décadas. O ideal é que os β-bloqueadores sejam suspensos ao menos 24-48 horas antes do exame, exceto se o objetivo for avaliar a resposta terapêutica. A Figura 5-21 mostra a atenuação da resposta cronotrópica sob o uso de β-bloqueador.

Com relação à possível influência negativa que o protocolo precoce poderia exercer sobre o forte inotropismo ocasionado pela dobutamina, demonstramos em outro estudo que a administração precoce da atropina, além de não comprometer a ação inotrópica da dobutamina, contribui de modo positivo e aditivo à ação da amina, permitindo não só uma excelente resposta cronotrópica, mas também uma resposta inotrópica ideal, precocemente.[49]

Estudos recentes têm demonstrado que a necessidade adicional e precoce da atropina pode ser predita com base na resposta da frequência cardíaca à infusão de dobutamina. Uma FC ≤ 70 bpm sob 20 µg/kg/min de dobutamina ou um aumento < 5 bpm junto a essa mesma dose, partindo do basal, foram preditores da necessidade de atropina.[31] A administração precoce da atropina tem-se mostrado um protocolo seguro e eficaz, reduzindo inclusive o número de arritmias durante o exame,[50] e atualmente é administrada de 0,5 a 2 mg no total.

O aumento da contratilidade miocárdica induzida pela dobutamina parece ser menos acentuada pelo uso de medicação β-bloqueadora, nesse tipo de teste o inotropismo positivo e o aumento da pressão arterial são fatores importantes que atuam no aumento do consumo de oxigênio do miocárdio.[51,52] Por outro lado, uma frequência cardíaca abaixo da ideal pode levar a um teste submáximo e menos eficaz, atenuando a evidência de isquemia, por isso o uso da atropina no intuito de aumentar o cronotropismo cardíaco nessa situação pode reverter um teste inconclusivo para conclusivo, especialmente com o uso do protocolo precoce com relação ao padrão (26% × 40%, respectivamente, p < 0,05).[53] Por outro lado, na presença de terapia anti-isquêmica, a evidência de isquemia induzida por estresse implica em lesão mais importante e pior prognóstico, enquanto que um teste negativo carreia bom prognóstico.

Vale ressaltar que o estresse farmacológico é também influenciado pela terapia com bloqueador dos canais de cálcio e nitratos,[52] apesar de que em menor proporção do que com β-bloqueador.

Efeitos colaterais mais limitantes são encontrados em torno de 10% dos pacientes que se submetem ao estresse com dobutami-

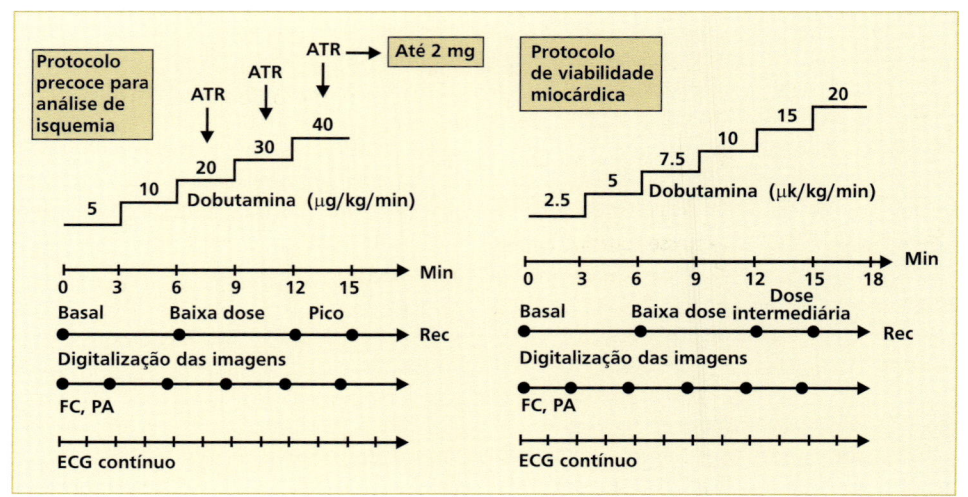

FC = frequência cardíaca; PA = pressão arterial; min = minutos; rec = recuperação.

Fig. 5-19. (**A**) Ilustra o protocolo com administração precoce de atropina, em 20 mcg de dobutamina. (**B**) Ilustra o protocolo para análise isolada de viabilidade miocárdica (iniciando com 2,5 mcg/kg/min até 15 a 20 mcg/kg/min de dobutamina).

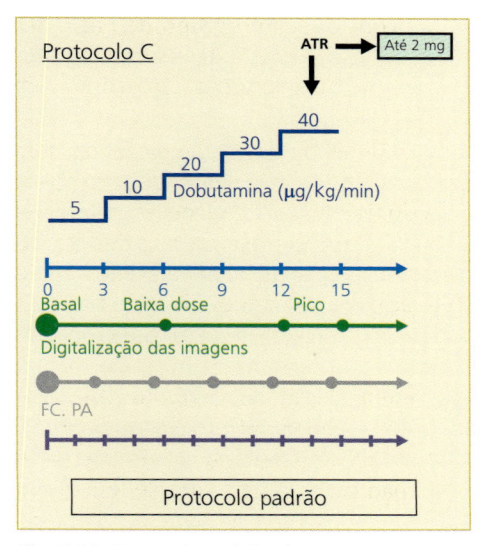

Fig. 5-20. Protocolo padrão de dobutamina-atropina.

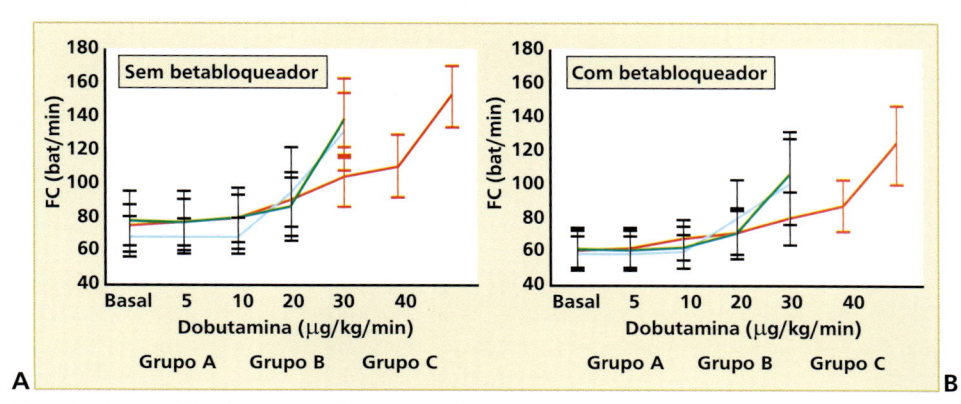

Fig. 5-21. (**A**) O gráfico demonstra o incremento da resposta cronotrópica ao ecocardiograma de estresse com dobutamina, principalmente após a administração da atropina, em pacientes sem terapêutica betabloqueadora. (**B**) O gráfico exibe a atenuação dessa resposta em vigência dessa terapêutica.

na.[28] Esses efeitos são: taquiarritmias ventriculares complexas, cefaleia acompanhada ou não de náuseas, hipotensão (≥ 30-40 mmHg de queda na pressão arterial sistólica) e mais raramente bradicardia, taquiarritmias supraventriculares e hipertensão arterial. Esses efeitos colaterais geralmente desaparecem com a interrupção do medicamento, em cerca de 2 a 3 minutos. Os Quadros 5-14 e 5-15 mostram o número de pacientes submetidos ao ecocardiograma de estresse com dobutamina e as complicações que tiveram.

Há relato de casos isolados de assistolia,[56] *takotsubo*,[57] vasosspasmo refratário[58] e ruptura cardíaca,[59,60] porém, no universo de exames que são feitos com dobutamina (que é o principal agente utilizado na ecocardiografia de estresse) o número de complicações maiores como estas são ínfimos e, muitas vezes, estas ocorrem pela realização do exame em condições desfavoráveis, como: nos primeiros dias após infarto agudo do miocárdio, paciente com substrato arritmogênico ou com alteração complexa do sistema de condução, pouca experiência do examinador que acaba prolongando o teste além do necessário etc.

Por outro lado, alguns estudos de maior complexidade utilizando o ecocardiograma com dobutamina e realizados em subgrupos especiais de pacientes, como na presença de aneurisma da aorta abdominal ≥ 4 cm,[61] período precoce pós-infarto (média de 5 dias),[62] pacientes com trombo séssil em ápex do ventrículo esquerdo[63] e na avaliação pré-operatória de pacientes portadores de aneurisma intracraniano,[64] não apresentaram maiores complicações.

O uso da atropina está contraindicado para pacientes portadores de glaucoma, obstrução prostática e *Miastenia Gravis*. Por sua vez vale mencionar que, tradicionalmente, os receptores colinérgicos têm sido organizados dentro de duas maiores subdivisões, nicotínicos e muscarínicos, que predizem a maioria dos efeitos clínicos. Os receptores muscarínicos estão presentes nos órgãos, enquanto que os receptores nicotínicos localizam-se nos gânglios parassimpáticos e simpáticos e na junção neuromuscular do músculo esquelético.[3] Os subtipos de receptores muscarínicos são cinco (M_1 a M_5). A forma predominante desses receptores presentes no coração é a M_2, e a estimulação deste acarreta efeitos cronotrópico e inotrópico negativos.[4]

O efeito tóxico dos antagonistas muscarínicos são em decorrência do bloqueio dos colinoceptores nos sistemas nervoso central e periférico. Os efeitos periféricos (como xerostomia) podem ser irritantes, mas não implicam em risco de vida aos adultos saudáveis.[3] Já no sistema nervoso central, altas doses de atropina podem causar desorientação, alucinação, delírio e psicose. Os efeitos são reversíveis, mas o distúrbio mental pode persistir por algumas semanas, e baixas doses desse agente pode induzir bradicardia.[3] Estudos têm mostrado que, com o avançar da idade, o número de β-adrenorreceptores, bem como sua responsividade declinam, e a causa dessa redução não está completamente esclarecida. Do mesmo modo, há evidên-

Quadro 5-14. Complicações do ecocardiograma de estresse com dobutamina. Registro de um centro individual e multicêntrico[54]

Autor	Pacientes	Complicações
Experiência individual		
Mertes *et al.*	1.118	Nenhuma
Pellikka *et al.*	1.000	1 IAM, 4 TV, 1 isquemia prolongada
Zahn *et al.*	1.000	1 FV, 1 TV, 1 tontura
Ling *et al.*	1.968	Nenhuma
Seknus e Marwick	3.011	5 TV, 1 IAM, 1 isquemia prolongada, 1 hipotensão
Elhendy *et al.*	1.164	7 TV
Bremer *et al.*	1.035	1 FV, 1 TV
Poldermans *et al.*	1.734	3 FV, 13 TV, 6 hipotensão
Mathias *et al.*	4.033	1 FV, 8 TV, 1 IM, 5 Intoxicação por atropina
Picano *et al.* (EDIC), 1994	2.949	2 FV, 2 TV, 2 IAM, 1 isquemia prolongada 1 hipotensão
Pezzano *et al.* (RITED), 1994	3.041	2 FV, 1 assistolia
Beckmann, 1999	9.354	324 (2FV)
Vargas, 2001	35.103	63 (5 mortes)
Total	66.510	461

IAM = Infarto agudo do miocárdio; TV = taquiarritmia ventricular; FV = Fibrilação ventricular; IM = Infarto do miocárdio; Prol = prolongado; Hipo = hipotensão.

Quadro 5-15. Complicações maiores resultando do ecocardiograma de estresse com dobutamina[55]

Autor e ano	Nº de pacientes	Complicações		
		Não grave	Grave	Morte
Mertes *et al.*, 1993	1.118	156 (14%)	0	0
Picano *et al.*, 1994	2.799	341 (12%)	14 (0,5%)	0
Secknus and Marwick, 1997	3.011	230 (8%)	9 (0,3%)	0
Smart *et al.*, 1997	232	25 (11%)	0	0

cias da diminuição na atividade parassimpática e da redução na densidade dos receptores M_2 com a idade.[65] De toda forma, o uso da atropina no estresse com dobutamina é seguro e acompanhado de poucos efeitos adversos (Figs. 5-22 e 5-23).[66]

Quanto à *angina pectoris* estresse-induzida, o estudo de Elhendy *et al.* mostrou que dos pacientes que não apresentaram anormalidades na contração regional, 10% desenvolveram angina durante o exame. Esses pacientes foram comparados àqueles que não cursaram com angina, e os que apresentaram angina referiam mais história de angina ao esforço e tiveram maior frequência de revascularização miocárdica durante o acompanhamento de 5 anos. Além disso, não houve diferença na taxa de morte ou infarto em ambos os grupos.[67]

Uma situação que pode ocorrer no ecocardiograma de estresse com dobutamina, mas que não tem um consenso definido a respeito, é a obstrução dinâmica na via de saída do ventrículo esquerdo, que ocorre em até 20% dos pacientes que fazem o exame e, geralmente, é por aumento do inotropismo cardíaco associado à vasodilatação periférica.[68]

Porém a questão prognóstica deste efeito, e se é uma complicação do exame com dobutamina ou não, ainda é controversa. No estudo de Meimoun *et al.*, os autores estudaram 100 pacientes que apresentaram movimento anterior sistólico da valva mitral (SAM) ao ecocardiograma de estresse com dobutamina, e estes também realizaram ecocardiograma com esforço em bicicleta dentro de 6 meses. Foi considerado um gradiente dinâmico de pico como anormal quando ≥ 36 mmHg. Curiosamente, a minoria dos pacientes sintomáticos, que apresentaram SAM com dobutamina, reproduziram os sintomas ao estresse com esforço. Além disso, os autores puderam concluir que os pacientes que apresentaram SAM tinham fatores anátomo-hemodinâmicos predisponentes, e seu significado clínico foi real nos pacientes sintomáticos.[69] Esses fatores foram revelados, como: angulação septal ≤ 100°, com sensibilidade de 93%, especificidade de 80% e acurácia de 87%;[70] diâmetro em via de saída do ventrículo esquerdo ≤ 9,25 mm/m²; hipertensão arterial sistêmica e hipertrofia ou remodelamento concêntrico do ventrículo esquerdo; presença de septo sigmoide mais frequente em idosos; cavidade ventricular reduzida e alteração da valva mitral ou aparato valvar.[71]

Por outro lado, outro estudo na mesma linha foi o de Dawn *et al.*, que mostrou que os pacientes que cursaram com gradiente medioventricular ou em via de saída do ventrículo esquerdo apresentaram mais sintomas (dor torácica, síncope e pré-síncope) em 31 meses de acompanhamento; sendo a obstrução provocada pelo ecocardiograma de estresse com dobutamina um preditor independente de eventos futuros em sua conclusão.[72]

No que diz respeito à elevação do segmento ST durante o ecocardiograma de estresse com dobutamina, uma revisão de mais de 4.000 pacientes pode mostrar que 3% dos pacientes desenvolveram nova elevação do segmento ST estresse-induzido (≥ 1 mm) em duas ou mais derivações contíguas. Todos esses pacientes apresentaram um teste anormal. A angiocoronariografia foi realizada em boa parte desses pacientes, e estenose ≥ 70% esteve presente em todos e envolveu múltiplos vasos em 77% dos casos. No acompanhamento de mais de dois anos, 40% foram a óbito, e 55% apenas tiveram uma sobrevida livre de eventos nesse período. De modo que o supradesnivelamento do segmento ST durante o ecocardiograma com dobuta-

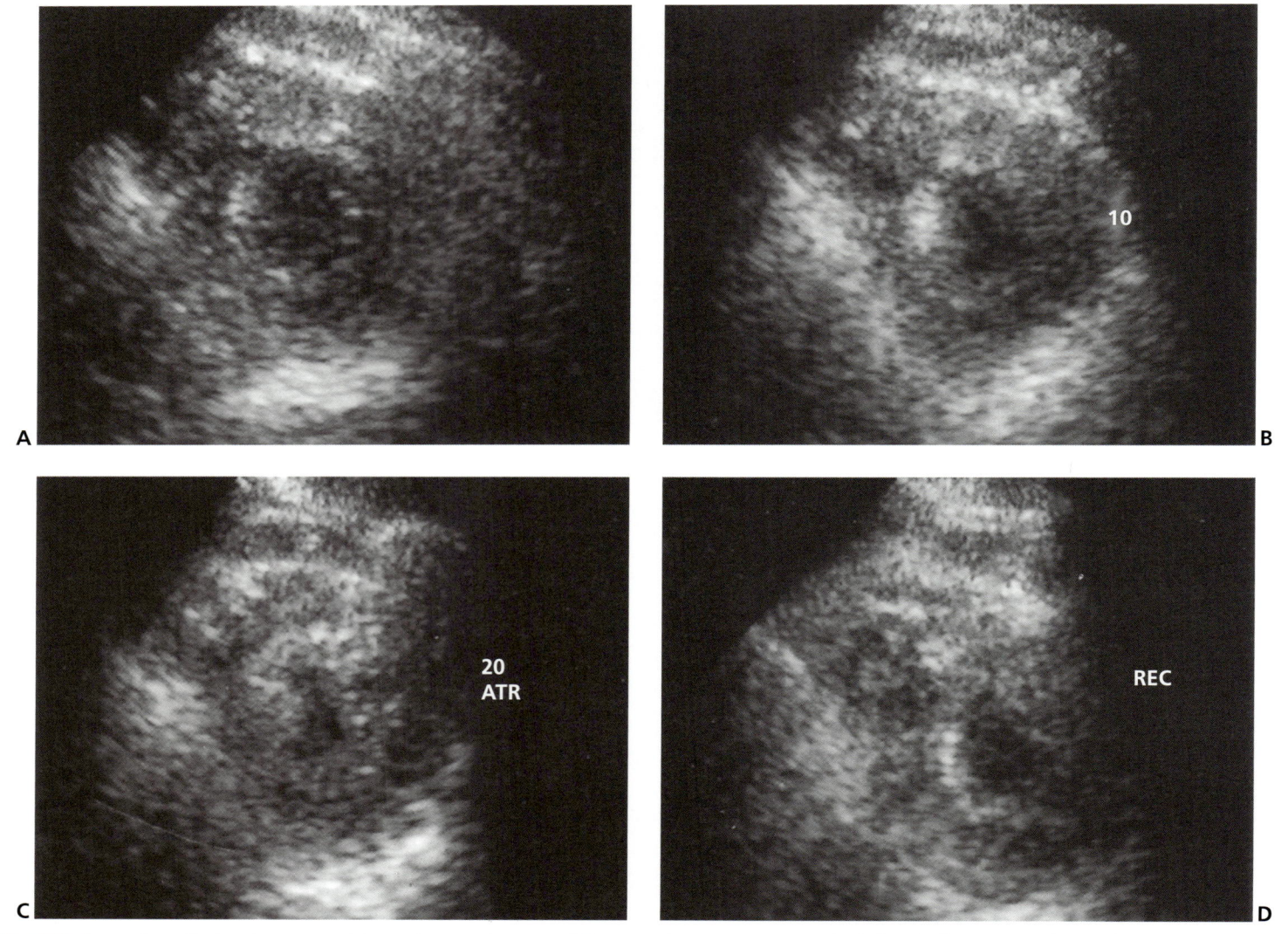

Fig. 5-22. Ecocardiografia de estresse com dobutamina-atropina normal. Presença de espessamento endocárdico sistólico preservado com fechamento fisiológico da cavidade ventricular esquerda. (**A**) Repouso. (**B**) Baixa dose de dobutamina. (**C**) Pico do estresse. (**D**) Fase de recuperação.

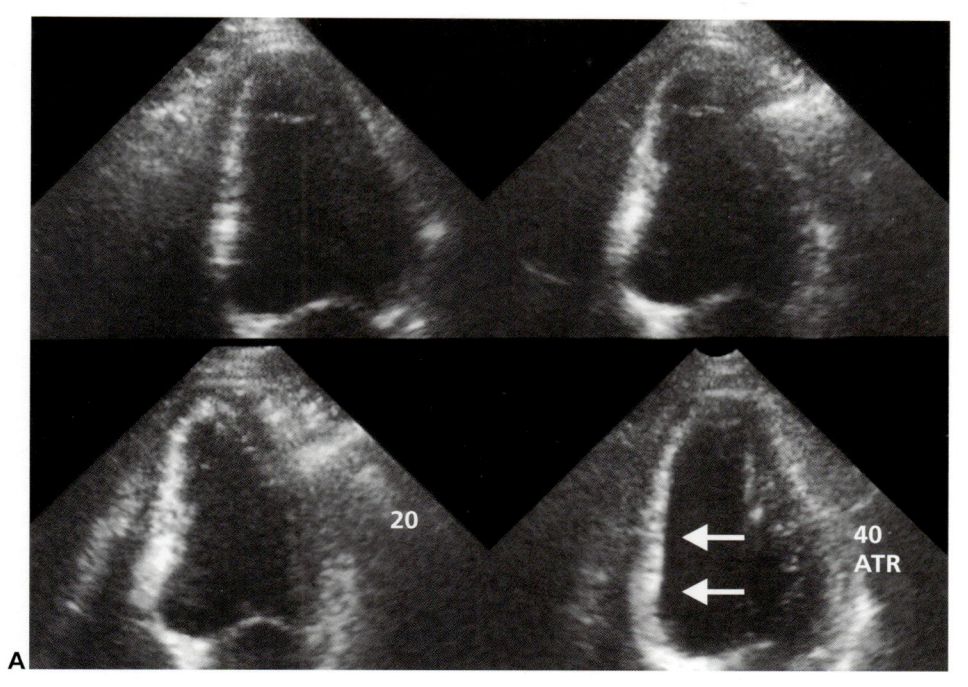

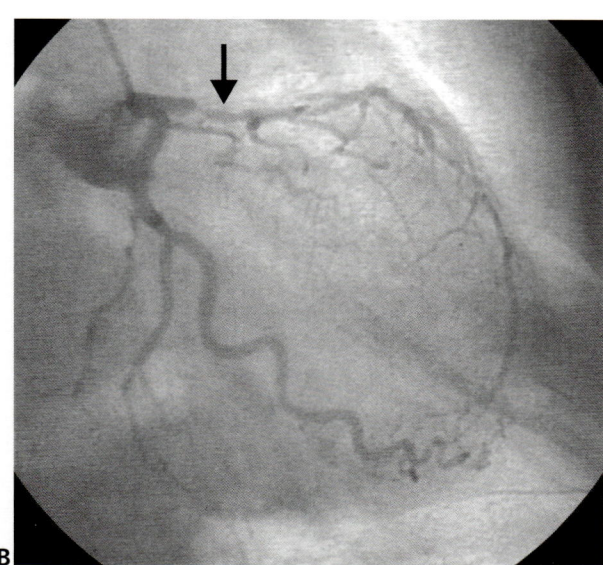

Fig. 5-23. Teste com dobutamina-atropina positivo em parede septal no pico do estresse. (**A**) Quarto quadro. (**B**) Cateterismo cardíaco. Exibindo lesão crítica em terço inicial da artéria descendente anterior (antes da saída da primeira septal).

mina foi um importante marcador de doença significativa e de alto risco cardiovacular.[73]

Outras considerações interessantes, que não são complicações mas sim situações passíveis de ocorrer durante a ecocardiografia de estresse com dobutamina, são:

A) O fenômeno de relaxamento segmentar precoce que é um movimento súbito predominante septal e ocorre durante a diástole precoce. Este movimento não deve ser confundido com assincronismo septal, isquemia ou discinesia, além de não parecer se correlacionar com doença coronariana ou com resultados adversos a longo prazo; podendo ser visto, também, no ecocardiograma de exercício.[74]

B) O dissincronismo ventricular septal em pacientes com função ventricular normal, que pode ser intensificado ou ser induzido durante o estresse, e aparece principalmente no estresse sob exercício,[75] mas temos observado, também, no estresse com dobutamina.

Os efeitos adversos da dobutamina incluem a propensão em induzir arritmias; a capacidade em facilitar a condução atrioventricular e, por isso, pacientes portadores de fibrilação atrial podem desenvolver rápida resposta ventricular; o aumento na pressão arterial sistólica, podendo chegar a um incremento de 50 mmHg ou mais em doses elevadas;[76] aumento de 30 bpm ou mais sobre a frequência cardíaca; outros efeitos colaterais reportados em 1 a 3% dos pacientes incluem náuseas, cefaleia, precordialgia, palpitação, dispneia, tremor e hipotensão, como já dito anteriormente. Todos esses efeitos apresentam uma relação dose-dependente e podem ser revertidos com a suspensão da droga ou com a administração de β-bloqueadores. Numa série de 3.000 pacientes, Secknus e Marwick[55] reportaram um risco de 0,3% para complicações sérias, incluindo taquicardia ventricular sustentada e infarto do miocárdio. Não houve óbito ou fibrilação ventricular nessa série de pacientes. Por outro lado, Picano[71] estudou 2.800 pacientes e reportou uma incidência de 0,5% para a dobutamina-atropina, incluindo taquicardia ou fibrilação ventricular, infarto do miocárdio ou isquemia prolongada e hipotensão.

Em nosso laboratório de ecocardiografia, finalizamos o protocolo de dobutamina com a administração lenta de metoprolol venoso, para neutralizar os efeitos da amina. Geralmente 3 a 5 mg do β-bloqueador são suficientes para a reversão da taquicardia, sendo eventualmente necessárias doses mais elevadas, como 10 mg ou 15 mg (dose máxima). A obtenção de uma frequência menor que 100 bpm ou similar aos níveis basais é tomada como parâmetros de reversão dos efeitos da dobutamina e de retorno ao "estado fisiológico" do paciente. Nesse momento torna-se adequada a aquisição das imagens correspondentes à fase de recuperação. Como segunda opção utilizamos o esmolol, cuja ação é mais rápida e mais fugaz. Este uso do β-bloqueador ao final do teste tem a finalidade de antagonizar a ação da dobutamina, reduzindo os efeitos colaterais e a sensação de taquicardia, para isto a infusão de dobutamina deve ser suspensa antes da administração do β-bloqueador venoso, e a administração deste é feita de forma lenta.

Uma outra aplicação do β-bloqueador ao final do exame com dobutamina é a administração rápida de 5 mg de metoprolol venoso em até 1 minuto. O estudo realizado por Mathias *et al.* demonstrou um incremento no diagnóstico de DAC com a adminstração rápida de β-bloqueador venoso no pico do estresse, especialmente em pacientes uniarteriais que não apresentam anormalidade parietal mesmo após atingir 85% da frequência cardíaca máxima prevista. O possível mecanismo desse fato parece ser a abrupta redução da vasodilatação, ocasionada pelo bloqueio dos receptores β, e a potencialização da liberação dos receptores α-adrenérgicos, levando à redução do fluxo de reserva coronária e aumentando em torno de 5% o ganho diagnóstico sobre a doença univascular.[78] Porém, em minha opinião, a função sistólica do paciente deve ser considerada antes do uso do metoprolol sob rápida administração, e pacientes com disfunção ventricular devem ser avaliados individualmente e com parcimônia.

Além disso, outros agentes inotrópicos testados como alternativa à dobutamina, especialmente em pacientes sob uso de medicação β-bloqueadora, uma vez que esta droga apresenta antagonismo competitivo com a dobutamina, são a amrinone ou milrinone, que aumenta o consumo de oxigênio pelo miocárdio e produz vasodilatação coronariana. Um aumento ≥ 10% na fração de ejeção foi preditor de melhora funcional pós-revascularização,[79] e o enoximone (eco de estresse com enoximone), que também é uma droga inotrópica utilizada no tratamento da insuficiência cardíaca e que não é afetada pelo uso do β-bloqueador, porém, apesar de o enoximone aumentar a frequência cardíaca, não altera a pressão arterial sistólica, o que acarreta menor aumento no duplo produto. Contudo, houve alta sensibilidade e alto valor preditivo negativo para este fármaco na predição de recuperação funcional pós-revascularização.[80] Falta, entretanto, maior número de estudos validando esses novos testes.

APLICABILIDADE E SEGURANÇA DO ESTRESSE COM DOBUTAMINA

A indicação do ecocardiograma de estresse com dobutamina está para aqueles pacientes que não podem se exercitar e estão sob investigação ou avaliação de doença arterial coronariana ou ainda para aqueles com imagens de repouso intermediárias, porém que não são muito adequadas para serem submetidos ao ecocardiograma de exercício ou com dipiridamol, onde imagens consideradas ótimas aumentam a acurácia do exame[75] (neste caso utilizamos alta dose de dobutamina associada à atropina). Em situações de pesquisa de viabilidade e estratificação de risco pré-operatório, o estresse farmacológico tem ampla divulgação de estudos comprobatórios, mais do que sob estresse físico, de modo que nessas situações o uso de fármacos, especialmente a dobutamina, para viabilidade miocárdica e o dipiridamol ou dobutamina para estratificação de risco pré-operatório, é mais indicado.

Indicações

As principais indicações para o protocolo do ecoestresse com dobutamina está na investigação de doença coronariana conhecida ou suspeitada (ou para avaliar sua repercussão funcional) e na pesquisa de viabilidade miocárdica, especialmente em pacientes com potencialidade cirúrgica de revascularização miocárdica e com disfunção ventricular esquerda (neste último caso o protocolo utilizado é o de baixa dose, podendo ser seguido de alta dose do fármaco para avaliação completa de viabilidade e depois isquemia miocárdica); outra aplicação da dobutamina é para pacientes com suspeita de estenose aórtica grave, porém com disfunção ventricular esquerda e com baixo gradiente transvalvar, neste caso torna-se importante definir se estamos diante de uma miocardiopatia com pseudoestenose aórtica ou de uma estenose aórtica grave e fixa, ocasionando comprometimento da função ventricular esquerda (neste protoloco a dose de dobutamina utilizada geralmente vai até 20 μg/kg/min, sem a adição de atropina), aqui fazemos o chamado "estresse Doppler", além de avaliar a reserva contrátil. A despeito de hoje sabermos que o baixo fluxo ou fluxo paradoxal pode estar presente em pacientes com estenose aórtica grave e função ventricular preservada (principalmente em mulheres, idosos, hipertrofia ventricular esquerda e baixa complacência vascular),[82] porém, nesses casos, a indicação do ecocardiograma de estresse ainda não está definida.

No *screening* rotineiro da doença coronariana, o ecocardiograma com dobutamina não é considerado apropriado ou de primeira linha, exceto em situações em que o teste ergométrico apresente limitações em sua execução.

A acurácia do ecocardiograma com dobutamina depende muito do grau de estenose, da quantidade de miocárdio em risco e do grau de comprometimento da função regional. Em uma revisão de pacientes com função sistólica normal, o grau de dissinergia estresse-induzida correlacionou-se significativamente com o percentual de estenose e inversamente com o diâmetro luminal mínimo e o fluxo de reserva coronariana e o valor preditivo positivo aumentou com o número de segmentos assinérgicos sob estresse.[83] Vale ressaltar que anormalidades parietais vistas em repouso não são infrequentes em pacientes que não relatam infarto prévio e indicam um marcador acurado de doença isquêmica (DAC).[84]

■ **A seguir está discutida, de forma mais detalhada, as principais aplicações do ecocardiograma com dobutamina na DAC:**

- *Investigação de doença arterial coronariana (DAC) suspeitada ou conhecida em pacientes incapazes de realizar exercício:* O ecocardiograma com dobutamina é um método simples e acurado, aceito como de comparável eficácia com o ecocardiograma de exercício, para predizer DAC em pacientes com angina, distinguindo entre lesão leve e importante.[85,86] Contudo, a isquemia ocorre junto a um menor nível de "estresse" com a dobutamina quando comparada com o exercício, em função das pequenas variações entre os determinantes do consumo de oxigênio entre os dois métodos.[87] Um teste negativo com o fármaco implica em bom prognóstico e, se comparado com o teste ergométrico, ambos têm alto valor preditivo negativo, porém um teste positivo ao ECO com dobutamina é um preditor independente de eventos cardíacos e morte (Figs. 5-22 e 5-23).[88] Com isto, a resposta à dobutamina é um preditor independente de eventos cardíacos, separando os pacientes de alto e baixo riscos.[89,90] Além disso, um resultado positivo com FC ≤ 125 bpm denota uma alta probabilidade de DAC multivascular,[91] o que torna esta modalidade de exame de grande valor na prática clínica. Quando o objetivo é a detecção de doença coronariana, o uso de terapia anti-isquêmica, especialmente β-bloqueador, deve ser suspenso ao menos três dias antes do teste. Por outro lado, quando o objetivo é avaliar resposta terapêutica em um paciente que apresenta coronariopatia estabelecida, o exame pode ser realizado sob medicação anti-isquêmica com o intuito de avaliar o nível máximo de estresse obtido (que pode não atingir 85% da frequência cardíaca máxima prevista), para ver se há isquemia induzida ou não,[92] mas especialmente nessa situação o teste não é considerado ineficaz, mesmo estando aquém do *end point*, pois a finalidade não é diagnóstica. Conclui-se, então, que o teste é negativo ou positivo até determinada frequência cardíaca obtida e na vigência de medicação β-bloqueadora.

- *Estratificação de risco pré-operatório para cirurgia não cardíaca:* especialmente indicado para cirurgia vascular, cujos pacientes apresentam alta associação à DAC e grande possibilidade de evolução para infarto ou morte no per e pós-operatório. Variáveis clínicas identificam que apenas 33% desses pacientes têm baixo risco de complicações no período peroperatório de cirurgia vascular;[93] e a alta frequência de eventos foi no subgrupo de pacientes com nova anormalidade parietal durante o ecoestresse.[86]

  É interessante notar que a extensão e a gravidade das anormalidades parietais estresse-induzidas não se correlacionam com os eventos peroperatórios, no entanto, a frequência cardíaca em que o teste torna-se positivo fornece dados prognósticos.[17]

- *Estratificação de risco pós-infarto do miocárdio:* é uma técnica segura mesmo quando aplicada na fase precoce pós-infarto.[94] A isquemia distante da zona infartada e a ausência de viabilidade na área do infarto foram preditores independentes de mau prognóstico nesse grupo;[95] e o índice de contratilidade parietal no pico do teste mostrou-se o melhor preditor de eventos maiores.[96] Adicionalmente, a melhora contrátil com baixas doses de dobutamina tem exibido boa correlação com a melhora funcional após revascularização miocárdica.[97]

- *Detecção de miocárdio viável em pacientes com disfunção ventricular crônica:* esse grupo de pacientes portadores do chamado "miocárdio hibernante" foi avaliado por Cigarroa et al.[98] e Marzullo et al.,[99] que mostraram uma sensibilidade de 82 e 82%, respectivamente, e especificidade de 86 e 92%, respectivamente, na predição de recuperação da função ventricular após a cirurgia cardíaca. La Canna et al.[100] mostraram maior sensibilidade para tal detecção, quando a dobutamina foi utilizada em baixas doses. Reforçando esses achados, Afridi et al.[101] constataram que o grande marcador com alto valor preditivo (72%) para a recuperação funcional após a cirurgia, foi a resposta bifásica (melhora com baixa e piora com alta dose de dobutamina).[101,102]

Outras situações em que o exame pode ser realizado com acurácia satisfatória são em pacientes hipertensos e com hipertrofia ventricular esquerda.[103] Na angina variante, a dobutamina pode provocar vasospasmo em alguns pacientes.[104] Mulheres,[105] idosos[106] e pacientes diabéticos também apresentam uma resposta confiável com o ecocardiograma com dobutamina. Já na vigência de bloqueio do ramo esquerdo (BRE), a interpretação de isquemia no território da artéria descendente anterior fica prejudicada, e esses pacientes normalmente apresentam alteração perfusional à cintilografia em parede anterosseptal, mimetizando doença coronariana. Apesar de a sensibilidade do ecocardiograma com dobutamina ser menor neste subgrupo em comparação com o grupo sem BRE, é maior do que a cintilografia miocárdica.[107] A ausência de assincronismo septal significativo e a presença de espessamento endocárdico permitem melhor acurácia do ecocardiograma com dobutamina.

Além disso, de um modo geral, o valor prognóstico da dobutamina está bem estabelecido junto à ecocardiografia, pois um exame normal acarreta um percentual anual em torno de 0,6% de morte cardíaca, enquanto que esse percentual aumenta para 2,8%, se o teste for positivo. Considerando eventos cardíacos, um exame negativo pode acarretar eventos em 3,3% dos pacientes, enquanto que em um exame positivo esse percentual sobe para 6,9% ao ano.[108]

Um outro estudo, que foi interessante porque avaliou a combinação dos dados clínicos, o teste ergométrico e um escore ecocardiográfico para predizer o prognóstico do ecocardiograma de estresse com dobutamina e resultou no seguinte modelo para o escore de risco.[109]

Escore de risco = (idade × 0,02) + [(história de IC + duplo produto <15.000) × 0,4] + [(isquemia + cicatriz) × 0,6]

Neste cálculo, a história de insuficiência cardíaca (IC), o duplo produto < 15.000, isquemia e cicatriz perfazem um escore de 1 se presentes, e de 0 se ausentes; e a idade é determinada em anos. O resultado na interpretação dos dados segue adiante:

- *Escore de risco < 1,2:* baixo risco (sobrevida livre de eventos em 5 anos de > 97%).
- *Escore de risco entre 1,2 e 2,6:* intermediário risco (sobrevida livre de eventos em 5 anos entre 75 e 97%).
- *Escore de risco > 2,6:* alto risco (sobrevida livre de eventos em 5 anos < 75%).

Na identificação de viabilidade miocárdica o uso de dobutamina em baixa dose apresenta excelente valor diagnóstico e prognóstico.[110,111]

A importância da pesquisa de viabilidade miocárdica está em identificar uma quantidade considerada de miocárdio viável, em pacientes com disfunção ventricular grave, pois isto implica em menor mortalidade e maior sobrevida livre de eventos,[112] o que difere da pesquisa de viabilidade em pacientes que sofreram infarto agudo do miocárdio, porém apresentam função ventricular esquerda preservada, pois neste caso não há implicação maior sobre a sobrevida.

Quanto aos pacientes portadores de miocardiopatia dilatada não isquêmica, a busca precisa, quando utilizamos o protocolo do ecocardiograma com dobutamina, é de reserva contrátil, pois a identificação da melhora da fração de ejeção (> 5% e, principalmente, > 10%), do repouso até o pico da dobutamina (até 40 μg), identifica pacientes com melhor resposta à terapêutica medicamentosa, melhor resposta à terapia de ressincronização cardíaca (quando há assincronismo septal associado) e maior sobrevida.[113,114]

Como a angiografia isoladamente pode não refletir a repercussão funcional da DAC, a ecocardiografia de estresse está indicada para avaliar o risco e o prognóstico dos pacientes com suspeita de DAC. Voltamos ressaltar que dados recentes indicam que um teste com dobutamina-atropina anormal (nova anormalidade na motilidade regional) identifica pacientes com alto risco de eventos cardíacos, incluindo infarto, angina instável e morte.[115-117] Em contrapartida, os resultados normais (teste negativo) são fortes preditores de baixa morbimortalidade inclusive a longo prazo, com uma frequência de eventos, como morte ou infarto de 1,3% num período acima de 5 anos.[118]

Contraindicações

As contraindicações ao uso desse agente são hipertensão não controlada (pressão arterial sistólica ≥ 190 mmHg e/ou pressão arterial diastólica ≥ 110 mmHg), arritmias não controladas como, por exemplo, taquicardia supraventricular paroxística ou fibrilação atrial de alta resposta ou arritmias ventriculares complexas, e síndrome coronariana aguda (angina instável ou infarto e insuficiência cardíaca descompensada). É necessário, também, reconhecer suas "contraindicações relativas", como a cardiopatia hipertrófica e a estenose aórtica crítica no caso de investigação de doença coronariana.

COMPARAÇÃO ENTRE ESTUDOS

Quando comparada com o SPECT, o ecocardiograma de estresse com dobutamina apresentou menor sensibilidade (76 a 87% e 72 a 78%, respectivamente), com maior especificidade (67 a 70% e 83 a 88%, respectivamente). As diferenças na especificidade foram mais notáveis em pacientes portadores de hipertrofia ventricular esquerda sem doença coronariana, onde a especificidade do ecocardiograma foi de 94% em comparação com 59% para a medicina nuclear.[21,24,119,120]

Uma potencial superioridade do ecocardiograma com dobutamina sobre os outros testes de estresse é a possibilidade de detectar o limiar isquêmico, que apresenta direta correlação com o número de vasos comprometidos[121] e com a gravidade da lesão.[122] Outra vantagem é o rápido início e a cessação da ação da droga e a antagonização de seus efeitos com β-bloqueadores.

A reprodutibilidade do método também tem-se mostrado bastante satisfatória, pois o grau de concordância interobservador gira em torno de 90 a 95%,[123] e intraobservador, em torno de 90%. A experiência de nosso serviço também exibe percentuais similares.

No que diz respeito à acurácia do método, uma revisão de 28 artigos publicados, envolvendo 2.246 pacientes, reportou uma sensibilidade global de 80%, especificidade de 84% e acurácia de 81%. A sensibilidade foi correlacionada com o número de vasos acometidos, sendo 74, 86, e 92% para doença uni, bi e trivascular, respectivamente.[124] E a sensibilidade e especificidade para detecção de lesões significativas em territórios vasculares individuais foi de 88 e 73%, respectivamente, para a artéria descendente anterior; 96 e 51% para a artéria coronariana direita; e 69 e 87% para a artéria circunflexa.[119] Digno de nota é o fato de que muitos desses estudos foram realizados em pacientes que não usavam β-bloqueadores e sem a administração concomitante de atropina.

De um modo geral, cerca de 5-10% dos pacientes não apresentam uma "janela" acústica adequada, comprometendo o êxito do teste, e 10-20% dos exames são inconclusivos (ausência de isquemia em testes submáximos), decorrente da inadequada resposta ao estímulo com dobutamina (geralmente, pelo uso de β-bloqueador) ou pela presença de efeitos colaterais limitantes. O ecocardiograma de estresse com contraste é capaz de melhorar essa acurácia. No Optimize Trial, os autores puderam concluir que: parâmetros hemodinâmicos não apresentaram diferença com e sem contraste; em condições de repouso somente 72% dos segmentos foram visualizados sem contraste, o que passou para 94% com o uso do contraste; no pico do estresse com dobutamina 67% dos segmentos foram visualizados sem contraste, o que aumentou para 95% com contraste; houve melhora em todas as paredes do ventrículo esquerdo; os resultados de baixa confiança passaram de 30% sem o uso de contraste para 4% com o uso do contraste, sendo que 74% dos resultados com contraste apresentaram alta confiabilidade, havendo boa concordância com a angiocoronariografia; houve aumento na identificação de isquemia miocárdica nos territórios das artérias circunflexa e coronariana direita com contraste. De modo que o último consenso americano para o uso do contraste para ultrassonografia se fundamentou neste estudo, preconizando que se mais de dois segmentos não forem adequadamente visualizados ao corte apical, há significativa vantagem do uso do contrate.[125] Outra coorte de grande valor mostrou o impacto do uso do contraste para borda endocárdica nas decisões clínicas e do ponto de vista econômico em 632 pacientes consecutivos que apresentavam estudos tecnicamente difíceis. Neste estudo, o percentual de procedimentos diagnósticos adicionais foi evitado em 32,8% dos pacientes que utilizaram o contraste de microbolhas, sendo o maior impacto sobre os pacientes em unidades de terapia intensiva. A análise de custo-benefício mostrou uma economia de U$ 122 dólares por paciente, com o uso do contraste.[126]

CONCLUSÃO

No contexto geral, o ecocardiograma com dobutamina é um método eficaz, com ótima acurácia, seguro e bem tolerado, mesmo quando adotado em pacientes idosos, hipertensos, com disfunção ventricular esquerda, ou em protocolos mais agressivos.

REFERÊNCIAS BIBLIOGRÁFICAS

1. Fujita T, Ajisaka R, Matsumoto R et al. Isoproterenol infusion stress two-dimensional echocardiography in diagnosis of coronary artery disease in elderly patients: comparison with the other stress testing methods. *Jpn Heart J* 1986;27:287-97.
2. Ferrara N, Leosco D, Longobardi G et al. Use of epinephrine test in diagnosis of coronary artery disease. *Am J Cardiol* 1986;158:256-60.
3. Miller R. *Anesthesia*. 5th ed. New York: Churchill Livingstone, 2000. p. 535.
4. Brodde OE, Michel MC. Adrenergic and muscarinic receptors in the human heart. *Pharmacolo Rev* 1999;51(4):651.
5. Ruffolo RR. Review: the pharmacology of dobutamine. *Am J Med Scien* 1987;294(4):244.
6. Sonnenblick EH, Frishman WH, Lejemtel TH. Dobutamine: a new synthetic cardioactive sympathetic amine. *N Eng J Med* 1979;300(1):17.
7. Mason JR, Palac RT, Freeman ML et al. Thallium scintigraphy during dobutamine infusion: non-exercise dependent screening test for coronary disease. *Am Heart J* 1984;107:481.
8. Leier CV, Unverferth DV. Drugs five years later: dobutamine. *Ann Intern Med* 1983;99:490.
9. Chatterjee K, De Marco T. Central and peripheral adrenergic receptor agonists in heart failure. *Eur Heart J* 1989;10(Suppl B):55.
10. Mukherjee S, Davidoff R. Stress echocardiography. An evolving technology for the 90s. *Cardiol Rev* 1993;1:350.
11. Robie NW, Nutter DO, Moody CI et al. In vivo analysis of adrenergic receptor activity of dobutamine. *Circ Res* 1974;34:663.
11a. Meyer SL, Curry GC, Donsky MS et al. Hemodynamics and coronary blood flow in patients with and without coronary artery disease. *Am J Cardiol* 1976;38:103.
12. Orsinelli DA, Daniel S J. Pharmacologic stress echocardiography: dobutamine and arbutamine stress testing. *Cardiol Clin Nor Am* 1999;17:461.
13. Fung AY, Gallagher KP, Buda AJ. The physiologic basis of dobutamine as compared with dipyridamole stress interventions in the assessment of critical coronary stenosis. *Circulation* 1987;76(4):943.
14. Waltier DC, Zyvoloski M, Gross GJ et al. Redistribution of myocardial blood flow distal to a dynamic coronary arterial stenosis by sympathomimetic amines: comparison of dopamine, dobutamine and isoproterenol. *Am J Cardiol* 1981;48:269-79.
15. Severi S, Underwood R, Mohiaddin RH et al. Dobutamine stress: effetcts on regional myocardial blood flow and wall motion. *J Am Coll Cardiol* 1995;26:1187-95.
16. Tuttle RR, Mills J. Dobutamine: development of a new catecholamine to selectively increase cardiac contractility. *Circ Res* 1975;36:185.
17. Weissman NJ, Rose GA, Foster GP et al. Effects of prolonging peak dobutamine dose during stress echocardiography. *J Am Coll Cardiol* 1997;29:526.
18. Heijenbrok-Kal MH, Fleischmann KE, Hunink MG. Stress echocardiography, stress single-photon-emission compputed tomography and electron beam computed tomography for the assessment of coronary artery disease: a meta-analysis of diagnostic performance. *Am Heart J* 2007;154:415-23.
19. Noguchi Y, Nagata-Kobayashi VS, Stahl JE et al. Meta-analytic comparison of echocardiographic stressors. *Int J Cardiovasc Imag* 2005;21:189-207.
20. Picano E, Molinaro S, Pasanisi E. The diagnostic accuracy of pharmacological stress echocardiography for the detection of coronary artery disease: a meta-analysis. *Cardiovasc Ultrasound* 2008;6:30.
21. Segar DS, Brown SE, Sawada SG et al. Dobutamine stress echocardiography: Correlation with coronary lesion severity as determined by quantitative angiography. *J Am Coll Cardiol* 1992;19:1197.
22. Marcovitz PA, Armstrong WF. Accuracy of dobutamine stress echocardiography in detecting coronary artery disease. *Am J Cardiol* 1992;69:1269-73.
23. McNeill AJ, Fioretti PM, El-Said ESM et al. Enhanced sensitivity for detection of coronary artery disease by addition of atropine to dobutamine stress echocardiography. *Am J Cardiol* 1992;70:41.
24. Marwick T, D´Hondt AM, Baudhuin T et al. Optimal use of dobutamine stress for the detection and evaluation of coronary

25. Previtali M, Lanzarini L, Fetiveau R et al. Comparison of dobutamine stress echocardiography, dipyridamole stress echocardiography and exercise stress testing for diagnosis of coronary artery disease. *Am J Cardiol* 1993;72:865-70.
26. Takeuchi M, Araki M, Nakashima Y et al. Comparison of dobutamine stress echocardiography and stress thallium-201 single-photon emission computed tomography for detecting coronary artery disease. *J Am Soc Echocardiogr* 1992;6:593-602.
27. Geleijnse ML, Krenning BJ, van Dalen BM et al. Factors affecting sensitivity and specificity of diagnostic testing: dobutamine stress echocardiography. *J Am Soc Echocardiogr* 2009;22:1199-208.
28. Picano E, Mathias Jr W, Pingitore A et al. On behalf of the EDIC study group. Safety and tolerability of dobutamine-atropine stress echocardiography: a prospective, large-scale, multicenter trial. *Lancet* 1994;344:1190-92.
29. Daly AL, Linares OA, Smith MJ et al. Dobutamine pharmacokinetics during dobutamine stress echocardiography. *Am J Cardiol* 1997;79(10):1381.
30. Fioretti PM, Poldermans D, Salustri A et al. Atropine increases the accuracy of dobutamine stress echocardiography in patients taking beta-blockers. *Eur Heart J* 1994 Mar.;15(3):355-60.
31. Hepner AM, Bach DS, Armstrong WF. Early chronotropic incompetence predicts the need for atropine during dobutamine stress echocardiography. *Am J Cardiol* 1997;79(1):365.
32. Elhendy A, Domburg RTV, Bax JJ et al. The functional significance of chronotropic incompetence during dobutamine stress test. *Heart* 1998;81(4):398.
33. Brofferio A, Alaeddini J, Oommen R et al. Effect of early administration of atropine on paradoxic sinus deceleration during dobutamine stress echocardiography. *Am J Cardiol* 2002;89(5):645.
34. Emre A, Ersek B, Gursurer M et al. Myocardial perfusion and angiographic findings in patients with paradoxical sinus deceleration during dobutamine technetium-99 m sestamibi-gated SPECT imaging. *Cardiology* 1999;92(3):183.
35. Mazeika PK, Nadazdin A, Oakley CM. Clinical significance of abrupt vasodepression during dobutamine stress echocardiography. *Am J Cardiol* 1992;69(1):1484.
36. Attenhofer CH, Pellikka PA, McCully RB et al. Paradoxical sinus deceleration during dobutamine stress echocardiography description and angiographic correlation. *J Am Coll Cardiol* 1997;29(5):994.
37. Mark AL. The Bezold-Jarisch reflex revisited: clinical implications of inhibitory reflexes originating in the heart. *J Am Coll Cardiol* 1983;1(1):90.
38. Mertes H, Sawada SG, Ryan T et al. Symptoms, adverse effects, and complications associated with dobutamine stress echocardiography: experience in 1118 patients. *Circulation* 1993;88:15.
39. Weissman NJ, Nidorf SM, Guerrero JL et al. Optimal stage duration in dobutamine stress echocardiography. *J Am Coll Cardiol* 1995;25(3):605.
40. Severi S, Underwood R, Mohiaddin RH et al. Dobutamine stress: effects on regional myocardial blood flow and wall motion. *J Am Coll Cardiol* 1995;26(5):1187.
41. Smart SC, Knickelbine T, Stoiber TR et al. Safety and accuracy of dobutamine-atropine stress echocardiography for the detection of residual stenosis of the infarct-related artery and multivessel disease during the first week after acute myocardial infarction. *Circulation* 1997;95(6):1394.
42. Pingitore A, Picano E, Colosso MQ et al. The atropine factor in pharmacologic stress echocardiography. *J Am Coll Cardiol* 1996;27(5):1164.
43. Fioretti PM, Poldermans D, Salustri A et al. Atropine increases the accuracy of dobutamine stress echocardiography in patients taking beta-blockers. *Eur Heart J* 1994;15:355.
44. Ling LH, Pellikka PA, Mahoney DW et al. Atropine augmentation in dobutamine stress echocardiography: Role and incremental value in a clinical practice setting. *J Am Coll Cardiol* 1996;28(3):551.
45. Tadamura E, Iida H, Matsumoto K et al. Comparison of myocardial blood flow during dobutamine-atropine infusion with that after dipyridamol administration in normal men. *J Am Coll Cardiol* 2001;37:130.
46. Bach DS, Muller DW, Gros BJ et al. False positive dobutamine stress echocardiograms: characterization of clinical, echocardiographic and angiographic findings. *J Am Coll Cardiol* 1994;24:928.
47. Pratali L, Picano E, Otasevic P et al. Prognostic significance of the dobutamine echocardiography test in idiopathic dilated cardiomyopathy. *Am J Cardiol* 2001;88:1374-78.
48. Camarozano AC, Siqueira-Filho AG, Weitzel LH et al. The effects of early administration of atropine during dobutamine stress echocardiography: advantages and disadvantages of early dobutamine-atropine protocol. *Cardiovasc Ultrasound* 2006 Mar. 29;4:17.
49. Camarozano AC, Weitzel LH, Turano MD et al. Avaliação do inotropismo cardíaco ao ecocardiograma de estresse e contraste: comparação do protocolo precoce x protocolo padrão dobutamina-atropina. *Rev Bras Eco* 2004.
50. Tsutsui JM, Osório AFF, Lario FC et al. Comparison of safety and efficacy of the early injection of atropine during dobutamine stress echocardiography with the conventional protocol. *Am J Cardiol* 2001;94:1367-72.
51. Marcovitz PA, Armstrong WF. Impact of metoprolol on heart rate, blood pressure, and contractility in normal subjects during dobutamine stress echocardiography. *Am J Cardiol* 1997;80:386-88.
52. Sicari R. Cortigiani L, Bigi R et al. Prognosstic value of pharmacological stress echocardiography is affected by concomitant anti-ischemic therapy at the time of testing. *Circulation* 2004;109:2428.
53. Camarozano AC, Resende Jr P, Siqueira-Filho AG et al.The effects of beta-blockers on dobutamine-atropine stress echocardiography: early protocol *versus* standard protocol. *Cardiovasc Ultrasound* 2006 July 19;4:30.
54. Picano E. *Stress echocardiography*. 5th ed. Heidelberg: Spring-Verlag. 2009. p. 175.
55. Secknus MA, Marwick TH. Evolution of dobutamine echocardiography protocols and indications: safety and side effects in 3,011 studies over 5 years. *J Am Coll Cardiol* 1997 May;29(6):1234-40.
56. Salustri A, Biferali F, Palamara A. Cardiac arrest during dobutamine stress echocardiography. *G Ital Cardiol* 1996;27:69-71.
57. Merli E, Sutcliffe S, Gori M et al. Tako-Tsubo cardiomyopathy: new insight sinto hte possible underlying pathophysiology. *Eur J Echocardiogr* 2006;7:53-61.
58. Alvarez L, Zamorano J, Mataix L et al. Coronary spasm after administration of propranolol during dobutamine stress echocardiography. *Rev Esp Cardiol* 2001;55:778-81.
59. Zamorano J, Moreno R, Almeria C et al. Left ventricular free wall rupture during dobutamine stress echocardiography. *Rev Esp Cardiol* 2002;55:312-14.
60. Orlandini AD, Tuero EI, Diaz R et al. Acute cardiac rupture during dobutamine-atropine echocardiography stress test. *J Am Soc Echocardiogr* 2000;13:152-53.
61. Pellikka PA, Roger VL, Oh JK et al. Safety of performing dobutamine stress echocardiography in patients with abdominal aortic aneurysm > or = 4 cm in diameter. *Am J Cardiol* 1996;77:413-16.
62. Smart SC, Knickelbine T, Stoiber TR et al. Safety and accuracy of dobutamine-atropine stress echocardiography for the detection of residual stenosis of the infarct-related artery and multivessel disease during the first week after acute myocardial infarction. *Circulation* 1997;95:1394-401.
63. Cusick DA, Bonow RO, Chaudhry FA. Safety of dobutamine stress echocardiography in patients with left ventricular apical thrombus. *Am J Cardiol* 1997;80:1252-54.
64. Takhtehchian DS, Novaro GM, Barnett G et al. Safety of dobutamine stress echocardiography in patients with unruptured intracranial aneurysms. *J Am Soc Echocardiogr* 2002;15:1401-4.
65. Brodde OE, Konschak U, Becker K et al. Cardiac muscarinic receptors decrease with age. *J Clin Invest* 1998;101:471.
66. Poldermans D, Fioretti PM, Boersma E et al. Safety of dobutamine-atropine stress echocardiography in patients with suspected or proven coronary artery disease: experience in 650 consecutive examinations. *Am J Cardiol* 1994;73:456.
67. Elhendy A, Biagini E, Schinkel AF et al. Clinical and prognostic implications of angina pectoris developing during dobutamine stress echocardiography in the absence of inducible wall motion abnormallities. *Am J Cardiol* 2005;96:788.
68. Makaryus NA, Meraj P, Rosman D. Dynamic left ventricular outflow tract obstruction induced by dobutamine stress echocardiography leading to myocardial ischemia and infarction. *Int J Cardiovasc Imaging*. 2006;22:763-69.

69. Meimoun P, Benali T, Sayah S et al. Significance of systolic anterior motion of the mitral valve during dobutamine stress echocardiography. *J Am Soc Echocardiogr* 2005 Jan.;18(1):49-56.
70. Bolca O, Ozer N, Eren M et al. Dobutamine induced dynamic left ventricular outflow tract obstruction in patients with hypertrophic nonobstructive cardiomyopathy. *Tohoku J Exp Med* 2002 oct.;198(2):79-87.
71. Luria D, Klutstein MW, Rosenmann D et al. Prevalence and significance of left ventricular outflow gradient during dobutamine echocardiography. *Eur Heart J* 1999 mar.;20(5):386-92.
72. Dawn B, Paliwal VS, Raza ST et al. Left ventricular outflow tract obstruction provoked during dobutamine stress echocardiography predicts future chest pain, syncope, and near syncope. *Am Heart J* 2005 may;149(5):908-16.
73. Arruda AL, Barreto RB, Shub C et al. Prognostic significance of ST-segment elevation during dobutamine stress echocardiography. *Am Heart J* 2006;151:744.
74. Obeidat O, Arida M, Al-Mallah M et al. Segmental early relaxation phenomenon:Incidence, clinical characteristics, and significance in stress echocardiography. *Chest* 2004;125:1218-23.
75. Bernheim AM, Nakajima Y, Pellikka PA. Left ventricular dyssynchrony in patients with normal ventricular systolic function referred for exercise echocardiography. *J Am Soc Echocardiogr* 2008;21:1145-49.
76. Vatner SF, McRitchie RJ, Braunwald E. Effects of dobutamine on left ventricular performande, coronary dynamics, and distribution of cardiac output in conscious dogs. *J Clin Invest* 1974;53:1265.
77. Picano E, Mathias W, Pingitore A et al. Safety and tolerability of dobutamine-atropine stress echocardiography: A prospective, multicentre study. *Lancet* 1994;334:1190.
78. Mathias W, Tsutsui JM, Andrade JL et al. Value of rapid beta-blocker injection at peak dobutamine-atropine stress echocardiography for detection of coronary artery disease. *J Am Coll Cardiol* 2003;41:1583.
79. Perez-Baliño NA, Masoli OH, Meretta AH et al. Amrinone stimulation test: ability to predict improvement in left ventricular ejection fraction after coronary *bypass* surgery in patients with poor baseline left ventricular function. *J Am Coll Cardiol* 1996;28:1488.
80. Lu C, Carlino M, Fragasso G et al. Enoximone echocardiography for predicting recovery of left ventricular dysfunction after revascularization: a novel test for detecting myocardial viability. *Circulationl* 2008;101:1255.
81. Beleslin BD, Ostojic M, Stepanovic J et al. Stress echocardiography in the detection of myocardial ischemia. Head-to-head comparison of exercise, dobutamine, and dipyridamole tests. Circulation. 1994;90:1168-76.
82. Hachicha Z, Dumesnil JG, Bogaty P et al. Paradoxical low-flow, low-gradient severe aortic stenosis despite preserved ejection fraction is associated with higher afterload and reduced survival. *Circulation* 2007;115:2856-64.
83. Bartunek J, Marwick TH, Rodrigues AC et al. Dobutamine-induzed wall motion abnormalities: correlations with myocardial fractional flow reserve and quantitative coronary angiography. *J Am Coll Cardiol* 1996;27:1429.
84. Cicala S, de Simone G, Roman G et al. Prevalence and prognostic significance of wall-motion abnormalities in adults without clinically recognized cardiovascular disease. The strong heart study. *circulation* 2007;116:143-50.
85. Coma-Canella. Dobutamine stress test to diagnose the presence and severity of coronary artery lesions in angina. *Eur Heart J* 1991;12:1198.
86. Johns JP, Abraham SA, Eagle KA. Dipyridamole-thallium *versus* dobutamine echocardiography stress testing: a clinician's viewpoint. *Am Heart J* 1995;130(2):373.
87. Mairesse GH, Vanoverschelde JLJ, Robert A et al. Pathophysiologic mechanisms underlying dobutamine and exercise-induced wall motion abnormalities. *Am Heart J* 1998;136:63.
88. Steinberg EH, Madmon L, Chetan CP et al. Long-term prognostic significance of dobutamine echocardiography in patients with suspected coronary artery disease: Results of a 5-year follow-up study. *J Am Coll Cardiol* 1997;29:969.
89. Marcovitz PA, Shayna V, Horn RA et al. Value of dobutamine stress echocardiography in determining the prognosis of patients with known or suspected cororany artery disease. *Am J Cardiol* 1996;78(4):404.
90. Poldermans D, Fioretti PM, Boersma E et al. Long-term prognostic value of dobutamine-atropine stress echocardiography in 1737 patients with known or suspected coronary artery disease. A single-center experience. *Circulation* 1998;99:757.
91. Matsuzaki M, Patritti J, Tajimi T et al. Effects of beta blockade on regional myocardial flow and function during exercise. *Am J Physiol* 1984;16:H52-60.
92. Armstrong WF. Dobutamine stress echocardiography: single center studies vs. Meta-analysis vs. The real world. *J Am Soc Echocardiogr* 2009;11:2009-11.
93. Poldermans D, Arnese M, Fioretti PM et al. Improved cardiac risk stratification in major vascular surgery with dobutamine-atropine stress echocardiography. *J Am Coll Cardiol* 1995;26(3):648.
94. Mertes H, Sawada SG, Ryan T et al. Symptoms, adverse effects, and complications associated with dobutamine stress echocardiography: experience in 1118 patients. *Circulation* 1993;88:15.
95. Carlos ME, Smart S, Wynsen JC et al. Dobutamine stress echocardiography for risk stratification after myocardial infarction. *Circulation* 1997;95(6):1402.
96. Sicari R, Picano E, Landi P et al. Prognostic value of dobutamine-atropine stress echocardiography early after acute myocardial infarction. Echo Dobutamine International Cooperative (EDIC) Study. *J Am Coll Cardiol* 1997;29(2):254.
97. Pierard LA, DeLandsheere CM, Berthe C et al. Identification of viable myocardium by echocardiography during dobutamine infusion in patients with myocardial infarction after thrombolytic therapy: comparison with positron emission tomography. *J Am Coll Cardiol* 1990;15:1021.
98. Cigarroa CG, Filippi CR, Brickner E et al. Dobutamine stress echocardiography identifies hibernating myocardium and predicts recovery of left ventricular function after coronary revcascularization. *Circulation* 1993;88:430.
99. Marzullo P, Parodi O, Reisenhofer B et al. A. Value of rest thallium-201/technetium-99 m sestamibi scans and dobutamine echocardiography for detecting myocardial viability. *Am J Cardiol* 1993;71:166.
100. La Canna G, Alfieri O, Giubbini R et al. O. Echocardiography during infusion of dobutamine for identification of reversible dysfunction in patients with chronic coronary artery disease. *J Am Coll Cardiol* 1994;23:617.
101. Afridi I, Kleiman NS, Raizner AE et al. Dobutamine echocardiography in myocardial hibernation. *Circulation* 1995;91(3):663.
102. Senior R, Lahiri A. Enhanced detection of myocardial ischemia by stress dobutamine echocardiography utilizing the "biphasic" response of wall thickening during low and high dose dobutamine infusion. *J Am Coll Cardiol* 1995;26:26.
103. Fragasso G, Lu C, Dabrowski P et al. Comparison of stress/rest mhyocardial perfusion tomography, dipyridamole and dobutamine stress echocardiography for the detection of coronary disease in hypertensive patients with chest pain and positive exercise test. *J Am Coll Cardiol* 1999;34:441.
104. Kawano H, Fujii H, Motoyama T et al. Myocardial ischemia due to coronary artery spasm during dobutamine stress echocardiography. *Am J Cardiol* 2000;85:26.
105. Dodi C, Cortigiani L, Masini M et al. The incremental prognostic value of pharmacological stress echo over exercise electrocardiography in women with chest pain of unknown origin. *Eur Heart J* 2001;22:145-52.
106. Poldermans D, Fioretti PM, Boersma E et al. Dobutamine-atropine stress echocardiography in elderly patients unable to perform an exercise test. *Arch Intern Med* 1994;154:2681.
107. Higgins JP, Williams G, Nagel JS et al. Left bundle-branch block artifact on single photon emission computed tomography with technetium Tc 99 m (Tc-99 m) agents: mechanisms and a method to decrease false-positive interpretations. *Am Heart J* 2006 oct.;152(4):619-26.
108. Schinkel AF, Bax JJ, Elhendy A et al. Long-term prognostic value of dobutamine stress echocardiography compared with myocardial perfusion scanning in patients unable to perform exercise tests. *Am J Med* 2004;117:1.
109. Chaowalit N, Arruda AL, McCully RB et al. Dobutamine stress echocardiography in patients with diabetes melito: enhanced prognostic prediction using a simple risk escore. *J Am Coll Cardiol* 2006;47:1029.
110. Bax JJ, Poldermans D, Elhendy A et al. Sensitivity, specificity, and predictive accuracies of various noninvasive techniques for detecting hibernating myocardium. *Curr Probl Cardiol* 2001;26:141-86.

111. Allman KC, Shaw LJ, Hachamovitch R et al. Myocardial viability testing and impact of revascularization on prognosis in patients with coronary artery disease and left ventricular dysfunction: a meta-analysis. *J Am Coll Cardiol* 2002;39:1151-58.
112. Picano E, Sicari R, Landi P et al. Prognostic value of myocardial viability in medically treated patients with global left ventricular dysfunction early after na acute uncomplicated mhyocardial infarction: a dobutamine stress echocardiographic study. *Circulation* 1998;15:1078-84.
113. Eichhorn J, Fink C, Bock M et al. Images in cardiovascular medicine. Time-resolved three-dimensional magnetic resonance angiography for assessing a pulmonary artery sling in a pediatric patient. *Circulation* 2002;106:e61-62.
114. Ciampi Q, Villari B. Role of echocardiography in diagnosis and risk stratification in heart failure with left ventricular systolic dysfunction. *Cardiovasc Ultrasound* 2007;5:34.
115. Poldermans D, Fioretti PM, Boersma E et al. Dobutamine-atropine stress echocardiography and clinical data for predicting late cardiac events in patients with suspected coronary artery disease. *Am J Med* 1994;97(2):119.
116. Afridi I, Quinones MA, Zoghbi WA et al. Dobutamine stress echocardiography: sensitivity, specificity, and predictive value for future cardiac events. *Am Heart J* 1994;127(6):1510.
117. Mazeika PK, Nadazdin A, Oakley CM. Prognostic value of dobutamine echocardiography in patients with high pretest likelihood of coronary artery disease. *Am J Cardiol* 1993;71:33.
118. Steinberg EH, Madmon L, Patel CP et al. Long-term prognostic significance of dobutamine echocardiography in patients with suspected coronary artery disease: results of a 5-year follow-up study. *J Am Coll Cardiol* 1997;29(5):969.
119. Román JAS, Vilacosta I, Castillo JA et al. Selection of the optimal stress test for the diagnosis of coronary artery disease. *Heart* 1998;80:370.
120. Senior R, Kenny A, Nihoyannopoulos P. Stress echocardiography for assessing myocardial ischaemia and viable myocardium. *Heart* 1997;78(Suppl 1):12-18.
121. Panza JA, Curiel RV, Laurienzo JM et al. Relation between ischemic threshold measured during dobutamine stress echocardiography and known indices of poor prognosis in patients with coronary artery disease. *Circulation* 1995;92(8):2095.
122. Pellikka PA, Veronique RL, OH JK et al. Stress echocardiography. Part II. Dobutamine stess echocardiography: techniques, implementation, clinical applications, and correlations. *Mayo Clin Proc* 1995;70:16.
123. Pozzolli MMA, Fioretti PM, Salustri A et al. Exercise echocardiography and technetioum-99 m MIBI single-photon emission computed tomography in the detection of coronary artery disease. *Am J Cardiol* 1991;67:35.
124. Geleijnse ML, Fioretti PM, Roelandt JRTC. Methodology, feasibility, safety and diagnostic accuracy of dobutamine stress echocardiography. *J Am Coll Cardiol* 1997;30:595.
125. Plana JC, Mikati IA, Dokainish H et al. A randomized cross-over study for evaluation of the effect of image optimization with contrasto n the diagnostic accuracy of dobutamine echocardiography in coronary artery disease: The OPTIMIZE Trial. *JACC Cardiovasc Imaging* 2008 Mar.;1(2):145-155.
126. Kurt M, Shaikh KA, Peterson L et al. Impacto f contrast echcardiography on evaluation of ventricular function and clinical management in a large prospective co-hort. *J Am Coll Cardiol* 2009;53:802-10.

5-5   Ecocardiografia de Estresse com Vasodilatador

Rosa Sicari, MD, PhD, FESC

INTRODUÇÃO

O dipiridamol foi o primeiro agente de estresse farmacológico usado para o diagnóstico de doença arterial coronariana, primeiro proposto na Europa para a identificação de isquemia durante a ecocardiografia de estresse[1] e, mais tarde, nos EUA, por Lance Gould, como estresse hiperêmico na imagem de perfusão.[2]

Suas principais aplicações na imagem cardíaca vêm de duas propriedades fundamentais: o efeito hiperêmico e o efeito pró-isquêmico.[3] O efeito hiperêmico é a base conceitual para a imagem de perfusão miocárdica, geralmente usado na cintilografia com radionuclídeo, mas hoje também na ressonância magnética cardiovascular (RMC).[4] O efeito isquêmico é o requisito para a imagem funcional, utilizado na ecocardiografia bidimensional (2D), mas hoje também utilizado na RMC. O dipiridamol é um teste vasodilatador que reduz o fornecimento de oxigênio ao miocárdico através do fenômeno de má distribuição do fluxo ('roubo de fluxo') ao estimular receptores adenossinergéticos A_{2A} presentes nas células do músculo liso de arteríolas coronarianas. Atuando indiretamente, o dipiridamol aumenta os níveis de adenosina endógena pela redução da recaptação celular e do metabolismo. Ele atua como uma pró-droga, aumentando os níveis intersticiais da adenosina através do efeito combinado de inibição da recaptação celular e inibição de sua lise pela adenosina deaminase. O pico do efeito vasodilatador é obtido em 4-8 minutos depois do final da infusão, e a meia-vida é de 6 horas,[3] que faz com que o antídoto aminofilina (que bloqueia os receptores da adenosina) deva ser rotineiramente administrado no fim do teste de estresse, mesmo em casos negativos. A dose de dipiridamol geralmente empregada para ecocardiografia de estresse é de 0,84 mg/kg/min, e causa um aumento de 3 a 4 vezes no fluxo de sangue coronário em condições normais[3] sobre valores de repouso e um aumento de 3 vezes na concentração de adenosina no sangue venoso sistêmico.[5] O dipiridamol provoca isquemia principalmente através do fenômeno de 'roubo de fluxo',[3] embora a coadministração da atropina possa também aumentar a demanda de oxigênio do miocárdio de modo mais significativo. A circulação colateral coronariana representa uma anatomia coronária favorável, provavelmente fornecendo uma morfologia fisiológica que facilite o fenômeno do 'roubo horizontal'.[6] Na ausência de circulação colateral, o mecanismo mais provável de isquemia induzida pelo dipiridamol é o 'roubo vertical'.[3] O fluxo coronário regional na isquemia se mantém inalterado quando doses de dipiridamol são aumentadas de um nível subisquêmico para isquêmico,[7] sugerindo que uma disfunção isquêmica se desenvolva para uma redistribuição de fluxo transmural, causando hipoperfusão da camada subendocárdica.

O aumento do fluxo também é considerado ser importante para a resposta inotrópica do miocárdio viável. De fato, a reserva de fluxo coronário aumentada no miocárdio hibernante é representada pela reserva inotrópica miocárdica em segmentos com disfunção em repouso.[8]

As duas linhas de imagem funcional, contrátil e hiperêmica (reserva de fluxo coronário), estão destinadas a convergir conceitual e clinicamente com a difusão de tecnologias de imagem da nova geração, como ecocardiografia com contraste[9] e velocidade do fluxo coronário,[10] que permitirá avaliação simultânea de fluxo e função no mesmo exame, com o protocolo acelerado, que é, atualmente, recomendado como mais moderno pela Associação Europeia de Ecocardiografia (EAE).[11]

PROTOCOLOS EM GERAL

Durante a ecocardiografia de estresse, um eletrocardiograma de 12 derivações e a pressão arterial são obtidos em condição de repouso e a cada minuto ao longo do exame. Imagens ecocardiográficas são obtidas dos 'cortes' paraesternal e apical e são gravadas em condições de repouso e estresse (todas armazenadas digitalmente).[11] Um formato *quad-screen* é utilizado para análises comparativas. A ecocardiografia é, então, continuamente monitorada e intermitentemente gravada. Na presença de dissinergia, um exame completo é realizado e gravado em todos os 'cortes' de modo a permitir uma ótima documentação da isquemia e de sua extensão (Fig. 5-24).[11] Essas mesmas projeções são obtidas e gravadas durante a fase de recuperação, após o término do estresse ou após a administração do antídoto (aminofilina para dipiridamol, β-bloqueador para dobutamina, nitroglicerina para ergonovina).

A análise do estudo geralmente é feita com o modelo de 16-17 segmentos do ventrículo esquerdo.[11] A contratilidade regional é semiquantitativa e graduada de 1 a 4, como a seguir:

1. Normal.
2. Hipocinético.
3. Acinético.
4. Discinético.

Dividindo a soma dos pontos do segmento individual pelo número de segmentos interpretáveis, temos o escore de motilidade parietal.[11] Os *end points* diagnósticos da ecocardiografia de estresse incluem carga máxima (para teste de exercício) ou dose máxima (para farmacológico), alcance da frequência cardíaca almejada, positividade ecocardiográfica (acinesia de ≥ 2 segmentos ventriculares), dor no peito grave, ou positividade eletrocardiográfica (≥ 2 mV de mudança do segmento ST). *End points* que levam à interrupção do teste são: sintomas não toleráveis ou efeitos colaterais importantes, como: hipertensão arterial (pressão sanguínea sistólica ≥ 220 mmHg ou pressão sanguínea diastólica ≥ 120 mmHg), hipotensão sintomática (queda ≥ 40 mmHg na pressão sanguínea), arritmias supraventricular (taquicardia supraventricular ou fibrilação atrial), e ventricular complexas (taquicardia ventricular ou frequente, batimento ventricular prematuro e polimórfico).

PROTOCOLOS ESPECÍFICOS

Dipiridamol

O protocolo dipiridamol padrão consiste em uma infusão intravenosa de 0,84 mg/kg durante 10 minutos, em duas infusões separadas: 0,56 mg/kg durante 4 minutos, seguido por 4 minutos de ausência de medicação e, se ainda negativo, administra-se mais 0,28 mg/kg durante 2 minutos. Se nenhum *end point* for alcançado, atropina (até 1 mg) é adicionada ao protocolo, ao final da dose total de dipiridamol. A mesma dose geral de 0,84 mg/kg pode ser dada durante 6 minutos.[11] Aminofilina deve estar disponível para uso imediato, caso eventos adversos relacionados com o dipiridamol aconteçam e é rotineiramente aplicada no final do teste, independente do resultado (Fig. 5-24).

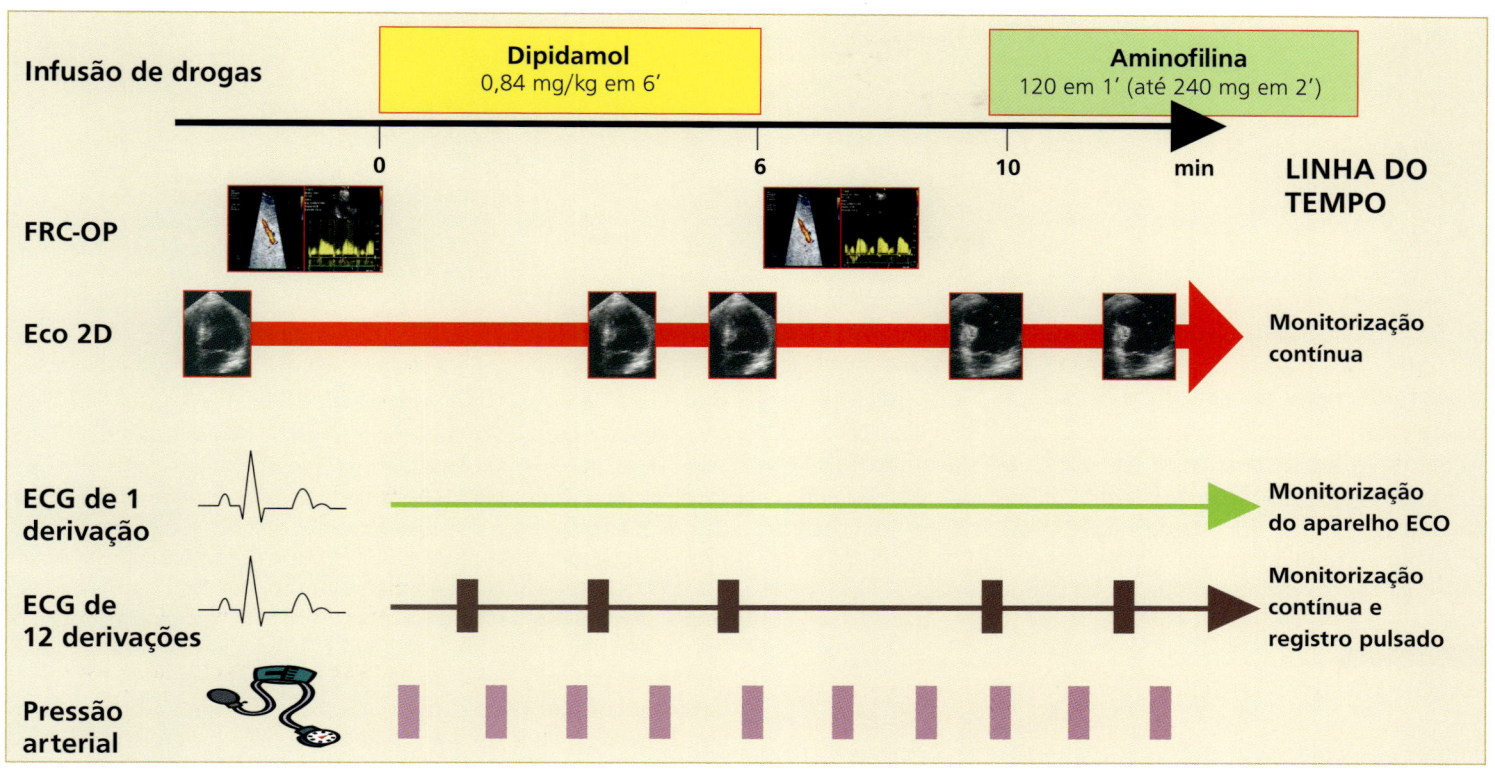

Fig. 5-24. O protocolo mais moderno de alta dose na ecocardiografia de estresse com dipiridamol acelerado e com imagem *dual* (contratilidade parietal e reserva de fluxo coronariano em artéria descendente anterior). ECG = eletrocardiograma; Eco 2D = ecobidimensional. FRC = fluxo de reserva coronariano.[12]

Adenosina

Adenosina é geralmente aplicada em uma dose máxima de 140 μg/kg/min durante 6 minutos.[11] Quando efeitos colaterais são intoleráveis, a redução da dose é também possível.

CRITÉRIOS DIAGNÓSTICOS

Todos os diagnósticos ecocardiográficos de estresse podem ser resumidos em quatro equações centradas na função regional e descrevendo os padrões de resposta contrátil: normal, isquêmico, necrótico (fibrose) e viável (Quadro 5-16).

Resposta normal

Um segmento é normocinético em repouso e mantém-se normal ou hipercinético durante estresse.

Resposta isquêmica

A função de um segmento piora durante o estresse de normocinesia para hipocinesia (redução do movimento endocárdico e do espessamento sistólico), acinesia (ausência de movimento endocárdico e do espessamento sistólico) ou discinesia (movimento paradoxal na sístole e possível afinamento sistólico).

Entretanto, uma acinesia de repouso que se torna discinesia durante o estresse reflete puramente um fenômeno passivo de pressão intraventricular aumentada, desenvolvida normalmente pelas paredes contráteis e não deve ser considerada uma isquemia ativa verdadeira.[12]

Resposta necrótica

Um segmento com disfunção de repouso que se mantém fixo e inalterado durante estresse.

Resposta viável

Um segmento com disfunção de repouso pode mostrar uma melhora contínua durante o estresse, indicando um miocárdio sem risco com melhora (resposta tipo sustentada) ou melhora durante o estresse inicial com deterioração subsequente no pico do exame (resposta bifásica ou isquêmica viável). A resposta bifásica é sugestiva de viabilidade e isquemia, com miocárdio em risco alimentado por uma estenose coronária crítica.[12]

ACURÁCIA DIAGNÓSTICA

A precisão em detectar doença arterial coronariana angiograficamente avaliada tem-se mostrado consistentemente alta, com sensibilidade e especificidade de 72 e 95%, respectivamente, em uma metanálise envolvendo 58 estudos (todos os tipos de protocolos inclusos).[13] Comparada com a imagem de perfusão nuclear, a ecocardiografia de estresse tem ao menos precisão similar, com uma lacuna de sensibilidade moderada que é mais que equilibrada e uma especificidade marcadamente maior.[13] Quando os protocolos mais modernos são utilizados para ambos os estresses,[14-18] a sensibilidade, a especificidade e a precisão do protocolo acelerado com alta dose de dipiridamol ou potencializado com atropina são idênticas à ecocardiografia de estresse com dobutamina, como mostrado por uma metanálise incluindo cinco estudos com 435 pacientes.[19]

A terapia anti-isquêmica reduz a sensibilidade da ecocardiografia de estresse sob exercício ou farmacológica.[20,21] Quando comparada com o teste ergométrico padrão, a ecocardiografia de estresse tem uma vantagem particularmente em termos de especificidade.[22]

Quadro 5-16. Ecocardiografia de estresse em quatro equações

Repouso	+	Estresse	=	Diagnóstico
Normocinesia	+	Normo-hipercinesia	=	Normal
Normocinesia	+	Hipo, acinesia, discinesia	=	Isquemia
Acinesia	+	Hipo, normocinesia	=	Viável
Acinesia, discinesia	+	Acinesia, discinesia	=	Necrose

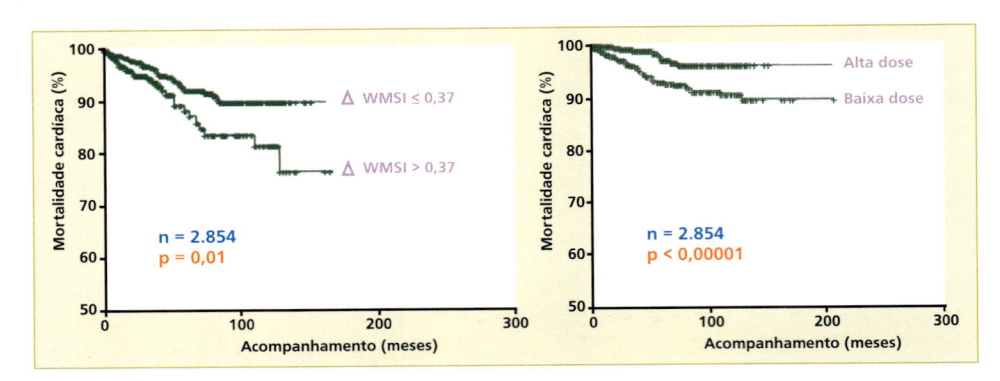

Fig. 5-25. Curvas de sobrevida Kaplan-Meier em pacientes com isquemia induzida ao ecocardiograma de estresse farmacológico. A sobrevida é pior em pacientes com índice de escore de movimento parietal de repouso mais alto (à esquerda) e naqueles com isquemia em dose baixa (à direita). WMSI = escore de motilidade parietal.[13]

Acurácia diagnóstica para detecção de viabilidade

Dose muito baixa (0,28 mg/kg) de dipiridamol reconhece viabilidade miocárdica com alta especificidade (mais alta que a dobutamina),[23] boa sensibilidade (porém menor que a dobutamina)[24] e excelente valor prognóstico (comparável à dobutamina).[25]

VALOR PROGNÓSTICO

A presença (ou ausência) de anormalidades parietais induzidas separa os pacientes de acordo com o prognóstico. Informação tem sido obtida do banco de dados de milhares de pacientes também em estudo multicêntrico.[22,26-29] Um ecocardiograma de estresse normal produz um risco anual de 0,4 a 0,9% com base em um total de 900 pacientes,[28] o mesmo para um exame de perfusão miocárdica de estresse normal (Fig. 5-25).

Desse modo, em pacientes com suspeita de doença arterial coronariana, um ecocardiograma de estresse normal implica em excelente prognóstico, e a angiografia coronariana pode seguramente ser evitada. As respostas positiva e negativa podem ser futuramente estratificadas interagindo com parâmetros clínicos (diabetes, disfunção renal e terapia na época do teste), ECO de repouso (função do VE global) e parâmetros complementares do ECO estresse (dilatação da cavidade do VE, FRC e revascularização prévia) (Quadros 5-17 e 5-18).

Quadro 5-17. Ecocardiograma de estresse e estratificação de risco de um teste positivo

Risco anual (eventos graves)	Intermediário (1-3% ao ano)	Alto (> 5% ao ano)*
Dose/carga de trabalho	Alta	Baixa
Fração de ejeção de repouso	> 50%	< 40%
Terapia anti-isquêmica	Sem	Com
Território coronário	Circunflexa/Direita	Descendente anterior
Pico WMSI (escore parietal)	Baixo	Alto
Recuperação	Rápida	Lenta
Positividade ou dissinergia	Homozonal	Heterozonal
Fluxo de reserva coronariano	> 2,0	< 2,0

*Uma taxa de eventos > 10% ao ano é considerada como alto risco por alguns autores WMSI = escore de motilidade parietal.

Quadro 5-18. Ecocardiograma de estresse e estratificação de risco em teste negativo

Risco anual (eventos graves)	Muito baixo (< 0,5% ano)	Baixo intermediário (1-3% ano)
Estresse	Máximo	Submáximo
Fração de ejeção de repouso	> 50%	< 40%
Terapia anti-isquêmica	Sem	Com
Fluxo de reserva coronariano	> 2,0	< 2,0

O valor prognóstico da ecocardiografia de estresse com dipiridamol com base nas anormalidades da motilidade parietal tem sido extensivamente provado, confirmado e reconfirmado em subgrupos de pacientes com doença arterial coronariana crônica,[22,26,29-31] infarto do miocárdio recente[27-29,33-35] e cirurgia vascular não cardíaca.[36-38] O valor prognóstico tem sido extensivamente demonstrado em subgrupos de pacientes especiais, incluindo hipertensos,[30-43] pacientes idosos,[44] mulheres,[45-48] pacientes com bloqueio do ramo esquerdo,[49,50] com bloqueio do ramo direito e/ou hemibloqueio anterior esquerdo,[51] pacientes com doença de um único vaso[52] e em unidade de dor torácica.[53] O valor prognóstico da ecocardiografia de estresse com dipiridamol também tem sido avaliado em comparações diretas *head-to-head* com outras formas do teste de estresse e demonstrou resultados similares à ecocardiografia com dobutamina[54] e, provavelmente, melhor que com cintilografia de perfusão.[28] A terapia anti-isquêmica em uso na ocasião do teste abaixa a sensibilidade diagnóstica por neutralizar os efeitos do teste de exercício,[55] mas também modula intensamente o valor prognóstico da ecocardiografia de estresse farmacológico. Na presença de terapia anti-isquêmica concomitante, um teste positivo apresenta pior prognóstico, e um teste negativo tem prognóstico benigno (Fig. 5-26).[56]

FLUXO DE RESERVA CORONARIANO (FRC)

Em anos recentes, a avaliação do fluxo de reserva coronariano, ao combinar análise das velocidades do fluxo coronário ao Doppler espectral com estresse vasodilatador, entrou no laboratório de ecocardiografia como uma modalidade eficaz para ambos os propósitos diagnóstico e prognóstico.

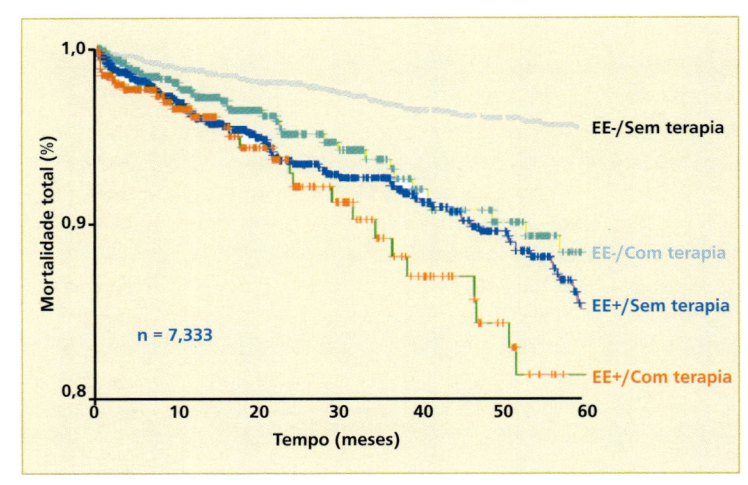

Fig. 5-26. Curvas de sobrevida de Kaplan-Meier em pacientes estratificados de acordo com presença (EE+) ou ausência (EE−) de isquemia miocárdica ao ecocardiograma de estresse farmacológico com e sem terapia médica anti-isquêmica. A melhor sobrevida é observada em pacientes sem isquemia induzida e sem terapia; e a pior sobrevida é vista em pacientes com isquemia induzida e sob terapia medicamentosa. EE = ecocardiografia de estresse.[56]

Metodologia

O padrão da velocidade de fluxo coronário gravado com Doppler pulsado é bifásico, com um pico mais baixo durante a sístole e um pico mais alto durante a diástole. Na verdade, a resistência extravascular miocárdica é mais alta na sístole e mais baixa na diástole em decorrência do efeito da contração miocárdica. As variações de velocidade de fluxo são proporcionais ao fluxo de sangue total, se o lúmen se mantiver constante. Essa suposição é sensata com vasodilatadores, como adenosina e dipiridamol,[57] um transdutor de banda larga (2-7 MHz) ou dois transdutores (com imagem de baixa frequência do movimento da parede e imagem de alta frequência do fluxo arterial descendente anterior esquerdo) devem ser utilizados, permitindo uma imagem intermitente do fluxo coronário e do movimento da parede.[58] O fluxo coronário na porção médio-distal da artéria descendente anterior esquerda é procurado por meio de uma visão do 'corte' apical de três câmaras modificado, guiado pelo mapeamento de fluxo Doppler colorido, com aproximadamente 95% de possibilidade em obter o fluxo.[58] Pode-se obter imagem da artéria coronária descendente posterior, utilizando uma visão do 'corte' apical de duas câmaras modificado, mas com maior dificuldade e uma taxa de sucesso de, aproximadamente, 60%.[11] Um valor do fluxo de reserva coronário ≤ 2 geralmente é considerado anormal (Fig. 5-27).[58]

Valor diagnóstico

O uso do fluxo de reserva coronariano, como um padrão único de critério diagnóstico, sofre duas limitações principais:

1. Somente a artéria descendente anterior esquerda é demonstrada com taxa de sucesso muito alta.

2. A reserva de fluxo coronário não pode ser distinguida entre doenças coronárias microvascular e macrovascular. Portanto, é muito mais interessante avaliar o valor diagnóstico adicional do fluxo coronário junto à análise da motilidade parietal. Considerando as ferramentas disponíveis sobre o papel diagnóstico da ecocardiografia de estresse com dipiridamol, torna-se claro que ao se adicionar avaliação da reserva de fluxo coronário à análise do movimento da parede, nós aumentamos significativamente a sensibilidade do teste com somente uma perda modesta da especificidade.[59] Em uma metanálise de 5 estudos com 741 pacientes, a sensibilidade do teste melhorou de 67 para 90% depois da adição da análise do fluxo, enquanto a especificidade reduziu de 93 para 86%.[59] A sensibilidade superior da reserva do fluxo coronário comparada com a análise do movimento da parede pode ser atribuída a duas causas principais. Primeiro, a estenose coronariana pode reduzir a reserva de fluxo, não produzindo, entretanto, efeito na função sistólica. Na verdade, a detecção de uma disfunção regional à ecocardiografia bidimensional requer uma massa isquêmica crítica de pelo menos 20% de espessamento da parede transmural e cerca de 5% de massa miocárdica total[57] para haver alteração contrátil evidente. Segundo, a informação de fluxo não é relativamente afetada por terapia anti-isquêmica,[60] que, notadamente, reduz a sensibilidade para anormalidade do movimento regional da parede isquemia-induzida.[55]

Valor prognóstico

A análise da reserva do fluxo coronário na artéria descendente anterior esquerda mostrou-se capaz de fornecer valor prognóstico adicional em pacientes com doença arterial coronariana conheci-

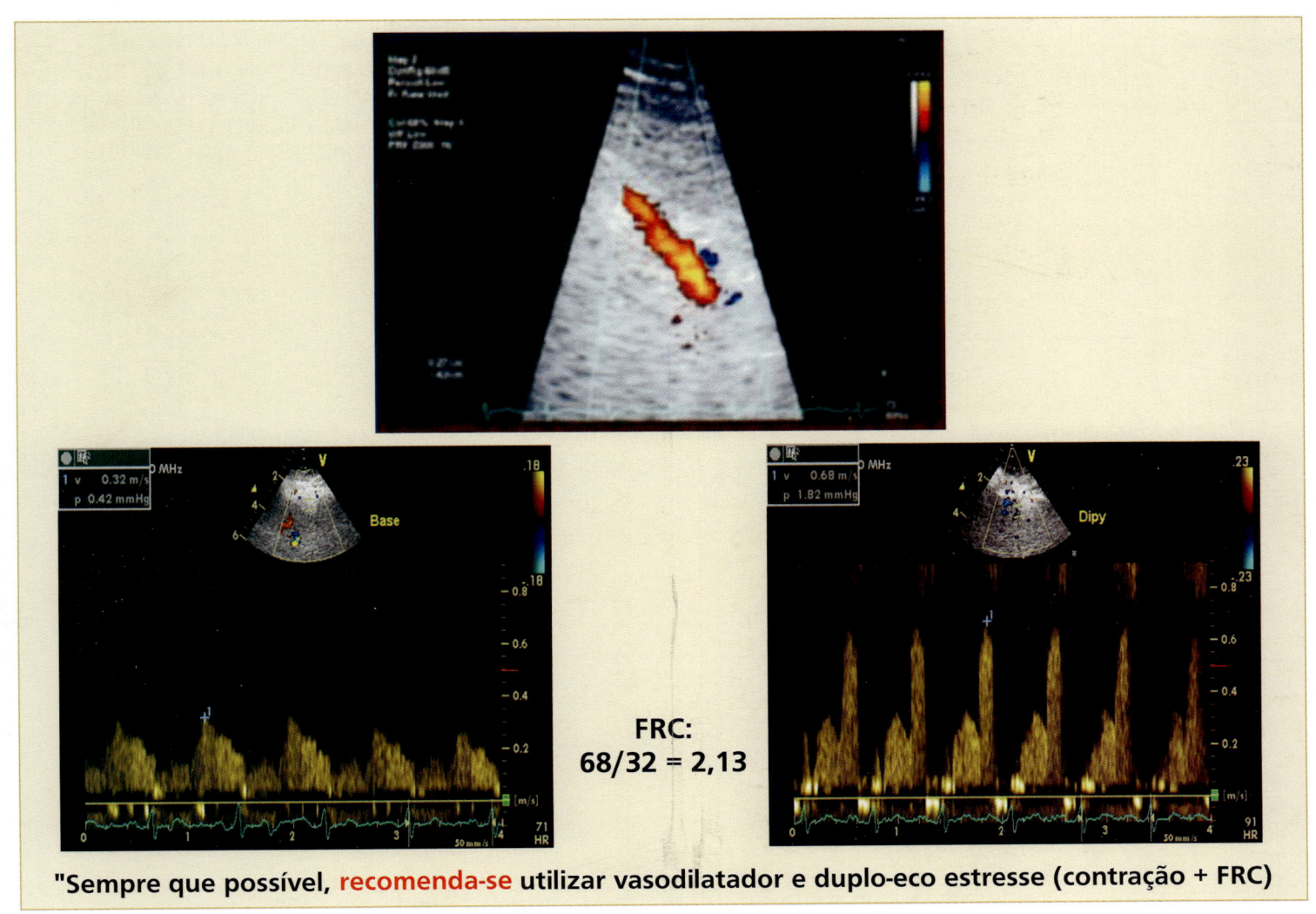

FRC: 68/32 = 2,13

"Sempre que possível, recomenda-se utilizar vasodilatador e duplo-eco estresse (contração + FRC)

Fig. 5-27. Amostra de caso de um FRC (fluxo de reserva coronariano) normal. No painel superior, a descendente anterior esquerda é visualizada por ecocardiografia bidimensional color Doppler. Nos painéis mais baixos (à esquerda) pode-se visualizar as velocidades ao Doppler em repouso e após estresse hiperêmico (à direita).

da ou com suspeita desta.[61] Além de permitir a estratificação de risco em pacientes diabéticos com ausência de alteração contrátil durante estresse,[58] em pacientes com estenose coronariana intermediária[62] e em pacientes com artérias coronarianas normais ou próximas do normal.[63] Um fluxo de reserva coronariano ≤ 2,0 é um parâmetro adicional de gravidade de isquemia na estratificação de risco da resposta ao ecocardiograma de estresse enquanto que pacientes com um teste negativo para alteração segmentar e com fluxo de reserva coronariano ≥ 2,0 têm um resultado favorável durante ecocardiografia de estresse com dipiridamol. Entretanto, o espectro de prognóstico e estratificação é expandido, se a resposta for titulada de acordo com uma escala contínua em vez de dicotomizada. Certamente, a análise de quartis da reserva de fluxo coronário revelou que um valor ≤ 1,80 é um forte fator preditivo e independente de morte ou infarto miocárdico em pacientes com doença arterial coronária conhecida ou suspeitada, enquanto um valor entre 1,81 e 2,16 está associado a risco intermediário, e o valor ≥ 2,17 é fator previsível de um prognóstico melhor.[53] Uma avaliação prognóstica similar é obtida também quando o grupo sem isquemia estresse-induzida é analisado separadamente.[64] Além do mais, uma avaliação prognóstica ainda mais eficaz em pacientes sem isquemia estresse-induzida tem sido obtida pela avaliação combinada da reserva de fluxo coronário em ambas as artérias descendente anterior e coronariana direita. Em particular, uma reserva de fluxo coronário normal em dois territórios vasculares é fator preditor ou preditivo de excelente sobrevida, com apenas 0,7% de taxa de eventos graves anuais.[64] A medicação anti-isquêmica na época do teste não muda o valor prognóstico da reserva de fluxo coronariano, que é por si um fator prognóstico independente da terapia (Figs. 5-28 e 5-29).[60]

SEGURANÇA E CONTRADIÇÕES DO ECOCARDIOGRAMA DE ESTRESSE

Efeitos colaterais limitantes ocorrem em 3% dos pacientes testados com dipiridamol.[73] Em ordem de frequência, estes incluem hipotensão, taquicardia supraventricular, indisposição geral, dor de cabeça, dispneia e fibrilação atrial.[66] Complicações maiores e risco de morte, como infarto do miocárdio, bloqueio atrioventricular de terceiro grau, assistolia cardíaca, taquicardia ventricular sustentada ou edema pulmonar, ocorrem em cerca de 1 em 1.000 casos com eco de estresse com dipiridamol em alta dose.[66] Por conseguinte, o teste induz a maiores complicações 3 vezes menos do que a dobutamina. Pacientes com bloqueio atrioventricular de segundo ou terceiro graus, doença do nodo sinusal, asma brônquica ou uma tendência a broncospasmo não devem receber dipiridamol (Quadro 5-19).[11] Ou-

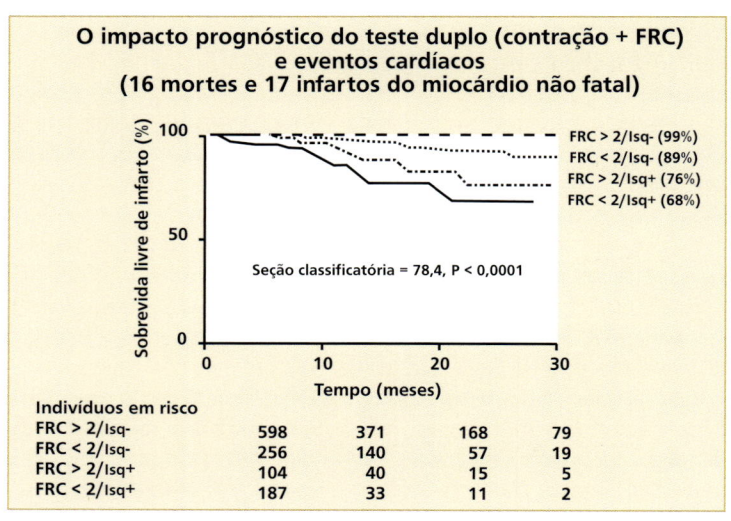

Fig. 5-28. Curvas de sobrevida de Kaplan-Meier (considerando eventos cardíacos maiores como um *end point*) em pacientes estratificados de acordo com presença (Isq+) ou ausência (Isq-) de isquemia miocárdica ao ecocardiograma de estresse com dipiridamol em alta dose, e normal (FRC ≥ 2) ou anormal (FRC < 2) fluxo de reserva coronariano ao ecocardiograma Doppler. A melhor sobrevida é observada em pacientes sem isquemia induzida e reserva de fluxo coronário normal; a pior sobrevida é observada em pacientes com isquemia induzida e reserva de fluxo coronário reduzida. FRC = fluxo de reserva coronariano; Isq = isquemia.

tro fato digno de nota é que pacientes em uso crônico de dipiridamol não devem ser submetidos ao teste com adenosina por, pelo menos 24 horas, porque os níveis de adenosina plasmática podem, ainda, estar elevados e comprometer o resultado do exame.

INDICAÇÕES DO ECOCARDIOGRAMA DE ESTRESSE

As indicações para a ecocardiografia de estresse podem ser agrupadas em categorias muito amplas, que podem, no final, abranger a esmagadora maioria de pacientes:

Quadro 5-19. Complicações maiores em estudo multicêntrico (EPIC) e registros multicêntricos para a ecocardiografia de estresse com dipiridamol

Autor/ano	Nº de pacientes	Complicações
Picano et al., 1992	10.451	1 morte cardíaca, 1 assistolia, 2 infartos, 1 edema pulmonar, 1 TV sustentada
Varga et al., 2006	24.599	19 (1 morte)
Total	108.856	60

TV = taquicardia ventricular.

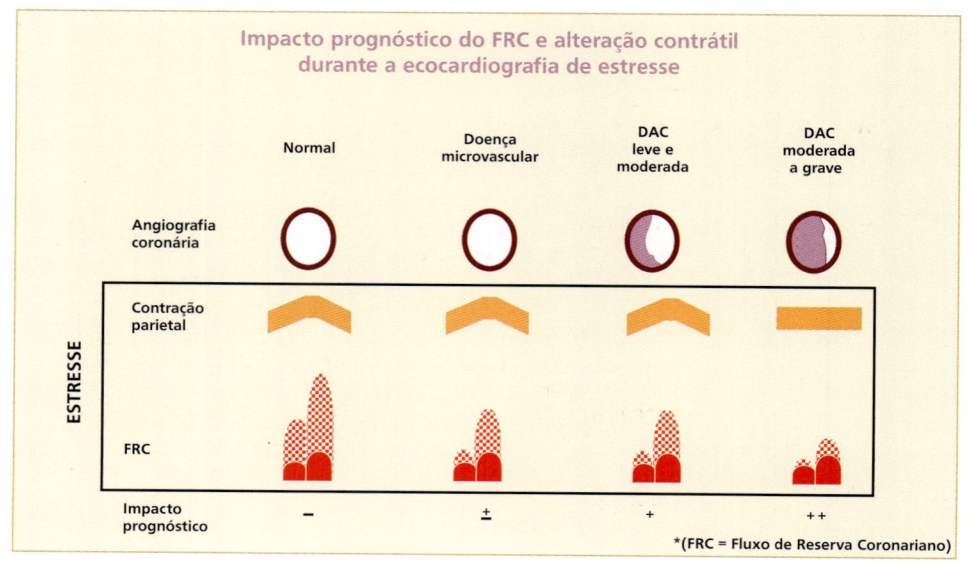

Fig. 5-29. Diferentes condições anatômicas e de fluxo coronário, e seu prognóstico de acordo com a contratilidade parietal e o fluxo de reserva coronariano durante a ecocardiografia de estresse.

A) Diagnósticos de doença arterial coronariana.
B) Prognóstico e estratificação de risco do paciente (p. ex.: após infarto do miocárdio).
C) Avaliação de risco pré-cirúrgico.
D) Avaliação de dispneia aos esforços, com suspeita de origem cardíaca.
E) Avaliação após revascularização miocárdica.
F) Localização da isquemia.
G) Avaliação da gravidade da estenose da válvula cardíaca. Quanto menos informativo for o teste ergométrico, maior será a indicação para ecocardiografia de estresse.

As principais indicações específicas para ecocardiografia de estresse farmacológico podem ser resumidas a seguir:

A) Pacientes para os quais o teste de estresse com exercício é contraindicado (p. ex.: pacientes com hipertensão arterial grave).
B) Pacientes para os quais o teste de estresse com exercício não é viável (p. ex.: aqueles com claudicação intermitente).
C) Pacientes em que o teste de estresse com exercício não foi diagnosticado ou forneceu resultados ambíguos.
D) Bloqueio do ramo esquerdo ou mudanças significativas do ECG de repouso que comprometem a interpretação do ECG dinâmico.
E) Teste ergométrico submáximo.

A ecocardiografia de estresse produz um maior valor diagnóstico e prognóstico em pacientes em que o teste ergométrico não seja diagnóstico ou é inconclusivo. O ecocardiograma de estresse farmacológico é adequado para pacientes para os quais o exercício é inviável ou está contraindicado, ou as imagens de repouso não são satisfatórias, tornando a ecocardiografia de exercício particularmente desafiadora. Além do mais, o eco de estresse com dipiridamol é tecnicamente mais fácil do que o ECO de exercício ou com dobutamina, já que a qualidade da imagem é menos afetada pela taquicardia, hiperventilação e hipercontractilidade no pico do teste. É tão precisa quanto à ecocardiografia de estresse com dobutamina, mas é tecnicamente mais fácil e segura. Como claramente afirmado nas recomendações do EAE, 2008: "O exercício é mais seguro que o estresse farmacológico. Entre os estresses farmacológicos, o dipiridamol é mais seguro que a dobutamina".[11] É subjetivamente mais bem tolerado pelos pacientes do que a adenosina.[67] A familiaridade com todas as formas de estresse é um indicador de qualidade do laboratório de ecocardiografia. Com isto, as indicações no paciente podem ser individualizadas e melhoradas, evitando, assim, as contraindicações relativas e absolutas de cada teste. Por exemplo, um paciente com hipertensão grave e/ou uma história de arritmias atrial ou ventricular significativas pode, mais sensatamente, ser submetido ao teste de estresse com dipiridamol que à dobutamina, pois não tem efeito arritmogênico ou hipertensivo. Em contraste, um paciente com graves transtornos da condução ou doença asmática/broncospasmo deve ser submetido ao teste de estresse com dobutamina, já que a adenosina tem um efeito negativo cronotrópico e dromotrópico, tanto quanto uma atividade broncoconstritora bem documentada. Pacientes que estejam tomando medicação à base de xantina ou sob efeito de cafeína contida em bebidas (chá, café e Coca-Cola) devem ser submetidos ao teste com dobutamina, uma vez que estas bebidas podem neutralizar a ação da adenosina.

CONCLUSÃO

A ecocardiografia de estresse com vasodilatadores tem sua acurácia bem definida sem perder informações diagnósticas ou prognósticas, além de ser um teste seguro e de fácil execução, que deve estar disponível nos laboratórios de ecocardiograma que realizam ecoestresse.

REFERÊNCIAS BIBLIOGRÁFICAS

1. Tauchert M, Behrenbeck DW, Hotzel J et al. A new pharmacological test for diagnosing coronary artery disease. *Dtsch Med Wochenschr* 1976;101:35-37.
2. Gould KL, Westcott RJ, Albro PC et al. Noninvasive assessment of coronary stenoses by myocardial imaging during pharmacologic coronary vasodilatation. II. Clinical methodology and feasibility. *Am J Cardiol* 1978;41:279-87.
3. Picano E. Dipyridamole-echocardiography test: historical background and physiologic basis. *Eur Heart J* 1989;10:365-76.
4. Bodi V, Sanchis J, Lopez-Lereu MP et al. Prognostic value of dipyridamole stress cardiovascular magnetic resonance imaging in patients with known or suspected coronary artery disease. *J Am Coll Cardiol* 2007;50:1174-79.
5. Laghi-Pasini F, Guideri F, Petersen C et al. Blunted increase in plasma adenosine levels following dipyridamole stress in dilated cardiomyopathy patients. *J Intern Med* 2003;254:591-96.
6. Gliozheni E, Picano E, Bernardino L et al. Angiographically assessed coronary collateral circulation increases vulnerability to myocardial ischemia during vasodilator stress testing. *Am J Cardiol* 1996;78:1419-24.
7. Hutchinson SJ, Shen A, Soldo S et al. Transesophageal assessment of coronary flow velocity reserve during "regular" and "high"-dose dipyridamole stress testing. *Am J Cardiol* 1996;77:1164-68.
8. Torres MA, Picano E, Parodi G et al. Flow-function relation in patients with chronic coronary artery disease and reduced regional function. A positron emission tomographic and two-dimensional echocardiographic study with coronary vasodilator stress. *J Am Coll Cardiol* 1997;30:65-70.
9. Moir S, Haluska BA, Jenkins C et al. Incremental benefit of myocardial contrast to combined dipyridamole-exercise stress echocardiography for the assessment of coronary artery disease. *Circulation* 2004;110:1108-13.
11. Rigo F, Richieri M, Pasanisi E et al. Usefulness of coronary flow reserve over regional wall motion when added to dual-imaging dipyridamole echocardiography. *Am J Cardiol* 2003;91:269-73.
12. Sicari R, Nihoyannopoulos P, Evangelista A et al. European Association of Echocardiography. Stress echocardiography expert consensus statement: European Association of Echocardiography (EAE) (a registered branch of the ESC). *Eur J Echocardiogr* 2008;9:415-37.
13. Heijenbrok-Kal MH, Fleischmann KE, Hunink MG. Stress echocardiography, stress single-photon-emission computed tomography and electron beam computed tomography for the assessment of coronary artery disease: a meta-analysis of diagnostic performance. *Am Heart J* 2007;154:415-23.
14. Salustri A, Fioretti PM, McNeill AJ et al. Pharmacological stress echocardiography in the diagnosis of coronary artery disease and myocardial ischaemia: a comparison between dobutamine and dipyridamole. *Eur Heart J* 1992;13:1356-62.
15. Pingitore A, Picano E, Quarta Colosso M et al. The atropine factor in pharmacologic stress echocardiography. Echo Persantine (EPIC) and Echo Dobutamine International Cooperative (EDIC) Study Groups. *J Am Coll Cardiol* 1996;27:1164-70.
16. San Román JA, Vilacosta I, Castillo JA et al. Selection of the optimal stress test for the diagnosis of coronary artery disease. *Heart* 1998;80:370-76.
17. Loimaala A, Groundstroem K, Pasanen M et al. Comparison of bicycle, heavy isometric, dipyridamole-atropine and dobutamine stress echocardiography for diagnosis of myocardial ischemia. *Am J Cardiol* 1999;84:1396-400.
18. Nedeljkovic I, Ostojic M, Beleslin B et al. Comparison of exercise, dobutamine-atropine and dipyridamole-atropine stress echocardiography in detecting coronary artery disease. *Cardiovasc Ultrasound* 2006;4:22.
19. Picano E, Molinaro S, Pasanisi E. The diagnostic accuracy of pharmacological stress echocardiography for the assessment of coronary artery disease: a meta-analysis. *Cardiovasc Ultrasound* 2008;6:30.
20. San Roman JA, Vilacosta I, Castillo JA et al. Dipyridamole and dobutamine-atropine stress echocardiography in the diagnosis of coronary artery disease. Comparison with exercise stress test, analysis of agreement, and impact of antianginal treatment. *Chest* 1996;110:1248-54.

21. Lattanzi F, Picano E, Bolognese L et al. Inhibition of dipyridamole-induced ischemia by antianginal therapy in humans. Correlation with exercise electrocardiography. *Circulation* 1991;83:1256-62.
22. Severi S, Picano E, Michelassi C et al. Diagnostic and prognostic value of dipyridamole echocardiography in patients with suspected coronary artery disease. Comparison with exercise electrocardiography. *Circulation* 1994;89:1160-73.
23. Varga A, Ostojic M, Djordjevic-Dikic A et al. Infralow dose dipyridamole test. A novel dose regimen for selective assessment of myocardial viability by vasodilator stress echocardiography. *Eur Heart J* 1996;17:629-34.
24. Picano E, Ostojic M, Varga A et al. Combined low-dose dipyridamole-dobutamine stress echocardiography to identify myocardial viability. *J Am Coll Cardiol* 1996;27:1422-28.
25. Sicari R, Ripoli A, Picano E et al. VIDA (Viability Identification with Dipyridamole Administration) Study Group. The prognostic value of myocardial viability recognized by low dose dipyridamole echocardiography in patients with chronic ischaemic left ventricular dysfunction. *Eur Heart J* 2001;22:837-44.
26. Picano E, Severi S, Michelassi C et al. Prognostic importance of dipyridamole-echocardiography test in coronary artery disease. *Circulation* 1989;80:450-57.
27. Picano E, Landi P, Bolognese L et al. Prognostic value of dipyridamole echocardiography early after uncomplicated myocardial infarction: a large-scale, multicenter trial. The EPIC Study Group. *Am J Med* 1993;95:608-18.
28. Metz LD, Beattie M, Hom R et al. The prognostic value of normal exercise myocardial perfusion imaging and exercise echocardiography: a meta-analysis. *J Am Coll Cardiol* 2007;49:227-37.
28. van Daele ME, McNeill AJ, Fioretti PM et al. Prognostic value of dipyridamole sestamibi single-photon emission computed tomography and dipyridamole stress echocardiography for new cardiac events after an uncomplicated myocardial infarction. *J Am Soc Echocardiogr* 1994;7:370-80.
29. Neskovic AN, Popovic AD, Babic R et al. Positive high-dose dipyridamole echocardiography test after acute myocardial infarction is an excellent predictor of cardiac events. *Am Heart J* 1995;129:31-39.
30. Coletta C, Galati A, Greco G et al. Prognostic value of high-dose dipyridamole echocardiography in patients with chronic coronary artery disease and preserved left ventricular function. *J Am Coll Cardiol* 1995;26:887-94.
31. Sicari R, Pasanisi E, Venneri L et al. on behalf of the Echo-Persantine International Cooperative (EPIC) and Echo-Dobutamine International Cooperative (EDIC) Study Groups. Stress echo results predict mortality: a large-scale multicenter prospective international study. *J Am Coll Cardiol* 2003;19:589-95.
32. Bolognese L, Rossi L, Sarasso G et al. Silent *versus* symptomatic dipyridamole induced ischemia after myocardial infarction: clinical and prognostic significance. *J Am Coll Cardiol* 1992;19:953-59.
33. Sclavo MG, Noussan P, Pallisco O et al. Usefulness of dipyridamole-echocardiographic test to identify jeopardized myocardium after thrombolysis. Limited clinical predictivity of dipyridamole-echocardiographic test in convalescing acute myocardial infarction: correlation with coronary angiography. *Eur Heart J* 1992;13:1348-55.
34. Chiarella F, Domenicucci S, Bellotti P et al. Dipyridamole echocardiographic test performed 3 days after an acute myocardial infarction: feasibility, tolerability, safety and in hospital prognostic value. *Eur Heart J* 1994;15:842-50.
35. Sicari R, Landi P, Picano E et al. EPIC (Echo Persantine International Cooperative); EDIC (Echo Dobutamine International Cooperative) Study Group. Exercise-electrocardiography and/or pharmacological stress echocardiography for non-invasive risk stratification early after uncomplicated myocardial infarction. A prospective international large scale multicentre study. *Eur Heart J* 2002;23:1030-37.
36. Tischler MD, Lee TH, Hirsch AT et al. Prediction of major cardiac events after peripheral vascular surgery using dipyridamole echocardiography. *Am J Cardiol* 1991;68:593-97.
37. Sicari R, Picano E, Lusa AM et al. The value of dipyridamole echocardiography in risk stratification before vascular surgery. A multicenter study. The EPIC (Echo Persantine International Study) Group-Subproject: risk stratification before major vascular surgery. *Eur Heart J* 1995;16:842-47.
38. Sicari R, Ripoli A, Picano E et al. On behalf of the EPIC study group. Perioperative prognostic value of dipyridamole echocardiography in vascular surgery: a large-scale multicenter study on 509 patients. *Circulation* 1999;100(19 Suppl):II269-74.
39. Picano E, Pálinkás A, Amyot R. Diagnosis of myocardial ischemia in hypertensive patients. *J Hypertens* 2001;19:1177-83.
40. Picano E, Lucarini AR, Lattanzi F, Distante A et al. Dipyridamole-echocardiography test in essential hypertensives with chest pain. *Hypertension* 1988;12:238-43.
41. Cortigiani L, Bigi R, Rigo F et al. Diagnostic value of exercise electrocardiography and dipyridamole stress echocardiography in hypertensive and normotensive chest pain patients with right bundle branch block. *J Hypertens* 2003;21:2189-94.
42. Astarita C, Palinkas A, Nicolai E et al. Dipyridamole-atropine stress echocardiography *versus* exercise SPECT scintigraphy for detection of coronary artery disease in hypertensives with positive exercise test. *J Hypertens* 2001;19:495-502.
43. Cortigiani L, Bigi R, Landi P et al. Prognostic implication of stress echocardiography in 6214 hypertensive and 5328 normotensive patients. *Eur Heart J* 2011;32:1509-18.
44. Camerieri A, Picano E, Landi P et al. Prognostic value of dipyridamole echocardiography early after myocardial infarction in elderly patients. Echo Persantine Italian Cooperative (EPIC) Study Group. *J Am Coll Cardiol* 1993;22:1809-15.
45. Masini M, Picano E, Lattanzi F et al. High-dose dipyridamole echocardiography test in women: correlation with exercise-electrocardiography test and coronary arteriography. *J Am Coll Cardiol* 1988;12:682-85.
46. Cortigiani L, Sicari R, Bigi R et al. Impact of gender on risk stratification by stress echocardiography. *Am J Med* 2009;122:301-9.
47. Cortigiani L, Dodi C, Paolini EA et al. Prognostic value of pharmacological stress echocardiography in women with chest pain and unknown coronary artery disease. *J Am Coll Cardiol* 1998;32:1975-81.
48. Dodi C, Cortigiani L, Masini M et al. The incremental prognostic value of stress echo over exercise electrocardiography in women with chest pain of unknown origin. *Eur Heart J* 2001;22:145-52.
49. Cortigiani L, Picano E, Vigna C et al. Prognostic value of pharmacologic stress echocardiography in patients with left bundle branch block. *Am J Med* 2001;110:361-69.
50. Cortigiani L, Bigi R, Gigli G et al. Prognostic significance of intraventricular conduction defects in patients undergoing stress echocardiography for suspected coronary artery disease. *Am J Med* 2003;15:126-32.
51. Cortigiani L, Picano E, Coletta C et al. On behalf of the EPIC (Echo Persantine International Cooperative) and EDIC (Echo Dobutamine International Cooperative) Study Groups Safety, feasibility and prognostic implication of pharmacologic stress echocardiography in 1482 patients evaluated in an ambulatory setting. *Am Heart J* 2002;141:621-29.
52. Cortigiani L, Picano E, Landi P et al. Value of pharmacologic stress echocardiography in risk stratification of patients with single-vessel disease: a report from the Echo-Persantine and Echo-Dobutamine International Cooperative Studies. *J Am Coll Cardiol* 1998;32:69-74.
53. Cortigiani L, Bigi R, Sicari R et al. Comparison of the prognostic value of pharmacologic stress echocardiography in chest pain patients with *versus* without diabetes melito and positive exercise electrocardiography. *Am J Cardiol* 2007;100:1744-49.
54. Pingitore A, Picano E, Varga A et al. Prognostic value of pharmacological stress echocardiography in patients with known or suspected coronary artery disease: a prospective, large-scale, multicenter, head-to-head comparison between dipyridamole and dobutamine test. Echo-Persantine International Cooperative (EPIC) and Echo-Dobutamine International Cooperative (EDIC) Study Groups. *J Am Coll Cardiol* 1999;34:1769-77.
55. Lattanzi F, Picano E, Bolognese L et al. Inhibition of dipyridamole-induced ischemia by antianginal therapy in humans. Correlation with exercise electrocardiography. *Circulation* 1991;83:1256-62.
56. Sicari R, Cortigiani L, Bigi R et al. Echo-Persantine International Cooperative (EPIC) Study Group; Echo-Dobutamine International Cooperative (EDIC) Study Group. Prognostic value of pharmacological stress echocardiography is affected by concomitant anti-ischemic therapy at the time of testing. *Circulation* 2004;109:2428-31.
57. Picano E. *Stress echocardiography*. 5th ed. Heidelberg: Springer-Verlag, 2009.

58. Cortigiani L, Rigo F, Gherardi S et al. Additional prognostic value of coronary flow reserve in diabetic and nondiabetic patients with negative dipyridamole stress echocardiography by wall motion criteria. *J Am Coll Cardiol* 2007;50:1354:61.
59. Rigo F. Coronary flow reserve in stress-echo lab. From pathophysiologic toy to diagnostic tool. *Cardiovasc Ultrasound* 2005 Mar. 25;3:8.
60. Sicari R, Rigo F, Gherardi S et al. The prognostic value of Doppler echocardiographic-derived coronary flow reserve is not affected by concomitant anti-ischemic therapy at the time of testing. *Am Heart J* 2008;156:573-79.
61. Rigo F, Sicari R, Gherardi S et al. The additive prognostic value of wall motion abnormalities and coronary flow reserve during dipyridamole stress echo. *Eur Heart J* 2008;29:79-88.
62. Rigo F, Sicari R, Gherardi S et al. Prognostic value of coronary flow reserve in medically treated patients with left anterior descending coronary disease with stenosis 51%-75% in diameter. *Am J Cardiol* 2007;100:1527-31.
63. Sicari R, Rigo F, Cortigiani L et al. Long-term survival of patients with chest pain syndrome and angiographically normal or near normal coronary arteries: the additional prognostic value of coronary flow reserve. *Am J Cardiol* 2009;103:626-31.
64. Cortigiani L, Rigo F, Gherardi S et al. Prognostic implication of the continuous sprectrum of doppler echocardiographic derived coronary flow reserve on left anterior descending artery. *Am J Cardiol* 2010;105:158-62.
65. Cortigiani L, Rigo F, Sicari R et al. Prognostic correlates of combined coronary flow reserve assessment on left anterior descending and right coronary artery in patients with negative stress echocardiography by wall motion criteria. *Heart* 2009;95:1423-28.
66. Varga A, Garcia MA, Picano E. International stress echo complication registry. safety of stress echocardiography (from the international stress echo complication registry). *Am J Cardiol* 2006;98:541-43.
67. Martin TW, Seaworth JF, Johns JP et al. Comparison of adenosine, dipyridamole, and dobutamine in stress echocardiography. *Ann Intern Med* 1992;116:190-96.

CAPÍTULO 6

ECOCARDIOGRAFIA DE ESTRESSE EM SITUAÇÕES ESPECIAIS

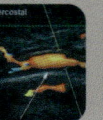

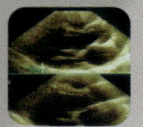

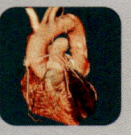

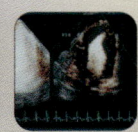

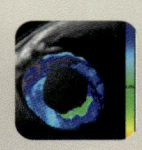

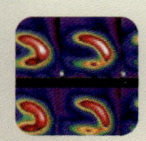

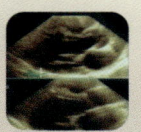

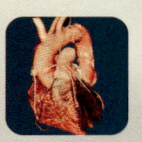

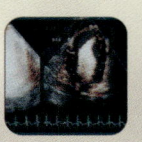

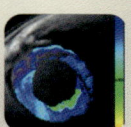

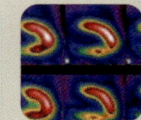

6-1 ECOCARDIOGRAFIA DE ESTRESSE NA DOENÇA VALVAR

VERA MÁRCIA LOPES GIMENES

INTRODUÇÃO

Aos pacientes com doença valvar cardíaca diagnosticada como importantes, o reparo, a substituição valvar ou implante de prótese são as opções terapêuticas que melhoram os sintomas e aumentam a expectativa de vida. A avaliação da anatomia valvar e distúrbios hemodinâmicos auxilia na quantificação da gravidade da disfunção valvar. A ecodopplercardiografia é considerada o padrão ouro para a análise das valvopatias. Os dados obtidos pela ecocardiografia modos M, bidimensional, tridimensional, associados aos dados hemodinâmicos obtidos pelo Doppler pulsado e contínuo e de deformação pelo *strain* permitem a análise acurada das valvopatias e de suas repercussões cardiovasculares.

Geralmente, nas disfunções estenóticas, são suficientes as medidas dos orifícios de fluxo e dos gradientes transvalvares; nas disfunções com insuficiência, além do grau de insuficiência, mede-se o volume de sobrecarga imposto às câmaras cardíacas. Porém, nas situações de discordância clínico-hemodinâmica (que ocorre em aproximadamente 30% dos pacientes) é onde se necessita de testes, como a ecocardiografia de estresse que nos auxiliem a quantificar a real gravidade da disfunção valvar, como ocorre nos pacientes com discreta disfunção valvar e intensa sintomatologia ou disfunção valvar importante e assintomáticos.

A ecocardiografia de estresse nos mostra o comportamento dos gradientes, das insuficiências e da reserva miocárdica durante o esforço em comparação com o repouso, além de diferenciar as estenoses falsas das verdadeiras. Auxilia no entendimento das mudanças hemodinâmicas que ocorrem e provocam a sintomatologia dos pacientes que geralmente aparecem durante o esforço em decorrência do trabalho adicional dos ventrículos. Também, o comportamento da fração de ejeção e do volume residual sistólico durante o esforço são fatores relevantes na conduta do paciente.

Nas disfunções valvares com função ventricular preservada dos ventrículos a primeira escolha é a ecocardiografia de estresse com esforço ergométrico. Neste teste observa-se aumento da frequência cardíaca, da pressão arterial, da contratilidade, da reserva miocárdica, do débito cardíaco, dos gradientes transvalvares e queda da resistência vascular periférica sem elevação da pressão diastólica final do ventrículo esquerdo.

Nas disfunções valvares com função ventricular deprimida dos ventrículos ou nos pacientes com limitação física ao exercício, a primeira escolha é a ecocardiografia de estresse com fármaco (dobutamina ou dipiridamol). Neste teste observam-se aumento da frequência cardíaca, da reserva miocárdica, as modificações da contratilidade, os graus de insuficiência, o valor da pressão sistólica da artéria pulmonar e dos gradientes transvalvares (Fig. 6-1).

O uso mais difundido da ecocardiografia de estresse é para a detecção da presença e extensão da isquemia miocárdica. Porém, esta metodologia é muito importante na avaliação das valvopatias e miocardiopatias pela sua capacidade de fornecer informações hemodinâmicas acuradas de forma não invasiva. Sua aplicação clínica é limitada e, infelizmente, não se difundiu como na isquemia miocárdica.

Decorreremos, neste capítulo, as aplicações da ecocardiografia de estresse nas valvopatias.

VALVOPATIA MITRAL

Estenose

Na estenose valvar mitral, as lesões geralmente são reumáticas e atingem mais mulheres que homens e têm melhor prognóstico que a estenose valvar aórtica a longo prazo e menor mortalidade cirúrgica. A análise da área valvar em repouso pode ser feita pelo tempo de meia pressão (PHT), área de superfície de isovelocidade proximal (pelo Doppler colorido) e medida direta de área pelo ecocardiograma bidimensional ou tridimensional. Comparados a dados obtidos pelos métodos invasivos, a melhor correlação foi obtida com o ecocardiograma tridimensional.[1] A medida da área valvar mitral e a da pressão sistólica da artéria pulmonar pela insuficiência tricúspide devem ser realizadas em repouso e durante cada carga do esforço. Segundo o *Guideline* ACC/AHA de 2008,[2] a ecocardiografia de esfor-

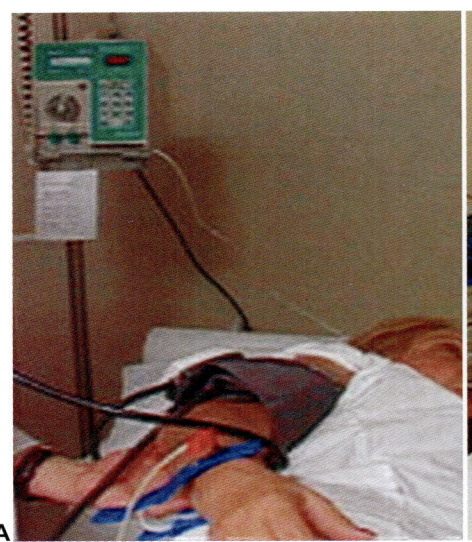

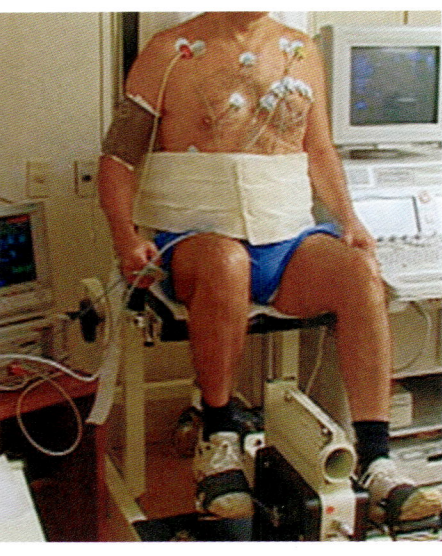

Fig. 6-1. Protocolos de estresse. (**A**) Com dobutamina. (**B**) Com esforço ergométrico.

ço está indicada para os pacientes portadores de estenose valvar mitral assintomáticos com estenose importante ou para pacientes com sintomas desproporcionais aos dados de hemodinâmica medidos pelo Doppler.

A diferenciação mais problemática é nas classes funcionais II e III que são influenciadas pela adaptação periférica, treinamento e comorbidades. Na presença de fibrilação atrial os dados devem sempre ser avaliados em três a cinco batimentos consecutivos. Deve-se ter em mente que o Doppler, sendo registro instantâneo dos parâmetros hemodinâmicos, é uma excelente técnica para o estudo da resposta hemodinâmica ao teste de estresse, e que a medida acurada da gravidade da estenose valvar mitral independe da mudança de fluxo transmitral, mesmo quando o débito cardíaco aumenta em até 50%.[3]

Se durante o esforço for observado um aumento rápido e exagerado da pressão sistólica da artéria pulmonar, este dado é sugestivo de doença vascular pulmonar como na doença pulmonar crônica obstrutiva, hipertensão pulmonar primária ou secundária. Quando o aumento for lento e progressivo pode chegar a importante em pacientes com estenose valvar mitral significativa ou disfunção ventricular significativa com baixa complacência atrioventricular como mostra Schwanmental et al.[4] que, estudando 20 pacientes com estenose valvar mitral e baixa complacência atrioventricular (consequente à hipertensão pulmonar), observaram que estes foram mais sintomáticos que os pacientes com complacência normal durante o esforço, apesar da pouca redução da área valvar medida pelo PHT. Deve-se lembrar que para avaliar a área valvar mitral durante o esforço, a equação da continuidade é o método de escolha pois, durante o mesmo, a medida do PHT tão útil em repouso torna-se ineficaz.[5]

Brochet et al.[6] observaram, em estudo de 48 pacientes com estenose valvar mitral importante assintomáticos, a presença de dispneia em 46% deles durante o esforço, o que revela a dificuldade de expressão da sintomatologia. Quando a medida do gradiente médio for maior que 15 mmHg e a pressão sistólica da artéria pulmonar maior que 60 mmHg durante o esforço, estaria indicada a intervenção. Apesar de os valores de pico do Doppler serem semelhantes, os parâmetros hemodinâmicos durante o esforço foram diferentes dos que permaneceram assintomáticos. Portanto, o comportamento das pressões durante o teste e não apenas a medida das pressões em repouso e pico são importantes na avaliação da tolerância ao esforço nos pacientes com estenose valvar mitral importante com sintomas ausentes ou duvidosos.

O ecocardiograma de esforço é capaz de selecionar os pacientes com estenose valvar mitral com sintomas desproporcionais, o que ocorre em 30% destes. Utilizando o valor de corte de gradiente médio de 18 mmHg, Reis et al.,[7] estudando 53 pacientes, mostraram sensibilidade de 90% e especificidade de 87% para identificar pacientes de alto risco para evento cardíaco.

O ecocardiograma de esforço não beneficia os extremos, como estenose discreta ou importante sintomática, porque a estratégia convencional identifica corretamente o prognóstico de ambos. O ecodopplercardiograma com esforço estabelece o significado funcional da estenose valvar mitral, quando existe discrepância sintoma–gravidade da disfunção valvar.

Insuficiência

O maior desafio no manuseio do paciente com insuficiência valvar mitral importante e assintomático é determinar o tempo ideal para o tratamento cirúrgico, e a maior preocupação é com o desenvolvimento para da disfunção irreversível. Sabe-se que a deterioração ventricular nesta patologia geralmente ocorre antes do início dos sintomas e mesmo antes que se evidencie piora dos parâmetros anatômicos, como diâmetros, volumes e fração de ejeção. A detecção precoce da disfunção ventricular subclínica é difícil. A fração de ejeção está aumentada pelo aumento da pré-carga e, geralmente, é normal, apesar da presença de disfunção.

A troca valvar mitral, mudando a geometria do ventrículo esquerdo e o fluxo efetivo, pode precipitar o desenvolvimento de disfunção do VE, como mostra Leung et al.[8] que, estudando 74 pacientes com insuficiência valvar mitral crônica isolada e fração de ejeção(FE) normal, observaram que quando o aumento da FE foi maior que 10% no esforço, no pré-operatório, a FE se conservou no pós-operatório. Porém, a FE do repouso não foi preditiva da FE no pós-operatório. Tambem observaram que quando o aumento da pressão sistólica da artéria pulmonar for importante, deve-se indicar a troca valvar e que o melhor preditor de disfunção no pós-operatório com sensibilidade e especificidade de 83% foi o volume sistólico final no esforço maior que 25 mL/m².

Na insuficiência valvar mitral a esfericidade do ventrículo esquerdo é um indicador de aumento de estresse de parede, disfunção do ventrículo esquerdo e pior prognóstico. Lancellotti et al.,[9] estudando 70 pacientes com insuficiência valvar mitral isquêmica, mostraram durante o esforço variação do orifício efetivo de insuficiência, sem relação com o grau de insuficiência em repouso. Essas variações estavam relacionadas com o deslocamento posterior dos músculos papilares. O deslocamento apical das cúspides foi importante no infarto anterior, e redução do orifício efetivo foi observada no infarto inferior. As mudanças no ecodopplercardiograma estiveram relacionadas com o remodelamento do VE e deformação da valva mitral transitórios, mas não a função global do VE. Portanto, o ecocardiograma de esforço deve ser feito durante e não após o pico do esforço para detectar estas variações.

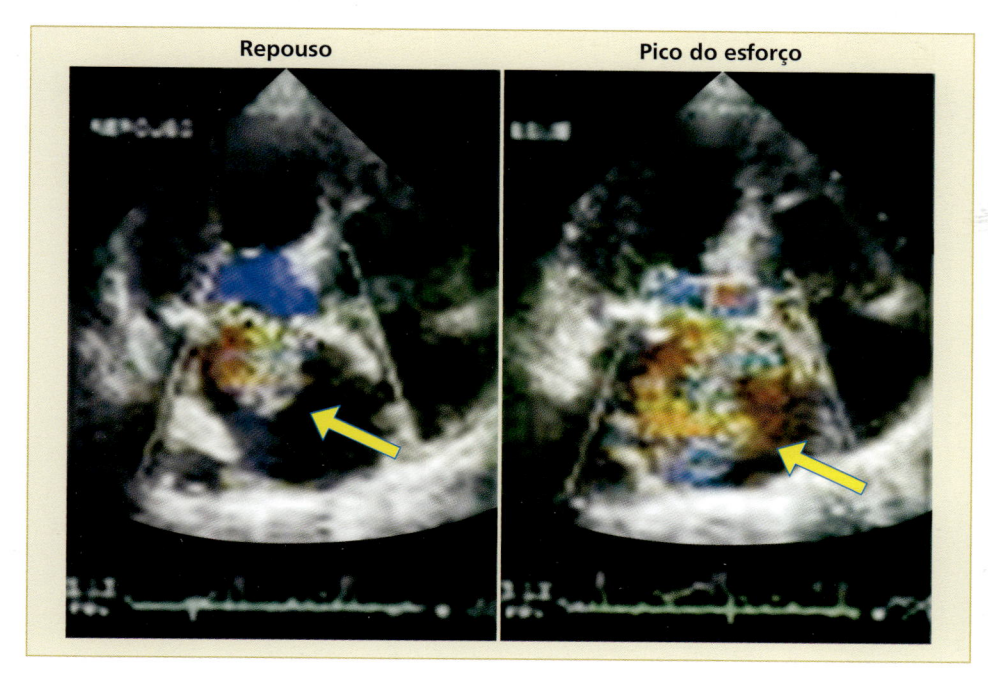

Fig. 6-2. Insuficiência valvar mitral. Ecocardiograma bidimensional em corte apical de quatro câmaras. As setas amarelas indicam a insuficiência valvar mitral de grau discreto em repouso e de grau importante no pico do esforço.

Na insuficiência valvar mitral, durante o estresse com Dobutamina, observa-se redução do grau de insuficiência, pois ocorre aumento do volume de ejeção pelo efeito inotrópico e redução do tamanho do anel valvar mitral por seu efeito vasodilatador; durante o estresse com esforço isométrico pode ocorrer aumento do grau de insuficiência que reduz o volume de ejeção por aumento da pressão sistólica do ventrículo esquerdo e da pós-carga; durante o estresse com esforço, pode ocorrer aumento da insuficiência valvar mitral por aumento da pós-carga e da contratilidade do ventrículo esquerdo.[10,11]

Durante o esforço, pode acorrer variação do grau de insuficiência valvar mitral principalmente se a etiologia valvar for prolapso. A Figura 6-2 mostra o caso de uma paciente com prolapso e discordância clínico-ecocardiográfica. Muito sintoma, com pouca insuficiência. No pico do esforço observa-se o aumento importante da insuficiência com aparecimento de estertores pulmonares crepitantes e muita dispneia. Após troca valvar, o teste de esforço foi normal, e a paciente permaneceu assintomática.

Magne et al.[12] avaliaram 61 pacientes com insuficiência valvar mitral degenerativa de grau moderado a importante com orifício efetivo da área regurgitante(ERO) médio de 48 mm² e volume regurgitante médio de 77 mL. Consideraram como aumento significativo da gravidade da insuficiência, quando o aumento era ≥ 10 mm² no ERO ou ≥ 15 mL no volume regurgitante. Durante o esforço a importância da insuficiência aumentou em 32%, diminuiu em 8% e permaneceu inalterada em 60% dos pacientes. Após um ano, permaneciam assintomáticos, 50% dos que aumentaram o grau de insuficiência e 81% dos que não modificaram o grau da insuficiência. O teste foi interrompido por dispneia em 16%, e por exaustão muscular em 61%. Somente 13% tiveram aumento do volume do átrio esquerdo durante o esforço.

Os guidelines[2] não consideram a insuficiência valvar moderada como indicação para cirurgia.

Futuramente, o ecocardiograma de esforço deverá ter uma melhor colocação na avaliação e manuseio dos pacientes com insuficiência valvar mitral assintomáticos de grau moderado ou importante.

VALVOPATIA AÓRTICA

Estenose

Na estenose valvar aórtica com função ventricular preservada, o gradiente entre ventrículo esquerdo e aorta (gradiente VE-Ao) está diretamente relacionado com a velocidade de fluxo nos diferentes graus de estenose valvar aórtica. Contudo, as diferenças individuais fazem com que os gradientes em repouso não sejam representativos dos gradientes observados durante o estresse. Como se observa na Figura 6-3, pacientes com o mesmo gradiente máximo em repouso têm gradiente muito diferente no pico do esforço, estando ambos com frequência cardíaca submáxima. Esta figura mostra como não é possível pelo gradiente em repouso prever com certeza como será o gradiente em esforço. As estenoses leves (velocidade máxima de fluxo menor que 3 m/s, gradiente sistólico máximo menor que 36 mmHg e gradiente médio menor que 22 mmHg) ou as estenoses importantes (velocidade máxima de fluxo maior que 4 m/s, gradiente sistólico máximo maior que 64 mmHg e gradiente médio entre 38 e 40 mmHg) são facilmente conduzidas. A dúvida ocorre nos casos de estenose valvar aórtica moderada com velocidade máxima de fluxo entre 3 e 4 m/s e assintomáticos. O ecocardiograma de esforço nestes pacientes avalia não somente o comportamento dos gradientes, mas também a reserva miocárdica e a área valvar em cada carga.[13] Se houver sinal de isquemia transitória ou ausência de reserva miocárdica, o prognóstico será pior.[14]

A Figura 6-4 mostra o volume residual sistólico normal do ventrículo esquerdo em repouso e diminuído no esforço em corte paraesternal no eixo longitudinal, o que indica aumento da fração de ejeção (que foi de 60 para 70%) e reserva contrátil preservada.

A Figura 6-5 mostra o Doppler da via de saída do ventrículo esquerdo, gradiente VE-Ao máximo em repouso e em cada carga, mostrando o comportamento do gradiente durante todo o esforço e não somente repouso-pico, o que possibilita a observação da curva de variação do gradiente se é lenta ou rápida.

O ecocardiograma de esforço auxilia no manuseio clínico não somente no paciente com estenose valvar aórtica importante, mas também na estenose valvar aórtica moderada. Vários estudos têm mostrado que a estenose valvar aórtica moderada não é benigna, e que a evolução é pior do que normalmente é aceita.[15] Isto se deve ao fato que a estenose valvar aórtica moderada é um grupo altamente heterogêneo para eventos cardíacos, podendo evoluir por vários anos sem os mesmos, progredir rapidamente para sintomas ou para disfunção sistólica. Assim, seria interessante a avaliação anual na estenose valvar moderada com gradiente médio VE-Ao maior que 35 mmHg e aumento maior que 20% na contratilidade durante o esforço e avaliação semestral, quando o gradiente médio VE-Ao for maior que 35 mmHg e houver aumento menor que 20% na contratilidade no esforço e não avaliação a cada dois anos, como

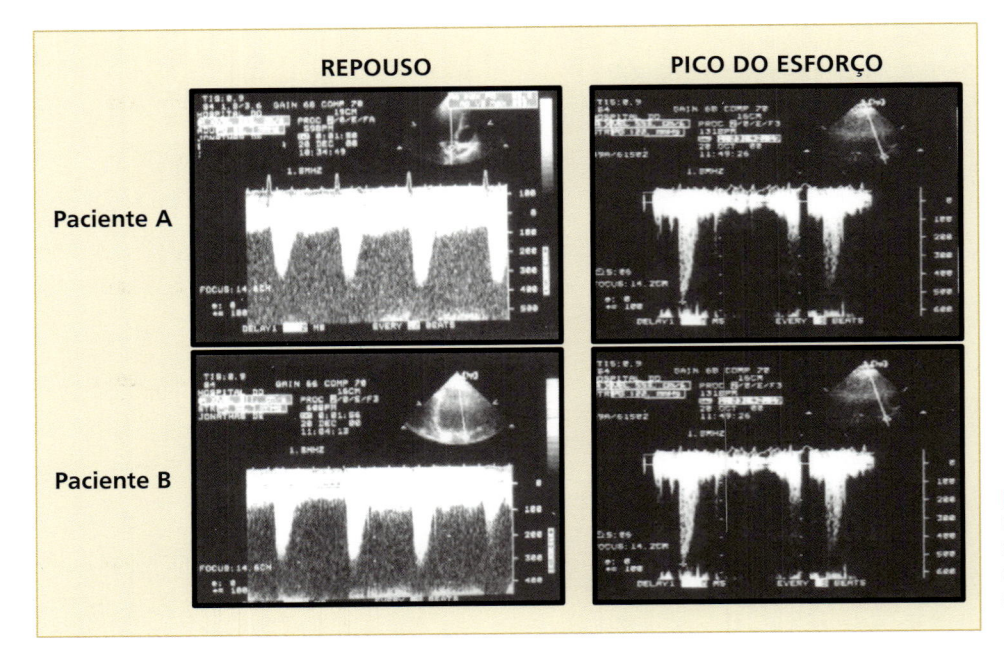

Fig. 6-3. Estenose valvar aórtica. Ecodopplercardiograma mostrando o gradiente VE-Ao máximo. (**A**) Gradiente VE-AO em repouso de 49 mmHg e no pico do esforço de 56 mmHg. (**B**) Gradiente VE-Ao em repouso de 49 mmHg e sob pico de esforço de 121 mmHg.

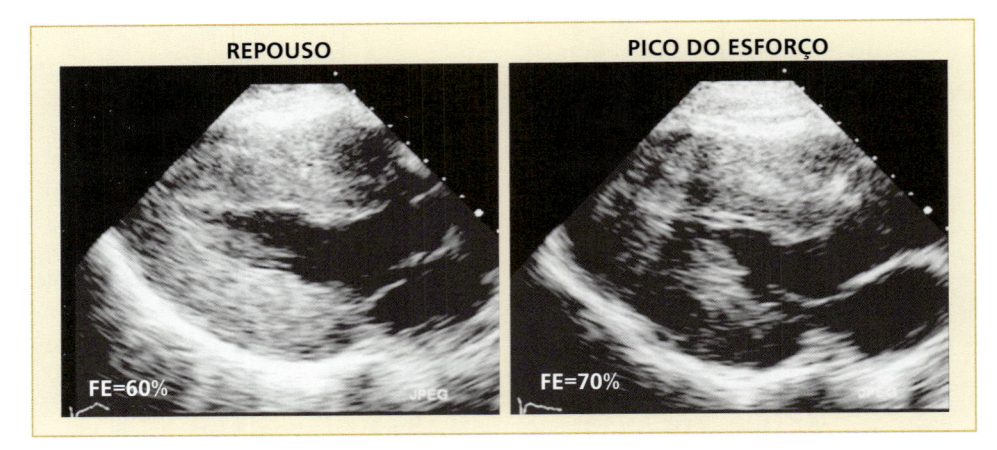

Fig. 6-4. Estenose valvar aórtica. Ecocardiograma bidimensional com corte paraesternal em eixo longitudinal. Redução importante do volume residual sistólico no pico do esforço em relação ao repouso, mostrando a presença de reserva miocárdica e aumento da fração de ejeção de 60 para 70% sob estresse.

sugerem os *guidelines*.[2] Quanto mais importante for a estenose valvar aórtica em repouso, maior será o aumento do gradiente para o mesmo grau de fluxo no esforço. Portanto, o aumento importante do gradiente durante o esforço aumenta o risco de progressão rápida da doença e de eventos cardíacos.[15]

Sempre que possível, deve-se realizar o ecocardiograma de repouso com o paciente em seu estado normotenso de pressão arterial para evitar a interferência na avaliação do grau de estenose valvar aórtica. A variação da pressão arterial interfere na velocidade de fluxo pela variação da pós-carga.[16] A discordância entre a importância da estenose valvar aórtica calculada pela área valvar e baixo gradiente leva os clínicos a subestimarem a importância da doença e consequentemente, atrasar a troca valvar. A avaliação deve ser feita com cálculo da fração de ejeção, gradiente transvalvar e deforma-

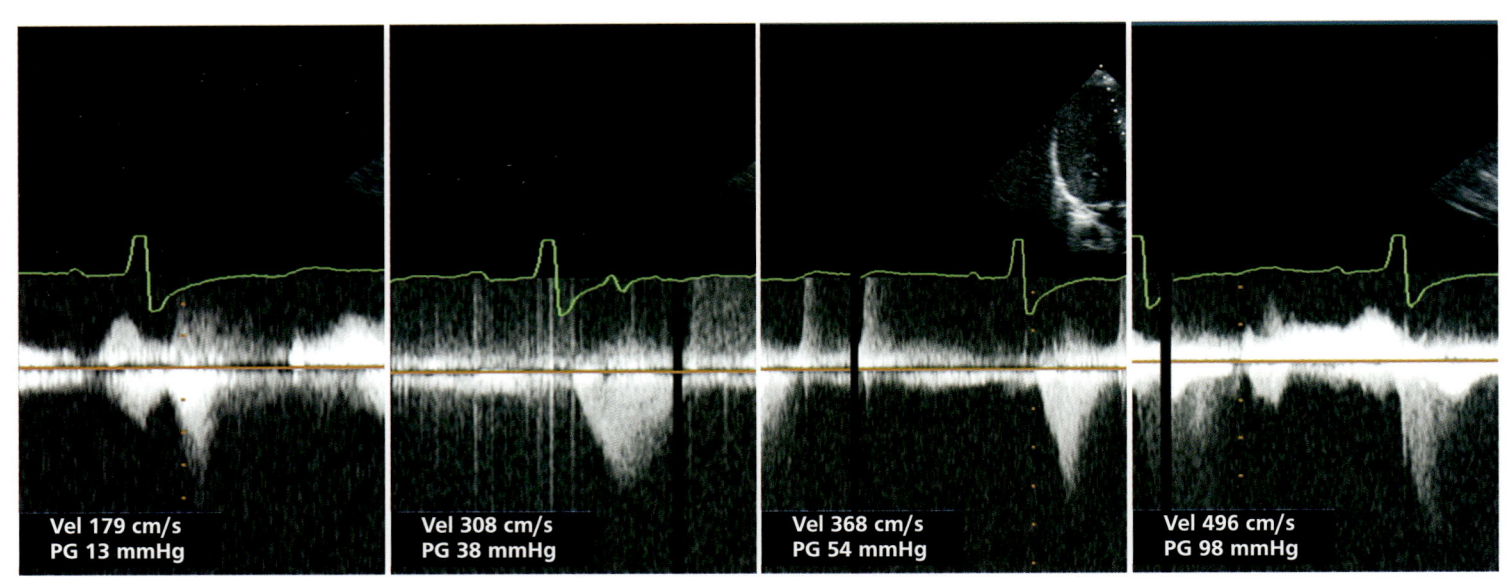

Fig. 6-5. Estenose valvar aórtica. Ecodopplercardiograma mostrando o gradiente VE-Ao máximo com comportamento lento e progressivo. Gradiente em repouso de 13 mmHg, em carga baixa de 38 mmHg, em carga média de 54 mmHg, e no pico do esforço de 98 mmHg. VE = ventrículo esquerdo; Ao = aorta.

ção miocárdica em repouso e durante o esforço.[17] Um dado interessante é que se a medida da fração de ejeção no pico do esforço for menor que 70%, maior será o risco de eventos cardíacos neste grupo de pacientes.[15]

■ Estenose valvar aórtica com baixo gradiente VE-Ao e disfunção importante da contratilidade do ventrículo esquerdo

A estenose valvar aórtica importante com baixo gradiente VE-Ao por baixo débito foi descrita por Carabello et al. em 1980.[18] O gradiente baixo VE-Ao é consequência do baixo débito cardíaco através de uma valva com estenose significativa que levou à depressão importante da função do ventrículo esquerdo, ou o baixo gradiente é expressão de estenose valvar aórtica não significativa em ventrículo esquerdo com disfunção de grau importante? Neste grupo de pacientes, são desafiadores o diagnóstico e a terapia na diferenciação da estenose verdadeira da falsa por baixo débito, pois o grau de abertura da valva depende da flexibilidade da mesma e da força contrátil do ventrículo esquerdo. É interessante observar a anatomia da valva: na estenose verdadeira geralmente é espessa e calcificada, e na falsa é pouco espessada ou normal. Nestes pacientes, o estresse com dobutamina auxilia na seleção daqueles que se beneficiarão da troca valvar. Sabe-se que na estenose valvar aórtica verdadeira, a troca valvar alivia os sintomas e melhora a sobrevida. Os *guidelines* do ACC/AHA para valvopatias[2] sugerem que o estímulo inotrópico da dobutamina acrescenta dados na diferenciação destes dois grupos de pacientes. Na estenose valvar aórtica verdadeira com fração de ejeção menor que 40% durante o estresse com dobutamina, o gradiente médio seria maior que 30 mmHg, e a área valvar menor que 1,2 cm², e a reserva contrátil estaria preservada quando o volume de ejeção aumentasse mais que 20% do volume em repouso.[19]

Na literatura é controversa a conduta com relação à presença ou não da reserva contrátil na evolução dos pacientes, como podemos observar nas conclusões dos trabalhos que mostraremos a seguir.

Segundo Grayburn,[20] a decisão cirúrgica deve ser com base mais na reserva contrátil do que no fato de ser a estenose falsa ou verdadeira. Quando a reserva contrátil está preservada, estaria indicada a troca valvar. Se não houver reserva contrátil, a troca valvar não está contraindicada, pois, ainda, existe o benefício da troca, embora a mortalidade perioperatória seja muito alta, o prognóstico será melhor.[21] Como mostra Monin et al.[22] em estudo com 26 pacientes, houve óbito perioperatório em 50% dos pacientes sem reserva contrátil e em 8% dos pacientes com reserva contrátil. O mesmo autor em estudo posterior com 136 pacientes observou óbito perioperatório de 32% nos pacientes sem reserva contrátil e de 5% nos pacientes com reserva contrátil.[23] Outros autores, como Brogan et al.,[24] mostraram alto índice de óbito perioperatório de 33% nestes pacientes, e a reserva contrátil não previu a recuperação da fração de ejeção no pós-operatório dos mesmos. Portanto, a cirurgia não deve ser contraindicada, quando a reserva contrátil for negativa no pré-operatório, pois, apesar de esta estar relacionada com alta mortalidade perioperatória, a troca valvar é benéfica para a maioria dos pacientes com melhora da classe funcional e da sobrevida.[25,26] Este último autor, estudando 155 pacientes, mostrou que a ausência de reserva contrátil isolada não contraindica a cirurgia. Schmmental et al.,[27] estudando 24 pacientes com importante estenose valvar aórtica e disfunção ventricular esquerda, sugerem que quando o teste de estresse com Dobutamina mostrar reserva contrátil preservada, deve-se indicar cirurgia, mas quando a reserva contrátil for negativa, deve-se optar pelo tratamento clínico.

Segundo Clavel et al.[28] e Blais et al.[29] no estudo TOPAS, este grupo de pacientes tem mau prognóstico com tratamento clínico e mortalidade cirúrgica potencialmente alta, se tratados cirurgicamente. Estes autores sugerem um novo índice, a área valvar projetada, como melhor preditor da importância da estenose que o teste de estresse com dobutamina na diferenciação entre a estenose verdadeira e a falsa. Hahimtoola et al.[1] mostraram em 136 pacientes estudados que, após a troca valvar, houve melhora da classe funcional em 84% com reserva contrátil preservada e em 45% dos pacientes com ausência de reserva contrátil, sugerindo que o tratamento clínico não foi bom para os dois grupos.

Durante o teste de estresse com dobutamina, De Fellipe et al.[30] mostraram que na falsa estenose valvar aórtica havia aumento do débito cardíaco e da área valvar com manutenção do gradiente transvalvar. Na verdadeira estenose valvar aórtica grave durante o teste de estresse havia aumento do débito cardíaco e do gradiente transvalvar com manutenção da área valvar. Nos pacientes que mantinham todos os parâmetros durante todo o teste, havia dúvida de como classificá-los, mas o prognóstico foi muito ruim nestes casos.

Avaliação do teste de estresse com dobutamina nos pacientes portadores de estenose valvar aórtica com baixo gradiente VE-Ao e disfunção importante da contratilidade do ventrículo esquerdo[31]

Podemos discriminar três tipos de resposta ao testes de estresse com dobutamina:

1. Reserva contrátil preservada (aumento maior que 20% no escore parietal), aumento maior que 0,3 cm² na área valvar e gradiente VE-Ao inalterado. A disfunção ventricular não estaria relacionada com a estenose valvar aórtica, e a conduta seria de tratamento clínico. No achado cirúrgico não houve correspondência da área prevista e a área observada na cirurgia, que mostrou ser maior.
2. Reserva contrátil preservada (aumento maior que 20% no escore parietal), inalterada a área valvar e aumento do gradiente VE-Ao. A disfunção ventricular estaria relacionada com a estenose valvar aórtica, e a conduta seria de tratamento cirúrgico. Quando a área valvar era menor que 0,6 cm² em repouso, todos tiveram estenose valvar aórtica importante. No achado cirúrgico houve correspondência da área prevista e a área observada na cirurgia. A valva se mostrou calcificada em todos estes pacientes.
3. Reserva contrátil ausente, sem aumento na contração, débito cardíaco inalterado e gradiente VE-Ao inalterado. Mau prognostico, os pacientes tiveram maior índice de eventos cardíacos. A implicação terapêutica não esteve clara.

■ Estenose valvar aórtica com baixo gradiente VE-AO e função contrátil preservada

Pacientes com estenose valvar aórtica importante tendem a ter remodelamento concêntrico com menor cavidade ventricular e fração de ejeção maior que 70%. Portanto, fração de ejeção maior que 50%, que se considera na maioria dos trabalhos, não exclui a disfunção miocárdica intrínseca.

Nos pacientes com estenose valvar aórtica moderada a importante e assintomáticos, a detecção subclínica da disfunção ventricular durante o esforço pode ser feita pelo Doppler tecidual. Durante o esforço, o aumento do pico da velocidade sistólica do anel mitral (onda S) menor que o normal seria um dado de disfunção sistólica precoce do ventrículo esquerdo. Na maioria dos indivíduos normais, o aumento da velocidade da onda S é maior que 5 cm/s pós-esforço.[32]

Nesta valvopatia, a detecção subclínica da disfunção ventricular pode ser observada também pela menor capacidade de deformação do miocárdio durante o esforço, apesar do aumento da fração de ejeção com relação ao normal, como foi mostrado por Donal et al.[33] quando estudaram 207 pacientes com estenose valvar aórtica importante em assintomáticos. A disfunção subclínica dos pacientes pode ser detectada pela redução da função longitudinal quantificada pela deformação miocárdica bidimensional *speckle tracking*. Esta medida sensível de função sistólica do ventrículo esquerdo está deprimida na estenose valvar aórtica, principalmente na estenose mais grave. Não foi observada correlação entre o aumento do gradiente ou o grau de hipertrofia com a função longitudinal. O aumento da massa reflete *strain* longitudinal anormal.

A função longitudinal é coordenada pelas fibras miocárdicas subendocárdicas que estão alinhadas longitudinalmente e são mais sensíveis à isquemia microvascular.[33] Na estenose valvar aórtica a seletiva disfunção no eixo longitudinal está relacionada com o maior estresse subendocárdico e redução da reserva de fluxo coronário (isquemia subendocárdica). Ambos os fenômenos levam à progressiva fibrose que auxiliam na redução da função do eixo longitudinal com redução do gradiente VE-Ao, fração de ejeção preservada e redução da tolerância ao exercício. As mudanças de *strain* longitudinal durante o esforço não são homogêneas. Diferentes categorias de pacientes são identificadas de acordo com as mudanças na função longitudinal, diferentes gradientes e diferentes respostas clínicas ao esforço. A função contrátil avaliada pelo *strain* 2D é mais apropriada que as mudanças da fração de ejeção na sobrecarga de pressão, portanto, mudanças na fração de ejeção não emergem mais como fator preditivo de disfunção contrátil.[33]

Na estenose valvar aórtica, durante o esforço, a maior disfunção subendocárdica seria por menor reserva de fluxo coronário associada à fibrose mais extensa. Alguns pacientes recuperam a função subendocárdica já no pós-operatório recente. As implicações prognósticas da disfunção intrínseca do miocárdio do ventrículo esquerdo nos pacientes portadores de estenoses valvares aórticas importantes e assintomáticos com fração de ejeção normal ainda são desconhecidas e necessita de novas pesquisas.[34] Quando a fibrose subendocárdica reativa à sobrecarga de pressão e à isquemia torna-se desproporcional, ocorre o dano miocárdico irreversível.[33]

Neste grupo de pacientes com estenose valvar importante, baixo gradiente e função ventricular normal, os sintomas são subestimados, porque o gradiente VE-Ao é baixo, e a fração de ejeção está preservada. Porém, podem representar um estado mais avançado da doença e com pior prognóstico, como foi demonstrado por apresentarem maior grau de fibrose (observada por biópsias feitas no terço basal do septo durante a troca valvar aórtica), redução da função longitudinal pelo *speckle tracking* e má evolução clínica apesar da fração de ejeção preservada.[35,36]

Diferente dos dados mostrados pelos autores anteriores, Jander *et al.*[37] estudando 619 pacientes com fração de ejeção normal e estenose valvar aórtica importante com gradiente baixo (435 pacientes) e estenose valvar aórtica moderada com gradiente moderado (184 pacientes) observaram que a evolução e progressão da doença foi semelhante nos dois grupos.

■ Estenose valvar aórtica associada à miocardiopatia hipertrófica

Pacientes com miocardiopatia hipertrófica com obstrução dinâmica da via de saída do ventrículo esquerdo e estenose valvar aórtica associada não são comuns. Kansal *et al.*[38] descreveram caso de paciente com valva aórtica bicúspide associada à hipertrofia septal assimétrica obstrutiva. É importante a diferenciação dos fluxos nestes casos. Na estenose valvar aórtica a velocidade de fluxo cai até 230 ms do início da sístole e a seguir tem baixa velocidade até o fechamento valvar aos 380 ms. Na hipertrofia septal assimétrica o pico de velocidade é tardio com obstrução dinâmica, acelerando após 230 ms do início da sístole e continua até o fechamento valvar. Esta diferenciação é importante para medir o gradiente em repouso e durante o esforço nestes casos de associação.

Insuficiência

No manuseio dos pacientes assintomáticos com insuficiência valvar aórtica importante, é grande a preocupação com o desenvolvimento da disfunção irreversível do ventrículo esquerdo, assim como ocorre nos pacientes com insuficiência valvar mitral importante. Esta irreversibilidade afeta o prognóstico, mesmo após a troca valvar. Porém, a detecção da disfunção subclínica é mais fácil na insuficiência valvar aórtica que na insuficiência valvar mitral, porque a fração de ejeção e o volume residual sistólico durante o teste de estresse são mais acurados, pois refletem a real contratilidade do ventrículo esquerdo.

A sobrecarga de volume na insuficiência valvar aórtica é bem tolerada pelo ventrículo esquerdo no início da doença. O desenvolvimento de sintomas ocorre mais tardiamente e implica em descompensação do ventrículo esquerdo.[39] Portanto, a troca valvar está recomendada, quando o paciente ainda é assintomático. Sabendo que a função contrátil do VE é o maior determinante do prognóstico a longo prazo, a determinação da reserva contrátil avaliada pelo esforço pode auxiliar a predizer a progressão da deterioração da função do VE. A não redução do volume sistólico final ou o não aumento da fração de ejeção no esforço são específicos com sensibilidade intermediária para predizer a disfunção do VE na evolução da doença.

Sabe-se que na insuficiência valvar aórtica importante, a fração de ejeção está superestimada em repouso, e pode ocorrer disfunção do VE sem deterioração clínica. Segundo Tornos *et al.*,[40] em estudo de 101 pacientes com insuficiência valvar aórtica importante em repouso e durante esforço, observaram que a FE não é um bom índice para estudar a função do VE porque sofre influência de vários fatores. Os mais frequentes são: tempo de duração da disfunção pré-operatória, dilatação importante do VE, FE do VE menor que 40%, ausência de reserva contrátil, tolerância ao exercício.

Gimenes *et al.*[41] estudaram 278 pacientes com insuficiência valvar aórtica importante, assintomáticos e sem coronariopatia associada. Os pacientes tiveram, durante o esforço, o seguinte comportamento da fração de ejeção:

A) *Melhoraram no pré-operatório sob esforço:* 78% destes tiveram melhora no pós-operatório.
B) *Inalterada no pré-operatório sob esforço:* 12% destes tiveram melhora no pós-operatório.
C) *Pioraram no pré-operatório sob esforço:* 8% destes tiveram melhora no pós-operatório. Os pacientes que foram a óbito no pós-operatório por insuficiência cardíaca tinham VE dilatado e fração de ejeção diminuída no pré-operatório durante o esforço. Daí a importância de se avaliar a reserva contrátil do paciente que será submetido à troca valvar aórtica. O momento cirúrgico parece ser quando a hipertrofia não compensa a sobrecarga hemodinâmica, mas a FE ainda é normal. A maior redução dos diâmetros do VE foi observada em até um mês no pós-operatório e muito pouco após este período.

Na insuficiência valvar aórtica, o reparo geralmente não é possível, e a indicação de troca valvar no paciente assintomatico é difícil, pois a patologia é multifatorial. A avaliação da reserva contrátil no esforço pode ser útil na decisão clínica.

A dilatação da aorta ascendente, da raiz da aorta e do anel valvar aórtico pode ter como consequência a insuficiência valvar aórtica com folhetos normais. Esta dilatação pode ser independente, hemodinamicamente, e pode progredir mesmo após a troca valvar. Nestes pacientes, deve-se ter atenção a dilatação da aorta abdominal com diametro maior que 40 mm onde as complicações durante o eco de esforço não são frequentes mas são graves como ruptura de aorta e instabilidade hemodinâmica.[42]

Wahi *et al.*[39] estudando 61 pacientes com insuficiência valvar aórtica importante e assintomáticos, mostrou que a análise da reserva contrátil durante o esforço é melhor preditor de descompensação do VE no pós-operatório que os índices avaliados no repouso. Este estudo observou que a ausência de reserva miocárdica se correlacionou com a redução da FE no acompanhamento tanto nos tratados clinicamente como nos tratados cirurgicamente, mostrando ser este um sinal precoce de deterioração da contratilidade miocárdica. Mostraram também, que a presença de reserva contrátil tem evolução variável, mas sempre com melhor prognóstico que a ausência da mesma.

Existem controvérsias na literatura, como por exemplo, segundo os estudos de ventriculografia radioisotópica,[43] a redução do volume da insuficiência valvar aórtica durante o esforço pode ser pela queda da resistencia vascular e pela redução do período diastólico. Portanto, redução ou manutenção da FE durante o esforço pode ser a representação da redução significativa do volume diastólico e não necessariamente a presença de disfunção latente do VE. Segundo os autores, o ecocardiograma de esforço não prediz a sobrevida ou disfunção reversa no pós-operatório, nem auxilia na indicação de cirurgia. Quem indica é a função sistólica em repouso e a gravidade da sobrecarga. Geralmente o pós-operatório é bom quando a fração de ejeção em repouso é normal e aumenta no pós-operatório, o que acontece na maioria dos pacientes.

Na ecocardiografia de estresse na insuficiência valvar aórtica, deve-se estar atento ao ventrículo direito. No início da diástole, na dilatação rápida do ventrículo esquerdo, ocorre protrusão do septo interventricular para o ventrículo direito que interfere em seu enchimento, e pode-se observar ventrículo direito pequeno e átrio direito aumentado, evidenciando o efeito descrito por Bernheim, em 1910, segundo Rahimtoola.[1]

O ecocardiograma de estresse ainda não é amplamente utilizado como ferramenta diagnóstica de valor estabelecido para avaliar os pacientes com insuficiência valvar aórtica.

VALVOPATIA PULMONAR

Estenose

A estenose valvar pulmonar, com septo interventricular íntegro, é comum. Constitui obstrução fixa da via de saída do ventrículo direito que ejeta o débito cardíaco por uma valva estenótica. A pressão sistólica do ventrículo direito e a demanda de O_2 estão aumentadas já em repouso e aumentam ainda mais com esforço. A tolerância de adultos e crianças á estenose valvar pulmonar discreta é próxima do normal, mas está diminuída na estenose valvar pulmonar moderada ou importante, indicando a dificuldade de manter o débito cardíaco adequado. Após a correção da estenose, a função cardíaca na criança melhora, mas no adulto permanece inalterada, pois a hipertrofia do ventrículo direito da criança desaparece, mas no adulto permanece. O ecocardiograma de esforço na estenose valvar pulmonar nos dá informação direta sobre a capacidade do ventrículo direito em manter o débito cardíaco durante situações de aumento de sobrecarga, com o esforço e a medida do comportamento do gradiente VD-TP.[44] A Figura 6-6 mostra o Doppler da via de saída do ventrículo direito com o gradiente VD-TP máximo em repouso e no pico do esforço em paciente portador de estenose valvar pulmonar por valva bicúspide com sintomatologia de cansaço importante recente. Durante o esforço com o aumento do gradiente, reproduziu-se a sintomatologia do mesmo.

PRÓTESES VALVARES

A avaliação das próteses valvares pela ecocardiografia de estresse deve ser enfocada nas diferenças hemodinâmicas entre os vários tipos de próteses. Jaffe et al.,[45] estudando pacientes com prótese aórtica mostraram que as próteses biológicas têm gradientes transprotéticos menores, tanto em repouso, como durante o esforço. Outros estudos mostraram o que ocorre nas diferentes próteses, lembrando que as próteses de duplo disco superestimam os gradientes.[30] Wiseth et al.[46] estudando pacientes com próteses aórtica pequenas, menor que 21 mm, mostraram fluxo intraventricular para o ápex no relaxamento isovolumétrico e gradiente intraventricular (> 9 mmHg), sugerindo que o relaxamento do VE era assincrônico em 24% dos pacientes em repouso e em 44% dos pacientes durante o esforço. Segundo o autor as alterações funcionais do ventrículo esquerdo no pós-operatório podem estar relacionadas com a regressão inadequada da massa do VE, e a prótese aórtica, representar obstrução ao fluxo da via de saída do ventrículo esquerdo, o que dificulta a avaliação da reserva miocárdica nestes pacientes durante o esforço.

CORONARIOPATIA E VALVOPATIA

O ecocardiograma de estresse é um excelente método para detectar a presença de coronariopatia nos pacientes sem valvopatia. Porém, poucos trabalhos relatam a acuracidade do método para pacientes com valvopatias significativas. Morrison et al.[47] relataram que a sensibilidade é semelhante porque não há razão para consequências funcionais da isquemia, sendo a especificidade baixa. Principalmente nas valvopatias aórticas a isquemia transitória pode estar presente, mesmo na ausência de coronariopatia obstrutiva significativa. Na análise de 239 pacientes, a coronariopatia significativa estava presente em 85% dos pacientes com valvopatia mitral e angina e em 33% dos pacientes com valvopatia aórtica e angina.

Baroni et al.[48] estudando 25 pacientes com estenose valvar aórtica e coronárias normais, mostraram a presença de isquemia transitória em 40% dos pacientes. Na evolução pós-troca valvar, a resposta isquêmica desapareceu, sugerindo que fatores hemodinâmicos, como a pós-carga ou estresse de parede, são componentes importantes no desenvolvimento de isquemia. Na estenose valvar mitral também se espera baixa especificidade, porque é muito baixa a prevalência de coronariopatia nesta população, o que aumenta a incidência dos resultados falsos positivos.

Connolly et al.,[49] em estudo com 52 pacientes portadores de estenose valvar aórtica e disfunção contrátil importante, observaram que 62% destes eram portadores de coronariopatia significativa e que necessitaram de revascularização. Neste grupo, a mortali-

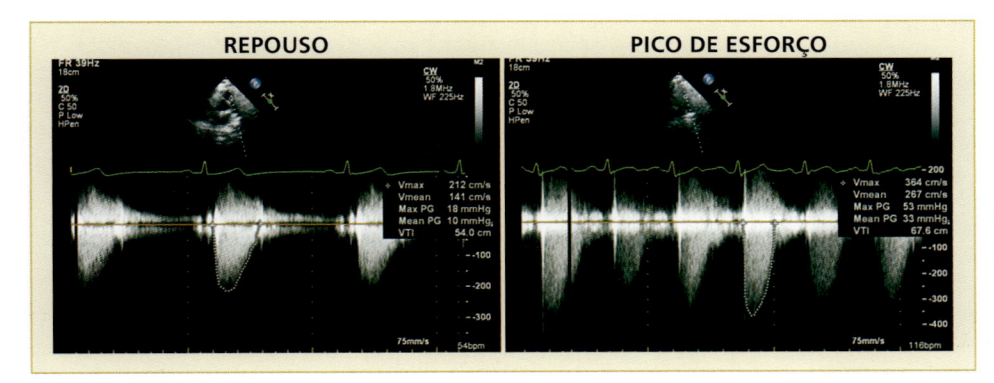

Fig. 6-6. Estenose valvar pulmonar. Ecodopplercardiograma mostrando o gradiente VD-TP em repouso, máximo de 18 mmHg e médio de 10 mmHg. No pico do esforço o gradiente máximo passa para 53 mmHg e o médio passa para 33 mmHg. VD = ventrículo direito; TP = tronco da artéria pulmonar.

dade perioperatória foi de 21%. A melhor classe funcional foi observada nos mais jovens e com maior tamanho da prótese.

A coronariopatia não é rara nos pacientes com valvopatia, daí a importância da investigação pré-operatória da presença da mesma.

Deve-se ter cautela na detecção de isquemia miocárdica transitória na presença de valvopatia importante e deixar para a angiografia coronária estabelecer a presença ou não da coronariopatia nestes pacientes.

CONCLUSÕES

A ecodopplercardiografia de estresse com esforço ou com Dobutamina não é a conduta inicial para a avaliação dos pacientes orovalvares, mas pode ser muito importante nos casos de controvérsia ou de dúvida.

Os cardiologistas clínicos devem entender que nem sempre é possível fazer avaliação completa dos pacientes portadores de valvopatias, somente analisando o paciente em repouso.

Ecocardiografia de estresse não é sinônimo de avaliação da presença de isquemia miocárdica, mas meio de compreensão de outras doenças cardíacas.

A grande variedade de condições cardiocirculatórias nos sintomas, gradientes valvares, volumes de insuficiência, volumes de ejeção e função contrátil são razões que tornam a avaliação das doenças valvares cardíacas muito interessante, especialmente em condições dinâmicas.

REFERÊNCIAS BIBLIOGRÁFICAS

1. Rahimtoola SH. The year in valvular heart disease. *J Am Coll Cardiol* 2005;45:111-22.
2. Bonow RO, Carabello BA, Chatterjee K et al. American College of Cardiology/American Heart Association Task Force on Practice Guidelines, 2008 focused update incorporated into the ACC/AHA 2006 guidelines for the management of patients with valvular heart disease: a report of the American College of Cardiology/American Heart Association Task Force on Practice Guidelines(Writing Committee to revise the 1998 guidelines for the management of patients with valvular heart disease). *J Am Coll Cardiol* 2008;52:e1-e142.
3. Mohan JC, Patel AR, Passey R et al. Is the mitral valve area flow-dependent in mitral stenosis? *J Am Coll Cardiol* 2002;40:1809-15.
4. Schwammenthal E, Vered Z, Agranat O et al. Impact of atrioventricular compliance on pulmonary artery pressure in mitral stenosis. *Circulation* 2000;102:2378-84.
5. Dahan M, Paillole C, Martin D et al. Determinants of stroke volume response to exercise in patients with mitral stenosis: a Doppler echocardiographic study. *J Am Coll Cardiol* 1993;21:384-389.
6. Brochet E, Détaint D, Fondard O et al. Early hemodynamic changes *versus* peak values: what is more useful to predict occurrence of dyspnea during stress echocardiography in patients with asymptomatic mitral stenosis? *J Am Soc Echocardiogr* 2011;24:392-98.
7. Reis G, Motta MS, Barbosa MM et al. Dobutamine stress echocardiography for noninvasive assessment and risk stratification of patients with rheumatic mitral stenosis. *J Am Coll Cardiol* 2004;43:393-401.
8. Leung DY, Griffin BP, Stewartw J et al. Left ventricular function after valve repair for chronic mitral regurgitation: predictive value of preoperative assessment of contractile reserve by exercise echocardiography. *J Am Coll Cardiol* 1996;28:1198-205.
9. Lancellotti P, Lebrun F, Pierard LA. Determinants of exercise – Induced changes in mitral regurgitation in patients with coronary artery disease and left ventricular dysfunction. *J Am Coll Cardiol* 2003;42:1921-28.
10. Spain MG, Smith MD, Kwan OL et al. Effect of isometric exercise on mitral and aortic regurgitation as assessed by color Doppler flow imaging. *Am J Cardiol* 1990;65:78-83.
11. Heinle SK, Tice FD, Kisslo J. Effect of dobutamina stress echocardiography on mitral regurgitation. *J Am Coll Cardiol* 1995;25:122-27.
12. Magne J, Lancelloti P, Pierard LA. Exercise-induced changes in degenerative mitral regurgitation. *J Am Coll Cardiol* 2010;56:300-9.
13. Takeda S, Rimington H, Chambers J. The relation between transaortic pressure difference and flow during dobutamine stress echocardiography in patients with aortic stenosis. *Heart* 1999;82:11-14.
14. Amato MCM, Moffa PJ, Werner KE et al. Treatment decision in asymptomatic aortic valve stenosis: role of exercise testing. *Heart* 2001;86:381-86.
15. Marechaux S, Hachicha Z, Bellouin A et al. Usefulness of exercise-stress echocardiography for risk stratification of true asymptomatic patients with aortic valve stenosis. *Eur Heart J* 2010;31:1390-97.
16. Little SH, Chan KL, Burwash IG. Impact of blood pressure on the Doppler echocardiographic assessment of severity of aortic stenosis. *Heart* 2007;93:848-55.
17. Barboza J, Krishnan N, Ananthasubramaniam K. Clinical challenges in accurate assessment of severe aortic stenosis with a special focus on low-gradient aortic stenosis and normal ejection fraction. *Cardiology* 2011;19:239-45.
18. Carabello BA, Green LH, Grossman W et al. Hemodynamic determinants of prognosis of aortic valve replacement in critical aortic stenosis and advanced congestive heart failure. *Circulation* 1980;62:42-48.
19. Nishimura RA, Graantham A, Connoly HM et al. Low-output, low-gradient aortic stenosis in patients with depressed left ventricular systolic function: the clinical utility of the dobutamine challenge in the catheterization laboratory. *Circulation* 2002;106:809-13.
20. Grayburn PA. Assessment of low-gradient aortic stenosis with dobutamine. *Circulation* 2006;113:604-6.
21. Bermejo J, Yotti R. Low-gradient aortic valve stenosis: value and limitations of dobutamine stress testing. *Heart* 2006;93:298-302.
22. Monin JL, Monchi M, Gest V et al. Aortic stenosis with severe left ventricular dysfunction and low transvalvular pressure gradients. *J Am Coll Cardiol* 2001;37:2101-7.
23. Monin JL, Quere JP, Monchi M et al. Low-gradient aortic stenosis: operative risk stratification and predictors for long-term outcome: a multicenter study using dobutamine stress hemodynamics. *Circulation* 2003;108:319-24.
24. Brogan WC, Grayburn PA,Lange RA et al. Prognosis after valve replacement in patients with severe aortic stenosis and a low transvalvular pressure gradient. *J Am Coll Cardiol* 1993;21:1657-60.
25. Voquette B, Cornibeau H, Laurent M et al. Valva replacement in patients with critical aortic stenosis and depressed left ventricular function:predictors of operative risk, left ventricular function recovery, and long term outcome. *Heart* 2005;91:1324-29.
26. Quere JP, Monin JL, Levy F et al. Influence of preoperative left ventricular contractile reserve on postoperative ejection fraction in low-gradient aortic stenosis. *Circulation* 2006;113:1738-44.
27. Schwammenthal E, Vered Z, Moshkowitz Y et al. Dobutamine echocardiography in patients with aortic stenosis and left ventricular dysfunction: predicting outcome as a function of management strategy. *Chest* 2001;119:1766-77.
28. Clavel MA, Burwash IG, Mundigler G et al. Validation of conventional and simplified methods to calculate projected valve area at normal flow rate in patients with low flow, low gradient aortic stenosis: the multicenter TOPAS (True or pseudo severe aortic stenosis) study. *J Am Soc Echocardiogr* 2010;23:380-86.
29. Blais C, Burwash IG, Mundigler G et al. Projected valve area at normal flow rate improves the assessment of stenosis severity in patients with low-flow, low-gradient aortic stenosis. *Circulation* 2006;113:711-21.
30. Defilippi CR, Willet DL, Brickner ME et al. Usefulness of dobutamina echocardiography in distinguishing severe from non-severe valvular aortic stenosis in patients with depressed left ventricular function and low transvalvular gradients. *Am J Cardiol* 1995;75:191-94.
31. Schwammenthal E, Vered Z, Rabinowitz B et al. Stress echocardiography beyond coronary artery disease. *Eur Heart J* 1997;18:D30-37.
32. Pelt NCV, Stewart RAH, Legget ME et al. Longitudinal left ventricular contractile dysfunction after exercise in aortic stenosis. *Heart* 2007;93:732-38.

33. Donal E, Thebault C, O'Connor K *et al.* Impact of aortic stenosis on longitudinal myocardial deformation during exercise. *Eur Heart J* 2011;12:235-41.
34. Cramauric D, Cioffi G, Rieck AE *et al.* Low-flow aortic stenosis in asymptomatic patients:valvular arterial impedance and systolic function from the SEAS study. *J Am Coll Cardiol* 2009;2:390-99.
35. Hachicha Z, Dumesnil JG, Bogaty P *et al.* Paradoxical low-flow, low-gradient severe aortic stenosis despite preserved ejection fraction is associated with higher afterload and reduced survival. *Circulation* 2007;115:2856-64.
36. Herrmann S, Stork S, Niemann M *et al.* Low-gradient aortic stenosis. *J Am Coll Cardiol* 2011;58:402-12.
37. Jander N, Minners J, Holme I *et al.* Outcome of patients with low-gradient "severe"aortic stenosis and preserved ejection fraction. *Circulation* 2011;123:887-95.
38. Kansal MM, Mookadam F, Tajik AJ. Double-trouble Doppler: reduction in aortic flow due to combined left ventricular outflow tract obstruction and severe aortic stenosis, complete diagnosis by transthoracic Doppler echocardiography. *J Am Soc Echocardiogr* 2011;24:471.e1-e4.
39. Wahi S, Haluska B, Pasquet A *et al.* Exercise echocardiography predicts development of left ventricular dysfunction in medically and surgically treated patients with asymptomatic severe aortic regurgitation. *Heart* 2000;84:606-14.
40. Tornos MP, Olona M, Miralda GP *et al.* Clinical outcome of severe asymptomatic chronic aortic regurgitation: a long-term prospective follow-up study. *Am Heart J* 1995;130:333-37.
41. Gimenes VML. *Ecocardiografia de estresse na valvopatia aórtica* – Textbook: Eugenio Picano. 4. ed. Rio de Janeiro: Revinter, 2002. p. 273-77, seção 13.
42. Maurer G. Valve disease: aortic regurgitation. *Heart* 2006;92:994-1000.
43. Bonow RO, Borer JS, Rosing DR *et al.* Preoperative exercise capacity in symptomatic patients with aortic regurgitation as a predictor of postoperative left ventricular function and long-term prognosis. *Circulation* 1980;62:1280-90.
44. Steimberger J, Moller JH. Exercise testing in children with pulmonary valvular stenosis. *Ped Cardiol* 1999;20:27-31.
45. Jaffe WM, Coverdale HA, Roche AH *et al.* Rest and exercise hemodynamic of 20 to 23 mm allograft, Medtronic Intact(porcine) and St. Jude Medical valves in the aortic position. *J Thorac Cardiovasc Surg* 1990;100:167-74.
46. Wiseth R, Levang OW, Tangen G *et al.* Exercise hemodynamics in small(≤ 21 mm) aortic valve prostheses assessed by Doppler echocardiography. *Am Heart J* 1993;125:138-46.
47. Morrison GW, Thomas RD, Grimmer SFM *et al.* Incidence of coronary artery disease in patients with valvular heart disease. *Br Heart J* 1980;44:630-37.
48. Baroni M, Maffei S, Terrazzi M *et al.* Mechanisms of regional ischaemic changes during dipyridamole echocardiography in patients with severe aortic valve stenosis and normal coronary arteries. *Heart* 1996;75:492-97.
49. Connolly HM, Oh JK, Schaff HV *et al.* Severe aortic stenosis with low-transvalvular gradient and severe left ventricular dysfunction. *Circulation* 2000;101:1940-46.

6-2   Ecocardiografia de Estresse nos Distúrbios do Ritmo e da Condução Ventricular

Luís Henrique Weitzel

INTRODUÇÃO

Arritmias, principalmente, fibrilação atrial e distúrbios da condução intraventricular são ocorrências relativamente comuns e podem comprometer a acurácia do ecocardiograma de estresse. Como se conduzir nestes casos?

FIBRILAÇÃO ATRIAL

A ocorrencia de fibrilação atrial (FA) aumenta com a idade e estima-se sua prevalência em torno de 5% dos idosos.[1] Uma porção substancial deste grupo tem Doença Arterial Coronariana (DAC) subjacente,[1] e o Ecocardiograma de Estresse é um poderoso meio de avaliação diagnóstica e prognóstica nestes pacientes.

Entretanto, alguns fatores podem comprometer a utilização do método na presença de FA.[2] Estes incluem, primeiro, uma resposta imprevisível da frequência cardíaca (FC), principalmente com o uso da dobutamina. Segundo, as modificações do estado inotrópico, pois a duração do ciclo prévio, se longo ou curto, podem prejudicar a avaliação do escore de contratilidade parietal. Além disso, terceiro, a infusão de dobutamina, um agente simpaticomimético, pode acelerar a condução através do nodo atrioventricular e aumentar desproporcionalmente a FC,[3] e atingindo-se a frequência-alvo com dose menor de dobutamina, pode haver diminuição da sensibilidade do teste para a detecção de DAC.[4] Outro fator limitante, quarto, é a maior predisposição para outras arritmias, o que pode interromper prematuramente o exame. E, por último, quinto, a idade mais avançada também limita a execução do teste, principalmente, se o modo de estresse for exercício.

Os protocolos do exame seguem aqueles mesmos dos pacientes em ritmo sinusal, e cuidado deve ser tomado na administração de atropina pela facilitação da condução atrioventricular, o que pode induzir a FA com alta resposta ventricular.

Assim posto, o ecocardiograma de estresse farmacológico tem alta aplicabilidade em pacientes com FA, e a utilização de dobutamina oferece valiosas informações diagnósticas e prognósticas como nos pacientes em ritmo sinusal.[5] Poldermans et al., comparando o ecocardiograma de estresse com dobutamina em pacientes com ritmo sinusal ou FA, observaram que o valor prognóstico do teste para eventos tardios foi mantido nos pacientes com FA, embora a ocorrência de arritmias fosse maior que em ritmo sinusal.[2] Efeitos adversos levaram à interrupção precoce do exame mais frequentemente na FA (7 vs. 3%), mas esta diferença não foi estatisticamente significativa.[2] A Figura 6-7 apresenta as curvas de sobrevida livre de eventos cardíacos em pacientes com e sem FA neste estudo de acordo com a positividade do teste, confirmando a manutenção do poder prognóstico do ecocardiograma de estresse com dobutamina em pacientes com FA.

Outro aspecto importante a ser abordado é a ocorrência de FA durante o ecocardiograma de estresse. O registro desta ocorrencia na literatura varia de 0,5 a 4%[6-12] no ecocardiograma de estresse com dobutamina, e diversos fatores têm sido relacionados com o seu aparecimento, como idade mais avançada, história de FA prévia, ECG basal alterado, bloqueio de ramo direito, menor FC basal e maior FC de pico.[13] Outras variáveis, como revascularização prévia, história de infarto agudo do miocárdio, uso de atropina e a presença ou a extensão da isquemia induzida por miocárdia fármaco, não foram preditivas de sua ocorrência.[13] Um achado interessante do estudo de Sheldon et al.[13] foi a interação entre FA e insuficiência cardíaca (IC): pacientes com história de FA sem IC prévia foram aqueles com mais alto risco de aparecimento da arritmia. Pacientes com história de FA e IC também apresentaram risco aumentado de aparecimento da arritmia, mas aqueles com IC sem história de FA não apresentaram maior risco. A maioria dos pacientes retorna ao ritmo sinusal dentro de 1 hora após a interrupção do exame e a quase totalidade dentro de 24 horas após. O paciente pode ser liberado do laboratório mesmo sem retorno ao ritmo sinusal, se a FC estiver controlada, em condições hemodinâmicas estáveis e assintomático. Se, contudo, a FC não estiver controlada, houver hipotensão ou presença de sintomas ou, ainda, tiver ocorrido disfunção contrátil no exame, a internação do paciente deve ser realizada.[13]

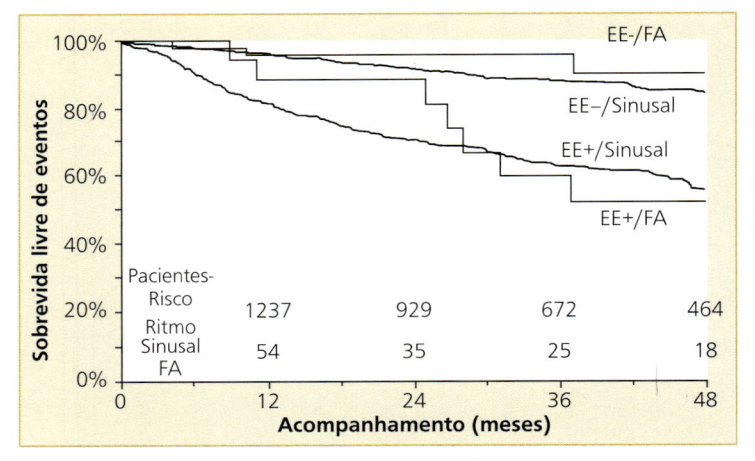

Fig. 6-7. Curvas de sobrevida livre de eventos cardíacos em pacientes com ritmo sinusal e com FA. Pacientes com ecocardiograma de estresse com dobutamina positivo têm uma sobrevida significativamente menor, mas ela não diferiu nos grupos com ritmo sinusal ou FA.[2] FA = fibrilação atrial; EE– = ecoestresse negativo para isquemia; EE+ = ecoestresse positivo para estresse.

DISTÚRBIOS DA CONDUÇÃO INTRAVENTRICULAR

Pacientes com distúrbios de condução intraventricular (DCIV) podem constituir um grupo de desafio diagnóstico no ecocardiograma de estresse, principalmente aqueles portadores de bloqueio de ramo esquerdo (BRE), graças à presença de movimentação anômala do septo IV, o que pode comprometer a avaliação de obstruções da artéria descendente anterior. Geleijnse et al., em estudo multicêntrico, demonstraram que o ecocardiograma de estresse com dobutamina tem excelente especificidade para o diagnóstico de DAC em pacientes com BRE, mas que a sensibilidade do teste é comprometida (44 vs. 83%) para obstrução da circulação coronariana anterior naqueles com (comparando com aqueles sem) movimentação septal anômala no ecocardiograma de repouso, respectivamente.[14] Estes achados foram corroborados pelo estudo mais recente de Lewis et al., onde a ecocardiografia de estresse com dobutamina demonstrou baixo valor preditivo para eventos cardíacos adversos em pacientes com BRE de alto risco para DAC, e um valor preditivo negativo comparável àqueles pacientes sem BRE.[15]

Em outro estudo Cortigiani *et al.*, utilizando dados dos dois grandes estudos multicêntricos, EPIC (Echo Persantine International Cooperative) e EDIC (Echo Dobutamine International Cooperative), demonstraram que a presença de isquemia miocárdica induzida por fármaco em ambas as modalidades de ecocardiografia de estresse era um forte preditor de eventos cardíacos em pacientes sem, mas não naqueles com infarto prévio.[16] Na avaliação da contratilidade parietal destes pacientes, atenção especial deve ser dirigida ao espessamento sistólico do septo, procurando não se deixar influenciar pela movimentação do endocárdio, para melhorar a acurácia do exame. Também a ecocardiografia de esforço tem valor prognóstico em pacientes com BRE, como demonstrado recentemente por Vasconcelos *et al.* na Figura 6-8.

A utilização de parâmetros de Doppler Tecidual e de *Speckle Tracking* pode melhorar a acurácia da ecocardiografia de estresse na detecção de DAC em pacientes com BRE. Badran *et al.* demonstraram que as ondas S e E' aumentaram menos nos pacientes com BRE e com DAC que naqueles sem DAC (24 × 46% para S e 25 × 42% para E'), e que aumentos inferiores a 2,5 cm/s apresentaram sensibilidade de 88% (para S e E') e especificidade de 90% (para S) e de 87% (para E') na detecção de DAC.[17] Outro achado deste estudo foi que uma velocidade de encurtamento pós-sistólico maior que 4 cm/s no pico do estresse apresentou uma acurácia de 82% na detecção de DAC em presença de BRE.[17] No entanto, Shan *et al.*, analisando parâmetros de *Speckle Tracking* em pacientes com BRE, demonstraram que o *Strain Rate* médio de 16 segmentos era um forte preditor de eventos em pacientes com BRE – utilizando um ponto de corte de -0,5/s, a sobrevida anualizada livre de eventos para pacientes com valores de Strain Rate com valores maiores e menores que -0,5/s foi de 45,9 e de 89,9%, respectivamente.[18]

Com relação aos demais tipos de DCIV, a literatura é relativamente pobre, e a nossa experiência é a de que sua presença não compromete o exame, pois tais distúrbios não geram assincronismos contráteis. Um estudo interessante, publicado por Cortigiani *et al.* avaliando 420 pacientes com diferentes tipos de DCIV – BRE, bloqueio de ramo direito (BRD), hemibloqueio anterior esquerdo (HBAE) e BRD+HBAE – e submetidos a ecocardiograma de estresse com dobutamina ou dipiridamol, demonstrou que o escore de contratilidade parietal em repouso, a ocorrência de isquemia miocárdica, presença de hipertensão arterial e a idade acima de 65 anos foram preditores de mortalidade neste grupo.[19] E, mais ainda, que a presença de BRD+HBAE no ECG de repouso era um importante preditor de mortalidade independente da presença de isquemia ao ecocardiograma de estresse, ao passo que pacientes com BRD isolado têm prognóstico semelhante àqueles sem DCIV.[19] A presença de isquemia miocárdica à Ecocardiografia de Estresse é um forte preditor de eventos neste grupo de pacientes, da mesma forma que naqueles pacientes sem BRD.[20,21] A Figura 6-9 apresenta curvas de sobrevida em pacientes com diversos tipos de DCIV.

CONCLUSÃO

A ocorrência de fibrilação atrial traz alguns transtornos ao exame, mas na maioria das vezes não compromete sua acurácia ou segurança. Cuidado na administração de dobutamina ou atropina, pois pode haver rápida resposta ventricular. Quanto aos distúrbios da condução, sem dúvida o BRE é o mais comprometedor pelo assincronismo contrátil produzido. Cuidado na interpretação do exame, dando mais foco no espessamento que na movimentação septal. Quanto aos demais, eles não comprometem a acurácia, mas deve-se ressaltar que a simples presença de BRD + HBAE por si só já é marcador de pior prognóstico.

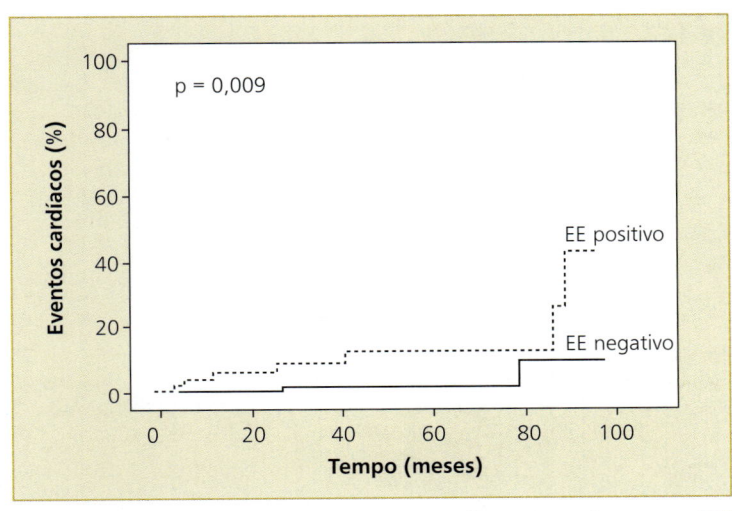

Fig. 6-8. Curvas de sobrevida livre de eventos cardíacos em pacientes com BRE e ecocardiografia de esforço (EE) positiva e negativa. (Adaptada de Vasconcelos EF, santos BFO, Santana NO *et al. Arq Bras cardiol* 2011;97:478-84.).

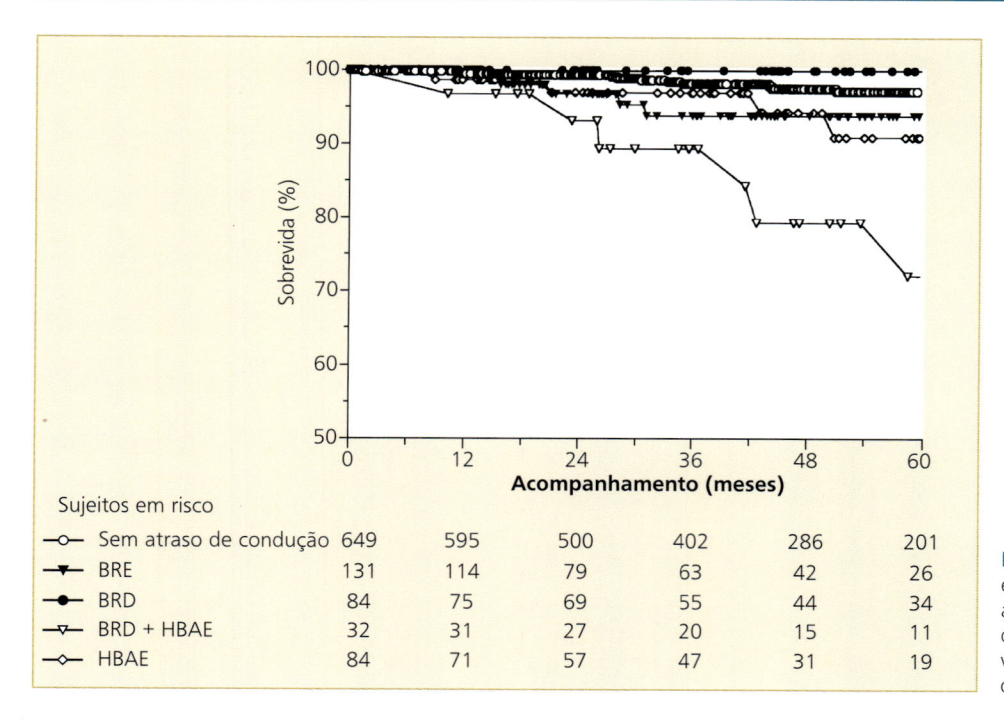

Fig. 6-9. Sobrevida em 980 pacientes sem isquemia estresse-induzida. O número de pacientes examinados a cada ano é mostrado na figura. O melhor percentual de sobrevida foi daqueles sem distúrbio da condução ventricular, e o pior foi daqueles com bloqueio do ramo direito associado à hemibloqueio anterior esquerdo.[19]

Sujeitos em risco	0	12	24	36	48	60
—○— Sem atraso de condução	649	595	500	402	286	201
—▼— BRE	131	114	79	63	42	26
—●— BRD	84	75	69	55	44	34
—▽— BRD + HBAE	32	31	27	20	15	11
—◇— HBAE	84	71	57	47	31	19

REFERÊNCIAS BIBLIOGRÁFICAS

1. Levy S, Breithardt G, Campbell RWF et al. Atrial fibrillation: current knowledge and recommendations for management. *Eur Heart J* 1998;19:1294-320.
2. Poldermans D, Bax JJ, Elhendy A et al. Long-term prognostic value of dobutamine stress echocardiography in patients with atrial fibrillation. *Chest* 2001;119:144-49.
3. Rwales JM. What is meant by a "controlled" ventricular rate in atrial fibrillation? *Br Heart J* 1990;63:157-61.
4. Segar DS, Brown SE, Sawada SG et al. Dobutamine stress echocardiography: correlation with coronary lesion severity as determined by quantitative angiography. *J Am Coll Cardiol* 1992;19:1197-202.
5. Camarozano AC. Ecocardiografia sob estresse em situações especiais. In: Camarozano AC, Weitzel LH. *Ecocardiografia de estresse e contraste*. Rio de Janeiro: Rubio, 2005. p. 147.
6. Anthopoulos LP, Bonou MS, Kardaras FG et al. Stress echocardiography in elderly patients with coronary artery disease: applicability, safety and prognostic value of dobutamine and adenosine echocardiography in elderly patients. *J Am Coll Cardiol* 1996;28:52-59.
7. Burger AJ, Notarianni MP, Aronson D. Safety and efficacy of an accelerated dobutamine stress echocardiography protocol in the evaluation of coronary artery disease. *Am J Cardiol* 2000;86:825-29.
8. Chaowalit N, McCully RB, Callahan MJ et al. Outcomes after normal dobutamine stress echocardiography and predictors of adverse events: long-term follow-up of 3014 patients. *Eur Heart J* 2006;27:3039-44.
9. Geleijnse ML, Elhendy A, Fioretti PM et al. Dobutamine stress myocardial perfusion imaging. *J Am Coll Cardiol* 2000;36:2017-27.
10. Mertes H, Sawada SG, Ryan T et al. Symptoms, adverse effects, and complications associated with dobutamine stress echocardiography: experience in 1118 patients. *Circulation* 1993;88:15-19.
11. Poldermans D, Fioretti PM, Boersma E et al. Dobutamine-atropine stress echocardiography in elderly patients unable to perform an exercise test: hemodynamic characteristics, safety, and prognostic value. *Arch Intern Med* 1994;154:2681-86.
12. Secknus MA, Marwick TH. Evolution of dobutamine echocardiography protocols and indications: safety and side effects in 3,011 studies over 5 years. *J Am Coll Cardiol* 1997;29:1234-40.
13. Sheldon SH, Askew JW 3rd, Klarich KW et al. Occurrence of atrial fibrillation during dobutamine stress echocardiography: incidence, risk factors, and outcomes. *J Am Soc Echocardiogr* 2011;24:86-90.
14. Geleijnse ML, Vigna C, Kasprzak JD et al. Usefulness and limitations of dobutamine-atropine stress echocardiography for the diagnosis of coronary artery disease in patients with left bundle branch block. A multicentre study. *Eur Heart J* 2000;20:1666-73.
15. Lewis WR, Ganim R, Sabapathy R. Utility of stress echocardiography in identifying significant coronary artery disease in patients with left bundle-branch block. *Crit Pathw Cardiol* 2007;6:127-30.
16. Cortigiani L, Picano E, Vigna C et al. Prognostic value of pharmacologic stress echocardiography in patients with left bundle branch block. *Am J Med* 2001;110:361-69.
17. Badran HM, Elnoamany MF, Seteha M. Tissue velocity imaging with dobutamine stress echocardiography – a quantitative technique for identification of coronary artery disease in patients with left bundle branch block. *J Am Soc Echocardiogr* 2007;20:820-31.
18. Shan Y, Villarraga HR, Pislaru C et al. Quantitative assessment of strain and strain rate by velocity vector imaging during dobutamine stress echocardiography to predict outcome in patients with left bundle branch block. *J Am Soc Echocardiogr* 2009;22:1212-19.
19. Cortigiani L, Bigi R, Gigli G et al. Prognostic implications of intraventricular conduction defects in patients undergoing stress echocardiography for suspected coronary artery disease. *Am J Med* 2003;115:12-18.
20. Cortigiani L, Bigi R, Gigli G et al. Prediction of mortality in patients with right bundle branch block referred for pharmacologic stress echocardiography. *Am J Cardiol* 2003;92:1429-33.
21. Biagini E, Schinkel AF, Rizzello V et al. Prognostic stratification of patients with right bundle branch block using dobutamine stress echocardiography. *Am J Cardiol* 2004;94:954-57.

6-3 ECOCARDIOGRAFIA DE ESTRESSE NA VIGÊNCIA DE MARCA-PASSO E PÓS-TRANSPLANTE CARDÍACO

Luís Henrique Weitzel

INTRODUÇÃO

Pacientes com marca-passo cardíaco: faz sentido indicar ecoestresse? E no transplante cardíaco? Qual a finalidade do ecocardiograma de estresse?

MARCA-PASSO

O diagnóstico não invasivo de DAC em pacientes portadores de marca-passo permanente (MP) é dificultado pelo fato de que o ECG é ininterpretável e a cintilografia apresenta baixa especificidade graças possivelmente, ao comprometimento da reserva de fluxo coronário secundário à ativação elétrica alterada e a um aumento de forças compressivas extramurais.[1-4] Em vista disso, a ecocardiografia de estresse é uma alternativa útil neste grupo de pacientes, principalmente pelo fato de que o espessamento parietal é menos afetado que a movimentação parietal pela ativação elétrica alterada.[5]

A indução de isquemia em portadores de MP pode ser feita por dois modos diferentes: reprogramação do MP, com aumentos escalonados da FC visando a aumento do duplo produto[4,6] ou a utilização de dobutamina[7,8] ou dipiridamol,[9] como estresse farmacológico, nos mesmos protocolos utilizados nos pacientes sem MP. A limitação da utilização de dobutamina é óbvia: pacientes com incompetência cronotrópica não deveriam ser submetidos ao exame com o fármaco, embora Oral et al. tenham demonstrado que não houve perda significativa da acurácia do exame neste grupo de pacientes,[8] apesar da queda da relação fluxo subendocárdico/fluxo subepicárdico induzida pela FC elevada num paciente com estenose coronariana significativa seja crucial para o desenvolvimento da disfunção contrátil segmentar, visto que o espessamento parietal está intimamente relacionado com o fluxo subendocárdico e não com o transmural.[10] Defeitos de perfusão nas paredes inferior e apical podem ser encontrados em pacientes com MP permanente em VD, e a reserva de fluxo coronário pode estar comprometida nestas regiões enquanto está preservada na região da artéria da descendente anterior, o que explica pelo menos parcialmente uma menor acurácia cintilografia miocárdica.[3,6]

A avaliação da função contrátil septal é um desafio, da mesma forma que no BRE. A ativação elétrica do VD antes do VE faz com que o septo interventricular mova-se em direção ao VE na pré-sístole, seguida de uma movimentação em direção ao VD com o início da ativação do VE. Na fase de ejeção o septo interventricular movimenta-se e espessa-se em direção ao VE, principalmente quando o eletrodo do MP está posicionado na ponta do VD (Fig. 6-10). Este movimento é facilmente observado em FC baixa, mas as altas frequências dificultam sua observação e, novamente, deve-se enfatizar a necessidade de analisar o espessamento e não a movimentação septal na sístole.[6]

O protocolo a ser seguido quando se opta pela reprogramação do MP inclui a obtenção de imagens em repouso e durante estimulação pelo MP em FC a partir de 100 bpm, com incrementos de 10 bpm a cada 3 minutos, até que a frequência cardíaca submáxima ou a frequência máxima de estimulação do aparelho seja atingida (geralmente 150-170 bpm).[6] Pode-se utilizar um protocolo acelerado, com incrementos de 10 bpm em intervalos mais curtos de 1 minuto.[4] Os critérios de positividade e de interrupção precoce do teste são os mesmos dos pacientes sem MP.[4,6] A Figura 6-11 apresenta os dois protocolos.

Diversas vantagens podem ser arroladas na utilização do MP como método de estresse na ecocardiografia:[4,6,9-16] imagens de boa qualidade como em repouso, a mais curta duração do exame e a maior segurança pelo fato de que a FC pode ser quase instantaneamente diminuída. Desvantagens e limitações incluem, principalmente, a menor elevação do duplo produto, já que há elevação somente da FC, com a pressão arterial permanecendo inalterada (o que compromete sua acurácia) e a necessidade do auxílio do laboratório de MP para a programação do aparelho.[4,6] A maior causa de exame falso-negativo é a incapacidade de se atingir a FC alvo.[6] Quando utilizada a estimulação via MP, seja atrial ou ventricular, Picano et al. encontraram sensibilidade de 70%, especificidade de 90% e acurácia de 78% para o diagnóstico de DAC significativa.[4]

TRANSPLANTE CARDÍACO

O transplante cardíaco é indicado àqueles portadores de insuficiência cardíaca (IC) que não respondem ao tratamento clínico, salvo nas contraindicações específicas para o procedimento. É a forma de tratamento que dá a maior sobrevida aos pacientes em estágio final da IC.[17,18] Nas recomendações atuais para a seleção de doadores, o papel da ecocardiografia é relevante na exclusão de anormalidades estruturais que contraindiquem a utilização de determinado órgão como doador.[19] Além disso, a cineangiocoronariografia é frequentemente indicada em homens com mais de 45 anos de idade e em mulheres com mais de 50 anos, bem como em pacientes mais jovens em que há história de uso de cocaína ou fatores de risco para DAC.[19]

Outro dado importante é que a DAC no enxerto é, ainda, a principal causa de morte no primeiro ano pós-transplante.[20] A patogênese não é bem definida, mas envolve fatores imunológicos e metabólicos.[21,22] Clinicamente, a doença é silenciosa por causa da de-

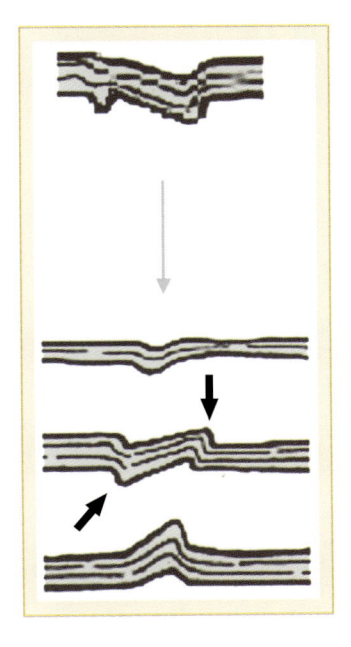

Fig. 6-10. Movimento septal ao modo M em portadores de MP VVI em repouso e no estresse com isquemia.
MP = marca-passo.

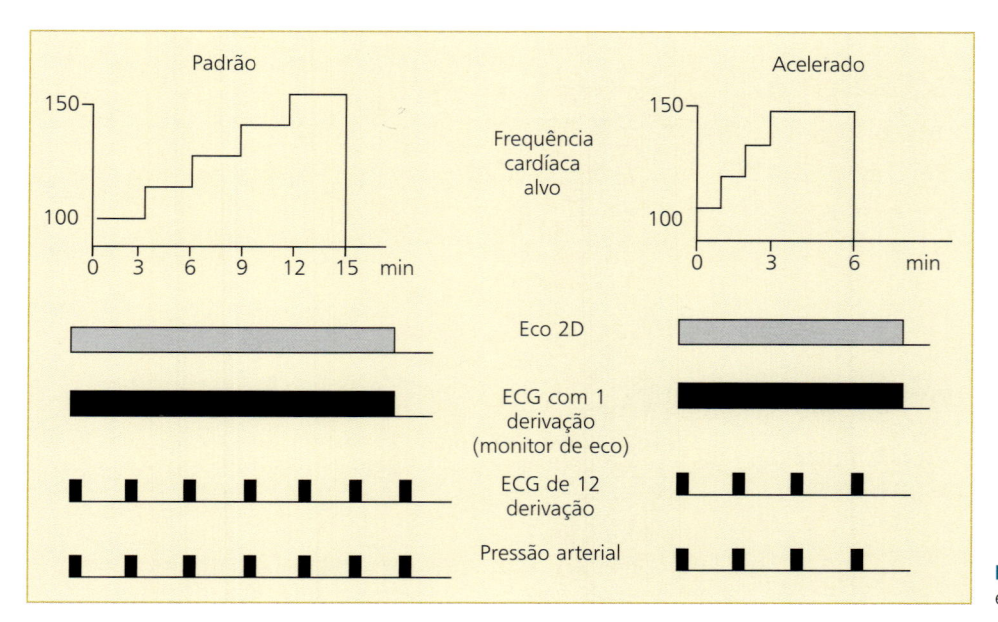

Fig. 6-11. Protocolos para ecocardiografia de estresse em pacientes com MP.

nervação cardíaca, e na maioria das vezes só se torna manifesta, quando IC, IAM ou morte ocorram.[23-26] Além disso, o tratamento é difícil, visto que na doença é difusa, mais distal e histologicamente diferente das lesões ateroscleróticas clássicas.[27-31]

Assim posto, compreende-se a enorme importância do diagnóstico de DAC pré e pós-transplante, e aqui a Ecocardiografia de estresse tem importante papel. É um método seguro, eficaz e pode até ser realizado precocemente após o transplante, mesmo em crianças,[32] dando importantes informações prognósticas.[20] Os protocolos e os fármacos são os mesmos empregados na utilização rotineira do método.

Na seleção de doadores com morte cerebral comprovada, candidatos para transplante cardíaco, o eco de estresse com dipiridamol é considerado como primeira escolha na avaliação desses pacientes, por dois motivos:[33] primeiro por ter praticamente igual eficácia comparado com a dobutamina, e sua infusão é mais simples, quando empregado à beira de um leito de terapia intensiva; e, segundo, o emprego de estresse adrenérgico é particularmente indesejável neste grupo de pacientes, pois já possuem níveis altos e potencialmente tóxicos de catecolaminas circulantes, que podem lesar o coração.[34,35] A potencialização do teste com atropina normalmente não é realizada: pacientes em morte cerebral têm comprometimento da resposta cronotrópica à atropina e, inclusive, falta desta resposta tem sido utilizada como critério de morte cerebral em situações de dano neurológico grave.[19]

No pós-transplante ambos os fármacos são empregados, mas parece que a dobutamina é mais empregada na maioria dos centros, restando ao dipiridamol as situações em que há contraindicação ao estresse adrenérgico. Ambos são eficazes e a dobutamina tem maior sensibilidade,[36] e o dipiridamol maior especificidade[37] na detecção de DAC no coração transplantado. Ambos são seguros e a dobutamina é, inclusive, empregada em crianças com as mesmas segurança e eficácia da utilização nos adultos.[32]

A positividade do teste é dada pela presença de anormalidades contráteis não presentes em repouso, como no coração nativo. Contudo, merece atenção o fato de que estas disfunções contráteis não incomumente estão presentes em corações sem estenose coronariana significativa.[38] Cineangiocoronariografias nestes pacientes muitas vezes não evidenciam lesões obstrutivas significativas nas coronárias epicárdicas, mas a ultrassonografia intracoronária, invariavelmente, demonstra hiperplasia intimal importante.[39] Contudo, a ecocardiografia de estresse é efetiva em detectar pacientes com maior risco de experimentar eventos cardíacos futuros, especialmente numa população de baixo risco, e quando negativa identifica pacientes com baixo risco de eventos futuros.[20] A Figura 6-12 apresenta a curva de sobrevida de pacientes transplantados com e sem disfunção contrátil segmentar à Ecocardiografia de estresse com dobutamina.

CONCLUSÃO

Pacientes com marca-passo cardíaco podem ser submetidos a ecocardiograma de estresse com acurácia comparável àqueles sem o dispositivo. Reprogramação do marca-passo ou utilização de fármacos podem ser utilizados como protocolo de estresse. O dipiridamol é a droga de escolha, embora dobutamina também possa ser utilizada sem perda de acurácia, segundo alguns autores. Em pacientes com transplante cardíaco o eco de estresse tem importante papel na detecção de coronariopatia obstrutiva no enxerto, a maior causa de insucesso neste grupo de pacientes. O diagnóstico de coronariopatia no enxerto pré-transplante é outra indicação, e aqui o dipiridamol é o estressor indicado graças a possível efeito deletério da dobutamina.

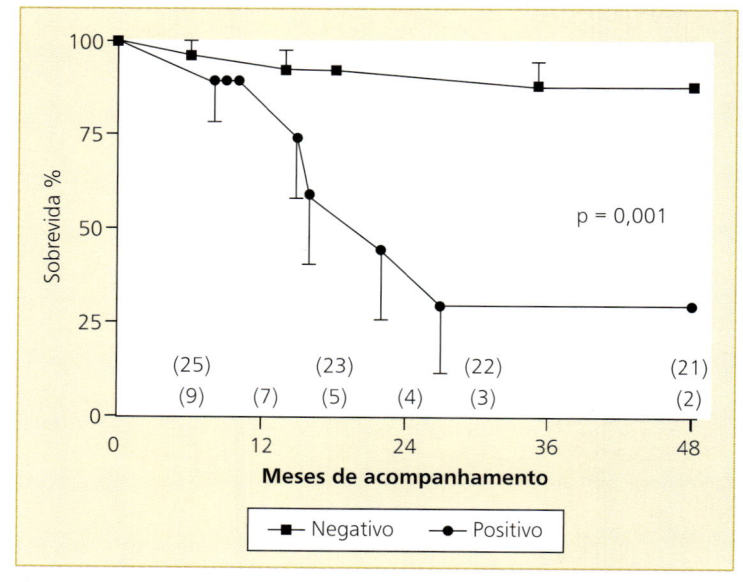

Fig. 6-12. Curvas de sobrevida de pacientes transplantados com Eco de Estresse (dobutamina) positivo e negativo para isquemia (−) e (+).[20]

REFERÊNCIAS BIBLIOGRÁFICAS

1. Lakkis NM, Zuo-Xiang HE, Verani MS. Diagnosis of coronary artery disease by exercise thallium-201 tomography in patients with a right ventricular pacemaker. *J Am Coll Cardiol* 1997;29:1221-25.

2. Tse HF, Lau CP. Long-term effect of right ventricular pacing on myocardial perfusion and function. *J Am Coll Cardiol* 1997;29:744-49.
3. Skalidis EI, Kochiadakis GE, Koukouraki SI et al. Myocardial perfusion in patients with permanent ventricular pacing and normal coronary arteries. *J Am Coll Cardiol* 2001;37:124-29.
4. Picano E, Alaimo A, Chubuchny V et al. Noninvasive pacemaker stress echocardiography for diagnosis of coronary artery disease. A multicenter study. *J Am Coll Cardiol* 2002;40:1305-10.
5. Gomes JA, Damato AN, Akhtar M et al. Ventricular septal motion and left ventricular dimensions during abnormal ventricular activation. *Am J Cardiol* 1977;39:641-50.
6. Gligorova S, Agrusta M. Pacing stress echocardiography. *Cardiovascular Ultrasound* 2005;3:36.
7. Ciaroni S, Bloch A, Albrecht L et al. Diagnosis of coronary artery disease in patients with permanent cardiac pacemaker by dobutamine stress echocardiography or exercise thallium-201 myocardial tomography. *Echocardiography* 2000;17:675-79.
8. Oral H, Armstrong WF, Bach DS. Preserved diagnostic utility of dobutamine stress echocardiography in pacemaker-dependent patients with absolute chronotropic incompetence. *Am Heart J* 1999;138:364-68.
9. Marangelli V, Iliceto S, Piccinni G et al. Detection of coronary artery disease by digital stress echocardiography: comparison of exercise, transesophageal atrial pacing and dipyridamole echocardiography. *J Am Coll Cardiol* 1994;24:117-24.
10. Anselmi M, Golia G, Rossi A et al. Feasibility and safety of transoesophageal atrial pacing stress echocardiography in patients with known or suspected coronary artery disease. *J Am Coll Cardiol* 2003;92(12):1384-88.
11. Schmidt A, Almeida Filho OC, Ayres-Neto EM et al. Head-to-head comparison of dipyridamole, dobutamine and pacing stress echocardiography forthe detection of myocardial ischemia in an animal model of coronary artery stenosis. *Braz J Med Biol Re* 2001;347:903-11.
12. Childs JS. Stress echocardiographic techniques. An overview. *Echocardiography* 1992;9:77-84.
13. Atar S, Nagai T, Cercek B et al. Pacing stress echocardiography: an alternative to pharmacological stress testing. *J Am Coll Cardiol* 2000;36:1935-41.
14. Rainbird AJ, Pellikka PA, Stussy VL et al. A rapid stress-testing protocol for the detection of coronary artery disease: comparison of two-stage transesophageal atrial pacing stress echocardiography with dobutamine stress echocardiography. *J Am Coll Cardiol* 2000;36:1659-63.
15. Lee CY, Pellikka PA, McCully RB et al. Nonexercise stress transthoracic echocardiography: transesophageal atrial pacing *versus* dobutamine stress. *J Am Coll Cardiol* 1999;33:506-11.
16. Joao I, Cotrim C, Rosario L et al. Complications in stress echocardiography. *Rev Port Cardiol* 2002;2:871-81.
17. Mehra MR, Kobashigawa J, Starling R et al. Listing criteria for heart transplantation: international society for heart and lung transplantation guidelines for the care of cardiac transplant candidates—2006. *J Heart Lung Transplant* 2006;25:1024-42.
18. Lietz K, Miller LW. Improved survival of patients with end-stage heart failure listed for heart transplantation: analysis of organ procurement and transplantation network/US. United Network of Organ Sharing data, 1990 to 2005. *J Am Coll Cardiol* 2007;50:1282-90.
19. Fine NM, Pellikka PA. Pharmacologic stress echocardiography for the assessment of organ suitability for heart transplantation: casting a broader net in search of donors. *J Am Soc Echocardiogr* 2011;24:363-66.
20. Bacal F, Moreira L, Souza G et al. Dobutamine stress echocardiography predicts cardiac events or death in asymptomatic patients long-term after heart transplantation: 4-year prospective evaluation. *J Heart Lung Transplant* 2004;23:1238-44.
21. Wahlers T, Feguth HG, Jurmann M. Graft coronary vasculopathy in cardiac transplantation—evaluation of risk factors by multivariate analysis. *Eur J Cardiothorac Surg* 1996;1:1-5.
22. Park JW, Merz M, Braun P et al. Lipid disorder and transplant coronary artery disease in long-term survivors of heart transplantation. *J Heart Lung Transplant* 1996;15:572-79.
23. Gao SZ, Schroeder JS, Hunt AS et al. Acute myocardial infarction in cardiac transplant recipients. *Am J Cardiol* 1989;64:1093-97.
24. Halpert I, Goldberg AD, Levine AB et al. Reinnervation of the transplanted human heart as evidenced from heart rate variability studies. *Am J Cardiol* 1996;77:180-83.
25. Wilson RF, Mc Ginn AL, Johnson TH et al. Sympathetic reinnervation after heart transplantation in human beings. *J Heart Lung Transplant* 1992;11:S88-89.
26. Stark RP, Mc Ginn AL, Wilson RF. Chest pain in cardiac transplant recipients. Evidence of sensory reinnervation after cardiac transplantation. *N Engl J Med* 1991;324:1791-94.
27. Gao SZ, Alderman EL, Schroeder JS et al. Accelerated coronary vascular disease in the heart transplanted patient: coronary arteriographic findings. *J Am Coll Cardiol* 1988;12:334-40.
28. Kofoed KF, Czernin J, Johnson J et al. Effects of cardiac allograft vasculopathy on myocardial blood flow, vasodilatory capacity and coronary vasomotion. *Circulation* 1997;95:600-6.
29. Valantine H, Pinto FJ, Goar FG et al. Intracoronary ultrasound imaging in heart transplant recipients: the Stanford experience. *J Heart Lung Transplant* 1992;11:60-64.
30. Rickenbacher PR, Kemna MS, Pinto FJ et al. Coronary artery intimal thickening in the transplanted heart. Na *in vivo* intracoronary ultrasound study of immunologic and metabolic risk factors. *Transplantation* 1996;61:46-53.
31. Kapadia SR, Nissen SE, Tuzcu EM. Impact of intravascular ultrasound in understanding transplant coronary artery disease. *Curr Opin Cardiol* 1999;14:140-50.
32. Di Filippo S, Semiond B, Roriz R et al. Non-invasive detection of coronary artery disease by dobutamine-stress echocardiography in children after heart transplantation. *J Heart Lung Transplant* 2003;22:876-82.
33. Bombardini T, Gherardi S, Arpesella G et al. Favorable short-term outcome of transplanted hearts selected from marginal donors by pharmacological stress echocariography. *J Am Soc Echocardiogr* 2011;24:353-62.
34. Pilati CF, Bosso FJ, MaronMB. Factors involved in left ventricular dysfunction after massive sympathetic activation. *Am J Physiol* 1992;263:H784-91.
35. Shivalkar B, Van Loon J, Wieland W et al. Variable effects of explosive or gradual increase of intracranial pressure on myocardial structure and function. *Circulation* 1993;87:230-39.
36. Spes CH, Klauss V, Mudra H et al. Quantitative dobutamine stress echocardiography in follow-up of heart transplantation: normal values and findings in patients with transplant vasculopathy. *Z Kardiol* 1997;86:868-76.
37. Ciliberto GR, Massa D, Mangiavacchi M et al. High-dose dipyridamole echocardiography test in coronary artery disease after heart transplantation. *Eur Heart J* 1993;14:48-52.
38. Akosah KO, McDaniel S, Hanrahan JS et al. Dobutamine stress echocardiography early after heart transplantation predicts development of allograft coronary artery disease and outcome. *J Am Coll Cardiol* 1998;31:1607-14.
39. Spes CH, Klauss V, Mudra H et al. Diagnostic and prognostic value of serial dobutamine stress echocardiography for noninvasive assessment of cardiac allograft vasculopathy: a comparison with coronary angiography and intravascular ultrasound. *Circulation* 1999;100:509-15.

6-4 ECOCARDIOGRAFIA DE ESTRESSE EM MULHERES, CRIANÇAS E EM CONDIÇÕES DE HVE

LUÍS HENRIQUE WEITZEL

INTRODUÇÃO

Três situações desafiadoras para o ecocardiograma de estresse: mulheres, crianças e hipertrofia ventricular esquerda (HVE). Como conduzir e interpretar os resultados?

MULHERES

Tratar e diagnosticar DAC em mulheres é frequentemente difícil, e várias diferenças existem no quadro clínico, resultados de exames complementares e prognóstico ao se comparar mulheres e homens no que diz respeito à doença.[1] Mulheres, geralmente, têm mais angina que infarto com supra de ST, com menos complicações e de aparecimento mais tardio que nos homens, angina em torno de 10 anos e o infarto 15 a 20 anos depois.[2-4] Entretanto, o prognóstico de mulheres com manifestações cardíacas outras que não angina é marcadamente pior que nos homens, e o estudo de Framingham mostrou taxa de mortalidade em 1 ano de 45% no sexo feminino contra 10% no masculino.[2,5] Tais fatos levam à conclusão de que o diagnóstico precoce de DAC no sexo feminino deve ser realizado.

Parece claro que a dor torácica tem baixas sensibilidade e especificidade para o diagnóstico de DAC no sexo feminino.[3] Além disso, o teste ergométrico, embora de bom valor prognóstico em mulheres com DAC, tem menor acurácia no diagnóstico quando comparado com o sexo masculino.[3,6] Assim, métodos de imagem não invasivos têm importante papel no diagnóstico da doença, e a ecocardiografia de estresse, seja de esforço ou farmacológico, tem participação relevante, com acurácia semelhante aos dos demais métodos de imagem.[1]

Comparada com o teste ergométrico, a ecocardiografia de esforço é claramente superior no diagnóstico da DAC no sexo feminino,[7] como demonstrado na Figura 6-13. Fatores autonômicos e hormonais podem explicar esta mais alta taxa de resultados falso-positivos da ergometria. Mulheres apresentam uma inapropriada liberação de catecolaminas durante o exercício.[8] Estrógenos, que têm similaridades moleculares com os digitálicos, podem causar uma resposta eletrocardiográfica falso-positiva que varia segundo o ciclo menstrual.[9]

Some-se a isto a maior incidência de prolapso mitral no sexo feminino, que também é responsabilizado por respostas falso-positivas no teste ergométrico.[8] Falso-negatividade também pode ocorrer com a ecocardiografia de esforço, e exercício abaixo da frequência cardíaca submáxima, doença de 1 vaso e estenoses moderadas (50-70% de obstrução) estão implicados como causa.[7] Deve ser ressaltado, também, que a experiência do examinador é fundamental, visto que quanto menos tempo se perder na captura de imagens pós-esforço, maior será a acurácia do exame.[10] A maior especificidade na ecocardiografia de esforço com relação à ergometria tem como benefício maior evitar cineangiocoronariografias desnecessárias, o que justificaria considerar a ecocardiografia de esforço, como o teste diagnóstico inicial para pesquisa de DAC em mulheres.[7]

Nas mulheres que não podem se exercitar, o estresse farmacológico é uma boa alternativa, e tanto a dobutamina como o dipiridamol podem ser utilizados, com protocolos e resultados semelhantes àqueles do sexo masculino. A dobutamina, inclusive, demonstrou em alguns estudos especificidade superior e sensibilidade semelhante ao exercício para o diagnóstico de DAC em mulheres com dor precordial.[1,11-13]

A indução de isquemia miocárdica com a dobutamina é dependente do aumento do duplo produto gerado pela infusão do fármaco, e alguns estudos apontaram diferenças relacionadas com o gênero na resposta miocárdica à sua administração,[14-16] as mulheres necessitando de menos dobutamina e menos atropina para atingir a frequência cardíaca-alvo.[14] Além disso, mulheres apresentam maior incidência de hipotensão induzida por estresse,[17] particularmente uma de suas causas específicas, a obstrução dinâmica subaórtica,[18] que pode estar relacionada com um menor tamanho da cavidade do VE em comparação com os homens.[18] A acurácia da ecocardiografia de estresse com dobutamina em mulheres é boa, e uma revisão na literatura mostra sensibilidade variando entre 55 a 93% (média de 76%) e especificidade variando entre 55 a 100% (média de 88%) em 14 estudos diferentes englobando mais de 700 mulheres.[11,14,15,19-29] Na comparação entre os sexos,[14,15,19-21,25] a acurácia foi semelhante, como demonstrado na Figura 6-14 (sensibilidade 77 × 77% e especificidade 77 × 81%, H e M respectivamente). E com relação à Medicina Nuclear (MN), a ecocardio-

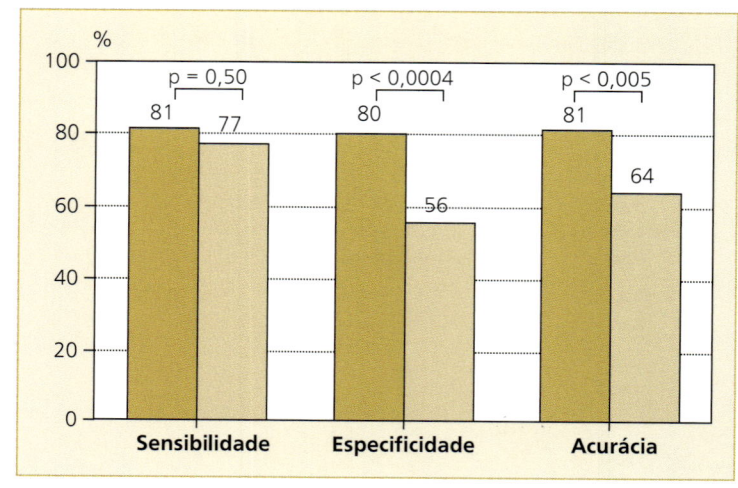

Fig. 6-13. Comparação de sensibilidade, especificidade e acurácia da ecocardiografia de esforço (colunas escuras) e da ergometria (colunas claras) em mullheres.[7]

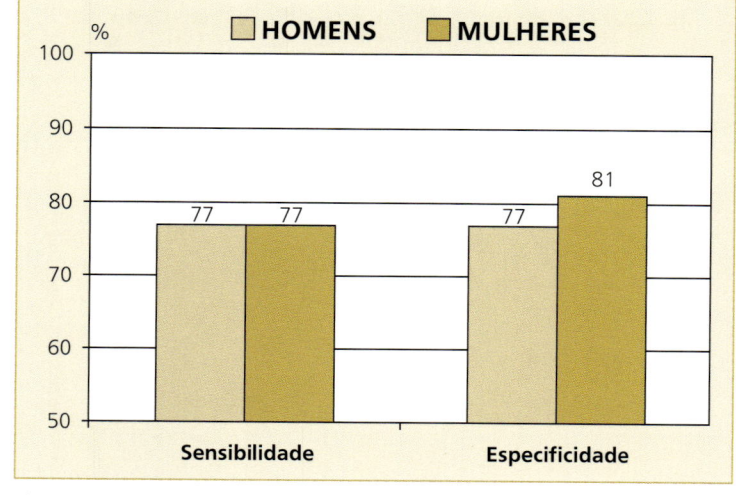

Fig. 6-14. Sensibilidade e especificidade da ecocardiografia de estresse com dobutamina em homens e mulheres.

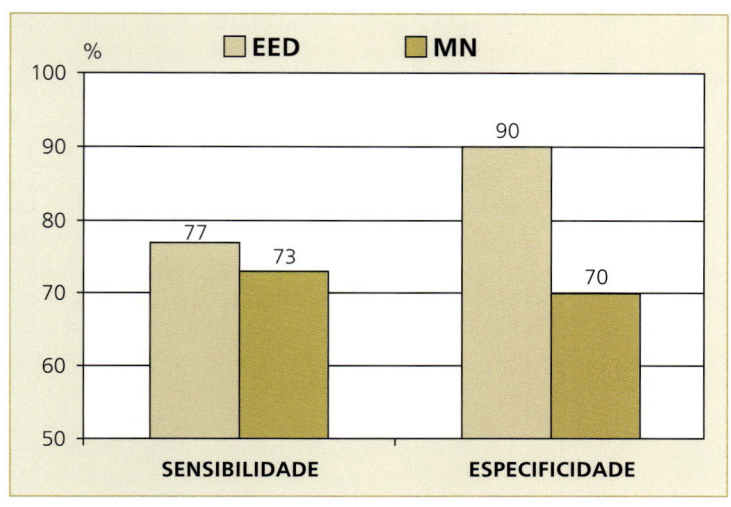

Fig. 6-15. Sensibilidade e especificidade da Ecocardiografia de Estresse com Dobutamina (EED) e Medicina Nuclear (MN).

grafia de estresse com dobutamina (EED) mostrou sensibilidade e especificidade discretamente superiores,[11,14,21,22,26,29] conforme demonstrado na Figura 6-15 (sensibilidade 77 × 73% e especificidade 90 × 70%, EED e MN, respectivamente).

Quanto ao dipiridamol, este também utilizado na detecção da DAC no sexo feminino, inclusive como primeira escolha em alguns serviços,[30-32] e com sensibilidade, especificidade e acurácia total semelhante aos outros métodos de estresse. Tanto o protocolo padrão como o acelerado são empregados, com segurança e eficácia semelhantes ao emprego em homens, sem efeitos colaterais ou complicações maiores. Embora menos utilizado que a dobutamina, principalmente fora da Europa, ele tem capacidade diagnóstica e prognóstica similar.[33,34] O dipiridamol tem, ainda, um emprego adicional: possibilitar a avaliação da reserva de fluxo coronariano na porção média da artéria coronária descendente anterior. Pacientes do sexo feminino com ecocardiografia de estresse com dipiridamol sem disfunção contrátil indicativa de isquemia, mas com reserva de fluxo coronariano ≤ 2,0 (avaliada como a relação entre as velocidades máximas diastólicas de fluxo coronariano na descendente anterior pós-administração do fármaco com relação ao basal), apresentavam maior taxa de eventos cardíacos que aquelas com maiores reservas de fluxo.[32] Achados semelhantes foram encontrados no sexo masculino.[32] O que explicaria a presença de redução da reserva de fluxo coronariano na ausência de disfunção contrátil isquêmica? Estenoses epicárdicas de graus leve a moderado[35] ou doença microvascular grave na presença de coronárias epicárdicas pérvias[36] são explicações possíveis.

Informações prognósticas relevantes são obtidas na ecocardiografia de estresse em mulheres. Sem dúvida, a presença de disfunção contrátil induzida por fármaco é marcador de eventos cardíacos como morte ou infarto não fatal,[31,37] seja no estresse físico, com dobutamina ou dipiridamol (Fig. 6-16 – dobutamina e Fig. 6-17 – dipiridamol). Uma síntese sobre o valor prognóstico da ecocardiografia de estresse em mulheres deve contemplar os seguintes pontos:

A) Na ausência de disfunção contrátil ao estresse físico, as taxas de mortalidade anual são baixas, na ordem de 0,1 a 0,4%.
B) Ao estresse farmacológico, as taxas são algo mais altas, na ordem de 1%.
C) Na presença de isquemia em múltiplos vasos, as taxas de mortalidade anual pulam para 1% no estresse físico e 3 a 5% no estresse farmacológico.[38] No ecocardiograma com esforço, as taxas de mortalidade vão de 1/1.000/ano (nas não isquêmicas) para 1/100/ano (nas isquêmicas), um aumento de 10 vezes.[38] Já no estresse farmacológico, as taxas anuais de mortalidade aumentam de 1/100/ano para 3-5/100/ano.[38] Portanto, parece que medidas da extensão da isquemia miocárdica fornecem informação quanto à mortalidade a curto ou a longo prazo em mulheres, o que pode ser utilizado como um guia do tratamento.

CRIANÇAS

Várias são as indicações de ecocardiografia de estresse em crianças. Nos primeiros registros na literatura médica sobre a utilização do método na população pediátrica, a indicação foi a pesquisa de isquemia miocárdica em crianças com história prévia de Doença de Kawasaki.[39,40] Esta é a causa mais comum de DAC adquirida no grupo pediátrico e resulta em sérias sequelas que incluem infarto agudo do miocárdio ou mesmo morte.[41] Crianças portadoras de aneurismas gigantes das coronárias representam o grupo de maior risco de eventos cardíacos, entretanto, complicações coronarianas graves ocorrem em < 5% dos casos.[41]

A pesquisa de isquemia miocárdica pós-transplante cardíaco constitui outra indicação de ecocardiografia de estresse nesta faixa etária.[42,43] Da mesma forma que em adultos, aterosclerose coronariana representa causa frequente de insucesso no transplante, e a presença de isquemia miocárdica ao ECO de estresse é indicativa de alto risco de eventos cardíacos futuros.[42-44]

Avaliação de isquemia miocárdica residual em crianças que foram submetidas a algum tipo de intervenção coronariana[45] é outra indicação da ecocardiografia de estresse. Assim, correção cirúrgica

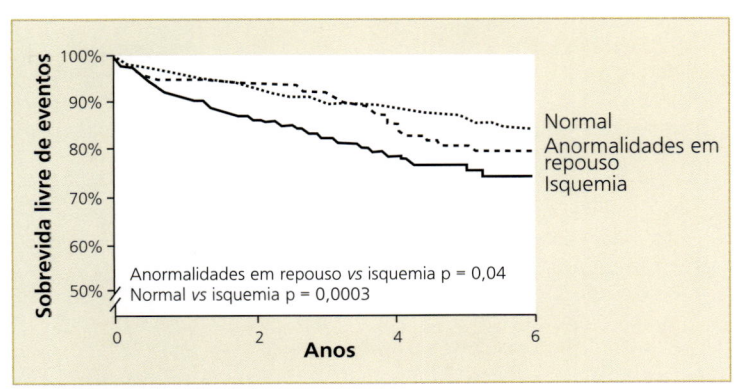

Fig. 6-16. Curvas de sobrevida em mulheres com ecocardiografia de estresse com dobutamina normal em repouso e EE (−), com anormalidades contráteis em repouso e EE (+) para isquemia.

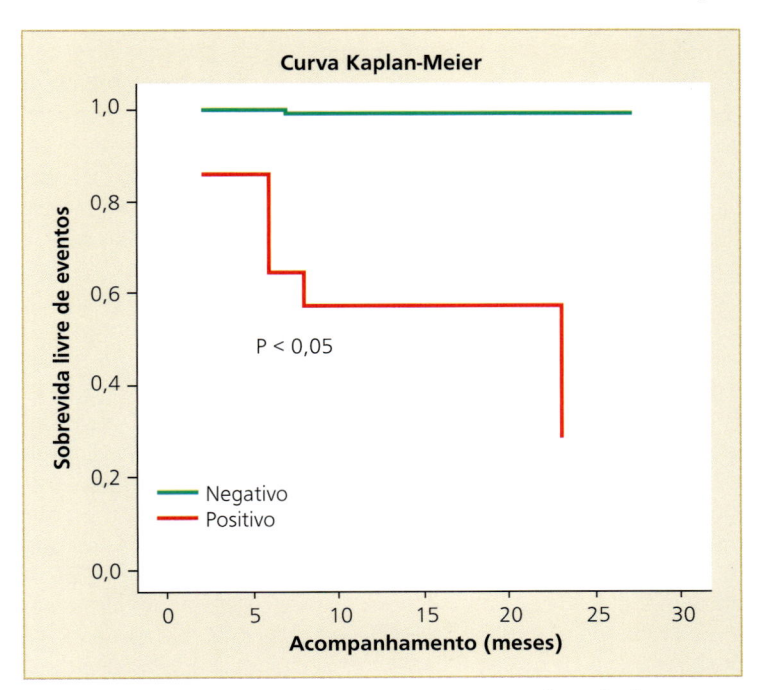

Fig. 6-17. Curvas de sobrevida em mulheres com ecocardiografia de estresse com dipiridamol (+) e (−) – Modificada de Almeida, MC.[31]

de coronária anômala ou cirurgia de *bypass* em crianças com Kawasaki ou Transposição dos Grandes Vasos podem ter seus resultados avaliados pelo método.[44]

Saindo do escopo da pesquisa de isquemia miocárdica, a Ecocardiografia de Estresse pode ser utilizada em crianças para a avaliação da reserva inotrópica e da hemodinâmica cardíaca em várias condições. A avaliação da cardiotoxicidade de quimioterápicos em crianças portadoras de neoplasias é uma delas.[46,47] Em pacientes submetidos à correção cirúrgica de Tetralogia de Fallot podem-se avaliar a função do VD e o efeito deletério da presença de regurgitação pulmonar significativa.[48] Pós-correção de coarctação aórtica, a avaliação da função ventricular e da pressão arterial é outra indicação da ecocardiografia de estresse.[49] Também em crianças submetidas a programa de diálise, a verificação de redução da reserva contrátil à ecocardiografia de estresse pode indicar risco de insuficiência cardíaca futura.[50]

Os protocolos empregados são com esforço físico ou estresse farmacológico com dobutamina. Submeter a criança a um protocolo de exercício nem sempre é tarefa fácil, principalmente no grupo de menor idade, embora tenhamos realizado teste ergométrico em crianças de até 6 anos de idade.[51] Quando utilizado o exercício, o protocolo de Bruce é o mais empregado.[44] A principal desvantagem do exercício é a mais rápida queda da frequência cardíaca pós-esforço em comparação com adultos, e assim a rápida aquisição de imagens é imperativa e requer um ecocardiografista bem treinado.[44] Se a opção for pela dobutamina, há uma certa divergência nos protocolos, alguns empregando doses menores de até 20 microgramas/kg/min, enquanto outros utilizando o mesmo protocolo dos adultos.[40,42-44,46-50] Uma pré-administração de atropina foi sugerida como uma maneira de diminuir a dose total de dobutamina infundida sem perda da acurácia.[52] Parece que a dose de 20 microgramas/kg/min de dobutamina é a ideal para se avaliar a contratilidade em crianças, doses menores sendo ineficazes, e doses maiores provocando maior número de complicações e efeitos colaterais sem aparente benefício adicional.[53] Contudo, mesmo quando são utilizadas as doses máximas previstas para adultos, o fármaco é seguro no emprego em crianças, e a grande maioria delas tolera muito bem o procedimento.[40,42-44,46-50]

HIPERTROFIA VENTRICULAR ESQUERDA

A acurácia da ecocardiografia de estresse no subgrupo de pacientes com hipertrofia ventricular esquerda (HVE) é comprometida, com maior número de exames falso-positivos e falso-negativos.[54] A maior taxa de falso-positividade provavelmente resulta do distúrbio global na movimentação parietal do VE em resposta ao estresse em pacientes com HVE,[55,56] e a de falso-negatividade, provavelmente, representa uma dificuldade na detecção de anormalidades contráteis parietais secundária à obliteração sistólica da cavidade do VE.[57] Mesmo no remodelamento concêntrico do VE, já se demonstrou redução da sensibilidade da ecocardiografia de estresse,[58] e a presença de remodelamento concêntrico ou de HVE excêntrica é preditora significativa de falso-positividade ou falso-negatividade ao eco de estresse.[59]

Em vários estudos publicados que avaliaram a capacidade prognóstica da ecocardiografia de estresse em pacientes com HVE foi demonstrado que ela é um preditor independente de morte cardíaca em pacientes hipertensos, e que a presença de HVE por si só já prediz pior prognóstico em pacientes submetidos à ecocardiografia de estresse com esforço ou dobutamina,[60-63] o risco cardiovascular de portadores de HVE concêntrica e eco de estresse normal chega a ser 5 vezes maior que na HVE excêntrica.[54] O mecanismo pelo qual a HVE predispõe a um risco cardiovascular aumentado não é completamente entendido, e vários fatores são arrolados: ela aumenta a demanda miocárdica de oxigênio, diminuindo assim a reserva coronária; HVE e DAC dividem alguns fatores de risco, e é possível que a HVE seja, então, um marcador de aterogênese; e a HVE aumenta o risco de morte súbita, provavelmente consequência de maior suscetibilidade a arritmias ventriculares.[54,64] Mas, independente do efeito maléfico próprio da HVE, a ecocardiografia de estresse efetivamente estratifica o risco e estabelece prognóstico em pacientes com HVE e tem valor adicional a dados clínicos, ergométricos e ecocardiográficos em repouso, em ambos os sexos e em todos os tipos de geometria ventricular.[54]

Outro aspecto a ser abordado é a maior ocorrência de hipotensão ao eco de estresse com dobutamina em pacientes com HVE. Ela é achado ocasional, não tem valor prognóstico, mas muitas vezes motiva a interrupção do exame.[65] É considerada como uma queda superior a 20 mmHg na pressão sistólica com relação ao estágio anterior. Alguns fatores têm sido relacionados com sua ocorrência: obstrução da via de saída do VE, secundária ao aumento do inotropismo, e que pode ocorrer em até 20% dos exames, com as consequentes redução do débito cardíaco e hipotensão arterial, podendo até causar precordialgia;[66] excessiva estimulação de mecanorreceptores cardíacos, causando desproporcional vasodilatação reflexa;[65] e reflexo de Bezold-Jarish, desencadeado por estimulação de receptores localizados principalmente na parede inferior do VE, cuja estimulação provoca aumento da atividade parassimpática e inibição da simpática, com a tríade hipotensão, bradicardia e náuseas, podendo chegar em casos extremos à assistolia.[67]

CONCLUSÃO

A maior incidência de exames falso-positivos no sexo feminino não invalida a utilização do ecocardiograma de estresse para diagnóstico de isquemia miocárdica e avaliação prognóstica. Nas crianças, o eco de estresse tem várias indicações como pesquisa de isquemia miocárdica em portadores de Kawasaki e pós-transplante cardíaco, e na avaliação da reserva inotrópica e da hemodinâmica cardíaca em diversas condições. Na HVE o eco de estresse também é importante na avaliação de isquemia miocárdica, embora maior incidência de exames falso-positivos e falso-negativos e de hipotensão arterial possa ocorrer.

REFERÊNCIAS BIBLIOGRÁFICAS

1. McKeogh JR. The diagnostic role of stress echocardiography in women with coronary artery disease: evidence based review. *Curr Opin Cardiol* 2007;22:429-33.
2. Polk DM, Naqvi TZ. Cardiovascular disease in women: sex differences in presentation, risk factors, and evaluation. *Curr Cardiol Rep* 2005;7:166-72.
3. Gordon EEI. Coronary artery disease in women – the role of diagnostic imaging. *Echocardiography* 1993;10:321-330.
4. Lerner DJ, Kannel WB. Patterns of coronary heart disease morbidity and mortality in the sexes: a 26-year follow-up of the Framingham population. *Am Heart J* 1986;111:383-90.
5. Kannel WB, Sorlie P, McNamara PM. Prognosis after myocardial infarction: the Framingham Study. *Am J Cardiol* 1979;44:53-59.
6. Kwok T, Kim C, Grady D et al. Meta-analysis of exercise testing to detect coronary artery disease in women. *Am J Cardiol* 1999;83:660-66.
7. Marwick TH, Anderson T, Williams MJ et al. Exercise echocardiography is an accurate and cost-efficient technique for detection of coronary artery disease in women. *J Am Coll Cardiol* 1995;26:335-41.
8. Heinsimer JA, Dewitt CM. Exercise testing in women. *J Am Coll Cardiol* 1989;14:1448-49.
9. Clark PI, Glasser SP, Lyman GH et al. Relation of results of exercise stress tests in young women to phases of the menstrual cycle. *Am J Cardiol* 1988;61:197-99.
10. Presti CF, Armstrong WF, Feigenbaum H. Comparison of echocardiography at peak exercise and after bicycle exercise in evaluation of patients with known or suspected coronary artery disease. *J Am Soc Ecocardiogr* 1988;1:119-26.
11. Laurienzo JM, Cannon IR, Quyyumi AA et al. Improved specificity of transesophageal dobutamine stress echocardiography compared to standard tests for evaluation of coronary artery disease in women presenting with chest pain. *Am J Cardiol* 1997;80:1402-7.

12. Rollan MJ, San Roman JA, Vilacosta I et al. Dobutamine stress echocardiography in the diagnosis of coronary artery disease in women with chest pain: Comparison with different noninvasive tests. *Clin Cardiol* 2002;25:559-64.
13. Sanfilippo AJ, Abdollah H, Knott TC et al. Stress echocardiography in the evaluation of women presenting with chest pain syndrome: a randomized, prospective comparison with electrocardiographic stress testing. *Can J Cardiol* 2005;21:405-12.
14. Elhendy A, Geleijnse ML, van Domburg RT et al. Gender differences in the accuracy of dobutamine stress echocardiography for the diagnosis of coronary artery disease. *Am J Cardiol* 1997;80:1414-18.
15. Secknus MA, Marwick TH. Influence of gender on physiologic response and accuracy of dobutamine echocardiography. *Am J Cardiol* 1997;80:721-24.
16. Hiro J, Hiro T, Reid CL et al. Safety and results of dobutamine stress echocardiography in women *versus* men and in patients older and younger than 75 years of age. *Am J Cardiol* 1997;80:1014-20.
17. Khanal S, Daggubati RB, Pai RG. Effect of gender and left ventricular dysfunction on the incidence of hypotension induced by dobutamine stress echocardiography. *J Am Soc Echocardiogr* 1998;11:1134-38.
18. Khanal S, Daggubati R, Gaalla A et al. Left ventricular cavity obliteration during dobutamine stress echocardiography is associated with female sex and left ventricular size and function. *J Am Soc Echocardiogr* 1998;11:957-60.
19. Salustri A, Fioretti PM, Pozzoli MM et al. Dobutamine stress echocardiography: its role in the diagnosis of coronary artery disease. *Eur Heart J* 1992;13:70.77.
20. Mazeika PK, Nadazdin A, Oakley CM. Dobutamine stress echocardiography for detection and assessment of coronary artery disease. *J Am Coll Cardiol* 1992;19:1203-11.
21. Marwick T, D'Hondt AM, Baudhuin T et al. Optimal use of dobutamine stress for the detection and evaluation of coronary artery disease: combination with echocardiography or scintigraphy, or both? *J Am Coll Cardiol* 1993;22:159-67.
22. Takeuchi M, Sonoda S, Miura Y et al. Comparative diagnostic value of dobutamine stress echocardiography and stress thallium-201single-photon-emission computed tomography for detecting coronary artery disease in women. *Coron Artery Dis* 1996;7:831-35.
23. Slavich GA, Guerra UP, Morocutti G et al. Feasibility of simultaneous Tc99 m sestamibi and 2D-echo cardiac imaging during dobutamine pharmacologic stress. Preliminary results in a female population. *Int J Card Imaging* 1996;12:113-18.
24. Blomstrand P, Engvall J, Swahn E et al. Cardiovascular effects of dobutamine stress testing in women with suspected coronary artery disease. *Heart* 1996;75:463-68.
25. Dionisopoulos PN, Collins JD, Smart SC et al. The value of dobutamine stress echocardiography for the detection of coronary artery disease in women. *J Am Soc Echocardiogr* 1997;10:811-17.
26. Ho YL, Wu CC, Huang PJ et al. Assessment of coronary artery disease in women by dobutamine stress echocardiography: comparison with stress thallium-201 single-photon emission computed tomography and exercise electrocardiography. *Am Heart J* 1998;135:655-62.
27. Lewis JF, Lin L, McGorray S et al. Dobutamine stress echocardiography in women with chest pain. Pilot phase data from the National Heart, Lung and Blood Institute Women's Ischemia Syndrome Evaluation (WISE). *J Am Coll Cardiol* 1999;33:1462-68.
28. Sizemore C, Lewis JF. Clinical relevance of chest pain during dobutamine stress echocardiography in women. *Clin Cardiol* 1999;22:715-18.
29. Rollan MJ, San Roman JA, Vilacosta I et al. The influence of sex on the *performance* of dobutamine echocardiography for the diagnosis of ischemic cardiopathy. *Rev Esp Cardiol* 1999;52:1060-65.
30. Cortigiani L, Dodi C, Paolini EA et al. Prognostic value of pharmacological stress echocardiography in women with chest pain and unknown coronary artery disease. *J Am Coll Cardiol* 1998;32:1975-81.
31. Almeida MC, Markman Filho B. Valor prognóstico da ecocardiografia sob estresse com dipiridamol em mulheres. *Arq Bras Cardiol* 2011;96:31-37.
32. Cortigiani L, Rigo F, Gherardi S et al. Prognostic effect of coronary flow reserve in women versus men with chest pain syndrome and normal dipyridamole stress echocardiography. *Am J Cardiol* 2010;106:1703-8.
33. Pingitore A, Picano E, Varga A et al. Prognostic value of pharmacological stress echocardiography in patients with known or suspected coronary artery disease: a prospective, large-scale, multicenter, head-to-head comparison between dipyridamole and dobutamine test. *J Am Coll Cardiol* 1999;34:1769-77.
34. Picano E, Molinaro S, Pasanisi E. The diagnostic accuracy of pharmacological stress echocardiography for the assessment of coronary artery disease: a meta-analysis. *Cardiovasc Ultrasound* 2008;6:30.
35. Picano E, Palinkas A, Amyot R. Diagnosis of myocardial ischemia in hypertensive patients. *J Hypertens* 2001;19:1177-83.
36. Lanza GA, Crea F. Primary coronary microvascular dysfunction: clinical presentation, pathophysiology, and management. *Circulation* 2010;121:2317-25.
37. Biagini E, Elhendy A, Schinkel AF et al. Comparison of all-cause mortality in women with known or suspected coronary artery disease referred for dobutamine stress echocardiography with normal *versus* abnormal test results. *Am J Cardiol* 2005;95:1072-75.
38. Shaw LJ, Vasey C, Sawada S et al. Impact of gender on risk stratification by exercise and dobutamine stress echocardiography: long-term mortality in 4234 women and 6898 men. *Eur Heart J* 2005;26:447-56.
39. Pahl E, Sehgal R, Chrystof D et al: Feasibility of exercise stress echocardiography for the follow-up of children with coronary involvement secondary to Kawasaki disease. *Circulation* 1995;91:122-28.
40. Noto N, Ayusawa M, Karasawa K et al. Dobutamine stress echocardiography for detection of coronary artery stenosis in children with Kawasaki disease. *J Am Coll Cardiol* 1996;27:1251-56.
41. Kato H, Sugimura T, Akagi T. Long-term consequences of Kawasaki disease: A 10-to-21 year follow-up study of 594 patients. *Circulation* 1996;94:1379-85.
42. Pahl E, Chrystof D, Webb CL et al. The feasibility of high-dose dobutamine stress echocardiography in children. *Cardiol Young* 1997;7:56-62.
43. Di Filippo S, Semiond B, Roriz R et al. Non-invasive detection of coronary artery disease by dobutamine-stress echocardiography in children after heart transplantation. *J Heart Lung* Transplant 2003;22:876-82.
44. Pahl E, Duffy CE, Chaudhry FA. The role of stress echocardiography in children. *Echocardiography* 2000;17:507-12.
45. Mavroudis C, Backer CL, Muster AJ et al. Expanding indications for pediatric coronary artery *bypass*. *J Thorac Cardiovasc Surg* 1996;111:181-89.
46. Klewer SE, Goldberg SJ, Donnerstein RL et al. Dobutamine stress echocardiography: A sensitive indicator of diminished myocardial function in asymptomatic doxorubicin-treated long-term survivors of childhood cancer. *J Am Coll Cardiol* 1992;19:394-401.
47. DeWolf D, Suys B, Maurus R et al. Dobutamine stress echocardiography in the evaluation of late anthracycline cardiotoxicity in childhood cancer survivors. *Pediatr Res* 1996;39:504-12.
48. Baspinar O, Alehan D. Dobutamine stress echocardiography in the evaluation of cardiac haemodynamics after repair of tetralogy of Fallot in children: negative effects of pulmonary regurgitation. *Acta Cardiol* 2006;61:279-83.
49. Banaszak P, Szkutnik M, Kusa J et al. Utility of the dobutamine stress echocardiography in the evaluation of the effects of a surgical repair of aortic coarctation in children. *Cardiol J* 2009;16:20-25.
50. Mese T, Guven B, Yilmazer MM et al. Contractility reserve in children undergoing dialysis by dobutamine stress echocardiography. *Pediatr Cardiol* 2010;31:937-43.
51. Weitzel LH. *Ergometria em crianças e adolescentes: valores normais para a população brasileira e sua relação com a antropometria e a composição corporal*. Tese de Mestrado. Centro de Ciencias Médicas e Biológicas da Pontifícia Universidade Católica do Rio de Janeiro. Rio de Janeiro, 1985.
52. Pappas EP, Rigolin VH, Hanna BD et al. Atropine pre-treatment results in equivalent physiologic endpoints despite lower peak dobutamine dose in children during stress testing. *Circulation* 1997;96:511, (abstract).
53. Michelfelder EC, Witt SA, Khoury P et al. Moderate-dose dobutamine maximizes left ventricular contractile response during dobutamine stress echocardiography in children. *J Am Soc Echocardiogr* 2003;16:140-46.

54. Bangalore S, Yao SS, Chaudhry FA. Usefulness of stress echocardiography for risk stratification and prognosis of patients with left ventricular hypertrophy. *Am J Cardiol* 2007;100:536-43.
55. Prisant LM, Frank MJ, Carr AA *et al.* How can we diagnose coronary heart disease in hypertensive patients? *Hypertension* 1987;10:467-72.
56. Tubau JF, Szlachcic J, Braun S *et al.* Impaired left ventricular functional reserve in hypertensive patients with left ventricular hypertrophy. *Hypertension* 1989;14:1-8.
57. Secknus MA, Niedermaier ON, Lauer MS *et al.* Diagnostic and prognostic implications of left ventricular cavity obliteration response to dobutamine echocardiography. *Am J Cardiol* 1998;81:1318-22.
58. Smart SC, Knickelbine T, Malik F *et al.* Dobutamine-atropine stress echocardiography for the detection of coronary artery disease in patients with left ventricular hypertrophy. Importance of chamber size and systolic wall stress. *Circulation* 2000;101:258-63.
59. Yuda S, Khoury V, Marwick TH. Influence of wall stress and left ventricular geometry on the accuracy of dobutamine stress echocardiography. *J Am Coll Cardiol* 2002;40:1311-19.
60. Elhendy A, Modesto KM, Mahoney DW *et al.* Prediction of mortality in patients with left ventricular hypertrophy by clinical, exercise stress, and echocardiographic data. *J Am Coll Cardiol* 2003;41:129-35.
61. McCully RB, Roger VL, Mahoney DW *et al.* Outcome after normal exercise echocardiography and predictors of subsequent cardiac events: follow-up of 1,325 patients. *J Am Coll Cardiol* 1998;31:144-49.
62. Sozzi FB, Elhendy A, Rizzello V *et al.* Prognostic value of dobutamine stress echocardiography in patients with systemic hypertension and known or suspected coronary artery disease. *Am J Cardiol* 2004;94:733-39.
63. Marwick TH, Case C, Sawada S *et al.* Prediction of outcomes in hypertensive patients with suspected coronary disease. *Hypertension* 2002;39:1113-18.
64. Levy D, Anderson KM, Savage DD *et al.* Risk of ventricular arrhythmias in left ventricular hypertrophy: the Framingham heart study. *Am J Cardiol* 1987;60:560-65.
65. Girod G, Jaussi A, Kappenberger L. Left ventricular hypertrophy: a marker for patients at risk of arterial hypotension during stress echocardiography with dobutamine? *Arch Mal Coeur Vaiss* 2003;96:624-30.
66. Pellikka PA, Oh JK, Bailey KR *et al.* Dynamic intraventricular obstruction during dobutamine stress echocardiography. A new observation. *Circulation* 1992 Nov.;86(5):1429-32.
67. Pinton R, Haggi Filho H, Lemke W *et al.* Assistolia Durante Ecocardiograma de Estresse com Dobutamina. *Arq Bras Cardiol* 1998;70:435-36.

6-5 ECOCARDIOGRAFIA DE ESTRESSE NA ESTRATIFICAÇÃO DE RISCO PARA CIRURGIA NÃO CARDÍACA

LUÍS HENRIQUE WEITZEL

INTRODUÇÃO

O aumento da expectativa de vida da população traz consigo um aumento na ocorrência de doenças relacionadas com o envelhecimento, e as doenças vasculares fazem parte, sem dúvida, deste grupo. Muitos dos pacientes acometidos necessitarão de tratamentos cirúrgicos destas vasculopatias, com mortalidade pós-operatória em 30 dias de 5-6% e em 5 anos, chegando a 45%.[1] Eventos cardíacos constituem a principal causa de mortalidade precoce e tardia neste grupo.[2]

A avaliação de risco deve focar não somente o período peroperatório, mas também o pós-cirúrgico, principalmente o tardio, para que os pacientes operados possam desfrutar o maior tempo possível dos benefícios advindos da cirurgia a qual se submeteram.[1] Neste mister a ecocardiografia de estresse desempenha destacado papel e, associada à avaliação de fatores de risco cardíaco, é capaz de fornecer importantes subsídios para decisões terapêuticas, redução de custos e melhora do prognóstico neste grupo de pacientes.[1]

Vários fatores contribuem para o aparecimento de isquemia miocárdica, a principal causa de eventos cardíacos peroperatórios.[3] O aumento do consumo miocárdico de oxigênio pode decorrer de taquicardia, hipertensão, interrupção do uso de β-bloqueadores e utilização de drogas simpaticomiméticas; já a queda da oferta pode ser por hipotensão, vasoespasmo, anemia, hipoxemia ou ruptura de placa aterosclerótica.[1] Estas situações podem ser agravadas pela presença de disfunção do VE ou coronariopatia obstrutiva grave, que constitui, também, a principal causa de eventos tardios.[4] Nas cirurgias de aorta abdominal 50% das mortes são de origem cardíaca.[2]

ESTRATIFICAÇÃO DE RISCO

A estratificação de risco deve, idealmente, alocar os pacientes em 3 grupos bem definidos: o de baixo risco, que pode se submeter à cirurgia sem investigação ou intervenção adicionais; de alto risco, que sobrepuja o potencial benefício da cirurgia; e um terceiro grupo, também de alto risco, mas que pode diminuí-lo com intervenção terapêutica apropriada.[1] Esta estratificação é feita a partir de diversos dados clínicos e laboratoriais,[5] e a ecocardiografia de estresse deve ser indicada pré-operatoriamente àqueles pacientes com diabetes, angina de peito prévia ou recente, infarto prévio, insuficiência cárdica, idade > 70 anos, história de arritmias ventriculares ou intolerância aos esforços.[1] O próprio tipo de cirurgia deve também ser considerado, sendo baixo na endarterctomia carotídea e elevado nas cirurgias aórticas e vasculares periféricas.[6]

O tipo de estresse empregado pode variar de laboratório a laboratório, de acordo com as disponibilidades de cada um. Todos são eficazes, com sensibilidade e especificidade comparáveis.[7] Contudo, é importante ressaltar que, obviamente, pacientes com queixa de claudicação nos membros inferiores não devem ser submetidos ao exame sob esforço.[1] Na literatura o estresse com dobutamina é o mais frequentemente empregado, e talvez deva ser o de primeira escolha,[1] ficando o dipiridamol como uma alternativa nos casos de contraindicação.[7] A dobutamina é eficaz e bastante segura e já foi utilizada, inclusive, em portadores de aneurisma aórtico, sem relatos de ruptura do aneurisma ou de instabilidade hemodinâmica.[8]

Os resultados da ecocardiografia de estresse na avaliação de risco pré-cirurgia vascular deve considerar não somente a disfunção contrátil segmentar induzida, mas também a existência de anormalidades contráteis em repouso. A associação de anormalidades contráteis em repouso a anormalidades adicionais ao estresse tem o mais alto valor preditivo positivo para infarto do miocárdio ou morte cardíaca tardios, como demonstrado na Figura 6-18.[1]

Anormalidades mais extensas ou mais precoces têm prognóstico pior que as menos extensas ou mais tardias, contudo a localização (se anterior ou posterior) parece não influenciar o prognóstico tardio.[1] Resultados muito próximos são demonstrados com dobutamina[6] e dipiridamol.[9] Já cerca de um terço dos pacientes candidatos à cirurgia vascular têm eco de estresse positivo, e a chance de eventos cardíacos peroperatórios nestes pacientes é alta, 20 contra 0% naqueles com eco de estresse negativo.[10] O valor preditivo negativo da Ecocardiografia de estresse chega a 99%.[10]

Assim exposto, o algoritmo apresentado na Figura 6-19 nos parece razoável, e ele pode servir como um guia prático para este grupo de pacientes.

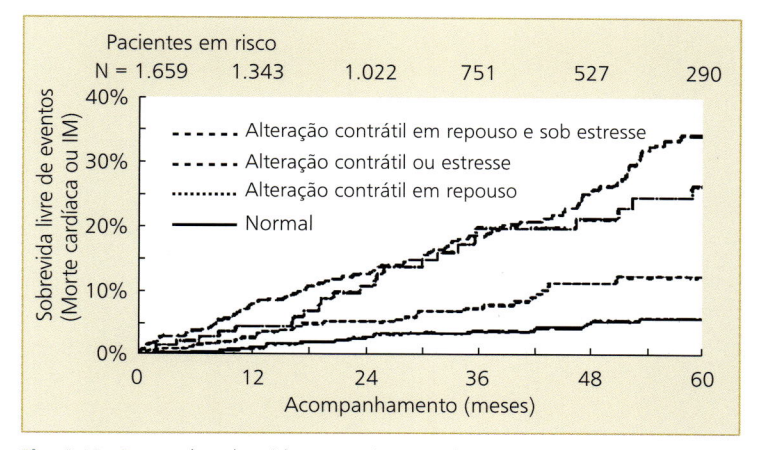

Fig. 6-18. Curvas de sobrevida em pacientes submetidos a ecoestresse com dobutamina para estratificação de risco para cirurgia vascular.[1]

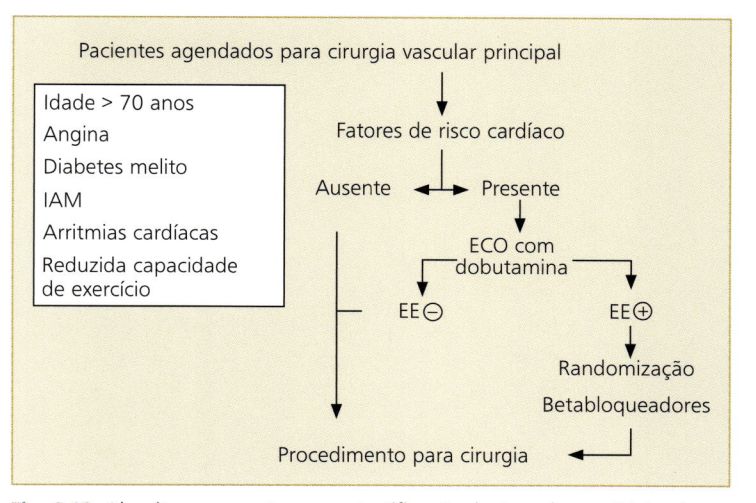

Fig. 6-19. Algoritmo proposto para estratificação de risco de candidatos à cirurgia vascular não cardíaca. EE = ecoestresse.[1]

CONCLUSÃO

O ecocardiograma de estresse adiciona valor prognóstico significativo em pacientes pré-cirurgia vascular. Aqueles com eco de estresse positivo apresentam risco de eventos cardíacos muito superior àqueles com eco de estresse negativo. Todas as modalidades de eco de estresse podem ser utilizadas, mas a dobutamina parece ser o estressor mais indicado e empregado nesses casos, apesar de o dipiridamol também ter seu uso bem definido nesse subgrupo de pacientes.

REFERÊNCIAS BIBLIOGRÁFICAS

1. Poldermans D, Bax JJ, Thomson IR *et al.* Role of dobutamine stress echocardiography for preoperative cardiac risk assessment before major vascular surgery: a diagnostic tool comes of age. *Echocardiography* 2000;17:79-91.
2. Mangano DT. Perioperative cardiac morbidity. *Anaesthesiology* 1990;72:153-84.
3. Sonecha TN, Nicolaides AN. The relationship between intermittent claudication and coronary artery disease-Is it more than we think? *Vasc Med Rev* 1991;2:137-46.
4. Yeager RA, Moneta GL, Edwards JM *et al.* Late survival after perioperative myocardial infarction complicating vascular surgery. *J Vasc Surg* 1994;20:598-606.
5. Goldman L. Assessment of perioperative cardiac risk. *N Engl J Med* 1994;330:707-9.
6. Poldermans D, Arnese M, Fioretti PM *et al.* Improved cardiac risk stratification in major vascular surgery with dobutamine-atropine stress echocardiography. *J Am Coll Cardiol* 1995;26:648-53.
7. Zamorano J, Duque A, Baquero M *et al.* Stress echocardiography in the pre-operative evaluation of patients undergoing major vascular surgery. Are results comparable with dypiridamole versus dobutamine stress echo? *Rev Esp Cardiol* 2002;55:121-26.
8. Pellikka P, Roger VL, Oh JK et al: Safety of performing dobutamine stress echocardiography in patients with abdominal aortic aneurysm > 4 cm in diameter. *Am J Cardiol* 1996;77:413-16.
9. Rossi E, Citterio F, Vescio M *et al.* Risk stratification of patients undergoing peripheral vascular revascularization by combined resting and dipyridamole echocardiography. *Am J Cardiol* 1998;82:306-10.
10. Shaw LJ, Eagle KA, Gersh BJ *et al.* Meta-analysis of intravenous dipyridamole-thallium-201 imaging (1985 to 1994) and dobutamine echocardiography (1991 to 1994) for risk stratification before vascular surgery. *J Am Coll Cardiol* 1996;27:787-98.

6-6 ECOCARDIOGRAFIA DE ESTRESSE NA ESTRATIFICAÇÃO DE RISCO PÓS-INFARTO

ANA CRISTINA CAMAROZANO WERMELINGER

INTRODUÇÃO

Dor torácica é uma queixa comum e causa frequente de procura à sala de emergência. Estima-se que cerca de 5-10% do total de atendimentos na emergência são por dor torácica, e que apenas 20-35% destes correspondem à síndrome coronariana aguda (SCA). Os custos legais que resultam de um não diagnóstico de infarto do miocárdio representam a maior categoria de perdas em litígios por má prática em medicina de urgência nos Estados Unidos. Neste país, estima-se que seis milhões de pacientes por ano procuram atendimento de emergência em hospitais por quadros de dor torácica aguda. O desafio está em diagnosticar os pacientes com alto risco de apresentarem uma SCA, além de outras etiologias menos frequentes, porém potencialmente fatais, como: tromboembolismo pulmonar (TEP) e as síndromes aórticas torácicas agudas (SATA) que juntas representam 1% dos casos. Do ponto de vista numérico, cerca de 12 a 20% dos pacientes que chegam à emergência com queixa de dor torácica têm infarto agudo do miocárdio; 24% representam o grupo da angina instável; 9% representam o grupo da angina estável; 27,1% apresentam dor torácica de causa não relacionada com a síndrome coronariana aguda (tromboembolismo pulmonar, pericardite, dor musculoesquelética, pulmonar, gastrointestinal, dor psicogênica e outras), e 11% ficam com causa desconhecida.[1,2]

Porém, nesse contexto, alguns fatores devem ser levados em consideração sobre o diagnóstico inicial da SCA no primeiro atendimento, como:[3]

A) Dos pacientes que realmente apresentam um infarto agudo do miocárdio (IAM), apenas a metade tem uma eletrocardiograma com alterações clássicas, como supradesnível de segmento ST à admissão.
B) Menos da metade dos pacientes com IAM sem supradesnível do segmento ST apresenta creatinoquinase-MB (CK-MB) elevada à admissão.

Esses fatores podem explicar porque, mesmo em centros de referência, 2 a 3% de pacientes com IAM são indevidamente liberados da emergência, taxa que pode alcançar 10 a 20% em alguns serviços, sendo que, destes, 25% apresentam desfecho letal. O que permitiu reduzir liberações ou admissões indevidas, diminuindo o custo hospitalar, foi a criação das Unidades de Dor Torácica (UDT), em que o paciente recebe uma atenção direcionada, com condutas padronizadas para diagnóstico e terapêutica.[4-8]

Além disso, no diagnóstico efetivo de infarto agudo do miocárdio, a terapia trombolítica (no caso do infarto com supra de ST) e principalmente, a revascularização percutânea pós-infarto conferiram uma redução significativa na mortalidade desses pacientes, refletindo a importância do "salvamento" miocárdico, reduzindo, assim, o número total de eventos,[9] como mostra a Figura 6-20.

Entre os pacientes com infarto com supra do segmento ST, a mortalidade intra-hospitalar em 30 dias foi de 13% com terapia medicamentosa isoladamente, contra 6 a 7% com terapia fibrinolítica,[10,11] e caiu para 3 a 5% com angioplastia primária, quando realizada dentro das duas horas de chegada ao hospital.[12,13]

O tempo preciso em que é possível recuperar o miocárdio em risco ainda não está bem definido em humanos, cujo aparelho cardiovascular comporta-se de modo distinto dos estudos experimentais, pois temos que considerar situações de suboclusão coronariana, onde há presença de fluxo anterógrado (mesmo que escasso), constrição do vaso afetado, ou presença de circulação colateral, o que permitiria a viabilidade do miócito. Acredita-se que o tempo que ainda confere resultados positivos pós-infarto é de até 12 horas. Conforme demonstrado no estudo GISSI,[14] embora a magnitude do benefício seja variável com relação à terapia trombolítica, pacientes tratados dentro da primeira hora do início do infarto apresentam uma redução na taxa de mortalidade de 50%, o que declina, acentuadamente, com o aumento do tempo do início do tratamento (Fig. 6-21). No *trial* GISSI-2 avaliou-se a predição de risco nos 10.219 sobreviventes de infarto agudo do miocárdio, e, na análise multivariada, as seguintes variáveis foram preditoras de mortalidade em 6 meses pós-trombólise: inelegibilidade para o teste de esforço, disfunção ventricular precoce e evidência de não recuperação da disfunção ventricular ao ecocardiograma.[15]

Para a angioplastia primária, esta dependência de tempo é menor, mas os pacientes tratados dentro dos primeiros 60 a 90 minutos apresentam grande benefício, com baixa taxa de mortalidade uma vez que a patência do vaso nas primeiras 4 horas pós-infarto, especialmente nos primeiros 90 minutos, demonstrou ser maior

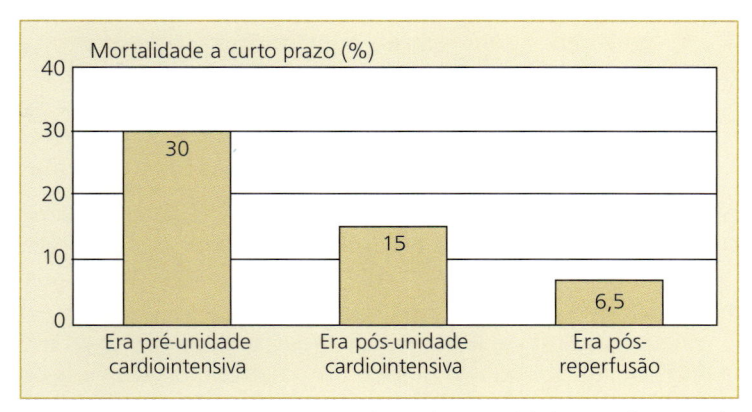

Fig. 6-20. Demonstra a importante redução da mortalidade por infarto agudo do miocárdio comparando a era pré- e pós-centros de tratamento intensivo para o cardiopata (unidades coronarianas) e a era pós-trombólise.[9]

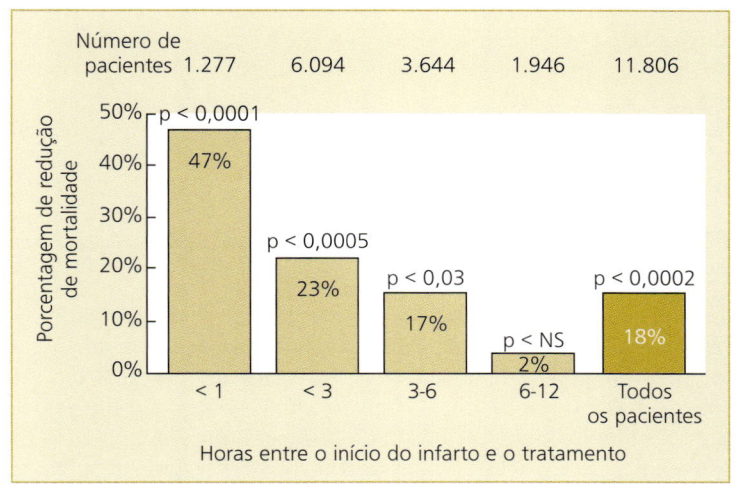

Fig. 6-21. Demonstra o tempo de tratamento pós-infarto e a mortalidade associada ao uso de agentes trombolíticos.[14]

com angioplastia do que com a terapia trombolítica.[16] Porém na fase mais tardia do infarto (principalmente entre 12 e 18 horas), o benefício da intervenção farmacológica e/ou percutânea é questionável. Os benefícios da intervenção tardia parecem estar associados à presença de circulação colateral que preserva o miocárdio em risco, o que permitiria resultados satisfatórios mesmo na presença de elevado tempo de intervenção.

Isso não se aplica, contudo, quando consideramos o paciente de alto risco (persistência da dor, elevação mantida do segmento ST e depressão de ST), onde não há dúvidas com relação à necessidade de intervenção precoce.

Entre os pacientes com infarto sem supra do segmento ST, a mortalidade em 30 dias é de cerca de 2% nos maiores *trials*, sendo menor do que no infarto com supra ST.[17,18] O GRACE e *Euro Heart registries* têm demonstrado que a mortalidade intra-hospitalar no grupo de pacientes com infarto sem supra gira em torno de 5 a 7% quando comparado com o grupo de infarto com supra, onde esta taxa é de 7 a 9,3%.[19-21]

Um estudo realizado entre o período de 1987 a 2002 demonstrou que a mortalidade, no pós-infarto (acompanhamento de 28 dias), caiu de 5,3 para 3,8%.[22]

Normalmente os pacientes com infarto sem supra de ST não apresentam oclusão completa do vaso relacionado com o infarto, e o pior prognóstico a médio e longo prazos se relaciona com a maior prevalência de doença multivascular e maior probabilidade de isquemia residual.[23,24]

Na avaliação do ecocardigrama de estresse com dobutamina, houve uma melhora no escore parietal em 35% dos pacientes, e isto se correlacionou com sinais de patência da artéria culpada. Além disso, a melhora da função ventricular esquerda após dobutamina foi um fator preditor de recuperação funcional tardia, de modo que o ecocardiograma de estresse com dobutamina pode ser utilizado com segurança na detecção de disfunção miocárdica reversível após infarto.[25]

Tem-se observado repetidamente que a reperfusão precoce no infarto agudo do miocárdio reduz a extensão da necrose e melhora a função ventricular, tanto em estudos experimentais, como em estudos clínicos, o que influencia favoravelmente a sobrevida tardia dos pacientes infartados.[26] Isso faz com que cada vez mais um grande número de pacientes entre na fase crônica da doença. Isto depende do tempo de abordagem e da eficiência da intervenção, permitindo que o miocárdio que se torna subitamente isquêmico não perca sua viabilidade na mesma velocidade que perde sua função contrátil.[27] Ou seja, para o miocárdio, a perda de sua função primordial, que é a de se contrair com força e ritmo constantes, não indica perda da viabilidade do tecido, como pareceria à primeira vista, de tal forma que a reperfusão pode induzir recuperação de áreas viáveis, porém acinéticas.[28]

Após um infarto agudo do miocárdio, a terapia de reperfusão (angioplastia ou trombólise) dentro das 2 horas do pós-infarto está associada a alto grau de 'salvamento' miocárdico. Para pacientes tratados após essas duas horas, o fluxo residual para o território relacionado com o infarto parece ser o fator determinante do 'salvamento' miocárdico.[29]

ESTRATIFICAÇÃO DO RISCO

A estratificação do risco através dos exames não invasivos contribui para a decisão terapêutica. Quando o risco é baixo, o encaminhamento prematuro para uma abordagem invasiva torna-se desnecessário, a menos que não haja controle clínico adequado dos sintomas. Diante das variáveis laboratoriais de alto risco, o benefício da estratégia terapêutica invasiva pode-se tornar evidente, incluindo a cirurgia de revascularização miocárdica, mesmo que os sintomas não sejam tão intensos.

Para os sobreviventes de um infarto não complicado, o principal fator determinante de seu prognóstico são a função ventricular e a isquemia residual.[30]

Sem dúvida, a presença de sintomas de isquemia, insuficiência cardíaca ou arritmias ventriculares culmina com uma rápida abordagem invasiva para avaliar a circulação coronariana. O desafio na estratificação do risco está em identificar aqueles pacientes com alto risco de eventos, minimizando a exposição a uma investigação invasiva.

A estratificação do risco pós-IAM é focada na predição dos eventos, que é traduzido principalmente por morte de origem cardíaca, sendo importante também a identificação de pacientes que apresentam risco elevado para desenvolver isquemia recorrente. Testes não invasivos fundamentam-se na gravidade da disfunção ventricular esquerda para determinar a reserva cardíaca, predizer resultados e na presença de isquemia no momento do exame. No entanto a predição de infarto futuro é mais complexa, pois a ruptura da placa é esporádica e está sob a influência de diversos fatores intrínsecos e extrínsecos; e testes não invasivos são capazes de identificar lesões crônicas apenas em pacientes de alto risco de eventos (morte, infarto recorrente, angina instável, insuficiência cardíaca e arritmias), o que permite direcionar uma intervenção terapêutica mais precoce, beneficiando, assim, esse grupo de pacientes.

O estudo de Vitiello *et al.*, comparando o teste de esforço e o ecocardiograma de estresse com dobutamina na avaliação pós-infarto não complicado, na estratificação prognóstica desses pacientes para definir o procedimento terapêutico mais adequado teve como objetivo avaliar se a associação de um método de imagem aumentaria a capacidade do teste de esforço a identificar pacientes com isquemia residual e pacientes de alto risco de eventos cardiovasculares, e a angiocoronariografia foi realizada em um intervalo de 30 dias. Os autores puderam concluir que ambos os testes e sua associação mostraram alta sensibilidade no sexo masculino, porém no sexo feminino o ecocardiograma de estresse com dobutamina demonstrou alta especificidade. Além disso, uma baixa capacidade de exercício (< 6METs) mostrou ter um valor preditivo independente, pois a sobrevida livre de eventos correlacionou-se com a capacidade de exercício. O estudo sugeriu a possibilidade de diferentes estratificações relacionadas com o sexo, mostrando que o teste ergométrico pode ser de suficiência no sexo masculino, mas a adição de um método com imagem como o ecocardiograma de estresse é mais adequada e acurada, principalmente no sexo feminino.[31]

A eficácia da estratificação prognóstica com o ecocardiograma de estresse farmacológico está bem definida há algum tempo, sendo capaz de demonstrar o pior prognóstico para aqueles que apresentam isquemia após um quadro de infarto não complicado com relação àqueles que não apresentam isquemia induzida ao ecocardiograma de estresse. Sendo que a presença, a extensão e a gravidade da isquemia demonstrada ao ecocardiograma com dobutamina ou dipiridamol são os melhores preditores de morte subsequente. Tanto a dobutamina quanto o dipiridamol podem ser utilizados para esta finalidade, com acurácia similar.[32] A capacidade da estratificação prognóstica com estresse farmacológico na fase precoce pós infarto agudo do miocárdio foi avaliada e comprovada em um *trial* multicêntrico, envolvendo 27 laboratórios de ecocardiografia e todos com controle de qualidade satisfatórios.[33]

Os fatores que têm sido preditores de resultados adversos são:

- *Variáveis demográficas:* idade avançada, sexo feminino, história prévia de infarto e a presença de fatores de risco cardiovasculares, principalmente diabetes e hipertensão arterial.
- *Variáveis clínicas (na fase precoce do infarto):* taquicardia, hipotensão, classificação de Killip Kimbal, localização do infarto (p. ex.: anterior), tipo de infarto (com ou sem supra de ST), tamanho do infarto e arritmias ventriculares.
- *Índices funcionais:* função ventricular em repouso, capacidade de exercício, presença de isquemia miocárdica espontânea ou induzida.

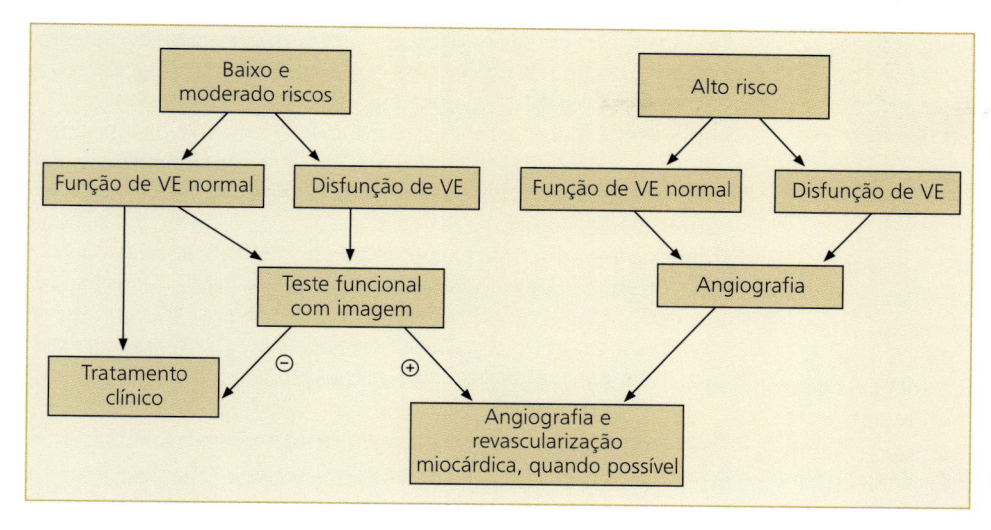

Fig. 6-22. Algoritmo de estratificação do risco em pacientes estáveis pós-infarto.

- *Gravidade:* da doença arterial coronariana determinada pela cineangiocoronariografia.

A probabilidade de eventos dentro do grupo pós-infarto que recebeu terapia trombolítica é de 45%, e a taxa de mortalidade em 1 ano é de 3,6%.[34] Aqueles com disfunção ventricular esquerda têm ainda pior prognóstico.

A estratificação dos pacientes pós-infarto tem por objetivo separar àqueles de baixo risco de eventos (evitando assim custo e exposição a abordagens invasivas desnecessárias), daqueles de alto risco (que necessitam de intervenção precoce), como já dito.

Outro fato digno de nota, durante a estratificação de risco pós-infarto que ocorre com o ecocardiograma de estresse com dobutamina é a desaceleração sinusal. Esse fato é mais comum de ocorrer quando a parede acometida é a inferolateral ou inferior e não é, necessariamente, um indicador de doença coronariana significativa, pois pode ocorrer como consequência do reflexo vasodepressor (Bezold-Jarisch), sem apresentar influência sobre o prognóstico.[35]

A Figura 6-22 ilustra um algoritmo de acordo com o grau de risco de eventos.

- *Baixo risco:* sem disfunção ventricular clínica, ausência de infra do segmento ST mantido, ausência de dor em repouso, ausência de arritmia ventricular maligna.
- *Moderado risco:* disfunção de VE ao ECO, porém sem disfunção clínica, diabetes, revascularização cirúrgica ou percutânea prévias sem outros fatores para alto risco.
- *Alto risco:* disfunção de VE clínica pós-infarto, dor em repouso, infra mantido do segmento ST, arritmia ventricular maligna.

Avaliação clínica do risco

A avaliação clínica isolada é um insensível preditor de eventos recorrentes, sendo necessário um teste complementar para avaliação da função ventricular esquerda ou um teste provocativo para isquemia miocárdica induzida, para a obtenção de dados prognósticos adicionais.

Portanto, vale ressaltar que a presença de sintomas próprios de isquemia miocárdica, disfunção ventricular esquerda ou arritmias ventriculares persistentes na fase de convalescência do infarto, deve ser prontamente abordada de modo invasivo pela visualização direta da circulação coronariana, ou em determinadas situações arritmogênicas, por estudo eletrofisiológico.

Avaliação da função ventricular esquerda

O ecocardiograma é capaz de determinar o prognóstico do infarto com base na detecção do tamanho do infarto, expansão cavitária e disfunção ventricular esquerda.

Um dos mais importantes fatores para identificação de pacientes de alto risco é a fração de ejeção do ventrículo esquerdo, especialmente quando esta se encontra abaixo de 40%, denotando aumento progressivo na mortalidade deste grupo *(Multicenter Post Infarction Research Group).*[36]

Função sistólica

A ventriculografia radioisotópica, a ressonância magnética e o ecocardiograma são métodos bem validados para esta avaliação, sendo que este último tem a vantagem de não utilizar material radioativo, ser de menor custo e fornecer maior número de informações sobre as estruturas cardíacas e análise Doppler. A melhor técnica ecocardiográfica para avaliação da fração de ejeção nesses pacientes é através do método de Simpson, que pode ser complementado pelo escore da motilidade parietal, o qual supera algumas limitações da fração de ejeção global estimada após o infarto.

Estudos demonstraram que os pacientes que apresentaram maiores diâmetros sistólicos e diastólicos, bem como fração de ejeção menor que 28%, associados à relação diâmetro diastólico/espessura miocárdica superior a 4, resultaram em uma taxa anual de mortalidade de 25%. Por outro lado, naqueles que tiveram fração de ejeção superior a 28%, a taxa de mortalidade foi inferior a 13% no mesmo período.[37] Segundo Packer et al.,[38] para os pacientes com fração de ejeção menor que 30%, e/ou classes funcionais III e IV da *New York Heart Association* (NYHA), a taxa de mortalidade em 1 ano pode chegar a 50%.

A Figura 6-23 mostra a relação inversa existente entre fração de ejeção e mortalidade.[14]

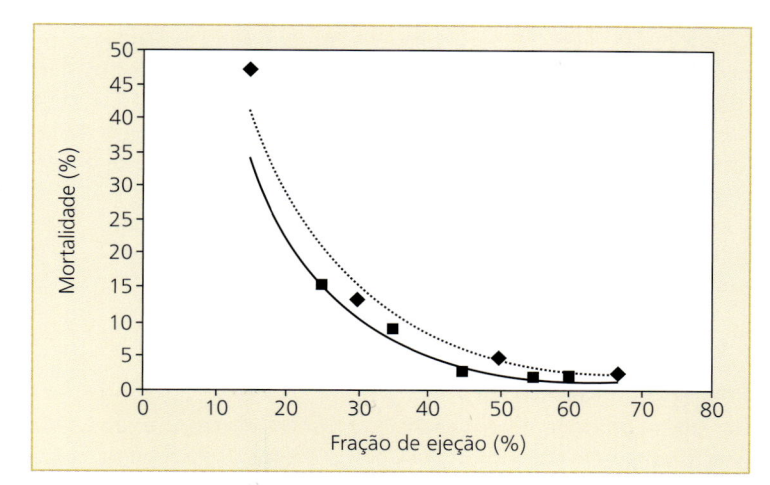

Fig. 6-23. Mostra a fração de ejeção em repouso pelo ecocardiograma e pela ventriculografia por radionucleotídeo com relação à mortalidade em 6 meses e 1 ano.[14]

Entre os pacientes que tiveram infarto e foram acompanhados por 4 anos, aproximadamente metade das mortes súbitas ocorreu no primeiro ano, e em um quarto deles, nos primeiros 3 meses.[39,40] E neste estudo o risco mostrou-se significativamente aumentado nos pacientes com disfunção ventricular esquerda com fração de ejeção ≤ 35%.

■ Função diastólica

A disfunção diastólica é não só esperada no grupo de pacientes com disfunção sistólica, como normalmente corresponde à evolução do grau de disfunção ventricular e à classe funcional do paciente. A presença de uma padrão diastólico pseudonormal ou restritivo ao fluxo mitral é indicativa de elevação da pressão diastólica final do VE, e um tempo de desaceleração < 150 ms, especialmente se < 140 ms ou uma velocidade de propagação do fluxo ao Doppler colorido < 45 cm/s, foram poderosos preditores de dilatação ventricular e morte.[41] Além disso, uma relação entre o pico da onda E e a velocidade de propagação do fluxo (E/Vp) > 1,5 ao fluxo mitral (indicativo de elevada pressão capilar pulmonar), na fase aguda do infarto foi um forte preditor de insuficiência ventricular esquerda intra-hospitalar e mortalidade em 35 dias.[42]

Alguns pacientes com moderada e importante disfunção sistólica podem ter apenas disfunção diastólica por déficit de relaxamento, que não é indicativo de elevação nas pressões atrioventriculares. Esses indivíduos, frequentemente, têm ótima tolerância ao exercício e bom prognóstico, e normalmente não toleram o uso indiscriminado de diuréticos.[43] Entretanto, a redução da fração de ejeção associada a um padrão diastólico restritivo são fatores que se somam para um curso mais desfavorável desses pacientes, onde o padrão restritivo fixo com terapêutica otimizada implica em péssimo prognóstico.[44]

■ Tamanho do infarto

O escore de motilidade parietal é melhor para predizer eventos pós-infarto do que a classificação de Killip Kimbal ou alterações eletrocardiográficas (presença ou ausência da onda Q).

O escore parietal é feito ainda hoje no modelo de 16 ou 17 segmentos miocárdicos com graduações de 1 a 4:

1. Normal.
2. Hipocinético.
3. Acinético.
4. Discinético.

Esses valores são somados e divididos pelo número de segmentos visualizados (normal = 1). Pacientes que evoluem com maior número de eventos apresentam valores maiores de escore parietal. Um escore parietal maior que 2 em repouso tem-se mostrado preditor de insuficiência cardíaca, arritmias e morte, que sucedem o infarto agudo do miocárdio.[45]

O grande número de segmentos alterados corresponde a uma disfunção sistólica de maior grau, sendo a fração de ejeção um marcador ideal de sobrevida.

Estudos também demonstram a correlação do tamanho do infarto com a sobrevida, e há evidências de que infartos que envolvem menos de 35% do ventrículo demonstram alta sobrevida, em comparação com aqueles que envolvem mais de 60% da massa muscular, que têm alta incidência de insuficiência cardíaca[46] e pior prognóstico.

■ Eletrocardiograma

Presença e ausência da onda Q

Pacientes com infarto sem onda Q apresentam menor mortalidade hospitalar, porém maior mortalidade a médio prazo. Pacientes com infarto sem onda Q podem perder a vantagem prognóstica inicial, porque há maior quantidade de tecido viável na zona perfundida do vaso relacionado com o infarto, propiciando mais reinfarto. Porém o infarto sem onda Q confere maior fração de ejeção, menor número de áreas acinéticas, menor pico de enzimas cardíacas e maior patência do vaso relacionado ao infarto, quando comparado com o infarto com onda Q. A longo prazo, contudo, a mortalidade do infarto sem onda Q pode ser maior do que o infarto com onda Q (9,2 vs. 8,4%), foi o que mostrou o estudo de Gibson et al., em um follow-up de 30 meses,[47] geralmente em decorrência do acometimento multivascular.

Por outro lado, hoje sabemos que a presença de onda Q com disfunção contrátil não exclui viabilidade miocárdica. Em geral, regiões com espessura parietal (EP) ≤ 6 mm correspondem à fibrose (com ou sem onda Q), e regiões com onda Q e EP > 6 mm apresentam viabilidade em cerca de 60% dos casos.[48]

■ Expansão do infarto ou remodelamento ventricular

Em adição ao tamanho do infarto, a expansão está também associada à alta mortalidade e alta incidência de complicações.[49,50] A expansão representa o aumento da zona de infarto (sem necrose miocárdica adicional) e ocorre quando a área do infarto dilata-se e afina-se agudamente, tornando-se funcionalmente anormal.[51] Esta situação difere da extensão do infarto em que há maior envolvimento de segmentos necróticos por oclusão coronariana adicional.

O remodelamento ocorre em paciente com infartos maiores, transmurais, que cursam com dilatação ventricular precoce, principalmente envolvendo as paredes anterior e apical do VE.[50]

O processo de expansão continua por alguns meses na ausência de tratamento e está associado à formação de aneurisma, complicações mecânicas e aumento da mortalidade. E embora a expansão ventricular desempenhe importante papel no remodelamento que ocorre no pós-infarto, o remodelamento é também causado pela dilatação da parede, contendo miocárdio viável, que começa imediatamente após o infarto e progride por meses ou anos subsequentes.[50]

A vantagem do ecocardiograma nessa entidade clínica é de poder detectar o envolvimento dessas regiões com dilatação ventricular precoce, permitindo, assim, a instituição de uma terapêutica mais agressiva, com a finalidade de reduzir o remodelamento ventricular. Além disso, o ecocardiograma pode nos ajudar com relação às medidas e volumes do ventrículo esquerdo, já que um diâmetro diastólico maior que 70 mm ou um volume diastólico maior que 260 mL implica em menor probabilidade de viabilidade miocárdica e pior prognóstico.[52]

■ Regurgitação mitral

É um frequente achado pós-infarto, geralmente de caráter "silencioso" e mais comumente encontrado no infarto anterior, é facilmente detectado ao ecocardiograma. A presença de nova regurgitação mitral na fase precoce do infarto parece estar associada à disfunção, mas não com dilatação ventricular ou elevação das enzimas cardíacas; e é um preditor independente de mortalidade,[53] mesmo que não significativa.

A regurgitação mitral isquêmica é uma complicação comum do infarto e é geralmente decorrente da dilatação do anel valvar ou isquemia parietal ou do músculo papilar posteromedial e está associada a um aumento na taxa de mortalidade.[54]

■ Diferenças entre sexos masculino e feminino

Alguns estudos têm demonstrado maior mortalidade em 30 dias pós-infarto nas mulheres, quando comparada com os homens.[55-57]

Testes funcionais para a estratificação do risco pós-infarto

Aqui, nos deteremos ao teste ergométrico e ao ecocardiograma de estresse farmacológico, considerando essas modalidades de maior praticidade e menor custo para a estratificação rotineira desses pacientes.

Teste ergométrico

Foi introduzido há mais de 20 anos e envolve um protocolo submáximo mais atenuado no período pós-infarto (5 METS ou 70% da FC máxima prevista). Após a alta hospitalar o protocolo adotado é sintoma-limitante, e, geralmente, é feito dentro de 3 a 6 semanas. O teste é seguro mesmo quando realizado precocemente (3 a 5 dias após o infarto).

Uma metanálise envolvendo 15.613 pacientes que realizaram teste ergométrico com menos de 6 semanas pós-infarto, onde 65% deles tinham recebido terapia trombolítica, mostrou que a morte cardíaca ocorreu em 3,3% dos pacientes, e 7,8% tiveram morte cardíaca ou infarto durante a fase de acompanhamento prolongado (alto valor preditivo negativo). As alterações do segmento ST (depressão), dor torácica, queda da pressão sistólica e limitada duração ao exercício foram preditores de eventos combinados, morte e reinfarto.[58]

Ecocardiograma de estresse

As modalidades descritas para esta finalidade foram: exercício, marca-passo transesofágico atrial (muito pouco tolerado pelos pacientes), estresse farmacológico (dipiridamol e dobutamina).

Ecocardiograma com esforço

O ecocardiograma com esforço tem maior sensibilidade e especificidade do que o teste ergométrico na predição de eventos cardíacos futuros.

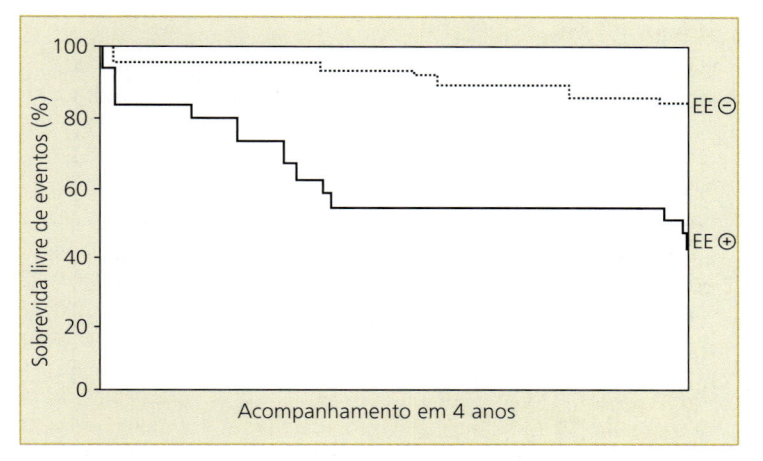

Fig. 6-24. Demonstra a sobrevida livre de eventos (morte ou reinfarto) com ecocardiograma sob esforço positivo (linha contínua) e negativo (linha tracejada) em um seguimento de 4 anos. EE = ecoestresse.[59]

A desvantagem do ecocardiograma com esforço na avaliação pós-infarto está na dificuldade técnica de obtenção da imagem pós-exercício (na esteira) e no tempo de realização do teste (que muitas vezes, na fase precoce do infarto, é um fator limitante), e mesmo o esforço realizado em bicicleta ergométrica pode ser exaustivo para esse subgrupo de pacientes. Essas limitações tornam o ecocardiograma de estresse farmacológico uma alternativa mais atraente para a tomada de decisão. Então, nos deteremos ao estresse com dipiridamol e dobutamina.

A Figura 6-24 mostra a curva de sobrevida livre de eventos (morte ou reinfarto) em 4 anos, com ecocardiograma de estresse positivo ou negativo.

Ecocardiograma de estresse farmacológico

Com dipiridamol

Esta técnica é uma forte opção no período pós-infarto, porque o aumento do trabalho cardíaco é menor, de modo que o teste pode ser realizado com segurança na fase precoce pós-infarto.

Realizado em pacientes com 8 a 10 dias pós-infarto, a sensibilidade e a especificidade do método para este fim foram de 67 e 100%, respectivamente; excedendo os valores do teste ergométrico (52 e 72%). Pacientes com um ecocardiograma com dipiridamol negativo tem 89% de chance de estarem livres de eventos em 2 anos, quando comparados com 72%, se o teste for positivo para indivíduos assintomáticos, e 67%, se o teste for positivo para indivíduos sintomáticos.[60]

Comparando com os dados da cineangiocoronariografia e com os eventos hospitalares pós-infarto, os dados do teste de estresse revelaram uma sensibilidade para lesão univascular, multivascular e tronco de coronária esquerda de 67, 85 e 100%, respectivamente. Eventos cardíacos ocorreram em 21% dos pacientes (33% deles com teste positivo, comparado com 3% com teste negativo). O valor preditivo negativo do teste com dipiridamol foi de 97%, e o valor preditivo positivo foi de 33%.[61] Eventos cardíacos também ocorreram, mais frequentemente, quando o teste de estresse foi positivo em baixa dose, ou quando a assinergia foi distante à área infartada. Sendo os maiores preditores de eventos ao teste com dipiridamol: a assinergia distante e o infarto de parede anterior.[61] A taxa de sobrevida livre de eventos cardíacos em pacientes com teste positivo em baixa dose de dipiridamol foi de apenas 50% (Figs. 6-25 e 6-26).[62,63]

Com Dobutamina

O teste com dobutamina pode estratificar os pacientes de acordo com a presença de isquemia, viabilidade ou ambos. O EDIC[64] foi o pri-

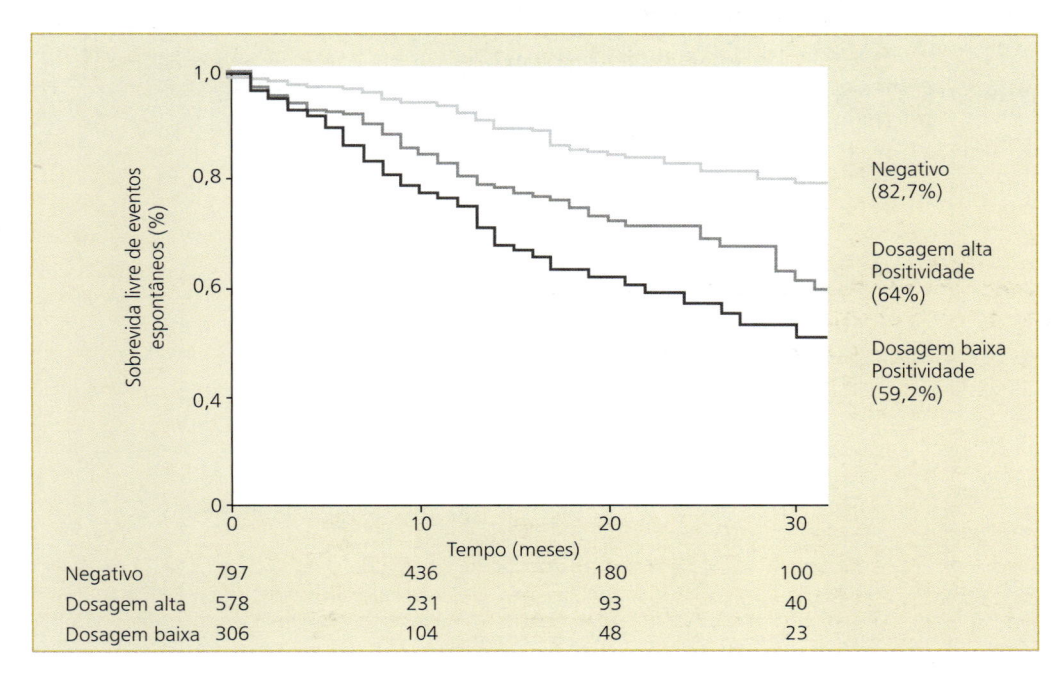

Negativo	797	436	180	100
Dosagem alta	578	231	93	40
Dosagem baixa	306	104	48	23

Fig. 6-25. Curva de sobrevida livre de eventos mediante um teste positivo e negativo e de acordo com a dose do fármaco.

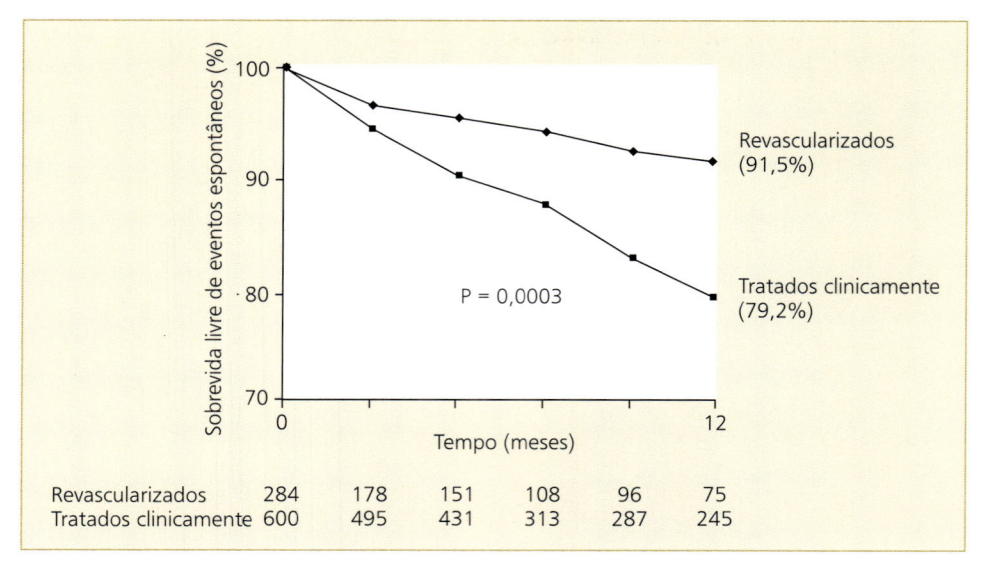

Fig. 6-26. Curva de sobrevida livre de eventos de acordo com o tratamento instituído (clínico × revascularização).[63]

Revascularizados	284	178	151	108	96	75
Tratados clinicamente	600	495	431	313	287	245

meiro grande estudo multicêntrico com dobutamina no período pós-infarto, tendo estudado 778 pacientes 12 dias após o infarto. A mortalidade não foi significativamente diferente entre os grupos com e sem isquemia (2,2 vs. 1,1%), e o único preditor independente de morte cardíaca foram o escore de motilidade parietal e a idade. Incluindo infarto não fatal, os resultados dos testes positivo e negativo também foram similares, porém os eventos estiveram mais presentes naqueles que apresentaram isquemia em zonas distantes à área infartada. Quando todos os eventos foram considerados (incluindo angina instável), a idade e a presença de viabilidade miocárdica foram preditores independentes do resultado, o tamanho do infarto (≥ 4 segmentos) também parece ter relação com a presença de eventos.[65]

Comparando o ecocardiograma de estresse com dobutamina, com o dipiridamol, no período pós-infarto (média de 10 dias), ambos apresentaram valores próximos de sensibilidade e especificidade (76 vs. 63% e 89 vs. 78%), bem como valor preditivo similar (93 vs. 90%). No entanto, a intolerância à dobutamina foi mais comum do que ao dipiridamol (12 vs. 2%).[28]

Quando comparamos o ecocardiograma com dobutamina com o teste ergométrico, observamos semelhantes valores preditivos negativos para ambos os métodos (90 e 91%, respectivamente).[67]

A anormalidade parietal pós-infarto, distante da área infartada, apresenta uma sensibilidade de 68% e uma especificidade de 97% para lesões multiarteriais.[68]

Evidências ecocardiográficas de viabilidade miocárdica parecem contribuir pouco na avaliação prognóstica precoce após infarto, pois, estudos demonstram que os pacientes que apresentam isquemia-induzida após infarto têm, significativamente, maior número de eventos cardíacos quando comparados àqueles que não apresentam isquemia,[69] porém a presença de viabilidade parece ser um fator protetor da evolução para o remodelamento ventricular. A presença de angina pré-infarto (pré-condicionamento) reduz o dano miocárdico e favorece a viabilidade do tecido, limitando o remodelamento ventricular. Parece relacionar-se com a integridade microvascular e vasodilatação funcional pós-infarto.[70]

Se o ECG for marcadamente anormal ou o paciente não puder submeter-se ao exercício, o ecocardiograma de estresse farmacológico ou a cintilografia de perfusão devem ser realizados. O resultado de defeitos isquêmicos nesses testes, evidenciando defeito na perfusão ou nova hipo ou acinesia, constituem resultados positivos que merecem consideração para a realização da angiocoronariografia.

Vários estudos têm avaliado o papel da dobutamina no ecocardiograma de estresse para predizer futuros eventos cardíacos após infarto, estratificando a função ventricular e a presença de isquemia residual.[65] Um estudo comparativo entre os pacientes com infarto sem supra *versus* aqueles com infarto com supra do segmento ST mostrou que o ecocardiograma com dobutamina foi mais positivo para isquemia (80 vs. 52%) e evidenciou mais isquemia a distância (44 vs. 28%) naqueles com infarto sem supra, enquanto que os pacientes com teste negativo tiveram alta sobrevida livre de eventos comparado àqueles com teste positivo, tanto no infarto com supra quanto sem supra de ST. A sobrevida livre de eventos com um ecocardiograma de estresse positivo após infarto do miocárdio não complicado é menor do que com um teste negativo (Figs. 6-27 e 6-28).

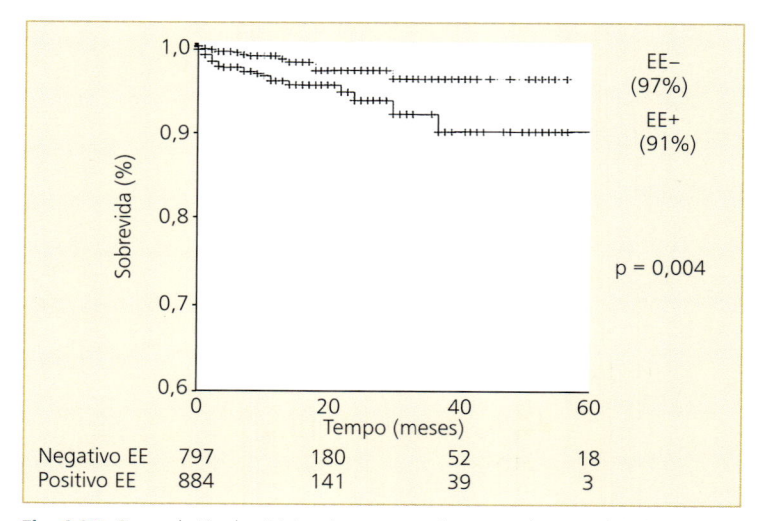

Negativo EE	797	180	52	18
Positivo EE	884	141	39	3

Fig. 6-27. Curva de Kaplan-Meier demonstrando a taxa de mortalidade global de acordo com o resultado do ecocardiograma de estresse positivo ou negativo para isquemia miocárdica, e a sobrevida é menor quando o teste é positivo.

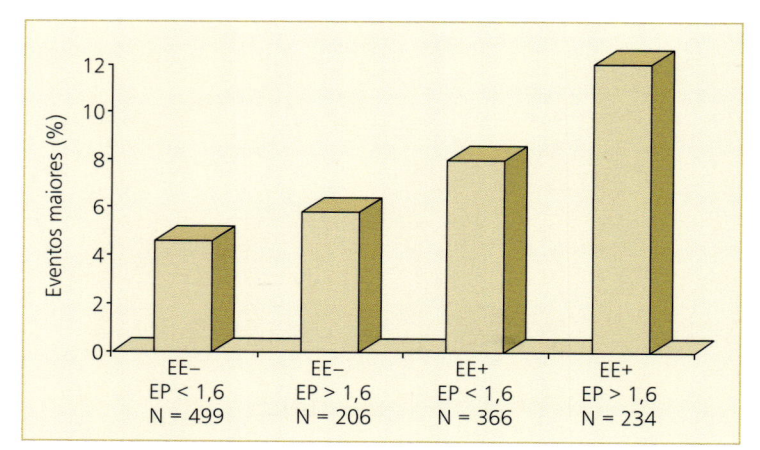

Fig. 6-28. Efeitos combinados da função ventricular em repouso e isquemia induzida ao ecocardiograma de estresse farmacológico (DIP ou DOB) na incidência de eventos cardíacos em pacientes tratados clinicamente (n = 1.305). DIP = dipiridomol; DOB = dobutamina; EE = ecoestresse; EP = escore parietal.

Para os pacientes que se recuperam na primeira fase de um infarto não complicado, a presença de isquemia miocárdica detectada pelo ecocardiograma de estresse farmacológico, seja com dobutamina seja dipiridamol, é capaz de identificar pacientes com risco de eventos cardíacos futuros. A associação da informação em condições de repouso sobre a função cardíaca com a indução de isquemia em condições de estresse tem alto poder de estratificação, mudando de 4% para aqueles com função ventricular normal em repouso e negativo para isquemia miocárdica, para 12% para aqueles com disfunção ventricular em repouso e isquemia induzida sob estresse. E um exame negativo pós-infarto tem alto valor preditivo negativo com bons resultados futuros.[64]

A cintilografia de perfusão e o ecocardiograma de estresse têm acurácias equivalentes e superiores ao teste ergométrico para a detecção de DAC multivascular.

Os indicadores de alto risco e pior prognóstico incluem angina e/ou depressão do segmento ST maior que 1 mm (horizontal ou descendente) no teste de exercício (TE submáximo ou de baixa carga), nova dissinergia ao ecocardiograma de estresse, aumento da captação pulmonar do radiotraçador à medicina nuclear, ou defeitos de redistribuição e/ou defeitos em mais do que um território vascular, e doença multivascular ao cateterismo. A despeito de todos esses testes poderem ser realizados numa fase precoce pós-infarto (média de 5 dias), uma potencial vantagem dos testes provocativos com imagem sobre o teste de exercício submáximo é que este último pode não prover uma carga suficiente para demonstrar isquemia miocárdica.

A Figura 6-29 é um modelo esquemático de uma comparação do valor preditivo médio dos vários testes realizados pós-infarto (síntese de vários estudos).

Deve-se ressaltar aqui que infartos inferior e apical, com afilamento parietal, podem implicar em maior risco de ruptura do ventrículo esquerdo, quando submetidos a um teste que envolve aumento do duplo produto e do inotropismo cardíaco, como é o caso do estresse com dobutamina.

Podemos, por fim, considerar o Quadro 6-1 de acordo com o risco pós-infarto, a presença do teste de estresse e o resultado deste.

No que tange à questão da viabilidade miocárdica no pós-infarto agudo não complicado, o ecocardiogram de estresse com dobutamina demonstrou ser um poderoso preditor de resultados neste subgrupo de pacientes, e a presença de viabilidade na zona infartada tem um impacto positivo na sobrevida,[72] conforme ilustra a Figura 6-30.

Ecocardiograma com contraste

O contraste de microbolhas para perfusão também tem sido utilizado para predizer recuperação funcional e remodelamento no pós-infarto agudo não complicado e foi comparado com a baixa dose de

Quadro 6-1. Considerações

Risco pós-infarto	Teste de estresse	Resultado de conduta
Baixo risco (mortalidade anual < 1%)	Sim	Negativo Tratamento clínico
Intermediário risco (mortalidade anual 1-3%)	Sim	Negativo Tratamento clínico
	Sim	Positivo tratamento intervencionista
Alto risco (mortalidade anual > 3-5%)	Não	– Tratamento intervencionista

dobutamina ao ecocardiograma. A presença de perfusão foi menos acurada do que a presença de reserva contrátil com dobutamina, para predizer recuperação regional (55 × 81% respectivamente). No entanto a ausência de perfusão foi mais acurada do que a ausência de contratilidade na predição de remodelamento regional (83 × 48% respectivamente) (Fig. 6-31).[73]

Quando comparados o realce tardio pela ressonância magnética e a contratilidade com baixa dose de dobutamina também pela ressonância magnética na predição de recuperação funcional após infarto, sensibilidade, especificidade e acurácia foram de 89, 80 e 86%, respectivamente, pela ressonância com dobutamina, e 83, 72 e 79%, respectivamente, para a ressonância com realce tardio; mostrando vantagem da primeira técnica sobre a segunda.[74]

O estudo de Huang et al. pode demonstrar que os pacientes tratados com angioplastia primária ou trombólise tiveram significativamente melhor escore de perfusão regional, melhor reserva contrátil e recuperação funcional, do que sob terapira conservadora. E o ecocardiograma de esstresse com dobutamina e o contraste para perfusão denotaram concordância para predizer recuperção funcional sob diferentes abordagens terapêuticas. Além disso, a revascularização miocárdica resultou em melhor preservação da integridade microvascular, contratilidade regional e recuperação funcional.[75]

No estudo de Sbano et al., os autores estudaram o valor do ecocardiograma com baixa dose de dobutamina e do contraste para perfusão miocárdica na predição da recuperação funcional após infarto dos pacientes tratados com trombólise e que resultaram em

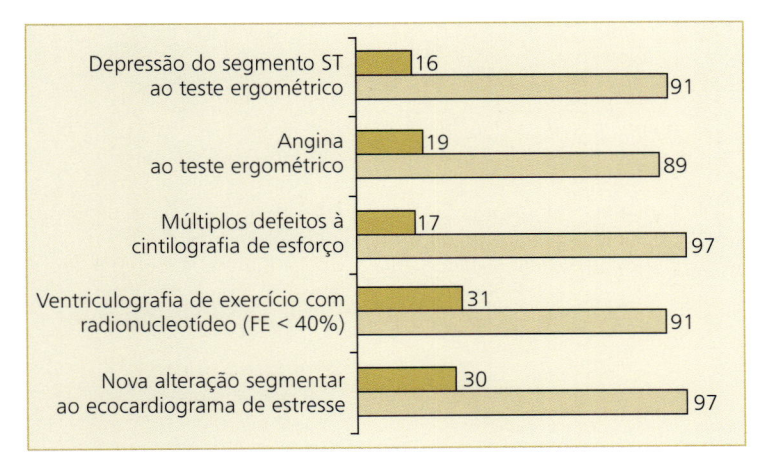

Fig. 6-29. Valor preditivo positivo (escuro) e valor preditivo negativo (claro) para morte e infarto. Observe que o valor preditivo negativo é alto em todos os testes, desde os de menor custo até aqueles de custo mais elevado.[71]

- Depressão do segmento ST ao teste ergométrico: 16 / 91
- Angina ao teste ergométrico: 19 / 89
- Múltiplos defeitos à cintilografia de esforço: 17 / 97
- Ventriculografia de exercício com radionucleotídeo (FE < 40%): 31 / 91
- Nova alteração segmentar ao ecocardiograma de estresse: 30 / 97

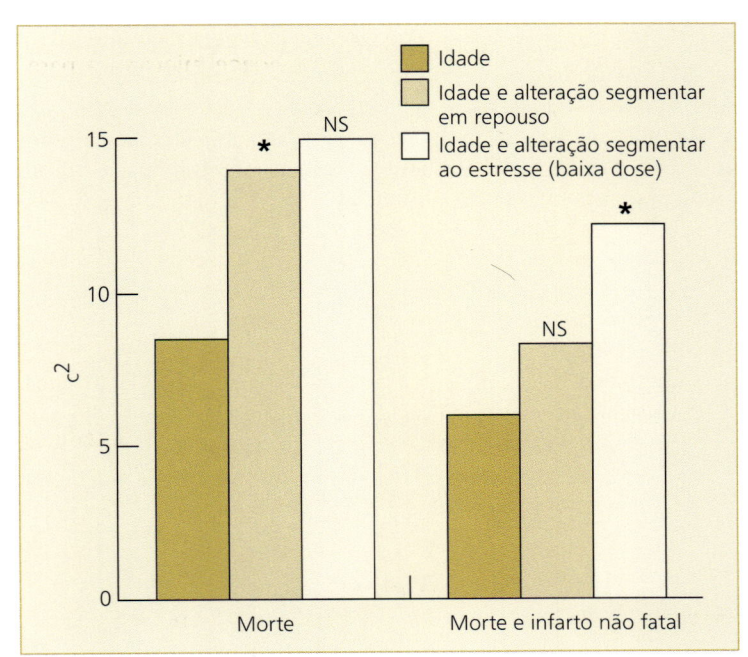

Fig. 6-30. Histograma mostrando o valor incremental do espessamento sistólico com baixa dose de dobutamina associado a informações do ECO de repouso e idade para predizer morte ou infarto não fatal (*$p < 0,05$). NS = não significativo.[72]

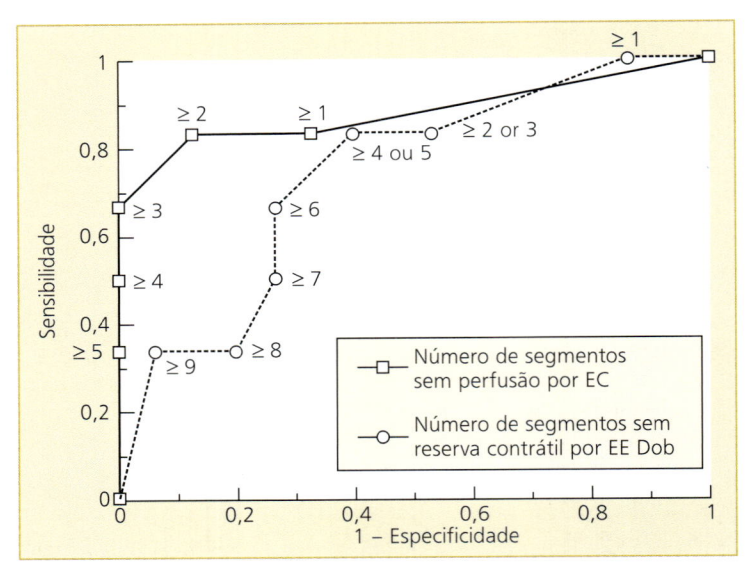

Fig. 6-31. Curva demonstrando o número de segmentos sem perfusão ao eco com contraste (linha contínua) e o número de segmentos sem reserva contrátil ao eco com dobutamina (linha tracejada). EE DOB = eco com dobutamina; EC = eco com contraste.[73]

sinais de reperfusão. Os segmentos que não apresentaram perfusão com contraste não tinham reserva contrátil, e a dobutamina foi um acurado preditor de recuperação funcional tardia pós-infarto, enquanto que o contraste para perfusão foi um método sensível e apresentou um alto valor preditivo negativo, demonstrando que a perfusão microvascular é essencial para haver recuperação funcional do ventrículo esquerdo.[76]

Outro estudo realizado por Tsutsui *et al.* teve o objetivo de determinar a acurácia e o prognóstico da motilidade parietal e da perfusão miocárica em tempo real com o ecocardiograma de contraste, durante o estudo de estresse com dobutamina. Os autores identificaram uma acurácia de 88% da perfusão miocárdica com contraste para detecção de estenose > 50%, e a acurácia da motilidade parietal foi da ordem de 67%. A sobrevida livre de eventos no acompanhamento de 3 anos foi de 87% para os pacientes que tiveram um teste de perfusão e contração negativos para isquemia miocárdica, 49% para aqueles que tiveram um teste positivo tanto pela alteração contrátil quanto perfusional, e de 51% para aqueles que apresentaram um teste negativo do ponto de vista contrátil, mas positivo por alteração perfusional, tendo este fator demonstrado ser o único preditor independente de eventos cardíacos na análise multivariada. De modo que o estudo pode demonstrar que em pacientes com síndrome coronariana aguda, a análise perfusional com contraste melhora a acurácia do ecocardiograma de estresse com dobutamina para detecção de doença arterial coronariana, e foi um preditor independente de resultados.[77]

Outra técnica utilizada na detecção da viabilidade pós-infarto é o *strain rate* durante a ecocardiografia de estresse com dobutamina, e hoje sabemos que a extensão de fibrose se correlaciona com o *strain rate* sistólico em repouso, com os valores de *strain* sistólico e com o *strain rate* diastólico precoce em repouso. Para a detecção de viabilidade miocárdica a acurácia diagnóstica do *strain rate* diastólico precoce e do *strain rate* sistólico foi similares (sensibilidade de 93% e 93%, especificidade de 96 e 94%, respectivamente). Contudo, de um modo geral, o *strain rate* diastólico parece ser o mais adequado para a identificação de miocárdio viável quando comparado ao *strain rate* sistólico, além de permitir a diferenciação do infarto não transmural do transmural com alta acurácia.[78]

A comparação de vários métodos, incluindo o *strain rate* na análise contrátil, está demonstrada na Figura 6-32.

Avaliação anatômica

Durante várias décadas estivemos céticos apenas com relação à lesão coronariana anatômica, e ao grau de obstrução se maior ou menor, o que é de grande auxílio na abordagem desses pacientes. Porém, a repercussão funcional da lesão é, sem dúvida alguma, de muito maior relevância clínica. Hoje sabemos que estenoses importantes em pacientes protegidos por colaterais podem passar clinicamente despercebidas, e lesões moderadas ao reflexo "oculoestenótico" podem apresentar significativa repercussão hemodinâmica.

■ Angiografia coronária

Apesar de desprovida de informações funcionais, a angiografia coronária acrescenta informações valiosas para estratificação de risco, por fornecer detalhes sobre a anatomia coronária. É imprescindível para a escolha do melhor método de revascularização miocárdica (angioplastia ou cirurgia), visando modificar o risco de evolução desfavorável prevista por dados clínicos ou exames subsidiários.

Em pacientes com DAC crônica, a doença multiarterial e a disfunção ventricular esquerda influenciam o prognóstico de forma independente.[80,81] Os efeitos adverso e sinérgico de ambos os fatores mostraram-se mais pronunciados com o aumento do número de vasos estenóticos.[80]

Quando se considerou somente estenose superior a 50% em vaso único, a taxa de mortalidade anual foi de, aproximadamente, 2%.[33] Por outro lado, a doença triarterial associada à disfunção ventricular esquerda determinou reduzida taxa de sobrevida (cerca de 58% em 5 anos).[82]

Estenose anterior ao primeiro ramo perfurante da artéria descendente anterior implicou em mortalidade maior que a determinada por estenose mais distal. A taxa de sobrevida dos pacientes tratados clinicamente, com lesão isolada da artéria coronariana di-

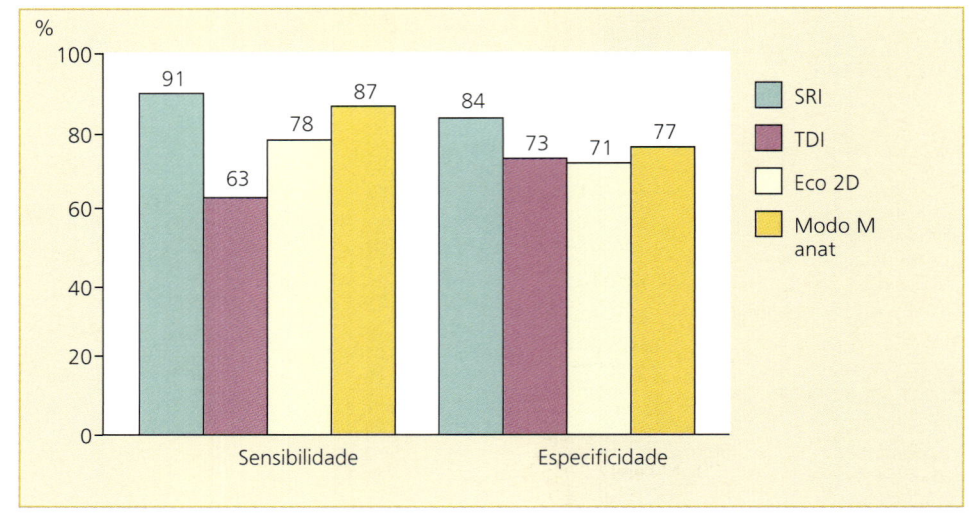

Fig. 6-32. Comparação de métodos na avaliação segmentar do infarto (Doppler tecidual-TDI, *Strain rate-SRI,* Eco bidimensional Eco 2D e Modo M anatômico) em pacientes submetidos ao *Gated-stress* com tecnécio-sestamibi. O *strain rate* demonstrou superioridade na avaliação da contração regional.[79]

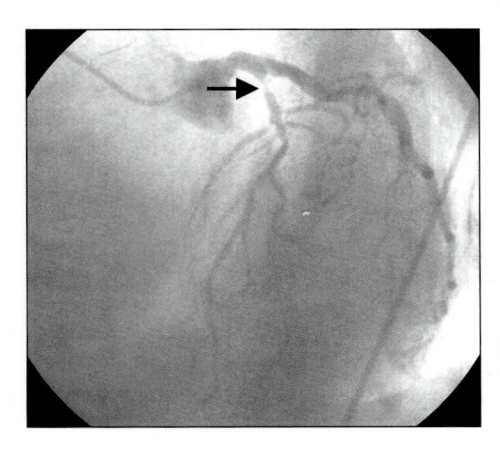

Fig. 6-33. Importante estenose no terço inicial da artéria descendente anterior.

reita, foi superior à daqueles com estenose única da artéria descendente anterior ou circunflexa.[82] Estenose do tronco da coronária esquerda ou lesão crítica proximal das artérias descendente anterior em conjunto com a artéria circunflexa são ameaçadoras à vida, ocupando uma mortalidade de até 50% em 5 anos quando não tratadas cirurgicamente (Fig. 6-33).[80]

CONSIDERAÇÕES ESPECIAIS

Desaceleração sinusal durante a ecocardiografia de estresse

Pacientes em estratificação de risco pós-infarto, que apresentam desaceleração sinusal paradoxal ao ecocardiograma de estresse com dobutamina, geralmente apresentam doença arterial coronariana significativa e maior comprometimento da função ventricular esquerda.[83] Isto também pode ocorrer como uma consequência do reflexo vasodepressor (Bezold-Jarisch) e, nesse caso, sem influência sobre o prognóstico.

CONCLUSÃO

Considerando o poder dos dados prognósticos e as limitações de cada modalidade, a estratificação do risco deve obedecer a uma sequência lógica na escala de exames, desde o mais simples e barato ao mais complexo e oneroso, de acordo com a melhor relação custo-benefício e indicação clínica para cada paciente. A eficácia dos exames não invasivos fundamenta-se na valorização máxima dos recursos médicos disponíveis, de acordo com sua capacidade de fornecer uma base consistente para a avaliação do risco, o que é importante para a definição da melhor abordagem terapêutica a ser adotada.

REFERÊNCIAS BIBLIOGRÁFICAS

1. Cavalcante EFA, Ferreira MP, Albuquerque CP. Dor torácica de origem indeterminada. *Rev Soc Cardiol* São Paulo 2001;1:154-64.
2. Lee TH, Goldman L. Evaluation of the patient with acute chest pain – Review Article. *N Engl J Med* 2000;347:1187-95.
3. ACC/AHA 2007 Guidelines for the management of patients with unstable angina/Non–ST-elevation myocardial infarction. *J Am Coll Cardiol* 2007;50:e1-157.
4. Bassan R, Pimenta L, Leães PE et al. Sociedade Brasileira de Cardiologia. I Diretriz de dor torácica na sala de emergência. *Arq Bras Cardiol* 2002;79(Supl II).
5. Bassan R. Unidades de dor torácica. Uma forma moderna de manejo de pacientes com dor torácica na sala de emergência. *Arq Bras Cardiol* 2002;79(2):196-202.
6. Volschan A, Sanmartin C et al. Protocolo de atendimento da dor torácica do Hospital Pró-Cardíaco, 2001. Disponível em: www.procardiaco.com.br
7. Peres E. Diretrizes Assistenciais do Hospital Sírio-Libanês. Abordagem diagnóstica e terapêutica dos pacientes atendidos no hospital com dor torácica aguda de provável etiologia isquêmica. Acesso em: Mar. 2005. Disponível em: www.hsl.org.br.
8. Differential diagnosis of chest pain. National Guideline Clearinhouse. Acesso em: Feb. 2005. Disponível em: www.guideline.gov.
9. Tracy RP. Relation of coagulation parameter to patency and recurrent ischemia in the thrombolysis in myocardial infarction (TIMI). Phase II Trial. *Am Heart J* 1998;135:29.
10. The GUSTO investigators. An international randomized trial comparing four thrombolytic strategies for acute myocardial infarction.. *N Engl J Med* 1993;329:673.
11. Van De Werf F, Adgey J et al. Single-bolus tenecteplase compared with front-loaded alteplase in acute myocardial infarction: the ASSENT-2 double-blind randomised trial. *Lancet* 1999;354:716.
12. Cannon CP, Gibson CM, Lambrew CT et al. Relationship of symptom-onset-to-balloon time and door-to-balloon time with mortality in patients undergoing angioplasty for acute myocardial infarction. *JAMA* 2000;283:2941.
13. Stone GW, Grines CL, Cox DA et al. Comparison of angioplasty with stenting, with or without abciximab, in acute myocardial infarction. *N Engl J Med* 2002;346:957.
14. Gruppo Italiano per lo Studio de la Streptochinase nell Infarto Miocárdico (GISSI): Effectiveness of intra venous thrombolytic treatment in acute myocardial infarction. *Lancet* 1986;1:397.
15. Volpi A, Vita C, Franzosi MG et al. Determinants of 6-month mortality in survivors of myocardial infarction afgter thrombolysis. Results of the GISSI-2 data base. The ad hoc Working Group of the Gruppo Italiano per lo Sudio della Sopravvivenza nellÍnfarto Miocardico (GISSI)-2 data base. *Circulation* 1993;88:416-29.
16. Keeley EC, Boura JA, Grines CL. Primary angioplasty *versus* intravenous thrombolitic therapy for acute myocardial infarction: a quantitative review of 23 randomized trial. *Lancet* 2003;361:13.
17. Invasive compared with non-invasive treatment in unstable coronary-artery disease: FRISC II prospective randomised multicentre study. Fragmin and Fast revascularisation during Instability in coronary artery disease investigators. *Lancet* 1999;354:708.
18. Cannon CP, Weintraub WS, Demopoulos LA et al. Comparison of early invasive and conservative strategies in patients with unstable coronary syndromes treated with the glycoprotein IIb/IIIa inhibitor tirofiban. *N Engl J Med* 2001;344:1879.
19. Steg PG, Goldberg RJ, Gore JM et al. Baseline characteristics, management practices, and in-hospital outcomes of patients hospitalized with acute coronary syndromes in the Global Registry of Acute Coronary Events (GRACE). *Am J Cardiol* 2002;90:358.
20. Hasdai D, Behar S, Wallentin L et al. A prospective survey of the characteristics, treatments and outcomes of patients with acute coronary syndromes in Europe and the Mediterranean basin; the Euro Heart Survey of Acute Coronary Syndromes (Euro Heart Survey ACS). *Eur Heart J* 2002;23:1190.
21. Bahit MC, Cannon CP, Antman EM et al. Direct comparison of characteristics, treatment, and outcomes of patients enrolled *versus* patients not enrolled in a clinical trial at centers participating in the TIMI 9 Trial and TIMI 9 Registry. *Am Heart J* 2003;145:109.
22. Myerson M, Coady S, Taylor H et al. Declining severity of myocardial infarction from 1987 to 2002: the Atherosclerosis Risk in Communities (ARIC) Study. *Circulation* 2009;119:503.
23. Liebson PR, Klein LW. The non-Q wave myocardial infarction revisited: 10 years later. *Prog Cardiovasc Dis* 1997;39:399.
24. Armstrong PW, Fu Y, Chang WC et al. Acute coronary syndromes in the GUSTO-IIb trial: prognostic insights and impact of recurrent ischemia. The GUSTO-IIb Investigators. *Circulation* 1998;98:1860.
25. Mauro VM, Cianciulli TF, Prezioso HA et al. Dobutamine stress echocardiography can predict reversible ventricular dysfunction after acute myocardial infarction. *Clin Cardiol* 2005;28:523-28.
26. Becker LC, Ambrosio G. Myocardial consequences of reperfusion. *Prog Cardiovasc Dis* 1987;30:23-44.
27. Diamond G, Forrester J, Da Luz et al. Post-extrasystolic potentiation of ischemic myocardium by atrial stimulation. *Am Heart J* 1978;95:204.
28. Chagas ACP, Yugar M, Neto JRF. *Doença coronária crônica*. Livro doença arterial coronária crônica. São Paulo: Lemos, 2002. p. 13.
29. Milavetz JJ, Giebel DW, Christian TF et al. Time to theerapy and salvage in myocardial infarction. *J Am Coll Cardiol* 1998;31:1246-51.

30. Sicari R, Picano E, Landi P et al. Pharmacologic stress echocardiography predicts total mortality early after acute myocardial infarction. *J Am Soc Echocaardiogr* 2004;17:114-20.
31. Vitiello N, Cirillo R, Granato L et al. Exercise stress test and dobutamine stress echocardiography for the prognostic stratification after uncomplicated acute myocardial infarction. *G Ital Cardiol* 2007;8:311-18.
32. Sicari R, Picano E, Landi P et al. Pharmacologic stress echocardiography predicts total mortality early after acute myocardial infarction. *J Am Soc Echocaardiogr* 2004;17:114-20.
33. Picano E, Landi P, Bolognese L et al. Prognostic value of dipyridamole echocardiography early after uncomplicated myocardial infarction: a large-scale multicenter trial. *Am J Med* 1993;11:608-18.
34. Hochman JS, Tamis JE, Thompson TD et al. Sex, clinical presentation, and outcome in patients with acute coronary syndrome. Global use of strategies to open occluded coronary arteries in acute coronary syndromes IIB investigators. *N Eng J Med* 1999;341:226.
35. Salinger S, Tomasevic M, Glasnovic J et al. Prognostic significance of sinus deceleration during dobutamine stress echocardiography test following acute myocardial infarction. *Vojnosanit Pregl* 2006;63:287-92.
36. Michaels AD. Risk stratification after acute myocardial infarction in the reperfusion era. *Prog Cardiovasc Dis* 2000;42:273-309.
37. Shah PM, Archibald D, Lopes B et al. Prognostic value of echocardiographic parameters in chronic congestive heart failure. The VHEFT study. *J Am Coll Cardiol* 1987;9:202.
38. Packer M, Cohn JN, on behalf of the Steering Committee and Membership of the Advisory Council to Improve/outcomes Nationwide in Heart Failure. Consensus recommendations for the management of chronic heart failure. *Am J Cardiol* 1999;83(2A):1A-38A.
39. Marchioli R, Barzi F, Bomba E et al. Early protection against sudden death by n-3 polyunsaturated fatty acids after myocardial infarction: time-course analysis of the results of the Gruppo Italiano per lo Studio della Sopravvivenza nell'Infarto Miocardico (GISSI)-Prevenzione. *Circulation* 2002;105:1897.
40. Torp-Pedersen C, Køber L. Effect of ACE inhibitor trandolapril on life expectancy of patients with reduced left-ventricular function after acute myocardial infarction. TRACE Study Group. Trandolapril cardiac evaluation. *Lancet* 1999;354:9.
41. Xie G, Berk Mr, Smith MD et al. Prognostic value of Doppler trasmitral flow patterns in patients with congestive heart failure. *J Am Coll Cardiol* 1994;24:132.
42. Appleton CP, Firstenberg MS, Garcia MJ et al. The echo-Doppler evaluation of left ventricular diastolic function: a current perspective. *Cardiol Clin* 2000;18:513.
43. Pozzoli M, Traversi E, Cioffi G et al. Loading manipulations improve the prognostic value of Doppler evaluation of mitral flow in patients with chronic heart failure. *Circulation* 1997;27:423.
44. Camarozano AC, Weitzel LH. Insuficiência cardíaca: o papel da ecodopplercardiografia e seus aspectos dinâmicos. *Rev Bras Eco* 2004;(1), Ano XVII.
45. Nishimura RA, Reeder GS, Miller AM et al. Prognostic value of predischarge two-dimensional echocardiogram after acute myocardial infarction. *Am J Cardiol* 1984;53:429.
46. Kan G, Visser C, Koolen J et al. Short and long term predictive value of admission wall motion escore in acute myocardial infarction. Across sectional echocardiographic study of 345 patients. *Br Heart J* 1986;56:422-27.
47. Gibson RS, Beller GA, Gheorghiade M et al. The prevalence3 and clinical significance of residual myocardial ischemia 2 weeks after uncomplicated non-Q wave infarction: a prospective natural history study. *Circulation* 1986;73:1186-98.
48. Schinkel AF, Bax JJ, Boersma E et al. Assessment of residual myocardial viability in regions with chronic electrocardiographic Q-wave infarction. *Am Heart J* 2002;144(5):865-69.
49. Vaughan DE, Pfeffer MA. Ventricular remodeling following myocardial infarction and angiotensin-converting enzyme and ACE inhibitors. In: Fuster V, Ross R, Topol EJ. *Atherosclerosis and coronary artery disease*. Philadelphia: Lippincott-Reven, 1996. p. 1193-205.
50. Weisman HF, Healy B. Myocardial infarct expansion, infarct extension, and reinfarction: Pathophysiologic concepts. *Prog Cardiovasc Dis* 1987;30:73.
51. Weisman HF, Bush DE, Mannisi JA et al. Cellular mechanisms of myocardial infarct expansion. *Circulation* 1988;78:186.
52. Santana - Nuclear Medicine 53. Lehmann KG, Francis CK, Dodge HT. Mitral regurgitation in early myocardial infarction. Incidence, clinical detection, and prognostic implications. TIMI Study Group. *Ann Intern Med* 1992;117:10.
54. Bursi F, Enriquez-Sarano M, Nkomo VT et al. Heart failure and death after myocardial infarction in the community: the emerging role of mitral regurgitation. *Circulation* 2005;111:295.
55. Greenland P, Reicher-Reiss H, Goldbourt U et al. In-hospital and 1-year mortality in 1,524 women after myocardial infarction. Comparison with 4,315 men. *Circulation* 1991;83:484.
56. Gottlieb S, Harpaz D, Shotan A et al. Sex differences in management and outcome after acute myocardial infarction in the 1990s: a prospective observational community-based study. Israeli thrombolytic survey group. *Circulation* 2000;102:2484.
57. Mak KH, Kark JD, Chia KS et al. Ethnic variations in female vulnerability after an acute coronary event. *Heart* 2004;90:621.
58. Shaw LJ, Peterson ED, Kesler K et al. A metaanalysis of predischarge risk stratification after acute myocardial infarction with stress electrocardiographic, myocardial perfusion, and ventricular function imaging. *Am J Cardiol* 1996;78:1327.
59. Quintana M, Lindwall K, Ryden L et al. Prognostic value of predscharge exercise stress echocardiography after acute myocardial infarction. *Am J Cardiol* 1995;76:1115-21.
60. Bolognese L, Sarasso G, Aralda D et al. High-dose echocardiography test early after uncomplicated acute myocardial infarction: correlation with exercise testing and coronary angiography. *J Am Coll Cardiol* 1989;14:357.
61. Chiarella F, Domenicucci S, Bellotti P et al. Dipyridamole echocardiographic test performed 3 days after an acute myocardial infarction: Feasibility, tolerability, safety and in-hospital prognostic value. *Eur Heart J* 1994;15:842.
62. Picano E, Lattanzi F. Dipyridamole echocardiography. *Circulation* 1991;83(Suppl III):19.
63. Sicari R, Picano E, Landi P et al. Pharmacologic stress echocardiography predicts total mortality early after acute myocardial infarction. *J Am Soc Echocardiogr* 2004;17:114-20.
64. Sicari R, Picano E, Landi P et al. Prognostic value of dobutamine-atropine stress echocardiography early after acute myocardial infarction. Echo Dobutamine International Cooperative (EDIC) Study. *J Am Coll Cardiol* 1997;29:254.
65. Franklin KB, Marwick TH. Use of stress echocardiography for risk assessment of patients after myocardial infarction. *Cardiol Clin of North Am* 1999;17:521.
66. Minardi G, Di Segni M, Pulignano G et al. Diagnostic and prognostic value of dipyridamole and dobutamine stress echocardiography in patients with Q-wave acute myocardial infarction. *Am J Cardiol* 1997;80:847.
67. Bigi R, Galati A, Curti G et al. Prognostic value of residual ischaemia assessed by exercise electrocardiography and dobutamine stress echocardiography in low-risk patients following acute myocardial infarction. *Eur Heart J* 1997;18:1873.
68. Smart SC, Knickelbine T, Stoiber TR et al. Safety and accuracy of dobutamine-atropine stress echocardiography for the detection of residual stenosis of the infarct-related artery and multivessel disease during the first week after acute myocardial infarction. *Circulation* 1997;95:1394.
69. Previtali M, Fetiveau R, Lanzarini L et al. Prognostic value of myocardial viability and ischemia detected by dobutamine stress echocardiography early after acute myocardial infarction treated with thrombolysis. *J A m Coll Cardiol* 1998;32:380.
70. Colonna P, Cadeddu C, Montisci R et al. Reduced microvascular and myocardial damage in patients with acute myocardial infarction and preinfarction angina. *Am Heart J* 2002;144(5):796-803.
71. Antoniucci D, Seccareccia F, Menotti A et al. Predictive value of sequential testing in screening for silent myocardial ischemia in asymptomatic middle-aged men (the ECCIS Project). *Cardiology* 1996;87:240-43.
72. Swinburn JM, Sênior R. Myocardioal viability assessed by dobutamine stress echocardiography predicts reduced mortality early acute myocardial infarction: determining the risk of events after myocardial infarction (DREAM) study. *Heart* 2006;92:44-48.
73. Abe Y, Muro T, Sakanoue Y et al. Intravenous myocardial contrast echocardiography predicts regional and global left ventricular remolelling after acute myocardial infarction: comparison with low dose dobutamine stress echocardiography. *Heart* 2005;91:1578-83.

74. Motoyasu M, Sakuma H, Ichikawa Y *et al.* Prediction of regional functional recovery after acute myocardial infarction with low dose dobutamine stress cine MR imaging and contrast enhanced MR imaging. *J Cardiovasc Magn Reson* 2003;5:563-74.

75. Huang WC, Chiou KR, Liu CP *et al.* Comparison of real-time contrast echocardiography and low-dose dobutamina stress echocardiography in predicting the left ventricular functional recovery in patients after acute myocardial infarction under different therapeutic intervention. *Int J Cardiol* 2005;104:81-91.

76. Sbano JC, Tsutsui JM, Andrade JL *et al.* Detection of functional recovery using low-dose dobutamine and myocardial contrast echocardiography after acute myocardial infarction treated with successful thrombolytic therapy. *Echocardiography* 2005;22:496-502.

77. Tsutsui JM, Xie F, O´Leary EL *et al.* Diagnostic accuracy and prognostic value of dobutamine stress myocardial contrast echocardiography in patients with suspected acute coronary syndromes. *Echocardiography* 2005;22:487-95.

78. Schneider C, Jaquet K, Geidel S *et al.* Regional diastólic and systolic function by strain rate imaging for the detection of intramural viability during dobutamine stress echocardiogoraphy in a porcine model of myocardial infarction. *Echocardiography* 2010;27:552-62.

79. Mele D, Pasanini G, Heimdal A *et al.* Improved recognition of dysfunctioning myocardial segments by longitudinal strain rate *versus* velocity in patients with myocardial infarction. *J Am Soc Echocardiogr* 2004;17:313-21.

80. Emond M, Mock MB, Davis KB *et al.* Long-term survival of medically treated patients in the Coronary Artery Surgery Study (CASS) Registry. *Circulation* 1994;90:2645.

81. Weiner DA, Ryan TJ, McCabe CH *et al.* Comparison of coronary artery *bypass* surgery and medical therapy in patients with exercise-induced silent myocardial ischemia: A report from the Coronary Artery Surgery Study (CASS) registry. *J Am Coll Cardiol* 1988;12:595.

82. Califf RM, Armstrong PW, Carver JR *et al.* Outcome in one-vessel coronary artery disease. *Circulation* 1983;67:283.

83. Salinger S, Tomasevic M, Glasnovic J *et al.* Prognosstic significance of sinus deceleration during dobutamine stress echocardiography test following acute myocardial infarction. *Vojnosanit Pregl* 2006;63:287-92.

6-7 ECOCARDIOGRAFIA DE ESTRESSE NAS MIOCARDIOPATIAS DILATADA E HIPERTRÓFICA

FÁBIO CAÑELLAS MOREIRA ■ ALEXANDRE AUGUSTO TARTARI

INTRODUÇÃO

A Ecocardiografia de estresse é ferramenta versátil na avaliação da miocardiopatia dilatada e da hipertrófica. Na primeira, pelo fato de poder, simultaneamente, avaliar mudanças na contratilidade, índices contráteis e variações da forma do ventrículo em repouso e no pico do estresse, contribuindo para avaliação do *status* funcional e do prognóstico dos pacientes. Na segunda, pela possibilidade de provocar e medir os gradientes, de modo não invasivo, em pacientes com discrepâncias entre os sintomas e os achados de repouso (baixos gradientes).

MIOCARDIOPATIA DILATADA

A miocardiopatia dilatada é uma condição que afeta primariamente a função sistólica, com dilatação marcada do ventrículo esquerdo, aumento dos volumes sistólico e diastólico finais, com significativa redução da fração de ejeção(FE).[1] O prognóstico de tal patologia é difícil de prever, a mortalidade chega a 50% em 5 anos.[2,3] Em decorrência dos recentes avanços terapêuticos (β-bloqueadores, diuréticos, desfibriladores implantáveis e ressincronizadores), a sobrevida destes pacientes vem aumentando e cresce também a importância da sua avaliação prognóstica e da eficácia terapêutica.

Sabe-se que os índices de função sistólica global em repouso apresentam pobre correlação com sintomas, prognóstico e capacidade de exercício.[4] Vários parâmetros têm sido testados com este propósito, e o ecocardiograma de estresse tem-se mostrado útil neste contexto.[2]

Em pacientes com miocardiopatia dilatada (MD) o ecocardiograma de estresse, pelo estudo da reserva contrátil, é uma importante ferramenta na avaliação do prognóstico, assim como do seu estado funcional durante as condições de estresse simuladas.[5]

Scrutinio *et al.* avaliaram 55 pacientes com MD usando protocolo de baixa dose de dobutamina e teste de consumo de oxigênio no pico do esforço. Os autores demonstraram que uma diminuição do volume sistólico se relacionou independentemente com prognóstico (morte e reinternação), e a resposta à baixa dose de dobutamina se correlacionou com o consumo de O_2 no pico do exercício nos 13 meses de acompanhamento médio. Uma diminuição inferior a 15% do índice de volume sistólico final foi a única variável a se correlacionar significativamente com baixo consumo de O_2 no pico do esforço (VO_2 pico).[6]

Pratali *et al.*, avaliando 186 pacientes com MD (FE média de 25 ± 7%), prospectivamente, por um período de 15 ± 13 meses, demonstraram que o índice de motilidade parietal (WMSI) ao ECO de estresse com dose plena de dobutamina foi, juntamente com a classe funcional, preditor independente (razão de chance: 0,22, p < 0,00001) de risco. Quando a sobrevida foi analisada na curva de Kaplan-Meier, os pacientes com melhora significativa da contratilidade (WMSI ≥ 0,44) tiveram sobrevida significativamente maior que o grupo com WMSI < 0,44 (Fig. 6-34). Considerando-se morte cardíaca, houve três eventos no grupo de 83 respondedores, e 26 eventos nos não respondedores (3 × 25%, p < 0,0001).[7]

Naqvi *et al.* também demonstraram que uma melhora da reserva contrátil à dose alta de dobutamina (40μg/kg/min), evidenciada pela melhora da fração de ejeção, esteve associada à melhora da fração de ejeção no acompanhamento do estudo.[8]

Outro importante trabalho comparou vários índices de reserva contrátil com protocolo utilizando alta dose de dobutamina em relação ao prognóstico por 5 anos. O WMSI ou EMP foi o que melhor separou os grupos (*log rank* 21,75, p < 0,0001, área sobre a curva ROC 0,84), seguido pela variação da fração de ejeção (*log rank* 11,25, p = 0,0008, área ROC 0,79), razão entre PAS/Volume sistólico final (log 14,32, p = 0,0002, área sob a curva de 0,75) e débito cardíaco (*log rank* 9,84, p = 0,0017, área sobre a curva de 0,71), sendo que o primeiro (WMSI) foi o único preditor independente de mortalidade (Fig. 6-35).[9]

PROTOCOLO

O protocolo com dobutamina utilizado para avaliação é o mesmo usado na doença isquêmica, porém sem uso de atropina. A exequibilidade do exame chega até 89%; efeitos adversos menores ocorrem em até 20% dos pacientes, relacionados principalmente com arritmias. Os principais efeitos adversos descritos nos trabalhos mais bem delineados foram taquicardia ventricular complexa em 6,4%, hipotensão sintomática em 2,6%, TVNS em 1,6% e BAV total em 0,5%.

Uma alternativa para os pacientes com potencial arritmogênico ou em caso de teste inconclusivo é o dipiridamol, que oferece informações similares. O grupo de Pratali, testando o valor prognóstico das duas medicações, em 86 pacientes com MD (FE < 35% e cada indivíduo testado com os dois métodos), demonstrou que ambos foram capazes de predizer sobrevida. A melhora contrátil capaz de estratificar os grupos, traduzida pela variação do escore de motilidade parietal (ΔWMSI) entre o repouso e o estresse foi de 15% para dipiridamol e de 25% para dobutamina (Fig. 6-36).[10]

Miocardiopatia dilatada isquêmica

Outro ponto de vital importância em pacientes com miocardiopatia dilatada é a diferenciação entre etiologia isquêmica e não isquêmica, já que a primeira pode ser parcialmente revertida com a revascularização miocárdica. Adicionalmente, pacientes isquêmicos têm um prognóstico pior que os portadores de MD não isquêmica, mas o seu prognóstico melhora bastante após a revascularização.[10]

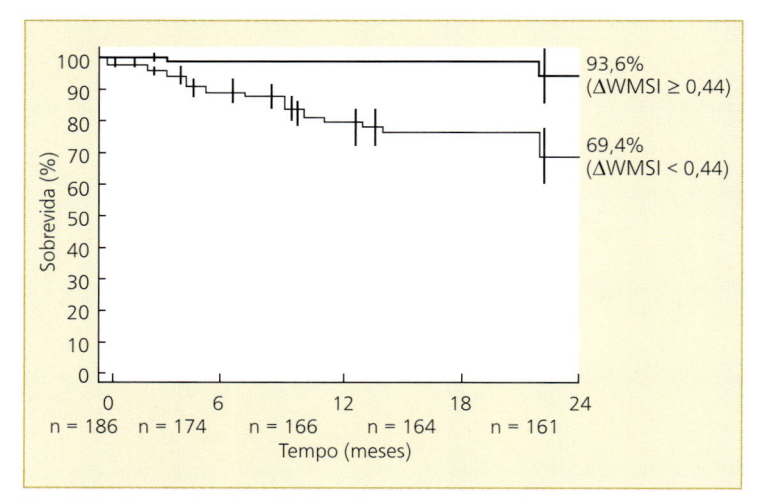

Fig. 6-34. Curvas de sobrevida livre de eventos em pacientes com e sem melhora da função contrátil (WMSI) ao ecoestresse (modificada).[17]
Δ = variação; WMSI = *wall motion escore index* ou escore de motilidade parietal.

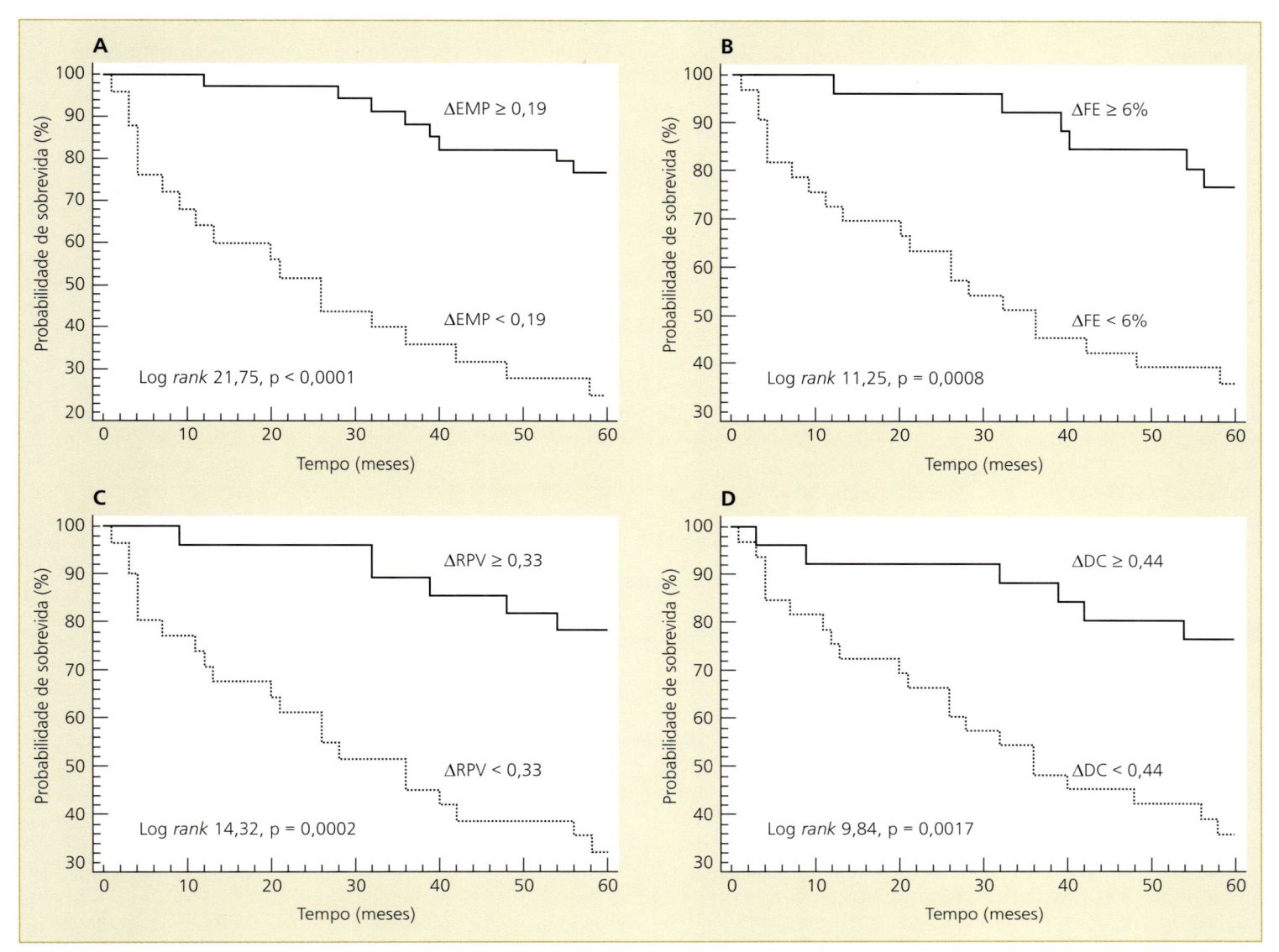

Fig. 6-35. Curvas de sobrevida livre de eventos em pacientes submetidos ao ecoestresse comparando vários índices de reserva contrátil (modificada). EMP = escore de motilidade parietal; FE = fração de ejeção; ΔRPV = variação da razão pressão e volume sistólico final; DC = débito cardíaco; Δ = variação.[17]

Franchini *et al.*, avaliando 23 pacientes com MD ao ECO estresse com dobutamina e cintilografia com Tálio, demonstraram que ambas as técnicas apresentaram alta sensibilidade (100 e 95%, respectivamente) e moderada especificidade (86 e 71%, respectivamente) na detecção de etiologia isquêmica, demonstrando que miocardiopatia dilatada é a maior causa de respostas isquêmicas falso-positivas; por outro lado, muitas vezes não se obtém nenhuma anormalidade segmentar em pacientes isquêmicos, onde a fibrose é extensa.[11]

Até mesmo nos pacientes em estratificação para implante de ressincronizador a ecocardiografia de estresse se mostrou importante. Apesar da recente frustração causada pelo estudo PROSPECT que demonstrou a falha do ecocardiograma em predizer resposta à ressincronização, tem-se demonstrado que pacientes com menos de 5 segmentos viáveis (respondedores à dobutamina) invariavelmente se mostraram não respondedores à ressincronização.[12-14]

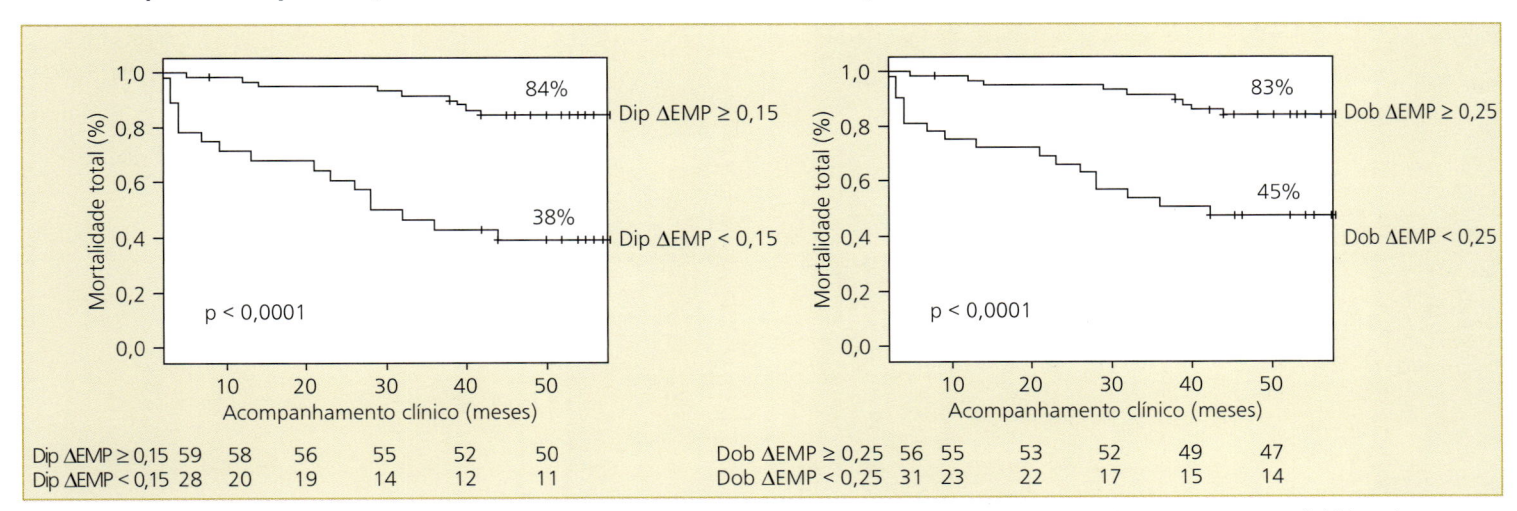

Fig. 6-36. A informação prognóstica através da variação do EMP entre o repouso e o estresse pode ser obtida tanto pelo Ecoestresse com dipiridamol (à esquerda) quanto com dobutamina (à direita). EMP = escore de motilidade parietal.

Apesar de a função sistólica ser a grande beneficiada com a revascularização nos pacientes com disfunção ventricular isquêmica em que o eco de estresse prevê viabilidade, há, também, melhora na função diastólica. O grupo do Dr. Carluccio *et al.* demonstrou em 26 pacientes com FE de 32 ± 6% e WMSI de 2,45 ± 0,33, uma melhora adicional da função diastólica nos pacientes com reserva contrátil ao eco de estresse com baixa dose. Houve uma diminuição significativa do percentual de padrões restritivos de enchimento (39 *vs.* 12%) nos pacientes com presença de viabilidade, e a extensão desta viabilidade se correlacionou com o grau de melhora da função diastólica ao Doppler tecidual (TDI – *Tissue Doppler Imaging*), reduzindo a relação E/E' e aumentando a velocidade da onda E'.[15]

Assim, recentemente o uso do Eco de Estresse com dobutamina foi considerado plenamente justificado para pesquisa de viabilidade e isquemia em pacientes com moderada ou importante disfunção sistólica em recente publicação dos critérios de adequação de uso da ecocardiografia, pela força-tarefa (TASK FORCE) liderada pelo American College of Cardiology, com Escore de adequação de A-9 (teste totalmente indicado; conduta aceita).[16] O surgimento de novas metodologias de pesquisa de viabilidade, como o uso associado do *Speckle tracking* ao estresse, poderão, em breve, fortalecer essa indicação.

ECOCARDIOGRAMA DE ESTRESSE NA MIOCARDIOPATIA HIPERTRÓFICA

A miocardiopatia hipertrófica (MCH) é a cardiopatia genética mais comum, com uma prevalência de 1 em 500 pessoas na população em geral. É a principal causa de morte cardíaca súbita em jovens e caracteriza-se pela presença de hipertrofia geralmente assimétrica do ventrículo esquerdo na ausência de doença cardíaca ou sistêmica, responsável pela mesma.[17,18]

Apresenta um padrão de herança autossômica dominante e expressão fenotípica muito variável. A grande maioria dos pacientes com MCH tem uma evolução clínica relativamente benigna, mas esta doença pode cursar com os mais diversos desfechos clínicos, incluindo morte súbita, limitação funcional secundária à obstrução dinâmica em VSVE ou disfunção diastólica, arritmias e, em menos de 10% dos casos, progressão para disfunção sistólica em estágio avançado.[17,18]

A ecocardiografia desempenha um papel fundamental não apenas no diagnóstico, mas também no acompanhamento e estratificação de risco nos indivíduos afetados.

Obstrução em via de saída do ventrículo esquerdo (OVSVE)

Cerca de 25 a 30% dos portadores de MCH apresentam OVSVE em repouso, definido como um gradiente ≥ 30 mmHg. A obstrução é atribuída a vários mecanismos, que incluem: redução da via de saída do VE, hipertrofia acentuada do septo basal, deslocamento anterior da valva mitral e dos músculos papilares dentro do VE e aumento das cúspides da valva mitral.[17,18]

A OVSVE é uma causa reconhecida de sintomas nestes pacientes. Síncope e pré-síncope ocorrem pelo volume de ejeção reduzido; a pressão intracavitária aumentada causa angina por exacerbar isquemia microvascular;[19] a regurgitação mitral causada pelo SAM da valva mitral e a disfunção diastólica contribuem para a dispneia ao esforço. Mais ainda, a OVSVE é um fator de risco independente para sintomas de insuficiência cardíaca congestiva e mortalidade cardiovascular,[20,21] e sua presença afeta as decisões clínicas naqueles pacientes com obstrução grave refratária ao tratamento clínico, fazendo destes, potenciais candidatos para intervenções invasivas (miectomia, ablação septal alcoólica).

Os gradientes costumam ser lábeis e apresentam grande variabilidade com as atividades da vida diária.[22-24] Além disso, a OVSVE pode ser latente, isto é, aparecer apenas durante manobras provocativas que diminuem o volume diastólico final ou aumentam a contratilidade do ventrículo esquerdo, como exercício, manobra de Valsalva, inalação de nitrito de amilo ou infusão de inotrópicos.[18] Estudos têm demonstrado que mais de 60% dos pacientes sintomáticos sem gradientes em repouso apresentam obstrução significativa, quando são submetidos ao exercício.[25,26] E há evidência de que o achado de obstrução latente apresenta significância prognóstica adversa e, portanto, os pacientes com sintomas aos esforços que apresentam gradientes na VSVE em repouso < 30 mmHg deveriam ser submetidos a estudos provocativos adicionais.[27]

Tem havido muito interesse em encontrar o estímulo ideal para provocar obstrução e, com exceção do exercício, as manobras provocativas são consideradas não fisiológicas e incapazes de reproduzir perfeitamente as condições em que os sintomas ocorrem na vida diária.[25,26,28]

Recentemente, a realização do ecocardiograma em ortostatismo (Fig. 6-37) durante o esforço em esteira rolante tem sido utilizada para detecção e avaliação da gravidade da OVSVE. O ortostatismo reduz a pré-carga por reduzir o retorno venoso, deste modo aumentando o gradiente em VSVE. Similarmente, o exercício dinâmi-

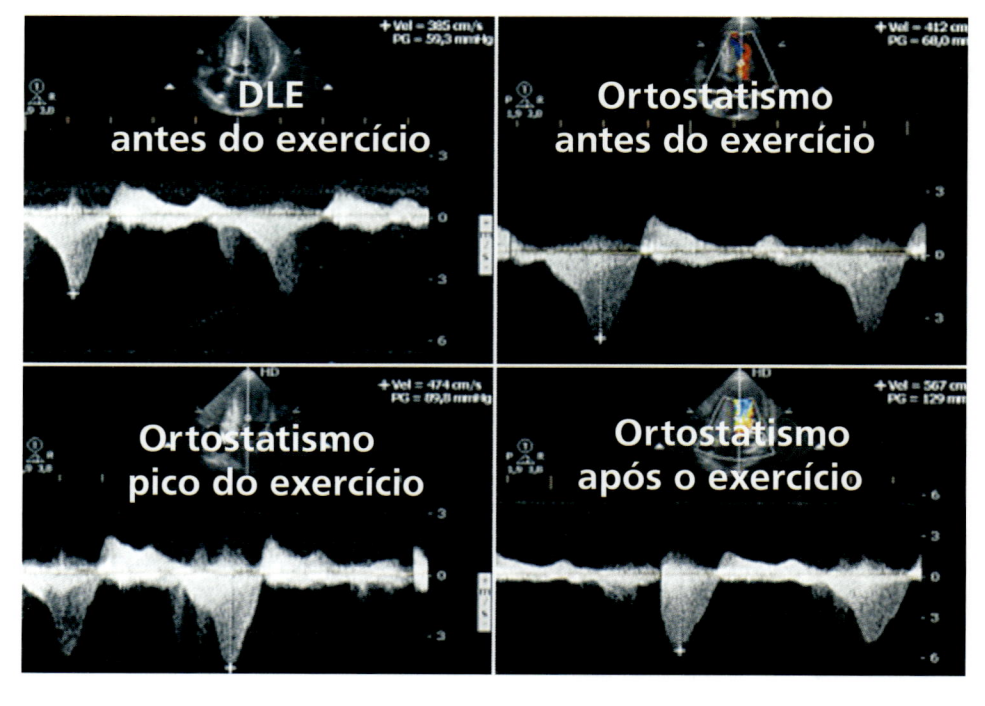

Fig. 6-37. A realização do ecocardiograma em ortostatismo durante o esforço em esteira rolante tem sido utilizada para detecção e avaliação da gravidade da OVSVE. Note o grande aumento do gradiente dinâmico sob ortostatismo no pico do exercício (figura inferior, à esquerda), que reduz após o exercício (figura inferior, à direita). DLE = decúbito lateral esquerdo.

co, como caminhar em esteira rolante, eleva o gradiente por aumentar a contratilidade do VE e o débito cardíaco. Estudos têm comprovado que o gradiente avaliado no período de recuperação imediato em decúbito lateral esquerdo não reflete com acurácia o que acontece durante o esforço.[29-31] Portanto, a avaliação simultânea do gradiente em VSVE com exercício é metodologicamente mais apropriada e pode nos ajudar a entender a labilidade do gradiente em pacientes com MCH e, consequentemente, otimizar seu tratamento.[32] O teste com exercício tem-se mostrado seguro em pacientes com obstrução em repouso ou induzida pelo esforço.[33]

O protocolo proposto (Quadro 6-2) para estes pacientes utiliza exercício moderado, pois o esforço máximo raramente é atingido nas atividades de rotina e torna a medida dos gradientes durante o teste disponível na maioria dos pacientes.

A medida dos gradientes em decúbito lateral esquerdo imediatamente após o exercício ainda é o método mais utilizado na maioria dos serviços, principalmente pelas dificuldades técnicas impostas pela avaliação em ortostatismo. E apesar de não refletir fielmente as mudanças hemodinâmicas durante o esforço, apresenta sensibilidade comparável para detectar obstrução latente. Portanto, a medida dos gradientes em decúbito no período de recuperação imediato permanece uma alternativa aceitável para o manejo destes pacientes.

Apesar de menos sensíveis, a estimativa dos gradientes com a manobra de Valsalva ou após posicionamento em ortostatismo também é útil na identificação de OVSVE nestes pacientes.[34]

O Consenso do ACC/ESC em MCH não recomenda o uso de dobutamina para provocar gradientes em via de saída. A dobutamina é um importante indutor de OVSVE até em corações normais, porém, normalmente, esses gradientes não são muito elevados, mas e a presença de um gradiente provocado por esta droga é de significância clínica questionável, conforme demonstrado por um estudo de *Cotrim et al.*,[35] que não foi capaz de reproduzir com exercício gradiente induzido ao estresse com dobutamina em pacientes com MCH.

Embora ainda não haja consenso de qual método é o ideal, conseguir provocar um gradiente significativo que possa ser relacionado com os sintomas do paciente é muito mais importante do que a técnica usada. E o valor de 50 mmHg é mais útil em identificar gradientes que correlacionam-se com o *status* sintomático do paciente. Onde o exercício em ortostatismo em esteira rolante ou o exercício em bicicleta são mais adequados por serem os mais fisiológicos e oferecerem informações adicionais sobre a capacidade funcional e a resposta pressórica.[28,36]

Isquemia miocárdica

A isquemia miocárdica é um achado fisiopatológico comum na MCH e pode ser responsável por grande parte dos sintomas e complicações da doença.[37,38] A isquemia miocárdica pode ocorrer nos pacientes com MCH mesmo na ausência de doença coronariana obstrutiva, presente em torno de 20% dos pacientes adultos.[39] A concomitância de doença coronariana grave nos pacientes com MCH está associada à menor sobrevida e à maior incidência de eventos adversos.[40]

Dor torácica é uma queixa frequente em pacientes com MCH.[17,18] Os episódios de dor torácica nestes pacientes podem ser prolongados e sem características anginosas, ocorrendo frequentemente em repouso,[41] mas também podem ser consistentes com angina *pectoris*, provocada pelo exercício e após refeições.[42] Naqueles pacientes com angina típica em que a suspeita de doença coronariana é elevada (com fatores de risco associados), a avaliação adicional para identificar doença coronariana obstrutiva deve ser realizada.[40]

A detecção de novas anormalidades de contratilidade segmentar durante o ecocardiograma de estresse – farmacológico ou com exercício – é sensível e altamente específica para diagnóstico de isquemia, e o método deve ser utilizado para guiar estratégias mais invasivas.

A angiografia coronariana deve ser considerada para excluir causas de isquemia, envolvendo a circulação epicárdica, como doença aterosclerótica nos adultos e pontes intramiocárdicas ou origem anômala de artéria coronária em jovens.

Na ausência de doença obstrutiva epicárdica, a resistência coronariana é determinada, primariamente, pela circulação microvascular. O achado de uma reduzida reserva de fluxo coronariano (RFC) (relação entre o fluxo sanguíneo coronariano máximo [estimulado] e o basal), é um marcador de disfunção coronariana microvascular e é um importante mecanismo de isquemia miocárdica em pacientes com MCH.[43]

Vários mecanismos estão associados à redução da RFC, incluindo disfunção sistólica, compressão sistólica dos ramos coronarianos septais, a existência e o grau de OVSVE, doença dos pequenos vasos das arteríolas intramiocárdicas e inadequada densidade capilar relativa à massa miocárdica.[44,45]

Vários testes não invasivos têm sido utilizados para avaliar a função coronariana microvascular e isquemia miocárdica nestes pacientes. Estudos utilizando PET têm demonstrado que uma resposta vasodilatadora acentuadamente reduzida está fortemente associada à doença em estágio final e morte cardíaca em paciente com MCH.[19,46]

A avaliação da reserva de fluxo coronariano da artéria descendente anterior durante a ecocardiografia de estresse utilizando o protocolo acelerado com dipiridamol (0,84 mg/kg em 6 min) desempenha um significativo papel na avaliação destes pacientes. O uso da ecocardiografia oferece várias vantagens com relação ao PET, incluindo custos menores, maior disponibilidade e ausência de exposição à radiação. O achado de uma RFC reduzida (≤ 2) é um preditor forte e independente de eventos adversos nos pacientes com MCH.[47,48]

O ecocardiograma de estresse também pode ser usado para detectar disfunção sistólica oculta em pacientes com MCH e fração de ejeção normal em repouso. Estudos utilizando protocolos com exercício, dobutamina e isoproterenol encontraram reduções de função sistólica em 22 a 44% dos pacientes – achados que identificaram indivíduos que desenvolverão dilatação do VE e disfunção sistólica progressiva no acompanhamento.[49,50]

CONCLUSÃO

A ecocardiografia de estresse pode ser realizada com segurança em diversas situações clínicas, inclusive em situações complexas, como a miocardiopatia hipertrófica, desde que com protocolo e cuidados adequados para a doença em questão, podendo, assim, muito contribuir com informações complementares ao diagnóstico e à orientação terapêutica.

Quadro 6-2. Protocolo de teste proposto com detalhes metodológicos com base em estudos prévios

Estresse fisiológico (exercício) para provocação de gradiente
Metodologia
▪ Pré-exercício – teste em posição ortostática
▪ Posição durante o teste – ereta
▪ Monitoração ecocardiográfica no exercício – contínua
▪ Momento da medida do gradiente pela ecocardiografia – pico do exercício
Problemas para otimizar o teste
▪ Tipo de exercício – esteira rolante *vs.* ergômetro na bicicleta (capacidade/preferência de exercício)
▪ Adequado equilíbrio entre a FC atingida *vs.* visualização ecocardiográfica adequada
▪ Interrupção do teste – limitado por sintomas *vs.* FC/carga de exercício pré-especificada (ou combinação)
▪ Avaliação pré-exercício da morfologia da obstrução – uso do diâmetro da VSVE mínimo *vs.* diâmetro sistólico precoce da VSVE

REFERÊNCIAS BIBLIOGRÁFICAS

1. Franciosa JA, Wilen MV, Ziesche S et al. Survival in man with severe chronic left ventricular failure due to coronary arter disease or idiophatic dilated cardiomyophaty. Am J Cardiol 1983;51:831-37.
2. Drozdz J, Krzeminska-Pakula M, Plewka M et al. Prognostic value of low dose dobutamine echocardiography in patients with idiopathic dilated cardiomiopathy. Chest 2002;121:1216-22.
3. Diaz RA, Goodwin JF, Obasohan A et al. Prediction of outcome in idiopathic dilated cardiomyopathy. Br Heart J 1987;58:393-99.
4. Agricola E, Oppizzi M, Pisani M et al. Stress echocardiography in heart failure. Cardiovasc Ultrasound 2004;2:11.
5. Wu WC, Bhavsar JH, Aziz GF et al. An overview of stress echocardiography in the study of patients with dilated or hypertrophic cardiomyopathy. Echocardiography 21;5:467-74.
6. Scrutinio D, Napoli V, Passantino A et al. Low-dose dobutamine responsiveness in idiopathic dilated cardiomyopathy: relation to exercise capacity and clinical outcome. Eur Heart J 2000;21:927-34.
7. Pratali L, Picano E, Otasevic P et al. Prognostic significance of the dobutamine echocardiography test in idiopathic dilated cardiomyopathy. Am J Cardiol 2001;88(12):1374-78.
8. Naqvi TZ, Goel RK, Forrester JS et al. Myocardial contractile reserve on dobutamine echocardiography predicts late spontaneous improvement in cardiac function in patients with recent onset idiopathic dilated cardiomyopathy. J Am Coll Cardiol 1999;34:1537-44.
9. Otasevic P, Popovic ZB, Vasiljevic JD et al. Head-to-head comparision of indices of left ventricular contractile reserve assessed by high-dose dobutamine stress echocardiography in idiopathic dilated cardiomyiopathy: five-year follow-up. Heart 2006;92:1253-58.
10. Pratali L, Otasevic P, Neskovic A et al. Prognostic value of pharmacologic stress echocardiography in patients with idiopathic dilated cardiomyophaty: a prospective, head-to-head comparison between dipyridamole and dobutamine test. J Card Fail 2007;13:836-42.
11. Franchini M, Traversi E, Cannizzaro G et al. Dobutamine StressEchocardiography and Thallium-201 SPECT for detecting ischaemic dilated cardiomyopathy in patients with heart failure. Eur J Echocardiography 2000;1:109-15.
12. Picano E. Stress echocardiography. 5th ed. Berlin Heidelberg: Springer-Verlag, 2009.
13. Da Costa A, Thévenin J, Roche F et al. Prospective validation of stress echocardiography as na identifier of cardiac resyncronization therapy responder. Heart Rhythm 2006;3:406-13.
14. Ciampi Q, Pratali L, Citro R et al. Identification of responders to CRT by stress echo: no contractile reserve, no party. Eur J Heart Failure 299;11:489-96.
15. Carluccio E, Biagioli P, Alunni G et al. Effect of revascularizing viable myocardium on left ventricular diastolic function in patients with ischaemic cardiomyopathy. Eur Heart J 2009;30:1501-9.
16. ACCF/ASE/AHA/ASNC/HFSA/HRS/SCAI/SCCM/SCCT/SCMR 2011 Appropriate use criteria for echocardiography. J Am Soc Echocardiogr 2011;24:229-67.
17. Maron BJ, McKenna WJ, Danielson GK et al. ACC/ESC clinical expert consensus document on hypertrophic cardiomyopathy: a report of the American College of Cardiology Foudation Task Force on Clinical Expert Consensus and the European Society of Cardiology Committee for Practice Guidelines (Committee to Develop an Expert Consensus Document on Hypertrophic Cardiomyopathy). J Am Coll Cardiol 2003;42:1687-713.
18. Maron BJ. Hypertrophic cardiomyopathy. A sistematic review. JAMA 2002;287:1208-20.
19. Cechi F, Olivotto I, Gistri R et al. Coronary microvascular dysfunction and prognosis in hypertrophic cardiomyopathy. N Eng J Med 2003;349:1027-35.
20. Maron MS, Olivotto I, Betochi S et al. Effect of left ventricular outflow tract obstruction on clinical outcome in hypertrophic cardipmyopathy. N Eng J Med 2003;348(4):295-303.
21. Autore C, Bernabò P, Barillà CS et al. The prognostic importance of left ventricular outflow obstruction in hypertrophic cardiomyopathy varies in relation to the severity of symptoms. J Am Coll Cardiol 2005;45:1076-80.
22. Geske JB, Sorajja P, Omnen SR et al. Left ventricular outflow tract gradient variability in hypertrophic cardiomyopathy. Clin Cardiol 2009;37:397-402.
23. Kansal MM, Mookadam F, Tajik AJ. Drink more, and eat less: advice in obstructive hypertrophic cardiomyopathy. Am J Cardiol 2010;106:1313-16.
24. Kizilbash AM, Heinle SK, Grayburn PA et al. Spontaneous variability of left ventricular outflow tract gradient in hypertrophic obstructive cardiomyopathy. Circulation 1998;97:461-66.
25. Maron MS, Olivotto I, Zenovich AG et al. Hypertrophic cardiomyopathy is predominantly a disease of left ventricular outflow tract obstruction. Circulation 2006;114:2232-39.
26. Shah JS, Esteban MT, Thaman R et al. Prevalence of exercise-induced left ventricular outflow tract obstruction in symptomatic patients with non-obstructive hypertrophic cardiomyopathy. Heart 2008;94:1288-94.
27. Vaglio Jr JC, Ommen SR, Nishimura RA et al. Clinical characteristics and outcomes of patients with hypertrophic cardiomyopathy with latent obstruction. AHJ 2008;156:342-47.
28. Williams L, Gruner C, Rakowski H. Left ventricular outflow tract obstruction in hypertrophic cardiomyopathy: do we need to stand to be counted. J Am Soc Echocardiogr 2011;24:83-85.
29. Miranda R, Cotrim C, Cardim N et al. Evaluation of left ventricular outflow tract gradient during treadmill exercise and in recovery period in orthostatic position, in patients with hypertrophic cardiomyopathy. Cardiovas Ultrasound 2008;6:19.
30. Cotrim C, Loureiro MJ, Simões O et al. Evaluation of hypertrophic obstructive cardiomyopathy by exercise stress echocardiography. New methodology. Rev Port Cardiol 2005;24:1319-27.
31. Dimitrow PP, Bober M, Micha Owska J et al. Left ventricular outflow tract gradient provoked by upright position or exercise in treated patients with hypertrophic cardiomyopathy without obstruction at rest. Echocardiography 2009;26:513-20.
32. Dimitrow PP, Cheng TO. Standing position alone or in combination with exercise as a stress test to provoke left ventricular outflow tract gradient in hypertrophic cardiomyopathy and other conditions. Int J Cardiol 2010;143:219-22.
33. Drinko JK, Nash PJ, Lever HM et al. Safety of stress testing in patients with hypertrophic cardiomyopathy. Am J Cardiol 2004;93:1443-44.
34. Joshi S, Patel UK, Yao SS et al. Standing and exercise Doppler echocardiography in obstructive hypertrophic cardiomyopathy: the range of gradients with upright activity. J Am Soc Echocardiogr 2011;24:75-82.
35. Cotrim C, Osório P, João I et al. Do patients with intraventricular gradients during dobutamine stress echocardiography have intraventricular gradients with exercise testing? Rev Port Cardiol 2002;21:1461-65.
36. Nagueh SF, Bierig SM, Budoff MJ et al. American society of echocardiography clinical recommendations for multimodality cardiovascular imaging of patients with hypertrophic cardiomyopathy: endorsed by the American society of nuclear cardiology, society for cardiovascular magnetic resonance, and society of cardiovascular computed tomography. J Am Soc Echocardiogr 2011;24:473-98.
37. O'Gara PT, Bonow RO, Maron BJ et al. Myocardial perfusion abnormalities in patients with hypertrophic cardiomyopathy: assessment with thallium-201 emission computed tomography. Circulation 1987;76:1214-23.
38. Lazzeroni E, Picano E, Morozzi L et al. Dipyridamole-induced ischemia as a prognostic marker of future adverse cardiac events in adult patients with hypertrophic cardiomyopathy. Echo Persantine Italian Cooperative (EPIC) study group, subproject hypertrophic cardiomyopathydipyridamole-induced ischemia. Circulation 1997;96:4268-72.
39. Cokkinos DV, Krajcer Z, Leachman RD. Hypertrophic cardiomyopathy and associated coronary artery disease. Texas Heart Inst J 1985;12:147-51.
40. Sorajja P, Ommen SR, Nishimura RA et al. Adverse prognosis of patients with hypertrophic cardiomyopathy who have epicardial coronary artery disease. Circulation 2003;108:2342-48.
41. Pasternac A, Noble J, Streulens Y et al. Pathophysiology of chest pain in patients with cardiomyopathies and normal coronary arteries. Circulation 1982;65:778-89.
42. Elliott PM, Kaski JC, Prasad K et al. Chest pain during daily life in patients with hypertrophic cardiomyopathy: an ambulatory electrocardiographic study. Eur Heart J 1996;17:1056-64.

43. Olivotto I, Cecchi F, Camici PG. Coronary microvascular dysfunction and ischemia in hypertrophic cardiomyopathy. Mechanisms and clinical consequences. *Ital Heart J* 2004;5:572-80.
44. Schwartzkopff B, Mundhenke M, Strauer BE. Alterations of the architecture of subendocardial arterioles in patients with hypertrophic cardiomyopathy and impaired coronary vasodilator reserve: a possible cause for myocardial ischemia. *J Am Coll Cardiol* 1998;31:1089-96.
45. Kofflard MJ, Michels M, Krams R et al. Coronary flow reserve in hypertrophic cardiomyopathy: relation with microvascular dysfunction and pathophysiological characteristics. *Neth Heart J* 2007;15:209-15.
46. Olivotto I, Cecchi F, Gistri R et al. Relevance of coronary microvascular flow impairment to long-term remodeling and systolic dysfunction in hypertrophic cardiomyopathy. *J Am Coll Cardiol* 2006;47:1043-48.
47. Cortigiani L, Rigo F, Gherardi S et al. Prognostic implications of coronary flow reserve on left anterior descending coronary artery in hypertrophic cardiomyopathy. *Am J Cardiol* 2008;102:1718-23.
48. Nemes A, Balázs E, Soliman OI et al. Long-term prognostic value of coronary flow velocity reserve in patients with hypertrophic cardiomyopathy: 9-year follow-up results from SZEGED study. *Heart Vessels* 2009;24:352-56.
49. Okeie K, Shimizu M, Yoshio H et al. Left ventricular systolic dysfunction during exercise and dobutamine stress in patients with hypertrophic cardiomyopathy. *J Am Coll Cardiol* 2000;36:856-63.
50. Kawano S, Iida K, Fujieda K et al. Response to isoproterenol as a prognostic indicator of evolution from hypertrophic cardiomyopathy to a phase resembling dilated cardiomyopathy. *J Am Coll Cardiol* 1995 Mar. 1;25(3):687-92.

6-8 ECOCARDIOGRAFIA DE ESTRESSE NO PACIENTE IDOSO

JOSÉ SEBASTIÃO DE ABREU ■ TEREZA CRISTINA PINHEIRO DIÓGENES

INTRODUÇÃO

Assim como nos países desenvolvidos, o Brasil, emergente no cenário mundial, passa pela transformação da distribuição etária da sua população, projetando um progressivo envelhecimento.

O censo de 2010, realizado pelo Instituto Brasileiro de Geografia e Estatística (IBGE), mostrou que a expectativa de vida no Brasil, em uma década, passou de 70,5 anos para 72,5 anos, estimando-se que, em 2020, constituiremos a sexta população mundial de idosos. Na década de 1960, constatava-se uma pirâmide populacional, e o atual censo mostra que essa geometria mudou para uma forma inflada no centro, mas projeta para 2050 uma população de idosos semelhante à dos jovens, quando então se registrará a distribuição etária da população com desenho quase tubular.[1,2]

Os dados das Nações Unidas apresentados na primeira Diretriz sobre Cardiogeriatria mostram que, nas últimas 3 décadas do século XX, a população mundial aumentou 60%, enquanto o número de octogenários cresceu 147% (26,7 para 66 milhões). A projeção para 2050 é que a população de octogenários seja 6 vezes maior que a atual (370 milhões de pessoas). Outro fator importante é que haverá entre os octogenários uma proporção entre mulheres e homens de 1,8/1.[3]

Constatou-se que 60% dos infartos agudos do miocárdio (IAM) ocorreram nos idosos, e que 80% dos óbitos relacionados com o IAM estavam nessa faixa etária. No artigo de Alexander et al.,[4] foram avaliados 192.311 pacientes com idade ≥ 65 anos (Quadro 6-3), admitidos com IAM. O estudo mostrou um maior percentual de pacientes mais idosos com IAM e que, mesmo após os ajustes, os pacientes mais idosos permaneceram com menor probabilidade que os menos idosos para ter avaliação da gravidade da doença arterial coronariana (OR 0,44) ou da função ventricular (OR 0,65). O autor concluiu que esse declínio na estratificação de risco após IAM nos idosos poderia resultar na perda de oportunidades para intervenções terapêuticas nesse grupo de alto risco. Camerieri et al.[5] verificaram que o percentual de revascularizados foi de 28% para todo o grupo com ecoestresse positivo para isquemia, e de apenas 15% no grupo dos idosos. Preocupado com esse *policiamento etário*, Beller[6] questionou em seu comentário editorial: *"vocês são mesmo muito velhos para ter estratificação de risco?"* Smith et al.[7] efetuaram um estudo multicêntrico com um grupo de 702 idosos com idade acima de 75 anos, e outro com 1.331 idosos com idade variando de 65 a 75 anos, verificando que a mortalidade anual após IAM foi maior nos mais idosos (17,6 vs. 12%; p < 0,05), evidenciando o pior prognóstico nas faixas etárias mais avançadas.

Sendo a doença arterial coronariana (DAC) a causa mais comum de morbidade e mortalidade em idosos, determinando 66% de óbitos nos homens e 50% nas mulheres, cumpre-nos estar atentos a novas estratégias que permitam uma melhor atenção a essa faixa etária da população que mais crescerá nos próximos anos.[8]

A maior incidência de DAC, IAM, arritmia e insuficiência cardíaca nos mais idosos impõe o desenvolvimento de novos estudos para melhor compreendê-los e beneficiá-los. Novas tecnologias têm permitido maior sobrevida e melhora na qualidade de vida dos idosos. A ecocardiografia de estresse em suas diversas formas está disponível há mais de três décadas e, sem dúvida, evoluiu e passou a ser uma ferramenta essencial e segura para a avaliação da DAC em seus diversos contextos. Cabe-nos tornar a ecocardiografia de estresse mais presente na rotina da clínica cardiológica, mas, antes de tudo, devemos estar familiarizados com o "estressor" a ser utilizado, sendo fundamental o adequado treinamento, que nos conduzirá à boa prática e ao adequado discernimento entre os riscos e benefícios da metodologia selecionada.[9-18]

MODIFICAÇÕES NOS PARÂMETROS HEMODINÂMICOS

No Quadro 6-4, observamos que a frequência cardíaca (FC) apresenta valores basais próximos de 70 bpm, e, no pico do estresse, a FC do exercício > marca-passo > dobutamina (média) > adenosina e dipiridamol, verificando-se, nos dois últimos, aumentos mais modestos. O aumento da pressão arterial sistólica decorrente do exercício > marca-passo > dobutamina (média). Durante o uso do dipiridamol e da adenosina, ocorreu redução da pressão arterial sistólica.[15,16,19-26]

METODOLOGIAS DISPONÍVEIS: VANTAGENS, LIMITAÇÕES E EXEQUIBILIDADE

A ecocardiografia de estresse com exercício, fármacos (dobutamina, adenosina, dipiridamol) ou marca-passo é aplicada pelos protocolos que não foram desenhados especificamente para os idosos e, em vista disso, a literatura é bastante limitada.

O envelhecimento carrega consigo limitações e comorbidades, como doenças que comprometem a deambulação, neurológicas, respiratórias, anormalidades do ritmo cardíaco e do dromotropismo. Dessa forma, haverá limitações no uso de qualquer dos estressores de que dispomos para a prática diária, podendo comprometer a conclusão dos exames.

Os dados limitados da literatura não permitem a afirmação de que uma metodologia é melhor que a outra na avaliação do idoso. A seleção do protocolo a ser utilizado dependerá da experiência de quem executa o exame, verificando a aplicabilidade na presença de possíveis comorbidades.

Por utilizar a atividade física como fator desencadeante da isquemia miocárdica, o ecocardiograma de estresse com exercício (Ex) é seguro e com baixa incidência de efeitos adversos graves.

A dificuldade nessa metodologia é que a condição física para realizar um exercício adequado declina com a idade avançada, limitando a capacidade de atingir a frequência cardíaca máxima (FCmáx) ou submáxima (FCsubmáx). No estudo de Cortigiani et al.,[8] com 2.160 idosos, os pacientes foram divididos nas faixas etárias de 65 a 69, 70 a 74, 75 a 79 e ≥80 anos, observando que 46, 50, 55 e 77%, respectivamente, não foram capazes de se exercitarem adequadamente, necessitando serem encaminhados para estresse farmacológico. Na pu-

Quadro 6-3. Estratificação de risco após infarto agudo do miocárdio

Idade (anos)	65-74 (69,7 ± 2,8)	≥ 75 (81,9 ± 5,2)
Nº de pacientes	83.382	108.929
Nº de coronariografias	35.854 (43%)	18.518 (17%)
Testes para avaliar gravidade da DAC	44.192 (53%)	26.143 (24%)
Testes para avaliar função ventricular	63.370 (76%)	66.445 (61%)

Quadro 6-4. Parâmetros hemodinâmicos nos idosos durante o ecocardiograma de estresse

Autor/data	Nº de pac.	Idade (anos)	Estressor	Frequência cardíaca (bpm)		Pressão arterial sistólica (mmHg)	
				Repouso	Pico	Repouso	Pico
Biagini (2005)	1.434	> 65	Dobu	71	122	138	134
Poldermans (1994)	179	≥ 70	Dobu	72	114	145	149
Tsutsui (2007)	399	≥ 70	Dobu	72	139	155	144
Junko Hiro (1997)	106	≥ 75	Dobu	74	131	144	149
Innocenti (2009)	77	≥ 75	Dobu	70	107	132	135
Abreu (2005)	203	≥ 80	Dobu	72	130	136	149
Innocenti (2010)	227	≥ 80	Dobu	69	110	136	141
Total	2.625						

Autor/Data	Nº de pac.	Idade (anos)	Estressor	Frequência cardíaca (bpm)		Pressão arterial sistólica (mmHg)	
				Repouso	Pico	Repouso	Pico
Oliveira# (2007)	654	> 65	Exercício	76	143*	134	185*
Hashimoto (1999)	173	≥ 75	Exercício	70 ± 13	118 ± 27*	139 ± 23	158 ± 26*
	114	≥ 75	DIPI	68 ± 12	82 ± 15*	144 ± 25	139 ± 27*
	101	≥ 75	ADENO	68 ± 12	84 ± 17*	140 ± 23	133 ± 24*
Kobal (2006)	161	≥ 80	Marca-passo	71	131*	147	164*

(#) Pacientes que atingiram FC submáxima; (*) variação significativa do repouso para o pico; FC = frequência cardíaca; PAS = pressão arterial sistólica; DIPI = dipiridamol; ADENO = adenosina; Pac = pacientes; Dobu = dobutamina.

blicação de Innocenti,[22] quando foram avaliados octogenários não condicionados e com DAC conhecida, o percentual de pacientes que atingiu a FCsubmáx foi de 24% para idosos < 75 anos e 16% para os idosos ≥ 75 anos. Já Oliveira et al.[24] obtiveram elevado percentual dos pacientes (81%) que atingiram a FCsubmáx.

Nos corações humanos normais, predomina o sistema β-adrenérgico (relação α:β < 1:5). À medida que aumenta a idade, há diminuição dos receptores $β_1$, comprometimento dos receptores $β_2$ e diminuição da afinidade do receptor agonista $β_1$. Por fim, verifica-se uma acentuada redução da resposta cardíaca β-adrenérgica com o avanço da idade.[27]

Apesar dessa menor resposta adrenérgica com o aumento da idade, a FCsubmáx a ser atingida passa a registrar valores menores, de forma que, considerando-se uma FC = 70 bpm em repouso, o aumento na FC necessário para atingir um nível submáximo seria maior que 100% para um paciente de 50 anos, enquanto para idosos de 70 e 90 anos o incremento da FC, com relação ao repouso, seria de, aproximadamente, 83 e 60%, respectivamente. Mesmo que o idoso venha a apresentar uma FC de repouso mais baixa, a resposta cronotrópica, quando se associa à dobutamina com a atropina, permite um elevado percentual de exames concluídos. Em nosso estudo com octogenários, o percentual de exames concluídos foi de 96%. Atualizando nossos ecocardiogramas de estresse com dobutamina (EED) até dezembro de 2010, verificamos que, de 12.852 exames do nosso banco de dados, 5.194 exames foram realizados em idosos não octogenários e 666 em octogenários, constatando-se um percentual de 4,5 e 3% de EED inconclusivos, respectivamente, revelando um alto índice de exames concluídos (Quadros 6-5 e 6-6).

O uso de atropina durante o EED é fundamental para aumentar o número de exames concluídos sem perda da acurácia,[28,29] mas, conforme observado em nosso estudo[16] e de Hiro,[15] os idosos necessitam de menos atropina.

Nos estudos efetuados com o uso de dobutamina, o percentual de conclusão (Quadro 6-7) variou de 64 a 98%, com média de 85%. Enquanto a idade avançada pode comprometer um exercício adequado, as doenças respiratórias e o alentecimento da condução provocam efeito limitante para o uso de dipiridamol e adenosina. Utilizando o dipiridamol, Ferrara et al.[30] avaliaram 63 pacientes e concluíram 79% dos exames, enquanto Cameriere et al.[5] concluíram 98% dos 190 casos.

A prevalência de fibrilação atrial (FA) é de 5,9% nos idosos e maior que 10% nos octogenários, de forma que 70% dos pacientes com FA estão entre 65 e 85 anos de idade,[2,3] verificando-se, ainda, que os idosos apresentam propensão a ectopias ventriculares.[31] Nessas circunstâncias, os distúrbios do ritmo podem afetar, principalmente, o

Quadro 6-5. Comparação entre octogenários e a faixa etária mais jovem

Período	06/1996 a 12/2010	06/1996 a 12/2010	
Parâmetros	Grupo I	Grupo II	P
Idade média (anos)	83 ± 3	59 ± 11	
Nº exames	203 (100%)	5.264 (100%)	
Sexo feminino	118 (58,1%)	2.948 (56,0%)	0,565
FC máxima	129 (63,5%)	2.711 (41,2%)	< 0,001
FC submáxima	56 (27,6%)	2.536 (48,2%)	< 0,001
Teste			
Positivo	42 (20,7%)	892 (16,9%)	0,296
Negativo	150 (73,9%)	4.003 (76,0%)	
Inconclusivo	8 (3,9%)	270 (5,1%)	
Viabilidade	3 (1,5%)	99 (1,9%)	
Usou atropina	96 (47,3%)	4.109 (78,1%)	< 0,001
Dor típica	13 (6,4%)	504 (9,6%)	0,143
Dor atípica	14 (6,9%)	316 (6,0%)	0,549
Dor (típica/atípica)	27 (13,3%)	820 (15,6%)	0,429
ES	97 (47,8%)	1.454 (27,6%)	< 0,001
TASV	11 (5%)	98 (1,9%)	0,001
TVNS	1 (0,5%)	8 (0,15%)	0,289
FV	–	2 (0,04%)	–
TVS	–	–	–
SCA	–	–	–
Óbito	–	–	–

GI = octogenários; GII = mais jovens; FC = frequência cardíaca; ES = extrassistolia; TASV = taquiarritmia supraventricular; TVNS = taquicardia ventricular não sustentada; FV = fibrilação ventricular; TVS = taquicardia ventricular sustentada; SCA = síndrome coronariana aguda. (De Abreu JS.)

Quadro 6-6. Comparação entre octogenários e idosos não octogenários

Período	06/1996 a 12/2010	06/1996 a 12/2010
Parâmetros	Octogenários	Idosos não octogenários
Idade (anos)	≥ 80	65-79
Nº de exames	666 (100%)	5.194 (100%)
Sexo feminino	399 (59,9%)	3.101 (59,7%)
FC máxima	394 (59,2%)	2.767 (53,3%)
FC submáxima	228 (34,2%)	2.014 (38,8%)
Teste		
Positivo	93 (14%)	762 (14,7%)
Negativo	544 (81,7%)	4.127 (79,5%)
Inconclusivo	20 (3%)	232 (4,5%)
Viabilidade	8 (1,2%)	64 (1,2%)
Usou atropina	341 (51,2%)	3.768 (72,5%)
Dor típica	39 (5,9%)	376 (7,2%)
Dor atípica	48 (7,2%)	351 (6,8%)
Dor (típica/atípica)	87 (13,06%)	727 (14%)
ES	353 (53%)	2.133 (41,1%)
TASV	35 (5,3%)	173 (3,3%)
TVNS	7 (1,1%)	49 (0,9%)
FV	–	1 (0,02%)
SCA	–	–
Óbito	–	–

ES = extrassístole; TASV = taquiarritmia supraventricular; TVNS = taquicardia ventricular não sustentada; FV = fibrilação ventricular; SCA = síndrome coronariana aguda.

Quadro 6-7. Conclusão dos ecocardiogramas sob estresse com dobutamina nos idosos

Autor/data	Nº pac.	Idade (anos)	Uso de atropina (%)	Concluídos
Biagini (2005)	1.434	> 65	25%	89%
Poldermans (1994)	179	≥ 70	27%	92%
Tsutsui (2007)	399	≥ 70	62%	98%
Junko Hiro (1997)	106	≥ 75	21%	83%
Innocenti (2009)	77	≥ 75	31%	76%
Abreu (2005)	203	≥ 80	47%	96%
Innocenti (2010)	227	≥ 80	23%	64%
Total	2.625			
Médias			34%	85%

uso da dobutamina e do marca-passo. Kobal et al.[26] utilizaram o marca-passo como estressor e concluíram 98% dos 190 exames.

No estudo em que nosso grupo avaliou a ocorrência de arritmias complexas (≥ 3 ectopias consecutivas) que surgem durante o EED, verificamos que as arritmias complexas manifestaram-se em 167 (2,5%) dos 6.563 exames realizados, constatando que das 167 arritmias complexas, 114 (68%) ocorreram em idosos. Outro fato interessante foi que, entre os que necessitaram de atropina, observou-se que esse fármaco não determinou maior incidência de arritmia entre idosos ou não idosos.[32]

No estudo em que avaliamos idosos octogenários, verificamos a associação entre EED positivo para isquemia e ausência de dor.

Não ocorreram óbito, IAM, taquicardia ventricular sustentada ou fibrilação ventricular. Verificamos uma TVNS e das 11 taquiarritmias supraventriculares observadas, 9 foram leves e reverteram-se espontaneamente.[16]

A arritmia, particularmente a complexa, é, sem dúvida, uma das maiores preocupações durante a realização do EED. A concomitância da isquemia e/ou a instabilidade hemodinâmica são cruciais neste processo, devendo ser controladas prontamente. Nosso grupo é treinado a fim de atuar imediatamente para reverter qualquer adversidade, visto que, quanto mais rápido se intervém, mais rápido e facilitado é o controle. Não ocorreu óbito durante estes 15 anos em que temos realizado EED. Ocorreu um caso de síndrome coronariana aguda (paciente jovem e com *stent*), que foi resolvido sem complicações. Considerando-se a literatura vigente, a incidência de fibrilação ventricular (FV) em nossa causuística (dois pacientes) é baixa. O mais jovem (43 anos), com histórico de DAC, apresentou FV com dobutamina na dose de 30 µg/kg-1/min-1 (sem atropina). Um idoso (77 anos) teve EED positivo para isquemia miocárdica, utilizando dobutamina (40 µg/kg-1/min-1 e atropina 0,75 mg), desenvolvendo FV na fase de recuperação. Ambos foram submetidos à desfibrilação ventricular com sucesso. O estudo hemodinâmico mostrou que ambos apresentavam DAC triarterial grave. Ambos foram revascularizados e receberam alta sem sequela.

Nos Quadros 6-8 e 6-9 podemos verificar os efeitos adversos decorrentes dos distintos tipos de estresse, observando-se maior incidência de TVS durante o exercício e bloqueio atrioventricular transitório com a adenosina.

Quadro 6-8. Efeitos adversos durante o eco de estresse com dobutamina e exercício em idosos

Autor	Idade	Nº	FV	TVS	TVNS	FA	TASV	↑PA	↓PA	Cefaleia	Náusea	↓PA+↓FC
De La Torre (Dobu)	≥ 70	59	–	–	1 (1,6%)	–	–	–	–	3 (5%)	1 (1,6%)	–
Smart (Dobu)	≥ 65	62	–	–	2 (3%)	–	–	–	–	–	2 (3%)	–
Poldermans (Dobu)	≥ 70	179	–	–	3 (1,6%)	4 (2,2%)	–	3 (1,6%)	–	–	–	2 (1,1%)
Anthopoulos (Dobu)	≥ 70	120	–	–	–	2 (1,6%)	–	3 (2,5%)	8 (6,6%)	–	–	–
Junko Hiro (Dobu)	≥ 75	106	–	–	–	–	–	–	26[‡] (25%)	–	–	–
Biagini (Dobu)	≥ 65	1.434	2 (0,14%)	–	59 (4%)	28 (1,9%)	–	–	10 (0,7%)	–	–	–
Abreu (Dobu)	≥ 80	203	–	–	1 (0,5%)	–	11 (5%)	1 (0,5%)	22[#] (10,8%)	–	–	–
Oliveira (EEx)	≥ 65	804	–	34 (4,2%)	–	–	–	–	111 (13%)	–	–	–
Chaudhry (Dobu)	≥ 80	335	–	–	2 (0,6%)	–	3 (0,9%)	–	20 (6%)	–	–	–
Innocenti (Dobu)	≥ 80	277	–	–	11 (4%)	–	4 (1,4%)	2 (0,7%)	7 (2,5%)	–	–	1
Total		3.579 (100%)	2 (0,05%)	34 (0,95%)	79 (2,2%)	34 (0,95%)	18 (0,5%)	120 (3,3%)	93 (2,6%)	3 (0,08%)	3 (0,08%)	3 (0,08%)

Não ocorreu óbito, infarto do miocárdio ou bloqueio atrioventricular; ([‡]) = todos assintomáticos; ([#]) = apenas 1 sintomático; Dobu = dobutamina; FV = fibrilação ventricular; TVS = taquicardia ventricular sustentada; FA = fibrilação atrial; TASV = taquicardia supraventricular; PA = pressão arterial; FC = frequência cardíaca; EEx = eco de exercício. TVNS = taquicardia ventricular não sustentada.

Quadro 6-9. Efeitos adversos com dipiridamol ou adenosina em idosos[25]

	Dipiridamol	Adenosina
Desconforto torácico	11%	22%
Flushing	7%	10%
Sensação de síncope	3,5%	9%
Zumbido	4,5%	6%
Cefaleia	2%	1%
Náuseas	2%	2%
↓ PA	11%	13%
↓ FC	–	7%
BAV transitório	–	18%
TV	1%	1%

BAV = bloqueio atrioventricular; TV = taquicardia ventricular.

Quadro 6-10. Sensibilidade, especificidade e acurácia do eco de estresse em idosos

Autor	Idade	Estressor	Sens	Espec	Acurácia
Anthopoulos	≥ 70	Dobu	86,5%*	84%	86%*
		Adeno	66,3%	90%*	72,5%
Batlle	> 65	TE#	87%	75%	
		Dipi	83%	100%	
		Dobu	80%	93%	
		Mibi-Dobu	87%	66%	
Tsutsui	≥ 70	Perfusão	94%	67%	90%
		Dobu	74%	70%	73%

(#) Apenas testes de esforço (TE) concluídos [41 de 56 (73%) pacientes];
(*) Dobu vs. Adeno; p < 0,001; Sens = sensibilidade; Espec = especificidade.

SENSIBILIDADE, ESPECIFICIDADE E ACURÁCIA EM DISTINTAS FORMAS DE ESTRESSE NO IDOSO

São escassos os estudos que avaliaram a acurácia da ecocardiografia de estresse nos idosos (Quadro 6-10). Anthopoulos et al.[33] efetuaram estudo randomizado em 120 idosos (≥ 70 anos) submetidos ao eco de estresse, verificando sensibilidade, especificidade e acurácia de 86,5, 84, 86% para dobutamina e 66,3; 90, 72,5% para adenosina, respectivamente.

Batlle et al.[34] submeteram 56 idosos (≥ 65 anos) a quatro diferentes formas de estresse. A sensibilidade para o teste de esforço(TE), Eco-Dipi, Eco-Dobutamina e SPECT-dobutamina foi de 87, 83, 80 e 87%, respectivamente, enquanto a especificidade foi de 75, 100, 93 e 66%, respectivamente.

No artigo de Tsutsui et al.,[21] foram avaliados 399 pacientes (≥ 70 anos) submetidos ao EED concomitante à perfusão com microbolhas em tempo real. A sensibilidade, a especificidade e a acurácia foram de 94, 67 e 90% para a perfusão, e 74, 70 e 73% para o EED, respectivamente.

Os 161 octogenários submetidos a estresse com marca-passo atrial tiveram o resultado do teste comparado com o SPECT e não foram submetidos a estudo hemodinâmico.[26]

A relação custo-benefício favorece a realização do TE para o idoso, quando possível e adequadamente indicado, mas a associação da imagem aos diversos estressores pode melhorar os resultados obtidos, constatando-se em populações distintas que a acurácia da perfusão foi melhor que a verificação da anormalidade contrátil com dobutamina, e esta é melhor que a adenosina.

VALOR PROGNÓSTICO DO ECO DE ESTRESSE REALIZADO DE FORMA PRECOCE APÓS INFARTO NÃO COMPLICADO

O primeiro trabalho efetuado neste subgrupo de idosos foi publicado por Camerieri et al.[5] Após excluir pacientes com persistência de isquemia miocárdica, falência ventricular esquerda ou arritmia importante, 196 idosos (147 homens) com idade ≥ 65 anos foram avaliados precocemente (média de 10 dias) após o IAM, não havendo efeitos adversos maiores (óbito, reinfarto, assistolia ou TVS) durante os exames. Em acompanhamento médio de 14 meses ocorreram 62 eventos (14 óbitos, 7 reinfartos não fatais, 20 revascularizações e 21 casos de angina classe III ou IV), dos quais 44 entre os 85 Eco-Dipi positivo e 18 entre os 105 Eco-Dipi negativos para isquemia (52% vs. 17%, p < 0,001). A combinação de óbito e reinfartos prevaleceu no grupo Eco-Dipi positivo (16 vs. 6%, p < 0,05), bem como a ocorrência isolada de óbito (13 vs. 3%, p < 0,001).

Del Mar de La Torre et al.[35] avaliaram 59 idosos (42 homens) com idade ≥ 70 anos. O ECO de estresse foi realizado no período de até 10 dias após o IAM, utilizando dobutamina na taxa de infusão de 5,10,20,30 e 40 μg/kg/min, associada à atropina, quando necessário, sendo o exame suspenso ao determinar isquemia miocárdica ou alcançar 85% da frequência máxima. Em acompanhamento médio de 13 meses, ocorreram 21 eventos (5 óbitos, 1 IAM, 1 falência cardíaca, 10 anginas instáveis e 4 revascularizações). Os preditores de pior evolução para os eventos espontâneos foram a isquemia durante o Eco-Dobu (HR,2,95; IC 95%, 2,78-3,12; p < 0,001) e o índice de escore da contração segmentar (IECS) > 1,6 em repouso (HR, 2,53; IC 95%, 1,3-4,93; p = 0,006).

O protocolo para Eco-Dobu foi aplicado por Smart et al.[36] em 62 idosos (≥ 65 anos) e 102 não idosos, no período de 2 a 7 dias após IAM não complicado, sendo os testes bem tolerados em ambos os grupos. Após um acompanhamento de 18 meses, ocorreram 29 eventos (17 óbitos, 10 IAM, 2 TV/FV), que foram mais frequentes nos idosos (26 vs. 12%, p < 0,05), especialmente o óbito (19 vs. 5%; p < 0,05). O pior prognóstico dos idosos correlacionou-se com diabetes melito, extensa fibrose e maior incidência de indução de isquemia a distância.

Apesar da segurança da ecocardiografia de estresse evidenciada nesses três artigos, é importante lembrar que, na recente revisão de Geleijnse et al.,[18] nos sete casos de ruptura cardíaca durante o eco de estresse, o exame foi realizado entre 4 a 12 dias do IAM da parede inferior, ocorrendo dor torácica súbita e atípica com a subsequente dissociação eletromecânica. O eco de estresse precoce após o IAM somente deverá ser realizado por quem apresenta larga experiência, pessoal de apoio bem treinado e condições adequadas para reversão das graves adversidades. A decisão deve ser bem analisada, particularmente quando o IAM recente for de parede inferior.

VALOR PROGNÓSTICO DO ECO SOB ESTRESSE COM EXERCÍCIO EM IDOSOS COM DAC CONHECIDA OU SUSPEITADA

ECO de estresse com exercício

O TE é um exame seguro e com baixa incidência de efeitos adversos graves, sendo uma importante ferramenta para o diagnóstico da DAC. A ampla variação de sensibilidade e especificidade pode comprometer a acurácia dessa metodologia. Em pacientes do sexo masculino, os equivalentes metabólicos (METs) obtidos foram considerados, independentes da verificação de isquemia, os melhores preditores de mortalidade, mas o estudo foi realizado em não idosos.[37-39]

No estudo de Arruda et al.,[40] que incluiu 2.632 idosos de ambos os sexos (1.488 homens) com idade ≥ 65 anos e capazes de se exercitarem, verificou-se no acompanhamento médio de 2,9 anos a ocorrência de 68 óbitos e 80 IAM não fatais. A taxa de mortalidade anual foi de 2,4% nos testes negativos e de 5,6 nos testes positivos para isquemia. A carga de exercício foi o melhor preditor de IAM

Quadro 6-11. Valor prognóstico do eco sob estresse com exercício em idoso com DAC conhecida ou suspeita

Prognóstico adverso			
Preditores	RR*	RR†	P
		1,48	0,01
Idade	2,02		0,005
Carga de exercício	0,84		0,004
		0,78	0,0003
Fração de ejeção no exercício	0,63		0,0001
VSFVE anormal no exercício		1,98	0,0004
Diabetes		1,83	0,004
IAM prévio		1,56	0,02

VSFVE = volume sistólico final do ventrículo esquerdo; IAM = infarto agudo do miorcárdio; DAC = doença arterial coronária. RR = relação de risco. (*) = óbito; (†) = óbito + IAM

e/ou óbito, havendo melhor prognóstico para os que efetuaram mais exercícios. Outros preditores de prognóstico adverso foram a fração de ejeção do ventrículo esquerdo e o IECS obtidos durante o exercício (Quadro 6-11).

ECO de estresse farmacológico

Anthopoulos et al.[33] compararam em estudo randomizado com dobutamina e adenosina 120 idosos (≥ 70 anos), efetuando um acompanhamento médio de 14 meses. Considerando-se a ocorrência de evento *versus* não evento, constatou-se para o estresse positivo para dobutamina (94 *vs.* 50%; p < 0,001) e para adenosina (76 *vs.* 34%; p < 0,001).

No prolongado período de acompanhamento (6,5 anos) efetuado por Biagini et al.[19] em 1.434 idosos (≥ 65 anos) submetidos ao EED, a taxa anual de óbito + IAM foi de 1,8% para EED negativo e 5,7% para EED positivo para isquemia miocárdica. Outros preditores de óbito e IAM foram a idade, o sexo masculino, o diabetes, o IECS de repouso e a isquemia durante o EED. O ECO de repouso agregou valor prognóstico à clínica e o EED ao ECO de repouso.

A avaliação prognóstica efetuada por Cortigiani et al.[8] incluiu 2.160 idosos submetidos ao estresse com dobutamina (639) ou dipiridamol, acompanhados por um período médio de 26 meses. Os preditores de óbito foram a idade, o IECS em repouso, a ocorrência de isquemia durante o estresse e o diabetes. Considerando as faixas etárias de 65 a 69 anos, 70 a 74, 75 a 79 e ≥ 80 anos, as taxas de eventos no acompanhamento de um ano foram de 1,5; 2; 1,8 e 6%, respectivamente. A taxa de eventos nos octogenários foi 4,5 vezes maior do que nos idosos entre 65 a 69 anos. Neste estudo os autores verificaram que o valor prognóstico decresceu com o aumento da idade, particularmente nos octogenários.

De grande valor é a utilização de microbolhas durante o EED. Tsutsui et al.[21] acompanharam 399 idosos (≥ 70 anos) durante o período médio de 21 meses, constatando a ocorrência de 46 eventos (31 óbitos cardíacos e 15 IAM não fatais). Os preditores de eventos foram o uso de diuréticos (p < 0,03), contração segmentar anormal (p < 0,0001) e perfusão miocárdica anormal durante o estresse (p < 0,0001). Anormalidade perfusional foi o melhor preditor prognóstico (Quadro 6-12).

ECO de estresse com exercício ou farmacológico

Dentre os 335 octogenários avaliados por Chaudhry et al.[41] 67% deles não estavam capacitados para o TE e foram encaminhados para o EED. Durante o acompanhamento médio de 2,9 anos ocorreram 54 eventos (37 óbitos e 17 IAM não fatal). Os preditores de eventos foram a indução de isquemia, IAM prévio, hipertensão arterial e idade. O IECS, efetivamente, estratificou os octogenários em alto e baixo riscos numa taxa anual de eventos (5,8 *vs.* 1,2%; p < 0,001). Este poder de estratificação do ECO de estresse em octogenários é importante e se opõe ao resultado obtido por Cortigiani.[8]

Innocenti et al.[22] compararam um grupo de 246 pacientes com menos de 75 anos com um grupo de 77 idosos (≥ 75 anos). Todos os pacientes foram submetidos ao EED ou TE antes de um Programa de Reabilitação Cardíaca, verificando-se 76% de TE inconclusivo no grupo mais jovem e de 84% nos idosos. No acompanhamento médio de 955 dias os preditores de eventos robustos foram o IECS > 2, presença de viabilidade miocárdica e a não prescrição de β-bloqueador. A menor capacidade de exercício foi associada à maior mortalidade.

CONCLUSÃO

Sendo a doença arterial coronariana a maior causa de morbimortalidade também em idosos, determinando, com maior incidência de DAC, IAM, arritmia e insuficiência cardíaca, torna-se imprescindível o desenvolvimento de novos estudos e métodos de avaliação diag-

Quadro 6-12. Valor prognóstico do eco sob estresse farmacológico ou com exercício em idoso com DAC conhecida ou suspeita

Autor	Estressor				
Biagini (2005)	Dobu	Prognóstico adverso			
		Preditores	RR†	RR†	
		Idade		1,07	
		Homem		1,3	
		Diabetes		1,6	
		IECS repouso > 1	1,13		
		Isquemia no EED	2,1		
Cortigiani (2007)	Dobu ou Dipi	Prognóstico adverso			
		Preditores	RR*	RR†	
		Idade	1,06	1,07	
		IECS repouso	1,98	2,63	
		Isquemia no EED	2,6	1,81	
		Fibrose	1,99		
		Diabetes	1,48	1,57	
Anthopoulos (1996)	Dobu e Adeno	Prognóstico adverso			
		Preditores	RR*	RR⊗	
		ECO Dobutamina	7,3		
		ECO Adenosina		3,0	
Tsutsui (2007)	Dobu e Microbolhas	Prognóstico adverso			
		Preditores†		p valor	
		Isquemia no EED		< 0,0001	
		Perfusão anormal no EED		0,006	
Innocenti (2009)	Dobu	Prognóstico adverso			
		Preditores†	RR†	p valor	
		IECS > 2 (Dobu > 20 μg/kg/min)	5,1	0,007	
		Viabilidade	3,35	0,025	
Chaudhry (2007)	Dobu ou EEX	Prognóstico adverso			
		Preditores	Sim	Não	p valor
		IECS	1,3 ± 0,7	1 ± 0,7	0,001
		Nº de segmentos isquêmicos	0,8 ± 0,7	0,4 ± 0,7	0,001
		Fração de ejeção	44 ± 13	54 ± 12	0,002

1) 33% dos pacientes concluíram o EEX.
2) Taxa anual de eventos ano para Dobu vs. EEx (6,7 vs. 3,1%; p < 0,0001). RR = relação de risco.
(*) = óbito; (†) = óbito + IAM; (⊗) = óbito + IAM + outros; IECS = índice de escore da contração segmentar; EEX = eco com esforço; EED = eco de estresse com dobutamina.

nóstica para melhor compreendê-los e beneficiá-los, sendo que a ecocardiografia de estresse tem-se mostrado um método seguro e bastante atrativo nesse cenário.

REFERÊNCIAS BIBLIOGRÁFICAS

1. IBGE Censo 2010. http://www.ibge.gov.br/censo2010
2. Gravina CF, Franken R, Wagner N et al. II Diretrizes sobre Cardiogeriatria da Sociedade Brasileira de Cardiologia. Arq Bras Cardiol 2010;95(3 Supl 2):1-112.
3. Sousa ACS, Taddei CFG, Feitosa GS et al. I Diretrizes sobre Cardiogeriatria da Sociedade Brasileira de Cardiologia. Arq Bras Cardiol 2002;79(Supl I):1-46.
4. Alexander KP, Galanos AN, Jollis JG et al. Post–myocardial infarction risk stratification in elderly patients. Am Heart J 2001;142:37-42.
5. Camerieri A, Picano E, Landi P et al. Prognostic value of dipyridamole echocardiography early after myocardial infarction in elderly patients. Echo Persantine Italian Cooperative (EPIC) Study Group. J Am Coll Cardiol 1993;22:1809-15.
6. Beller GA. Are you ever too old to be risk stratified? J Am Coll Cardiol 1992;19:1399-401.
7. Smith SC, Gilpin E, Ahnve S et al. Outlook after acute myocardial infarction in the very elderly compared with that in patients aged 65 to 75 years. J Am Coll Cardiol 1990;16:784-92.
8. Cortigiani L, Bigi R, Sicari R et al. Prognostic implications of dipyridamole or dobutamine stress echocardiography for evaluation of patients > or = 65 years of age with known or suspected coronary heart disease. Am J Cardiol 2007 June 1;99(11):1491-95.
9. Mertes H, Sawada SG, Ryan T et al. Symptoms, adverse effects, and complications associated with dobutamine stress echocardiography. Experience in 1118 patients. Circulation 1993;88:15-19.
10. Secknus MA, Marwick TH. Influence of gender on physiologic response and accuracy of dobutamine echocardiography. Am J Cardiol 1997;80:721-24.
11. Elhendy A, Domburg RTV, Bax JJ et al. Relation between the extent of coronary artery disease and tachyarrhythmias during dobutamine stress echocardiography. Am J Cardiol 1999;83:832-35.
12. Poldermans D, Fiorette PM, Boersma E et al. Safety of dobutamine-atropine stress echocardiograph in patients with suspected or proven coronary artery disease: experience in 650 consecutive examinations. Am J Cardiol 1994;73:456-59.
13. Mathias W, Arruda A, Santos FG et al. Safety of dobutamine-atropine stress echocardiography: A prospective experience of 4033 consecutive studies. J Am Soc Echocardiogr 1999;12:785-91.
14. Geleijnse ML, Fioretti PM, Roelandt JRTC. Methodology, feasibility, safety and diagnostic accuracy of dobutamine stress echocardiography. J Am Coll Cardiol 1997;30:595-606.
15. Hiro J, Hiro T, Reid CL et al. Safety and results of dobutamine stress echocardiography in women versus men and in patients older and younger than 75 years of age. Am J Cardiol 1997;80:1014-20.
16. Abreu JS, Diógenes TCP, Farias AGLP et al. Segurança e exequibilidade do ecocardiograma sob estresse com dobutamina e atropina em pacientes octogenários. Arq Bras Cardiol 2005;85(3):198-204.
17. Picano E. Ecocardiografia de estresse. 4. ed. Pisa: Springer, 2003.
18. Geleijnse ML, Boudewijn JK, Nemes A et al. Incidence, pathophysiology, and treatment of complications during dobutamine-atropine stress echocardiography. Circ 2010;121:1756-67.
19. Biagini E, Elhendy A, Schinkel AF et al. Long-term prediction of mortality in elderly persons by dobutamine stress echocardiography. J Gerontol A Biol Sci Med Sci 2005 Oct.;60(10):1333-38.
20. Poldermans D, Fioretti PM, Boersma E et al. Dobutamine-atropine stress echocardiography in elderly patients unable to perform an exercise test. Hemodynamic characteristics, safety, and prognostic value. Arch Intern Med 1994 Dec. 12-26;154(23):2681-86.
21. Tsutsui JM, Xie F, Cloutier D et al. Real-time dobutamine stress myocardial perfusion echocardiography predicts outcome in the elderly. Eur Heart J 2008;29(3):377-85.
22. Innocenti F, Caldi F, Tassinari I et al. Prognostic value of exercise stress test and dobutamine stress echo in patients with known coronary artery disease. Echocardiography 2009;26(1):1-9.
23. Innocenti F, Totti A, Baroncini C et al. Prognostic value of dobutamine stress echocardiography in octogenarians. Int J Cardiovasc Imaging 2010 June 30.
24. Oliveira JLM, Góes TJS, Santana TA et al. Ecocardiografia sob estresse físico na identificação de doença arterial coronariana em idosos com incompetência cronotrópica. Arq Bras Cardiol 2007;89(2):111-18.
25. Hashimoto A, Palmar EL, Scott JA et al. Complications of exercise and pharmacologic stress tests: differences in younger and elderly patients. J Nucl Cardiol 1999;6(6):612-19.
26. Kobal SL, Atar CP, Miyamoto T et al. Stress echocardiography in octogenarians: transesophageal atrial pacing is accurate, safe, and well tolerated. J Am Soc Echocardiogr 2006;19:1012-16.
27. White M, Roden R, Minobe W et al. Age-related changes in beta-adrenergic neuroeffector systems in the human heart. Circulation 1994;90(3):1225-38.
28. McNeill AJ, Fioretti PM, El-Said ESM et al. Enhanced sensitivy for detection of coronary artery disease by addition of atropine to dobutamine stress echocardiography. Am J Cardiol 1992;70:41-46.
29. Camarozano AC, Siqueira Filho AG, Weitz LH et al. Influência dos β-bloqueadores no ecocardiograma de estresse com dobutamina e o poder da atropina nos protocolos precoce e padrão. Rev Bras Ecocardiogr 2005;18(1):31-48.
30. Ferrara N, Leosco D, Abete P et al. Dipyridamole echocardiography as a useful and safe test in the assessment of coronary artery disease in the elderly. J Am Geriatr Soc 1991 Oct.;39(10):993-99.
31. Fleg JL, Kennedy HL. Cardiac arrhythmias in healthy elderly population: detection by 24-hour ambulatory electrocardiography. Chest 1982;81:302-7.
32. Abreu JS, Diógenes TCP, Farias AGLP et al. Arritmias complexas que surgem durante o ecocardiograma sob estresse com dobutamina e atropina. Rev Bras Ecocardiografia 2007;20(1):24-33.
33. Anthopoulos LP, Bonou MS, Kardaras FG et al. Stress echocardiography in elderly patients with coronary artery disease: applicability, safety and prognostic value of dobutamine and adenosine echocardiography in elderly patients. J Am Coll Cardiol 1996 July;28(1):52-59.
34. Batlle E, Vilacosta I, San Román JA et al. Prueba no invasiva de elección en el diagnóstico de enfermedad coronaria en el anciano. Rev Esp Cardiol 1998;51:35-42.
35. Del Mar de la Torre M, San Román JA, Bermejo J et al. Prognostic power of dobutamine echocardiography after uncomplicated acute myocardial infarction in the elderly. Chest 2001;120:1200-5.
36. Smart S, Sagar K, Tresch D. Age-related determinants of outcome after acute myocardial infarction: a dobutamine-atropine stress echocardiographic study. J Am Geriatr Soc 2002 July;50(7):1176-85.
37. Gianrossi R, Detrano R, Mulvihill D et al. Exercise-Induced ST Depression in the Diagnosis of Coronary Artery Disease. Circulation 1989;80:87-98.
38. Myers J, Prakash M, Froelicher V, Partington S et al. Exercise capacity and mortality among men referred for exercise testing. N Engl J Med 2002;346:793-801.
39. Prakash M, Myers J, Froelicher VF et al. Clinical and exercise test predictors of all-cause mortality: results from > 6,000 consecutive referred male patients. Chest 2001;120(3):1003-13.
40. Arruda AM, Das MK, Roger VL et al. Prognostic value of exercise echocardiography in 2,632 patients ≥ 65 years of age. J Am Coll Cardiol 2001;37:1036-41.
41. Chaudhry FA, Qureshi EA, Yao SS et al. Risk stratification and prognosis in octogenarians undergoing stress echocardiographic study. Echocardiography 2007;24(8):851-59.

6-9 ECOCARDIOGRAFIA DE ESTRESSE NA AVALIAÇÃO DO VENTRÍCULO DIREITO E NA HIPERTENSÃO ARTERIAL PULMONAR

Luís Henrique Weitzel

INTRODUÇÃO

Avaliar o ventrículo direito (VD), em virtude de sua morfologia e de sua cinética,[1] sempre foi um desafio na ecocardiografia em repouso e sob estresse, e, por isso, ele já foi rotulado como a câmara "esquecida".[2] As próprias diretrizes da Sociedade Americana de Cardiologia e do Departamento de Imagem Cardiovascular da Sociedade Brasileira de Cardiologia enfatizam o modelo de 17 segmentos como o mais adequado para a análise das respostas contráteis miocárdicas ao estresse, e este modelo, sabidamente, não contempla o VD.[3,4] Contudo, na prática clínica diária, duas indicações para avaliar-se o VD ao eco de estresse se sobressaem: avaliação diagnóstica e prognóstica na cardiopatia isquêmica e avaliação diagnóstica e funcional na insuficiência cardíaca, aqui incluindo as alterações das pressões pulmonares em resposta ao esforço. Ambas serão abordadas neste capítulo.

AVALIAÇÃO DO VENTRÍCULO DIREITO NA CARDIOPATIA ISQUÊMICA

É bem estabelecida a importância da avaliação da função contrátil do VD na cardiopatia isquêmica.[5-11] Geralmente, sua contratilidade mantém-se normal em repouso mesmo na presença de obstrução coronariana grave em pacientes sem infarto prévio, mas ela se altera marcadamente em resposta ao estresse, seja por exercício físico seja farmacológico.[12-16]

O VD sempre foi considerado como uma câmara de menor importância que o VE, como se fosse um conduto ligando o sistema venoso periférico aos pulmões e ao coração esquerdo.[17] Como tem massa miocárdica e pressões intracavitárias menores que o VE, ele tem menor demanda e maior oferta de fluxo coronariano, já que pode ser perfundido tanto na sístole quanto na diástole, resultando num balanço de oxigênio mais favorável que o VE.[2] Seu suprimento sanguíneo é provido principalmente pela artéria coronariana direita, e a Ecocardiografia de Estresse vai demonstrar disfunção contrátil de suas paredes em presença de estenose significativa desta artéria.[16] Este achado é considerado altamente específico e indica estenose proximal, ao passo que a ausência de disfunção em presença de doença desta artéria indica estenose distal.[16] Esta avaliação pode ser feita nos cortes apical de 4 câmaras e transversais,[17] e os métodos de estresse empregados podem ser o exercício ou a dobutamina,[18] utilizando os protocolos já descritos. Quase nada se encontra na literatura com relação ao dipiridamol, e na nossa prática nunca observamos alterações contráteis do VD nos exames com dipiridamol, o que de forma alguma indica que nunca possa ocorrer. Pessoalmente preferimos a dobutamina, pois a hiperventilação produzida pelo esforço físico pode comprometer ainda mais a análise da contratilidade do VD. Cuidado deve ser tomado no momento da captura, pois em havendo prioridade para a visualização do VE, a avaliação do VD pode ficar prejudicada por não ter sido ele adequadamente enquadrado na região de interesse (ROI). Os protocolos de exame são os mesmos empregados para o VE, e a análise da função contrátil também é visual, mas recentemente demonstrou-se que a utilização do *speckle tracking* adiciona valor à simples avaliação visual.[18]

Importante também a ser mencionado é que a demonstração de disfunção contrátil do VD ao ecoestresse adiciona valor prognóstico em pacientes com DAC conhecida ou suspeitada independente do VE, como observado nas Figuras 6-38 e 6-39.[17] Não parece desnecessário enfatizar que os pacientes de pior prognóstico são aqueles com disfunção contrátil de VE e VD.[17]

AVALIAÇÃO DA DISPNEIA AOS ESFORÇOS

Outra indicação para ecocardiografia de estresse é a avaliação da dispneia aos esforços sem causa aparente.[19] Dispneia aos esforços é um sintoma bastante comum e, na maioria das vezes, uma bateria de testes, incluindo exames laboratoriais, eletrocardiograma, radiografia de tórax, ecocardiograma, teste ergométrico e provas de função

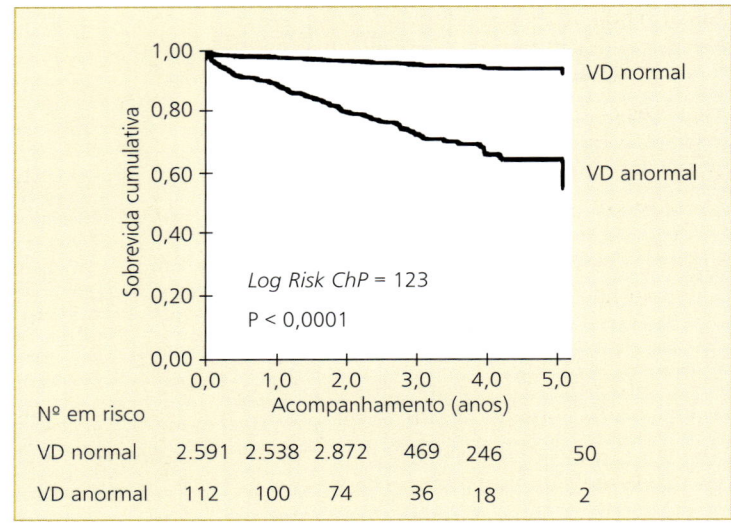

Fig. 6-38. Curvas de sobrevida livre de eventos em pacientes com e sem disfunção contrátil do VD ao ecoestresse.[17]

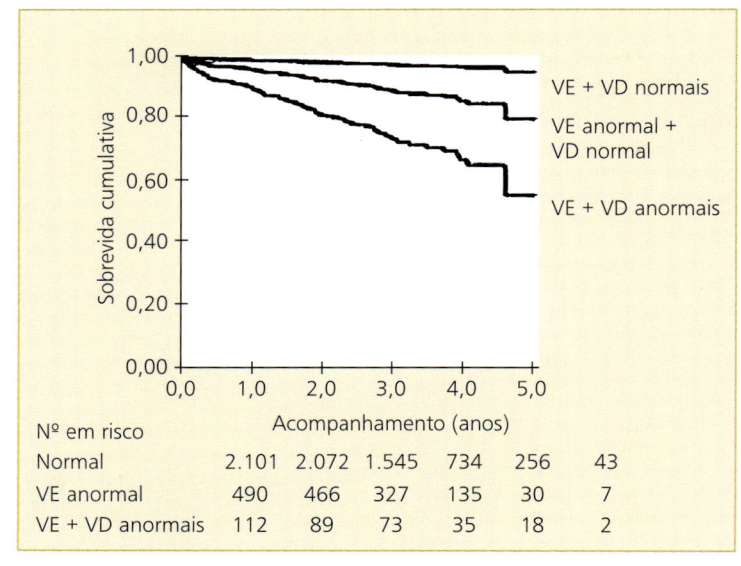

Fig. 6-39. Curvas de sobrevida livre de eventos em pacientes submetidos ao ecoestresse em função da presença de anormalidades contráteis em VE e VD.[17]

pulmonar, levará ao diagnóstico etiológico.[19] Contudo, mais recentemente, duas causas têm sido descritas como causas de dispneia inexplicada: HAP[20,21] e disfunção diastólica do VE[22,23] induzidas por esforço, levando à necessidade de acrescentar ecocardiografia de esforço nesta investigação.

A HAP induzida por esforço é uma entidade já estabelecida, mas pouco entendida, e pode ocorrer em pacientes com e sem disfunção do VE.[20] HAP pode ser definida como a presença de pressão média pulmonar acima de 25 mmHg, com pressão em AE menor ou igual a 15 mmHg e resistência vascular pulmonar maior que três unidades Wood,[21] e a HAP induzida por esforço é definida como um aumento agudo na pressão média pulmonar acima de 30 mmHg como causa de redução da tolerância ao esforço,[24,25] frequentemente acompanhada de disfunção sistólica do VD,[25] mas deve-se estar consciente de que o valor máximo da pressão média pulmonar em repouso é de 20 mmHg, e que valores de PSAP acima de 40 mmHg podem ocorrer em indivíduos normais em alta carga de exercício.[26-28] A ecocardiografia de esforço é factível e adequada para avaliação das alterações produzidas nas pressões pulmonares pelo exercício, com medidas comparáveis àquelas obtidas nos estudos invasivos.[29] Wood já havia demonstrado, na década de 1950, que o aumento da pressão pulmonar pode ser decorrente de elevação da resistência pulmonar, mas também pode decorrer de elevação da pressão em AE ou do fluxo pulmonar,[30] e todas estas variáveis podem ser avaliadas ao Doppler sob esforço.[31,32] HAP induzida por esforço pode ser a manifestação precoce da HAP primária ou idiopática,[19] e respostas anormais da vasculatura pulmonar ao exercicio podem ter papel predominante, independente da vasoconstricção arteriolar induzida pela hipóxia.[33]

É perfeitamente conhecido que algo em torno de metade dos pacientes com quadro de insuficiência cardíaca tem função sistólica preservada.[34,35] A dispneia aos esforços é decorrente do aumento da pressão de enchimento de VE, que frequentemente não está aparente em repouso e só se torna manifesta ao exercício.[23,34-36] Em indivíduos normais, o débito pulmonar aumenta graças ao aumento do débito sistólico e da frequência cardíaca, mas a pressão pulmonar não se eleva em virtude da vasodilatação arteriolar e do recrutamento dos vasos dos lobos superiores.[37,38] Na disfunção diastólica a pressão atrial esquerda se eleva, com transmissão retrógrada para o setor venocapilar pulmonar, podendo haver, associadamente, vasoconstricção arteriolar, o que aumenta a pressão pulmonar.[39] Parece, pois, que uma completa avaliação de intolerância aos esforços deva incluir, também, ecocardiografia de esforço.

O protocolo normalmente inclui um exame sintoma-limitante em bicicleta ergométrica na posição supina, para facilitar o registro das curvas de Doppler.[40] HAP induzida por esforço, como já exposto, é diagnosticada pela detecção de PSAP de 50 mmHg ou mais na carga de 50 W,[41] e como a pressão média pulmonar pode ser calculada pela fórmula PMAP = PSAP × 0,61 + 2 mmHg, isto equivale a uma PMAP em torno de 30 mmHg.[42] O aumento da pressão de enchimento do VE pode ser definido como a presença de relação E/E' ≥ 15 também na carga de 50 W.[22,23] A resistência vascular pulmonar também pode ser mensurada como RVP = ITvmáx/ITVtsvd × 10 + 0,16,[43] onde ITvmáx é a velocidade máxima da regurgitação tricúspide e ITVtsvd é a integral tempo-velocidade da via de saída do VD.

Os resultados podem ser agrupados em três tipos: resposta normal, HAP induzida por esforço com pressão de enchimento do VE normal e HAP induzida por esforço com elevação da pressão de enchimento do VE.[40] A presença de HAP induzida por esforço acarreta pior prognóstico (Fig. 6-40), mas este é ainda pior quando a pressão de enchimento do VE se eleva (Fig. 6-41), considerando pacientes com fração de ejeção do VE preservada.[40] Tais dados enfatizam a necessidade de utilização do eco de estresse para uma completa avaliação de pacientes com suspeita de HAP ou de dispneia inexplicada aos esforços, onde se determinam o fator causal preponderante da HAP induzida por esforço e as implicações prognósticas deste diagnóstico.

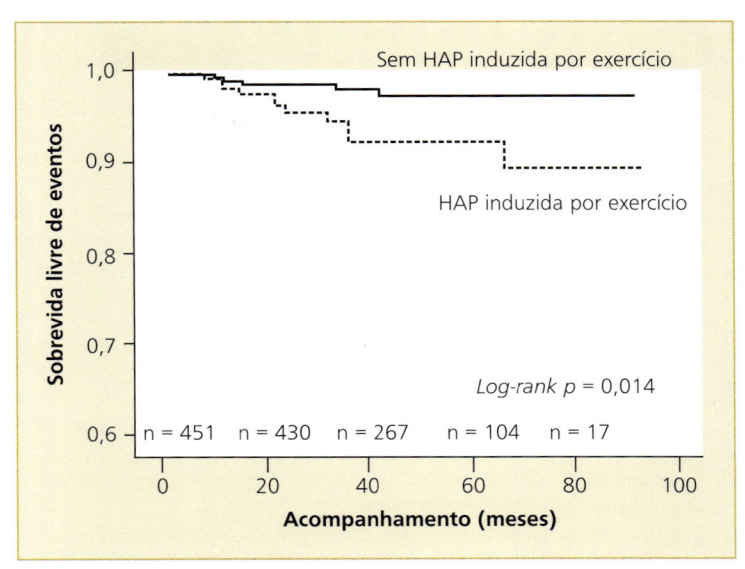

Fig. 6-40. Curvas de sobrevida livre de eventos em pacientes com e sem HAP induzida por esforço ao ecoestresse.[40]

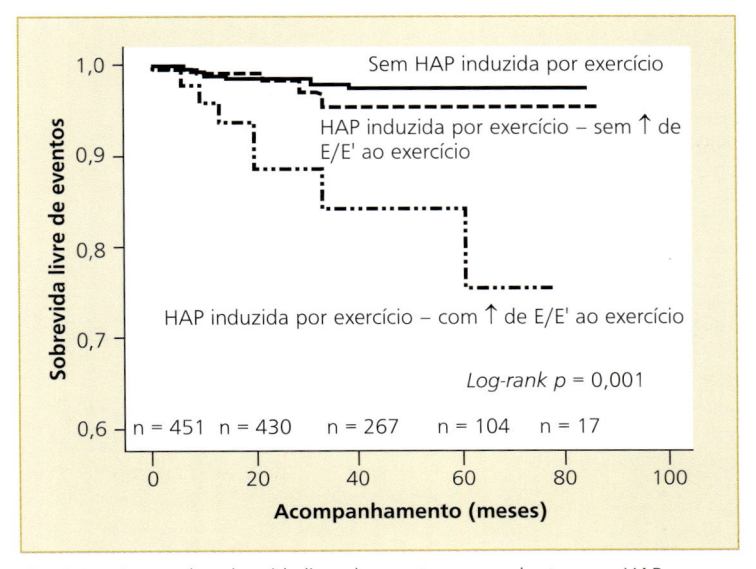

Fig. 6-41. Curvas de sobrevida livre de eventos em pacientes sem HAP induzida por esforço e com HAP induzida por esforço sem e com relação E/E' elevada. (Modificada[40].)

CONCLUSÃO

A abordagem do ventrículo direito continua sendo um desafio para os métodos diagnósticos com imagem, e apesar de a ecocardiografia apresentar limitações nessa avaliação, as informações obtidas sobre o comportamento desta câmara e da pressão sistólica da artéria pulmonar em condições dinâmicas fornece dados de grande valor prognóstico, de modo que devemos considerar o ecocardiograma de estresse em situações que o ECO de repouso for insuficiente.

REFERÊNCIAS BIBLIOGRÁFICAS

1. Haber I, Metaxas DN, Geva T et al. Three-dimensional systolic kinematics of the right ventricle. *Am J Physiol Heart Circ Physiol* 2005;289:H1826-33.
2. Rigolin VH, Robiolio PA, Wilson JS et al. The forgotten chamber: the importance of the right ventricle. *Catheter Cardiovasc Diagn* 1995;35:18-28.
3. Cerqueira MD, Weissman NJ, Dilsizian V et al. Standardized myocardial segmentation and nomenclature for tomographic imaging of the heart: a statement for healthcare professionals from the Cardiac Imaging Committee of the Council on Clinical Cardiology of the American Heart Association. *Circulation* 2002;105:539-42.

4. Barbosa MM, Nunes MCP, Campos Filho O et al. Sociedade Brasileira de Cardiologia. Diretrizes das indicações da ecocardiografia. *Arq Bras Cardiol* 2009;93(6 Supl 3):e265-302.
5. Pitt B, Strauss HW. Myocardial perfusion imaging and gated cardiac blood pool scanning: clinical application. *Am J Cardiol* 1976;38:739-46.
6. Lorell B, Leinbach RC, Pohost GM et al. Right ventricular infarction: clinical diagnosis and differentiation from pericardial tamponade and pericardial constriction. *Am J Cardiol* 1979;43:465-71.
7. D'Arcy B, Nanda NC. Two-dimensional echocardiographic features of right ventricular infarction. *Circulation* 1982;65:167-73.
8. Lopez-Sendon J, Garcýa-Fernandez MA, Coma-Canella I et al. Segmental right ventricular function after acute myocardial infarction: two-dimensional echocardiographic study in 63 patients. *Am J Cardiol* 1983;51:390-96.
9. Dell'Italia LJ, Starling MD, Crawford MH et al. Right ventricular infarction: identification by hemodynamic measurements before and after volume loading and correlation with noninvasive techniques. *J Am Coll Cardiol* 1984;4:931-39.
10. Panidis IP, Kotler MN, Mintz GS et al. Right ventricular function in coronary artery disease as assessed by two-dimensional echocardiography. *Am Heart J* 1984;107:1187-94.
11. Oldershaw P. Assessment of right ventricular function and its role in clinical practice. *Br Heart J* 1992;68:12-15.
12. Slutsky R, Hooper W, Gerber K et al. Assessment of right ventricular function at rest and during exercise in patients with coronary artery disease: a new approach using equilibrium radionuclide angiography. *Am J Cardiol* 1980;45:63-71.
13. Maurer G, Nanda NC. Two dimensional echocardiographic evaluation of exercise-induced left and right ventricular asynergy: correlation with thallium scanning. *Am J Cardiol* 1981;48:720-27.
14. Slutsky R, Hooper W, Gerber K et al. Assessment of right ventricular function at rest and during exercise in patients with coronary artery disease: a new approach using equilibrium radionuclide angiography. *Am J Cardiol* 1980;45:63-71.
15. Brown KA, Okada RD, Boucher CA et al. Right ventricular ejection fraction response to exercise in patients with coronary artery disease: influence of both right coronary artery disease and exercise-induced changes in right ventricular afterload. *J Am Coll Cardiol* 1984;3:895-901.
16. San Roman JA, Vilacosta I, Rollan MJ et al. Right ventricular asynergy during dobutamine-atropine echocardiography. *J Am Coll Cardiol* 1997;30:430-35.
17. Bangalore S, Yao SS, Chaudhry FA. Role of right ventricular wall motion abnormalities in risk stratification and prognosis of patients referred for stress echocardiography. *J Am Coll Cardiol* 2007;50:1981-89.
18. Yang HS, Mookadam F, Warsame TA et al. Evaluation of right ventricular global and regional function during stress echocardiography using novel velocity vector imaging. *Eur J Echocardiog* 2010;11:157-64.
19. Singhal S, Yousuf MA, Weintraub NL et al. Use of bicycle exercise echocardiography for unexplained exertional dyspnea. *Clin Cardiol* 2009;32:302-6.
20. Ha JW, Choi D, Park S et al. Determinants of exercise-induced pulmonary hypertension in patients with normal left ventricular ejection fraction. *Heart* 2009;95:490-94.
21. McLaughlin VV, Archer SL, Badesch DB et al. ACCF/AHA 2009 expert consensus document on pulmonary hypertension. A Report of the American College of Cardiology Foundation Task Force on Expert Consensus Documents and the American Heart Association. *Circulation* 2009;119:2250-94.
22. Burgess MI, Jenkins C, Sharman JE et al. Diastolic stress echocardiography: hemodynamic validation and clinical significance of estimation of ventricular filling pressure with exercise. *J Am Coll Cardiol* 2006;47:1891-900.
23. Ha JW, Oh JK, Pellikka PA et al. Diastolic stress echocardiography: a novel non-invasive diagnostic test for diastolic dysfunction using supine bicycle exercise Doppler echocardiography. *J Am Soc Echocardiogr* 2005;18:63-68.
24. Galie N, Torbicki A, Barst R et al. The Task Force on Diagnosis and Treatment of Pulmonary Arterial Hypertension of the European Society of Cardiology. *Eur Heart J* 2004;25:2243-78.
25. Tolle JJ, Waxman AB, Van Horn TL et al. Exercise-induced pulmonary arterial hypertension. *Circulation* 2008;118:2183-89.
26. Simonneau G, Galie N, Rubin LJ et al. Clinical classification of pulmonary hypertension. *J Am Coll Cardiol* 2004;43(12 Suppl):5S-12S.
27. Kovacs G, Berghold A, Scheidl S et al. Pulmonary artery pressure during rest and exercise in healthy subjects: a systematic review. *Eur Respir J* 2009;34:888-94.
28. Bossone E, Rubenfire M, Bach DS et al. Range of tricuspid regurgitation velocity at rest and during exercise in normal adult men: implications for the diagnosis of pulmonary hypertension. *J Am Coll Cardiol* 1999;33:1662-66.
29. Argiento P, Chesler N, Mulè M et al. Exercise Stress Echocardiography for the Study of the Pulmonary Circulation. *Eur Respir J* 2010;35(6):1273-78.
30. Wood P. Pulmonary hypertension with special reference to the vasoconstrictive factor. *Br Heart J* 1958;20:557-70.
31. Himelman RB, Stulbarg M, Kircher B et al. Non-invasive evaluation of pulmonary pressure during exercise by saline-enhanced Doppler echocardiography in chronic pulmonary disease. *Circulation* 1989;79:863-71.
32. Burgess MI, Jenkins C, Sharman JE et al. Diastolic stress echocardiography: hemodynamic validation and clinical significance of estimation of ventricular filling pressure with exercise. *J Am Coll Cardiol* 2006;47:1891-900.
33. Merkus D, de Beer VJ, Houweling B et al. Control of pulmonary vascular tone during exercise in health and pulmonary hypertension. *Pharmacol Ther* 2008;9:242-63.
34. Galderisi M. Diastolic dysfunction and diastolic heart failure: diagnostic, prognostic and therapeutic aspects. *Cardiovasc Ultrasound* 2005;3:9.
35. Shammas RL, Khan NU, Nekkanti R et al. Diastolic heart failure and left ventricular diastolic dysfunction: what we know, and what we don't know! *Int J Cardiol* 2007;115:284-92.
36. Mithani VK, Shamoon F, Patel SM et al. Exercise induced diastolic dysfunction. *Chest* 2005;128:290S, (abstract).
37. Janicki JS, Weber KT, Likoff MJ et al. The pressure-flow response of the pulmonary circulation in patients with heart failure and pulmonary vascular disease. *Circulation* 1985;72:1270-78.
38. McGregor M, Sniderman A. On pulmonary vascular resistance: the need for more precise definition. *Am J Cardiol* 1985;55:217-21.
39. Kulik TJ, Bass JL, Fuhrman BP et al. Exercise induced pulmonary vasoconstriction. *Br Heart J* 1983;50:59-64.
40. Shim CY, Kim SA, Choi D et al. Clinical outcomes of exercise-induced pulmonary hypertension in subjects with preserved left ventricular ejection fraction: implication of an increase in left ventricular filling pressure during exercise. *Heart* 2011;97:1417-24.
41. D'Alto M, Ghio S, D'Andrea A et al. Inappropriate exercise-induced increase in pulmonary artery pressure in patients with systemic sclerosis. *Heart* 2011;97:112-17.
42. Chemla D, Castelain V, Humbert M et al. New formula for predicting mean pulmonary artery pressure using systolic pulmonary artery pressure. *Chest* 2004;126:1313-17.
43. Abbas AE, Fortuin FD, Schiller NB et al. A simple method for noninvasive estimation of pulmonary vascular resistance. *J Am Coll Cardiol* 2003;41:1021-27.

6-10 Avaliação da Função Diastólica pela Ecocardiografia de Estresse

Márcia M. Barbosa ■ Alexandre Leite

INTRODUÇÃO

A avaliação da isquemia miocárdica é um dos pontos fundamentais da cardiologia. Embora existam muitas formas de se avaliar a isquemia, todas apresentam limitações. Estudos de perfusão miocárdica tem alta sensibilidade, mas a especificidade não é adequada. As alterações da contratilidade sistólica tem alta especificidade, porém a sensibilidade é limitada pela curta duração das anormalidades sistólicas, quando presentes.

Tradicionalmente, a pesquisa de isquemia pela ecocardiografia se dá pela detecção de alterações segmentares da contratilidade e redução do espessamento sistólico. O uso da ecocardiografia de estresse (EE), permitindo que alterações da contratilidade não presentes em condições basais sejam detectadas sob estresse (físico ou farmacológico), representa uma metodologia extremamente útil na pesquisa da doença coronariana. Assim, a EE tem sido amplamente utilizada para avaliação da presença, localização e extensão da doença coronariana, mas permanece limitada por sua interpretação subjetiva e dependência da qualidade da imagem e da experiência do observador.

Com o advento das novas técnicas na Doppler ecocardiografia, mais especificamente com o uso do Doppler tecidual, *strain* e *strain rate*, uma avaliação mais completa do ventrículo esquerdo tornou-se possível, incluindo a avaliação da diástole. Contudo, o uso clínico rotineiro destas novas técnicas ainda se acha limitado por problemas inerentes a elas, como o tracionamento de segmentos acinéticos por segmentos hiperdinâmicos, dependência do ângulo e ruído do sinal (no caso de técnicas com base na imagem do Doppler tecidual). Através da medida da deformidade miocárdica, o *strain* e *strain rate* com base no Doppler permitem a diferenciação entre movimentação passiva (tracionamento de segmentos acinéticos por paredes contíguas normais) e ativa. *Strain* e *strain rate* fundamentados no Doppler são independentes da movimentação global do coração e, portanto, mais específico para a análise do segmento em questão que o Doppler tecidual, sendo mais sensíveis na detecção da isquemia regional do que o Doppler tecidual.[1,2] Contudo, a dependência do ângulo entre o Doppler e os segmentos das paredes analisadas, ainda persiste como uma importante limitação, especialmente para as paredes apicais.

O *strain* obtido pelo bidimensional (*speckle tracking*) é independente do ângulo, porém altamente dependente da qualidade da imagem, o que pode ser um problema, especialmente no pico do estresse. A aquisição é mais fácil, já que o *frame rate* gira em torno de 70-80, que é um *frame rate* mais próximo ao utilizado na ecocardiografia tradicional (*strain* com base no Doppler requer a aquisição de uma imagem com ângulo estreito, restrito a uma parede apenas do VE, e com alto *frame rate*, entre 100-150). Como o método é independente do ângulo, os *speckles* podem ter seu movimento rastreado em todo o miocárdio, permitindo a detecção não apenas do *strain* longitudinal (como no *strain* com base no Doppler), mas também radial e circunferencial. Suas velocidades no repouso subestimam as velocidades obtidas no *strain* e *strain rate* com base no Doppler.[3,4]

ECOESTRESSE: SÍSTOLE × DIÁSTOLE

Avaliação da função sistólica induzida pelo estresse é feita predominantemente pela ecocardiografia e, mais recentemente, pela ressonância magnética, sendo ambas as técnicas limitadas por alguns fatores, incluindo a subjetividade na análise da contratilidade segmentar. Ambas requerem uma grande experiência do observador para que seus resultados sejam acurados na detecção da isquemia, e existem importantes diferenças na *performance* destes exames entre os vários centros.[5]

Embora o foco da avaliação da isquemia pela Doppler ecocardiografia tenha sido sempre a detecção de alterações sistólicas, a isquemia também afeta a diástole, já que vários processos envolvidos no relaxamento miocárdico no nível subcelular são energia-dependente. Com o início da isquemia miocárdica, a primeira alteração é uma redução na perfusão. Esta redução é seguida rapidamente por disfunção diastólica, tanto regional, quanto global. Só em seguida aparecem as alterações sistólicas, seguidas por alterações do ECG e dor torácica.

Existem evidências de que alterações da função diastólica regional podem ocorrer na ausência de disfunção diastólica global, sendo necessária uma certa quantidade crítica de disfunção diastólica regional para que ocorra disfunção diastólica global.[6,7] Em estudos animais e modelos clínicos, atrasos no início do relaxamento ventricular regional têm sido demonstrado no território perfundido por coronárias comprometidas.[8-11] Análise quantitativa de disfunção diastólica prolongada pode representar uma estimativa mais sensível do território da coronária envolvida do que a detecção da disfunção sistólica.[12]

A ênfase da detecção da isquemia por parâmetros sistólicos se deve a vários fatores, dentre os quais a maior importância que sempre se deu à sístole, sendo que apenas nas últimas décadas a diástole passou a ser considerada como parte fundamental do ciclo cardíaco, com influências nos sintomas e no prognóstico das várias cardiopatias. Além disso, a mecânica da diástole geralmente tem sido ignorada pela dificuldade de ser avaliada, já que poucas técnicas podem quantificá-la de forma acurada.

Porém, existe cada vez maior grau de evidências de alterações diastólicas durante a isquemia.[13] Anormalidades diastólicas na presença de isquemia têm sido avaliadas pelo uso das novas técnicas e parecem ser marcadores confiáveis da isquemia, já que estas anormalidades são sinais sensíveis e precoces de isquemia miocárdica e têm a vantagem adicional de persistir por mais tempo do que as alterações sistólicas.[14-16]

FISIOPATOLOGIA DA DISFUNÇÃO DIASTÓLICA

Diástole se refere à parte do ciclo cardíaco que começa com o fechamento da válvula aórtica e termina com o fechamento da válvula mitral. Trata-se de uma parte complexa do ciclo cardíaco, sendo dependente do relaxamento miocárdico ativo, complacência ventricular, sincronismo ventricular, sucção diastólica ventricular, viscoelasticidade do miocárdio, contração atrial, restrição pericárdica, interação ventricular e o efeito erétil das coronárias.[17]

A função diastólica do ventrículo esquerdo (VE) representa um complexo de numerosos componentes inter-relacionados, podendo, de forma simplista, ser dividida em quatro fases: relaxamento isovolumétrico; fase de enchimento rápido; enchimento lento (diástase) e contração atrial, sendo os dois maiores determinantes do enchimento ventricular o relaxamento ventricular e a complacência efetiva do VE.

Após a contração ventricular e o esvaziamento das câmaras cardíacas, durante a fase inicial da diástole, o VE começa a se relaxar rapidamente, diminuindo a pressão intraventricular, e, assim, aumentando o gradiente do átrio esquerdo (AE/VE), o que leva ao rápido enchimento do VE.

O relaxamento ventricular é um processo complexo, dependente de energia (ATP). Em circunstâncias normais, o metabolismo miocárdico é derivado do metabolismo dos ácidos graxos, que requer 23 moléculas de oxigênio e gera 130 moléculas de ATP. Na presença de hipóxia/isquemia, o metabolismo miocárdico passa para metabolismo da glicose ou lactato, já que não existe oxigênio suficiente para manter o metabolismo dos ácidos graxos. O mecanismo anaeróbico é muito menos eficiente na produção de ATP (forma apenas 15 a 38 moléculas de ATP), e esta redução na produção de ATP é um mecanismo proposto para redução do relaxamento ventricular na vigência de isquemia.[5]

Embora a fisiologia da função diastólica seja complexa, a pressão diastólica ventricular pode elevar-se graças a três mecanismos abrangentes:

1. Relaxamento alterado do ventrículo esquerdo, achado comum na maioria das doenças do coração, particularmente importante na isquemia.
2. Aumento da espessura das paredes com relação à cavidade ventricular (hipertrofia), que leva a um desvio da curva pressão-volume de tal forma que um mesmo volume se associa a uma pressão mais elevada.
3. Aumento da rigidez miocárdica, que parece se associar à fibrose.

Novas técnicas ecocardiográficas, como o Doppler tecidual (DT), *strain* e *strain rate* são técnicas promissoras na detecção destas anormalidades regionais, e seu uso no EE pode trazer uma grande contribuição à detecção da doença coronária. Como a isquemia induz a anormalidades regionais na mecânica da diástole, e como estas anormalidades podem ser detectadas por estas novas técnicas ecocardiográficas, estes padrões diastólicos alterados podem ser potencialmente utilizados para quantificar e melhorar a detecção da doença coronariana pela ecocardiografia. Existe um grande número de estudos envolvendo a análise da função diastólica em repouso na doença coronariana. Porém, esta análise pode ser ampliada de forma substancial para a análise da função diastólica pela EE.

ECOCARDIOGRAFIA DE ESTRESSE NA AVALIAÇÃO DA FUNÇÃO DIASTÓLICA

A disfunção diastólica primária é responsável por aproximadamente 50% dos casos de insuficiência cardíaca,[18] e sua correlação hemodinâmica com pressões de enchimento aumentadas está presente até em repouso.[19] Os sintomas da disfunção diastólica primária ocorrem, inicialmente, com esforços, pois as pressões de enchimento encontram-se normais em repouso e aumentadas com o exercício.[20] Sendo assim, a avaliação da função diastólica, associada à estimativa das pressões de enchimento do VE, deve ser feita tanto em repouso, quanto durante o esforço. Desde a primeira descrição da ecocardiografia de estresse há mais de três décadas,[21] a sua utilização para avaliação de doença arterial coronariana aumentou de forma significativa.[19] O mesmo não ocorreu com sua utilização para avaliação da função diastólica.

Metodologia da ecocardiografia de estresse

Duas técnicas básicas têm sido usadas para se detectar disfunção diastólica durante a ecocardiografia de estresse:

1. Detecção de aumento das pressões de enchimento do VE durante o estresse com relação ao repouso.
2. Avaliação do relaxamento diastólico atrasado através de pico tardio do *strain* por técnicas de *strain* e *strain rate*.

Elevação das pressões de enchimento do VE

O aumento da pressão diastólica do VE (Pd_2VE) é uma importante causa de dispneia ao exercício.[20] Estes sintomas podem ocorrer em pacientes com anormalidades miocárdicas iniciais, como na cardiopatia hipertensiva e diabética,[22,23] sendo independentes da influência da isquemia induzida aos esforços. A fração de ejeção é caracteristicamente preservada nestas situações, mas, apesar de alguns destes pacientes serem diagnosticados como portadores de insuficiência cardíaca diastólica, o padrão de enchimento diastólico em repouso pode ser normal, mesmo na presença de anormalidades miocárdicas demonstradas,[24] sendo a disfunção diastólica diagnosticada somente pelo estresse.

Vários estudos têm demonstrado que, em condições de repouso, a pressão diastólica do ventrículo (Pd_2VE) esquerdo pode ser estimada de forma não invasiva pelas técnicas do Doppler.[25] A relação entre a velocidade inicial transmitral e o Doppler tecidual (E/E') se correlaciona bem com a Pd_2VE e, quando esta relação é maior que 15, o aumento da Pd_2VE pode ser inferido de forma confiável.[25,26] No entanto, como em muitos casos, somente em situações de estresse cardiovascular a Pd_2VE se eleva, levando a sintomas que limitam a capacidade de se exercitar, as informações da estimativa das pressões de enchimento em repouso são incompletas.[27]

Independente da causa da disfunção diastólica, à medida que o relaxamento se altera, ocorre aumento das pressões de enchimento do VE. Este aumento das pressões se transmite ao AE e às veias pulmonares, levando à congestão pulmonar.

■ Doppler tecidual na ecocardiografia de estresse

O Doppler tecidual permite a avaliação do relaxamento miocárdico através das medidas da velocidade do anel mitral durante a diástole. Com o aumento das pressões de enchimento do VE, a velocidade E do fluxo mitral aumenta progressivamente, e a velocidade E' não se altera. Nagueh *et al.* demonstraram que a onda E' do Doppler tecidual aumenta em pacientes com função diastólica normal, mas permanece inalterada com aumento do gradiente transmitral em pacientes com disfunção diastólica.[28] Resultados semelhantes foram observados em indivíduos saudáveis, em que os índices E/A e E/E' permaneceram inalterados com o exercício graças ao aumento proporcional de ambas as velocidades. Sendo assim, a relação E/E' pode ser usada para se definir pacientes com disfunção diastólica induzida pelo esforço.

Pacientes que já apresentam elevações das pressões de enchimento (expressas por um índice E/E' elevado) em condições basais, não aumentam o índice E/E' significativamente com o exercício.[19,27] Portanto, este índice neste grupo de pacientes não é um bom marcador de isquemia, e estes pacientes podem apresentar outras causas de elevação das pressões de enchimento do VE (cardiopatia hipertensiva, miocardiopatias ou doenças infiltrativas).[5]

Ha *et al.*[19] analisaram pacientes com dispneia, mas sem evidências de isquemia encaminhados para realização de ecocardiograma de esforço em bicicleta supina. Observaram que 56% dos pacientes não apresentavam evidências de pressões de enchimento aumentadas em repouso (E/E' <10), mas 36% destes apresentaram elevação das pressões de enchimento com esforço (E/E' >10). Assim, a ecocardiografia de estresse permite avaliar a reserva funcional diastólica, definida como a capacidade do VE em acomodar o enchimento diastólico necessário para suprir o aumento da demanda cardíaca com o esforço, sem resultar em pressões de enchimento anormais. Este exame é importante em pacientes que apresentem risco para disfunção diastólica, quantificando sua resposta funcional diastólica ao exercício dinâmico.

Podolec *et al.*[29] avaliaram as mudanças da função diastólica através das pressões de enchimento, utilizando a relação E/E' sob esforço físico em pacientes portadores de insuficiência cardíaca de origem isquêmica. O consumo máximo de oxigênio foi medido simultaneamente (através da ergoespirometria) à ecocardiografia de estresse. A fração de ejeção média era de 28,4 ± 9%, e a classe funcional (NYHA) estava entre 1,9 ± 0,86. A velocidade de E' no pico do estresse foi maior no grupo de melhor *performance* (VO_2máx >14 mL/kg/min) e a relação E/E' foi significativamente maior, tanto no repouso quanto no esforço, no grupo de pior *performance* no teste cardiopulmonar (VO_2máx< 14 mL/kg/min). O valor de 18 de E/E' apresentou sensibilidade de 85,2% e especificidade de 95,6% para identificar pacientes com VO_2máx < 14 mL/kg/min.

Burgess et al.[27] concluíram que um valor de E/E' de 13 com esforço determina pressões de enchimento aumentadas, quando comparado com medidas invasivas (sensibilidade de 73% e especificidade de 96%). Uma relação E/E' > 13 após exercício apresentou especificidade de 90% para redução da capacidade de exercício < 8 METS.

Holland et al.[30] estudaram 538 pacientes consecutivos submetidos à ecocardiografia de esforço para avaliação de isquemia e função diastólica em repouso e sob esforço. Todos apresentavam função sistólica normal, ritmo sinusal e não apresentavam valvopatia significativa. Foram seguidos em média por 13 meses (2 a 29 meses). Não houve diferença na relação E/E' nos pacientes isquêmicos e não isquêmicos. Pacientes com E/E' no esforço < 15 e sem isquemia apresentaram melhor prognóstico quando comparados com pacientes com isquemia, associados ou não a relação E/E' > 15. Em pacientes com pressões de enchimento elevadas em repouso, a avaliação das pressões de enchimento sob esforço traz poucas informações prognósticas. Mas os pacientes com pressões de enchimento normais em repouso e que elevaram as pressões de enchimento com esforço (E/E'>15) tiveram evolução significativamente pior quando comparados ao grupo que não apresentou elevação sob esforço (E/E' < 15). A adição da relação E/E' com o esforço ao protocolo padrão de informações obtidas pelo ecocardiograma com esforço (capacidade de exercício, alteração segmentar induzida por isquemia) resultou em um aumento significativo do poder do modelo em predizer eventos adversos.

Isquemia induzida é uma causa provável de aumento das pressões de enchimento com o exercício em pacientes com resposta isquêmica. Contudo, no estudo de Holland et al.,[30] a extensão da isquemia não foi diferente entre pacientes com e sem aumento da relação E/E' com o esforço, reforçando o conceito de que o aumento da relação E/E' ao esforço é independente da isquemia. Este estudo é interessante por demonstrar que a identificação de aumento das pressões de enchimento de VE durante o exercício se associa a eventos cardiovasculares adversos (Fig. 6-42).

Contudo, o valor prognóstico da resposta do E/E' ao esforço não é consensual. Chan et al.[31] não encontraram correlação significativa entre pressões de enchimnto de VE medidas de forma invasiva e relação E/E' na ecocardiografia com dobutamina em pacientes com funções sistólica e diastólica preservadas.

Strain/Strain Rate com base no Doppler ou *speckle tracking*?

Muitos estudos estão surgindo avaliando o uso do *strain* e *strain rate* na detecção da isquemia. De forma simplificada, *strain* é um índice sem dimensão que descreve a deformação de um determinado segmento do miocárdio, quando um estresse é aplicado. Então, o *strain* retrata o grau de alongamento/encurtamento de um segmento do miocárdio e pode ser medido em três dimensões: longitudinal, circunferencial e radial.

Uma vantagem importante do *strain/strain rate* reside na capacidade de estas técnicas detectarem espessamento e mobilidade reais das paredes ventriculares e não a movimentação passiva de um segmento acinético que é tracionado pelo segmento adjacente normocontrátil. No paciente normal, o *strain* retorna aos valores basais após o fechamento aórtico, assim facilitando o enchimento ventricular, geralmente no terço inicial da diástole. Na disfunção diastólica, o retorno do *strain* aos níveis basais está atrasado e persiste por mais tempo na diástole. Este atraso da volta do *strain* e a disfunção diastólica podem persistir por algum tempo após o insulto isquêmico, sendo muito mais prolongado do que as alterações da contratilidade sistólica.[5]

Uma limitação importante do *strain* e *strain rate* com base no Doppler é a sua dependência do ângulo. Esta limitação é extremamente importante, especialmente quando o operador não consegue alinhar a parede em questão ao feixe de ultrassom. E na condição pós-exercício, em que a aquisição tem que ser muito rápida, a imagem pode não ser ideal para obtenção de *strain* e *strain rate* fidedignos. Além disso, como no pós-exercício, as imagens bidimensionais têm que ser adquiridas para a análise da contratilidade segmentar, a aquisição de imagens dos mesmos cortes tem que ser em

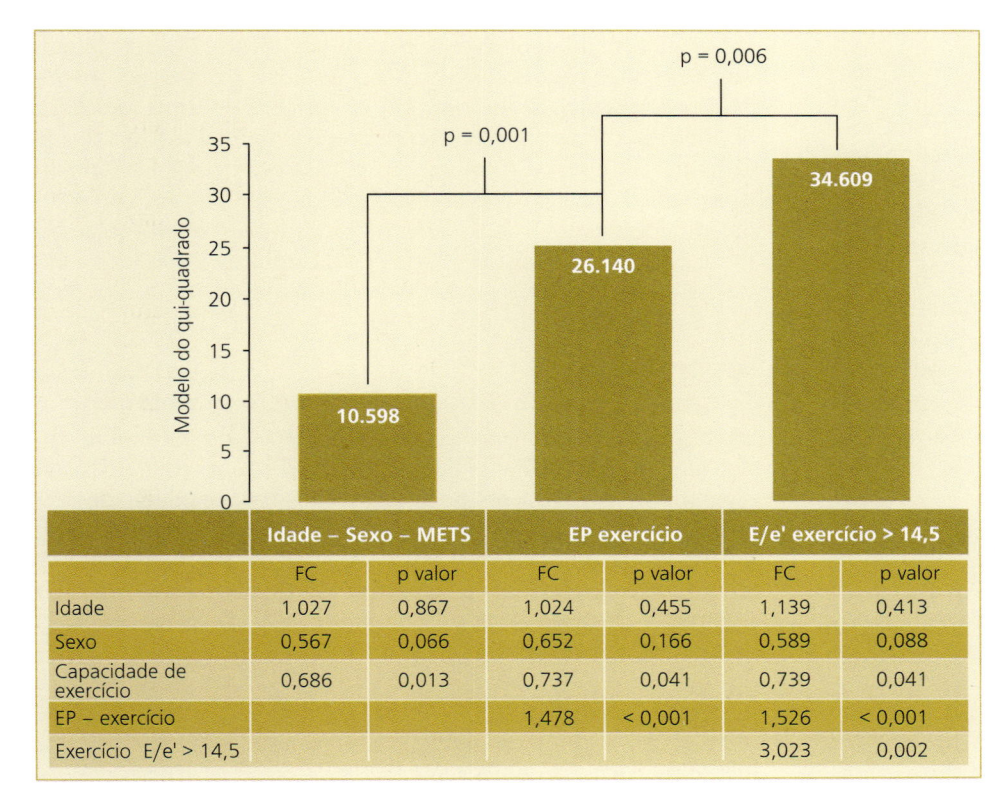

	Idade – Sexo – METS		EP exercício		E/e' exercício > 14,5	
	FC	p valor	FC	p valor	FC	p valor
Idade	1,027	0,867	1,024	0,455	1,139	0,413
Sexo	0,567	0,066	0,652	0,166	0,589	0,088
Capacidade de exercício	0,686	0,013	0,737	0,041	0,739	0,041
EP – exercício			1,478	< 0,001	1,526	< 0,001
Exercício E/e' > 14,5					3,023	0,002

Fig. 6-42. Modelo de Cox mostrando o valor incremental do E/e' após exercício na ecocardiografia de estresse. A adição do E/e' de exercício à informação *standard* obtida pela ecocardiografia de esforço (capacidade de exercício e indução de alterações segmentares da contratilidade) leva a um aumento significativo na capacidade do modelo de prever eventos adversos. (Adaptada e extraída de Holland et al.)[30]
EP = escore parietal.

duplicata: uma bidimensional para análise da contratilidade, e outra para o *Tissue Doppler Imaging* para a obtenção do *strain* e *strain rate* com base no Doppler. Esta aquisição em duplicata irá consumir mais tempo de um momento crucial, que é a aquisição imediatamente após o esforço. Estas são limitações importantes para o uso do *strain* e *strain rate* com base no Doppler, que afetam sua confiabilidade e podem restringir sua aplicabilidade na EE.[32]

O *speckle tracking* (*strain* bidimensional), ao contrário, permitirá que a mesma imagem adquirida para análise da contratilidade seja usada para obtenção do *strain*. Além disso, ao contrário do *strain* com base no Doppler, este método não é ângulo-dependente, embora seja muito dependente da qualidade da imagem bidimensional. Esta é uma importante vantagem ao seu uso na EE, já que na aquisição de imagens após esforço não se dispõe de muito tempo para se adequar os parâmetros que permitem obter uma imagem perfeita. Existe o questionamento se o strain derivado do *speckle tracking* é confiável na EE na presença de taquicardia pelo *frame rate* baixo com relação ao *strain derivado* do Doppler. Porém, estudo recente validou o uso do *strain* derivado do *speckle tracking* na EE com dobutamina[33] e também com o exercício.[12]

Com o *speckle tracking*, o *strain* pode ser obtido em cortes ortogonais, como demonstrado por Ishii *et al.*[12] Estes autores demonstraram em 117 pacientes submetidos à EE com exercício que o atraso no relaxamento diastólico secundário ao exercício pode ser detectado pelo *strain* pela técnica do *speckle tracking* aos 5 e 10 minutos após exercício em pacientes com angina estável e doença coronariana. Em pacientes com doença coronariana significativa, alterações da contratilidade sistólica foram notadas em 80% dos pacientes imediatamente após o estresse, mas apenas 8% persistiram até os 5 minutos após estresse e nenhum até 10 minutos. Através de um índice diastólico (razão da diferença entre *strain* sistólico e diastólico, normalizado para o *strain* sistólico), os autores mostraram que 191 territórios apresentavam índice diminuído aos 5 minutos após exercício, e 162 persistiam alterados até os 10 minutos. Um valor de 0,74 para este índice teve sensibilidade de 97% e especificidade de 93% na detecção de obstrução coronariana ≥ 50% aos 5 minutos após exercício.[12] Uma importante limitação deste método é o fato de que um relaxamento assincrônico possa existir em pacientes com outras doenças cardíacas, como miocardiopatia dilatada BRE e cardiopatia hipertensiva, e que o diagnóstico diferencial com estas cardiopatias deve ser feito.

▪ Exercício ou dobutamina?

Embora o exercício seja uma forma de estresse mais fisiológica e, portanto, deva ser a forma preferida de EE, a análise da função diastólica por EE com exercício é mais complicada. Como a frequência cardíaca cai rapidamente após o exercício, o tempo para aquisição da imagem é muito curto, e muitas vezes a qualidade da imagem adquirida é subótima e insuficiente para obtenção do *strain* e *strain rate*. Embora o índice E/E' continue a apresentar uma correlação robusta com as pressões de enchimento de VE e com a pressão capilar pulmonar durante a taquicardia sinusal que ocorre durante a EE,[34,35] esta pode dificultar a obtenção das ondas E e E' pela fusão com as ondas A e A'. A obtenção do E/E' na diástole, fase em que a frequência cardíaca já caiu (e a fusão não mais está presente), e as alterações da função diastólica ainda podem estar presentes, representa uma vantagem da análise da função diastólica após o exercício na EE.

▪ *Strain* ou *strain rate*?

Embora a maioria dos estudos que avaliaram a dinâmica da diástole tenha usado o *strain rate*, existem dados da literatura demonstrando que o *strain* pode ser igualmente informativo na doença coronariana. Contudo, se o *strain* diastólico é superior ao *strain rate* diastólico, isso permanece controverso. O *strain rate* é mais dinâmico e permite separar mais facilmente anormalidades no início da diástole das anormalidades tardias, o que é especialmente importante na taquicardia. Como a deficiência energética deve seletivamente afetar a diástole inicial e a rigidez miocárdica afeta as propriedades tardias da diástole, pode-se inferir que a isquemia induzida por estresse é mais bem avaliada pelas alterações no início e não ao final da diástole. *Strain rate* diastólico, especialmente no início da diástole, é um marcador sensível de patologia miocárdica e se altera antes da clínica em uma variedade de patologias, incluindo isquemia e miocardiopatias. Contudo, o *strain rate* é mais difícil de ser medido.

O *strain* diastólico, ao contrario, se relaciona mais com a rigidez miocárdica e também é um sinal mais robusto e, portanto, mais fácil de se medir. Porém, a isquemia induzida pelo estresse é mais bem detectada na fase inicial da diástole do que na fase tardia. Como o *strain* diastólico permanece relativamente constante durante todo o período da diástole, pode não ser tão efetivo em separar as duas fases – inicial e tardia – da diástole quanto o *strain rate*.[36]

A diástole é muito influenciada pela frequência cardíaca, e o *strain* provavelmente é menos influenciado pela taquicardia que o *strain rate*.[36]

PROTOCOLO PARA AVALIAÇÃO DA FUNÇÃO DIASTÓLICA PELO ECOCARDIOGRAMA DE ESTRESSE

Fase de repouso

As velocidades das ondas do fluxo mitral são medidas ao corte apical de 4 câmaras durante a diástole inicial (E) e a final (A), como também o tempo de desaceleração da onda E (TD). Para se efetuarem estas medidas, a amostra de volume deve ser posicionada na ponta dos folhetos da valva mitral. Além disso, quando a regurgitação tricúspide pode ser envelopada, sua velocidade máxima deve ser obtida para estimativa da pressão sistólica da artéria pulmonar, pois o aumento da pressão sistólica em artéria pulmonar é uma importante informação da EE com exercício.

A medida ao Doppler tecidual (DT) também deve ser feita no mesmo corte apical de 4 câmaras, com amostra de volume posicionada no anel mitral em suas porções septal e lateral. As velocidades ao DT devem ser medidas durante a sístole (S'), diástole inicial (E') e final (A'), em ambas as posições. A relação E/E' deve ser obtida dividindo-se a onda E pelo valor médio das ondas E' septal e lateral.[35] As medidas das ondas S', E' e A' devem ser realizadas em três ciclos cardíacos consecutivos, e a média dos valores obtida é usada para informações adicionais da função sistodiastólica.

A imagem do *strain* derivado do *speckle tracking* deve ser adquirida nos cortes apicais convencionais de 4, 3 e 2 câmaras, com *frame rate* alto (acima de 45 frames/s). As imagens do *strain* radial são obtidas aos cortes transversais no nível dos músculos papilares da valva mitral e no nível apical. E o *strain* cirfunferencial é derivado do *strain* radial. O início e final da sístole devem ser marcados no fluxo da via de saída do VE ao Doppler pulsado, através de marcação no início e no final da diástole. Batimentos cardíacos associados à extrassistolia ou a qualquer outra arritmia não devem ser usados para definição do início e final da sístole.

Ecocardiografia de estresse (físico ou farmacológico)

As imagens bidimensionais são obtidas em repouso e após esforço físico limitado por sintomas em esteira convencional com eletrocardiograma de 12 derivações ou bicicleta supina para avaliação de alterações segmentares da contratilidade. Quando utilizado bicicleta supina, as imagens e medidas do fluxo são registradas a cada 3 minutos após incremento de 25 W na carga em velocidade contínua. O fluxo transmitral e o Doppler tecidual devem ser obtidos após a aquisição destas imagens. Quando utilizado o estresse farmacológico, as medidas são realizadas a cada 3 minutos após aumento progressivo da dose de dobutamina e na dose de pico. Na presença de fusão das ondas E e A ou E' e A' graças à frequência cardíaca elevada, as imagens devem ser adquiridas tão logo seja possível a separação destas ondas e sua identificação, quando a frequência cardíaca começa a diminuir. O índice E/E' após o estresse, tão logo desapareça a fusão das ondas E e A e E' e A', deve ser comparado com o índice obtido em condições basais. Pacientes que não elevam a pressão de enchimento do VE com o estresse não aumentam a relação E/E', que permanece normal. Ao contrário, pacientes em quem as pressões de enchimento do VE aumentam com o esforço (resposta anormal) vão apresentar aumento da relação E/E' ao final da EE. Pacientes com E/E' elevada no repouso ou apenas apos o esforço (disfunção diastólica oculta) parecem ter pior tolerância ao esforço, além de pior prognóstico.[30,31,36]

CONCLUSÃO

Anormalidades induzidas pelo estresse nos parâmetros diastólicos melhoraram a sensibilidade e a especificidade dos testes sob estresse tradicionais, persistindo por mais tempo do que as alterações sistólicas. Há um número crescente de evidências de que a isquemia induz a alterações da mecânica diastólica regional e que estas alterações podem ser detectadas por novas técnicas, como *strain* e *strain rate*. Estes padrões de alterações diastólicas podem ser potencialmente aplicados para quantificar e melhorar a detecção da doença coronariana pela ecocardiografia.

Embora a capacidade destes novos índices em detectar disfunção diastólica na EE seja altamente interessante e promissora, várias limitações ainda precisam ser vencidas antes que a diastologia sob estresse se torne uma prática largamente utilizada na rotina clínica.

REFERÊNCIAS BIBLIOGRÁFICAS

1. Kukulski T, Jamal F, Herbots L et al. Identification of acute ischemic myocardium using ultrasonic strain measurements. A clinical study in patients undergoing coronary angioplasty. *J Am Coll Cardiol* 2003;41:810-19.
2. Voigt JU, Exner B, Schimiedehausen K et al. Strain-rate imaging during dobutamina stress echocardiography provides objective evidence of inducible ischemia. *Circulation* 2003;107:2120-26.
3. Leitman M, Lysyansky P, Sidenko S et al. Two-dimensional strain-a novel software for real-time quantitative echocardiographic assessment of myocardial function. *J Am Soc Echocardiogr* 2004;17:1021-29.
4. Lizelle Hanekom, Goo-Yeong Cho, Rodel Leano et al. Marwick*. Comparison of two-dimensional speckle and tissue Doppler strain measurement during dobutamine stress echocardiography: an angiographic correlation. *Eur Heart J* 2007;28:1765-72.
5. Shaikh KA, Quinones MA. The diastolic stress test: a new approach to an old problem. *Haert Fail Rev* 2011;16:339-49.
6. Takemoto Y, Pellikka PA, Wang J et al. Analysis of the interaction between segmental relaxation patterns and global diastolic function by strain echocardiography. *J Am Soc Echocardiogr* 2005;18:901-6.
7. Voigt JU, Lindenmeier G, Exner B et al. Incidence and characteristics of segmental postsystolic longitudinal shortening in normal, acutely ischemic, and scarred myocardium. *J Am Soc Echocariogr* 2003;16:415-23.
8. Pislaru C, Belohlavek M, Bae RY et al. Regional asynchrony during acute myocardial ischemia quantified by uktrasound strain rate imaging. *J Am Coll Cardiol* 2001;37:1141-48.
9. Abraham TP, Belohlavek M, Thomson HL et al. Time to onset of regional relaxation: feasibility, variability and utility of a novel index ofregional myocardial function by strain rate imaging. *J Am Coll Cardiol* 2002;39:1531-37.
10. Wang J, Abraham TP, Korinek J et al. Delayed onset of subendocardial diastolic thinning at rest identifies hypoperfused myocardium. *Circulation* 2005;111:2943-50.
11. Liang HY, Cauduro S, Pellikka P et al. Usefulness of two-dimensional speckle strain for evaluation of left ventricular diastolic deformation in patients with coronary artery disease. *Am J Cardiol* 2006;98:1581-86.
12. Ishii K, Imai M, Suyama T et al. Exercise-induced post-ischemic left ventricular relaxation or diastolic stunning. Is it a reliable marker in detecting coronary artery disease? *J Am Coll Cardiol* 2009;53:69-705.
13. Pouleur H. Diastolic dysfunction and myocardial energetics. *Eur Heart J* 1990;11(Suppl C):30-34.
14. Bonow RO, Vitale DF, Cacharat SL et al. Asynchornous left ventricular regional function and impaired global diastolic filling in patients with coronary artery disease: reversal after coronary angioplasty. *Circulation* 1985;71:297-307.
15. WijnsW, Serruys PW, Slager JL et al. effect of coronary occlusion during percutaneous transluminal angioplasty in humans on left ventricular chamber stiffness and regional diastolic pressure-radius relations. *J Am Coll Cardiol* 1986;7:455-63.
16. Mor-Avi V, Collins KA, Korcarz CE et al. Detection of regional temporal abnormalities in left ventricular function during acute myocardial ischemia. *Am J Physiol Heart Circ Physiol* 2001;280:H1770-81.
17. Nishimura RA, Abel MD, Hatle LK et al. Assessment of diastolic function of the heart: background and current applications of Doppler echocardiography. Part II. Clinical Studies. *Mayo Clinic Proc* 1989;64:181-204.
18. Vasan RS, Larson MG, Benjamin EJ et al. Congestive heart failure in subjects with normal *versus* reduced left ventricular ejection fraction: prevalence and mortality in a population-based co-hort. *J Am coll Cardiol* 1999;33:1948-55.
19. Ha JW, Oh JK, Pellikka PA et al. Diastolic stress echocardiography: a novel noninvasive diagnostic test for diastolic dysfunction using supine bicycle exercise Doppler echocardiography. *J Am Soc echocardiogr* 2005;18(1):63-68.
20. Kitzman DW, Higginbotham MB, Cobb FR et al. Exercise intolerance in patients with heart failure and preserved left ventricular systolic function: failure of the Frank-Starling mechanism. *J Am Coll Cardiol* 1991;17:1065-72.
21. Wann LS, Faris JV, Childress RH et al. Exercise cross-sectional echocardiography in ischemic heart disease. *Circulation* 1979;60:1300-8
22. Maurer MS, Spevack D. Diastolic dysfunction: can it be diagnosed by Dopller echocardiography? *J Am Coll Cardiol* 2004;44:1543-49.
23. Klapholz M, Maurer M, Lowe AM et al. Hospitalization for heart failure in the presence of a normal left ventricular ejection fraction: results of the New York Heart Failure registry. *J Am Coll Cardiol* 2004;43:1432-38.
24. Zile MR, Baicu CF, Gaasch WH. Diastolic heart failure abnormalities in active relaxation and passive stiffness of the left ventricle. *N Engl J Med* 2004;350:1953-59.
25. Nagueh SF, Middleton KJ, Kopelen HA et al. Doppler tissue imaging: a noninvasive technique for evaluation of left ventricular relaxation and estimation of filling pressures. *J Am Coll Cardiol* 1997;30:1527-33.
26. Omnen SR, Nishimura RA, Appleton CP et al. Clinical utility of Doppler echocardiography and tissue Doppler imaging in the estimation of left ventricular filling pressures. A comparative simultaneous Doppler catheterization study. *Circulation* 2000;102:1788-94.
27. Burgess MI, Jenkins C, Sharman JE et al. Diastolic stress echocardiography: hemodynamic validation and clinical significance of estimation of ventricular filling pressures during exercise. *J Am Coll Cardiol* 2006;47(9):1891-900.
28. Nagueh SF, Sun H, Kopelen HA, Middleton KJ, Khoury DS. Hemodynamic determinants of the mitral annulus diastolic velocities by tissue Doppler. *J Am Coll Cardiol* 2001;37:278-85.
29. Podolec P, Rubis P, Tomkiewicz-Pajak L et al. Usefulness of the evoluation of left ventricular diastolic function changes during stress echocardiography in prediting exercise capacity in patients with ischemic heart failure. *J Am Soc Echocardio* 2008;21:834-40.
30. Holland DJ, Prasad SB, Marwick TH. Prognostic implications of left ventricular filling pressure with exercise. *Circ* 2010;3:149-56.
31. Chan AK, Govindarajan G, Del Prosario ML et al. Dobutamine stress echocardiography Doppler estimation of cardiac diastolic function: a simultaneous catheterization correlation study. *Echocardiography* 2011;28:442-47.
32. Abraham TP, Liang HY. Stress echocardiography: diástole to the rescue. *J Am Coll Cardiol* 2009;53:706-8.
33. Reant P, Labrousse L, Lafitte S et al. Expeimental validation of circunferential, longitudinal and radial 2-dimensional strian during dobutamine stress echocardiography in ischemic conditions. *J Am Coll Cardiol* 2008;51:149-57.
34. Nagueh SF, Mikati I, Kopelen HA et al. Doppler estimation of left ventricular filling pressure in sinus tachycardia: a new application of tissue Doppler imaging. *Circulation* 1998;98:1644-50.
35. Nagueh SF, Appleton CP, Gillebert TC et al. Recommendations for the evaluation of left ventricular diastolic function by echocardiography. *Eur J Echocardiogr* 2009;10:165-93.
36. Skaluba SJ, Litwin SE. Mechanisms of exercise intolerance. Insights from tissue Doppler imaging. *Circulation* 2004;109:972-77.

6-11 ECOCARDIOGRAFIA DE ESTRESSE NA DOENÇA DA MICROCIRCULAÇÃO, DIABETES MELITO E ASPECTOS DA DISFUNÇÃO ENDOTELIAL

Liz Andréa Villela Baroncini

INTRODUÇÃO

Na sua prática diária, o ecocardiografista se depara com pacientes que se apresentam em condições clinicas peculiares, como os indivíduos portadores de diabetes melito, síndrome X, miocardiopatia hipertrófica e outras patologias que alteram a microcirculação coronariana. Ele deve estar atento para estas situações, uma vez que as mesmas influenciam de maneira significativa a interpretação do ecocardiograma de estresse, e o seu resultado tem um impacto importante para o cardiologista clínico. Assim, pretendemos discorrer de maneira sucinta sobre essas diversas situações e a sua potencial influência na execução e interpretação do ecocardiograma de estresse.

ECOCARDIOGRAMA DE ESTRESSE NA DOENÇA DA MICROCIRCULAÇÃO

A isquemia miocárdica é geralmente causada por anormalidades das artérias coronarianas epicárdicas. Entretanto, nos últimos 30 anos, vários estudos mostraram que anormalidades na microcirculação coronariana também podem contribuir para isquemia miocárdica. Muitos são os mecanismos patogênicos da disfunção coronariana microvascular (Quadro 6-13).

Em vários pacientes que apresentam episódios de angina na ausência de qualquer doença sistêmica ou cardíaca aparente, a disfunção da microcirculação coronariana tem sido sugerida como a única causa dos sintomas. Ela afeta o ventrículo esquerdo tanto global quanto regionalmente. Várias condições clínicas podem ser reunidas na síndrome da angina microvascular, que se caracteriza por coronárias normais e redução da reserva coronariana na ausência de espasmo das artérias coronarianas epicárdicas.[1] Entre estas condições estão a síndrome X, a hipertensão arterial (com coronárias normais, com ou sem hipertrofia ventricular esquerda), a hipertrofia ventricular esquerda secundária (p. ex.: na estenose aórtica) ou primária (p. ex.: na miocardiopatia hipertrófica) e a rejeição aguda do coração transplantado. O diagnóstico da síndrome X é feito com base na presença de angina de esforço, teste de estresse físico positivo, teste de estresse com ergonovina negativo e artérias coronarianas normais na angiografia.[2] Nesta síndrome, a angina é causada por isquemia miocárdica determinada por uma disfunção nos vasos arteriais coronarianos de pequena resistência (< 500 µm) não visíveis na angiografia coronária. Esta condição é chamada "angina microvascular".[3] A identificação de pacientes com síndrome X é importante, pois em comparação com pacientes portadores de doença coronariana obstrutiva, seu prognóstico é bastante favorável.[4] Entretanto, não é uma condição totalmente benigna. Em pacientes que se apresentam com quadro de angina instável e doença coronária não obstrutiva, existe um risco de 2% de óbito e infarto agudo do miocárdio nos primeiros 30 dias.[5] É mais comum em mulheres tanto na perimenopausa, como no período pós-menopausa, e muitos casos se associam à resistência à insulina e possuem anormalidades metabólicas e hemostáticas. Portadores da síndrome X, quando submetidos ao estresse físico ou farmacológico, podem apresentar alterações eletrocardiográficas e dor torácica, sem alterações da motilidade ventricular. Na verdade, o ventrículo esquerdo se torna hiperdinâmico durante o estresse. Este modelo de cascata isquêmica alternativa também é encontrado em alguns casos de hipertrofia ventricular esquerda, miocardiopatia hipertrófica e rejeição aguda nos corações transplantados.[6] Anormalidades de perfusão têm sido comumente observadas em pacientes com dor torácica e cineangiocoronariografia normal, mas uma correlação consistente entre a extensão do defeito, a positividade no teste de esforço e a tolerância ao exercício não puderam ser estabelecidas. Assim, em muitos destes pacientes há uma evidência de anormalidade de perfusão que é atribuída a anormalidades na microvasculatura,[7] sendo que a ressonância magnética mostra defeito de perfusão estritamente subendocárdico durante o estresse.[8,9] Entretanto, a ecocardiografia de estresse sempre falhou em demonstrar anormalidades segmentares de contração mesmo com ventrículos hiperdinâmicos.[6,8] Na prática clínica o papel da disfunção microvascular coronariana como causa de síndromes isquêmicas permanece pouco entendida e frequentemente questionada por três principais razões:

1. Em contraste com anormalidades nos vasos epicárdicos, as anormalidades em artérias coronarianas pequenas não podem ser identificadas por angiografia.
2. Métodos complexos e demorados podem ser requeridos para avaliação cuidadosa da microcirculação durante investigação invasiva em pacientes selecionados.
3. Em pacientes com suspeita de angina microvascular, evidências de isquemia miocárdica clássica, como alterações da contratilidade miocárdica estresse-induzidas e liberação de metabólitos isquêmicos pelo miocárdio, são geralmente indetectáveis.[9]

Estudos prévios comparando pacientes portadores de síndrome X e pacientes normais evidenciaram que a indução de dor torácica e depressão do segmento ST na ecocardiografia de estresse com dipiri-

Quadro 6-13. Mecanismos patogênicos da disfunção coronariana microvascular

Alterações	Causas
Estrutural	
Obstrução luminal	Microembolização em síndromes coronarianas agudas após recanalização
Infiltração da parede vascular	Doença cardíaca infiltrativa (miocardiopatia de Anderson-Fabry)
Remodelamento vascular	Miocardiopatia hipertrófica, hipertensão arterial
Rarefação vascular	Estenose aórtica, hipertensão arterial
Fibrose perivascular	Estenose aórtica, hipertensão arterial
Funcional	
Disfunção endotelial	Tabagismo, hiperlipidemia, diabetes melito, miocardiopatia hipertrófica, hipertensão arterial
Disfunção de células musculares lisas	Miocardiopatia hipertrófica, hipertensão arterial
Disfunção autonômica	Recanalização coronariana

damol em pacientes com síndrome X não se associou à alteração da função ventricular esquerda global ou regional.[10] Da mesma forma, a hipertensão arterial pode provocar a redução da reserva de fluxo coronário através de vários mecanismos que não são mutuamente exclusivos, como a doença arterial coronariana epicárdica, a hipertrofia ventricular esquerda e uma doença microvascular estrutural ou funcional.[11] Dados de estudos experimentais e teóricos sugerem que a doença coronariana microvascular pode existir em indivíduos hipertensos, onde pode causar tanto a redução da reserva de fluxo coronário como o deslocamento para a direita da curva de autorregulação do fluxo coronário,[12] sendo que a presença de hipertrofia ventricular esquerda não é um pré-requisito para a indução de angina nestes pacientes. Pacientes hipertensos com dor torácica e coronárias angiograficamente normais frequentemente apresentam angina silenciosa e/ou depressão do segmento ST durante o ecocardiograma de estresse com dipiridamol.[13,14] Estudos similares[15] concluíram que em pacientes hipertensos ou normotensos, sem hipertrofia ventricular, com angina de peito e coronárias angiograficamente normais, a ecocardiografia de estresse com dobutamina é insensível à isquemia causada pela disfunção microvascular. Outra possível causa de angina nos pacientes hipertensos é a resistência anormalmente elevada na microvasculatura coronariana.[16] A disfunção microvascular é um achado comum na miocardiopatia hipertrófica e reflete a interposição de vários mecanismos, incluindo a redução da densidade arteriolar, fibrose, desarranjo de miócitos e pressão diastólica final elevada do ventrículo esquerdo.[17,18] Além do mais, anormalidades estruturais de pequenos vasos têm sido descritas em pacientes com miocardiopatia hipertrófica e parecem ser a anormalidade primária.[17] Podem criar um substrato isquêmico que está associado à morte súbita e síncope em indivíduos jovens.[19,20] Na miocardiopatia hipertrófica do adulto, alterações isquêmicas de estresse eletrocardiográfico na ausência de positividade ecocardiográfica e com coronárias normais, também estão associadas à maior incidência de síncope e/ou dilatação ventricular esquerda.[21] Assim sendo, em contraste com a síndrome X que possui um prognóstico favorável, as alterações isquêmicas ou de reserva coronariana nos indivíduos com miocardiopatia hipertrófica possuem um valor prognóstico reservado. No caso da estenose aórtica com hipertrofia ventricular esquerda acentuada pode haver uma redução extrema na reserva coronariana, determinando uma hipoperfusão subendocárdica acentuada e até transmural suficiente para induzir alteração da cinética regional.[22] Com relação ao transplante cardíaco, sabe-se que a rejeição continua a ser sua maior complicação. Ela pode ser aguda ou crônica. Vale ressaltar aqui que a rejeição aguda é caracterizada por um quadro clínico de artérias epicárdicas coronárias normais associado a uma concomitante redução da reserva coronariana semelhante ao encontrado na síndrome X e na hipertensão arterial. Durante o ecocardiograma de estresse farmacológico pode haver infradesnivelamento do segmento ST na ausência de disfunção regional e uma vez que o coração transplantado é cirurgicamente denervado, a maioria dos pacientes não apresenta angina de peito.[23] Entretanto, o impacto clínico ou o valor prognóstico do ECO de estresse nesta situação permanece incerto, uma vez que o padrão ouro para o diagnóstico de rejeição aguda é a biópsia endomiocárdica.

DIABETES MELITO

De forma semelhante, a doença coronariana microvascular é uma das principais complicações do diabetes melito.[24] A associação entre diabetes e doença arterial coronariana está começando a ser mais bem entendida. Estudos *post-mortem* experimentais e observacionais mostraram evidências de uma miocardiopatia específica no diabetes, que contribui para a disfunção na ausência de ateroma nas artérias coronarianas.[25] Seu substrato patológico é caracterizado pela presença de dano miocárdico, hipertrofia reativa e fibrose intermediária, alterações estruturais e funcionais de pequenos vasos coronários, distúrbios no manejo da carga metabólica cardiovascular e neuropatia cardíaca autonômica. Estas anormalidades funcionais e anatômicas da microcirculação coronariana, distintas da aterosclerose das coronárias epicárdicas, podem ser responsáveis pela isquemia miocárdica e/ou hipóxia, que pode contribuir para o estresse oxidativo que leva ao remodelamento do coração diabético e desenvolvimento de miocardiopatia na ausência de aterosclerose coronariana.[26] De modo similar, muitos pacientes com síndrome X possuem resistência à insulina e apresentam anormalidades hemostáticas e metabólicas associadas. A vasomoção coronariana aberrante é o principal fator na patogênese desta síndrome e ocorre como parte de uma alteração mais generalizada (sistêmica) da função endotelial.[27] Alterações funcionais e estruturais da microcirculação coronariana são possíveis, também, em pacientes portadores de diabetes melito tipo 2 que não apresentam estenose arterial coronariana. Estas anormalidades microvasculares podem levar à isquemia miocárdica na ausência de aterosclerose das coronárias epicárdicas em algumas circunstâncias, e assim contribuir para a ocorrência de eventos cardiovasculares adversos nos pacientes diabéticos.[28] Embora frequentemente com defeitos de perfusão miocárdica, estas alterações podem permanecer silenciosas por muitos anos durante o curso da doença, ou contribuir para o desenvolvimento de isquemia miocárdica e angina de peito, quando a demanda de oxigênio pelo miocárdio está aumentada.[29] Existem evidências consistentes de que o fluxo de reserva coronariana está prejudicado em indivíduos com diabetes na ausência de doença arterial coronariana, e isto pode ser uma marca precoce de aterosclerose.[30,31] Em adição, a disfunção endotelial está intensificada e pode representar uma via fisiopatológica comum para a doença cardiovascular. A hiperglicemia parece diminuir a biodisponibilidade do óxido nítrico no indivíduo diabético.[32] O diabetes é tido como uma das causas da redução do valor preditivo negativo no ecocardiograma de estresse. Pacientes diabéticos com ecocardiograma de estresse normal apresentam maior risco para eventos cardiovasculares subsequentes do que pacientes não diabéticos, particularmente após 2 anos do ecoestresse.[33,34] Este fenômeno não é visto em população não diabética e isto reflete o desafio em detectar doença difusa de pequenos vasos em pacientes diabéticos, bem como a proporção aumentada para eventos futuros graças à rápida progressão da aterosclerose, inflamação aumentada, trombose e risco de ruptura da placa. Estas informações levam a considerar a realização de novo ecoestresse em pacientes diabéticos após 2 anos para reavaliar o risco cardíaco, embora esta estratégia não encontre suporte na literatura atual.[32] Em outras palavras, pacientes diabéticos são mais propensos a possuir doença vascular distal difusa. Nestas condições, anormalidades de motilidade regional são mais difíceis de serem detectadas com estresse, pela redução de perfusão ser mais global do que regional.[21,35]

ASPECTOS DA DISFUNÇÃO ENDOTELIAL

Durante as últimas três décadas, tornou-se evidente que o endotélio vascular é um órgão parácrino, endrócrino e autócrino ativo, indispensável para a regulação do tônus e manutenção da homeostase vasculares (Quadro 6-14). Como maior regulador da homeostase vascular, o

Quadro 6-14. Efeitos favoráveis e ateroprotetores do endotélio saudável

Promoção da vasodilatação
Efeitos antioxidantes
Efeitos anti-inflamatórios
Inibição da migração e adesão leucocitária
Inibição da proliferação e migração de células musculares lisas
Inibição da agregação e adesão plaquetária
Efeitos anticoagulantes
Efeitos pró-fibrinolíticos

endotélio mantém o balanço entre vasodilatação e vasoconstricção, inibição e estímulo da migração e proliferação de células musculares, trombogênese e fibrinólise. Quando este balanço é prejudicado, a disfunção endotelial ocorre, causando dano à parede arterial.[36]

O endotélio também possui ação diferenciada órgão-específica nas várias partes do corpo, como, por exemplo, o controle da contratilidade miocárdica através das artérias coronarianas e do endotélio endocárdico.[37] Recentes estudos nos mecanismos básicos envolvendo a aterogênese indicam que alterações deletérias na fisiologia endotelial, também referida como disfunção endotelial, representam um importante e precoce papel no desenvolvimento da aterosclerose e estão também envolvidas na progressão da placa e na ocorrência de complicações ateroscleróticas (Fig. 6-43).

A disfunção endotelial é considerada um marcador precoce da aterosclerose precedendo evidências ultrassonográficas e angiográficas da placa aterosclerótica.[38] Sua principal característica é a redução da biodisponibilidade de vasodilatadores, em particular, o óxido nítrico (NO), enquanto que fatores de contração derivados do endotélio estão aumentados. Esta alteração leva a um prejuízo da vasodilatação endotélio-dependente, que representa a característica funcional da disfunção endotelial.[39] A disfunção endotelial está associada à maioria das formas de doença cardiovascular, como a hipertensão arterial, doença arterial coronariana, insuficiência cardíaca crônica, doença arterial periférica, diabetes melito e insuficiência renal crônica.[40] A gravidade da disfunção endotelial tem demonstrado estar relacionada com o prognóstico de eventos cardiovasculares, e sua correção pode estar associada à redução do risco cardiovascular. Sua avaliação pode ser realizada por estímulo físico (dilatação pós-estenótica) ou farmacológico (dilatação induzida por nitrato). Embora não exista padrão ouro para a avaliação da função endotelial, a medida da dilatação fluxo dependente da artéria braquial, avaliada pela Doppler ultrassonografia, é o método mais estudado (Fig. 6-44). É um procedimento bem tolerado, não invasivo e de baixo risco.

Entretanto, o endotélio responde a vários estímulos internos e externos através de receptores de membrana celular complexos e mecanismos de transmissão de sinais, que levam à síntese e liberação de várias substâncias vasoativas e tromborregulatórias e fatores de crescimento. Assim sendo, vários fatores de potencial influência devem ser levados em consideração durante a medida da dilatação da artéria braquial, como: localização do dispositivo de oclusão de fluxo (braço ou antebraço), duração da oclusão da artéria braquial, janela temporal para o pico hiperêmico, fase do ciclo cardíaco durante a medida do diâmetro da artéria braquial, avaliação no braço dominante ou não dominante, uso de medicação vasodilatadora concomitante, critério para a medida do vaso, tipo e dose de nitrato empregada e valores normais de referência.[41] A medida da dilatação fluxo-mediada da artéria braquial após oclusão vascular pode servir como um índice de biodisponibilidade do NO, pois este estímulo leva à subsequente vasodilatação, que pode ser quantificada como um índice de função vasomotora (Fig. 6-45).

Essa alteração do endotélio se correlaciona com anormalidades nas artérias coronarianas.[42] Na verdade, a vasomoção-endotélio dependente alterada é uma doença difusa que resulta da regulação anormal do tônus vascular sanguíneo e perda de vários efeitos ateroprotetores do endotélio normal.[43] No laboratório de ecocardiografia de estresse a disfunção endotelial se torna um desafio significativo. A ecocardiografia de estresse é necessária para identificar estenose arterial das artérias coronarianas, enquanto que a depressão do segmento ST induzida por estresse é mais importante para identificar a disfunção endotelial difusa,[44] embora ambas as alterações possam coexistir. A anatomia das artérias coronarianas epicárdicas causa alterações segmentares de contração, enquanto que a disfunção endotelial causa a depressão do segmento ST durante o estresse. Entretanto a positividade na ecocardiografia não se correlaciona com a disfunção endotelial enquanto que a positividade na eletrocardiografia é um preditor inacurado de estenose coronária. Em outras palavras, em pacientes com dor torácica, a dilatação anormal da artéria braquial pode ser prevista pela depressão do segmento ST durante a ecocardiografia de estresse, mas não por alterações segmentares de contração ou alterações significativas das coronárias na angiografia.[45] Quando a disfunção endotelial e a diminuição da reserva de fluxo coronariano estão presentes, a cascata isquêmica clássica segue um padrão alternativo em que as anormalidades do segmento ST acontecem primeiro, seguidas pelas anormalidades de perfusão e frequentemente ausência de alterações ecocardiográficas. Mesmo assim, a disfunção endotelial e a diminuição da reserva de fluxo coronariano apresenta efeitos adversos no prognóstico após a revascularização coronária.[46] Assim sendo, uma integração entre ECG e marcas funcionais de disfunção endotelial é fundamental no laboratório de ecocardiografia de estresse. Todas estas condições clínicas determinam um verdadeiro desafio para o laboratório de ecocardiografia de estresse. É possível que alterações eletrocardiográficas representem alterações inocentes e/ou inespecíficas, mas também é possível que sejam expressões eletrocardiográficas de uma real hipoperfusão estritamente subendocárdica e, portanto, não totalmente inocentes.

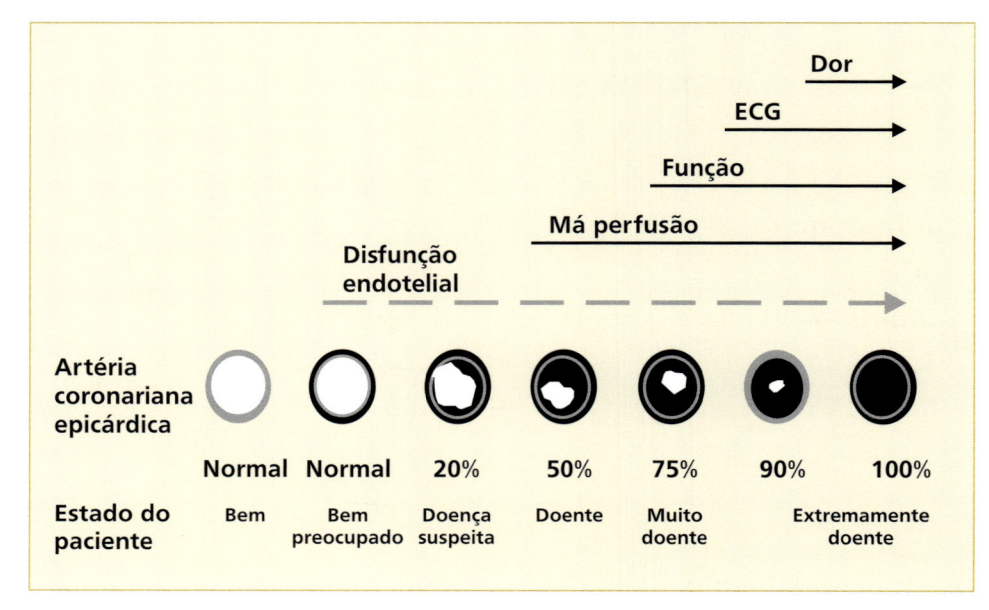

Fig. 6-43. A história natural da aterosclerose. A disfunção endotelial é a fase precoce na história natural da aterosclerose. (Cortesia do Dr. Eugenio Picano.)

Ecocardiografia de Estresse em Situações Especiais

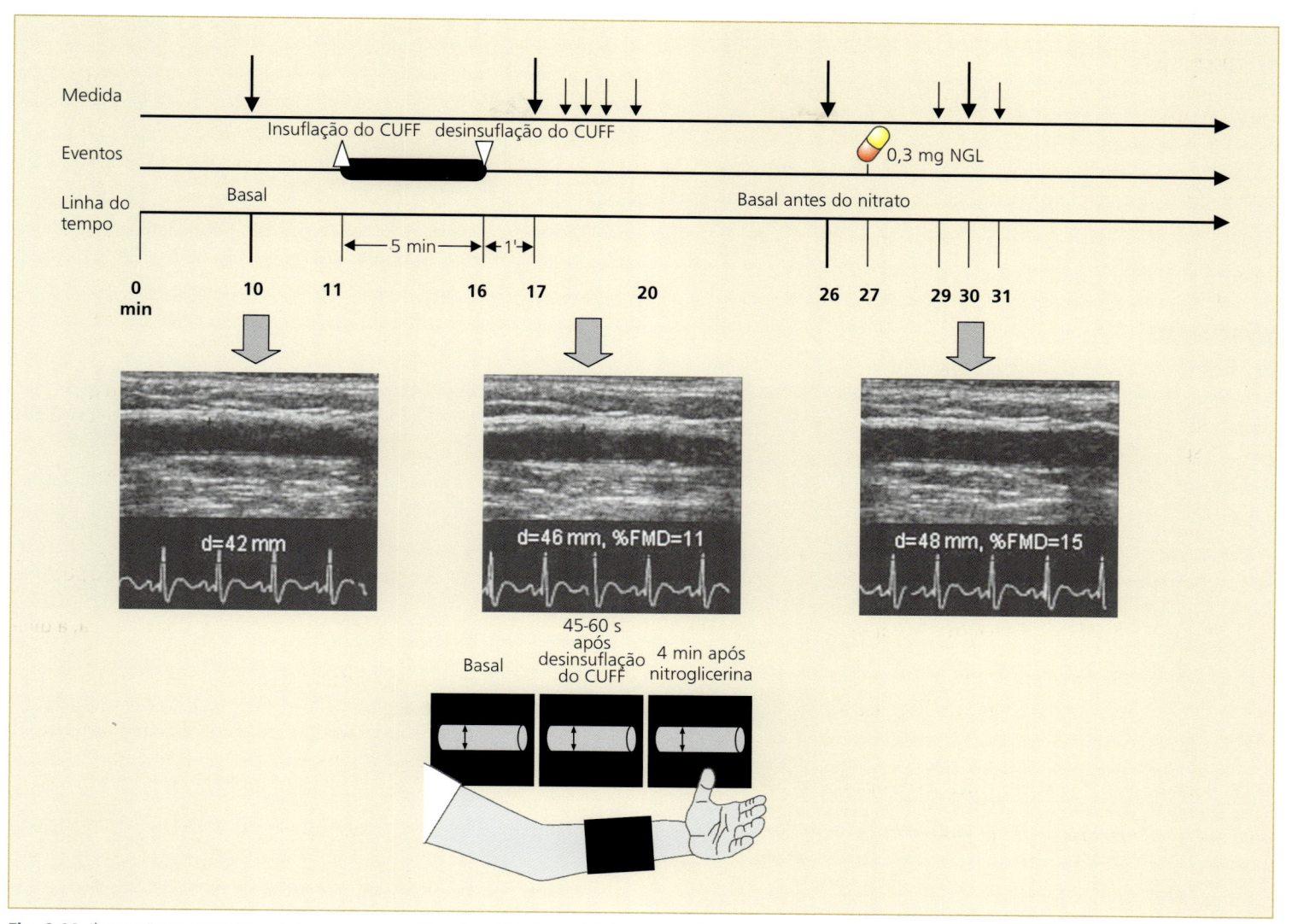

Fig. 6-44. Ilustração esquemática da imagem ecográfica da artéria braquial. Parte superior: temporização dos eventos. Parte central: imagem ecográfica da artéria braquial. Parte inferior: posição do manguito de pressão. (Cortesia do Dr. Eugenio Picano.) NGL = nitroglicerina ou nitrato.

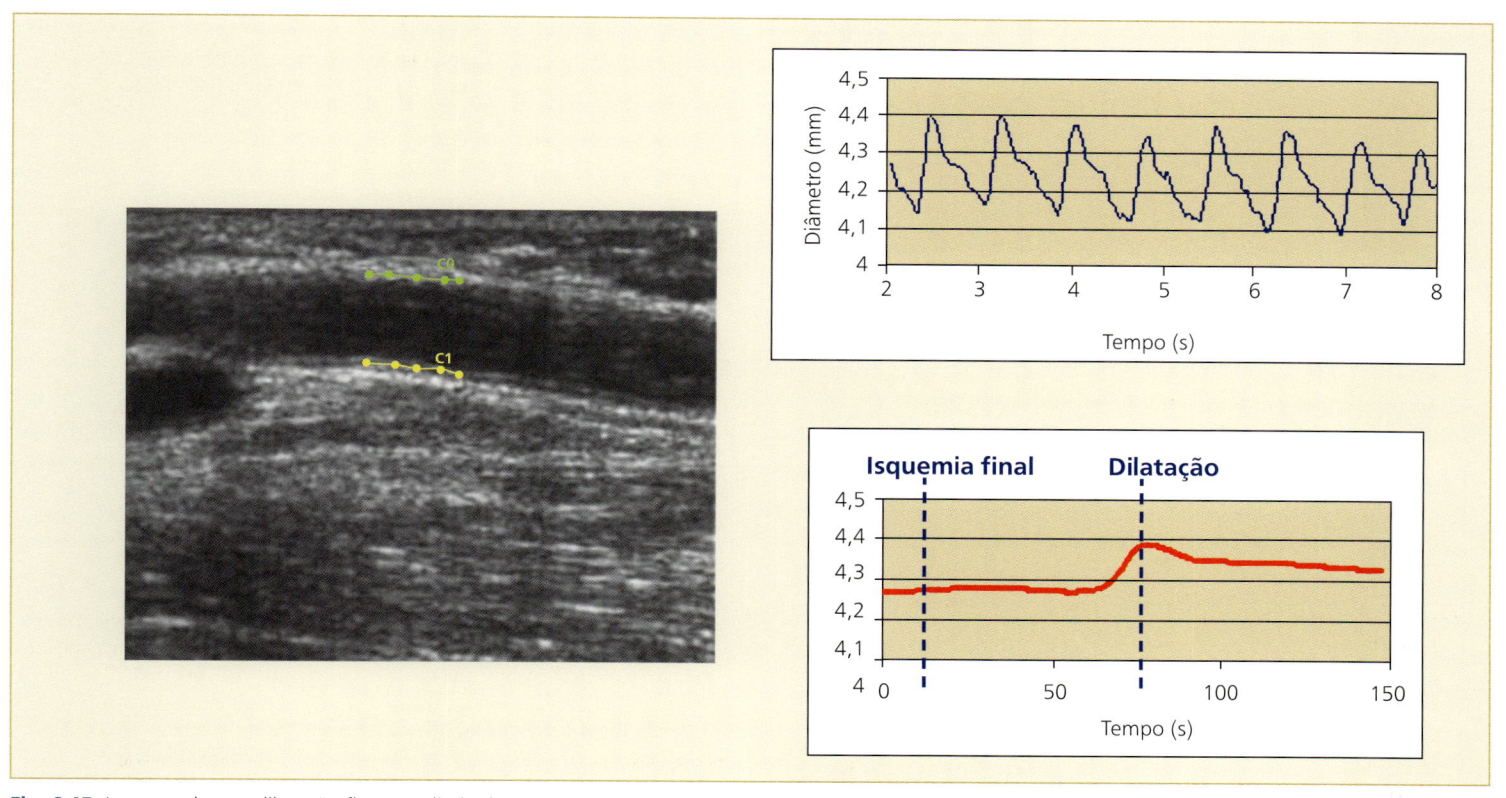

Fig. 6-45. Imagem da vasodilatação fluxo-mediada da artéria braquial (imagem em baixo à direita) monitorizada continuamente e obtida com um dispositivo de leitura do vaso (imagem à esquerda) com uma visão contínua do sinal revelado (imagem no alto à direita). (Cortesia do Dr. Eugenio Picano.)

CONCLUSÃO

As diversas situações descritas anteriormente revelam a importância de uma avaliação global do paciente no laboratório de ecocardiografia de estresse. O médico ecocardiografista deve estar ciente da possibilidade destas patologias e sua influência na interpretação do exame. A associação conjunta da análise da função endotelial possibilita um diagnóstico acurado das artérias coronarianas epicárdicas e da microcirculação coronariana, o que, com certeza, tem grande impacto clínico no desfecho do paciente.

REFERÊNCIAS BIBLIOGRÁFICAS

1. Picano E. *Ecocardiografia da stress*. Italy: Springer – Verlag, 2004. p. 355-68.
2. Lanzarini L, Previtali M, Fetiveau R et al. Results of dobutamine stress echocardiography in patients with syndrome X. *Int J Card Imaging* 1994;10:145-48.
3. Crea F, Lanza GA. Angina pectoris and normal coronary arteries: cardiac syndrome X. *Heart* 2004;90:457-63.
4. Planca E, Alberzoni A, Fea F et al. Usefulness of stress echocardiography in the diagnosis of syndrome X. *Cardiologia* 1998;43(8):839-46.
5. Jadhav S, Ferrel W, Greer IA et al. Effects of metformin on microvascular function and exercise tolerance in women with angina and normal coronary arteries. *J Am Coll Cardiol* 2006;48:956-63.
6. Teles LD, Souza ACS, Barreto-Filho JAS et al. Isquemia miocárdica na síndrome cardíaca X investigada com ecocardiografia sob estresse físico. *Rev Bras Ecocardiogr Imagem Cardiovasc* 2010;23(2):31-38.
7. Cotrim C, Almeida AG, Carrageta M. Exercise-induced intraventricular gradients as a frequent potential cause of myocardial ischemia in cardiac syndrome X patients. *Cardiovasc Ultrasound* 2008;6:3.
8. Panting JR, Gatehouse PD, Yang GZ et al. Abnormal subendocardial perfusion in cardiac syndrome X detected by cardiovascular magnetic resonance imaging. *N Eng J Med* 2002;346:1948-53.
9. Velmeltfoort IAC, Bondarenko O, Raijmakers PGHM et al. Is subendocardial ischemia present in patients with chest pain and normal coronary angiograms? A cardiovascular MR study. *Eur Heart J* 2007;28:1554-58.
10. Picano E, Lattanzi F, Masini M et al. Usefulness of a high-dose dipyridamole-ecocardiography test for diagnosis of syndrome X. *Am J Cardiol* 19987;60(7):508-12.
11. Lanza GA, Crea F. Primary coronary microvascular dysfunction. Clinical presentation, pathophysiology, and management. *Circulation* 2010;121:2317-25.
12. Picano E, Pálinkás A, Amyot R. Diagnosis of myocardial ischemia in hypertensive patients. *J Hypertens* 2001;19(7):177-1183.
13. Lucarini AR, Picano E, Salvetti A. Coronary microvascular disease in hypertensives. *Clin Exp Hypertens* 1992;14:55-66.
14. Lucarini AR, Lattanzi F, Picano E et al. Dipyridamole-echocardiography test in essential hypertensives with chest pain and angiographically normal coronary arteries. *Am J Hypertens* 1989;2:120-23.
15. Zouridakisa EG, Coxa ID, Garcia-Molla X et al. Negative stress echocardiografic responses in normotensive and hypertensive patients with angina pectoris, positive exercise stress testing, and normal coronary arteriograms. *Heart* 2000;83:141-46.
16. Brush Jr JE, Cannon RO 3rd, Schenke WH et al. Angina due to coronary microvascular disease in hypertensive patients without left ventricular hypertrophy. *N Eng J Med* 1988;319(20):1302-7.
17. Cecchi F, Olivotto L, Gistri R et al. Coronary microvascular dysfunction and prognosis in hypertrophic cardiomyophaty. *NEJM* 2003;349(11):1027-35.
18. Maron BJ. Hypertrofic cardiomyophaty. A systematic review. *JAMA* 2002;287:1308-20.
19. Petersen SE, Jerosch-Herold M, Hudsmith LE et al. Evidence for microvascular dysfunction in hypertrofic cardiomyophaty: new insights from multiparametric magnetic resonance imaging. *Circulation* 2007;115(18):2418-25.
20. Dilsizian V, Bonow RO, Epstein SE et al. Myocardial ischemia detected by thallium scintigraphy is frequently related to cardiac arrest and syncope in young patients with hypertrophic cardiomyopathy. *J Am Coll Cardiol* 1993;22:796-804.
21. Lazzeroni E, Picano E, Morozzi L et al. For the Echo Persantine Italian Cooperative (EPIC) Study group, Subproject hypertrophic cardiomyopathy dipyridamole-induced ischemia as a prognostic marker of future adverse cardiac events in adult hypertrophic cardiomyopathy. *Circulation* 1997;96:4268-72.
22. Baroni M, Maffei S, Terrazzi M et al. Mechanisms of regional ischaemic changes during dipyridamole echocardiography in patients with severe aortic valve stenosis and normal coronary arteries. *Heart* 1999;75:492-97.
23. Nitemberg A, Tavolaro O, Loisance D et al. Severe impairment of coronary reserve during rejection in patients with orthotopic heart transplant. *Circulation* 1989;23:1156-61.
24. Yokoyama I, Yonekura K, Ohtake T et al. Coronary microangiophaty in type 2 diabetic patients: relation to glicemic control, sex, and microvascular angina rather than to coronary artery disease. *J Nucl Med* 2000;41(6):978-85.
25. Voulgari C, Papadogiannis D, Tentolouris N. Diabetic cardiomyophaty: from the pathophysiology of the cardiac myocytes to current diagnosis and management strategies. *Vasc Health Risk Management* 2010;6:883-903.
26. Nitenberg A, Ledoux S, Valensi Paul et al. Impairment of coronary microvascular dilation in response to cold pressor-induced sympathetic stimulation in Type 2 diabetic patients with abnormal stress thallium imaging. *Diabetes* 2001;50:1180-85.
27. Jadhav S, Ferrell W, Greer IA et al. Effects of metformin on microvascular function and exercise tolerance in women with angina and normal coronary arteries. *JACC* 2006;48:956-63.
28. Nahser Jr PJ, Brown RE, Oskarsson H et al. Maximal coronary flow reserve and metabolic coronary vasodilatation in patients with diabetes melito. *Circulation* 1995;91(3):635-40.
29. Galderizi M, Raia R. Reduction of coronary flow reserve in a patient with type 2 diabetes melito without epicardial coronary stenosis. *Heart Metab* 2009;45:30-33.
30. Camici PG, Crea F. Medical progress: coronary microvascular dysfunction. *NEJM* 2007;356(8):830-40.
31. Pitkänen OP, Nuutila P, Raitakari OT et al. Coronary flow reserve is reduced in young men with IDDM. *Diabetes* 1998;47:248-54.
32. Albers AR, Krichavsky MZ, Balady GJ. Stress testing in patients with diabetes melito. Diagnostic and prognostic value. *Circulation* 2006;113:583-92.
33. Cortigiani L, Bigi R, Sicari R et al. Prognostic value of pharmacological stress echocardiography in diabetic and nondiabetic patients with known or suspected coronary artery disease. *JACC* 2006;47:605-10.
34. Kamalesh M, Matorin R, Sawada S. Prognostic value of a negative stress echocardiographic study in diabetic patients. *Am Heart J* 2002;143(1):163-68.
35. Davignon J, Ganz P. Role of endothelium dysfunction in atherosclerosis. *Circulation* 2004;109(Suppl III):III-27-III-32.
36. Celermajer DS. Endothelial dysfunction: does it matter? Is it reversible? *J Am Coll Cardiol* 1997;30:325-33.
37. Bonetti PO, Lerman LO, Lerman A. Endotelial dysfunction. A marker of atherosclerotic risk. *Arterioscler Thromb Vasc Biol* 2003;23:168-75.
38. Esper RJ, Norbady RA, Vilariño JO et al. Endotelial dysfunction: a comprehensive appraisal. *Cardiovasc Diabetol* 2006;5:4.
39. Davignon J, Ganz P. Role of endothelial dysfunction in atherosclerosis. *Circulation* 2004;109(Supp III):III-27-III-32.
40. Endemann DH, Schiffrin EL. Endothelial dysfunction. *J Am Soc Nephrol* 2004;15:1983-92.
41. Corretti MC, Anderson TJ, Benjamin E et al. Guidelines for the ultrasound assessment of endothelial-dependent flow-mediate vasodilation of the braquial artery. *J Am Coll Cardiol* 2002;39:257-65.
42. Faulx MD, Wright AT, Hoit BD. Detection of endothelial dysfunction with braquial artery ultrasound scanning. *Am Heart J* 2003;145(6):943-51.
43. Poggianti E, Venneri L, Chubuchny V et al. Aortic valve sclerosis is associated with systemic endothelium dysfunction. *J Am Coll Cardiol* 2003;41:136-41.
44. Pálinkás A, Tóth E, Amyot R et al. The value of ECG and echocardiography during stress testing for identifying systemic endothelial dysfunction and epicardial artey stenosis. *Eur Heart J* 2002;23(20):1561-62.
45. Gaibazzi N, Ziacchi V. Reversibility os stress-echo induced ST-segment depression by long-term oral n-3 PUFA supplementation in subjects with chest pain syndrome, normal wall motion at stress-echo and normal coronary angiogram. *Cardiovasc Disorders* 2004;4:1.
46. Bountioukos M, Elhendy A, van Domburg RT et al. Prognostic value of dobutamine stress echocardiography in patients with previous coronary revascularization. *Heart* 2004;90:1031-35.

CAPÍTULO 7

ABORDAGEM DA VIABILIDADE MIOCÁRDICA

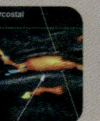

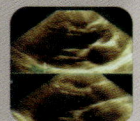

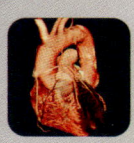

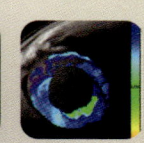

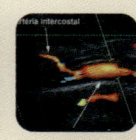

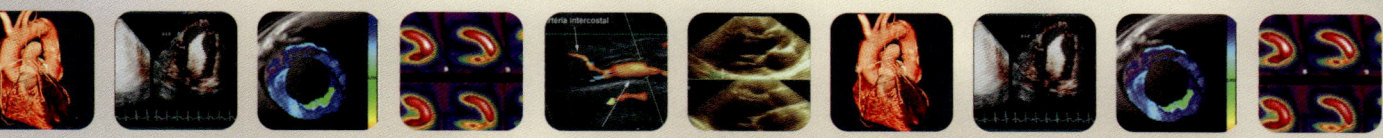

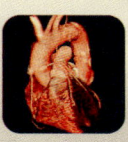

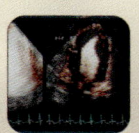

7-1 ASPECTOS CELULARES E VASCULARES NO CONCEITO DE VIABILIDADE MIOCÁRDICA

ANA CRISTINA CAMAROZANO WERMELINGER

INTRODUÇÃO

Entre a vida e morte de uma célula, inúmeras alterações estruturais podem ocorrer, conferindo uma situação intermediária ao tecido ou órgão. O hipofluxo vascular, limitando a oferta de nutrientes vitais ao tecido, é um dos principais fatores que desencadeia esse processo.

Neste capítulo, discutiremos em detalhes os conceitos e as modificações histológicas que ocorrem, além dos fatores coadjuvantes que podem permitir a viabilidade tecidual.

ALTERAÇÕES HISTOLÓGICAS E ESTRUTURAIS QUE OCORREM NA ISQUEMIA

Infartos induzidos experimentalmente mostram que as alterações ultraestruturais precoces do músculo cardíaco que seguem a oclusão da artéria coronariana são decorrentes da redução no tamanho e número de grânulos de glicogênio, edema intracelular, distorções no retículo sarcoplasmático e na mitocôndria. Essas mudanças precoces são reversíveis. Mudanças que ocorrem após 60 minutos de oclusão coronariana incluem edema celular, anormalidades mitocondriais com ruptura interna e desenvolvimento de alterações na cromatina nuclear e no relaxamento das miofibrilas.[1] Essas alterações levam à lesão irreversível e muitas dessas mudanças tornam-se mais intensas justamente quando o fluxo sanguíneo é restaurado em razão da lesão de reperfusão, pela liberação de radicais livres.[2,3] De modo que, após a oclusão do vaso, inicialmente há uma lesão miocelular com grande potencial de reversibilidade, porém com o passar do tempo, passa a haver alterações histológicas que culminam com alteração microvascular (fenômeno de *no-reflow*) que pode levar ao dano celular irreversível e a alterações funcionais.[4] Com isso, quando falamos de viabilidade miocárdica, devemos pensar no aspecto de 'celularidade' e 'capilaridade' viáveis, para que efetivamente estejamos diante de um tecido vivo.

Uma célula é considerada morta quando alguns aspectos básicos do comportamento celular se esgotam, como o metabolismo intermediário e/ou a integridade de membrana.[5] Durante os primeiros minutos de grave isquemia, a produção de fosfato de alta energia declina (ATP e enzima creatinoquinase). E na ausência de uma fosforilação oxidativa normal, o ADP é convertido em AMP e secundariamente em adenosina e seus metabólitos (inosina, hipoxantina e xantina). Quando o tecido sofre uma lesão reversível (ou seja, quando a viabilidade ainda pode ser mantida por alguma perfusão), os estoques de fosfatos de alta energia (ATP) produzidos pelo metabolismo celular e utilizados para o desenvolvimento de energia contrátil são geralmente maiores do que 60% do controle e a microscopia eletrônica pode revelar apenas depleção de glicogênio, alteração na cromatina, edema intermiofibrilar e edema mitocondrial, mas não dano do sarcolema ou acúmulo de material amorfo nas mitocôndrias. Porém, quando os estoques de ATP ficam abaixo de 20% do controle, as células tornam-se incapazes em regenerar fosfatos de alta energia ou em manter o volume celular, estando isso geralmente associado a dano do sarcolema, o que parece ser a "chave" da morte celular, ocasionada por isquemia ou reperfusão.[6,7] Diante disso, quando o equilíbrio entre a oferta e a demanda de oxigênio é colocado em risco de forma limítrofe ou crítica, a célula minimiza o consumo energético para o trabalho cardíaco, priorizando a manutenção da integridade celular.

Dados de peças anatômicas mostram que mais de 75% dos pacientes com infarto do miocárdio, que são submetidos à necropsia, apresentam estenose coronariana importante em mais do que um vaso.[8,9] Um a 2/3 desses pacientes têm estenose crítica (menos que 25% de área luminal) em todas as três artérias coronarianas.[9,10]

A luz do conhecimento atual, sabe-se que geralmente o infarto transmural ocorre por uma oclusão coronariana com trombo superimposto à ruptura de uma placa "mole" (rica em lipídeos), de pouca expressividade (em cerca de 70% dos casos). No entanto, o inverso não é verdadeiro, pois nem sempre a oclusão total de uma artéria coronariana está associada a infarto do miocárdio. O fluxo sanguíneo de colaterais e outros fatores, como o nível de metabolismo miocárdico, a presença e a localização da estenose em outras artérias coronarianas, a frequência do desenvolvimento de obstrução e a quantificação de miocárdio suprido pelo vaso obstruído, influenciam a viabilidade das células miocárdicas distais à oclusão (Fig. 7-1).[11]

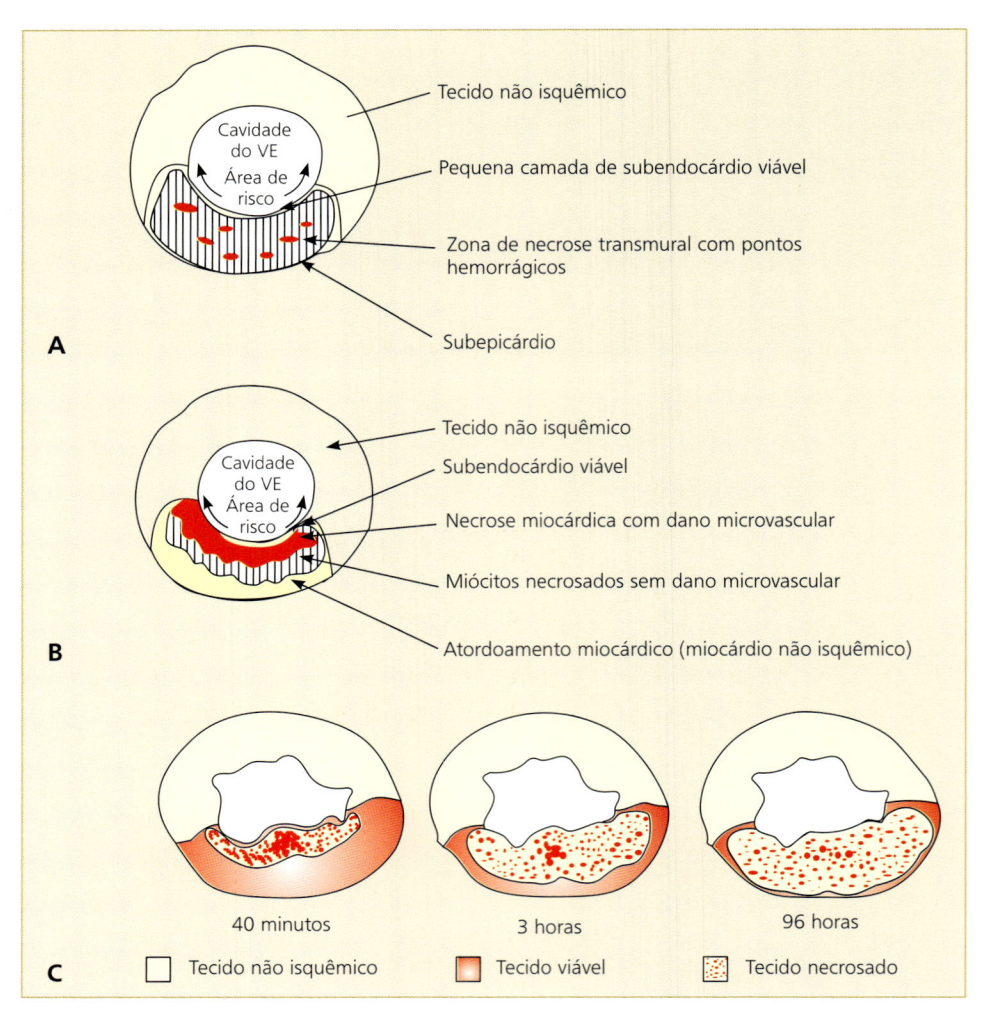

Fig. 7-1. Representação esquemática do corte transversal do ventrículo esquerdo. Em **A** observa-se uma zona hachurada decorrente da oclusão coronariana permanente e em **B** uma área de infarto seguida de reperfusão. O bege representa tecido sadio, suprido pelo vaso não obstruído, note a região que representa a área necrosada, inclui dano microvascular e hemorragia. A região que equivale à área que sofreu a lesão miocárdica, porém não cursou com dano microvascular (tecido viável) e a parte que representa área infartada plenamente reperfundida e norrmalizada ('salvamento miocárdico'). Observe em **C** que a expansão da área de necrose miocárdica está relacionada com o tempo do miocárdio em sofrimento.[12]

Mediante uma situação de isquemia, várias etapas de alteração celular ocorrem em cadeia durante esse processo e serão discutidas a seguir.

Estágios da isquemia no que se refere aos aspectos celulares[13-16]

- *Estágio I:* no primeiro estágio, uma agressão, como a isquemia, resulta em súbito declínio da tensão de oxigênio para a célula e a homeostase é mantida graças a mecanismos de *feedback*. Há queda no ATP celular que ativa a fosfofrutoquinase, resultando na glicólise anaeróbica, acúmulo de hidrogênio e lactato e redução do pH. Esta queda no pH parece ser um fator protetor na estabilização da membrana celular.
- *Estágio II:* ocorre um aumento do volume do retículo sarcoplasmático. Essa mudança estrutural acarreta aumento do sódio e redução do potássio celular. Essas alterações refletem mudanças agudas nos microtúbulos e microfilamentos, mas são alterações reversíveis. Como o pH continua a cair no citosol, é provável que a inibição da fosfofrutoquinase ocorra, com gradual redução na frequência da glicólise. A contínua queda de ATP começa a ser refletida na diminuição das funções de vários sistemas dependentes de energia, como a síntese proteica, a bomba de íons e acúmulo de íons pela mitocôndria.
- *Estágio III:* nesse estágio a mitocôndria parece densa, exibindo marcada condensação do compartimento interno e alargamento do espaço entre as membranas interna e externa e o espaço intracristal. Há dilatação do retículo sarcoplasmático, perda de potássio e cálcio da mitocôndria e inibição da síntese de proteínas. O edema neste estágio é refletido pela presença de bolhas junto à superfície celular. A função mitocondrial é inibida por causa da contínua falta de oxigênio e baixos níveis de ATP e ADP.
- *Estágio IV:* inicia-se o processo de não reversibilidade celular. A mitocôndria começa a apresentar perda irreversível da função de membrana, há contínua deficiência de magnésio, destruição de fosfolipídeos e liberação de ácidos graxos. A fosfolipase endógena da membrana mitocondrial pode ser ativada por fatores, como o aumento de íons cálcio.
- *Estágio V:* todas as mitocôndrias demonstram marcado aumento na permeabilidade da membrana associado à perda proteica, incluindo enzimas matriciais e cofatores. As células estão edemaciadas, e as membranas, fragmentadas. A cromatina começa a sofrer um ataque enzimático e acaba sendo completamente dissolvida. Em algumas células começa haver calcificação mitocondrial ou depósito cristalino de hidroxiapatita.
- *Estágio VI:* as mudanças são caracterizadas por uma rápida aceleração na frequência de digestão dos constituintes intracelulares, marcada pelo aumento de ácidos graxos livres, aminoácidos livres, fósforo inorgânico e aumento nos fosfolipídeos, triglicerídeos, proteínas, DNA e RNA. Nesse estágio, o conteúdo lisossomal pode escapar para dentro do citosol e acentua o processo disgestório. Outras alterações são: vesiculação, formações tubulares na mitocôndria, desaparecimento dos ribossomas do retículo sarcoplasmático, alteração dos nucléolos, desaparecimento da matriz e visualização de falhas na membrana plasmática.
- *Estágio VII:* a despeito do fato de as células estarem completamente degradadas, novas estruturas ocorrem no citoplasma, como inclusões grandes e densas, que provavelmente correspondem à mielina de Virchow. Geralmente, neste estágio, a maior parte da atividade enzimática está próxima de zero. Mais e mais quelação de cálcio é observada nessas células, possivelmente relacionada com as mudanças de pH e com as mudanças relacionadas com os locais proteicos. Nesse estágio, a calcificação é frequente (calcificação distrófica) e extensa e não é dependente de energia.[17]

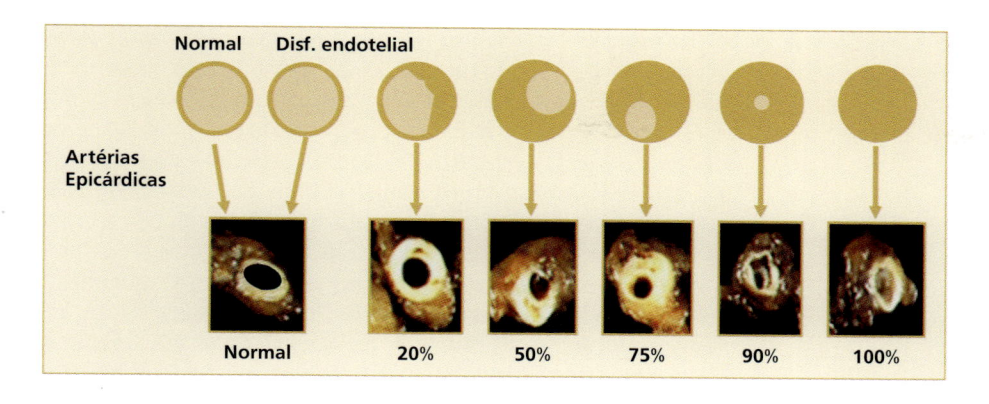

Fig. 7-2. Artérias epicárdicas desde normal, passando pela fase de disfunção endotelial e os graus gradativos e progressivos de estenose até a oclusão do vaso.

Aspectos vasculares: circulação colateral e microcirculação

A árvore arterial coronária consiste em artérias calibrosas de cerca de 400 μm de diâmetro ou mais, enquanto a microcirculação é composta por arteríolas de resistência, capilares e vênulas.

O sistema circulatório tem por função suprir os tecidos e órgãos de oxigênio e nutrientes para o bom funcionamento da microcirculação e é fundamental para a sobrevivência e manutenção das células, tecidos e órgãos. A falha em manter o funcionamento adequado da microcirculação resulta em hipoxemia ou anóxia do tecido, acúmulo de metabólitos (catabólitos) e morte celular.

O termo 'sistema microvascular' foi introduzido na literatura como um termo genérico que envolve todos os vasos sanguíneos, seus conteúdos e estruturas associadas (vasos <100 μm).[18-20]

O sistema microvascular consiste em arteríolas, capilares, vênulas e microlinfáticos. Adicionalmente sinusoides e *shunts* arteriovenosos existem em alguns desses tecidos e órgãos.[21]

O número de camadas de células musculares lisas e o lúmen estão reduzidos com a aproximação dos capilares e nestes últimos há apenas uma camada de células endoteliais.

Como é ao nível das arteríolas que há um estreitamento do vaso e do fluxo sanguíneo, estes vasos são responsáveis pela resistência periférica, cujo calibre é determinado pelo balanço entre a força contrátil do músculo liso vascular e a força de distensão produzida pela pressão intraluminal. Seu diâmetro interno varia entre 5 e 100 μm e sua parede é composta por camadas de músculo liso e camadas adventícia e íntima (composta por células endoteliais). A presença de esfíncteres pré-capilares permite o controle do fluxo nessas regiões e estes podem responder de modo independente, regulando o fluxo sanguíneo regional para o leito capilar.[18-20] A magnitude do fluxo dos colaterais é um dos principais determinantes do tamanho do infarto. A Figura 7-2 demonstra a evolução do grau de estenose coronariana.

HIPÓXIA, ISQUEMIA E CASCATA ISQUÊMICA

Conceitualmente hipóxia é a condição em que o suprimento de oxigênio está reduzido a despeito de uma adequada perfusão e anóxia é a ausência de oxigenação apesar de uma adequada perfusão. Ambas as situações devem ser distinguidas da isquemia, em que a deficiência de oxigênio é acompanhada de uma inadequada remoção de metabólitos, consequente à redução da perfusão.[7] Isso ocorre quando o fluxo sanguíneo que nutre o miocárdio torna-se insuficiente para atender a sua demanda, causando um desequilíbrio entre a oferta e o consumo de oxigênio e uma das principais causas é a doença coronariana obstrutiva. Quando a obstrução arterial torna-se maior que 60% e, principalmente maior que 70%, além e em consequência do suprimento sanguíneo tornar-se inadequado, há uma relação inversamente proporcional com o sistema microvascular, que é controlado por fatores neurais, humorais, metabólicos e autorreguladores entre outros, de modo que a vasodilatação decorrente da microcirculação diminui significativamente, sendo este o fator determinante da diminuição da reserva contrátil.

Uma vez presente isquemia miocárdica, desencadeia-se uma cascata de eventos, denominada "cascata isquêmica",[22,23] que é decorrente da alteração da perfusão para o miocárdio e é seguida em ordem crescente de alterações metabólicas, alterações do relaxamento (disfunção diastólica), diminuição do espessamento sistólico endocárdico, alterações do segmento ST e da onda T ao eletrocardiograma e, finalmente, angina (Fig. 7-3).

Cascata Isquêmica Clássica (ordem crescente dos acontecimentos):

- Alteração da perfusão coronariana ⇒ Fluxo sanguíneo inadequado.
- Alterações metabólicas ⇒ "Déficit" de oxigênio e acúmulo de metabólitos.
- Alteração no relaxamento ventricular ⇒ Disfunção diastólica.
- Alteração da função sistólica ⇒ Redução do espessamento endocárdico.
- Alterações eletrocardiográficas ⇒ Supra ou infra de ST ou inversão da onda T.
- Manifestação clínica ⇒ *Angina pectoris*.

Os principais determinantes do consumo de oxigênio do miocárdio são a frequência cardíaca, que consome cerca de 50% (um dos principais fatores relacionados com o consumo de oxigênio pelo miocárdio); a contratilidade miocárdica e o estresse parietal (área pressão-volume). Na ausência de insuficiência cardíaca, drogas que estimulam o inotropismo elevam a MVO_2 (consumo de oxigênio do miocárdio) e a tensão parietal.[25] Em 1915, Evans e Matsuoka[26] observaram uma relação entre a tensão parietal na contração e o metabolismo tecidual, investigações maiores envolvendo os efeitos da pressão ventricular, do volume sistólico e da frequência cardíaca na MVO_2 mostraram que o desenvolvimento da pressão ventricular é a

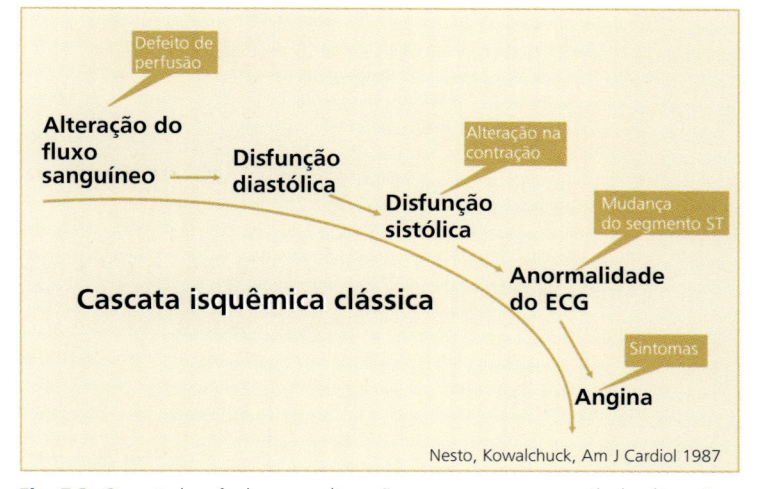

Fig. 7-3. Cascata isquêmica e as alterações que ocorrem a partir da alteração do fluxo sanguíneo: defeitos de perfusão, defeitos de contração, mudança do segmento ST e sintomas clínicos.[24]

"chave" da MVO_2; sugerindo que a frequência cardíaca eleva a MVO_2 pelo aumento da tensão desenvolvida por unidade de tempo, bem como o aumento da contratilidade.[25,27] Com base na lei de Laplace, a redução do volume ventricular leva à redução da tensão miocárdica, o que, consequentemente, reduz a MVO_2.

Isquemia e reperfusão

A injúria de isquemia/reperfusão resulta de uma cascata de reações que seguem a redução do fluxo sanguíneo a um nível crítico. Embora seja reconhecido que a hipóxia e a subsequente reoxigenação são, ambas, fatores importantes na mediação da destruição tecidual, a exata sequência de eventos que levam à necrose transmural permanece incerta. O que tem sido demonstrado é que até mesmo um curto intervalo de isquemia seguido de reperfusão é capaz de iniciar a liberação de uma variedade de componentes inflamatórios, como citocinas, que induzem a lesão miocárdica.[28,29]

ATORDOAMENTO, HIBERNAÇÃO MIOCÁRDICA E FENÔMENO DE *NO-REFLOW*

Atordoamento miocárdico

O fenômeno do miocárdio atordoado foi primeiramente descrito por Heyndrickx *et al.*,[30] em 1970. Eles demonstraram em cães acordados que a função mecânica regional permanecia deprimida por um período superior a 3 horas, quando se ocluía a artéria coronariana por apenas cinco minutos; e quando a oclusão coronária era estendida a 15 minutos, a disfunção mecânica permanecia por mais 6 horas. Tornou-se claro, então, que após um breve episódio de grave isquemia, a disfunção miocárdica gradualmente retornava ao normal, uma condição que recebeu o nome de atordoamento miocárdico.[30,31] Essa condição pode ser decorrente de uma variedade de situações em que o miocárdio é exposto a uma isquemia transitória, como na angina instável, isquemia induzida por esforço, sepse, infarto com reperfusão, cirurgia cardíaca e transplante cardíaco.[1,32,33]

A gravidade do atordoamento é sempre maior na camada subendocárdica do ventrículo esquerdo do que na camada subepicárdica, pois o subendocárdio é mais vulnerável ao dano isquêmico do que as demais camadas miocárdicas.[34] A perfusão coronária ocorre do epicárdio para o endocárdio e em condições normais a relação do fluxo é igual a 1. A progressão da onda de isquemia/necrose é menor na presença de fluxo sanguíneo residual (quando não há oclusão completa do vaso) ou quando colaterais bem desenvolvidos estão presentes no momento da oclusão.[34]

Os principais mecanismos envolvidos nesse processo parecem decorrer de alterações das proteínas contráteis, resultando em redução da responsividade do aparato contrátil ao cálcio (defeito miofibrilar), sendo que a lenta recuperação da contratilidade é ocasionada pela síntese vagarosa de novas proteínas contráteis.[35,36] Esse processo parece corresponder a uma sobrecarga de cálcio imediatamente após a reperfusão, inadequada produção e utilização de fosfatos de alta energia, alterações da contração graças à disfunção do retículo sarcoplasmático, induzida pela isquemia e liberação de radicais livres de oxigênio.[33,35-37] O verdadeiro mecanismo da produção de radicais livres no *stunning* ou atordoamento miocárdico não está bem definido, investigações pautadas na maneira como esses radicais comprometem a homeostase do cálcio e/ou a resposta do cálcio a esses radicais devem elucidar esse desafio da patogênese do *stunning* miocárdico (Fig. 7-4).

Acredita-se que a mecânica contrátil retorne ao normal após a restauração das alterações metabólicas.

Hibernação miocárdica

O termo "hibernação" foi primeiramente utilizado por Diamond *et al.*, em 1978,[38] para descrever a anormalidade parietal crônica de pacientes com doença arterial coronariana crônica e sua reversibilidade após revascularização, o que foi subsequentemente popularizado e mais bem definido por Rahimtoola, em 1989,[39] que postulou ser esta condição resultante da resposta do coração à redução do fluxo sanguíneo em repouso (estado de hipoperfusão crônica), caracterizando-se por diminuição em grau variado de sua capacidade de contração, que pode ocorrer na ausência de necrose celular e tipicamente é revertido pela restauração do fluxo sanguíneo coronário, levando à recuperação da função contrátil. O nível de comprometimento celular na hibernação parece ser maior do que no *stunning* ou atordoamento miocárdico.

A relação entre fluxo coronário e função contrátil tem sido examinada em preparações experimentais com obstrução coronária parcial, para o estudo do miocárdio hibernado. A função mecânica cardíaca guarda relação gradual com o fluxo coronário, e a alteração contrátil é detectada somente sob níveis críticos de estenose para a condição de repouso, pelos métodos convencionais de avaliação funcional; mas utilizando métodos sensíveis, como microsferas radioativas, pode-se observar que pequenas reduções do fluxo endocárdico, da ordem de 18%, já se associam à diminuição da contração de 13%. O fluxo coronário epicárdico é menos preciso em refletir a perfusão do miocárdio como um todo; porém, do ponto de vista clínico é com frequência o único parâmetro que pode ser avaliado.

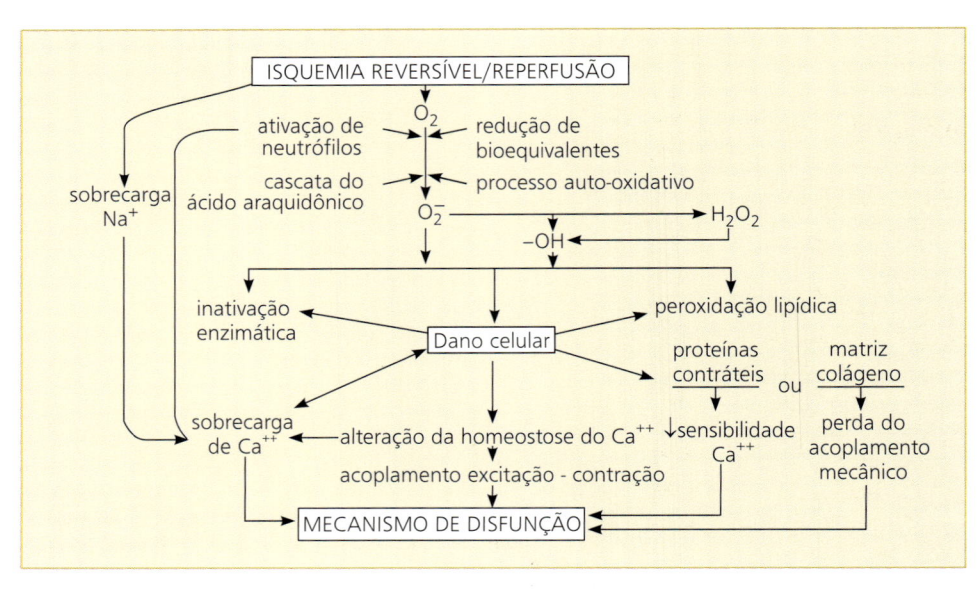

Fig. 7-4 Desenho esquemático da fisiopatologia proposta para a disfunção miocárdica pós-isquêmica. Este modelo resulta da produção de radicais superóxidos que seguem a reperfusão, outros vários mecanismos considerados são: aumento da atividade das xantinas, ativação de neutrófilos, acúmulo de substâncias da privação de oxigênio, desarranjo do transporte elétrico da mitocôndria e autoxidação das catecolaminas e outras substâncias. Nesta situação de isquemia reversível, a intensidade do dano celular não é suficiente para levar à morte celular. O dano causado pela liberação de radicais livres incluem: o sarcolema com perda da permeabilidade seletiva, redução da atividade e transporte do cálcio para o exterior da célula e redução da ação da bomba de sódio-potássio-ATPase; esse conjunto de ações levaria ao acúmulo de cálcio livre no citosol, levando à ativação de proteinases e outras enzimas degradativas, que culminam por amplificar o dano iniciado pelos radicais livres. Em adição, a sobrecarga de cálcio reduz a *performance* contrátil e contribui para a disfunção mecânica. E, ainda, é possível que o próprio aumento do cálcio citosólico aumente a produção de oxirradicais. O produto final desse mecanismo complexo é a depressão reversível ou irreversível da contratilidade. Na^+ = sódio; Ca^{++} = cálcio.[33]

Outros estudos sugeriram que o fluxo sanguíneo em repouso pode ser até normal ou moderadamente reduzido, em vez de significativamente reduzido, levando ao questionamento sobre a real redução do fluxo sanguíneo absoluto ou da redução da reserva coronariana, como fisiopatologia da hibernação miocárdica.[40] Isto faz com que a proposta, de que repetitivos eventos de atordoamento miocárdico possam levar ao miocárdio hibernante, proceda (Fig. 7-5). Estudos em animais têm mostrado que repetidos episódios de isquemia exercem um efeito cumulativo na contratilidade, levando a uma situação de atordoamento mais intensa e duradoura,[40-44] o que poderia culminar com o estado de hibernação. Desse modo, atordoamento e hibernação podem coexistir no mesmo paciente, com fenômenos iniciais de atordoamento agudo que progressivamente levará a uma hibernação crônica, como poderia acontecer no miocárdio após um infarto agudo com estenose residual crítica na artéria relacionada com o infarto.[45,46]

A biópsia de segmentos hibernados demonstra degeneração estrutural caracterizada por redução proteica, desorganização das proteínas contráteis, miosina, actina, α-actinina e outras. Adicionalmente, um aumento das proteínas da matriz extracelular, resultando em aumento do grau de fibrose, ocorre, bem como apoptose indicando suicídio celular. A consequência é uma progressiva redução da chance de recuperação estrutural e funcional, mesmo após a restauração do fluxo sanguíneo adequado.[47]

A hibernação miocárdica pode ocorrer em situações clínicas de angina instável e estável com cronicidade e infarto miocárdico com disfunção ventricular esquerda, com ou sem sinais de insuficiência cardíaca.

Torna-se relevante, então, saber quais dos segmentos dissinérgicos são viáveis ou necróticos. Quando a isquemia é ampla, o déficit regional da contratilidade miocárdica leva a uma depressão da função sistólica global do ventrículo esquerdo, ocasionando redução do volume sistólico, do débito cardíaco e da fração de ejeção, com consequente elevação da pressão e do volume diastólico final do ventrículo esquerdo. Conforme demonstrado anteriormente, por Sigwart et al.,[22] somente reduções do fluxo coronário epicárdico maiores que 70% são capazes de produzir alterações mecânicas na função cardíaca global. A ausência de contração em repouso, porém não indica necessariamente necrose, visto que o uso de estímulos apropriados, como potencialização extrassistólica, dobutamina ou epinefrina, restaura a contração, provando a existência de uma reserva contrátil.[48-50]

A recuperação funcional após a cirurgia de revascularização miocárdica em paciente com hibernação crônica geralmente é incompleta ou lenta. O estudo de Schwarz et al. demonstrou que áreas hipoperfundidas e metabolicamente ativas têm um tempo variável de recuperação pós-intervenção. Neste estudo, os autores realizaram a biópsia transmural das áreas hipocinéticas do ventrículo esquerdo para serem analisadas pela microscopia eletrônica e puderam concluir que pacientes com hibernação subaguda (< 50 dias) tinham uma fração de ejeção melhor do que aqueles com hibernação de tempo intermediário (entre 50 dias e 6 meses) ou hibernação crônica (> 6 meses). A degeneração estrutural se correlacionou significativamente com a duração de isquemia, e a recuperação da função ventricular no pós-operatório foi melhor para aqueles com curto tempo de miocárdio hibernante, em comparação com o período intermediário ou crônico. De modo que a hibernação exibe uma deterioração tempo-dependente pela degeneração estrutural progressiva que ocorre a medida que aumenta o grau de fibrose miofibrilar, e a revascularização precoce deve ser considerada para se obter melhores resultados pós-intervenção.[51]

Fenômeno de *no-reflow*

O fenômeno de *no-reflow* se refere predominantemente a uma situação aguda, como. por exemplo, pós-infarto do miocárdio. Foi primeiramente descrito por Ito et al.[52] e trata-se da obstrução da microcirculação geralmente por microtrombos, a despeito da patência do vaso epicárdico. O resultado final é a morte tecidual na região afetada, pois não há deságue do fluxo através dos capilares.

Um alto índice de 'salvamento' miocárdico está associado à terapia de reperfusão até 2 horas da oclusão do vaso ou quando há bom fluxo residual. No estudo de Milavetz et al. os autores demonstraram que o sucesso da terapia de reperfusão dentro de 2 horas esteve associada a alto grau de 'salvamento' miocárdico e para os pacientes tratados após esse tempo o fluxo residual para o território relacionado com o infarto foi o fator determinante (Fig. 7-6).[53]

EFEITOS DA ESTENOSE CORONÁRIA SOBRE A CIRCULAÇÃO CORONARIANA E O TECIDO

A demanda de oxigênio do miocárdio é determinada pelo estresse da parede ventricular, frequência cardíaca e contratilidade miocárdica, como dito anteriormente.[55] A circulação coronariana é capaz de uma adaptabilidade funcional, e a regulação do fluxo coronariano inclui au-

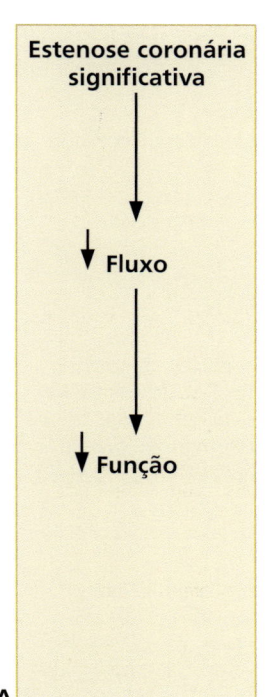

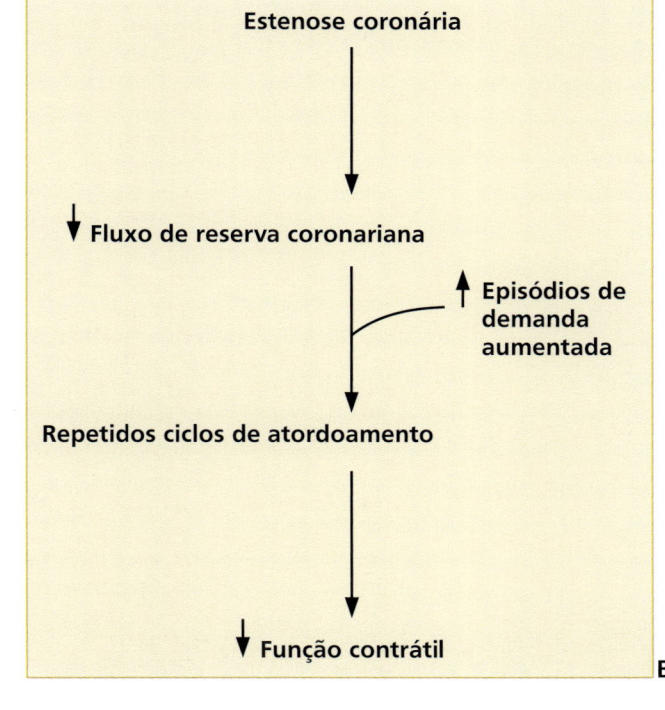

Fig. 7-5. Desenho esquemático mostrando as duas potenciais vias de desenvolvimento da hibernação miocárdica.[46]

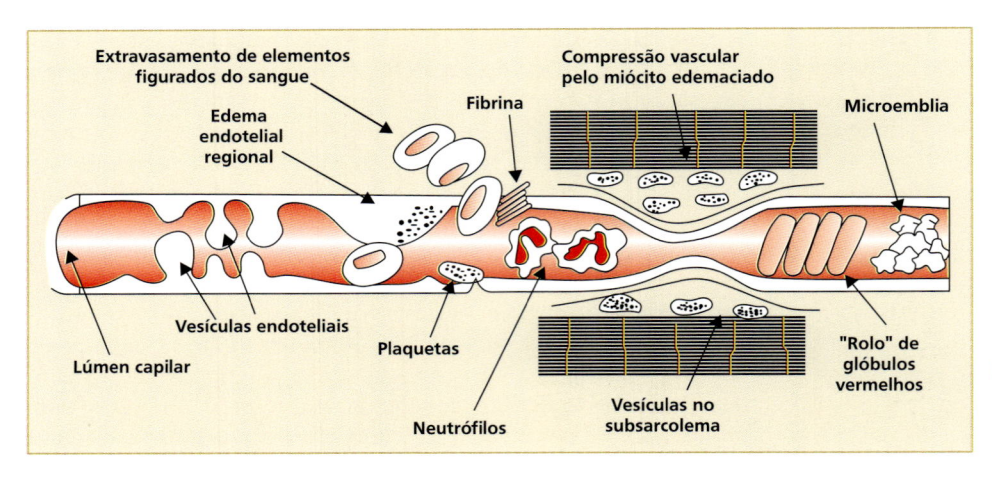

Fig. 7-6. Demonstra os diferentes mecanismos envolvidos no desenvolvimento do fenômeno de *no-reflow*, causando alteração ultraestrutural da microcirculação.[54]

torregulação via vasos de resistência microvascular. A autorregulação refere-se a um mecanismo intrínseco que mantém o fluxo sanguíneo constante junto à variação de perfusão aórtica (entre 60 e 130 mmHg).[56] A regulação aguda do fluxo miocárdico é mediada por fatores extrínsecos e principalmente intrínsecos: acúmulo de metabólitos (especialmente adenosina), estimulação neural (simpática) e substâncias derivadas do endotélio (óxido nítrico, endotelina e acetilcolina). Na ausência de fluxo colateral, uma breve oclusão coronariana de um minuto normalmente induz a um aumento de 4 a 5 vezes do fluxo sanguíneo ou velocidade do fluxo sobre o nível basal (de repouso), imediatamente após a liberação da oclusão.[57] Em modelo animal até mesmo durante o baixo fluxo na isquemia, os vasos de resistência retêm algum grau do tônus vasomotor.[58] Na vigência de isquemia há possibilidade de haver uma resposta vasomotora ou funcional de colaterais para o estímulo de hiperemia, como uma breve oclusão vascular. O recrutamento de colaterais pode ser desenvolvido a partir da tolerância de repetitivos episódios de isquemia, como a *angina pectoris*.[57]

As limitações do fluxo sanguíneo coronariano pelas placas ateroscleróticas estão relacionados, principalmente, com fatores geométricos, incluindo a gravidade e a extensão do estreitamento, com distensibilidade do vaso e com superimposição da agregação plaquetária e trombose.[59] Com isso, a questão da depressão mecânica do miocárdio hibernado pode ser interpretada sob dois pontos de vista. Por um lado, a depressão mecânica é considerada consequência direta da diminuição da oferta de oxigênio ao miocárdio; ou seja, a contração depende linearmente do suprimento energético oferecido ao coração. Por outro lado, a depressão da contração seria um processo ativo que excede a redução do suprimento energético e tem por finalidade ajustar-se a essa restrição e de fato proteger o miocárdio que de outro modo evoluiria fatalmente para necrose. Embora não se tenham identificado mediadores específicos desse tipo de ação, este ponto de vista alternativo não pode ser descartado.[60]

CONCLUSÃO

Em suma, todos esses fatores – obstrução vascular, presença ou ausência de colaterais, isquemia e alterações estrutuais do miócito cardíaco – desempenham papel fundamental no remodelamento ventricular e hibernação miocárdica, podendo esses fatores levar a um acometimento miocárdico reversível ou irreversível mediante tempo e tratamento instituídos.

REFERÊNCIAS BIBLIOGRÁFICAS

1. Bolli R. Mechanisms of myocardial "stunning". *Circulation* 1990;66:1146.
2. Heyndrickx GR, Baig H, Nellens P et al. Depression of regional blood flow and wall thickening after brief coronary occlusions. *Am J Physiol* 1978;234:H653.
3. Bolli R, Triana JF, Jeroudi MO. Prolonged impairment of coronary vasodilation after reversible ischemia: Evidence for microvascular "stunning". *Circl Res* 1990;67:332.
4. Kloner RA, Rude RE, Carlson N et al. Ultrastructural evidence of microvascular damage and myocardial cell injury after coronary artery occlusion: which comes first? *Circulation* 1980 Nov.;62(5):945-52.
5. Gould KL. Myocardial viability. What does it mean and how do we measure it? *Circulation* 1991;83:333.
6. Braunwald E, Rutherford JD. Reversible ischemic left ventricular myocardium. *J Am Coll Cardiol* 1986;8:1467-70, (MEDLINE).
7. Libby P, Bonow R. *Braunwald's heart disease: a textbook of cardiovascular medicine*. Philadelphia: Saunders, 2007.
8. Buja LM, Willerson JT. Clinicopathologic correlates of acute ischemic heart disease syndromes. *Am J Cardiol* 1981;47:343.
9. Roberts WC, Potkin BN, Solus DE et al. Mode of death, frequency of healed and acute myocardial infarction, number of major epicardial coronary arteries severely narrowed by atherosclerotic plaque, and heart weight in fatal atherosclerotic coronary artery disease: analysis of 889 patients studied at necropsy. *J Am Coll Cardiol* 1990;15:196.
10. Betriu A, Castaner A, Sanz GA et al. Angiographic finding 1 month after myocardial infarction: A prospective study of 259 survivors. *Circulation* 1982;65:1099.
11. Christian TF, Gibbons RJ, Clements IP et al. Estimates of myocardium at risk and collateral flow in acute myocardial infarction using electrocardiographic indexes with comparison to radionuclide and angiographic measures. *J Am Coll Cardiol* 1995;26:388.
12. Braunwald E, Kloner RA. Myocardial reperfusion: a double-edged sword? *J Clin Invest* 1895;76:1715.
13. Trump BF, Ginn FL. The pathogenesis of subcellularreaction to lethal injury. In: Bajusz E, Jasmin G. (Eds.). *Methods and achieyementes in experimental pathology*. Basel: Karger, 1969. p. 1-29, vol. IV.
14. Trump BF, Mergner WJ. Cell injury. In: Zeweifach W, Grant L, McCluski RT. (Eds.). *The inflammatory process*. 2nd ed. New York: Academic, 1974. p. 115-257, vol. I.
15. Trump BF, Laiho KU, Mergner WJ et al. Studies on the subcellular pathophysiology of acute lethal cell injury. *Beitr Phathol* 1974;152:243-71.
16. Trump BF, Berezesky IK, Collan Y et al. Recent studieson the pathophysiology of ischemic cell injury. *Beitr Pathol* 1976;158:363-88.
17. Cowley A, Trump BF. Pathophysiology of shock, anoxia, and ischemia. In: Trump BF, Berezesky IK, Cowley RA. *The cellular and subcellular characteristics of acute and chronic injury with emphasis on the role of calcium*. Baltimore: Williams & Wilkins 1982. p. 6-46.
18. Bloch EH. Television microphotometry of organs in situ. *Methods Med Res* 1966a;11:228-32.
19. Bloch EH. Principles of the microvascular system. *Inest Ophtahalmol* 1966b;5:250-55.
20. Baez S. Microvascular terminology. In: *Microcirculation*. Kaley G, Altura BM. (Eds.). Baltimore: University Park, 1977. p. 23-24.
21. Cowley A, Trump BF. Pathophysiology of shock, anoxia, and ischemia. In: McCuskey RS. *Microcirculation. Basic considerations*. Williams & Wilkins 1982;1:156-164.

22. Sigwart U, Grbic M, Payot J et al. Ischemic events during coronary artery balloon occlusion. In: Rutishauser W, Roskamm H. (Eds.). Silent myocardial ischemia. Berlin: Springer-Verlag, 1984. p. 29.
23. Rourke RAO, Rahimtoola SH. Optimal medical management of patients with chronic ischemic heart disease. *Curr Prob Cardiol* 2001;26:189.
24. Nesto RW, Kowalchuk GJ. The ischemic cascade: temporal sequence of hemodynamic, electrocardiographic and symptomatic expressions of ischemia. *Am J Cardiol* 1987;59:23C-30C
25. Boerth RC, Covel JW, Pool PE et al. Increased myocardial oxygen consumption and contractile state associated with increased heart rate in dogs. *Circ Res* 1969;24:725.
26. Evans CL, Matsuoka Y. The effect of various mechanical conditions on the gaseous metabolism and efficiency of the mammalian heart. *J Physiol* 1915;49:378.
27. Sarnoff SJ, Braunwald E, Welch GH et al. Hemodynamic determinants of oxygen consumption of the heart with special reference to the tension-time index. *Am J Physiol* 1958;192:148.
28. Parks DA, Granger DN. Contributions of ischemia and reperfusion to mucosal lesion formation. *Am J Physiol* 1986;250:G749.
29. Chiu CJ, McArdle AH et al. Intestinal mucosal lesions in low-flow states. I. A morphological, hemodynamic, and metabolical reappraisal. Arch Surg 1970;101:478-483.
30. Heyndrickx GR, Millard RW, McRigchie RJ et al. Regional myocardial functional and electrophysiological alterations after brief coronary artery occlusion in conscious dogs. *J Clin Invest* 1975;56:978.
31. Ellis SG, Henschke CI, Sandor T et al. Time course of functional and biochemical recovery of myocardium salvaged by reperfusion. *J Am Coll Cardiol* 1983;1:1047.
32. Patel B, Kloner RA, Przyklenk K et al. Postischemic myocardial "stunning"; a clinically relevant phenomenon. *Ann Intern Med* 1988;108:626.
33. Kloner RA, Przyklenk K, Rahimtoola S et al. Myocardial stunning and hibernation: mechanisms and clinical implication. In: Braunwald E. (Ed.). Heart disease: Update II. Philadelphia, PA: WB Saunders, 1990. p. 241.
34. Hoffman JI. Transmural myocardial perfusion. *Prog Cardiovas Dis* 1987;29:429.
35. Kusuoka H, Marban E. Cellular mechanism of myocardial stunning. *Annu Rev Physiol* 1992;54:243.
36. Gao WD, Liu Y, Marban E. Mechanism of decreased myofilament Ca++ responsiveness in stunned rat ventricular myocardium: relative roles of cytosolic factors versus structural alterations. *Circ Res* 1996;78:455.
37. Bolli R. Oxyradicals in the pathogenesis of myocardial stunning. In: Heyndrickx GR, Vatner SF, Wijns W. (Eds.). Stunning, hibernation, and preconditioning: clinical pathophysiology of myocardial ischemia. Philadelphia, Pa: Lippincott-Raven, 1997. p. 205.
38. Diamond GA, Forrester JS, deLuz PL et al. Post-extrasystolic potentiation of ischemic myocardium by atrial stimulation. *Am Heart J* 1978;95:204.
39. Rahimtoola S. The hibernating myocardium. *Am Heart J* 1989;117:211.
40. Schwartz H, Leiboff RH, Bren Gb et al. Temporal evolution of the human coronary collateral circulation after myocardial infarction. *J Am Coll Cardiol* 1984;4:1088.
41. Nicklas JM, Becker LC, Bulkley BH. Effects of repeated brief coronary occlusion on regional left ventricular function and dimension in dogs. *Am J Cardiol* 1985;56:473.
42. Bolli R, Zughaib M, Li XY et al. Recurrent ischemia in the canine heart causes recurrent bursts of free radical production that have a cumulative effect on contractile function: a pathophysiological basis for chronic myocardial "stunning". *J Clin Invest* 1995;96:1066.
43. Sun JZ, Tang XL, Park SW et al. Evidence for an essential role of reactive oxygen species in the genesis of late preconditioning aginst myocardial stunning in conscious pigs. *J Clin Invest* 1996;97:562.
44. Shen YT, Vatner SF. Mechanism of impaired myocardial function during progressive coronary stenosis in conscious pigs: hibernation versus stunning? *Circ Res* 1995;73:479.
45. Picano E. *Análise quantitativa da motilidade parietal. Stress echocardiography*. 5th ed. Berlin Heidelberg: Springer-Verlag, 2009.
46. Kloner RA, Bolli R, Marban E et al. Medical and cellular implications of stunning, hibernation and preconditioning: na NHLBI workshop. *Circulation* 1998;97:1848.
47. Elsasser A, Schlepper M, Klovekorn WP et al. Hibernating myocardium: an incomplete adapation to ischemia.Circulation. 1997;96:2920-2931.
48. Ross Jr J. Myocardial perfusion-contratction matching: Implications for coronary artery disease and hibernation. *Circulation* 1991;83:1076.
49. Dyke SH, Cohn PF, Gorlim R. Detection of residual myocardial function in coronary artery disease using post-extra systolic potentiation. *Circulation* 1974;50:694.
50. Afridi I, Qureshi U, Kopelen HA et al. Serial changes in response of hibernating myocardium to inotropic stimulation after revascularization: a dobutamine echocardiographic study. *J Am Coll Cardiol* 1997;30:1233.
51. Schwarz ER, Schoendube FA, Kostin S et al. Prolonged myocardial hibernation exacerbates cardiomyocyte degeneration and impairs recovery of function after revascularization. *J Am Coll Cardiol*. 1998;31:1018-26.
52. Ito H, Tomooka T, Sakai N et al. Lack of myocardial perfusion immediately after successful thrombolysis. A predictor of poor recovery of left ventricular function in anterior myocardial infarction. *Circulation* 1992;85:1699.
53. Milavetz JJ, Giebel DW, Christian TF et al. Time to therapy and salvage in myocardial infarction. *J Am Coll Cardiol* 1998;31:1246-51.
54. Reffelmann T, Kloner RA. The "no-reflow" phenomenon: basic science and clinical correlates. *Heart*. 2002;87:162.
55. Maroko P, Kjekshus J, Sobel B et al. Factors influencing infarct size following experimental coronary artery occlusions. *Circulation* 1971;43:67-82.
56. Dole W. Autoregulation of the coronary circulation. *Prog Cardiovasc Dis* 1987;29:293-323.
57. Seiler C. Collateral circulation of the heart: assessment of the human coronary collateral circulation. London: Springer-Verlag 2009. p. 71.
58. Laxson D, Homans D, Bache R. Inhibition of adenosine-mediated coronary vasodilation exacerbates myocardial ischemia during exercise. *Am J Physiol* 1993;265:H1471-77.
59. Brown BG, Bolson EL, Dodge HT. Dynamic mechanisms in human coronary stenosis. *Circulation* 1984;70:917.
60. Chagas ACP, Yugar M, Neto JRF. *Doença coronária crônica. Livro doença arterial coronária crônica*. São Paulo: Lemos, 2002.

7-2 VIABILIDADE MIOCÁRDICA PELO ECOCARDIOGRAMA DE ESTRESSE

ANA CRISTINA CAMAROZANO WERMELINGER

INTRODUÇÃO

Pacientes com miocardiopatia isquêmica têm pior prognóstico quando tratados clinicamente, especialmente quando nos referimos àqueles com lesões coronarianas significativas (> 70%), trivasculares e associados à disfunção ventricular esquerda.[1,2] Estima-se uma sobrevida em 5 anos de 43% para o grupo tratado clinicamente comparado com 63% do grupo cirúrgico,[3] e de 24 vs. 15%, respectivamente, se considerarmos a mortalidade em 1 ano (estudo CASS).[3] Além disso, estima-se que em 2025 o Brasil terá 15% de idosos sobre a população total, tendo a insuficiência cardíaca como a primeira causa de morte por doença cardiovascular (DataSus), o que merece uma consideração especial da nossa parte e não podemos deixar de fornecer o melhor tratamento para esse grupo de pacientes.

Embora o risco cirúrgico dos pacientes isquêmicos, sintomáticos e com importante disfunção ventricular esteja aumentado, variando entre 5 e 15% nos melhores centros,[4,5] a cirurgia de revascularização miocárdica tem demonstrado melhora da função e do prognóstico desses pacientes.[6] Nos últimos anos, a viabilidade miocárdica e a reserva contrátil têm sido motivo de grandes descobertas e discussões, na tentativa de identificar mais acuradamente o grupo que maior benefício pode ter desse procedimento. Cerca de 20 a 50% dos pacientes com coronariopatia crônica e disfunção ventricular têm significativa quantidade de miocárdio hibernado, com potencialidade de melhora funcional pós-revascularização.[3,7]

Apesar de o estudo STICH[8] não ter demonstrado o grande valor da detecção de viabilidade miocárdica, sabemos que alguns dados foram insuficientes para que pudéssemos ter uma informação definitiva e precisa e dados obscuros na busca da viabilidade confundem nosso conhecimento, mas com certeza ainda carecemos de novos estudos e dados mais contundentes para atingirmos a real clareza dos fatos.

CONCEITO: HIBERNAÇÃO × ATORDOAMENTO MIOCÁRDICO

Hibernação miocárdica é um mecanismo adaptativo celular que permite a sobrevivência dos miócitos com um fluxo sanguíneo marginal, podendo haver alterações histológicas nesse processo. E conceitualmente, miocárdio viável é um miocárdio disfuncionante com contratilidade reduzida (modelo crônico), que melhora após a restauração do fluxo sanguíneo adequado. Porém, dados recentes sugerem que a gravidade das mudanças histológicas pode depender da duração da hibernação, podendo esta tornar-se irreversível.[2]

A recuperação do miocárdio hibernante após a revascularização pode ser dividida em aguda, subaguda e crônica, de acordo com as alterações estruturais vistas à microscopia eletrônica ou à necropsia (Fig. 7-7).

- *Aguda:* quando o miocárdio se recupera imediatamente ou muito rapidamente após a restauração do fluxo sanguíneo adequado. Presume-se que neste caso o miocárdio está normal ou praticamente normal e nessa situação a entidade fisiopatológica mais comum é o atordoamento miocárdico.
- *Subaguda:* quando a recuperação funcional demanda um período intermediário (de 10 a 60 semanas) e, geralmente, representa atordoamento miocárdico seguido de hibernação.
- *Crônica:* quando o período de recuperação da função após a revascularização é maior do que um ano. Nesses casos, a microscopia eletrônica evidencia marcadas anormalidades estruturais.

O atordoamento miocárdico refere-se a alterações metabólicas que ocasionam uma disfunção mecânica do músculo cardíaco, porém reversível após a restauração das condições metabólicas normais. O fenômeno atordoamento foi primariamente descrito por Heyndrickx et al.[10] na década de 1970. Eles demonstraram, experimentalmente, que a função mecânica regional permanecia deprimida por um período maior que 3 horas quando se provocava a oclu-

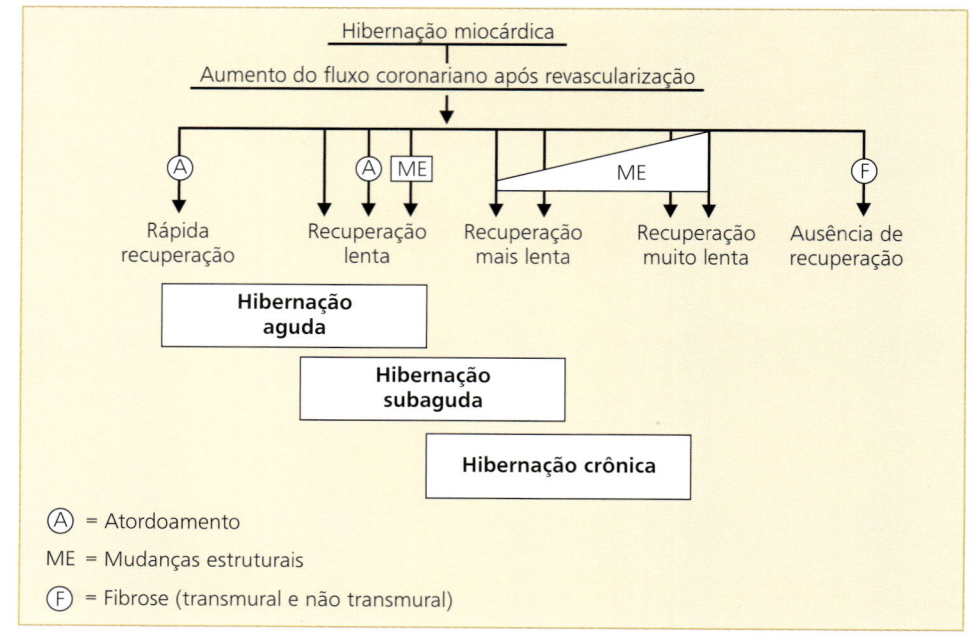

Fig. 7-7. Curso da recuperação da função ventricular esquerda (rápido a lento) após a restauração do fluxo no miocárdio hibernado.[9]

A = Atordoamento
ME = Mudanças estruturais
F = Fibrose (transmural e não transmural)

são da artéria coronariana por apenas 5 minutos e o prolongamento da isquemia prolongava o tempo de disfunção mecânica; concluindo-se que, após breve episódio de isquemia acentuada, permitia que a disfunção miocárdica retornasse ao normal após um intervalo de tempo.

Embora o atordoamento e a hibernação miocárdica sejam entidades diferentes, do ponto de vista clínico, são muitas vezes indistinguíveis, podendo coexistir no mesmo paciente áreas de hibernação entremeadas por áreas de atordoamento. Além disso, episódios repetitivos de atordoamento miocárdico podem levar ao estado de hibernação. Defende-se que episódios de repetidos ciclos de isquemia precipitam o aumento da demanda de oxigênio em situações de fluxo normal ou redução no fluxo de reserva coronariano, de modo que repetidas situações de atordoamento podem ocasionar miocárdio hibernante.[11,12]

A Figura 7-7 mostra a evolução da recuperação da função ventricular de acordo com o grau do insulto na hibernação miocárdica e as Figuras 7-8 e 7-9 mostram o tempo e o grau de recuperação dos diferentes insultos cardíacos (stunning, hibernação, infarto não transmural, infarto transmural).

A avaliação da viabilidade miocárdica tem sua maior indicação na identificação de pacientes com doença arterial coronariana multivascular, disfunção ventricular esquerda importante, infarto prévio e que poderão ser submetidos à cirurgia de revascularização miocárdica, que proverá real benefício na sobrevida daqueles adequadamente tratados, sendo que muitos desse grupo apresentam sinais e sintomas de insuficiência cardíaca. Por outro lado, viabilidade com função ventricular preservada está associada à instabilidade isquêmica e eventos adversos, atuando de forma neutra na sobrevida.[14]

Sabemos que quando o coração sofre um estresse muito grande, culminando com isquemia miocárdica, hibernação ou atordoamento miocárdico, sua tendência é economizar cerca de 60% dos fosfatos de alta energia, no intuito de manter a integridade celular, mesmo que seja sob condição mínima de vida. Curiosamente, sob o ponto de vista funcional, tanto os segmentos viáveis quanto os necróticos apresentam redução da função na área afetada.[15] Dependendo do tempo de supressão do fluxo sanguíneo para determinada área do miocárdio e de outros fatores envolvidos, pode haver desde nenhuma alteração segmentar até a necrose daquele segmento, passando por uma situação intermediária que é a própria hibernação miocárdica.

Desde que foi primeiramente reportada, a viabilidade miocárdica foi preditora de benefícios clínicos. Para este fim, várias modalidades de imagem com mecanismos de ação diferentes surgiram. A metanálise com 1.185 pacientes com FE < 30%, seguidos por um período de 25 meses, feita por Vanoverscheld et al. pode claramente demonstrar que os pacientes que apresentavam viabilidade miocárdica e foram tratados de modo intervencionista e não clínico tiveram significativa melhora na sobrevida com relação àqueles tratados com medicação.[16]

A recuperação da disfunção sistólica é clinicamente importante, pois a fração de ejeção (FE%) do ventrículo esquerdo é o maior determinante da sobrevida desses pacientes.[17] Contudo, hoje sabemos que como o endocárdio é responsável pela maior parte do espessamento da parede visto em repouso (cerca de 85%), a melhora da função regional e, consequentemente, da função global pode não ocorrer após a revascularização, mesmo que boa parte do miocárdio seja viável. Isso dependerá do grau de comprometimento celular nesta camada, sendo importante não somente a presença de células vivas, mas o "pool" de células que mantém a integridade do aparelho contrátil, ou seja, integridade funcional.

A procura da viabilidade miocárdica pode ser feita por vários métodos, como: ecocardiografia, cintilografia miocárdica, ressonância magnética e tomografia por emissão de pósitrons e o objetivo é desmascarar os segmentos acinéticos ou marcadamente hipocinéticos, se viáveis ou necróticos. A possibilidade de recrutar os segmentos hibernantes através do ecocardiograma existe porque, apesar de haver uma exaustão vascular e um suprimento sanguíneo marginal, ainda há alguma reserva vascular, permitindo a vasodilatação nessa região, culminando com a reserva contrátil.[18]

ISQUEMIA MIOCÁRDICA E FUNÇÃO SISTÓLICA

Há quatro padrões de anormalidade contrátil que ocorrem na seguinte sequência após a interrupção do fluxo sanguíneo anterógrado nas artérias epicárdicas:

1. Dissinergia (dissociação no tempo de contração dos segmentos adjacentes).
2. Hipocinesia (redução do espessamento sistólico).

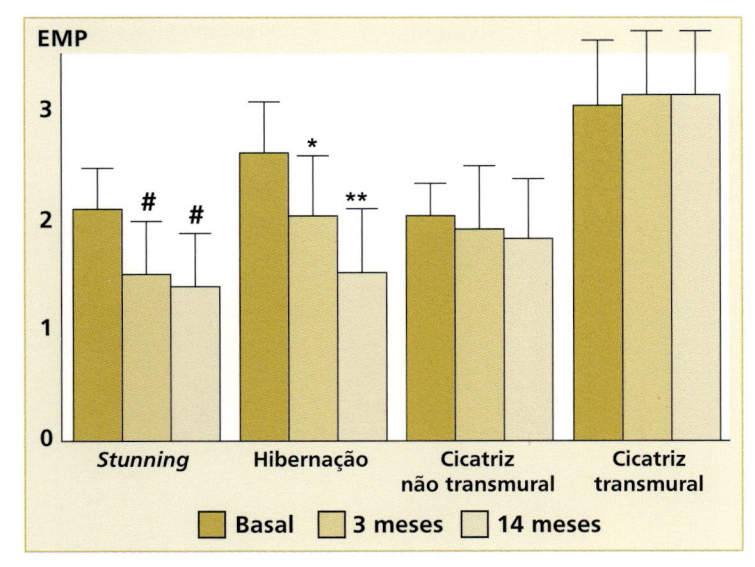

Fig. 7-8. Sequência do escore parietal nas categorias consideradas como stunning, hibernação, cicatriz não transmural e cicatriz transmural, em repouso e junto a 3 e 14 meses após revascularização miocárdica. Observe que os segmentos com cicatriz transmural ou não transmural não alteraram o escore parietal durante o estudo. Os segmentos caracterizados como stunning melhoraram significativamente dentro de 3 meses e permaneceram inalterados a partir daí até 14 meses. E os segmentos hibernados melhoraram o escore de parede significativamente até 3 meses e também ao longo dos 14 meses ($*p < 0,05$). EMP = escore de motilidade parietal.[13]

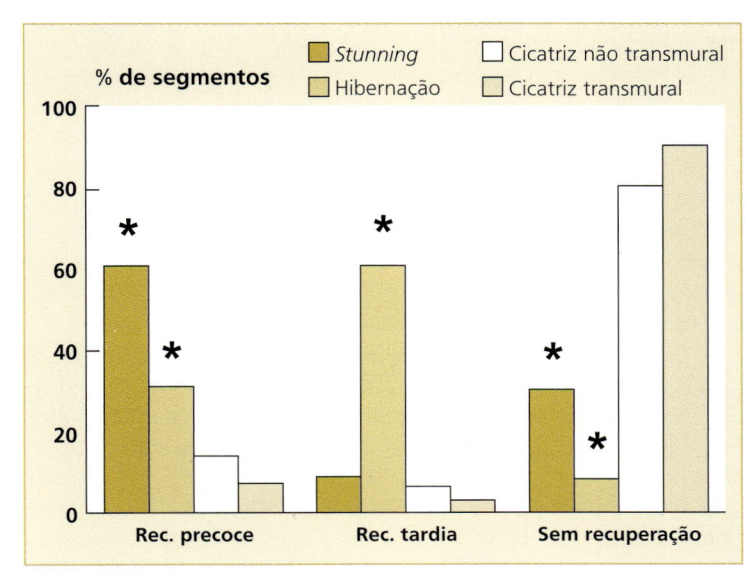

Fig. 7-9. Mostra a porcentagem de segmentos (dentro de cada grupo: atordoamento ou stunning, hibernação, cicatriz não transmural e cicatriz transmural) com recuperação precoce (em 3 meses) e tardia (em 14 meses) e mostra também a porcentagem de segmentos dentro de cada grupo que não exibiu recuperação funcional ($*p < 0,05$).[13]

3. Acinesia (cessação do espessamento sistólico).
4. Discinesia (expansão paradoxal na sístole).[19]

O que leva rapidamente a uma perda da capacidade de encurtamento e da *performance* contrátil da região do miocárdio suprido por aquele vaso.

É frequente a redução da função contrátil em zonas não infartadas e isto provavelmente resulta da obstrução do vaso relacionado com o infarto e do sistema de colaterais que supriam a região não infartada do ventrículo esquerdo, o que é denominado "isquemia a distância".[20] Entretanto, a presença de colaterais que se desenvolveram antes do infarto pode preservar a função sistólica regional, numa área de oclusão coronariana e melhorar a fração de ejeção precocemente no período pós-infarto.[21]

Como o ventrículo se dilata durante as primeiras horas ou dias após o infarto, os estresses parietais regional e global aumentam de acordo com a lei de Laplace. Em alguns pacientes cria-se um círculo vicioso de dilatação, levando à maior dilatação.[22] O grau de dilatação ventricular dependerá do tamanho do infarto, da patência da artéria relacionada com o infarto e da ativação do sistema renina-angiotensina local na porção não infartada do ventrículo.[23]

Rackley *et al.* demonstraram uma relação linear entre parâmetros específicos de função ventricular e probabilidade do desenvolvimento de sintomas clínicos, desde a dispneia até o choque cardiogênico.[24]

Alterações na contratilidade parietal ocorrem quando a isquemia envolve mais de 20% da massa/espessura miocárdica do segmento acometido e Kim, junto à ressonância magnética, demonstrou que o comprometimento de ≥ 50% implica em ausência de recuperação contrátil.[25]

O risco de desenvolvimento de sinais e sintomas clínicos de insuficiência cardíaca aumenta proporcionalmente com o aumento da área de contratilidade anormal do ventrículo esquerdo e a disfunção ventricular global é vista, principalmente, quando a anormalidade da contração envolve uma área maior do que 25%. A perda de 40% ou mais da contratilidade leva à grave disfunção ventricular e/ou ao choque cardiogênico, quando ocorre de forma aguda.[24,26]

A menos que a extensão do infarto (aumento no tamanho do segmento infartado) ocorra, alguma melhora na motilidade parietal toma lugar na fase de recuperação, havendo melhora funcional em situações de lesão reversível (como no miocárdio atordoado).

A expansão do infarto é definida como um afilamento e dilatação agudas na área do infarto, que pode ser explicada pela necrose miocárdica adicional. Embora a expansão do infarto desempenhe um importante papel no remodelamento ventricular que ocorre precocemente, seguindo o evento agudo, o remodelamento também é causado por dilatação da porção viável do ventrículo, começando logo após o infarto e prosseguindo por meses ou até anos.

A função ventricular esquerda (regional ou global) pode ser normal em pacientes com doença arterial coronariana crônica, com ou sem infarto prévio. Nesse caso, os pacientes apresentam lesões vasculares que, mesmo sendo críticas, podem levar a infartos pequenos ou são capazes de desenvolver fatores protetores e acabam por não afetar a função miocárdica.

No caso de haver miocárdio hibernante e em situações que as alterações estruturais são pequenas, a recuperação pode ser notada em até 10 dias após a revascularização, estando completa geralmente dentro de 2 a 3 meses. Por outro lado, quando as alterações são graves e extensas, o retorno da contratilidade regional é demorado (até 14 meses) e pode permanecer incompleto.[27-29] Isso denota que o tempo de recuperação pós-revascularização depende do grau de lesão miocárdica.

Em publicação prévia, 7 e 52% dos segmentos miocárdicos que estavam acinéticos/discinéticos e hipocinéticos, respectivamente, tinham miocárdio normal à necropsia, configurando a situação de hibernação miocárdica. Além disso, há relatos da melhora dessa disfunção ventricular após revascularização (com cirurgia ou angioplastia),[30] sendo que enquanto antes somente o fato de haver viabilidade era caracterizado como um preditor acurado da recuperação da função pós-revascularização, novos dados demonstram que a quantificação dessa viabilidade é também de fundamental importância para a obtenção de um resultado funcional objetivo.

A melhora funcional relaciona-se com o número de segmentos assinérgicos viáveis pré-procedimento (Fig. 7-10). Em um estudo mais antigo, Ragosta *et al.*[31] demonstraram que os pacientes com mais de 7 segmentos viáveis foram aqueles que aumentaram significativamente a fração de ejeção dentro de 8 semanas pós-cirurgia, em comparação com aqueles que tinham menor número de segmentos viáveis.

A Figura 7-11 mostra áreas de viabilidade e fibrose do ventrículo esquerdo.

Outro estudo, realizado por Meluzin,[33] mostrou-nos que a grande melhora da fração de ejeção foi evidente no grupo com maior extensão de miocárdio viável, considerando em sua análise um número maior ou igual a 6 segmentos miocárdicos. Este dado foi acompanhado de substancial diminuição dos eventos cardíacos combinados (morte, infarto não fatal, angina instável e hospitalização por insuficiência cardíaca). Com isso concluímos que a detecção da quantidade de miocárdio viável tem fundamental importância na seleção dos pacientes que apresentarão significativa melhora após a revascularização, pois o grupo, que apresenta extensa área de viabilidade e é tratado clinicamente, cursa com pior prognóstico. No estudo de Bax *et al.*, os autores consideraram um número mínimo de 4 segmentos viáveis já com possibilidade de recuperação funcional pós-intervenção e com melhora da sobrevida, vistos ao ecocardiograma com dobutamina.[34]

Considerando a melhora da fração de ejeção e viabilidade miocárdica nos 3 meses pós-infarto, utilizando baixas doses de dobutamina, o estudo de Nijland *et al.*[35] pôde demonstrar que pacientes com viabilidade miocárdica apresentaram aumento na fração de ejeção, enquanto que aqueles sem viabilidade mantiveram a fração de ejeção inalterada. Além disso, a presença de viabilidade utilizando baixa dose de dobutamina, em apenas dois ou mais segmentos miocárdicos, pôde predizer aumento da fração de ejeção com sensibilidade de 81% e especificidade de 65%. As variáveis clínicas que se relacionaram com aumento da fração de ejeção ≥ 5% foram: viabilidade miocárdica (o fator principal), infarto sem onda Q e infarto de parede anterior e a combinação desses parâmetros contribui positivamente com a fração de ejeção (Figs. 7-12 e 7-13).

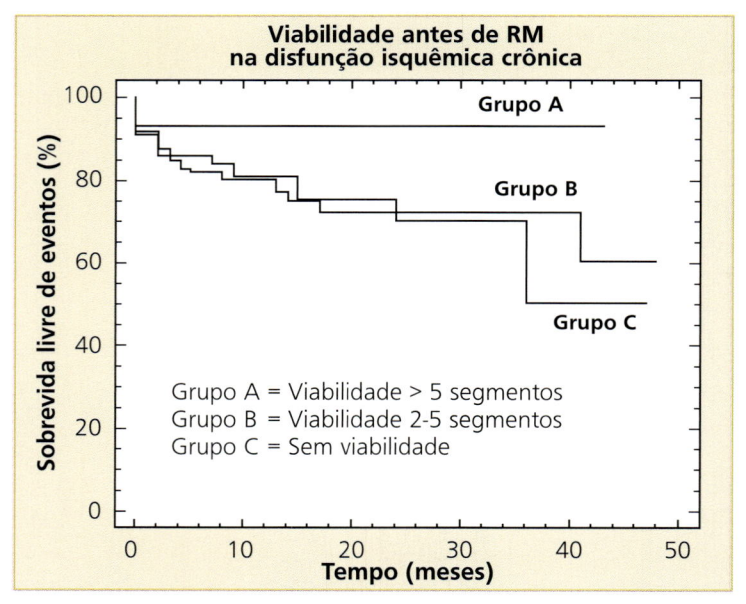

Fig. 7-10. Curva de sobrevida de Kaplan denotando maior sobrevida livre de eventos cardíacos, que mostrou ser maior no grupo A (viabilidade > 5 segmentos), com relação aos outros grupos (B com < 5 segmentos viáveis e C = sem viabilidade). RM = revascularização miocárdica cirúrgica.[32]

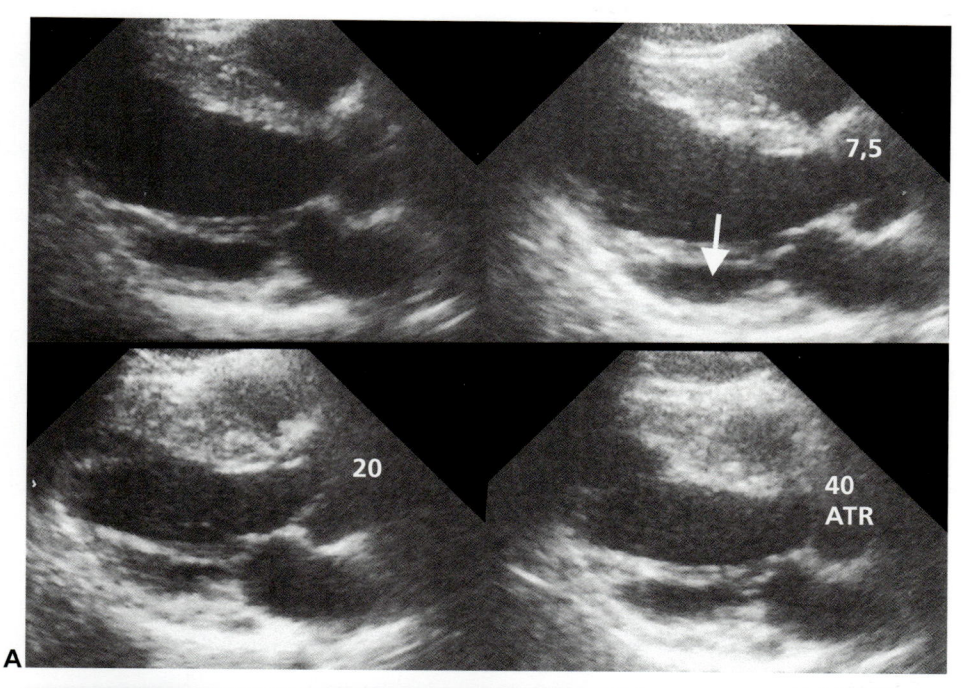

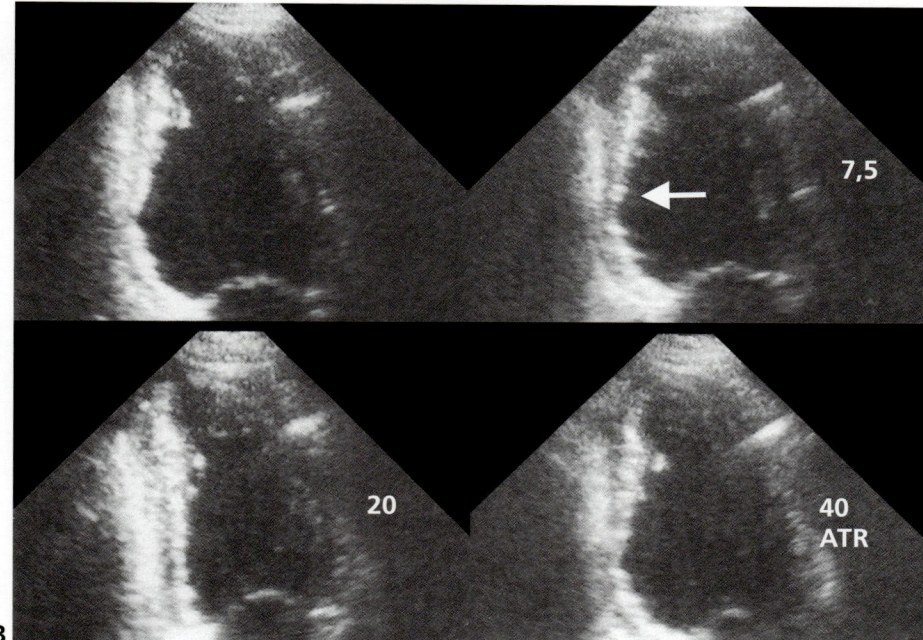

Fig. 7-11. Paciente com disfunção ventricular esquerda e extensa área de acinesia mostra ausência de viabilidade (fibrose) em parede posterior (**A**) e em parede inferior (**B**). O protocolo utilizado para análise de viabilidade começa com baixas doses de dobutamina (2,5 ou 5,0 mcg/kg/min seguido de 7,5, 10, 15 e 20 mcg/kg/min). Aqui foi realizada a análise de viabilidade seguida de isquemia, portanto, o teste foi prolongado até a dose de 40 mcg/kg/min de dobutamina, com a adição de atropina para obtenção da frequência cardíaca desejada.

Angina estável

A angina estável crônica pode resultar em disfunção ventricular esquerda e de acordo com o grau de obstrução coronariana e do suprimento de colaterais, as anormalidades parietais podem ser hipocinesia, acinesia e até mesmo discinesia (em pequeno número de casos). Esses segmentos acinéticos e discinéticos têm sua perfusão reduzida e a integridade celular ainda pode estar metabólica e histologicamente normal.[30,36]

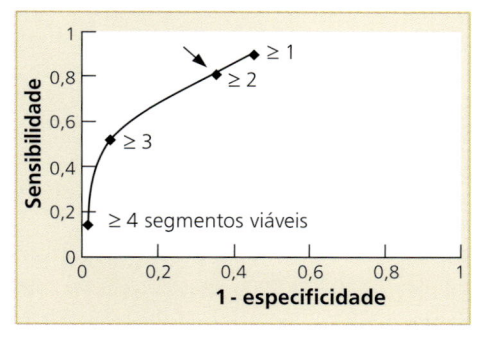

Fig. 7-12. Mostra que a presença de ao menos dois segmentos viáveis já denota resultados positivos sobre a fração de ejeção (considerando um incremento ≥ 5%), com boa sensibilidade na avaliação pós-infarto.[35]

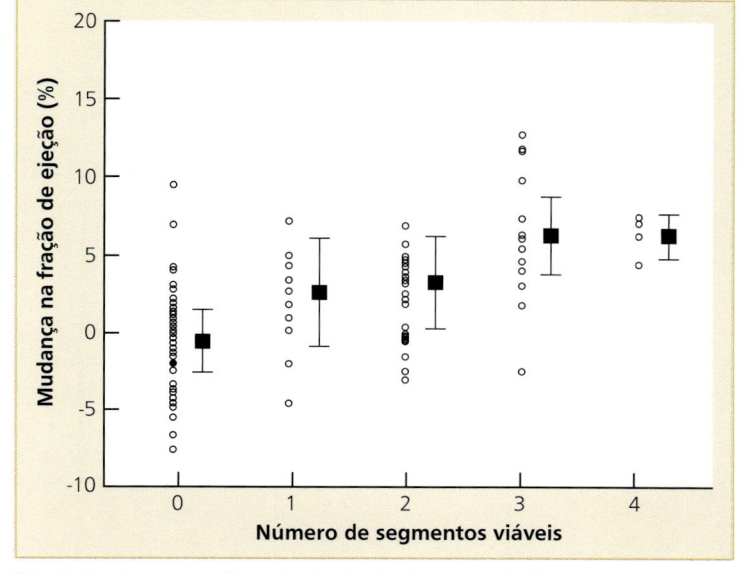

Fig. 7-13. Mostra a melhora da fração de ejeção sendo diretamente proporcional à maior quantidade de segmentos viáveis (utilizando ecocardiograma com baixa dose de dobutamina na avaliação pós-infarto).[35]

Um estudo utilizando a cintilografia com tálio[201] e redistribuição, demonstrou que a melhora da função foi mais provável em regiões com defeitos persistentes que tinham de 25 a 50% de redução da captação, comparado com regiões de defeitos persistentes, onde a redução da captação do tálio foi maior que 50% (59 vs. 21%).[37] Outra publicação mostrou que a maioria dos segmentos que apresentaram viabilidade normal ou levemente reduzida melhorou sua função (62 e 54%, respectivamente) e somente 23% daqueles com importante redução da captação do tálio tiveram melhora funcional após a cirurgia.[28]

Outro método de similar equivalência para estabelecer a presença de miocárdio hibernante é o ecocardiograma de estresse com baixas doses de dobutamina, onde através do estímulo inotrópico positivo sobre o miocárdio viável disfuncionante, há melhora da função regional, caracterizando reserva contrátil.

Angina instável

Pacientes com esta síndrome que tenham tido infarto prévio podem ter reduzida sua perfusão miocárdica e sua motilidade parietal, assim como há relatos de a angina instável com fenômeno de atordoamento de repetição levar à hipoperfusão crônica.[38-40] A frequência de miocárdio hibernante na angina instável e estável tem sido documentada. Carlson *et al.*[41] demonstraram que hibernação miocárdica esteve presente em 75% dos pacientes com angina instável e em 28% dos pacientes com angina estável e a sobrevida após cirurgia de revascularização parece ser melhor nos pacientes com disfunção ventricular e angina instável no pré-operatório.[9]

Outro importante fator que deve ser considerado atualmente na classificação da angina é com base na dosagem de troponina. As síndromes coronarianas agudas sem supra de ST com troponina positiva, previamente chamadas de angina instável de alto risco, hoje caracterizam o infarto sem supra do segmento ST.

A pesquisa de viabilidade nesse grupo de pacientes é plausível, sobretudo naqueles que evoluíram com disfunção ventricular esquerda e encontram-se estáveis do ponto de vista clínico.

Infarto agudo do miocárdio

Fatores, como: grande lago lipídico, fina capa fibrosa e relativa pobreza de células musculares lisas na capa fibrosa com redução do colágeno, são componentes anatomopatológicos que se relacionam com a ruptura da placa.[38]

Grandes infartos com viabilidade miocárdica apresentam prognóstico similar aos pequenos infartos, desde que adequadamente tratados.[40]

A presença de viabilidade miocárdica está associada à alta incidência de eventos cardíacos subsequentes (angina, infarto e morte), numa proporção de 33% em comparação com 3% daqueles sem sinais de miocárdio hibernante. Parece que a dilatação do VE ocorre em mais de 50% dos pacientes pós-infarto, durante o primeiro ano.[41] Estudos demonstram que a progressiva dilatação do ventrículo esquerdo após o infarto e a evolução clínica da disfunção ventricular durante a fase hospitalar são ambas determinantes da menor sobrevida tardia nesses pacientes.[42] Além disso, o remodelamento e a disfunção são tempo-dependentes da intervenção e do grau de "salvamento" miocárdico, sendo que o remodelamento precoce parece estar associado a alto risco de ruptura e disfunção ventricular aguda.[43]

Áreas acinéticas que não melhoram após a revascularização podem resultar de infartos subendocárdicos e como a maior parte do espessamento sistólico é decorrente do subendocárdio, essa alteração pode permanecer constante, a despeito da melhor perfusão para esta região.

A presença de obstrução microvascular após reperfusão pode influenciar de modo adverso o remodelamento ventricular após infarto, ou seja, a presença e a extensão de áreas de *no-reflow* após a patência adequada do vaso são um sinal de obstrução e dano microvascular e resulta em aumento dos volumes cavitários, maior número de complicações e pior prognóstico.[44,45]

O volume sistólico final e a fração de ejeção são preditores independentes da ocorrência de insuficiência cardíaca e eventos cardíacos, sendo que a incidência de disfunção ventricular também relaciona-se com o menor grau ou a ausência de viabilidade.[46]

O remodelamento ventricular indica um processo dinâmico, que inicia-se após o infarto (geralmente transmural), como um resultado de modificações estruturais e funcionais que envolve aguda e cronicamente tanto a região infartada quanto zonas não infartadas do ventrículo esquerdo.[47] Esse mecanismo adaptativo acarreta alterações na dimensão, morfologia e espessura do ventrículo esquerdo, na tentativa de manter o volume sistólico, a despeito de uma fração de ejeção reduzida.[48] O caminho mais efetivo para prevenir ou minimizar o remodelamento pós-infarto é limitar a extensão do insulto inicial.[47]

A presença de reserva contrátil na fase precoce pós-infarto, através da ecocardiografia com dobutamina em baixas doses, é capaz de identificar pacientes que tiveram sucesso na reperfusão e que evoluíram com melhora da fração de ejeção, preservação da geométrica ventricular e melhor sobrevida. Assim, a extensão na área infartada não viável, bem como a isquemia em área distante do infarto correlacionam-se com a gravidade dos eventos cardíacos, predizendo um pior prognóstico a estes,[40] e a ausência de perfusão miocárdica com contraste, imediatamente após a reperfusão do infarto com sucesso, é um preditor de pobre recuperação funcional e piores resultados.[49]

A avaliação da viabilidade com adenosina no pós-infarto do miocárdio também demonstrou excelente sensibilidade e especificidade com mínimos efeitos adversos.[50]

O ecocardiograma de estresse com baixas doses de dobutamina pode ser utilizado após infarto para estabelecer a presença de miocárdio hibernado decorrente de estenose residual, na primeira semana pós-infarto e a presença de resposta isquêmica ou bifásica em dois ou mais segmentos contíguos na zona infartada tem alta sensibilidade (82%) e especificidade (80%) para estenose coronariana residual.[51] Outro dado importante nessa estratificação pós-infarto é que a presença de viabilidade miocárdica é um preditor independente de eventos isquêmicos (20 vs. 7%) naqueles que não apresentam viabilidade,[46] e a presença de extensa área viável pós-infarto (pacientes com disfunção ventricular) implica em melhor sobrevida em comparação com a presença de isquemia induzida, que carreia maior mortalidade cardíaca.[52]

A comparação da perfusão com contraste para ultrassom que apresenta alta resolução espacial e temporal, com o SPECT, foram realizada na fase pós-infarto recente (7 dias) para avaliação de viabilidade miocárdica e a capacidade da ecocardiografia de perfusão com contraste em repouso demonstrou ser maior do que o nitrato-SPECT para predizer eventos cardíacos após infarto, no acompanhamento de cerca de 46 meses.[53] Em outro estudo similar que demonstrou viabilidade no pós-infarto associado à trombólise, a sensibilidade foi de 83 e 78% (NS) para a perfusão com contraste e SPECT, respectivamente e a especificidade foi de 78 e 45% (p < 0,01), respectivamente.[54] Além disso, no grupo de pacientes que tiveram infarto e foram submetidos à angioplastia, aqueles que cursaram com alto escore à perfusão com contraste (> 1,68), ou seja, maior falha de perfusão miocárdica apresentaram um número significativamente maior de eventos cardíacos e morte (75%) do que aqueles que tiveram baixo escore índice com contraste, que foi de 27%, sendo que a ausência de perfusão residual na zona infartada foi um preditor independente de morte e eventos cardíacos nesses pacientes.[55]

A associação entre fluxo de reserva coronariano, função sistólica e viabilidade miocárdica no infarto agudo pode demonstrar que durante o ecocardiograma de estresse com dobutamina, os pacientes que apresentaram baixo fluxo de reserva coronariana (≤ 2,0) tiveram aumento do tamanho do VE e comprometimento da função longitudinal e menor evidência de viabilidade miocárdica.[56]

Em suma, após o infarto agudo, é importante a investigação de viabilidade, especialmente quando há sinais de disfunção ventricular sistólica, para distinguir entre disfunção segmentar transitória e permanente. Obviamente que na fase precoce pós-infarto (até 3 meses), as informações podem se superpor (atordoamento e hibernação), mas já revelam dados prognósticos e a revascularização miocárdica pode levar à regressão do remodelamento cardíaco (Fig. 7-14).

Pierard estudou pacientes utilizando baixa dose de dobutamina (até 10 μg) após infarto agudo do miocárdio e comparou com o PET, tendo encontrado uma concordância de 79% entre as duas técnicas. Desde então, está bem estabelecido que a melhora da função regional com baixas doses de dobutamina pós-infarto é um preditor acurado de recuperação do miocárdio viável residual. Deve-se tomar cuidado, entretanto, sobre a terapia β-bloqueadora frequentemente utilizada nesses pacientes, pois esta atenua a resposta inotrópica para a dobutamina em baixas doses.[57]

Logo, a presença de viabilidade em pacientes após um infarto agudo do miocárdio pode ser considerada favorável (melhora da sobrevida) em pacientes com grandes segmentos disfuncionantes que são tratados agressivamente (angioplastia ou cirurgia) e a presença de viabilidade pode ser considerada desfavorável (maior chance de eventos clínicos) em pacientes com função global preservada que, dependendo do número e da localização dos vasos acometidos, são submetidos ao tratamento clínico.[58] De qualquer modo, em ambas as situações, o impacto do prognóstico da viabilidade na sobrevida é suplantado pela presença de isquemia miocárdica induzida.[59] Pois, a ausência de miocárdio viável e/ou de isquemia induzida em uma região relacionada com uma estenose coronária crítica pode mudar a abordagem terapêutica de intervencionista para clínica. Por esse motivo, atualmente considero a avaliação de viabilidade (5,0-20 μg de dobutamina) seguida da avaliação de isquemia (até 40 μg de dobutamina) mais adequada, pois torna-se relevante na orientação da conduta terapêutica a ser adotada.

Tem sido estimado que mais de 10% dos pacientes referendados para transplante cardíaco podem ter um elemento de hibernação miocárdica, contribuindo para a grave disfunção ventricular esquerda, que se adequadamente investigados e tratados, poderiam sair da fila do transplante cardíaco.

A angiocoronariografia não é de grande valia na avaliação das placas de ateroma, não identificando aquelas que estão predispostas a ocluir o vaso e levar ao infarto agudo do miocárdio ou à morte súbita (as chamadas placas *soft*), bem como a detecção dessas placas também não é possível em testes provocativos não invasivos para estratificação de risco. Nesses casos, uma simples dosagem sérica de marcadores inflamatórios, como a PCR (ultrassensível) e outras análises bioquímicas de marcadores inflamatórios e de temperatura, tem demonstrado detectar mais facilmente a presença desse tipo de placa do que outros testes diagnósticos.

DOENÇA CORONARIANA CRÔNICA E A SELEÇÃO DOS PACIENTES PARA CIRURGIA DE REVASCULARIZAÇÃO MIOCÁRDICA

As indicações para a cirurgia de revascularização do miocárdio consiste na necessidade de melhorar a sobrevida e/ou a qualidade de vida dos pacientes com cardiopatia isquêmica que apresentam pior

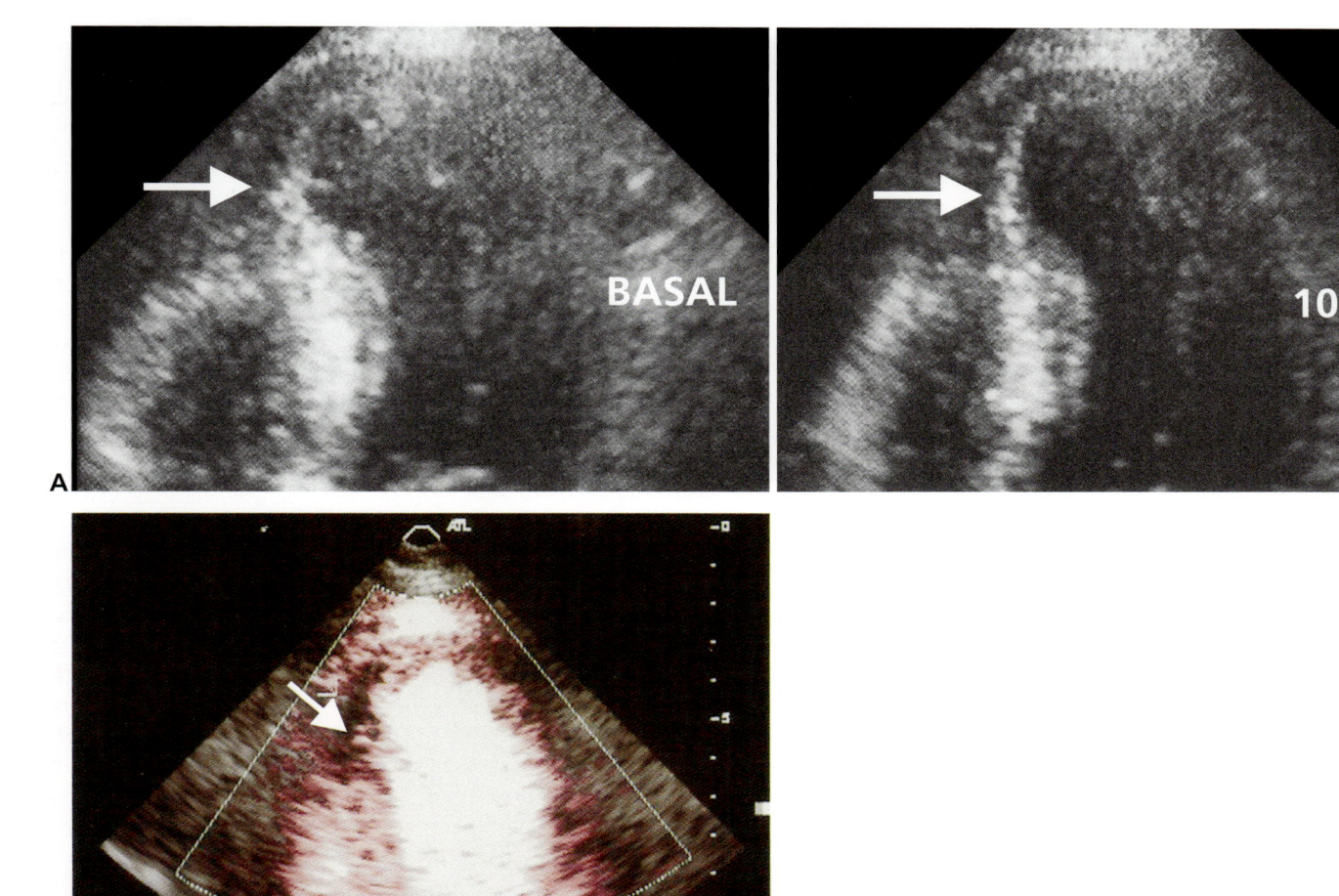

Fig. 7-14. (**A**) Ecocardiograma de estresse com dobutamina em baixas doses, exibindo ausência de viabilidade no segmento septoapical (acinesia ao ecocardiograma de repouso, que se mantém sob estímulo inotrópico positivo) mesmo após a abertura do vaso com sucesso. (**B**) Observa-se ausência de perfusão junto à ecocardiografia de contraste no mesmo segmento que não apresentou reserva contrátil com dobutamina.

prognóstico, quando tratados clinicamente, ou que vão para a fila do transplante cardíaco inadvertidamente.

Alguns pontos levam o paciente a ser um forte candidato à revascularização miocárdica, como a presença de angina refratária e graves lesões anatômicas. Caso o paciente apresente lesões trivasculares associadas à disfunção ventricular esquerda, o procedimento de escolha é a cirurgia em vez da angioplastia coronariana.[60,61]

Há um impacto desfavorável com relação ao prognóstico dos pacientes portadores de doença arterial coronariana que apresentam sinais de insuficiência cardíaca, história de infarto prévio, hipertensão arterial e idade avançada.[62,63]

A Figura 7-15 mostra a sobrevida dos pacientes tratados medicamentosamente de acordo com o número de vasos acometidos e a fração de ejeção.

Estudos em pacientes sintomáticos têm revelado que se somente um dos três principais vasos coronarianos apresentar mais de 50% de estenose, a frequência de mortalidade anual é maior que 2%. A importância da quantificação de miocárdio sob risco sobre a sobrevida é refletida na observação de que uma obstrução proximal da artéria descendente anterior esteve associada a uma sobrevida de 90% em 5 anos, quando comparada com 98% em pacientes com lesões mais distais.[65]

Em pacientes sintomáticos ou assintomáticos pós-infarto, a presença de dois dos principais vasos coronarianos com estenose crítica cursa com uma mortalidade em 5 anos de, aproximadamente, 9% e se todos os três vasos tiverem grave obstrução, a mortalidade em 5 anos sobe para, aproximadamente, 15%. Os pacientes com doença arterial coronariana obstrutiva, que foram tratados medicamentosamente, tiveram uma sobrevida em 15 anos de 48, 28, 18 e 9% para lesão uni, bi, trivascular e tronco da coronária esquerda, respectivamente.[66] Em adição a isso (ao número de vasos envolvidos), a gravidade da lesão também é importante. O prognóstico de pacientes com 50 a 75% de estenose é melhor do que daqueles com mais de 75% de estenose.[67]

A mortalidade documentada para os pacientes sob tratamento clínico é de 29% em 18 meses, 39% em 2 anos e 43% em 5 anos.[68,69] Sendo que com relação ao tronco da artéria coronariana esquerda a sobrevida é melhor para pacientes que têm entre 50 e 70% de estenose (1 e 3 anos com 91 e 66%, respectivamente) do que para pacientes com lesão maior do que 70% (72 e 41% para 1 e 3 anos, respectivamente).[70] Na metanálise feita por Allman *et al.*, com 3.088 pacientes e fração de ejeção média de 32%, seguida por um período médio de 25 meses, os autores identificaram que os pacientes com viabilidade que foram revascularizados apresentaram redução da mortalidade anual quando comparados com aqueles que ficaram em tratamento clínico (16 *vs.* 3,2%, respectivamente). Pacientes sem viabilidade tiveram mortalidade intermediária sem diferença estatística, quando comparados com aqueles que foram para revascularização miocárdica ou para tratamento clínico. De modo que esta metanálise demonstrou a forte associação entre viabilidade miocárdica em testes não invasivos e melhora da sobrevida pós-revascularização em pacientes com disfunção ventricular esquerda e doença coronariana crônica.[71]

A cineangiocoronariografia na documentação da extensão da doença coronariana é uma ferramenta indispensável para a seleção dos pacientes candidatos à revascularização miocárdica. Em contrapartida, a análise prognóstica através da avaliação da repercussão de isquemia, nos pacientes com doença coronariana crônica através de um teste de estresse, nos fornece poderosas informações em se tratando de lesões maiores. Esse teste é capaz de informar sobre o *status* funcional do paciente, a gravidade da isquemia, a extensão de miocárdio hibernado e a avaliação da função ventricular. Em pacientes onde a função ventricular e a anatomia coronariana já foram definidas, o teste de estresse pode dar informações prognósticas adicionais sobre a significância funcional das lesões vistas angiograficamente.[72,73]

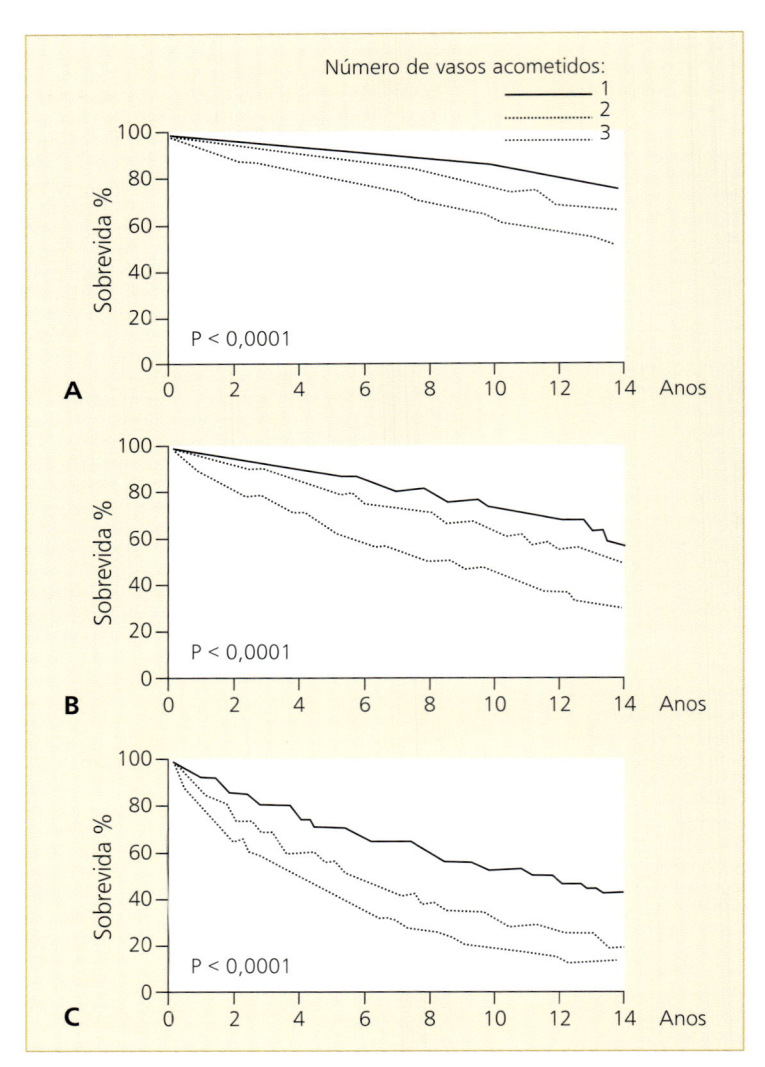

Fig. 7-15. Mostra a sobrevida dos pacientes tratados medicamentosamente. (**A**) Pacientes com lesão em um, dois e três vasos e fração de ejeção > 50%. (**B**) Pacientes com lesão em um, dois e três vasos e fração de ejeção entre 35 e 49%. (**C**) Pacientes com lesão em um, dois e três vasos e fração de ejeção até 34%.[64]

ANÁLISE FUNCIONAL REGIONAL E GLOBAL, E ANÁLISE DA VIABILIDADE PELO ECOCARDIOGRAMA DE REPOUSO E ESTRESSE

A determinação da função ventricular esquerda é um componente essencial na avaliação de todo o paciente com cardiopatia conhecida ou suspeitada. A ecocardiografia ganha papel fundamental nesse aspecto, em decorrência de sua praticidade, não invasividade, baixo custo e ausência de radiação ionizante.

A técnica ecocardiográfica inicial utiliza o modo M para medir os diâmetros sistólico e diastólico finais, bem como as espessuras parietais. Porém, com a ecocardiografia bidimensional temos amplas possibilidades de medir os volumes do ventrículo esquerdo,[74,75] que é de grande importância clínica e a técnica que tem mostrado ser mais atrativa e a que apresenta maior confiabilidade para a FE% é a medida pelo método de Simpson,[76] cujo princípio é dividir a cavidade em vários cortes com uma constante predeterminada. Com isso, o volume cavitário é igual à soma dos volumes de cada corte,[77] feito por análise computadorizada.

Quando nos referimos à função sistólica, estamos querendo informações sobre a fração de ejeção, pela familiaridade dos clínicos com este termo. A fração de ejeção representa a porcentagem da fração do volume diastólico do ventrículo esquerdo que é ejetado na sístole. Sua medida é feita, calculando-se o volume sistólico e dividindo-o pelo volume diastólico. Se o método utilizado para a medida dos volumes for o bidimensional, então o cálculo da fração de ejeção é bastante simples.[78]

No entanto quando nos referimos à análise funcional, sabemos que a reserva contrátil evidenciada pelo ecocardiograma com dobutamina requer no mínimo 50% dos miócitos viáveis no segmento afetado,[79] onde técnicas que analisam a integridade da membrana com Medicina Nuclear ou atividade metabólica com o PET consideram viáveis áreas que contêm menos que 50% de miócitos funcionantes, normalmente superestimando a resposta de recuperação funcional pós-revascularização. Vale ressaltar aqui que por esse motivo, essas técnicas (medicina nuclear e PET) apresentam maior sensibilidade para a identificação de viabilidade miocárdica, quando comparadas com o ecocardiograma com dobutamina. Porém, este último resulta em maior acurácia para predição de recuperação funcional pós-revascularização. Apesar de a viabilidade e a recuperação funcional serem situações interligadas, representam informações distintas.

Por outro lado, o ecocardiograma de perfusão com contraste permite a análise da microcirculação e integridade microvascular, e o Doppler tecidual identifica a movimentação e função tecidual ou intramural, por outra técnica.

Na avaliação de viabilidade, o ecocardiograma oferece diversos parâmetros envolvendo diferentes técnicas, como veremos a seguir, todas com boa acurácia.

Ecocardiograma bidimensional de repouso

Analisa a presença e a quantidade de tecido fibrosado (hiper-refringente e com espessura diastólica final reduzida (≤ 0,6 cm).[80] A espessura diastólica ≤ 0,6 cm ao ecocardiograma de repouso apresentou sensibilidade de 94% e especificidade de 48% para exclusão de recuperação funcional pós-revascularização, similar ao tálio de redistribuição. Contudo, a adição da dobutamina em baixa dose associada à informação da espessura diastólica final de repouso alcançou uma sensibilidade de 88% e especificidade de 77%. No entanto, a presença de afilamento parietal não exclui a possibilidade de viabilidade miocárdica.

Ao ecocardiograma de repouso podemos quantificar também o escore de motilidade parietal que é mais refinado do que a fração de ejeção para análise de viabilidade. A evidência de redução do escore parietal após a revascularização equivale à melhora da função regional.[81] Outra análise de grande ajuda dada pelo ecocardiograma transtorácico de repouso é a análise volumétrica, onde um diâmetro diastólico maior que 70 mm ou um volume diastólico maior ou igual a 260 mL denota grande aumento da cavidade ventricular esquerda com piores resultados,[82] não fazendo muito sentido a busca de viabilidade nesses pacientes, especialmente se ainda houver áreas com espessura parietal menor que 6 mm, concomitantemente.

Análise pelo Doppler

Como dado coadjuvante nos fatores prognósticos da recuperação funcional e da evolução clínica dos pacientes com disfunção ventricular esquerda, a análise do padrão do fluxo mitral configurando um tempo de desaceleração < 150 ms e, principalmente, o padrão restritivo fixo conferem um pior prognóstico a estes com menor chance de reversibilidade funcional.[83,84] Por outro lado, um DT > 150 ms pode predizer aumento na fração de ejeção ≥ 5% após cirurgia de revascularização miocárdica com alta sensibilidade e especificidade (em torno de 80%), carreando melhor prognóstico a estes.[85]

Ecocardiografia de estresse farmacológico (com dobutamina em baixas doses)

Analisa com grande acurácia a presença de espessamento endocárdico por um estímulo inotrópico positivo, identificando ou não a presença de reserva contrátil, sendo que a sensibilidade em segmentos acinéticos demonstrou ser menor do que em segmentos com hipocinesia acentuada (69 vs. 88%).[86,87] A piora contrátil com doses mais altas de dobutamina denota o grupo de pacientes com estenose coronariana significativa. Esta resposta bifásica isoladamente tem alta especificidade (88%) para recuperação dos segmentos após a revascularização, diferentemente do padrão de melhora sustentada que cursa com baixo valor preditivo para tal. Segundo Afridi et al., a melhor dose-resposta encontrada na pesquisa de viabilidade miocárdica foi de 7,5 μg/kg/min.[88]

O uso de baixas doses de dobutamina tem desmascarado a resposta contrátil, que pode apresentar melhora com baixas doses (reserva inotrópica sob estímulo), com piora em doses um pouco mais alta (aumento da demanda miocárdica, levando à isquemia); e esse tipo de alteração (resposta bifásica) apresenta forte implicação prognóstica sobre a recuperação funcional, com alto valor preditivo (72%).[88] A dobutamina quando comparada com o SPECT tem menor sensibilidade (75-80% vs. 85-90%) com maior especificidade (80-85% vs. 65-70%),[89] uma vez que a captação do tálio depende basicamente da integridade da membrana celular e o espessamento sistólico com dobutamina depende não só da integridade da membrana, mas também de uma quantidade razoável de células vivas e funcionalmente competentes, como já dito anteriormente (Fig. 7-16). A resposta contrátil à dobutamina requer maior número de miócitos viáveis em um dado segmento e correlaciona-se inversamente com a extensão de fibrose intersticial na biópsia miocárdica.

Em comparação, a imagem com perfusão identifica segmentos com menor quantidade de miócitos viáveis, daí a maior sensibilidade do método. Por exemplo, em uma série comparando o ecocardiograma, o PET e o Tl-SPECT com dados histológicos, a dobutamina demonstrou equivalente sensibilidade ao tálio entre segmentos onde mais de 75% dos miócitos estavam viáveis, mas foi bem menos sensível em segmentos com 25 a 50% dos miócitos viáveis, onde a presença de viabilidade ao PET e ao SPECT foi bem maior.[91]

Comparando o ecocardiograma com dobutamina e a redistribuição com tálio, detectou-se boa correlação e maior sensibilidade em áreas onde havia mais de 55 a 75% de viabilidade, mas foi bem menos sensível em segmentos com menos de 50%.[92] Embora segmentos que apresentam mais de 50% de atividade normal ao tálio são considerados viáveis, somente, em 50-60% destes, observa-se melhora contrátil após revascularização, enquanto que 83% dos segmentos com mais de 80% de área viável ao tálio cursam com recuperação funcional.[93,94] A concordância entre o ecocardiograma e a medicina nuclear para predizer recuperação funcional pós-revascularização é maior no que diz respeito aos segmentos hipocinéticos (82%), sendo baixa para os segmentos acinéticos (43%).[37] Assim como a chance de recuperação dos segmentos hipocinéticos é maior do que dos segmentos acinéticos.[37]

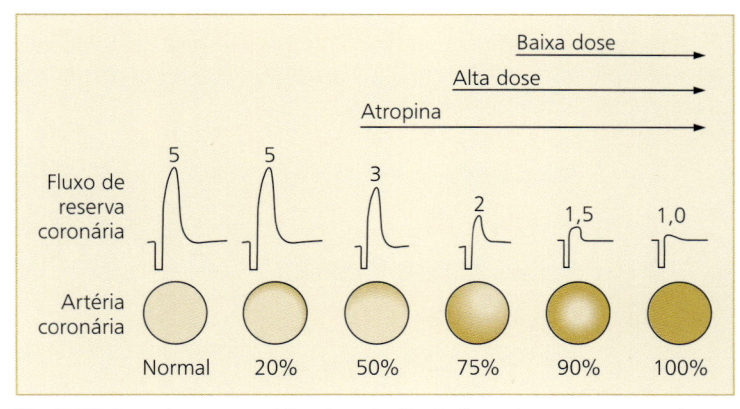

Fig. 7-16. Desenho esquemático da redução do fluxo de reserva coronariano que acompanha o grau de obstrução vascular, sendo capaz de aumentar em apenas 2 vezes o basal ou menos, quando a lesão coronariana é > 75%.
A vantagem do uso dos protocolos em doses mais elevadas de medicamentos está em detectar lesões até moderadas, que já possam estar ocasionando redução do fluxo de reserva.[58]

A redução no espessamento parietal diastólico e o aumento da refringência dos segmentos miocárdicos disfuncionantes são indicativos de cicatriz. Por outro lado, acinesia ou discinesia em segmentos que apresentam sua espessura parietal preservada na diástole pode representar uma mistura de cicatriz e miocárdio viável ("ilhotas" de células vivas entremeadas com "ilhotas" de células mortas). Tanto o espessamento parietal quanto a função regional podem ser avaliadas pela ecocardiografia com dobutamina.

Digno de nota é o fato de que do ponto de vista ecocardiográfico a análise de viabilidade com dobutamina pode ser apresentada por duas respostas dististas com o estímulo inotrópico, como:

1. Melhora sustentada (resposta monofásica) dos segmentos miocárdicos disfuncionantes – correspondendo a afecções próprias do miocárdio ou a um miocárdio pouco responsivo em repouso, mesmo após a revascularização, graças ao grau de comprometimento celular.

    Essa situação indica ausência de lesões coronarianas obstrutivas de relevância.

2. Resposta bifásica – corresponde no protocolo clássico à melhora em baixa (2,5 a 10 μg/kg/min) e piora em altas doses (até 20 μg/kg/min) de dobutamina, representada pelo incremento inotrópico à custa de um fator estimulante de leve intensidade (baixa dose da amina), de modo a não aumentar o consumo de oxigênio do miocárdio; e piora funcional regional, retornando a sua condição basal ou até pior (p. ex.: hipocinesia para acinesia) quando há aumento da intensidade do estímulo e, consequentemente, maior consumo de oxigênio pelo miocárdio. Esta situação corresponde a uma lesão coronariana obstrutiva fluxo-limitante, que induz isquemia miocárdica por hipoperfusão do miocárdio correspondente. É possível, entretanto, que o discreto aumento na demanda de oxigênio, decorrente da administração de baixas doses de dobutamina, possa desencadear isquemia em determinadas regiões do miocárdio hibernado, impedindo qualquer aumento da função contrátil.[92]

A questão é que, em alguns casos, a resposta isquêmica ou de piora é aflorada somente em doses maiores de dobutamina (além de 20 μg/kg/min), de modo que costumamos ir até 40 μg/kg/min, perfazendo o protocolo de viabilidade, seguido do protocolo de isquemia miocárdica.

A melhora sustentada da função regional junto às diferentes doses de dobutamina apresenta baixo valor preditivo (15%) para recuperação após revascularização miocárdica, tão baixo quanto a resposta sem alteração.[88] Esse tipo de resposta seria esperado em pacientes com miocardiopatia não isquêmica, ou naqueles que apresentam áreas de infarto subendocárdico com estenose coronariana residual que não são fluxo-limitante ou já foram revascularizados.

A Figura 7-17 mostra as diferentes respostas da disfunção miocárdica segmentar com baixas e altas doses de dobutamina e sua relação com viabilidade e recuperação da função contrátil após revascularização.

A resposta inalterada equivale a um dano estrutural miocárdico fixo e a piora regional isquêmica corresponde à lesão coronariana com repercussão hemodinâmica.

Com relação à prevalência de cada uma dessas respostas, Bax et al.[34] reportaram em seu estudo algo em torno de 43% para a resposta bifásica, 13% para melhora sustentada, 4% para resposta inalterada e 40% para resposta isquêmica. Contudo, essas proporções são variáveis de acordo com a população estudada. Na nossa prática diária temos observado uma menor proporção de resposta bifásica com relação à demonstrada por esse autor.

O termo reserva contrátil é utilizado para descrever a habilidade de os segmentos hibernados exibirem aumento da contratilidade, frequentemente causando uma melhora na fração de ejeção global (no mínimo de 5%) em resposta a um estímulo. O músculo viável é capaz de responder a agentes simpaticomiméticos ou à melhora da perfusão após a cirurgia. Em contraste, o tecido necrótico obviamente não pode ser estimulado por agentes farmacológicos, intervenção hemodinâmica ou melhora da perfusão pela cirurgia. Em pacientes com doença coronariana crônica, o ecocardiograma tem sua aplicabilidade já bem definida, além de ser de baixo custo e acessível.[86,88,96,97]

O ecocardiograma com dobutamina também tem apresentado resultados altamente acurados na detecção da recuperação contrátil pós-revascularização, em pacientes com oclusão da artéria descendente anterior.[98]

A ausência da onda Q ao eletrocardiograma na predição de viabilidade miocárdica foi comparada com o ecocardiograma de estresse com dobutamina e com a redistribuição do tálio[201] pela cintilografia e pode demonstrar que a ausência da onda Q ao ECG apresenta baixa sensibilidade para predizer recuperação funcional, porém com alta especificidade em pacientes com doença coronariana crônica, o que deve alertar para a presença de miocárdio hibernante.[99]

A dobutamina também foi associada à nitroglicerina na busca de melhora contrátil, porém a sensibilidade foi menor do que com tálio de redistribuição e com ecocardiograma de perfusão com contraste, apesar da boa especificidade.[100]

Além disso, outros agentes inotrópicos testados como alternativa à dobutamina, especialmente em pacientes sob uso de medicação β-bloqueadora, que apresenta antagonismo competitivo com a dobutamina, são a amrinone ou milrinone, que aumentam o consumo de oxigênio pelo miocárdio e produzem vasodilatação coronariana. Um aumento ≥ 10% na fração de ejeção foi preditor de melhora funcional pós-revascularização,[101] e o enoximone (eco de estresse com enoximone), que também é uma droga inotrópica utilizada no tratamento da insuficiência cardíaca também não é afetada pelo uso do β-bloqueador. Além disso, apesar de o enoximone aumentar a frequência cardíaca, esta droga não altera a pressão arterial sistólica, o que acarreta menor aumento no duplo produto. Houve alta sensibilidade e alto valor preditivo negativo para este fármaco na predição de recuperação funcional pós-revascularização.[102] Outro fármaco que tem sido estudado neste contexto é o levosimendan, cujas propriedades são o aumento do inotropismo cardíaco associado à vasodilatação periférica. Falta, entretanto, maior número de estudos validando esses novos testes.

	Repouso	Baixa dose	Alta dose	Viabilidade	Recuperação funcional
Bifásica	▬	⌒	▬	+++	+++
Sustentada	▬	⌒	⌒	+++	+
Fibrose	▬	▬	▬	+	−

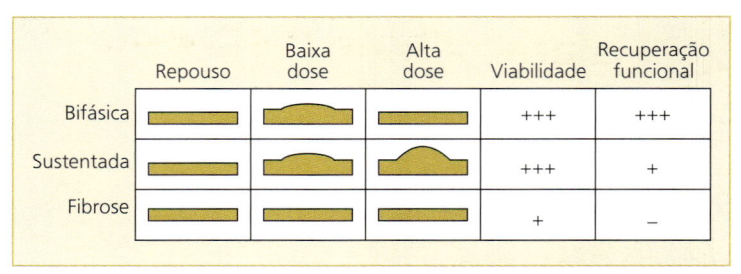

Fig. 7-17. Exibe as diferentes respostas miocárdicas para a viabilidade ao ecocardiograma de estresse com dobutamina (bifásica, melhora sustentada, fibrose), em situações de disfunção ventricular esquerda e pesquisa de viabilidade miocárdica; e a potencial capacidade de recuperação pós-revascularização que cada uma delas apresenta.[95]

Ecocardiografia de contraste

Analisa a presença de perfusão em áreas acinéticas/discinéticas, avaliando a integridade microvascular, com estudos demonstrando uma alta sensibilidade com moderada especificidade para predizer recuperação funcional,[103-105] pós-intervenção. Pode ser interpretado como ausência de perfusão, falha de perfusão e presença de perfusão, de acordo com o não preenchimento, preenchimento parcial ou preenchimento total da microcirculação coronariana para determinada parede muscular, com o uso das microbolhas, respectivamente.

O ecocardiograma com contraste (na avaliação perfusional) foi comparado com o tálio de redistribuição na medicina nuclear e com ecocardiografia com dobutamina, prévio à cirurgia de revascularização miocárdica e a ecocardiografia foi repetida 3 meses após. A sensibilidade e a especificidade na identificação de segmentos com recuperação funcional pós-intervenção foram de 90, 80 e 92% para o contraste, dobutamina e tálio, respectivamente; e 63, 54 e 45%, respectivamente, denotando ótima sensibilidade para o método, porém com baixa especificidade, sendo que a medicina nuclear é a que apresenta menor especificidade entre os demais métodos estudados (Fig. 7-18).[105]

Velocidade miocárdica, *strain* e *strain rate*

O *strain* e *strain rate* são derivadas do Doppler tecidual e são capazes de analisar a função intramural, se houver encurtamento ou adelgaçamento da fibra muscular. O aumento do pico sistólico do *strain rate* do repouso para a estimulação com baixa dose de dobutamina diferencia acuradamente o miocárdio viável do não viável.[106]

Essas medidas atualmente utilizadas permitem o refinamento da avaliação da função regional. O *strain rate* envolve uma subtração matemática de todo o coração ou do movimento translacional da velocidade de espessamento regional, tornando os resultados menos subjetivos. Gorcsan *et al.* haviam demonstrado que as velocidades do Doppler tecidual se correlacionam com a fração de encurtamento, aumentando quando há a adição de dobutamina e reduzindo com a adição de β-bloqueador.[107] Além disso, Shan *et al.* puderam demonstrar que quanto maior o grau de fibrose intersticial, menores as velocidades do Doppler tecidual.[108] O *stain*, por outro lado, já é uma medida mais confiável da deformação e contratilidade miocárdica e o *strain rate* avalia o percentual ou fração desta deformação na escala temporal.

As derivadas do Doppler tecidual podem ser utilizadas também com a adição de baixa dose de dobutamina, quando o intuito é avaliar isquemia e viabilidade miocárdica. Hoje sabemos que em segmentos não isquêmicos, o pico do SRI *(strain rate imaging)* aumenta com a dose da dobutamina.[109]

A validação do SRI na diferenciação do infarto transmural do não transmural foi feita por Zhang *et al.* comparando com a ressonância magnética com realce tardio.[110]

Na análise de viabilidade, a combinação do SRI e do escore parietal aumentou significativamente a sensibilidade na predição de recuperação funcional pós-cirurgia de revascularização miocárdica, quando comparado com o escore parietal isoladamente (82 e 73%, respectivamente) com melhor acurácia global.[111] Outro estudo rea-

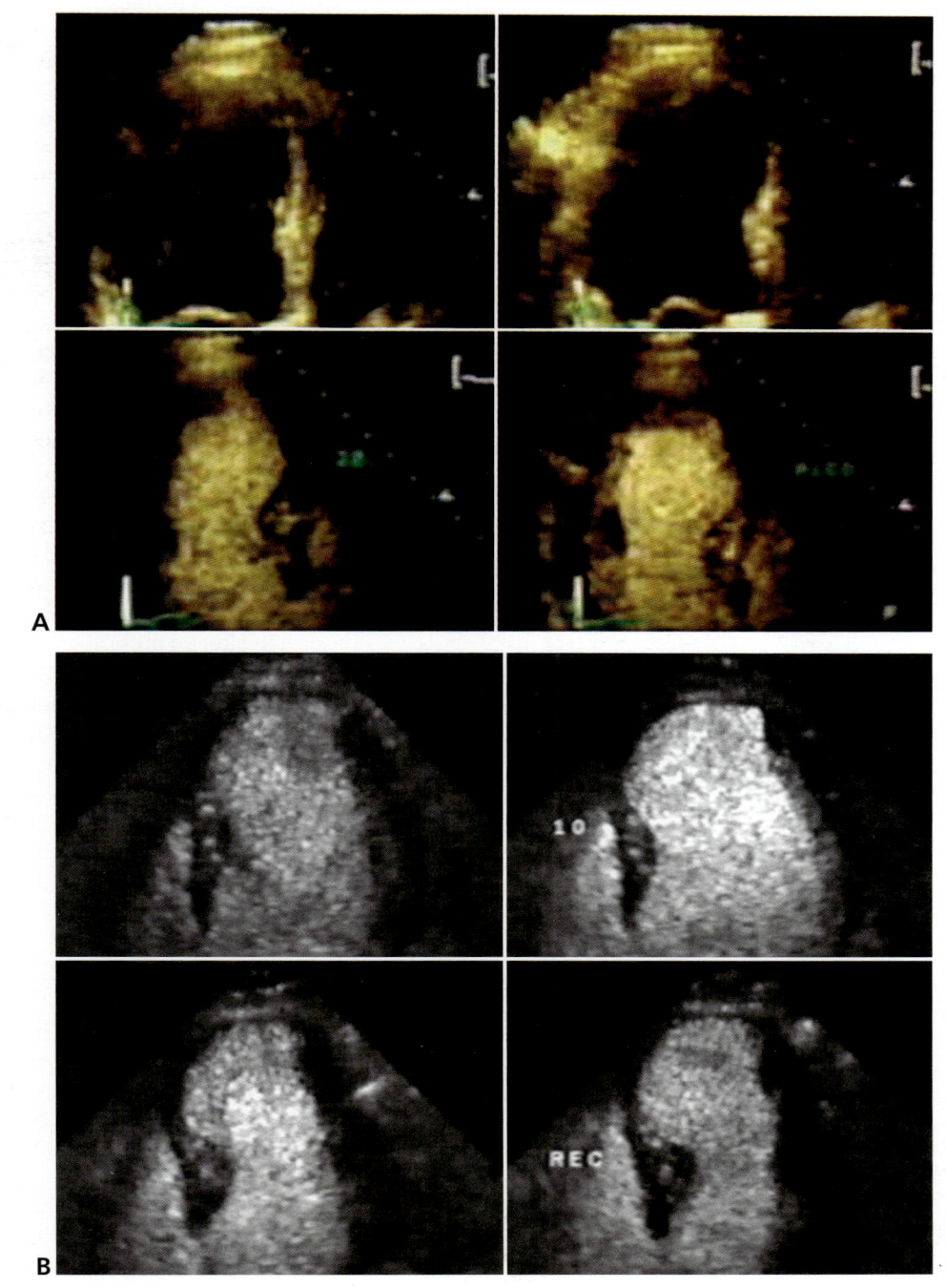

Fig. 7-18. (**A**) A imagem sem contraste (na parte superior) torna-se difícil avaliar a espessura e o espessamento endocárdico na região septoapical do VE, porém, após a adição do contraste (parte inferior), percebe-se que a parede é espessa e apresenta espessamento com a dobutamina em baixa dose, denotando viabilidade. (**B**) Nota-se, em todos os momentos, que não há melhora contrátil na região septoapical e na ponta do VE mesmo após o uso da dobutamina, e a espessura parietal está afilada em todas as imagens, denotando ausência de viabilidade e fibrose.

lizado em pacientes com disfunção ventricular esquerda, que analisou o pico sistólico do *strain rate* no repouso e sob estimulação com baixa dose de dobutamina (10 µg/kg/min), pode evidenciar que um aumento maior do que -0,23 L/s permitiu a diferenciação acurada entre miocárdio viável e não viável, quando comparado com o PET, com sensibilidade de 83% e especificidade de 84%. O *cut-off* para predizer miocárdio não viável pelo SRI foi de 0,83.[112]

A relação entre *strain rate imaging* e fluxo de reserva coronariano na avaliação de viabilidade pós-infarto foi investigada por Park et al. Os autores puderam concluir que o grau de deformação miocárdica determinado pelo SRI esteve relacionado com o grau de integridade microvascular determinado pelo fluxo de reserva coronariano, havendo uma resposta contrátil e um fluxo de reserva mais elevado nos segmentos viáveis.[113]

Outro parâmetro interessante que pode ser utilizado é a mudança da velocidade de pré-ejeção do Doppler tecidual durante a ecocardiografia de estresse com baixa dose de dobutamina. O estudo de Aggeli et al. demonstrou que o ótimo valor de *cut-off* para avaliar viabilidade foi o aumento de 0,5 cm/s na ejeção durante dobutamina com 80% de sensibilidade e 88% de especificidade, além do aumento de 0,6 cm/s na velocidade de pré-ejeção sob uso de dobutamina, com 91% de sensibilidade e 90% de especificidade na predição de recuperação funcional pós-revascularização.[114]

Combinação de ecocardiograma de estresse e contraste

Essa associação tem-se tornado bastante importante por guardar informações sobre a resposta inotrópica e a integridade microvascular, concomitantemente. Uma lesão em menor grau cursa geralmente com resposta à dobutamina e opacificação pelo contraste favoráveis, um grau mais acentuado de lesão miocárdica pode levar à ausência de resposta contrátil (o número de celulas viáveis ou sua condição altamente crítica impede um processo ativo dinâmico, como o espessamento endocárdico), mas com opacificação pelo agente de contraste (processo passivo); e um alto grau de lesão leva à resposta tanto com dobutamina, quanto com contraste negativas ou desfavoráveis, caracterizando um estado de lesão irreversível. A razão para a falha na recuperação da reserva inotrópica em condições de repouso deve relacionar-se com grave alteração nos cardiomiócitos e interstício e/ou alterações regionais das citocinas cardioinibitórias ou receptores adrenérgicos.[115-117] Nos segmentos miocárdicos com disfunção reversível, o contraste ecocardiográfico melhora a acurácia do estresse com dobutamina na predição da recuperação funcional.

Digno de nota é o fato de que de acordo com o grau de acometimento celular, as chances de recuperação funcional podem ser maiores, menores ou ausentes após a revascularização, porque muitos pacientes com cardiopatia isquêmica têm uma mistura de tecido viável e tecido fibrosado. A falha na recuperação pode variar entre 25 e 65% dos pacientes dependendo da seleção estudada.[31,118] Digno de nota é que a falha na recuperação funcional pós-revascularização não parece interferir na melhora clínica e na sobrevida dos pacientes desde que efetivamente revascularizados, quando comparada com aqueles que melhoram a função após cirurgia.[118] Muito provavelmente isso ocorre porque os benefícios da revascularização vão além da melhora funcional em repouso, levando a crer que a redução dos volumes cavitários, a melhora da geometria ventricular pela interrupção do remodelamento, a melhora contrátil sob esforço, a ausência de isquemia e de arritmias desempenham, também, papel fundamental na boa evolução clínica desses pacientes.

OUTROS MÉTODOS E ESTUDOS SOBRE VIABILIDADE MIOCÁRDICA

A tomografia por emissão de pósitrons (PET) tem sido considerada o método não invasivo de excelência para avaliação de viabilidade (que atualmente vem sendo suplantada pela ressonância magnética), com um valor preditivo positivo de 78-85% e um valor preditivo negativo de 78-92%.[119,120] Porém, por questões logísticas (alto custo, dificuldade técnica, pouca disponibiliade, baixa tolerância) o método não foi amplamente difundido, de modo que a cintilografia miocárdica com Tálio[201] e a ecocardiografia sob estresse ocupem amplo espaço na cardiologia (Fig. 7-19).

Recentemente, um *trial* randomizado envolvendo 1.212 pacientes que foram submetidos à ecocardiografia de estresse ou SPECT para pesquisa de viabilidade miocárdica e randomizados para tratamento medicamentoso mais cirurgia de revascularização miocárdica ou para tratamento medicamentoso isoladamente, tendo como desfecho primário à mortalidade mostrou que 37% dos pacientes apresentavam miocárdio viável, e 51% não apresentavam viabilidade aos métodos de imagem. A princípio, nos resultados deste estudo, não houve interação entre viabilidade e tipo de tratamento com relação à mortalidade (p = 0,53),[121] porém sabemos, de longa data, que a presença de miocárdio viável está sim associada à maior sobrevida nos pacientes selecionados. Considerações a esse respeito é que o estudo não foi cego e com *cross-over* razoável, além disso, a parte do grupo de viabilidade teve uma modificação no protocolo, e nem todos os pacientes tiveram viabilidade comprovadamente, por isso, houve limitação na capacidade estatística nesse braço do estudo. Porém, apesar de o estudo STICH não ter identificado pacientes com diferença na sobrevida quando comparada com a intervenção cirúrgica e o tratamento clínico isolado, desdobramentos do mesmo estudo puderam demonstrar que, no *follow-up* de 56 meses, 17% dos pacientes, submetidos a tratamento clínico, tiveram que ser revascularizados e que os pacientes revascularizados, em geral, quando comparados com aqueles sob tratamento clínico isolado apresentaram menor taxa de morte e de hospitalização por causa cardiovascular.[8] Por outro lado, temos da mesma época o estudo VIDA, que ratificou a informação de diversos estudos anteriores, de que em pacientes com viabilidade, há uma relação direta entre a gravidade da função ventricular e a resposta benéfica pós-revascularização miocárdica e a documentação de viabilidade pelo ecocardiograma de estresse com dobutamina pode demonstrar uma taxa muito menor de mortalidade nos pacientes revascularizados em comparação com aqueles que ficaram sob tratamento medicamentoso.[122]

Há uma forma estimativa de calcular o percentual de área sob risco ou o potencial benefício pós-intervenção, que está representado a seguir:

$$\frac{\text{Número de segmentos isquêmicos} + \text{Número de segmentos viáveis}}{\text{Número de segmentos analisados}}$$

O volume sistólico (<130 mL) associado a um número mínimo de 4 segmentos viáveis confere uma sobrevida livre de eventos,

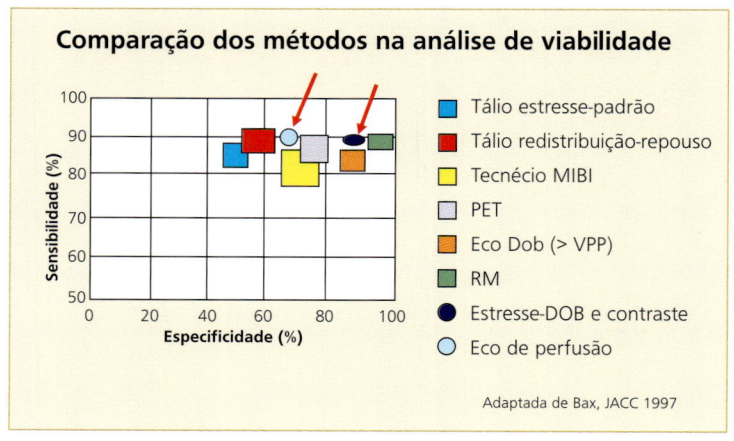

Fig. 7-19. Sensibilidade e especificidade dos métodos de avaliação de viabilidade miocárdica. (Adaptada de Bar et al.)[89]

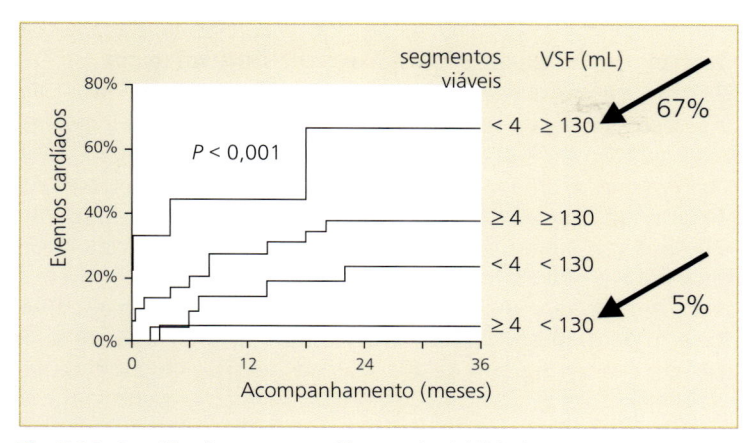

Fig. 7-20. O gráfico ilustra a quantificação da viabilidade miocárdica e do volume sistólico no prognóstico do paciente. VSF = volume sistólico final.[123]

bastante satisfatória, o que pode ser visto no estudo de Bax et al. Neste estudo o acompanhamento de 3 anos demonstrou alta frequência de eventos (67%) em pacientes sem miocárdio viável e com ventrículo esquerdo dilatado e baixa frequência de eventos (5%) foi observada em pacientes com miocárdio viável e ventrículo esquerdo de tamanho reduzido. De modo que os autores puderam concluir que o remodelamento extenso do ventrículo esquerdo impede a melhora da fração de ejeção após a revascularização miocárdica e afeta negativamente o prognóstico a longo prazo, a despeito da presença de viabilidade (Fig. 7-20).

Outra informação digna de nota é a que se refere à positividade ou negatividade para isquemia miocárdica e positividade ou negatividade para viabilidade miocárdica. Sendo que a menor sobrevida se encontra quando há isquemia e ausência de viabilidade, enquanto que a melhor sobrevida está na presença de viabilidade com isquemia miocárdica ausente (Fig. 7-21).

MEDICINA NUCLEAR, RESSONÂNCIA MAGNÉTICA E TOMOGRAFIA POR EMISSÃO DE PÓSITRONS NA IDENTIFICAÇÃO DE VIABILIDADE MIOCÁRDICA X ANÁLISE DE CONTRAÇÃO E PERFUSÃO AO ECO

As células viáveis mantêm atividades bioquímica e metabólica, além de haver um fluxo coronariano residual, que pode ser visualizado pelo tecnécio-sestamibi (medicina nuclear) ou pelo rubídio (PET). Além disso, as células viáveis mantêm integridade de membrana, o que é capaz de captar tálio[201] (medicina nuclear) e metabolismo da glicose, o que pode ser identificado com fluorodesoxiglicose (PET). A ressonância magnética permite, através do gadolínio infiltrando no terceiro espaço e ocasionando o realce tardio, abordar as áreas necróticas, pois neste há ruptura da membrana celular por ausência de viabilidade e o gadolínio é capaz de ocupar este espaço de destruição celular.

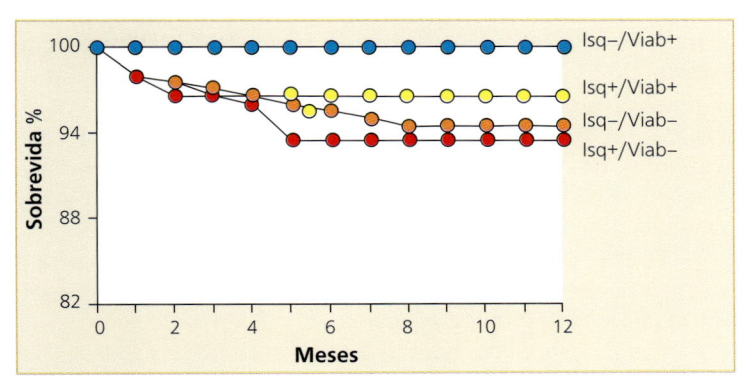

Fig. 7-21. Curva de sobrevida de acordo com a positividade e negatividade do teste para isquemia miocárdica e positividade e negatividade do teste para viabilidade miocárdica. Realizado ecoestresse com dobutamina. Isq = isquemia; Viab = viabilidade.[32]

O reconhecimento atual da ressonância magnética cardíaca (RMC) como um importante método de imagem para avaliação da disfunção ventricular de etiologia isquêmica consiste em sua capacidade de identificar múltiplos marcadores da presença de viabilidade miocárdica, como a caracterização tecidual, definindo a presença e extensão de regiões de fibrose ou necrose;[124] a perfusão miocárdica[125] e a reserva contrátil.[126] A avaliação de metabolismo tecidual pela ressonância magnética, utilizando técnicas de espectroscopia, tem reconhecido valor em estudos experimentais,[127] porém ainda sem impacto para a prática clínica. Na comparação entre SPECT e ressonância magnética, a diferença não está na detecção do infarto transmural, onde ambos apresentam resultados similares, mas sim na detecção do infarto subendocárdico, pois a RMC é capaz de identificar esse tipo de infarto com maior facilidade e precisão do que o SPECT.[128] Kanderian et al. consideram que há dados que justificam e estabelecem a ressonância magnética com realce tardio o *gold standard* na avaliação da viabilidade miocárdica.[129]

O que temos que considerer neste universo de multimodalidades, além da questão da acurácia, que se mostra similar entre a maioria dos métodos, é o custo, a praticidade e a radiação, sendo este último o ponto de maior importância, já que estamos lidando com métodos diagnósticos e não queremos, em hipótese alguma, na tentativa de investigar uma patologia, facilitar a criação de outra, sabendo que nossos pacientes muitas vezes são submetidos a múltiplos testes em curto espaço de tempo. Além disso, o efeito da radiação é culmulativo, e a médio ou longo prazo, repercussões clínicas têm ocorrido.[130] Os Quadros 7-1 a 7-3 ilustram os vários métodos de imagem que podem investigar viabilidade e sua relação na escala de custo e radiação.

Quadro 7-1. Como se comporta cada método

Dob e RM	Melhora contrátil	Alta especificidade
SPECT	Integridade de membrana	Alta sensibilidade
PET	Metabolismo glicose	Alta sensibilidade
RM	Realce tardio	Alta sensibilidade-especificidade

Quadro 7-2. Relação entre quantidade de miócitos viáveis definidos pela histologia e percentual de resposta em cada modalidade de imagem para viabilidade miocárdica[91]

% Segmentos viáveis (histologia)	DOB	PET	SPECT
> 75%	78%	89%	87%
50-75%	71%	50%	87%
25-50%	15%	60%	82%
< 25%	19%	33%	38%

Quadro 7-3. Métodos diagnósticos utilizados na avaliação de viabilidade miocárdica e suas propriedades operacionais e ecológicas, como custo, carga de radiação, potencial cancerígeno e acurácia[132]

	Custo relativo	Dose de radiação (comparado ao RX tórax)	Risco de câncer por exame	Acurácia
Eco de estresse	1	0	0	++
RM realce tardio	5,5	0	0	++
Cintilografia MIBI	3,5	500	1 em 1.000	++
Cintilografia com tálio	3,5	> 1.000	> 1 em 500	++
PET-FDG	14	500	1 em 1.000	++
Ecocontraste	2,5	0	0	++

PET-FDG = tomografia por emissão de pósitrons fluorodesoxiglicose.

Múltiplas técnicas de imagem foram avaliadas por Schinkel *et al.* em pacientes com isquemia crônica e disfunção ventricular esquerda, na investigação de viabilidade micárdica e resultados pós-revascularização e de um modo geral a medicina nuclear apresentou alta sensibilidade, e a dobutamina, maior especificidade (corroborando a informação de estudos prévios). A ressonância magnética tem alta acurácia diagnóstica para avaliar transmuralidade e extensão da cicatriz. E os pacientes que apresentaram substancial quantidade de miocárdio viável resultaram em melhorias pós-intervenção com benefícios sobre a função contrátil, sintomas, capacidade de exercício e prognóstico a longo prazo.[132]

A Figura 7-22 denota pela sensibilidade e especificidade, a capacidade das diversas modalidades de imagem em predizer recuperação funcional.

Dados de biópsia junto à cirurgia têm postulado e demonstrado que quando há discordância entre os parâmetros de reserva contrátil e perfusão miocárdica, o percentual de fibrose miocárdica é intermediário. Além disso, em um segmento assinérgico, a captação com tálio ocorre mais frequentemente do que a resposta à dobutamina,[87] o que indica que em níveis mais graves de comprometimento miocárdico, como já dito anteriormente, um segmento pode não responder ao estresse inotrópico e ser capaz de responder à captação ao tálio,[28] daí a maior sensibilidade da cintigrafia na detecção de viabilidade, porém com menor especificidade, pois a recuperação funcional nesses casos geralmente está ausente, o mesmo ocorre quando a dobutamina é comparada com o PET, porém, em geral, existe uma excelente correlação entre o PET e os resultados da ecocardiografia com dobutamina.[29,133] Por essas razões a realização do ecocardiograma de estresse após a revascularização miocárdica torna-se de maior valia nos casos de falha na recuperação funcional em repouso, pois tem o poder de definir verdadeiramente a presença ou ausência de recuperação do miocárdio hibernante.

Em um cenário de multimodalidades, talvez o que devemos considerar nesta situação é a escolha do melhor método de imagem para o paciente específico em questão, se ecocardiografia, SPECT, ressonância magnética ou tomografia por emissão de pósitrons; de acordo com a disponibilidade na instituição, a presença ou ausência de sintomas (angina, insuficiência cardíaca) e a quantificação dessa viabilidade, sabendo qual o número de segmentos necessários dentro de cada modalidade para se obterem os reais benefícios da revascularização miocárdica que possa levar comprovadamente à recuperação funcional e/ou ao aumento da sobrevida desses pacientes. Pois, hoje, considera-se que para atingir um resultado prognóstico positivo conferido pela viabilidade miocárdica (resposta bifásica ou sustentada ao ecocardiograma com dobutmaina), é necessário que haja um número mínimo de quatro segmentos, ou ao menos 25% do ventrículo esquerdo viável.[122]

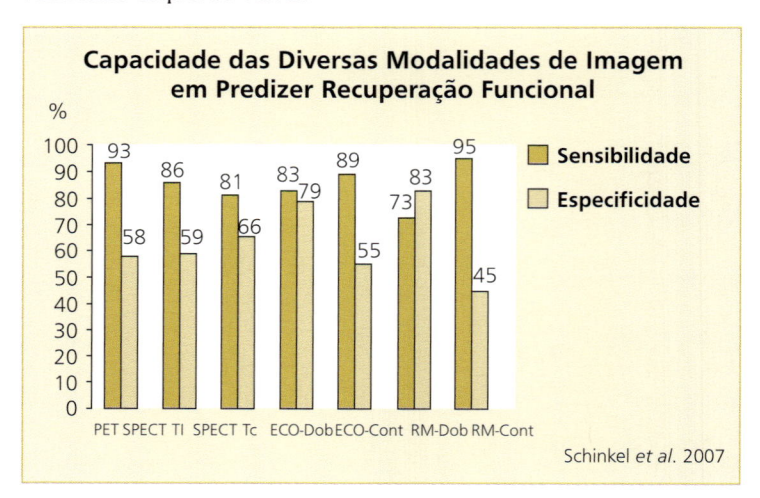

Fig. 7-22. Denota a sensibilidade e a especificidade dos diferentes métodos de imagem na predição de recuperação funcional pós-revascularização. SPECT TI = SPECT com tálio; SPECT TC = SPECT com tenécio; ECO-Dob = ECO com dobutamina; ECO-Cont = ECO com contraste; RM-Dob = ressonância com dobutamina; RM-Cont = ressonância com gadolínio.[132]

Outros métodos de estresse ecocardiográfico na identificação de viabilidade miocárdica

O estresse com baixas doses de dipiridamol (0,28 mg/kg por 4 minutos), cuja ação é vasoditadora através do receptor adenossinérgico A2 e possivelmente também de ação direta no miócito através do recepto A1,[133] para a detecção de viabilidade mostrou acurácia diagnóstica comparável à dobutamina, na predição de recuperação funcional espontânea ou induzida pós-revascularização,[134] porém é pouco utilizado em nosso meio e há poucos relatos de literatura sobre isso. Outro método para detectar viabilidade que é pouco utilizado é o ecocardiograma de estresse sob exercício em baixa carga, recrutando a reserva contrátil, o que apresenta acurácia comparável à dobutamina.[135,136]

RECUPERAÇÃO DA FUNÇÃO VENTRICULAR PÓS-REVASCULARIZAÇÃO MIOCÁRDICA

A melhora da função em repouso pode não ocorrer após a revascularização miocárdica, mesmo em pacientes que apresentavam resposta bifásica no pré-operatório. Esses pacientes podem, no entanto, apresentar melhora no escore de motilidade parietal através do uso do ecocardiograma com dobutamina após a intervenção. Com isto, percebemos que a recuperação da função ventricular em repouso pode subestimar a presença de miocárdio viável e, possivelmente subestimar o benefício terapêutico da revascularização miocárdica.

Somente um pequeno grupo, que não denota viabilidade ao ecoestresse com dobutamina, mas sim com tálio, recupera-se após a cirurgia de revascularização.[137]

Por outro lado, a presença de viabilidade miocárdica que não é seguida de revascularização carreia um prognóstico desfavorável (alto risco de eventos cardíacos futuros (50%) e morte em pacientes com disfunção sistólica ventricular.

Picano descreveu o "paradoxo do impacto da viabilidade no prognóstico: em pacientes com boa função ventricular, a viabilidade é basicamente neutra na sobrevida e está associada à alta instabilidade isquêmica; em pacientes com disfunção em repouso, a preseça de viabilidade está associada à maior sobrevida",[14] desde que devidamente revascularizados.

Observa-se é que a maioria dos pacientes com miocárdio hibernante, que cursam com recuperação funcional pós-revascularização, o faz em menor tempo (principalmente até 3 meses). A recuperação tardia, de 14 a 18 meses, denota importantes e limitantes alterações estruturais, que dificultam ou impedem a restauração desse miocárdio sob condições de repouso, podendo, inclusive, haver a ausência de recuperação da função sistólica global, resultando de apoptose, contemplando regiões de morte celular em áreas onde o fluxo de reserva coronária está cronicamente muito deprimido.[13,138]

A Figura 7-23 ilustra o resultado de um acompanhamento de 18 meses em pacientes que apresentavam ou não viabilidade e que foram ou não submetidos à revascularização miocárdica. A sobrevida desses pacientes foi maior para o grupo com miocárdio viável revascularizado do que nos outros três grupos (99 *vs.* 94% em 6 meses e 92 *vs.* 78% em 2 anos). A presença de viabilidade tratada clinicamente ou de miocárdio não viável pelo ecocardiograma com dobutamina foram preditores independentes de mortalidade.[70]

A Figura 7-24 mostra a mortalidade dos paciente submetidos a tratamento clínico ou cirúrgico de acordo com a presença ou ausência de viabilidade miocárdica.

Em outro estudo por nós realizado, estudamos viabilidade e isquemia ao ecocardiograma de estresse com dobutamina em pacientes com indicação de revascularização miocárdica pela anatomia coronariana à angiografia e presença de sintomas clínicos. Observamos que tanto a função global quanto a regional do ventrículo esquerdo

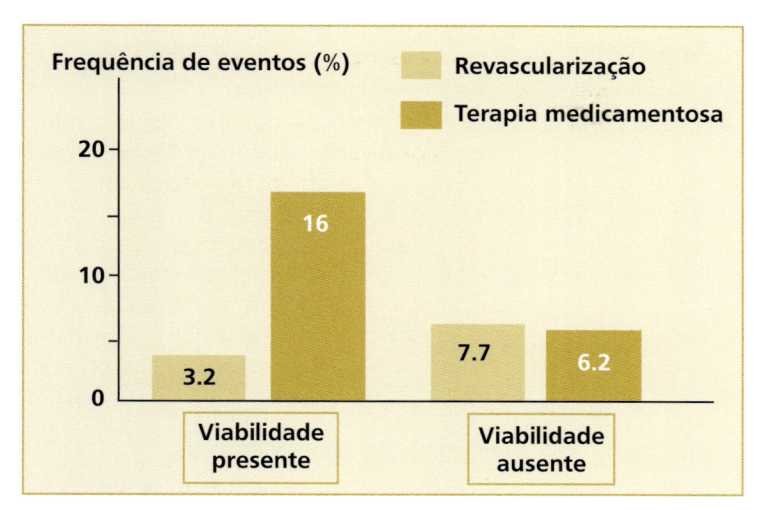

Fig. 7-23. Taxa de mortalidade entre os pacientes com presença de miocárdio viável e não viável (utilizando diferentes técnicas de viabilidade) no pré-operatório, submetidos a tratamento clínico ou revascularização cirúrgica. Pacientes com viabilidade e revascularização tiveram uma mortalidade anual de 3,2 versus 16% daqueles que apresentavam viabilidade miocárdica e foram tratados clinicamente.[70]

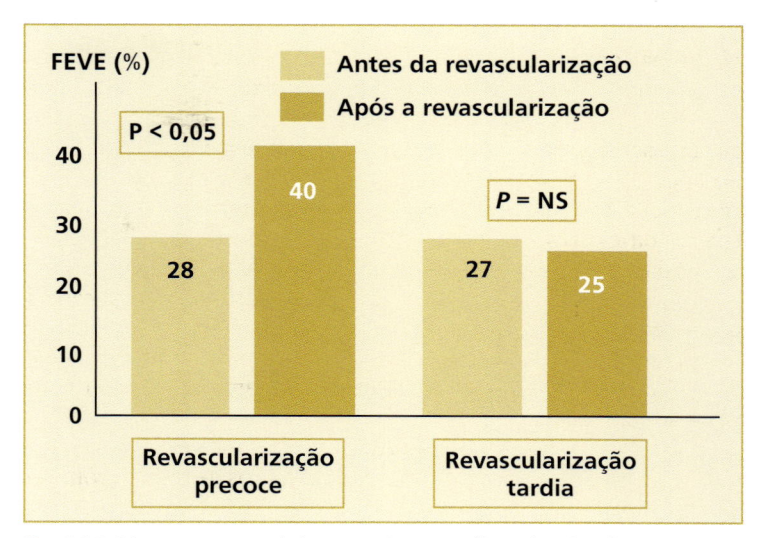

Fig. 7-25. Mostra o tempo de intervenção e a melhora funcional após revascularização. Os pacientes revascularizados precocemente após o diagnóstico de viabilidade miocárdica tiveram menor mortalidade em 2 anos quando comparados àqueles revascularizados tardiamente. FEVE = fração de ejeção do ventrículo esquerdo.

pouco modificaram do pré para o pós-operatório (intervalo de 2-3 meses entre eco estresse e angiografia pré e os mesmos exames pós-operatório e intervalo de até 48 horas entre os exames relacionados). Contudo, apesar de não haver melhora sobre a fração de ejeção o escore de motilidade parietal com o estímulo pela dobutamina reduziu significativamente (cerca de 0,30) após a revascularização, demonstrando melhora da função regional à custa do aumento na reserva inotrópica desse grupo de pacientes. Este fato pode ser responsável pela desproporção entre a melhora da sintomatologia a despeito do pouco incremento da função ventricular em repouso.[140]

Outro fator relevante é o tempo de intervenção com relação à melhora funcional pós-revascularização. No estudo de Bax et al.,[141] cujo gráfico é apresentado a seguir, os pacientes que foram revascularizados precocemente (até 30 dias), após o diagnóstico de viabilidade miocárdica, tiveram uma mortalidade de 5% em 2 anos, em comparação a 20% com aqueles que foram revascularizados tardiamente (Fig. 7-25).

Percebemos, com isto, que independente da melhora funcional, o tecido viável quando bem perfundido (pós-revascularização completa e efetiva) apresenta implicações benéficas na evolução clínica desses pacientes, provavelmente por abortar a isquemia, prevenir a expansão do infarto, arritmia, reduzir o remodelamento ventricular e evitar os sintomas e a presença de insuficiência cardíaca.[142] Este fato também foi considerado na metanálise de Allman et al.[70]

No estudo de Nijland et al.,[143] os autores demonstraram que pequenos infartos caracterizados por pico de creatinoquinase ≤ 1.000 não apresentaram dilatação ventricular e esta ocorreu somente em infartos maiores e sem viabilidade miocárdica (creatinoquinase >1.000). Isto resultou em maiores valores do volume sistólico final indexado no acompanhamento de 3 meses comparado com os pacientes com infartos maiores, porém com viabilidade (p < 0,05). Na análise multivariada identificou-se que a ausência de viabilidade miocárdica foi um preditor independente da dilatação ventricular esquerda. Além disso, a presença de viabilidade precoce após infarto está associada à preservação do tamanho cavitário do VE e, por outro lado, a ausência de viabilidade resulta em dilatação ventricular, especialmente em infartos maiores (Fig. 7-26).

A melhora da contratilidade muitas vezes somente pode ser evidenciada sob estímulo inotrópico positivo, não havendo melhora funcional vista ao ecocardiograma de repouso, mas sim ao ecocardiograma de estresse, após revascularização miocárdica. Nosso estudo realizado em pacientes com disfunção ventricular e miocárdio viável, que fizeram ecocardiograma de repouso e estresse com dobutamina e angiocoronariografia pré e 2 a 3 meses pós-revascularização miocárdica cirúrgica completa pode mostrar isso (Fig. 7-27).

Bouchart F et al.[144] demonstraram boa sobrevida, de 84, 70 e 50% em 2, 5 e 7 anos, respectivamente, em pacientes com baixa fração de ejeção (média de 25%) e cuidadosamente selecionados pela presença

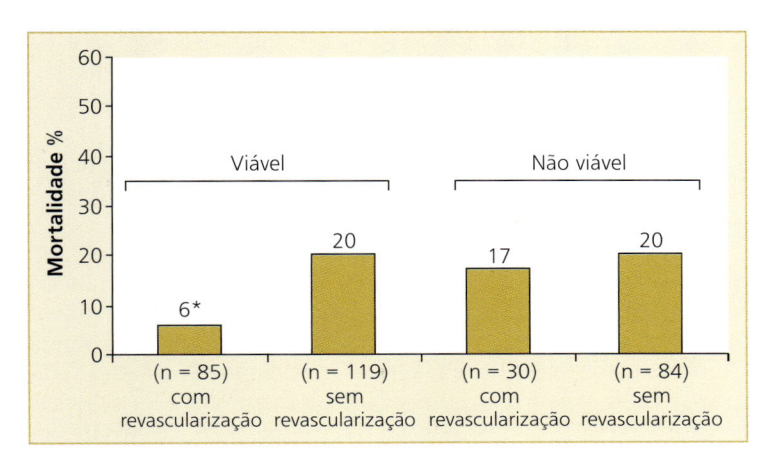

Fig. 7-24. Taxa de mortalidade entre os pacientes com presença de miocárdio viável e não viável no pré-operatório, submetidos a tratamento clínico ou revascularização cirúrgica.[139]

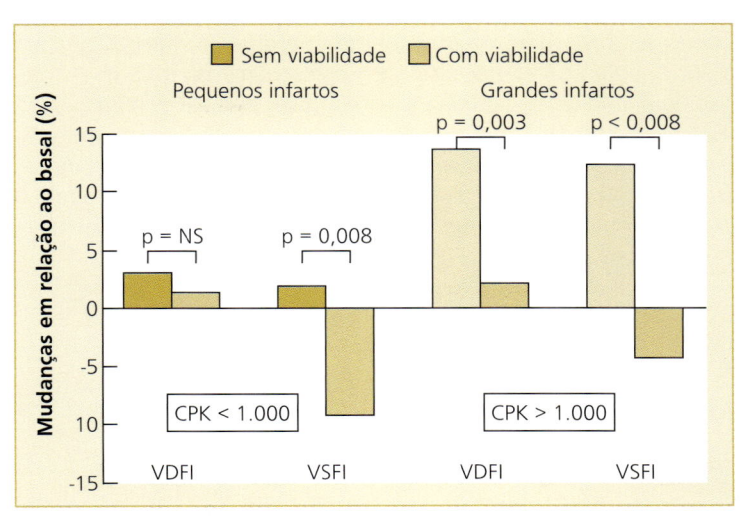

Fig. 7-26. Influência da viabilidade no remodelamento ventricular pós-infarto. Grandes infartos com viabilidade miocárdica não apresentaram remodelamento ventricular ou dilatação significativa dos volumes intracavitários.
CPK = creatinoquinase; VDFI = volume diastólico final indexado; VSFI = volume sistólico final indexado.[143]

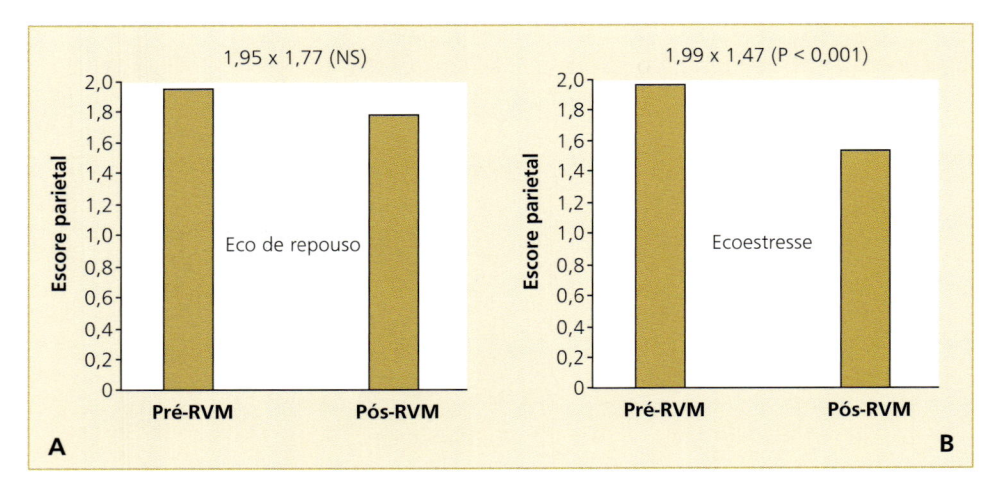

Fig. 7-27. Demonstra a melhora do escore parietal após a administração da dobutamina do pré para o pós-operatório (**B**), em comparação com o ecocardiograma de repouso que pouco reduz o escore parietal (**A**). A avaliação foi realizada no intervalo de 3 meses pós-revascularização miocárdica completa. RVM = revascularização do miocárdio.

de disfunção potencialmente reversível (ao ecocardiograma de estresse ou cintilografia). O aumento na sobrevida foi mais significativo para pacientes em classe funcional menor que IV e os pacientes com angina como principal sintoma foram os que mais melhoraram a fração de ejeção após a cirurgia. Ressaltando o fato de que a presença de angina no pré-operatório é um preditor de bons resultados, mas sua ausência não necessariamente está associada a piores resultados. Pois, pacientes com sintomas de insuficiência cardíaca e ausência de angina, mas com viabilidade miocárdica, têm resultados satisfatórios em termos de sobrevida e melhora da sintomatologia. A mortalidade cirúrgica foi de 7% no grupo estudado.

Podemos graduar a viabilidade pelas diferentes técnicas, confome Dr. Picano descreve em seu livro, o que pode ser ilustrado no Quadro 7-4.

O estudo de Shimoni et al. avaliou a acurácia do ecocardiograma com contraste na análise perfusional e comparou com o ecocardiograma de estresse com dobutamina e o tálio-cintilografia. A recuperação funcional ocorreu em 38% dos pacientes pós-revascularização, e o melhor parâmetro da perfusão com contraste para predizer recuperação da função foi o pico do índice do contraste *versus* β *(parâmetro da velocidade de repreenchimento) e a perfusão foi maior nos segmentos com reserva contrátil ou captação pelo tálio*. A sensibilidade do pico do índice do contraste × β > 1,5 dB/s para recuperação da função foi de 90%, e a especificidade, de 63%, porém maior do que os demais métodos utilizados no estudo (< 0,05) (Fig. 7-28).[105]

Quando consideramos a questão do uso do β-bloqueador, temos que o uso de terapia β-bloqueadora pode reduzir a reserva contrátil, comprometendo a detecção de viabilidade miocárdica.[145] A despeito da importância do uso crônico desse medicamento na doença coronariana aguda ou crônica, deve-se ter em mente que o seu efeito cardioprotetor compromete a investigação de isquemia e viabilidade miocárdica. Por outro lado, a estimativa de viabilidade miocárdica durante a fase de recuperação do ecocardiograma de estresse com dobutamina, após a administração de β-bloqueador, apresentou maior sensibilidade do que o protocolo-padrão, quando comparado ao SPECT antes e após revascularização miocárdica.[147]

Quadro 7-4. Capacidade de os métodos identificarem viabilidade de acordo com o percentual de miócitos viáveis[131]

Nível do dano	Dob	Tálio ou FDG	RM (RT)	Chance de recuperação	% Miócitos viáveis
Leve	+	+	25%	Alta	> 75%
Moderada	–	+	25-75%	Moderada	25-75%
Grave	–	–	> 75%	Baixa	< 25%

Dob = dobutamina; RM (RT) = ressonância magnética com realce tardio.

Fig. 7-28. Predição da recuperação funcional em condições de repouso pré e pós-revascularização miocárdica. Comparando a sensibilidade e especificidade das diferentes técnicas adotadas. Note que a melhor sensibilidade ficou para a perfusão quantitativa ao eco contrastado e à cintilografia com tálio (sem diferença entre eles) e a melhor especificidade foi evidenciada pelo eco com dobutamina para resposta bifásica. CE Qual = perfusão com contraste qualitativa; CE Quant = perfusão com contraste quantitativa; Tl201 = cintilografia com tálio; Dob Bif = eco dobutamina para resposta bifásica; Dob Qualq Melhora = eco dobutamina para qualquer melhora contrátil.[105]

CONSIDERAÇÕES DA PERFUSÃO MIOCÁRDICA PELO ECOCARDIOGRAMA DE CONTRASTE

Perfusão miocárdica

A despeito do fato de muitos agentes de contraste ainda não estarem completamente aprovados para utilização na perfusão miocárdica, esta é uma das modalidades que mais tem suscitado interesse dos pesquisadores por permitir a análise da microcirculação.

Para a avaliação da perfusão é necessário detectar sangue em capilares que contenham mais de 90% do volume sanguíneo intramiocárdico.[1]

A distribuição dos vasos intramiocárdicos não é uniforme no ventrículo esquerdo, e a densidade vascular está aumentada na camada subendocárdica, o que aumenta o consumo de oxigênio nesta região.

A análise da perfusão miocárdica tem basicamente dois objetivos: avaliar isquemia e viabilidade e é considerada um método adicional e complementar às modalidades existentes. A ecocardiografia de contraste é um método de fácil reprodução, relativamente barato, de caráter não invasivo e em tempo real, oferecendo a análise da microcirculação em repouso, sob estresse ou sob intervenção, com melhor resolução espacial.

Considerando a avaliação de perfusão, há duas situações clínicas em que o método tem sido validado: no infarto agudo do miocárdio e na detecção de estenose coronariana.

Nem a patência do vaso ou a gravidade da lesão vascular são capazes de indicar a extensão da integridade microvascular.

A maior contribuição da ecocardiografiaa de contraste na avaliação de viabilidade no infarto agudo deriva da capacidade de predizer recuperação funcional e resultados clínicos através da detecção de perfusão precoce. Os resultados demonstram que anormalidades da perfusão, envolvendo mais do que 50% do miocárdio, comprometem a recuperação da função, a despeito da patência da artéria culpada.[148,149] Após a reperfusão do infarto, o grau de dilatação ventricular é inversamente proporcional com a extensão da viabilidade residual na zona infartada. Então, a ausência de viabilidade residual na área do infarto discrimina os pacientes que irão progredir com dilatação ventricular daqueles que manterão a geometria ventricular preservada.[150]

Em pacientes com disfunção miocárdica pós-infarto, mas com artéria patente, a integridade microvascular vista pelo contraste é um indicador de viabilidade miocárdica em termos de preservação da reserva contrátil, demonstrada pela infusão de dobutamina nos meses que seguem o infarto,[13] contribuindo para a definição da resposta funcional após reperfusão.

Na abordagem do miocárdio hibernante, a ecocardiografia de contraste também tem sido aplicada, predizendo a melhora após revascularização miocárdica. DeFilippi et al.[151] compararam esta técnica com a reserva contrátil determinada pelo ecocardiograma de estresse com dobutamina. Os autores encontraram que nos segmentos acinéticos, a reserva contrátil teve uma melhor especificidade do que a perfusão com contraste (92 vs. 67%, respectivamente) e o valor preditivo positivo foi de 85 vs. 55%. A sensibilidade e o valor preditivo negativo foram similares (89 vs. 94% e 93 vs. 97%, respectivamente, para ambas as técnicas. Contudo, Shimoni et al. consideram a predição de viabilidade miocárdica com contraste mais bem avaliada pela quantificação do fluxo miocárdico, com melhor acurácia do que a ecocardiografia com dobutamina e a cintilografia com tálio201.[105]

Morcerf et al.[152] consideram a análise da perfusão miocárdica com microbolhas e adenosina um método seguro, bem tolerado e acurado, tanto para avaliar a evolução dos pacientes pós-infarto como para predizer a recuperação funcional após revascularização.

A ausência de perfusão pelo contraste está associada à ausência de reserva contrátil com dobutamina e, consequentemente de recuperação funcional pós-revascularização. Enquanto que a presença de perfusão com contraste pode ocorrer com ou sem resposta ao estímulo com dobutamina,[153] caracterizando um grupo com viabilidade, porém com maior grau de dano do miócito, que culmina com improvável recuperação funcional após revascularização. Com isto, a associação de ambas as técnicas (estresse com dobutamina e contraste), por realizar a análise conjunta da reserva contrátil e da perfusão microvascular, permite a separação dos pacientes com maior ou menor extensão do dano celular.

ASPECTO DA QUALIDADE DE VIDA, PROGNÓSTICO E SOBREVIDA DOS PACIENTES

Cabe aqui um breve entendimento sobre esse assunto, uma vez que os tratamentos propostos para doenças cardíacas têm tido como enfoque o aumento da expectativa de vida e da sobrevida e a melhora de sua qualidade. Pois, a finalidade de toda a busca de viabilidade miocárdica implica no direcionamento da melhor conduta a ser tomada, para que esses pacientes obtenham os melhores resultados dentro do que a medicina pode oferecer e sobretudo maior sobrevida com qualidade.

A satisfação com a vida é o indicador crucial da subjetividade que permeia o conceito de qualidade de vida. Na linguagem convencional, satisfação com a vida refere-se ao cumprimento de necessidades, expectativas, anseios e desejos.[154]

Ao trabalharmos com qualidade de vida estaremos avaliando o paciente quadridimensionalmente, nas dimensões íntima, interativa, social e física, ou seja, como a pessoa comporta-se perante si mesma e o mundo que a cerca levando em consideração as relações interpessoais e como o mundo em que ela vive interfere em seu estado íntimo, físico e social.[155]

A avaliação da qualidade de vida dos pacientes é totalmente relevante, pois nem sempre a medicina é capaz de aumentar a sobrevida (apesar de o desfecho maior ser mortalidade) e o enfoque médico e de toda equipe multidisciplinar envolvida não deve ser dado apenas à questão da sobrevida, mas também aos aspectos relacionados com a satisfação com a vida que nossos pacientes apresentam. Pois, a qualidade com que vivemos é tão ou mais importante do que a quantidade de anos que nos mantemos vivos.

Quanto à sobrevida e prognóstico, como já discutido, pacientes com disfunção grave do VE (FE < 35%), que apresentam isquemia ou razoável número de segmentos viáveis aos métodos de imagem e anatomia coronariana favorável, se beneficiam muito da cirurgia de revascularização miocárdica, com impacto na sobrevida, tanto no modelo agudo (pós-infarto) quanto crônico.[32,40,156,157] A Figura 7-29 mostra a curva de sobrevida na ausência de viabilidade versus a presença de viabilidade miocárdica medida pelo escore índice da contratilidade parietal (WMSI).[32,158]

Analisando 34 pacientes portadores de DAC significativa com indicação cirúrgica e FE < 40% (áreas de hipocinesia, acinesia e discinesia), observamos em nossos dados que 60% dos pacientes não apresentaram incremento significativo sobre a FE% (considerando o mínimo de 5% de aumento) ao ecocardiograma de repouso realizado 1 mês, 6 meses, 1 e 2 anos após a revascularização cirúrgica completa, porém houve queda significativa do escore parietal nesses pacientes, melhora expressiva dos quesitos de qualidade de vida com relação à capacidade física, emocional, aspecto social, vitalidade e capacidade funcional (considerando o questionário de Minnesota e o SF-36) e uma incidência de eventos clínicos durante todo o estudo, da ordem de 10% (óbito, infarto e acidente vascular encefálico), que é bastante razoável para o grupo de risco analisado (Figs. 7-30, 7-31 e Quadro 7-5).[150]

A recuperção mecânica parcial ou total da função pode ou não ocorrer nos segmentos viáveis, após cirurgia de revascularização miocárdica, contudo, a melhor perfusão desses segmentos após intervenção cursa com melhores resultados no que tange à qualidade de vida, independentemente da mecânica cardíaca e quanto maior

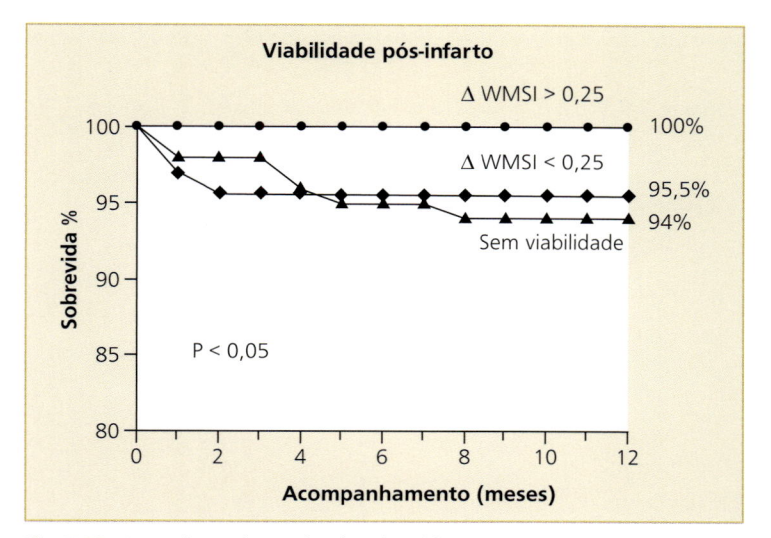

Fig. 7-29. Curva de Kaplan-Meier de sobrevida em pacientes com ausência de viabilidade e presença de viabilidade miocárdica e separados de acordo com o número de segmentos que apresentam melhora pelo escore parietal e baixa dose de dobutamina. A ausência de viabilidade esteve associada à alta taxa de morte. WMSI = escore de motilidade parietal.[158]

Fig. 7-30. Análise da variância da fração de ejeção (FE) e do escore de motilidade parietal (EMP) ao longo dos cinco momentos do estudo. FE = fração de ejeção; PO = pós-operatório; M = mês/meses; A = anos; EMP = escore de motilidade parietal.

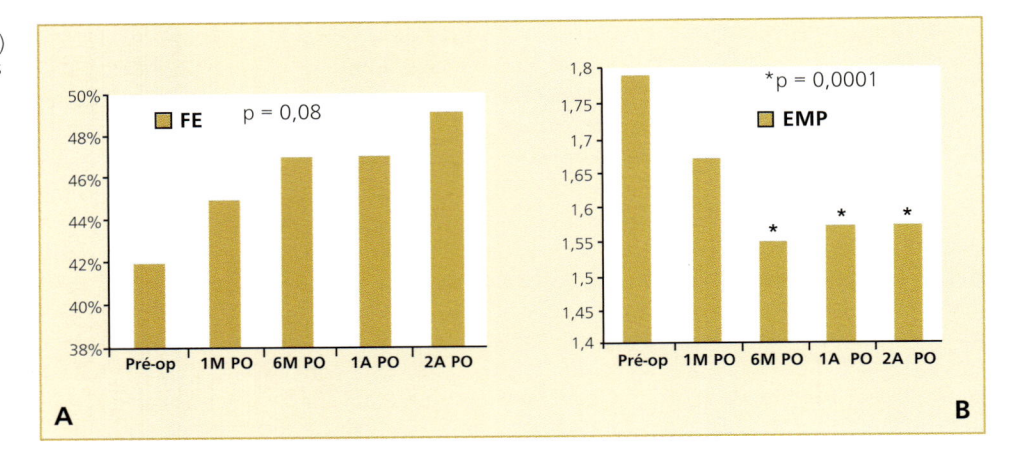

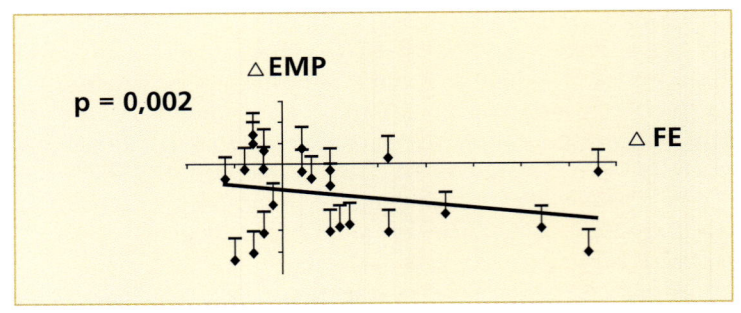

Fig. 7-31. Correlação entre ΔFES e o ΔEMP de 2 anos para o pré-operatório. Observa-se uma correlação inversamente proporcional entre as variáveis analisadas. ΔFE = variação da fração de ejeção; ΔEMP = variação do escore de motilidade parietal.

o número de segmentos viáveis, melhores os resultados, sendo preditor independente na sobrevida em um acompanhamento de 5 anos.[159]

A discussão procede quando lidamos com pacientes que apresentam importante disfunção ventricular, porém com poucos segmentos viáveis, pois não temos uma resposta precisa para essas situações, se o melhor é a revascularização parcial (com angioplastia e *stent*) ou o transplante cardíaco. Este último é a escolha para aqueles que não apresentam áreas isquêmica-viáveis ou não têm anatomia coronariana favorável. Os *devices* cardíacos (que funcionam como "bomba" cardíaca para a câmera esquerda ou bicameral) como o LVAD ou BIVAD tornam-se uma opção temporária nesses casos.

Por fim, segundo as conclusões do *Study Group* da Sociedade europeia de Cardiologia, a avaliação de miocárdio hibernado é mais relevante em pacientes com dispneia do que com angina, o ecocardiograma com dobutamina e a cintilografia miocárdica apresentam resultados similares na identificação de viabilidade e vai depender da disponibilidade do método na instituição e da experiência de cada serviço e a ressonância magnética e o PET *scan* são utilizados somente se a estratificação desses pacientes for necessária após os

Quadro 7-5. Variação da qualidade de vida do pré-operatório para dois anos de pós-operatório (teste de Wilcoxon), exibindo melhora na maioria dos quesitos estudados

Domínios	ρ valor	Questionário
Físico	0,0001	Minnesota
Emocional	0,01	Minnesota
Capacidade funcional	0,031	SF-36
Físico	0,006	SF-36
Dor	0,10	SF-36
Estado geral	0,05	SF-36
Vitalidade	0,002	SF-36
Aspecto social	0,001	SF-36
Aspecto emocional	0,12	SF-36
Saúde mental	0,15	SF-36

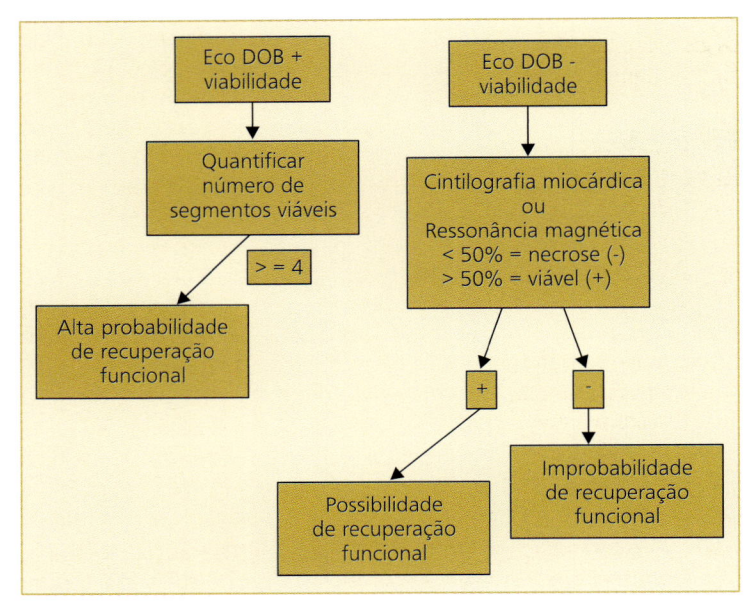

Fig. 7-32. Algoritmo sugerido para estratificação da viabilidade miocárdica.[160]

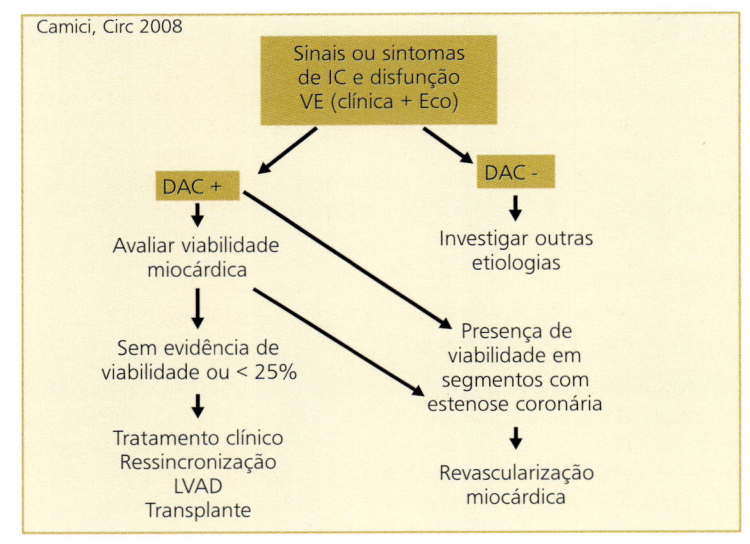

Fig. 7-33. Algoritmo demonstrando a conduta sugerida mediante a presença de sintomas e clínica de IC, a presença e ausência de DAC e a presença ou ausência de viabilidade miocárdica. IC = insuficiência cardíaca; DAC = doença arterial coronariana; LVAD = *device* ventricular esquerdo de suporte, atuando como "bomba" cardíaca e "ponte" para transplante.[161]

resultados dos métodos de primeira linha (ecocardiograma de estresse ou medicina nuclear).[162]

O algoritmo mostrado na Figura 7-32, sugerido por Dr. Meguerian B.[160] que trabalha com medicina nuclear e modificado por Camarozano, pode dar uma ideia de como conduzir o paciente na estratificação de viabilidade miocárdica. Outro algoritmo sugerido por Dr. Camici *et al.* pode ser visto na Figura 7-33.[161]

CONCLUSÃO

Em resumo, os pacientes elegíveis para análise de viabilidade miocárdica por suspeita de miocárdio hibernante e que apresentam melhor prognóstico quando adequadamente tratados são aqueles com significativa disfunção ventricular esquerda em repouso, doença coronariana crônica importante e adequada anatomia coronariana que permita a cirurgia de revascularização miocárdica. Como as mudanças estruturais do miocárdio hibernante são progressivas e variáveis, o tempo de intervenção torna-se crucial, além da documentação de ao menos razoável quantidade de miocárdio viável, que é um ponto relevante na indicação da intervenção, lembrando que deve haver uma relação entre celularidade e capilaridade preservadas para que haja recuperção funcional pós-revascularização. Porém, a despeito disso, deve-se considerar que os segmentos miocárdicos ou a função sistólica global podem não se recuperar após a revascularização e, ainda assim, podemos notar reais benefícios clínicos.

REFERÊNCIAS BIBLIOGRÁFICAS

1. Rahimtoola SH. Coronary *bypass* surgery for chronic angina. a prerspective. *Circulation* 1981 a 1982;65:225.
2. Rahimtoola S. The hibernating myocardium. *Am Heart J* 1989;117:211.
3. Alderman EL, Fisher LD, Litwin P *et al*. Results of coronary artery surgery in patients with poor left ventricular function (CASS). *Circulation* 1983;68:785.
4. Christakis GT, Weisel RD, Fremes SE *et al*. Coronary artery *bypass* grafting in patients with poor ventricular function. *J Thorac Cardiovasc Surg* 1992;103:1083.
5. Lansman SL, Co-hen M, Galla JD *et al*. Coronary *bypass* with ejection fraction of 0,20 or less using centrigrade cardioplegia: long tem follow-up. *Ann Thorac Surg* 1993;56:480, (medline).
6. Argenziano M, Spotnitz HM, Whang W *et al*. Risk stratification for coronary *bypass* surgery in patients with left ventricular dysfunction. Analysis of the coronary artery *bypass* grafting pathc trial database. *Circulation* 1999;100(Suppl II):II-119.
7. Brundage BH, Massie BM, Botvinick EH. Improved regional ventricular function after successful surgical revascularization. *J Am Coll Cardiol* 1984;3:902.
8. Velazquez E, Lee K, Deja M. Coronary-artery *bypass* surgery in patients with left-ventricular dysfunction. *N Engl J Med* 2011;364:1607-16. Disponível em: http:www.nejm.org e Bonow RO, Maurer G, Lee KL *et al*. Myocardial viability and survival in ischemic left ventricular dysfunction. *N Engl J Med* 2011;364:1617-25.
9. Rahimtoola SH. From coronary artery disease to heart failure: role of the hibernation myocardium. *Am J Cardiol* 1995;75:16E.
10. Heyndrickx GR, Millard RW, Mcrighcie RJ *et al*. Regional myocardial functional and electrophysiological alterations after brief coronary artery occlusion in conscious dogs. *J Clin Invest* 1975;56:978.
11. Vanoverschelde JL, Wijns W, Depré C *et al*.Mechanisms of chronic regional postischemic dysfunction in humans. New insights from the study of noninfarcted collateral-dependent myocardium. *Circulation* 1993 May;87(5):1513-23.
12. Shen YT, Vatner SF. Mechanism of impaired myocardial function during progressive coronary stenosis in conscious pigs. Hibernation *versus* stunning? *Circ Res* 1995 Mar.;76(3):479-88.
13. Bax JJ, Visser FC, Poldermans D *et al*. Time course of functional recovery of stunned and hibernating segments after surgical revascularization. *Circulation* 2001;104(Suppl I):l-314.
14. Picano E, Sicari R, Landi P *et al*. Edic Study Group. Prognostic value of myocardial viability in medically treated patients with global left ventricular dysfunction early after an acute uncomplicated myocardial infarction. A dobutamine stress echocardiography study. *Circulation* 1983;98:1078.
15. Braunwald E, Kloner RA. The stunned myocardium: prolonged, postischemic ventricular dysfunction. *Circulation* 1982;66:1146-49.
16. Vanoverscheld JL. Apresentação realizada no EuroEcho-Sociedade Europeia de Cardiologia 2009.
17. Grupo Italiano per lo Studio de la Streptochinase nell'infarto miocárdio (GISSI): effectiveness of intravenous thrombolytic treatment in acute myocardial infarction. *Lancet* 1986;1:397.
18. Torres MA, Picano E, Parodi G *et al*. Residual coronary reserve identifies segmental viability in patients with wall motion abnormalities. *J Am Coll Cardiol* 1997;30:65-70.
19. American Society of Echocardiography Committee on Standards. Recommendations for quantification of the left ventricle by two-dimensional echocardiography. *J Am Soc Echocardiogr* 1989;2:358.
20. Schuster EH and Bulkley BH. Ischemia at a distance after acute myocardial infartction: A cause of early postinfarction angina. *Circulation* 1980;62:509.
21. Cortina A, Ambrose JA, Prieto-Granada J *et al*. Left ventricular function after myocardial infarction: Clinical and angiographic correlations. *J Am Coll Cardiol* 1985;5:619.
22. Cortina A, Ambrose JA, Prieto-Granada J *et al*. Left ventricular function after myocardial infarction: Clinical and angiographic correlations. *J Am Coll Cardiol* 1985;5:619.
23. Braunwald E, Pfeffer MA. Ventricular enlargement and remodeling following acute myocardial infarction: Mechanisms and management. *Am J Cardiol* 1991;68:1D.
24. Rackley CE, Russell Jr RO *et al*. Modern approach to the patient with acute myocardial infarction. *Curr Probl Cardiol* 1977;1:49.
25. Kim RJ *et al*. The use of contrast-enhanced magnetic resonance imaging to identify reversible myocardial dysfunction. *N Engl J Med* 2000;343:1445-53.
26. Forrester JS, Wyatt HL, Daluz PL *et al*. Functional significance of regional ischemic contraction abnormalities. *Circulation* 1976;54:64.
27. Vanovershelce JL, Wijns W, Borgers M *et al*. Chronic myocardial hibernation in human. From bedside to bench. *Circulation* 1997;95:1961.
28. Panza JA, Dilsizian V, Laurienzo JM *et al*. Relation between thallium uptake and contractile response to dobutamine. Implications regarding myocardial viability in patients with coronary artery disease and left ventricular dysfunction. *Circulation* 1995;91:990.
29. Baer FM, Both E, Deutsch HJ *et al*. Assessment of viable myocardium by dobutamine transesophageal echocardiography and comparison with fluorine-18-fluorodeoxyglucose positron emission tomography. *J Am Coll Cardiol* 1994;24:343-53.
30. Tillisch J, Brunken R, Marshall R *et al*. Reversibility of cardiac wall-motion abnormalities predicted by positron tomography. *N Engl J Med* 1986;314:884.
31. Ragosta M, Beller GA, Watson KK *et al*. Quantitative planar rest-redisstribution 201-thallium imaging in detection of myocardial viability and prediction of improvement in left ventricular function aftere coronary artery *bypass* surgery in patients with severely depre3ssed left ventricular function. *Circulation* 1993;87:1630.
32. Picano E, Sicari R, Landi P *et al*. Prognostic value of myocardial viability in medically treated patients with global left ventricular dysfunction early after an acute uncomplicated myocardial infarction: a dobutamine stress echocardiography study. *Circulation* 1998;98:1078-84.
33. Meluzin J, Cernt J, Frelich M *et al*. Myocardiaum in revascularized patients with coronary artery disease and left ventricular dysfunction. *J Am Coll Cardiol* 1998;32:912-20.
34. Bax JJ, Poldermans D, Elhendy A *et al*. Improvement of left ventricular ejection fraction, heart failure symptoms and prognosis after revascularization in patients with chronic coronary artery disease and viable myocardium detected by dobutamine stress echocardiography. *J Am Coll Cardiol* 1999;34:163.
35. Nijland F, Kamp O, Verhorst PM *et al*. Early prediction of improvement in ejection fraction after acute myocardial infarction using low dose dobutamine echocardiography. *Heart* 2002;88:592-96.
36. Pigott JD, Kouchoukos NT, Oberman A *et al*. Late results of surgical and medical therapy for patients with coronary artery disease and depressed left ventricular function. *J Am Coll Cardiol* 1985;5:1036.

37. Perrone-Filardi P, Pace L, Prastaro M et al. Assessment of myocardial viability in patients with chronic coronary artery disease. *Circulation* 1996;94:2712.
38. Nicklas JM, Becker LC, Bulkley BH. Effects of repeated brief coronary occlusion on regional left ventricular function and dimension in dogs. *Am J Cardiol* 1985;56:473.
39. Falk E, Shah PK, Fuster V. Coronary plaque disruption. *Circulation* 1995;92:657-71.
40. Carlos ME, Smart SC, Wynsen JC et al. Dobutamine stress echocardiography for risk stratification after myocardial infarction. *Circulation* 1997;18;95(6):1402-10.
41. Gadsboll N, Hoilund-Carlsen PF, BadsberJH et al. Late ventricular dilatation in survivors of myocardial infarction. *Am J Cardiol* 1989;64:961.
42. Gadsboll N, Torp-Pedersen C, Hoilund-Carisen PF. In-hospital heart failure, first-year ventricular dilatation and 10-year survuval after acute myocardial infarction. *Eur J Heart Fail* 2000;3:91.
43. Gao XM, Dart AM, Dewar E et al. Serial echocardiographic assessment of left ventricular dimensions and function after myhocardial infarction in mice. *Card Res* 1999;45:330.
44. Gerber BL, Rochitte CE, Melin JA et al. Microvascular obstruction and left ventricular remodeling early after acute myocardial infarction. *Circulation* 2000;101:2734.
45. Rochitte CE, Lim JAC, Bluemke DA et al. Magnitude and time course of microvascular obstruction and tissue injury after acute myocardial infarction. *Circulation* 1998;98:1006.
46. Nijland F, Kamp O, Verhorst PMJ et al. In-hospital and long-term prognostic value of biable myocardium detected by dobutamine echocardiography early after acute myocardial infarction and its relation to indicators of left ventricular systolic dysfunction. *Am J Cardiol* 2001;88:949.
47. Nicolosi GL. Echocardiography to understand remodeling and to assess prognosis after acute myocardial infarction. *Int J Cardiol* 1998;29:65(Suppl 1):S75.
48. Bruce Fye W. Infarto agudo do miocárdio. ACCSAP. 2001
49. Ito H, Tomooka T, Sakai N et al. Lack of myocardial perfusion immediately after successful thrombolysis. A predictor of poor recovery of left ventricular function in anterior myocardial infarction. *Circulation* 1992;85:1699-705.
50. Fang LG, Li J, Chen W et al. Low-dose adenosine echocardiography for detection of myocardial viability in patients with acute myocardial infarction. *Zhonghua Xin Xue Guan Bing Za Zhi* 2009;37:223-26.
51. Smart SC, Knickelbine T, Stoiber TR et al. Safety and accuracy of dobutamine-atropine stress echocardiography for the detection of residual stenosis of the infarct-related artery and multivessel disease during the first week after acute myocardial infarction. *Circulation* 1997;95:1394.
52. Picano E, Sicari R, Landi P et al. Prognostic value of myocardial viability in medically treated patients with flobal left ventricular dysfunction early after na acute uncomplicated myocardial infarcgtion: a dobutamine stress echocardiography study. *Circulation* 1998;98:1078.
53. Dwivedi G, Janardhanan R, Hayat AS et al. Comparison between myocardial contrast echocardiography and (99 m) technetium sestamibi single photon emission computed tomography determined myocardial viability in predicting hard cardiac events following acute myocardial infarction. *Am J Cardiol* 2009;104:1184-88.
54. Hickman M, Janardhanan R, Dwivedi G et al. Clinical significance of perfusion techniques utilising different physiological mechanisms to detect myocardial viability: a comparative study with myocardial contrast echocardiography and single photon emission computed tomography. *Int J Cardiol* 2007;114:139-40.
55. Olszowska M, Kostkiewicz M, Podolec P et al. Mhyocardial viability detected by myocardial contrast echocardiography prognostic value in patients after myocardial infarction. *Echocardiography* 2010;27:430-34.
56. Logstrup BB, Hofsten DE, Christophersen TB et al. Association between coronary flow reserve, left ventricular systolic function, and myocardial viability in acute myocardial infarction. *Eur J Echocardiogr* 2010;11:665-70.
57. Pierard LA, De Landsheere CM, Berthe C et al. Identification of viable myocardium by echocardiography during dobutamine infusión in patients with myocardial infarction after thrombolytic therapy: comparison with positron emisión tomography. *J Am Coll Cardiol* 1990;15:1021.
58. Picano E. *Avaliação Ecocardiográfica da Viabilidade Miocárdica. Livro Ecocardiografia de estresse.* 3. ed. Rio de Janeiro: Revinter, 2000.
59. Sicari R, Picano E, Landi P et al. The prognostic value of dobutamine-atropine stress echocardiography early after acute myocardial infarction. *J Am Coll Cardiol.* 1997;29:254.
60. Franciosa JA, Wilen M, Ziesche S et al. Survival in men with severe chronic left ventricular failure due to either coronary heart disease ou idiopathic dilated cardiomyopathy. *Am J Cardiol* 1983;51:831.
61. McGiffin DJ, Kirklin JK. Role of *bypass* surgery. In: Fuster V, Ross R, Topol EJ. (Eds.). *Atherosclerosis and coronary artery disease.* Philadelphia: JB Lippincott, 1996. p. 1543.
62. Kannel WB, Feinlieb M. Natural history of angina pectoris in the Framingham study: Progress and survival. *Am J Cardiol* 1972;29:154.
63. Chang JA, Froelicher VF. Clinical and exercise test markers of prognosis in patients with stable coronary artery disease. *Curr Probl Cardiol* 1994;9:533.
64. Edmond M, Mark MB, Davis KB et al. Long-term survival of medically treated patients in the coronary artery surgery study (CASS) registry. *Circulation* 1994;90:2645.
65. Califf RM, Tomabechi Y, Lee KL et al. Outcome in one-vessel coronary artery disease. *Circulation* 1983;67:283.
66. Proudfit WJ, Bruschke AVG, MacMillan JP et al. Fifteen-year survival study of patients with obstructive coronary artery disease. *Circulation* 1983;68:986.
67. Harris PJ, Behar VS, Conley JJ et al. The prognostic significance of 50 per cent coronary stenosis in medically treated patients with coronary artery disease. *Circulation* 1980;62:240.
68. Taylor HA, Deumite NJ, Chaitman BR et al. Asymptomatic left main coronary artery disease in the coronary artery surgery study (CASS) registry. *Circulation* 1989;79:1171.
69. Caracciolo EA, Davis KB, Sopko G et al. Comparison of surgical and medical group survival in patients with left main coronary artery disease: Long-term CASS experience. *Circulation* 1995;91:2325.
70. Conley MJ, Ely RL, Kisslo J et al. The prognostic spectrum of left main stenosis. *Circulation* 1978;57:947.
71. Allman KC, Shaw LJ, Hachamovitch R et al. Myocardial viability testing and impacto of revascularization on prognosis in patients with coronary artery disease and left ventricular dysfunction: a meta-analysis. *J Am Coll Cardiol* 2002;39:1151-58.
72. Chang JA, Froelicher VF. Clinical and exercise test markers of prognosis in patients with stable coronary artery disease. *Curr Prob Cardiol* 1994;9:533.
73. Bogaty P, Dagenais GR, Cantin B et al. Prognosis in patients with a strongly positive exercise electrocardiography. *Am J Cardiol* 1989;64:1284.
74. Folland ED, Parisi AF, Moynihan PF et al. Assessment of left ventricular ejection fraction and volumes by real-time, two-dimensional echocardiography. *Circulation* 1979;60:760.
75. Gehrk J, Leeman S, Raphael M et al. Noninvasive left ventricular volume determination by two dimensional echocardiography. *Br Heart J* 1975;37:911.
76. Wyatt HL, Heng MK, Meerbaum S et al. Cross-sectional echocardiography. II Analysis of mathematic models for quantifying volume of the formalin-fixed left ventricule. *Criculation* 1980;61:1119.
77. Feigenbaum H, Armstrong WF, Ryan T. Feigenbaum's echocardiography. 5th ed. Philadelphia: Lippincott Williams & Wilkins, 2009.
78. Stamm RB, Carabello BA, Mayers DL et al. Two-dimensional echocardiographic measurement of left ventricular ejection fraction: Prospective análisis of what constitutes an adequate determination. *Am Heart J* 1982;104:136.
79. Baumgartner H, Porenta G, Lau YK et al. Assessment of myocardial viability by dobutamine echocardiography, positron emission tomography and thallium-201 SPECT: correlation with histopathology in explanted hearts. *J Am Coll Cardiol* 1998;32:1701.
80. Cwajg JM, Cwajg E, Nagueh SF et al. End-diastolic wall thickness as a predictor of recovery of function in myocardial hibernation: relation to rest-redistribution T1-201 tomography and dobutamine stress echocardiography. *J Am Coll Cardiol* 2000;35:1152.
81. Paluszkiewicz L, Kwinecki P, Jemielity M et al. Myocardial perfusion correlates with improvement of systolic function of the left ventricle after CABG. Dobutamine echocardiography and Tc99 m-MIBI SPECT study. *Eur J Cardio Thor Surg* 2001;21:32.

82. Sant'Anna FM, da Silva ER, Batista LA et al. What is the angiography error when defining myocardial ischemia during percutaneous coronary interventions? *Arq Bras Cardiol* 2008;91:162-67.
83. Pinamonti B, Zecchin M, Di Lenarda A et al. Persistence of restrictive left ventricular filling pattern in dilated cardiomyopathy: An ominous prognostic sign. *J Am Coll Cardiol* 1997;29:604.
84. Xie G, Berk MR, Smith MD et al. Prognostic value of Doppler transmitral flow patterns in patients with congestive heart failure. *J Am Coll Cardiol* 1994;24:132.
85. Yong Y, Nagueh SF, Shimoni S et al. Deceleration time in ischemic cardiomyopathy: relation to echocardiographic and scintigraphic indices of myocardial viability and functional recovery after revascularization. *Circulation* 2001;103:1232.
86. Nagueh SR. Vaduganathan P, Ali N et al. Identification of hibernating myocardium: Comparative accuracy of myocardial contrast echocardiography, rest-distribution thallium-201 tomography and dobutamine echocardiography. *J Am Coll Cardiol* 1997;29:985.
87. Perrone-Filardi P, Pace L, Prastaro M et al. Dobutamine echocardiography predicts improvement of hypoperfused dysfunctional myocardium after revascularization in patients with coronary artery disease. *Circulation* 1995;91:2556.
88. Afridi I, Kleiman NS, Raizner AE et al. Dobutamine echocardiography in myocardial hibernation. Optimal dose and accuracy in predicting recovery of ventricular function after coronary angioplasty. *Circulation* 1995;91:663.
89. Bax JJ, Wijns W, Cornel JH et al. Accuracy of currently available techniques for prediction of functional recovery after revascularization in patients with lwft ventricular dysfunction due to chronic coronary artery disease: comparison of pooled data. *J Am Acoll Cardiol* 1997;30:1451.
90. Afridi I, Kleiman NS, Raizner AE et al. Dobutamine echocardiography in myocardial hibernation. Optimal dose and accuracy in predicting recovery of ventricular function after coronary angioplasty. *Circulation* 1995;91:663.
91. Baumgartner H, Porenta G, Lau YK et al. Assessment of myocardial viability by dobutamine echocardiography, positron emission tomography and thallium-201 SPECT: correlation with histopathology in explanted hearts. *J Am Coll Cardiol* 1998;32:1701.
92. Bonow RO. Identification of viable myocardium. *Circulation* 1996;94:2674.
93. Udelson JE, Coleman PS, Matherall JA et al. Predicting recovery of severe regional ventricular dysfunction: comparison of resting scintigraphy with thallium-201 ant technetium 99 m sestamibi. *Circulation* 1994;89:2552.
94. Zimmerman R, Mall G, Rauch B et al. 201-Tl activity in irreversible defects as a marker of myocardial viability: clinicopathological study. *Circulation* 1995;91:1016, (abstract).
95. Nagueh SF, Zoghbi WA. Stress echocardiography for the assessment of myocardial ischemia and viability. *Curr Prob Caridol* 1996;21:497.
96. Cigarroa CG, deFilippi CR, Brickner ME et al. Dobutamine stress echocardiography identifies hibernating myocardium and predicts recovery of left ventricular function after coronary revascularization. *Circulation* 1993;88:430.
97. La Canna G, Alfiere O, Giubbini R et al. Echocardiography during infusion of dobutamine for identification of reversible dysfunction in patients with chronic coronary artery disease. *J Am Coll Cardiol* 1994;23:617.
98. Afridi I, Main ML, Grayburn PA. Accuracy of dobutamine echocardiography for detection of myocardial viability in patients with an occluded left anterior descending coronary artery. *J Am Coll Cardiol* 1996;28:455.
99. Jeon HK, Shah GA, Diwan A et al.Lack of pathologic Q waves: a specific marker of viability in myocardial hibernation. 2008;3:372-377.
100. Ling LH, Christian TF, Mulvagh SL et al. Determining myocardial viability in chronic ischemic left ventricular dysfunction: a prospective comparison of rest-redistribution thallium 201 single-photon emission computed tomography, nitroglycerin-dobutamine echocardiography, and intracoronary myocardial contrast echocardiography. *Am Heart J* 2006;151:882.
101. Perez-Baliño NA, Masoli OH, Meretta AH et al. Amrinone stimulation test: ability to predict improvement in left ventricular ejection fraction after coronary *bypass* surgery in patients with poor baseline left ventricular function. *J Am Coll Cardiol* 1996;28:1488.
102. Lu C, Carlino M, Fragasso G et al. Enoximone echocardiography for predicting recovery of left ventricular dysfunction after revascularization: a novel test for detecting myocardial viability. *Circulation* 2008;101:1255.
103. deFilippi CR, Willett DL, Irani WN et al. Comparison of myocardial contrast echocardiography and low-dose dobutamine stress echocardiography in predicting recovery of left ventricular function after coronary revascularization in chronic eschimic heart disease. *Circulation* 1995;92:2863.
104. Kloner RA, Rude RE, Carlson N et al. Ultrastructural evidence of microvascular damage and myocardial cell injury after coronary artery occlusion: which comes first? *Circulation* 1980;62:945.
105. Shimoni S, Frangogiannis NG, Aggeli CJ et al. Identification of hibernating myocardium with quantitative intravenous myocardial contrast echocardiography: comparison wsith dobutamine echocardiography and thallium-201 scintigraphy. *Circulation* 2003;107:538.
106. Hoffmann R, Altiok E, Nowak B et al. Strain rate measurement by Doppler echocardiography allows improvedassessment of myocardial viability inpatients with depressed left ventricular function. *J Am Coll Cardiol* 2001;39:443.
107. Gorcsan J, Strum DP, Mandarino WA. Quantitative assessment of alterations in regional left ventricular contractility with color-coded tissue Doppler echocardiography. Comparison with sonomicrometry and pressure-volume relations. *Circulation* 1997;95:2423-33.
108. Shan K, Bick RJ, Poindexter BJ et al. Relation of tissue Doppler derived myocardial velocities to myocardial structure and beta-adrenergic receptor density in humans. *J Am Coll Cardiol* 2000;36:891-96.
109. Voigt JU, Exner B, Schmiedehausen K et al. Strain-rate imaging during dobutamine stress echocardiography provides objective evidence of inducible ischemia. *Circulation* 2003;107:2120-26.
110. Zhang Y, Chan AKY, Yu CM et al. Strain rate imaging differengtiates transmural from non-transmural myocardial infarction: a validation study using delayed-enhancement magnetic resonance imaging. *J Am Coll Cardiol* 2005;26:864-71.
111. Hanekom L, Jenkins C, Jeffries L et al. Incremental value of strain rate analysis as an adjunct to wall-motion scoring for assessment of myocardial viability by dobutamine echocardiography: a follow-up study after revascularization. *Circulation* 2005;112:3892.
112. Hoffmann R, Altiok E, Nowak B et al. Strain rate measurement by doppler echocardiography allows improved assessment of myocardial viability inpatients with depressed left ventricular function. *J Am Coll Cardiol* 2002;39:443-49.
113. Park SM, Hong SJ, Park JS et al. Relationship between strain rate imaging and coronary flow reserve in assessing myocardial viability after acute myocardial infarction. *Echocardiography* 2010;27:977-84.
114. Aggeli C, Giannopoulos G, Roussakis G et al. Preejection tissue-Doppler velocity changes during low dose dobutamine stress predict segmental myocardial viability. *Hellenic J Cardiol* 2007;48:23-29.
115. Depre C, Vanoverschelde JL, Melin JA et al. Structural and metabolic correlates of the reversibility of chronic left ventricular ischemic dysfunction in humans. *Am J Physiol* 1995;268(3 Pt 2):H1265-75.
116. Shan K, Bick RJ, Poindexter BJ et al. Altered adrenergic receptor density in myocardial hibernation in humans: a possible mechanism of depressed myocardial function. *Circulation* 2000;102:2599.
117. Kalra DK, Zhu X, Ramchandani MK et al. Increased myocardial gene expression of tumor necrosis factor-alpha and nitric oxide synthase-2: a potential mechanism for depressed myocardial function in hibernating myocardium in humans. *Circulation* 2002;105:1537.
118. Samady H, Elefteriades JA, Abbot BG et al. Failure to Improve left ventricular function after coronary revascularization for ischemic cardiomyopathy is not associated with worse outcome. *Circulation* 1999;100:1298.
119. Eitzman D, Al-Aouar Z, Kanter HL et al. Clinical outcome of patients with advanced coronary artery disease after viability studies with positron emission tomography. *J Am Coll Cardiol* 1992;20:559.
120. Conversano A, Walsh JF, Geltman EM et al. Delineation of myocardial stunning and hibernation by positron emission tomography in advanced coronary artery disease. *Am Heart J* 1996;131:440.
121. Bonow RO, Maurer G, Lee KL et al. Myocardial viability and survival in ischemic left ventricular dysfunction. *N Engl J Med* 2011;364:1617-25.
122. Sicari R, Picano E, Cortigiani L et al. VIDA (viability identification with dobutamine administration) Study Group. Prognostic value of myocardial viability recognized by low-dose dobutamine

122. echocardiography in chronic eschemic left ventricular dysfunction. *Am J Cardiol* 2003;92:1263-66.
123. Bax JJ, Schinkel AF, Boersma E et al. Extensive left ventricular remodeling does not allow viable myocardium to improve in left ventricular ejection fraction after revascularization and is associated with worse long-term prognosis. *Circulation* 2004;110(Suppl 1):II18-22.
124. Kim RJ, Fieno DS, Parrish TB et al. Relationship of MRI delayed contrast enhancement to irreversible injury, infarct age, and contractile function. *Circulation* 1999;100:1992-2002.
125. Klocke FJ, Simonetti OP, Judd RM et al. Limits of detection of regional differences in vasodilated flow in viable myocardium by first-pass magnetic resonance perfusion imaging. *Circulation* 2001;104:2412-16.
126. Kramer CM, Malkowski MJ, Mankad S et al. Magnetic resonance tagging and echocardiographic response to dobutamine and functional improvement after reperfused myocardial infarction. *Am Heart J* 2002;143:1046-51.
127. Neubauer S, Horn M, Cramer M et al. Myocardial phosphocreatine-to-ATP ratio is a predictor of mortality in patients with dilated cardiomyopathy. *Circulation* 1997;96:2190-96.
128. Wagner A, Mahrholdt H, Holly TA et al. Contrast-enhanced MRI and routine single photon emission computed tomography (SPECT) perfusion imaging for detection of subendocardial myocardial infarcts: na imaging study. *Lancet* 2003;361:374-79.
129. Kanderian AS, Renapurkar R, Flamm SD. Myocardial viability and revascularization. *Heart Fail Clin* 2009;5:333-48.
130. Picano E. Stress echocardiography: a historical perspective. *Am J Med* 2003;114:126-30.
131. Picano E. *Stress echocardiography*. 5th ed. Heidelberg: Springer-Verlag. 2009.
132. Schinkel AF, Poldermans D, Elhendy A et al. Assessment of myocardial viability in patients with heart failure. *J Nucl Med* 2007 July;48:1135-46.
133. Picano E, Marzullo P, Gigli G et al. Identification of viable myocardium by dipyridamole-induced improvement in regional left ventricular function on assessed by echocardiography in muocardial infarction and comparison with thallium scintigraphy at rest. *Am J Cardiol* 1992;70:703.
134. Varga A, Sicari R, Picano E et al. Infralow dose dipyridamole test. A novel dose regimen for selective assessment of myocardial viability by vasoditalor stress echocardiography. *Eur Heart J* 1996;17:629-34.
135. Hoffer EP, Dewe W, Celentano C et al. Low-level exercise echocardiography detects contractile reserve and predicts reversible dysfunction after acute myocardial infarction: comparison with low-dose dobutamine echocardiography. *J Am Coll Cardiol* 1999;34:989-97.
136. Lancellotti P, Hoffer EP, Pierard LA. Detection ande clinical usefulness of a biphasic response during exercise echocardiography early after myocardial infarction. *J Am Coll Cardiol* 2003;41:1142-47.
137. Bonow RO. Myocardial viability and prognosis in patients with ischemic left ventricular dysfunction. *J Am Coll Cardiol* 2002;39:1159-62.
138. Afridi I, Qureshi U, Kopelen HA et al. Serial Changes in response of hibernating myocardium to inotropic stimulation after revascularization: a dobutamine echocardiographic study. *J Am Coll Cardiol* 1997;30:1233.
139. Afridi I, Qureshi U, Kopelen HA et al. Serial changes in response of hibernating myocardium to inotropic stimulation after revascularization: a dobutamine echocardiographic study. *J Am Coll Cardiol* 1997;30:1233.
140. Weitzel LH, Pitella FJM, Camarozano AC et al. *O ecocardiograma em repouso é suficiente para avaliar a melhora contrátil do ventrículo esquerdo pós-revascularização miocárdica?* Congresso Brasileiro de Ecocardiografia 2004 e Revista Institucional-Instituto Nacional de Cardiologia-RJ.
141. Bax JJ, Schinkel AFL, Boersma E. Early *versus* delayed revascularization in patients with ischemic cardiomyopathy and substantial viability: impacto on outcome. *Circulation* 2003;108(Suppl 1):II39-42.
142. Rizzello V, Poldermans D, Boersma E et al. Opposite patterns of left ventricular remodeling after coronary revascularization in patients with ischemic cardiomyopathy: role of myocardial viability. *Circulation* 2004;110:2383-88.
143. Nijland F, Kamp O, Verhorst PM et al. Myocardial viability: impact on left ventricular dilatation after acute myocardial infarction. *Heart* 2002;87:17-22.
144. Bourchart F, Tabley A, Litzler PY et al. Myocardial revascularization in patients with severe ischemic left ventricular dysfunction. Long term follow-up in 141 patients. *Eur J Cardiothor Surg* 2001;20:1157.
145. Zaglavara T, Haaverstad R, Cumberledge B et al. Dobutamine stress echocardiography for the detection of myocardial viability in patients with left ventricular dysfunction taking beta blockers: accuracy and optimal dose. *Heart*. 2002;87:329-35.
146. Bello D, Shah DJ, Farah GM et al. Gadolinium cardiovascular magnetic resonance predicts reversible myocardial dysfunction and remodeling in patients with heart failure undergoing beta-blocker therapy. *Circulation* 2003;108:1945-53.
147. Karagiannis SE, Feringa HH, Bax JJ et al. Myocardial viability estimation during the recovery phase of stress echocardiography after acute beta-blocker administration. *Eur J Heart Fail* 2007;9:403-8.
148. Sicari R, Picano E, Lusa AM et al. The value of before vascular surgery. A multicenter study. The echo persantine International Study Group-Sub project: Risk stratification before major vascular surgery. *Eur Heart J* 1995;16:842.
149. Haas F, Jennen L, Heinzmann U et al. Ischemically compromised myocardium displays different time. courses on functional recovery: correlation with morphological alterations? *Eur J Cardiothorac Surg* 2001;20:290.
150. Camarozano AC, Homena W, Resende P et al. *A ausência de recuperação da função global do ventrículo esquerdo pós-revascularização miocárdica tem implicações sobre os resultados clínicos e a qualidade de vida desses pacientes?* Congresso Brasileiro de Cardiologia 2003.
151. deFilippi CR, Willett DL, Irani WN et al. Comparison of myocardial contrast echocardiography and low-dose dobutamine stress echocardiography in predicting recovery of left ventricular function after coronary revascularization in chronic eschimic heart disease. *Circulation* 1995;92:2863.
152. Morcerff F, Moraes A, Medeiros C et al. *Ecocardiografia de contraste no estudo da perfusão miocárdica: protocolo adenosina*. Apresentação no 10º Congresso da Sociedade Americana de Ecocardiografia, 2000.
153. Bolognese L, Antoniucci D, Rovai D et al. Myocardial contrast echocardiography *versus* dobutamine echocardiography for predicting functional recovery after acute myocardial infarction treated with primary coronary angioplasty. *J Am Coll Cardiol* 1996;28:1677.
154. George LF, Bearron LB. *Quality of life in older persons: meaning and measurement*. New York: Human Sciences, 1980.
155. Pilon AF. Qualidade de vida de formas de relacionamento homem-mundo. *Rev Bras Saúde Esc* 1992;2:117.
156. Cortigiani L, Sicari R, Picano E et al. VIDA (viagility identification with dobutamine adminstration). Study group. Dobutamine stress echocardiography and the effect of revascularization on outcome in diabetic and non-diabetic patients with chronic eschaemic left ventricular dysfunction. *Eur J Heart Fail* 2007;9:1038-43.
157. Meluzin J, Cerny J, Frelich M et al. Prognostic value of the amount of dysfunctional but viable myocardium in revascularized patients with coronary artery disease and left ventricular dysfunction. Investigators of this Multicenter Study. *J Am Coll Cardiol* 1998;32:912-20.
158. Lee KS, Marwick T, Cook SA et al. Prognosis of patients with left ventricular dysfunction with and without viable myocardium after myocardial infarction: relative efficacy of medical therapy and revascularization. *Circulation* 1995;90:2687-94.
159. Sawada S, Bapat A, Vaz D et al. Incremental value of myocardial viability for prediction of long-term prognosis in surgically revascularized patients with left ventricular dysfunction. *J Am Coll Cardiol* 2003;42:2099.
160. Camarozano AC, Weitzel LH. Ecocardiografia de estresse e contraste. In: Meguerian BR. *Isquemia e Viabilidade: o ecocardiograma no contexto de outros métodos diagnósticos por imagem*. Rio de Janeiro: Rubio, 2004. p. 173-83.
161. Camici PG, Prasad SK, Rimoldi OE. Stunning, hibernation, and assessment of myocardial viability. *Circulation* 2008;117:103-14.
162. Underwood SR, Bax JJ, vom Dahl J et al. Imaging techniques for the assessment of myocardial hibernation. Report of a Study Group of the European Society of Cardiology. *Eur Heart J* 2004;25:815.

CAPÍTULO 8

Indicações, Acurácia e Prognóstico do Ecocardiograma de Estresse

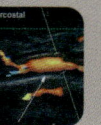

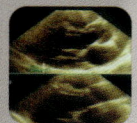

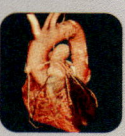

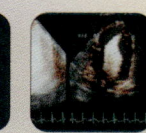

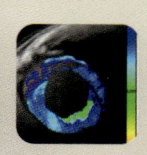

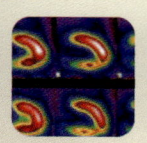

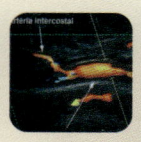

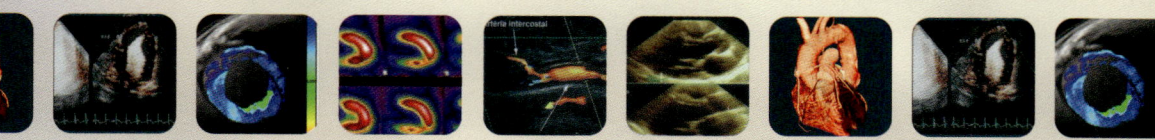

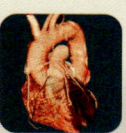

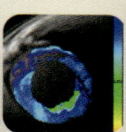

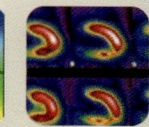

8-1 Indicações, Contraindicações e Efeitos da Terapia na Realização do Ecocardiograma de Estresse

Fernando Pallis ■ Ana Cristina Camarozano Wermelinger

INTRODUÇÃO

O ecocardiograma de estresse deve estar incluído no arsenal de exames do cardiologista, por ser um método com boa acurácia diagnóstica quando bem indicado, podendo até mesmo ser realizado à beira do leito hospitalar desde que seja possível uma boa visualização das paredes do ventrículo esquerdo (VE) e da borda endocárdica pelo médico ecocardiografista.[1,2] Uma janela acústica não satisfatória torna inexequível qualquer tipo de ecocardiograma de estresse, exceto se em sua instituição houver contraste para ultrassom, que reverte essa limitação do ultrassom.

A principal indicação do ecocardiograma de estresse está na investigação e estratificação do risco da doença arterial coronariana, principalmente nos casos em que o teste ergométrico está contraindicado ou nas condições que diminuem a confiabilidade da interpretação eletrocardiográfica, ou na presença de resultados duvidosos ou inconclusivos da ergometria, por não atingir a frequência cardíaca prevista,[3] tornando o teste ineficaz.

O ecocardiograma de estresse pode ser realizado sob esforço (esteira ou bicicleta ergométrica), elétrico (indução de frequência cardíaca por marca-passo) ou de forma farmacológica,[4] e tem como base o reconhecimento de que alterações da contratilidade são precoces na cascata isquêmica e podem ser observadas facilmente pela ecocardiografia.[5,6]

Os dois principais métodos de indução isquêmica do estresse são por aumento do consumo miocárdico de oxigênio com o aumento do inotropismo e da frequência cardíaca (esforço, elétrico ou farmacológico com dobutamina) ou por vasodilatação e "roubo de fluxo" (farmacológico com dipiridamol ou adenosina).[4]

Os métodos farmacológicos mais populares em nosso meio são com dipiridamol e com dobutamina. Em ambos os métodos a coadministração do sulfato de atropina aumentou a acurácia do exame para detecção de doença arterial coronariana.[7,8]

ECOCARDIOGRAMA SOB ESFORÇO OU EXERCÍCIO

No caso do estresse com exercício, este não apresenta contraindicações, mas sim limitações como problemas pulmonares, osteomusculares e neurológicos ou psiquiátricos, que impedem a execução do exame ou o fazem de modo insatisfatório para a obtenção de resultados confiáveis. Outra situação em que o eco de esforço ou exercício não é recomendado está na avaliação de viabilidade miocárdica, já que os melhores resultados para este tipo de análise estão no estresse farmacológico, especialmente com dobutamina em baixa dose.

Uma imagem subideal também é um fator limitante ao eco com esforço, principalmente em esteira ergométrica.

ECOCARDIOGRAMA DE ESTRESSE FARMACOLÓGICO COM DIPIRIDAMOL

O dipiridamol tem, como efeito principal, a vasodilatação e o aumento do fluxo coronariano, que na circulação coronariana saudável é capaz de desencadear maior vigor contrátil global pelo maior aporte sanguíneo ao miocárdio.[9] Essa vasodilatação generalizada pode avaliar, também, a reserva de fluxo coronariano, e o fenômeno de "roubo de fluxo" pode ocorrer (artérias estenosadas dependentes ou não da circulação colateral, a vasodilatação generalizada diminui a perfusão subendocárdica, graças ao sangue seguir para vasos pérvios de maior calibre com mais facilidade),[10] tornando a presença de isquemia miocárdica evidente. Com administração do dipiridamol verifica-se uma discreta redução da pressão arterial e um modesto aumento na frequência cardíaca com mínimo incremento da demanda de oxigênio miocárdico.[11] Os efeitos colaterais são: cefaleia, cansaço, náuseas, broncospasmo, hipotensão e bradicardia. Efeitos colaterais limitantes impedem a realização do exame completo em até 5% dos estudos.[12] O antídoto utilizado é a aminofilina.

Contraindicações ao uso do dipiridamol

As principais contraindicações do emprego do dipiridamol no estresse são:[13,14]

- Alergia ao fármaco.
- Angina instável.
- Infarto agudo do miocárdio (< 48 horas).
- Doença pulmonar obstrutiva grave ou broncospasmo.
- Hipotensão arterial.
- História de AVE recente (< 3 meses).
- BAV (exceto 1º grau).
- Doença do nodo sinusal (exceto em uso de marca-passo).

As principais contraindicações ao uso de atropina são:

- Glaucoma de ângulo fechado.
- Hiperplasia prostática com retenção urinária.
- Miastenia *Gravis*.

ECOCARDIOGRAMA DE ESTRESSE FARMACOLÓGICO COM DOBUTAMINA

A dobutamina aumenta o fluxo coronariano por ação nos receptores β-adrenérgicos com vasodilatação coronariana e em doses a partir de 10 mcg e principalmente > 20 mcg/kg/min as necessidades de oxigênio do miocárdio aumentam por incremento na contratilidade e na frequência cardíaca.[15,17] O início da ação da dobutamina em infusão contínua ocorre dentro de 2 minutos e seu efeito máximo em até 10 minutos.[18,19] Sua meia-vida é de cerca de 2 minutos.[20] Efeitos colaterais observados são piloereção,[21] hipotensão, hipertensão, cefaleia, tremor, palpitação, náuseas e arritmias ventriculares e supraventriculares. Efeitos colaterais limitantes impedem a realização do exame máximo em até 10% dos estudos,[12] tendo como antídoto utilizado os β-bloqueadores.

Contraindicações ao uso da dobutamina

As principais contraindicações do uso da dobutamina no ecocardiograma de estresse são:

- Infarto do miocárdio (< 48 horas).
- Angina instável.
- Taquicardia ventricular complexa.
- Taquiarritmia atrial não controlada.
- Doença valvar com alteração hemodinâmica significativa.
- Hipertensão arterial não controlada (PAS inicial superior a 180 mmHg ou PAD superior a 100 mmHg).

PRINCIPAIS INDICAÇÕES GERAIS AO USO DO ECOCARDIOGRAMA DE ESTRESSE

Atualmente as principais indicações para a realização do ecocardiograma de estresse está na investigação e estratificação da doença arterial coronariana[3] que estão listadas no Quadro 8-1.

O ecocardiograma de estresse também pode ser útil na doença valvar para definição de casos específicos de estratificação de gravidades e discordâncias clínico-ecocardiográfica, através da análise dos fluxos e dos dados hemodinâmicos ao Doppler (Quadro 8-2).[22-25]

Na investigação de viabilidade miocárdica os melhores resultados estão no ecocardiograma de estresse com dobutamina em baixa dose para identificar ou não reserva contrátil, sendo a resposta bifásica a mais importante para identificar pacientes com potencial de recuperação funcional pós-revascularização.[26,27] O teste com dipiridamol ou esforço físico não é recomendado para esta finalidade.

Outra situação em que o ecocardiograma de estresse é bem aplicado é para pacientes com miocardiopatia hipertrófica e suspeição de obstrução na via de saída do ventrículo esquerdo. Mudanças no gradiente ou no grau de regurgitação valvar mitral com ou imediatamente após o exercício são importantes informações na abordagem desses pacientes, pois o padrão obstrutivo muitas vezes é somente desmascarado em condições dinâmicas e o ecocardiograma sob esforço é o mais recomendado nesses casos.

Na miocardiopatia dilatada, a utilização do eco de estresse, principalmente com dobutamina, também está bem indicado com a finalidade de avaliar reserva contrátil e estabelecer resposta terapêutica e prognóstico.

As indicações inapropriadas para o ecocardiograma de estresse estão listadas no Quadro 8-3.

O Quadro 8-4 compara a eficácia das diferentes técnicas de estresse mais comumente utilizadas no cotidiano, especialmente na investigação da doença arterial coronariana, que é a de maior prevalência em nosso meio.

Quadro 8-1. Principais indicações de estresse na doença arterial coronariana

Investigação de dor torácica ou equivalente anginoso com:
- Risco baixo (Framingham) e condições que diminuam a interpretação do ECG ou incapacidade de exercício
- Risco intermediário independente do ECG ou capacidade de exercício
- Teste ergométrico prévio não diagnóstico ou duvidoso
- Estenose de artéria coronariana de significado incerto (coronariografia ou angiotomografia)
- Pacientes com revascularização miocárdica prévia

Pacientes com dor torácica aguda estável:
- Risco intermediário pré-teste com função sistólica normal

Pacientes com comorbidades e novo episódio ou diagnóstico de insuficiência cardíaca:
- Risco intermediário ou risco alto sem investigação prévia para DAC com função sistólica do VE normal

Pacientes com episódio inicial de fibrilação atrial:
- Risco intermediário ou risco alto para DAC

Pacientes com episódio de taquicardia ventricular não sustentada:
- Risco intermediário (realizar ecocardiograma com esforço)

Piora dos sintomas em paciente com lesão coronariana definida ou exame de estresse com imagem previamente anormal:
- Reavaliação de terapia medicamentosa
- Paciente assintomático com escore Agatston de cálcio maior ou igual a 400

Avaliação pré-operatória para cirurgias não cardíacas de alto risco ou risco intermediário não emergencial:
- Baixa tolerância ao exercício (inferior a 4 METs)
- Pacientes após síndrome coronariana aguda sem novos sintomas, sem programação de coronariografia

Pacientes com miocardiopatia isquêmica e coronariografia passível de revascularização:
- Avaliação de viabilidade miocárdica em programação de revascularização miocárdica

---

Quadro 8-2. Principais indicações do ecoestresse para avaliação hemodinâmica de valvopatias

- Estenose aórtica suspeita e grave em paciente com disfunção ventricular esquerda e baixo débito, com gradiente de repouso reduzido
- Estenose mitral moderada sintomática
- Insuficiência aórtica grave ou insuficiência mitral grave assintomática com diâmetro do VE e função contrátil sem atingir critérios cirúrgicos

Quadro 8-3. Indicações inapropriadas para o ecocardiograma de estresse

Investigação de dor torácica ou equivalente anginoso com:
- Risco baixo de ECG interpretável e capaz de se exercitar
- Pacientes com dor torácica aguda
- Risco alto com ECG com supradesnível ST

População geral assintomática:
- Risco baixo de Framingham
- Risco intermediário com ECG interpretável

Pré-operatório de cirurgia valvar em paciente com comorbidades:
- Risco intermediário

Pacientes com episódio inicial de fibrilação atrial:
- Risco baixo para DAC

Assintomático ou estável com exame funcional prévio normal:
- Risco alto, exame anual

Assintomático ou estável com lesão coronária definida ou exame de estresse com imagem anormal:
- Exame a menos de 1 ano para avaliação da medicação
- Paciente assintomático com escore Agatston de cálcio menor que 100

Avaliação pré-operatória de cirurgias não cardíacas de baixo risco:
- Risco baixo ou intermediário de Framingham

Avaliação pré-operatória de cirurgias não cardíacas de risco intermediário:
- Baixo risco Framingham

Avaliação pré-operatória de cirurgias não cardíacas de alto risco não emergenciais:
- Assintomático até 1 ano após revascularização ou realização de teste não invasivo ou cateterismo normais
- Rotina antes de alta hospitalar pós-revascularização miocárdica

Revascularização miocárdica em paciente assintomático:
- Menos de 5 anos na revascularização cirúrgica
- Menos de 2 anos na angioplastia coronária
- Estenose aórtica grave ou estenose mitral grave definidas

Insuficiência aórtica grave ou insuficiência mitral grave:
- Sintomático
- Aumento significativo dos diâmetros do VE
- Disfunção sistólica do VE

Quadro 8-4. Eficácia dos diferentes métodos em situações clínicas específicas[28]

Indicação clínica	Ergometria	Cintilografia	Ecoestresse
Detecção de DAC	Bom	Muito bom	Muito bom
Exclusão de DAC	Bom	Muito bom	Muito bom
Acurácia na alteração ST	Pobre	Muito bom	Muito bom
Avaliação de viabilidade	Pobre	Muito bom	Muito bom
Avaliação pré-operatória	Limitada	Bom	Bom

EFEITOS DA TERAPIA NA REALIZAÇÃO DO ECOESTRESSE

Os nitratos, os β-bloqueadores e os bloqueadores dos canais de cálcio podem reduzir a capacidade diagnóstica do eco de estresse, sendo os β-bloqueadores com maior ação cardioprotetora e capaz de impedir a obtenção da FC almejada ao eco com dobutamina ou esforço e reduzir a sensibilidade diagnóstica aos protocolos de ecoestresse, devendo ser suspenso (no mínimo 48 horas antes) quando a finalidade do teste é diagnóstica.

CONCLUSÃO

Atualmente as indicações da ecocardiografia de estresse estão bem definidas em diretrizes nacionais e internacionais, tendo já ultrapassado a tempos a fase de inovação e de promessas, sendo hoje uma tecnologia bem estabelecida, validada e respaldada na literatura em diversas situações clínicas.

REFERÊNCIAS BIBLIOGRÁFICAS

1. Biering SM et al. American society of echocardiography minimum standards for the cardiac sonographer: a position paper. *J Am Soc Echocardiogr* 2006;19:471-74.
2. Pellikka PA et al. American society of echocardiography recommendations for *performance*, interpretation, and application of stress echocardiography. *J Am Soc Echocardiogr* 2007;20(9):1021-41.
3. Douglas PS et al. Apropriateness criteria for echocardiography. *JACC* 2008;51(11):1127-47.
4. Picano E. *Stress echocardiography*. 5th ed. Heidelberg, Germany: Springer Verlag, 2009.
5. Heyndricklx CR et al. Depression of regional blood flow and wall thickening after brief coronary occlusion. *Am J Physiol* 1978;234:H653-60.
6. Wann LS et al. Exercise cross-sectional echocardiography in ischaemic heart disease. *Circulation* 1979;60:1300-8.
7. Picano E et al. Enhanced sensitivity for detection of coronary artery disease by addition of atropine to dipyridamole echocardiography. *Eur Heart* 1993;14:1216-22.
8. McNeill A et al. Enhanced sensitivity for detection of coronary artery disease by addition of atropine to dobutamine stress echocardiography. *Am J Cardiol* 1992;70:41-46.
9. Picano E. Dipyridamole-echocardiography test: the historical background and the physiologic basis. *Eur Heart J* 1989;10:365-76.
10. Picano E et al. Dipyridamole – Echocardiography test in effort angina pectoris. *Am J Cardiol* 1985;56:452-56.
11. Picano E et al. Regional and global biventricular function during dipyridamole stress test; a hemodynamic and echocardiographic study. *Am J Cardiol* 1989;63:429-32.
12. Sicari R et al. Stress echocardiography expert consensus statement. *Eur J Echocardiogr* 2008;9:415-37.
13. Follansbee WP. Alternatives to leg exercise in evaluation of patients with coronary artery disease: functional and pharmacologic stress modalities. In: Gerson ML. (Ed.). *Cardiac nuclear medicine*. New York: McGraww-Hill, 1997, vol. 193.
14. Gerson MC. Myocardial perfusion imaging: planar methods. In: Gerson ML. (Ed.). *Cardiac nuclear medicine*. New York: McGraww-Hill, 1997. p. 29.
15. Meyer SL et al. Influence of dobutamina on hemodynamic and coronary blood flow in patients with and without coronary artery disease. *Am J Cardiol* 1990;38:103-8.
16. Leppo JA. Comparison of pharmacological stress agents. *J Nucl Cardiol* 1996;6:S22-26.
17. Port SC. Imaging guideline for nuclear cardiology procedures Part 2. *J Nucl Card* 1999;6:49.
18. Tuttle RR, MillsJ. Dobutamine: development of a new catecholamine to selectively increase cardiac contractility. *Circ Res* 1975;36:185.
19. Weissman NJ, Rose GA, Foster GP et al. Effects of prolonging peak dobutamina dose during stress echocardiography. *J Am Coll Cardiol* 1997;29:526.
20. Leier CV, Unverferth DV. Drugs five years later: dobutamina. *Ann Intern Med* 1983;99:490.
21. Vidal I. Piloereção: um efeito colateral da administração intravenosa de dobutamina. *Arq Bras Cardiol* 2009 Apr.;92(4):290-93.
22. De Filippi CR et al. Usefulness of dobutamine echocardiography in distinguing severe from nonsevere valvular aortic stenosis in patients with depressed left ventricular function and low transvalvar gradients. *Am J Cardiol* 1995;75:191-94.
23. Lin SS et al. Dobutamine stress Doppler hemodynamics in patients with aortic stenosis: fearsibility, safety, and surgical correlations. *Am Heart J* 1998;136:1010-16.
24. Reis G et al. Dobutamine stress echocardiography for noninvasive assessment and risk stratification of patients with rheumatic mitral stenosis. *J Am Coll Cardiol* 2004;43:393-401.
25. Lancellotti P, Gerard PL, Pierard LA. Long-term outcome of patients with heart failure and dynamic functional mitral regurgitation. *Eur Heart J* 2005;26:1528-32.
26. La Canna G, Alfieri O, Giubbini R et al. Echocardiography during infusion of dobutamine for identification of reversibly dysfunction in patients with chronic coronary artery disease. *J Am Coll Cardiol* 1994;23:617.
27. Afridi I, Grayburn PA, Panza JA et al. Myocardial viability during dobutamine echocardiography predicts survival in patients with coronary artery disease and severe left ventricular systolic dysfunction. *J Am Coll Cardiol* 1998;32:921.
28. Schiller NB, Ren X, Ristow B et al. Stress echocardiography: Indications, imaging techniques and safety. *Cardiology UpToDate* 2011.

8-2 ACURÁCIA E RESULTADOS FALSO-POSITIVOS E FALSO-NEGATIVOS À ECOCARDIOGRAFIA DE ESTRESSE

Monica Luiza de Alcântara ■ Alex dos Santos Felix

"Ecocardiografia de estresse: falta de opção ou sábia decisão?"

INTRODUÇÃO

Acurácia de um método: capacidade de ele medir o resultado mais próximo do seu valor real. O valor real é obtido comparando-se o resultado do teste com um "padrão ouro" previamente testado e universalmente aceito. Os componentes que expressam a acurácia são a sensibilidade e a especificidade. A sensibilidade é a capacidade do método de reconhecer a doença, e especificidade, a capacidade do teste de corretamente excluir a doença. Um bom teste para ser considerado adequado deve apresentar um equilíbrio entre a sua sensibilidade e especificidade.

Quando falamos da acurácia da ecocardiografia de estresse devemos necessariamente nos remeter à sua trajetória histórica que ao longo dos anos foi sendo construída para se chegar ao resultado de hoje, um método acurado, reprodutível, sensível e específico, capaz de estratificar grupos de maior ou menor risco e oferecer informações prognósticas valiosas. O eco de estresse percorreu um caminho que todo o novo método diagnóstico percorre ou pelo menos deveria percorrer[1] qual seja: partir de sua concepção em laboratório e chegar ao emprego clínico disseminado *from bench to bedside*. Para tal, algumas fases devem ser cumpridas; na fase I, o método deve ser testado substancialmente em pessoas com doença e comparado com grupo-controle sadio (os mais doentes confrontados com os mais sadios). Havendo um bom poder discriminatório entre os dois extremos, pode-se evoluir para a segunda fase onde a comparação passa a ser feita entre pessoas com graus variados da doença. Mantendo-se o bom poder discriminatório, passa-se à terceira fase, quando o método passa a ser comparado com outros métodos já aceitos e amplamente empregados. Passando também por este desafio, resta aplicar a metodologia em larga escala sob a forma de estudos multicêntricos, onde uma população heterogênea, equipamentos variados e profissionais com diferentes graus de capacitação reproduzirão uma condição próxima da realidade do dia a dia, o "mundo real" e não aquele das "edições científicas". O eco de estresse há muito já atingiu sua maturidade,[2-10] protocolos de estudo foram se aperfeiçoando ao longo dos anos, e novas tecnologias vêm tornando a sua interpretação cada vez mais precisa, diminuindo, dessa forma, a variabilidade interoperador, uma vez que se trata de método com interpretação eminentemente subjetiva.

ACURÁCIA DO MÉTODO

Varios fatores contribuem para acurácia do eco de estresse e devem ser levados em consideração ao se julgar o seu resultado final. O fator humano sem dúvida é um dos principais. Se capacitar significa passar por treinamento específico não só em sua realização para obtenção dos cortes adequados otimizando a interface entre o endocárdio, (local onde se inicia a isquemia) e a cavidade, tarefa nem sempre simples, como também na interpretação das imagens que requer uma curva de aprendizado em conjunto com especialista em eco de estresse visando, dessa forma, a reduzir a variabilidade intra e interobservador. Picano *et al.*,[11] em estudos horizontal e longitudinal de um grupo de ecocardiografistas sem treinamento específico para eco de estresse e outro de especialistas no método, mostraram que a acurácia do primeiro grupo era muito fraca quando comparada com o segundo, $62 \pm 6\%$ vs. $82 \pm 3\%$ (p < 0,0001). Após treinamento específico sob supervisão com especialistas, o primeiro grupo passou a ter acurácia semelhante à deles $83 \pm 3\%$ vs. $86 \pm 2\%$ (p = NS). Concluiu em seu estudo, que é necessário interpretar-se ao menos 100 estudos sob supervisão, educando-se o olho e aprendendo a lidar com as armadilhas colocadas pelo eco de estresse.[12] Dessa forma pode-se, a despeito da subjetividade da leitura, alcançar um padrão de análise e melhorar os níveis de acurácia.

A qualidade da imagem obtida também interfere na acurácia do eco de estresse. Imagens de qualidade ruim geram interpretações duvidosas a despeito da qualificação do examinador. Hoffman *et al.*,[13] em estudo de concordância interinstitucional dos resultados do eco de estresse realizado com cinco centros de notório saber, verificaram que a concordância piorava de acordo como a qualidade da imagem. Os níveis de concordância partiam de 100% nos casos de uma excelente imagem e alcançavam assustadores 43% em exames com imagem muito ruim. Alguns avanços técnicos a partir desta época, como a aquisição em *quad screen* que permite uma avaliação lado a lado da imagem em vez da cansativa revisão em fitas em vídeo, o desenvolvimento de equipamentos com imagem em segunda harmônica que melhoram de sobremaneira a visualização do endocárdio inclusive no campo distal da imagem e a utilização do contraste com microbolhas para a melhor identificação da borda endocárdica minimizaram, mas não resolveram por completo essa questão. Fato é que uma boa imagem ainda é determinante para uma boa acurácia.

Outros fatores que também podem influenciar a acurácia do método são: a presença de bloqueio do ramo esquerdo[14-16] que pode gerar assincronismo em maior ou menor extensão do septo e paredes vizinhas, dificultando a interpretação do exame, exames submáximos no caso do esforço e da dobutamina, (impossibilidade de se atingir a frequência cardíaca preconizada) e no caso do dipiridamol a impossibilidade de se utilizar o protocolo pleno ou seja doses plenas de dipiridamol e atropina[17] ou o protocolo acelerado com dose máxima, ou, ainda, pacientes portadores de marca-passo gerando não somente problemas semelhantes aos do bloqueio de ramo esquerdo, como também a inibição da resposta cronotrópica induzida por fármaco.

Pacientes com extensas áreas de assinergia são um desafio à medida que novas alterações contráteis quando pouco extensas podem passar despercebidas. O espessamento de segmentos saudáveis e vizinhos a areas isquêmicas pode provocar o efeito contrário ou, seja, gerar a falsa impressão de que aquela área assinérgica está contraindo quando na verdade está sendo repuxada. Esse fenômeno chamado de *tethering* igualmente contribui para a redução da acurácia do teste.[18]

A não suspensão da medicação anti-isquêmica afeta de forma inequívoca a sensibilidade do teste seja ele físico seja farmacológico. Nitratos, bloqueadores dos canais de cálcio e β-bloqueadores reduzem a sensibilidade do Eco com dipiridamol principalmente quando em uso combinado, quando sua sensibilidade pode chegar a valores inferiores a 50%.[19] Apesar de ser menos afetado pelo uso do nitrato e bloqueador dos canais de cálcio, o Eco com dobutamina sofre intensa inibição de sua resposta cronotrópica e inotrópica na vigência de β-bloqueador. A administração precoce de atropina ao longo do protocolo pode minimizar, mas não reverter por completo esse efeito exceto se o teste for conclusivo (ou seja, conseguir obter ao menos 85% da FC máxima prevista) onde a acurácia atinge seu patamar normal.[20,21] A suspensão prévia ou não da terapia anti-isquêmica deve ser individualizada de acordo com o objetivo do exame. Se esse for para avaliação diagnóstica, deve-se suspender adequadamente a terapia anti-isquêmica para não haver interferência no limiar isquêmico e, consequentemente, na sensibilidade do teste. Por outro lado, se o objetivo do estudo for avaliar a resposta da terapia anti-isquêmica, a medicação deve ser mantida. Para fins de estratificação prognóstica, a suspensão da medicação fica a critério do examinador ou do médico-assistente tomando-se o cuidado de relatar tal fato no laudo. Um teste positivo sob terapia anti-isquêmica apresenta pior prognóstico para desfechos duros. Já testes negativos em pacientes sem medicação apresentam o melhor valor preditivo negativo para eventos.[22]

A coronariografia utlizada como padrão ouro para confrontar os achados dos testes funcionais leva em consideração apenas o grau de estenose coronariana, não necessariamente padronizado nos estudos vigentes. Pouco se correlaciona os achados do teste com o grau de complexidade da lesão ou presença de circulação colateral desenvolvida,[23] fatores estes que podem aumentar a acurácia em estresse vasodilatador, como o dipiridamol, mas pouca influência exercem sobre aquelas formas de estresse que atuam sobre o consumo de O_2, como o exercício e a dobutamina que dependem quase que exclusivamente do aumento do inotropismo e cronotropismo no desenvolvimento da isquemia.[24] Não se espera um aumento marcante na frequência cardíaca com o dipiridamol. O mecanismo fisiopatológico é outro, e mesmo a coadministração de atropina não visa a elevar a frequência cardíaca ao seu nível submáximo. Incrementos de 10 batimentos já são adequados para encurtar a diástole, momento em que o subendocárdio é perfundido e com isso levar à redução ainda maior de sua perfusão por um leito inadequadamente vasodilatado pelo dipiridamol, aumentando a sensibilidade deste teste.[25]

RESULTADOS FALSO-POSITIVOS E FALSO-NEGATIVOS

- *Falso-positivo:* pessoas saudáveis incorretamente identificadas como doentes. Quanto maior sua prevalência, menor a especificidade do teste.
- *Falso-negativo:* pessoas doentes incorretamente identificadas como saudáveis. Quanto maior sua ocorrência menor a sensibilidade do teste.

Quadro 8-5. Causa de resultados falso-positivos e falso-negativos mais comumente observados

Falso-positivo	Falso-negativo
Resposta hipertensiva	Exame submáximo
HAS de longa data	Uso de medicação anti-isquêmica
Inexperiência do examinador	Inexperiência do examinador
"Janela" ruim	"Janela" ruim
Assincronismo septal	Uso de xantinas e derivados da cafeína (Eco com dipiridamol)
Doença da microcirculação	Ponto de corte utilizado na angiografia para definir estenose coronariana
Critério de positividade inadequado	Sobrecarga volumétrica do VE
Assinergia extensa em repouso	Aquisição tardia da imagem no pós-esforço
	Circulação colateral bem desenvolvida
Superinterpretação do segmento basal inferior	Lesão de circunflexa
	Remodelamento concêntrico do VE

HAS = hipertensão arterial sistêmica; VE = ventrículo esquerdo.

Resultados falso-positivos ou falso-negativos podem ocorrer em todo e qualquer exame diagnóstico e se relacionam com diversos fatores (humanos, anatômicos e funcionais). O Quadro 8-5 lista as principais causas de falso-positivo e negativo no eco de estresse. Algumas já foram previamente descritas neste capítulo; outras merecem algumas considerações.

Uma resposta hipertensiva durante o teste pode gerar aumento do estresse parietal e consequente diminuição da reserva de perfusão endocárdica, culminando com alteração contrátil segmentar ou difusa e disfunção ventricular.[26,27] Hipertensos de longa data podem apresentar alteração contrátil induzida pelo estresse, mesmo na ausência de hipertrofia ventricular ou disfunção sistólica em repouso. Tal achado sugere a presença de miocardiopatia subclínica e mesmo na ausência de estenose coronariana significativa é elemento prognóstico.[28,29]

Patologias que envolvem a microcirculação sem necessariamente acometer as coronárias epicárdicas, como o diabetes melito, a Síndrome X e a hipertrofia ventricular esquerda, também podem ser causa de dor anginosa ao eco de estresse, alterações eletrocardiográficas e perfusionais, mas geralmente não se fazem acompanhar de alterações contráteis.[30-32]

Alterações segmentares extensas em repouso aumentam sobremaneira a dificuldade de detecção de novas áreas assinérgicas principalmente se a isquemia for homozonal ou, seja, no mesmo território vascular. Hipocinesias em repouso que pioram o padrão contrátil sem apresentar uma resposta bifásica típica de viabilidade igualmente demandam um olho aguçado. O efeito do *tethering* pode dar a falsa impressão de contratilidade em um segmento assinérgico. Outras situações que apresentam alterações contráteis em repouso, como bloqueio do ramo esquerdo,[16] ritmo de marca passo, movimento paradoxal do septo em pós-operatório de cirurgia cardíaca assim como ventrículo hiperdinâmico por sobrecarga volumetrica,[34] são fatores que igualmente dificultam a avaliação da contratilidade durante o estresse e, em última análise, podem levar à resultado falso positivo ou falso negativo, dependendo da experiência e perfil do examinador. Se ele for conservador, tenderá a não valorizar certos achados, correndo o risco de gerar resultados falso-negativos. Ao contrário, se ele for um examinador agressivo, supervalorizando estes mesmos achados, sua tendência será produzir um maior número de resultados falso-positivos.

Alguns critérios de positividade, como baixo incremento na resposta inotrópica e alteração contrátil limitada ao segmento basal da parede inferior e septo inferior, vêm sendo abandonados uma vez que se relacionam com baixo valor preditivo. O anel mitral calcificado ou com baixa mobilidade tende a influenciar a contratilidade destes segmentos próximos a ele, sendo classicamente considerados como o "túmulo do ecocardiografista", por ser este o local de maior fonte de erro de interpretação.[34]

Em situações de eco sob esforço ou com dobutamina submáximo com frequência cardíaca alcançada abaixo de 85% da prevista ou, no caso do dipiridamol, quando o protocolo não puder ser concluído em sua plenitude com doses plenas de dipiridamol e atropina, corre-se o risco de obter resultado falso negativo por não se atingir o limiar isquêmico.[35,36] Aquisições tardias das imagens no pós-esforço imediato (em esteira), método mais comumente empregado no ecocardiograma sob esforço, podem simplesmente perder a "janela de tempo" do evento isquêmico provocado, por vezes bastante fugaz. Daí a necessidade de se mobilizar ao máximo a reserva cardiorrespiratória do paciente. O uso do esforço isométrico através do *handgrip* durante a aquisição das imagens pode ser utilizado como tentativa de estender essa janela.

A anatomia coronariana pode ser um fator determinante na identificação da isquemia. Pacientes com lesão uniarterial notadamente as de artéria circunflexa, que suprem em tese um território menor, podem passar despercebidos a olhos menos treinados.[37,38] Alguns pacientes com ampla circulação colateral desenvolvida podem, apesar de apresentarem lesões angiograficamente significativas, não apresentar de fato isquemia quando submetidos ao estresse físico ou com dobutamina, onde o agente provocador básico é um aumento da demanda de oxigênio miocárdico, por estar suprida pela circulação colateral. No caso do Eco com dipiridamol, que possui um mecanismo fisiopatológico diferente, um deles o roubo em paralelo provocado por vasodilatação predominante dos vasos sadios, desviando através das colaterais o fluxo para eles em detrimento das coronárias doentes, é de se supor que neste caso a isquemia ocorra de fato.[39]

Por fim o remodelamento concêntrico de corações hipertróficos com cavidade pequena que não somente dificulta a identificação da isquemia, mas também reduz o estresse parietal e consequente aparecimento da isquemia.[40,41]

As questões citadas anteriormente devem sempre ser cogitadas e relatadas ao se julgar o resultado final do eco de estresse. O treinamento específico minimiza os erros de interpretação. Outros fatores independem da experiência do examinador em avaliar corretamente a contratilidade, mas seguramente serão mais facilmente identificados com a vivência e incorporação ao longo do tempo da "cultura do eco de estresse"

IMPACTO DAS NOVAS TÉCNICAS ECOCARDIOGRÁFICAS NA ACURÁCIA DA ECOCARDIOGRAFIA DE ESTRESSE

O ecocardiograma de estresse é método diagnóstico bastante estabelecido e validado na prática clínica, destacando-se pela sua capacidade em detectar isquemia miocárdica induzida, avaliar a presença de viabilidade miocárdica e determinar prognóstico em pacientes portadores de doença coronariana. A grande subjetividade[11] na interpretação, a dependência da qualificação do examinador, a dependência da qualidade da imagem e a falta de informações quantitativas geram críticas e menor aceitação.

O desenvolvimento recente de novas técnicas ecocardiográficas, como o uso de contrastes cavitários, a avaliação da deformação miocárdica que se utiliza de análise paramétrica e a ecocardiografia 3D, cada vez mais presentes na rotina clínica diária, abrem novas perspectivas para o método, tornando-o menos subjetivo e contribuindo para o aumento de sua acurácia.

Uso de contrastes cavitários

O uso de contrastes para o realce de bordas endocárdicas, trouxe grande contribuição para a ecocardiografia de estresse não somente porque atrelado ao seu emprego, desenvolveu-se a tecnologia da segunda harmônica extremamente eficaz na identificação da borda endocárdica, mas pelo fato de o contraste possibilitar melhor visualização de segmentos localizados no campo lateral do feixe ultrasônico notório por sua baixa resolução lateral a avaliar as paredes anterior e anterolateral de forma mais preceisa.

O estudo OPTIMIZE incluiu 108 pacientes, que foram submetidos a dois ecocardiogramas de estresse (um com e o outro sem realce de bordas endocárdicas pelo uso do contraste) e à angiografia coronariana (realizada dentro de 30 dias após os exames de estresse). Este estudo demonstrou aumento de 31% do grau de concordância entre a angiografia e os achados do ecocardiograma de estresse em pacientes com janelas desfavoráveis (> 2 segmentos não visualizados entre os 17) após a realização do exame com contraste.[42]

Em um estudo maior, com 229 pacientes, a sensibilidade, a especificidade e a acurácia dos exames de estresse contrastados, realizados em pacientes com janelas desfavoráveis, mostraram-se comparáveis com as dos pacientes com boas janelas que não fizeram uso do contraste,[43] mostrando a grande utilidade do uso de contraste, permitindo a realização de exames em pacientes com janela desfavorável sem perda da acurácia.

Técnicas de avaliação da deformação miocárdica

O *strain* bidimensional (*strain* 2D) permite a avaliação da deformação miocárdica de forma bastante prática, através das técnicas de *speckle tracking* (detecção da movimentação de espéculos ao longo do ciclo cardíaco) ou VVI *(velocity vector imaging)*, sendo independente do uso do Doppler, possibilitando a medida de valores de *strain* (S) e *strain rate* (SR) de forma independente do ângulo de disposição da parede a ser analisada com relação ao feixe ultrassônico.[44,45] É por isso, especialmente interessante para a aplicação na ecocardiografia de estresse, onde a translação cardíaca e o *tethering* podem interferir na análise da contratilidade miocárdica.

A capacidade do *strain* 2D em detectar alterações da deformação miocárdica do VE é bastante comparável com a ressonância magnética (RM) cardíaca com uso da técnica de *tagging* miocárdico, considerado padrão ouro, como demonstrado no estudo de Amundsen et al.[46] ($r = 0,87$, $p < 0,001$).

Durante o estresse, a redução dos valores de *strain* (S, SR e *strain* 2D), ou mesmo o não aumento destes valores são indicativos de isquemia miocárdica ou ausência de viabilidade. Estudos demonstram que o uso de técnicas de *strain* pode melhorar a sensibilidade e especificidade do método, como demonstrado por Voigt et al., que, em 44 pacientes submetidos a ecocardiograma de estresse com dobutamina, evidenciaram aumento de sensibilidade e especificidade para a detecção de isquemia miocárdica de 81/82% para 86/90% respectivamente, quando comparado com a cintilografia miocárdica. A avaliação do momento em que a deformação ocorre no ciclo cardíaco também tem grande importância, sendo sinal de isquemia a presença de encurtamento pós-sistólico, que pode ser analisado com grande facilidade com o uso do SR.[47]

A pesquisa de viabilidade miocárdica é uma das mais importantes aplicações para o uso de técnicas de avaliação de S e SR na ecocardiografia de estresse, podendo ser analisada pelo *strain* sistólico e diastólico.[48] O aumento do S e SR (principalmente longitudinal) durante o ecocardiograma de estresse com dobutamina em baixa dose é indicativo de viabilidade miocárdica, tendo maior sensibilidade do que a estimativa visual de contratilidade.[47,49-51] Em estudo de Hanekom et al.,[52] houve aumento de sensibilidade/especificidade de 73/77% (estimativa visual) para 80/82%, utilizando a análise do *strain rate*.[47,49-51]

Alguns estudos, como o realizado por Hanekom et al.,[53] encontraram limitações no uso de técnicas de *strain* durante o ecocardiograma de estresse e sugerem que possa ser pelas limitações da velocidade de quadros *(frame rate)* na vigência de taquicardia, usual no pico do estresse, ou a ruídos de sinal (artefatos acústicos). É importante observar que o uso destas técnicas sofre grande limitação no ecocardiograma de esforço,[54] sendo de difícil realização e com resultados pouco confiáveis.

O *strain* 2D é técnica de fácil realização, possui pequena variabilidade intra e interobservador e não aumenta o tempo de exame (podemos utilizar para análise os *clips* armazenados habitualmente para os protocolos do ecocardiograma de estresse, observando apenas se o *frame rate* é adequado). Apesar de ainda não existirem grandes estudos demonstrando a sua superioridade com relação ao uso de técnicas convencionais de análise, o uso do *strain* 2D tem-se mostrado de grande utilidade na prática clínica, oferecendo dados objetivos e de fácil interpretação.

Ecocardiograma tridimensional

A ecocardiografia tridimensional vem evoluindo rapidamente, tornando-se uma técnica cada vez mais prática e disponível, com alguns estudos recentes demonstrando sua aplicabilidade com bons resultados na ecocardiografia de estresse, acurácia comparável ao bidimensional e vantagem na avaliação de segmentos apicais.[54] No estudo de Ahmad et al.,[55] o ecocardiograma de estresse 3D demonstrou melhor sensibilidade em detecção de DAC do que o 2D (92,7 *vs.*

84,6%, com p < 0,05). Estudo de Matsumura et al.[56] encontrou valores similares de sensibilidade e especificidade para o diagnóstico de DAC, utilizando ecocardiogramas 2D e 3D, observou porém que o tempo de aquisição das imagens, no pico de estresse ao 3D com técnica de aquisição triplanar a partir de um único ciclo, era menor que a metade do tempo necessário para a aquisição ao 2D (29 ± 4 vs. 68 ± 6 s), corroborado por estudos posteriores.[57]

A aplicação do ECO 3D para o ecocardiograma de estresse foi limitada durante alguns anos, durante o desenvolvimento das primeiras gerações de equipamentos, em virtude do grande perfil dos transdutores e menor qualidade das imagens, o que dificultava a obtenção de imagens, sendo muitas vezes necessária a troca de transdutores durante o exame para o 2D e ficando o 3D reservado apenas para obter imagens triplanares e volumétricas (full volume). As gerações atuais de equipamentos já oferecem transdutores 3D de perfil similar aos transdutores 2D e qualidade de imagem bastante aprimorada, permitindo dessa forma sua utilização durante todo o exame. O uso do strain 3D para o eco de estresse é pouco viável, uma vez que para sua análise é necessária taxa de quadros elevada (em torno de 20 qps), obtida apenas com a aquisição de múltiplos batimentos (multi beat), o que torna necessária a sua obtenção em apneia, bastante difícil no estresse.

Não existem grandes estudos demonstrando a aplicabilidade, acurácia e se existe alguma superioridade do eco 3D e técnicas derivadas (como o strain 3D) sobre técnicas convencionais de análise ecocardiográfica ao estresse, sendo, contudo, objeto de grande interesse da ecocardiografia atual.

CONCLUSÃO

A ecocardiografia de estresse em suas diversas modalidades é atualmente técnica mundialmente consagrada e empregada nas mais variadas populações e condições. Pode ser realizada com todo e qualquer equipamento que forneça imagens de boa qualidade, é portátil, reprodutível, acurada, com sensibilidade e especificidade comparável com outros métodos de imagens funcionais, tradicionais e custo eficazes.[35,58] A experiência do examinador e a qualidade da "janela" ecocardiográfica são determinantes para uma maior acurácia. Naqueles pacientes com "janela" ruim, o uso do contraste para definição das bordas ajuda a melhorar acurácia e a reduzir o percentual de exames inconclusivos.[59] Novas tecnologias de obtenção, visualização e quantificação das imagens vêm sendo incorporadas e propõem aumentar a precisão do método, reduzindo seu caráter subjetivo.[36] Faz-se contudo, necessário um estudo em larga escala para que se possa demonstrar de forma inequívoca o valor adicional em informações diagnóstica e prognóstica, sua reprodutibilidade e custo-efetividade. No momento podemos apenas afirmar que em estudos isolados, com populações seletivas, ou seja, estudos de fase I, estas técnicas têm o potencial de aumentar a confiança no diagnóstico. Mas ainda é cedo para se afirmar que elas trazem informações aditivas relevantes que justifiquem seu emprego em larga escala como método padrão imprescindível, e que aumentam ainda mais a acurácia do método convencional.

BIBLIOGRAFIA

Aggeli C, Giannopoulos G, Misovoulos P et al. Real-time three-dimensional dobutamine stress echocardiography for coronary artery disease diagnosis: validation with coronary angiography. Heart 2007;93:672-75.

Armstrong WF, O'Donnell J, Ryan T et al. Effect of prior myocardial infarction and extent and location of coronary disease on accuracy of exercise echocardiography. J Am Coll Cardiol 1987;10:531-38.

Bax JJ, Cornel JH, Visser FC et al. Prediction of recovery of myocardial dysfunction after revascularization. Comparison of fluorine-18 fluorodeoxyglucose/thallium-201 SPECT, thallium-201 stress- reinjection SPECT and dobutamine echocardiography. J Am Coll Cardiol 1996;28:558-64.

Cortigiani L, Picano E, Coletta C et al. Safety, feasibility, and prognostic implications of pharmacologic stress echocardiography in 1482 patients evaluated in an ambulatory setting. Am Heart J 2001;141:621-29.

Fleischmann KE, Hunink MG, Kuntz KM et al. Exercise echocardiography or exercise SPECT imaging? A meta-analysis of diagnostic test performance. JAMA 1998;280:913-20.

Geleijnse ML, Elhendy A, van Domburg RT et al. Cardiac imaging for risk stratification with dobutamine-atropine stress testing in patients with chest pain. Echocardiography, perfusion scintigraphy, or both? Circulation 1997;96:137-47.

Marcovitz PA, Armstrong WF. Accuracy of dobutamine stress echocardiography in detecting coronary artery disease. Am J Cardiol 1992;69:1269-73.

Marwick TH, Anderson T, Williams MJ et al. Exercise echocardiography is an accurate and cost-efficient technique for the detection of coronary artery disease in women. J Am Coll Cardiol 1995;26:335-41.

Marwick TH, Nemec JJ, Pashkow FJ et al. Accuracy and limitations of exercise echocardiography in a routine clinical setting. J Am Coll Cardiol 1992;19:74-81.

O'Keefe Jr JH, Barnhart CS, Bateman TM. Comparison of stress echocardiography and stress myocardial perfusion scintigraphy for diagnosing coronary artery disease and assessing its severity. Am J Cardiol 1995;75:25D-34D.

REFERÊNCIAS BIBLIOGRÁFICAS

1. Feinstein AR. (Ed.). Diagnostic and spectral markers. In: Clinical epidemiology: the architecture of clinical research. Philadelphia, Pa: Saunders, 1985. p. 597-631.
2. Picano E, Lattanzi F, Masini M et al. High dose dipyridamole echocardiography test in effort angina pectoris. J Am Coll Cardiol 1986;8:848-54.
3. Picano E. Stress echocardiography: from pathological toy to diagnostic tool. Point of view. Circulation 1992;85:1604-12.
4. Picano E, Pingitore A, Conti U et al. Enhanced sensitivity for detection of coronary artery disease by addition of atropine to dipyridamole echocardiography. Eur Heart J 1993;14:1216-22.
5. Picano E, Manni C, Pirelli S et al. on behalf of the EPIC study group. Safety of intravenous high-dose dipyridamole echo-cardiography. Am J Cardiol 1992;70:52-56.
6. Picano E, Mathias Jr W, Pingitore A et al. on behalf of the EDIC study group. Safety and tolerability of dobutamine-atropine stress echocardiography: a prospective, large scale, multicenter trial. Lancet 1994;344:1190-92.
7. Bolognese L, Sarasso G, Aralda A et al. High-dose dipyridamole echocardiography early after un-complicated acute myocardial infarction: correlation with exercise testing and coronary angiography. J Am Coll Cardiol 1989;14:357-63.
8. Seven S, Picano E, Michelassi C et al. Diagnostic and prog- nostic value of dipyridamole echocardiography in patients with suspected coronary artery disease: comparison with exercise electrocardiography. Circulation 1994;89:1160-73.
9. Picano E, Landi P, Bolognese L et al. On behalf of the EPIC study group. Prognostic value of dipyridamole – Echocardiography early after uncomplicated myocardial infarction: a large scale multicenter trial. Am J Med 1993;11:608-18.
10. Sicari E, Picano E, Lusa AM et al. On behalf of the EPIC study group – subproject riskstratification before major vascular surgery. The value of dipyridamole echocardiogram – Phy in risk stratification before vascular surgery: a multi-center study. Eur Heart J 1995;16:842-47.
11. Picano E, Lattanzi F, Orlandini A et al. Stress echocardiography and the human factor: the importance of being expert. J Am Coll Cardiol 1991;24:928-33.
12. Varga A, Picano E, Dodi C et al. Madness and method in stress echo reading. Eur Heart J 1999;20:1271-75.
13. Hoffmann R, Lethen H, Marwick T et al. Analysis of inter-institutional observer agreement in interpretation of dobutamine stress echocardiograms. J Am Coll Cardiol 1996;27:330-36.
14. Mairesse GH, Marwick Th H, Arnese M et al. Improved identification of coronary artery disease in patients with left bundle branch block by use of dobutamine stress echocardiography and comparison with myocardial perfusion tomography. Am J Cardiol 1995;76:321-25.
15. Geleijnse M, Vigna C, Kasprzak et al. Usefulness and limitations of dobutamine-atropine stress echocardiography for the diagnosis of coronary artery disease in patients with left bundle branch block. Eur Heart J 2000;21:1666-73.

16. Cortigiani L, Picano E, Vigna C et al. Prognostic value of pharmacologic stress echocardiography in patients with left bundle branch block. *Am J Med* 2001;110:361.
17. Pingitore A, Picano E, Colosso MQ et al. The atropine factor in pharmacological stress echocardiography. *J Am Coll Cardiol* 1996;27:1164-67.
18. Chia KM, Picard MH, Skopicki HA et al. Viability of hypokinetic segments: influence of tethering from adjacent segments. *Echocardiography* 2002;19(6)475-78.
19. Lattanzi F, Picano E, Bolognese L et al. Inhibition of dipyridamole-induced ischemia by antianginal therapy in humans: correlation with exercise electrocardiography. *Circulation* 1991;83:1256-62.
20. Fioretti PM, Poldermans D, Salustri A et al. Atropine increases the accuracy of dobutamine stress echocardiography in patients taking beta-blockers. *Eur Heart J* 1994;15:355-60.
21. Dodi C, Pingitore A, Sicari R et al. Effects of antianginal therapy with a calcium antagonist and nitrates on dobutamine-atropine stress echocardiography. Comparison with exercise electrocardiography. *Eur Heart J* 1997;18:242-47.
22. Sicari R, Cortigiani L, Bigi R. Prognostic value of pharmacological stress echocardiography is affected by concomitant anti-ischemic therapy at the time of testing. *Ciculation* 2004;109:2428-31.
23. Lu C, Picano E, Pingitore A et al. Complex artery coronary lesion morphology influences results of stress echocardiography. *Circulation* 1995;91:1669-75.
24. Heyman J, Salvadé P, Picano E et al. The elusive link between coronary lesion morphology and dobutamine stress echocardiography results. The EDIC (Echo Dobutamine International Cooperative) study group. *Int J Card Imaging* 1997 Oct.;13(5):395-401.
25. Conrad KA. Effects of atropine on diastolic time. *Circulation* 1981;63:371-77.
26. Ha JW, Juracan EM, Mahoney DW et al. Hypertensive response to exercise: a potential cause for new wall motion abnormality in the absence of coronary artery disease. *J Am Coll Cardiol* 2002 Jan. 16;39(2):323-27.
27. Lee CY, Pellikka AP, Shub C et al. Hypertensive response during dobutamine stress echocardiography. *Am J Cardiol* 1997;80(7):9970-71.
28. Melin J, Wijns W, Pouleur H et al. Ejection fraction response to upright exercise in hypertension: relation to loading conditions and to con- tractility. *Int J Cardiol* 1987;17:37-49.
29. Mottram P, Haluska B, Yuda S et al. Patients with a hypertensive response to exercise have impaired systolic function without diastolic dysfunction or left ventricular hypertrophy. *J Am Coll Cardiol* 2004;43:848-53.
30. Picano E, Lattanzi F, Mazini M et al. Usefulness of a high dose dipyridamole-echocardiography test for diagnosis of syndrome X. *Am J Cardiol* 1987;60:508-12.
31. Nihoyannopoulos P, Kaski JC, Crake T. Absence of myocardial dysfunction during stress in patients with syndrome X. *J Am Coll Cardiol* 1991;18:463-70.
32. Picano E, Palimkas A, Amyot R. Diagnosis of myocardial ischeamia in hypertensive patients. *J Hypertens* 2001;19:1177-83.
33. Wahi S, Marwick T. Aortic regurgitation reduces the accuracy of exercise echocardiography for diagnosis of coronary artery disease. *J Am Soc Echocardiogry* 1999;12:967-73.
34. Bach D, Muller D, Gros B et al. False positive dobutamine stress echocardiograms: characterization of clinical, echocardiographic and angiographic findings. *J Am Coll Cardiol* 1994;24:928-33.
35. Sicari R, Nyhoyannopoulos P, Evangelista A et al. Stress echocardiography expert consensus statement. European Association of Echocardiograpphy. *Eur J Echocardiography* 2008;9:415-37.
36. Pellikka PA, Sherif F. Nagueh MD et al. American society of echocardiography recommendations for *performance*, interpretation, and application of stress echocardiography. *J Am Soc Echocardiogr* 2007;20:1022-39.
37. Segar DS, Brown SE, Sawada SG et al. Dobutamine stress echocardiography: correlation with coronary lesion severity as determined by quantitative angiography. *J Am Coil Cardiol* 1992;19:1197-202.
38. Takeuchi M, Araki M, Nakashima Y et al. Comparison of dobutamine stress echocardiography and stress thallium-201 single-photon emission computed tomography for detecting coronary artery disease. *J Am Soc Echocardiogr* 1993;6:593-602.
39. Gliozhen E, Picano E, Bernardino L et al. Angiographically assessed coronary collateral circulation increases vulnerability to myocardial ischeamia during vasodilator sress testing. *J Am Coll Cardiol* 1996;33:717-26.
40. Yuda S, Khoury V, Marwick T. Influence of wall stress and left ventricular geometry on the accuracy of dobutamine stress echocardiography. *J Am Coll Cardiol* 2002;40:1311-19.
41. Smart S, Knickelbine T, Malik F et al. Dobutamine atropine stress echocardiography for detection of coronary artery disease in patients with left ventricular hypertrophy: importance of chamber size and systolic wall stress. *Circulation* 2000;101:258-63.
42. Eroglu E, D'Hooge J, Herbots L et al. Comparison of real-time triplane and onventioncal 2D dobutamine stress echocardiography for the assessment of coronary artery disease. *Eur Heart J* 2006;27:1719-24.
43. Plana JC, Mikati IA, Dokainish H et al. A randomized cross-over study for evaluation of the effect of image optimization with contrast on the diagnostic accuracy of dobutamine echocardiography in coronary artery disease: the OPTIMIZE trial. *J Am Coll Cardiol Img* 2008;1:145-52.
44. Perk G, Tunick PA, Kronzon I. Non-Doppler two-dimensional strain imaging by echocardiography – from technical considerations to clinical applications. *J Am Soc Echocardiogr* 2007;49(19):1903-14.
45. Leitman M, Lysyansky P, Sidenko S et al. Two-dimensional strain – a novel software for real time quantitative echocardiographic assessment of myocardial function. *J Am Soc Echocardiogr* 2004;17:1021-29.
46. Amundsen BH, Helle-Valle T, Edvardson T et al. Noninvasive myocardial strain measurement by a novel automated tracking system from digital image files. *J Am Coll Cardiol* 2006;47:789-93.
47. Voigt JU, Exner B, Schmiedehausen K et al. Strain-Rate Imaging during dobutamine stress echocardiography provides objective evidence of inducible ischemia. *Circulation* 2003;107:2120-26.
48. Park TH, Nagueh SF, Khoury DS et al. Impact of myocardial structure and function post infarction on diastolic strain measurements: implications for assessment of myocardial viability. *Am J Physiol Heart Circ Physiol* 2006;209:H724-31.
49. Chan J, Hanekom L, Wong C et al. Differentiation of subendocardial and transmural myocardial infarction using two-dimensional strain rate imaging to assess short and long axis function. *J Am Coll Cardiol* 2006;48:2226-32.
50. Bjork Ingul C, Rozis E, Marwick TH. Prediction of mortality using strain rate in dobutamine stress echocardiography. *Circulation* 2006;112:II635.
51. Ingul CB, Stoylen A, Slordahl SA et al. Automated analysis of myocardial deformation at dobutamine stress echocardiography: an angiography validation. *J Am Coll Cardiol* 2007;49(15):1651-59.
52. Hanekom L, Jenkins C, Jeffries L et al. Incremental value of strain rate analysis as an adjunct to wall-motion scoring for assessment of myocardial viability by dobutamine echocardiography. *Circulation* 2005;112:3892-900.
53. Hanekom L, Cho GY, Leano R et al. Comparison of two-dimensional speckle and tissue Doppler strain measurement during dobutamine stress echocardiography: an angiographic correlation. *Eur Heart J* 2007;28(14):1765-72.
54. Davidavicius G, Kowalski M, Williams I et al. Can regional strain and strain rate measurement be performed during both dobutamine and exercise echocardiography, and do regional deformation responses differ with different forms of stress testing? *J Am Soc Echocardiogr* 2003;16:299-308.
55. Ahmad M, Xie T, McCulloch M et al. Real-time three-dimensional dobutamine stress echocardiography in assessment stress echocardiography in assessment of ischemia: comparison with two-dimensional dobutamine stress echocardiography. *J Am Coll Cardiol* 2001;37:1303-9.
56. Matsumura Y, Hozumi T, Arai K et al. Non-invasive assessment of myocardial ischaemia using new real-time three-dimensional dobutamine stress echocardiography: comparison with conventional two-dimensional methods. *Eur Heart J* 2005;26:1625;32.
57. Eroglu E, D'Hooge J, Herbots L et al. Comparison of real-time tri-plane and conventioncal 2D dobutamine stress echocardiography for the assessment of coronary artery disease. *Eur Heart J* 2006;27:1719-24.
58. Garber AM, Solomon NA. Cost-effectiveness of alternative test strategies for the diagnosis of coronary artery disease. *Ann Intern Med* 1999;130:719-28.
59. Mulvagh SL, Rakowski H, Vannan MA et al. American society of echocardiography consensus statement on the clinical applications of ultrasonic contrast agents in echocardiography. *J Am Soc Echocardiogr* 2008;21:1179-201.

8-3 Valor Prognóstico da Ecocardiografia de Estresse

Gustavo Restrepo ■ Karen Estupiñan ■ Jaime Luis López

INTRODUÇÃO

Apesar dos avanços nos métodos diagnósticos e intervenções terapêuticas, a doença arterial coronariana ainda representa uma causa muito importante de morbidade e mortalidade em nossos países. A ecocardiografia de estresse é uma técnica rotineiramente utilizada para o diagnóstico, estratificação de risco e prognóstico dos pacientes com suspeita e doença arterial coronariana conhecida.[1-5]

Atualmente existe grande preocupação nos sistemas governamentais de saúde pelo aumento substancial dos custos de atenção médica. É importante utilizar critérios adequados para a realização dos procedimentos diagnósticos.[6,7] A estratificação precisa do risco cardiovascular torna mais custo-efetiva as avaliações diagnósticas invasivas, como a angiografia coronária e as intervenções terapêuticas, como a revascularização miocárdica percutânea ou cirúrgica. Os dados fisiológicos da ecocardiografia de estresse têm um impacto clínico relevante para decidir pela revascularização comparados com os dados da anatomia coronária, mostrados pela angiografia. A ecocardiografia de estresse demonstra valores preditivos negativos altos (taxa de eventos baixa depois de um teste negativo), que é particularmente útil já que identifica pessoas de risco baixo que não necessitam de exames e intervenções adicionais. A angiografia coronária é uma técnica diagnóstica invasiva que possui um baixo risco, porém não livre de complicações. Além disso, a subutilização de testes não invasivos para documentar isquemia antes de angioplastia coronária não é uma prática médica que deva se recomendar, pois hoje sabemos sobre a importância em se documentar isquemia miocárdica para se optar pela intervenção.[8]

Neste capítulo revisaremos as evidências que demonstram a utilidade da ecocardiografia de estresse na avaliação prognóstica dos pacientes com doença coronariana conhecida ou suspeita, dor torácica aguda com troponina negativa, pós-infarto agudo do miocárdio, diabéticos, hipertensos, doenças renal e hepática avançadas e na avaliação pré-operatória de cirurgia não cardíaca.

VALOR PROGNÓSTICO DA ECOCARDIOGRAFIA DE ESTRESSE COM EXERCÍCIO

Os pacientes com ecocardiografia de estresse normal (exercício ou farmacológico) são considerados de baixo risco com uma taxa de eventos cardíacos baixa durante o *follow-up*. Numerosos estudos têm demonstrado que os pacientes com um ecocardiograma de estresse normal têm um prognóstico benigno com uma taxa de eventos cardíacos menores que 1% por ano.[9-11] Um estudo em 3.121 pacientes submetidos à ecocardiografia de estresse (exercício com esteira rolante, 41%, dobutamina, 59%) avaliou a necessidade de angiografia coronariana, revascularização e eventos graves (infarto do miocárdio não fatal, morte cardíaca) durante um período médio de 2,8 ± 1,1 anos.[12] Os resultados de uma ecocardiografia de estresse normal demonstram um excelente prognóstico. A ecocardiografia de estresse pôde efetivamente estratificar os pacientes em grupos de alto risco (> 5% por ano) e baixo risco (< 1% por ano), porém também em grupos de risco intermediário (1-5% por ano). A análise de regressão logística multivariáveis identificou o pico de índice de movimento da parede (p WMSI, *peak wall motion escore index*) como o fator preditivo mais forte de angiografia coronária, revascularização miocárdica e eventos cardíacos futuros. Adicionalmente, a referência à angiografia coronária e revascularização aumentou em paralelo com a extensão e gravidade dos resultados anormais da ecocardiografia de estresse. Os pacientes com resultados de ecocardiografia de estresse marcadamente anormais (p WMSCI > 1,7) e com o risco mais alto de eventos adversos foram provavelmente os mais beneficiados pela revascularização coronária. A ecocardiografia de estresse trouxe informação prognóstica adicional sobre as variáveis clínicas.[13-15]

O diagnóstico de doença coronariana é o passo inicial na avaliação de pacientes com sintomas anginosos. Porém, informação adicional sobre a estratificação de risco e prognóstico é essencial para guiar decisões apropriadas. Os resultados de um ecocardiograma de estresse normal estão associados a um prognóstico benigno até por 18 meses. Esta baixa taxa de eventos de 0,8% por ano se aproxima da população estratificada por idade e também dos pacientes com angiografia coronária normal.[16] O prognóstico dos pacientes com ecocardiografia de estresse com dobutamina demonstra uma taxa de eventos cardíacos maiores que a obtida pela ecocardiografia de estresse com exercício, graças às características clínicas dos pacientes que requerem dobutamina por incapacidade funcional serem mais adversas (doença vascular periférica que limita o exercício, dispneia grave por doença pulmonar, transtornos neurológicos, problemas ortopédicos e idade mais avançada). Os resultados da ecocardiografia de estresse (exercício ou farmacológico) comparam-se favoravelmente com os estudos de perfusão miocárdica, que estão simultaneamente associadas a um prognóstico benigno.[17]

A presença de um movimento normal da parede (p WMSI 1,0) durante a ecocardiografia de estresse confere um prognóstico favorável. Estes pacientes de baixo risco geralmente só precisam de orientação sobre modificação dos fatores de risco e estilo de vida. Os pacientes com resultados de motilidade parietal leve a moderadamente anormal (p WMSI, 1,1-1,7) têm um risco intermediário para eventos cardíacos. A estratégia de manejo nestes pacientes não está claramente definida. Estes pacientes podem ser candidatos à modificação agressiva dos fatores de risco e referência à angiografia coronária, só se os sintomas forem refratários.[12] Uma estratégia não invasiva inicial pode ser eficaz e evitar procedimentos invasivos desnecessários.[18] Os pacientes com resultados da ecocardiografia de estresse nitidamente anormais (p WMSI > 1,7) têm um alto risco de eventos cardíacos com frequência e apresentam doença coronariana multivascular.[19] Os pacientes de alto risco devem ser submetidos à angiografia coronária e revascularização para modificar e reduzir o risco cardíaco. Esta estratégia de revascularização em pacientes com resultados de ecocardiografia de estresse nitidamente anormais (p WMSI > 1,7) pode melhorar o prognóstico do paciente ao prevenir eventos cardíacos.[12,19]

A dor torácica é a manifestação inicial mais comum da doença arterial coronariana. Um estudo recente avaliou o valor prognóstico adicional da ecocardiografia de estresse (exercício ou dobutamina) para a predição de eventos cardíacos maiores de curto a médio prazos, além da análise clínica e do eletrocardiograma de exercício, em um grupo de pacientes consecutivos com suspeita de angina de início recente e sem um diagnóstico estabelecido de doença arterial coronariana.[20] Foram avaliados 547 pacientes, 68 ± 4,9 anos, no período de 28 meses. Este estudo demonstrou que a ecocardiografia de estresse foi um forte fator de prevenção de eventos cardíacos intensos (morte, infarto agudo do miocárdio), independente dos antecedentes, dados clínicos e descobertas do ECG de repouso e estresse. A ecocardiografia de estresse forneceu informação adicional às descobertas clínicas e do ECG. Um ecocardiograma de estresse negativo previu uma taxa de eventos de somente 0,25%. A taxa de eventos aumentou para mais de 3 vezes, quando a ecocardiografia de estresse demonstrou isquemia. Adicionalmente, um aumento da carga isquêmica resultou em um aumento proporcional na taxa de eventos cardíacos. Um ecocardiograma de estresse positivo precisou de angiografia coronária em 90% dos pacientes, dos quais três quartos necessitaram de revascularização. Por outro lado, uma ecocardiografia de estresse negativa resultou em arteriografia coronária em somente 0,8% dos pacientes, e nenhum deles necessitou de revascularização. O estudo também demonstrou que a análise clínica isolada previu marginalmente eventos cardíacos. Os dados do ECG de exercício não forneceram informação adicional, na maioria dos pacientes (80%) que demonstraram um ECG de repouso normal. A exclusão de pacientes com ECG de repouso anormal não alterou os dados.[20] Outro estudo prospectivo demonstrou que a ecocardiografia de estresse fornece não somente melhor estratificação do risco, mas também um perfil de superioridade comparado com o ECG de exercício nos pacientes que se apresentaram com suspeita de síndrome coronariana aguda.[21] A ecocardiografia de estresse (exercício, dobutamina) é superior ao ECG de exercício na estratificação de risco de pacientes que apresentam dor torácica aguda e troponina negativa.[22] A dosagem de troponina tem sido útil para identificar pacientes de alto risco, já que estes marcadores são indicadores de necrose miocárdica, e sua ausência não exclui a presença de doença arterial coronariana significativa, como a causa dos sintomas de apresentação.[23] As taxas de mortalidade em 30 dias em pacientes com medições de troponina negativas podem ser tão altas quanto 5-10% em algumas séries e representa uma prova de risco significativa.[24,25] A ecocardiografia de estresse foi mais exata que o ECG de exercício ao classificar corretamente os pacientes com probabilidade pré-teste intermediários em grupos de alto e baixo riscos de doença coronariana. Um número maior de pacientes que realizaram ECG de exercício continuaram sendo classificados como de risco intermediário (47%), comparado com somente 3% depois de ecocardiografia de estresse.

Estudos com um número significativo de pacientes têm demonstrado que a ecocardiografia de estresse é equivalente aos estudos de imagens de perfusão com isótopos para a estratificação de risco dos pacientes com suspeita ou doença arterial coronariana conhecida.[26-28] A taxa de eventos depois de um teste normal em cada modalidade é baixa, o uso de quaisquer destas técnicas não invasivas é apropriado, depende da experiência e custo na instituição particular. Além disso, a utilidade prognóstica de ambas as modalidades é geralmente similar para homens e mulheres. Os valores de predição negativos da imagem com perfusão miocárdica e da ecocardiografia de estresse são úteis na prática clínica para identificar pacientes de baixo risco, evitando exames e intervenções desnecessárias. Sem restrição, a ecocardiografia de estresse é uma técnica à beira do leito, sem radiação e é mais eficaz que a imagem de perfusão com isótopos nos grupos de risco baixo-intermediário.[29]

Vários estudos têm definido a utilidade prognóstica da ecocardiografia de estresse e das imagens de perfusão miocárdica tanto em homens, como em mulheres. A metanálise realizada por Metz et al. (imagem de perfusão miocárdica em 8.008 pessoas, 34% mulheres; ecocardiograma de estresse em 3.021 pessoas, 46% mulheres) demonstrou que o prognóstico é geralmente similar para homens e mulheres.[27] Um estudo observacional envolvendo 11.132 pacientes (4.234 mulheres sintomáticas de risco intermediário) demonstrou que a função ventricular esquerda basal e as anormalidades no movimento da parede induzidas pelo estresse foram fatores altamente preditivos de morte cardíaca, tanto para homens, como para mulheres.[30] A sobrevida global foi menor nos homens graças a uma maior carga de doença subjacente comparada com a contraparte feminina.

Nas mulheres que realizaram um teste de exercício, as taxas de mortalidade em 5 anos aumentaram de 0,6 para 4,3% para ausência de doença coronariana e presença de enfermidade multivascular. O risco de mortalidade anual é de aproximadamente, 1 entre 1.000, se os resultados de exercícios forem negativos e aumentam de 1 entre 100 naqueles com isquemia de alto risco durante o exercício. Para as mulheres realizando uma ecocardiografia de estresse com dobutamina, as taxas em 5 anos aumentaram de 5 para 13,4% para ausência de doença coronariana e presença de doença coronariana de três vasos com isquemia. Em mulheres com incapacidade funcional significativa levadas à ecocardiografia de estresse com dobutamina, o risco anual de morte cardíaca aumenta de 1 entre 100 para 3-5 entre 100 desde estudo negativo para isquemia até estudo positivo para isquemia de alto grau.[30] Uma síntese da evidência das descobertas da ecocardiografia de estresse e de imagens de perfusão miocárdica com isótopos em mulheres demonstra o seguinte:

A) No caso de perfusão com estresse normal e motilidade parietal normal (ausência de isquemia) para as mulheres que realizaram exercício, as taxas de mortalidade estão em um índice de 0,1-0,4% por ano.
B) Nas mulheres levadas a estresse farmacológico com resultado normal (ausência de isquemia), as taxas de mortalidade são maiores, porém, aproximadamente, de 1% por ano.
C) A isquemia decorrente de doença multivascular está associada à pior sobrevida e taxas de mortalidade esperadas de 1% (para mulheres que realizaram exercício) e 3-5% (para mulheres levadas a estresse farmacológico) por ano.[30] Outro estudo em 5.798 pacientes avaliou a utilidade prognóstica da ecocardiografia de exercício em pacientes com suspeita ou doença coronariana conhecida. Foram avaliados 3.332 homens e 2.476 mulheres com idade média similar (62 ± 12 anos) e acompanhamento de 3,2 ± 1,7 anos.[31] Embora os eventos cardíacos tenham ocorrido mais frequentemente em homens, o valor adicional da ecocardiografia de exercício foi comparável em ambos os sexos. De todas as variáveis do ECG e do ecocardiograma de exercício, a carga de trabalho alcançada (METS) e o índice de movimento da parede com o exercício (WMSI) tiveram a associação mais forte ao prognóstico. Os resultados do ecocardiograma de exercício tiveram implicações comparáveis tanto em homens como em mulheres e forneceram informação prognóstica adicional aos dados clínicos, ecocardiograma e ECG de repouso.

Peteiro et al.[32] têm demonstrado o valor prognóstico da ecocardiografia de estresse com exercício, capturando as imagens não somente no pós-exercício imediato, como também no pico do exercício durante o teste na esteira rolante *(treadmill exercise)* em pacientes com suspeita ou doença arterial coronariana conhecida. O estudo avaliou 2.947 pacientes com ecocardiografia de estresse com exercício. O índice de movimento da parede (WMSI) foi avaliado em repouso, no pico do exercício e no pós-exercício. Isquemia foi detectada somente no pico do exercício em 23% dos pacientes, no pico e pós-exercício em 74% dos pacientes e em 1% somente durante o pós-exercício. A taxa de mortalidade em 5 anos foi de 3,5% em pacientes sem isquemia, 15,3% em pacientes com isquemia somente no pico de exercício e 14% em pacientes com isquemia no pós-exercício. Na análise multivariada, o WMSI *(wall motion escore index)* do pico do exercício foi um fator preditivo independente de eventos cardíacos maiores e mortalidade. A adição das imagens no pico de exercício às variáveis clínicas, ecocardiograma de repouso, variáveis de exercício e imagens pós-exercício forneceram informações prognósticas adicionais para eventos cardíacos maiores e mortalidade.

Além da utilidade prognóstica das anormalidades do movimento da parede, outros parâmetros derivados do exercício também têm demonstrado valor prognóstico, que não foram considerados neste capítulo. Em particular, o aumento da insuficiência mitral funcional durante o exercício,[33-36] o valor prognóstico da ecocardiografia de estresse com exercício em pacientes com estenoses aórtica assintomática,[37-40] a avaliação de exercício com a escala de Duke *(Duke Treadmill escore)*,[41-43] a recuperação da frequência cardíaca,[44,45] a dilatação isquêmica do ventrículo esquerdo[46] e mudança do volume sistólico final[47] têm demonstrado ter valor prognóstico independente.

VALOR PROGNÓSTICO DA ECOCARDIOGRAFIA DE ESTRESSE COM DOBUTAMINA

A importância prognóstica do ecocardiograma de estresse tem sido objetivo de múltiplos estudos, sendo inicialmente avaliados pelo ecocardiograma de estresse com exercício ou em esforço e depois a busca por encontrar métodos mais exatos de avaliação e alternativos para pacientes, que não podem realizar exercício, surgiu então, o ecocardiograma de estresse farmacológico, permitindo, por sua vez, ao ecocardiograma, o uso da dobutamina também na avaliação de viabilidade miocárdica.[48] A capacidade de prever baixo risco justifica uma terapêutica conservadora em pacientes com ecoestresse negativo tanto quanto a capacidade do ecoestresse com dobutamina de prever mortalidade, e eventos cardíacos adversos têm implicações importantes para a seleção de diferentes medidas terapêuticas.

Um dos primeiros estudos para determinar o valor prognóstico do ecoestresse com dobutamina foi realizado na Clínica Mayo, em 1997[49] em que foram incluídos 860 pacientes com suspeita ou doença arterial coronariana conhecida que foram seguidos durante 24 meses, entre esses pacientes 86 tiveram eventos cardíacos adversos, incluindo infarto não fatal e morte de origem cardíaca, em 55% destes pacientes o ecoestresse com dobutamina foi positivo e estes pacientes tiveram 4 vezes maior taxa de eventos cardíacos adversos com relação àqueles com ecoestresse negativo que tiveram uma taxa livre de eventos cardíacos de 97% durante o acompanhamento, corroborando o valor prognóstico do ecoestresse com dobutamina. Este estudo, além disso, identificou como fatores preditivos independentes de mau prognóstico a insuficiência cardíaca, infarto do miocárdio prévio e alteração da contratilidade segmentar em vários segmentos durante o ecoestresse.

Outro grande estudo para avaliar previsão de mortalidade por ecocardiograma de estresse com dobutamina foi feito pela fundação Cleveland Clinic[50] entre 1988 e 1994 e incluiu 3.156 pacientes, com média de idade de 63 ± 12 anos e acompanhamento médio de 3,8 anos, demonstrando pior prognóstico em pacientes com resultado anormal ao ecoestresse com dobutamina (50% dos pacientes tiveram resultado anormal). Os pacientes com resultado normal tiveram uma taxa de mortalidade de 1% por ano nos primeiros 4 anos de acompanhamento com aumento anual da mortalidade em presença de isquemia, cicatriz ou ambos. Este estudo, também, demonstrou que o índice do aumento da sobrevida piorou em presença de isquemia em vários territórios (Fig. 8-1).

Para aumentar a especificidade do ecoestresse com dobutamina, na década de 1990 foram realizados múltiplos estudos adicionando atropina ao protocolo convencional de ecoestresse. Com a finalidade de avaliar sua utilidade prognóstica em pacientes diagnosticados com dor precordial, um estudo prospectivo pioneiro foi feito nos Países Baixos, publicado em 1993, com um total de 430 pacientes, com média de idade de 61 anos e acompanhamento de 17 meses ± 5 meses, identificando que a idade avançada acima dos 70 anos era um fator independente de eventos cardíacos adversos igual às novas anormalidades da contratilidade durante o ecoestresse em todos os pacientes com alteração da cinesia basal.[51] Por outro lado, o uso imediato da atropina durante o ecoestresse com dobutamina demonstrou que não somente pode aumentar o número de testes efetivos, como também diminui os eventos adversos apresentados em dose máxima de dobutamina. No Instituto do Coração de São Paulo, Brasil,[52] avaliou-se de maneira retrospectiva em 844 pacientes a utilidade prognóstica de ecoestresse com dobutamina-atropina em pacientes tratados com β-bloqueadores de

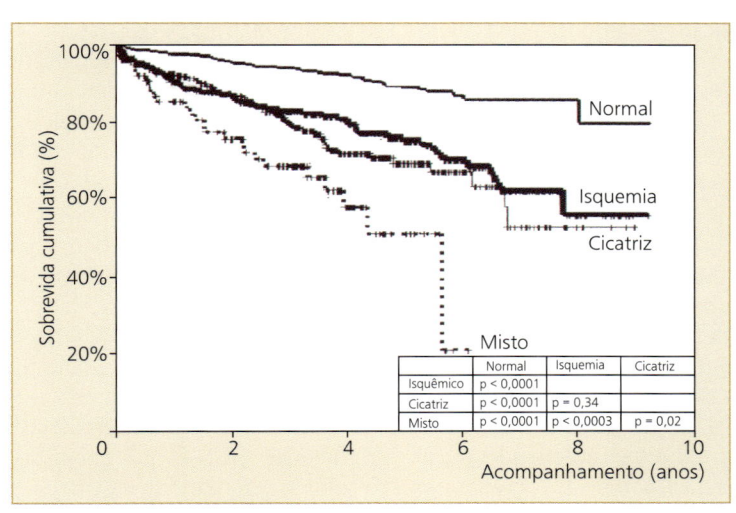

Fig. 8-1. Curva de Kaplan-Meier demonstra os resultados dos pacientes com ecoestresse com dobutamina normal *versus* aqueles com isquemia induzida, cicatriz e/ou ambos. EE = ecoestresse.

ação prolongada, encontrando-se que não houve diferenças entre a taxa de eventos cardíacos adversos em pacientes com resultado normal e uso regular de β-bloqueadores *versus* aqueles que não usavam β-bloqueadores, determinando-se, assim, que o valor prognóstico do ecoestresse com dobutamina-atropina não é afetado pelo uso habitual de β-bloqueadores.

Embora o prognóstico adverso da incompetência cronotrópica tenha sido estabelecido pelo teste de esforço, o valor prognóstico de uma prova submáxima definida como uma frequência cardíaca máxima menor que 85% durante o teste de estresse cursa com implicações diferentes. Um estudo realizado no Hospital Ford de Detroit, EUA,[53] em 1999, que incluiu 765 pacientes com fração de ejeção normal em repouso e três anos de acompanhamento comparado com aqueles pacientes que alcançaram 85% da frequência cardíaca máxima *versus* aqueles que não a alcançaram, declara que os pacientes com ecoestresse (dobutamina) submáximo negativo tiveram uma taxa de eventos cardíacos adversos baixa, similar aqueles com prova máxima negativa, já que tiveram uma resposta inotrópica fisiológica com aumento da contratilidade miocárdica sob máximo estresse com dobutamina. Os pacientes diabéticos foram exceção, tendo piores resultados com aumento de eventos cardíacos adversos, através do qual este estudo conclui que os pacientes com função ventricular preservada e prova de estresse submáxima negativa não precisam se submeter a estudos adicionais com exceção de pacientes portadores de diabetes mélito.

Com o aumento da idade, observou-se um aumento proporcional na prevalência e gravidade de doença arterial coronariana, sendo a doença cardiovascular a causa mais comum de morte na população idosa. Um estudo que incluiu grande número de pacientes: 6.655 pacientes de idades diferentes, divididos em três grupos: < 60 (21%), 60 a 74 anos (45%) e ≥ 75 anos (34%), avaliou a informação prognóstica derivada de ecoestresse com dobutamina segundo a idade dos pacientes, determinando toda a causa de mortalidade, eventos cardíacos adversos, incluindo infarto do miocárdio e revascularização tardia, com acompanhamento de 5,5 anos ± 2,2 anos. Os resultados demonstraram que o ecoestresse com dobutamina positivo foi um fator de previsão independente de eventos cardíacos adversos nos três grupos, e uma resposta anormal do volume telesistólico no grupo de 60 a 74 anos e ≥ 75 anos foi independentemente relacionado com morte.[54] Mesmo assim, em pacientes octogenários com dor precordial e limitação para a realização de exercício graças à baixa capacidade funcional *versus* problemas articulares degenerativos, o ecocardiograma de estresse com dobutamina é uma ferramenta útil e segura para descartar doença arterial coronariana.[55,56] Nestes pacientes, os dados clínicos não fornecerão informação prognóstica significativa dado que em geral, esta população é portadora de doenças que por si implicam mal prognóstico como a doença arterial carotídea ou infartos prévios, corroborando através do eco stress com dobutamina que estes pacientes considerados como de alto risco podem beneficiar-se da terapia de reperfusão, melhorando sua qualidade de vida e a taxa de sobrevida livre de eventos cardíacos adversos comparados com terapia medicamentosa otimizada.

É bem conhecido que a doença arterial coronariana em pacientes diabéticos tem pior prognóstico que em pacientes não diabéticos com alta incidência de eventos cardíacos, inclusive morte.[57] Este grupo de pacientes tem sido especialmente avaliado em diferentes estudos pelo ecoestresse com dobutamina, demonstrando que um resultado anormal lhes confere um pior prognóstico que para aqueles com resultado normal, e que este prognóstico é inclusive pior que em população não diabética, sendo o eco com dobutamina uma ferramenta prognóstica independente.[58,59] Tipicamente, estes estudos têm demonstrado de 2 a 3 vezes piores resultados em pacientes diabéticos *versus* não diabéticos.[60] O principal estudo demonstra o valor prognóstico do ecoestresse com dobutamina em pacientes diabéticos assintomáticos sem doença arterial coronariana conhecida, feito nos Países Baixos, que incluiu 170 pacientes acompanhados por 5 anos, sendo identificada isquemia miocárdica em 45 destes pacientes (28%), corroborando pior prognóstico durante seu acompanhamento. Este estudo identificou que os pacientes diabéticos têm probabilidade intermediária de doença arterial coronariana e sua alta incidência de isquemia silenciosa justifica a estratificação de risco não invasiva com ecoestresse com dobutamina neste grupo de pacientes.[61]

A Figura 8-2 demonstra a sobrevida dos pacientes com relação aos resultados do teste de estresse com dobutamina, se positivo ou negativo.

Chaowalit *et al.*[62] estudaram o valor prognóstico do ecoestresse com dobutamina em 2.349 pacientes diabéticos durante um período de 5,4 ± 2,2 anos, constatando que a mortalidade e a morbidade foram significativamente maiores em pacientes com resultado de ecoestresse anormal e isquemia induzida.

O ecocardiograma de estresse com dobutamina também teve êxito na avaliação de risco pré-operatório para cirurgia não cardíaca. Como se sabe, a doença arterial coronariana é a principal etiologia de complicações no pós-operatório recente de cirurgia vascular, e aproximadamente 60% dos pacientes têm mais de 70% de estenoses em uma ou mais artérias coronarianas.[63] O primeiro estudo a sugerir a importância do valor prognóstico do ecoestresse com dobutamina como fator de previsão de eventos cardíacos adversos em cirurgia maior não cardíaca foi publicado pela Universidade de Indiana, em 1994.[64] Neste pequeno estudo foram incluídos 60 pacientes programados de maneira seletiva para cirurgia de aorta (27 com aneurisma e 33 com doença arterial oclusiva periférica), e foi avaliada a capacidade do ecoestresse com dobutamina de prever eventos cardíacos adversos em pré-operatório. No grupo de pacientes com ecoestresse anormal, 29% tiveram eventos cardíacos adversos *versus* 4,6% dos pacientes com ecoestresse normal, a sensibilidade foi de 92%, e a especificidade, de 44%. Este estudo claramente confere valor prognóstico ao ecocardiograma de estresse com dobutamina. Posteriormente foi publicada uma metanálise,[65] em 1996 que compilou 15 estudos desde 1985 até 1994, concluindo que o valor de previsão de eventos cardíacos adversos no pré-operatório com ecoestresse com dobutamina era similar ao estudo de perfusão com tálio.

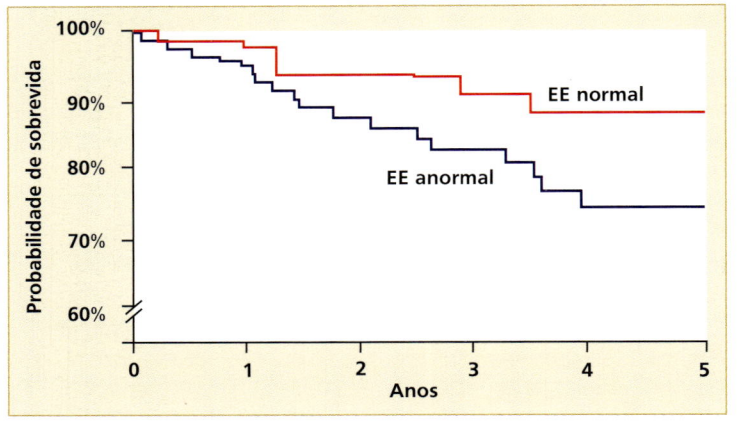

Fig. 8-2. Curva de Kaplan-Meier mostra a taxa de sobrevida de pacientes com resultado de ecoestresse com dobutamina positivo e negativo. EE = eco de estresse.

De igual forma em pacientes com doença hepática terminal candidatos a transplante, que em geral têm função ventricular preservada, também se determinou o valor prognóstico do ecoestresse com dobutamina considerado-se também uma ferramenta amplamente utilizada para estratificação de risco de pacientes com doença renal crônica, especialmente aqueles que serão levados a transplante renal. Um estudo populacional,[67] que incluiu 2.292 pacientes entre 1993 e 2003, com suspeita de doença arterial coronariana, divididos em 4 grupos, segundo a função renal determinada pela taxa de filtragem glomerular, realizou ecoestresse com dobutamina. Estes pacientes foram acompanhados por um período de 8 anos.

As descobertas reportaram que aqueles pacientes com novas alterações de contratilidade segmentar durante o ecoestresse com dobutamina e disfunção renal tiveram maior taxa de eventos cardíacos adversos, incluindo morte *versus* aqueles pacientes com resultado normal, que tiveram menor incidência de complicações cardiovasculares, sendo a isquemia durante o ecoestresse com dobutamina um fator de previsão independente de mortalidade e o grau de disfunção renal um determinante adicional de sobrevida e eventos cardíacos adversos.

A Figura 8-3 corresponde a curvas de Kaplan-Meier e representa a evolução dos 4 grupos de pacientes com ecoestresse com dobutamina normal e aqueles com ecoestresse com dobutamina positivo (anormal).

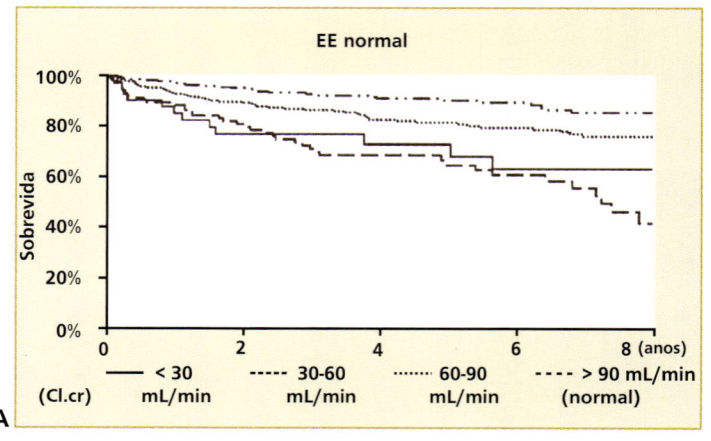

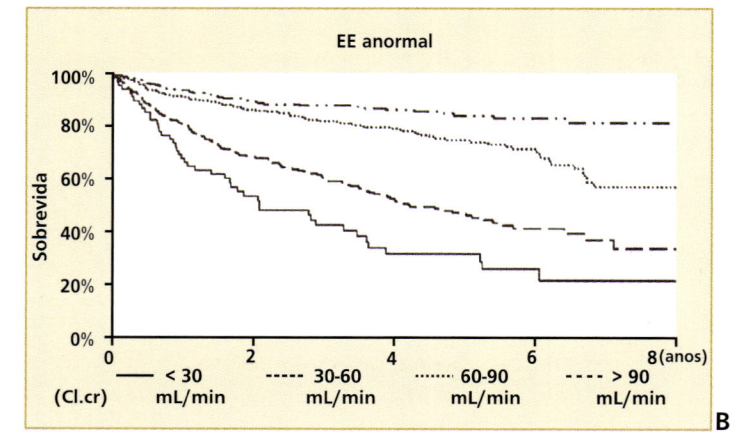

Fig. 8-3. (**A** e **B**) ecoestresse com dobutamina de acordo com a função renal, se normal (> 90 mL/min), disfunção leve (cl.cr de 60-90 mL/min), disfunção moderada (cl.cr de 30-60 mL/min) e disfunção importante (cl.cr < 30 mL/min). Cl.cr = *clearance* de creatinina.

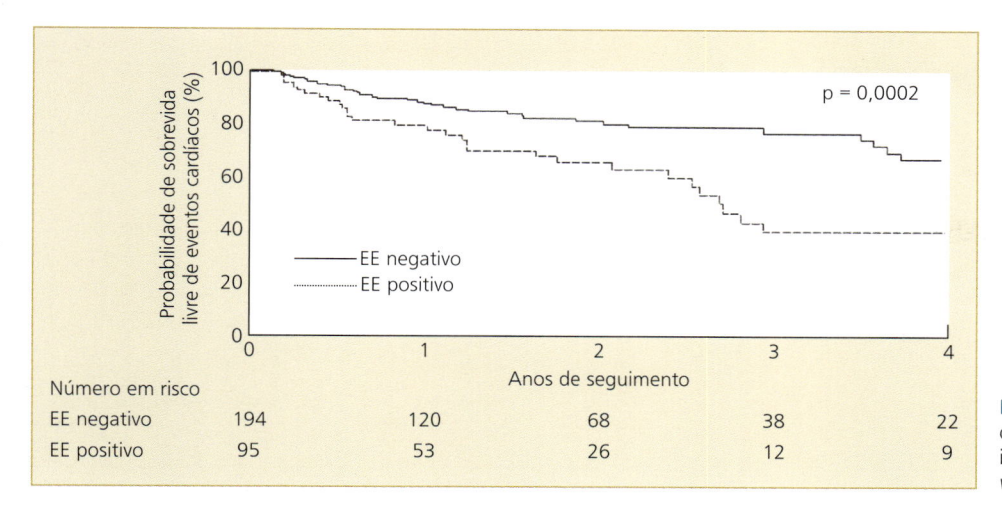

Fig. 8-4. Curva de Kaplan-Meier representa a evolução de pacientes pós-revascularização com indução de isquemia miocárdica por ecoestresse com dobutamina *versus* ausência de isquemia.

Em pacientes com revascularização miocárdica cirúrgica ou percutânea, em que os sintomas de isquemia miocárdica podem ser ou não atípicos, a utilidade clínica do ecoestresse com dobutamina tem sido questionada para determinar reestenoses ou progressão da doença em pacientes assintomáticos. É através destes pacientes que são realizados vários estudos, entre eles um publicado nos Países Baixos,[68] em 2004, que incluíram 331 pacientes com acompanhamento médio de 24 meses. Duzentos e quarenta e um (82%) destes pacientes tinham alteração na contratilidade basal e o eco de estresse foi positivo em 96 pacientes (33%). A presença de insuficiência cardíaca congestiva foi independente de morte cardíaca e infarto do miocárdio, enquanto o diabetes melito foi fator de previsão independente de morte cardíaca. Segundo as diretrizes do Colégio Americano de Cardiologia,[69] o teste de estresse pós-revascularização é indicado para pacientes com sintomas persistentes sugestivos de isquemia (Classe I) ou como parte da reabilitação cardíaca (Classe II), porém os sintomas depois da revascularização são atípicos, não sendo determinados como isquêmicos.

A evidência de alteração isquêmica reversível da contratilidade miocárdica durante o ecoestresse com dobutamina identifica pacientes de alto risco a desenvolverem eventos cardíacos tardios pós-revascularização, corroborando este estudo que o ecoestresse com dobutamina provê informação prognóstica em pacientes pós-revascularização (Fig. 8-4).

Posteriormente, em 2008, foi publicado um estudo retrospectivo[70] que incluiu 393 pacientes sem angina de peito depois da revascularização miocárdica, demonstrando que 66% destes pacientes tinham isquemia miocárdica objetiva durante o ecoestresse com dobutamina apesar da ausência de sintomas ou complicações, sendo associados a maior risco de mortalidade. Estas descobertas apóiam a evidência que a isquemia miocárdica ocorre frequentemente sem sintomas pós-revascularização e que o ecoestresse com dobutamina segue sendo de grande utilidade para avaliação prognóstica neste grupo de pacientes, considerando razoável a realização periódica do mesmo, ainda em ausência de sintomas.

Em pacientes com infarto prévio e segmentos acinéticos, o ecocardiograma de estresse com dobutamina também tem demonstrado ser útil na avaliação prognóstica destes pacientes. Sozy *et al.*[71] estudaram 752 pacientes com acinesia em um ou mais segmentos levados a ecoestresse com dobutamina entre 1993 e 2000 em acompanhamento de 5 ± 2,7 anos. Oito por cento (8%) destes pacientes, com segmentos acinéticos, que faziam discinesia, demonstraram maior incidência de eventos cardíacos adversos e estes pacientes, por sua vez, se associavam a uma alta prevalência de hipertensão arterial e a diabetes melito, embora a discinesia tenha sido considerada como um fenômeno não relacionado com isquemia, este estudo conseguiu demonstrar que este padrão é independentemente um fator de previsão de eventos cardíacos adversos. Isto pode ser explicado pela presença de abundante tecido cicatricial nestes segmentos que pode contribuir para a piora do remodelamento ventricular, arritmias e desenvolvimento de insuficiência cardíaca congestiva (Fig. 8-5).

Por último, em pacientes com função ventricular preservada e suspeita de doenças arterial coronariana, considerados como de baixo risco para eventos cardíacos adversos, o ecoestresse com dobutamina também tem sido avaliado como ferramenta prognóstica. Um estudo prospectivo que incluiu 528 pacientes com função ventricular preservada em que foi realizado ecoestresse com dobutamina em altas doses mais atropina, com acompanhamento de 4,7 anos ± 2,1 anos, foi detectada isquemia miocárdica em 127 pacientes (24%), associando-se a um aumento de morte cardíaca e de eventos cardíacos adversos, concluindo que a indução de isquemia miocárdica durante o ecoestresse com dobutamina está associada a eventos cardíacos adversos e morte, independentemente da função ventricular.[72]

VALOR PROGNÓSTICO DA ECOCARDIOGRAFIA DE ESTRESSE COM DIPIRIDAMOL

O dipiridamol foi o primeiro agente de estresse farmacológico utilizado em imagens cardíacas para o diagnóstico de doença coronariana. Com base em observações clínicas e experimentais, em 1976 Taucher[73] propôs o teste ergométrico com dipiridamol para o diagnóstico de doença arterial coronariana. No início dos anos 1980, combinou-se a ecocardiografia 2D com a infusão de dipiridamol, melhorando a sensibilidade na detecção de isquemia miocárdica.[74] Durante os últimos anos, utilizaram-se doses baixas (0,56 mg/kg em 4 min) com baixos valores de sensibilidade,[74] o que foi aprimorado posteriormente para doses altas (0,84 mg/kg em 10 min),[75] e coadministração de atropina[76] e, por fim, doses altas e curto tempo de infusão, obtendo maior sensibilidade do método (protocolo acelerado).

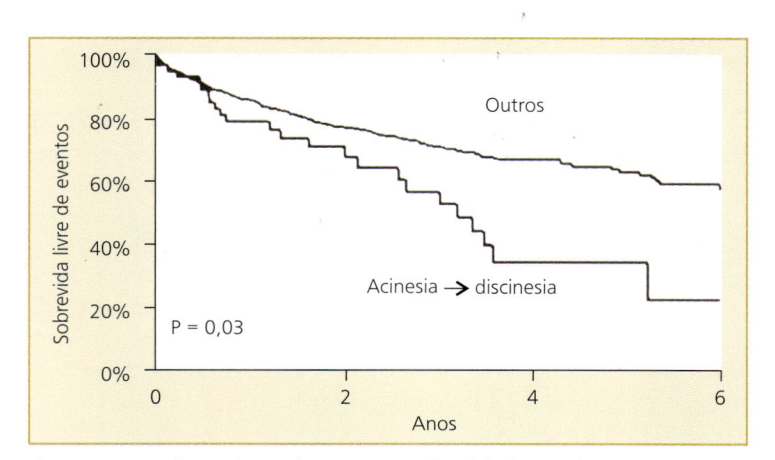

Fig. 8-5. Curva de Kaplan-Meier mostra a sobrevida dos pacientes com acinesia em repouso e sem mudanças durante o ecoestresse com dobutamina *versus* aqueles que fizeram discinesia.

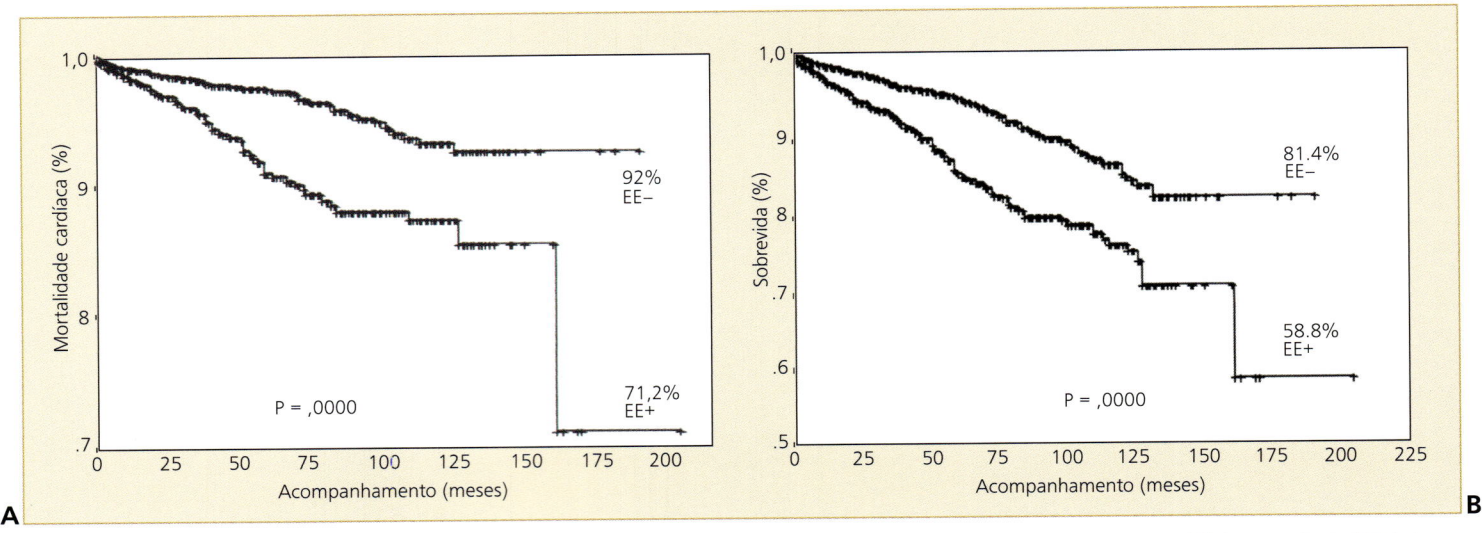

Fig. 8-6. (**A**) Curvas de Kaplan-Meier de mortalidade (considerando morte cardíaca como desfecho) em pacientes com presença (EE+) ou ausência (EE−) de isquemia miocárdica em ecocardiografia de estresse farmacológico. (**B**) Curvas de Kaplan-Meier de sobrevida em pacientes com presença (EE+) ou ausência (EE−) de isquemia miocárdica ao ecocardiograma de estresse farmacológico.

A exatidão diagnóstica é similar a outras provas de estresse com imagens, como a ecocardiografia de exercício e o SPECT.[78] Quando os protocolos mais modernos de doses altas são utilizados, a sensibilidade e a especificidade são similares à ecocardiografia de estresse com dobutamina.[79] A combinação da análise da motilidade da parede e do fluxo de reserva coronariana (FRC) com Doppler pulsado na artéria descendente anterior (ADA) média e distal demonstrou ter um efeito complementar e aditivo do ponto de vista prognóstico em pacientes com doença coronariana conhecida ou suspeita.

O valor prognóstico da ecocardiografia de estresse com dipiridamol tem sido provado em uma ampla variedade de cenários clínicos, que vão desde a doença coronariana crônica,[80,81] infarto agudo recente,[82] hipertensos,[84] mulheres,[85] cirurgia vascular maior não cardíaca,[86] unidades de dor torácica[87] e a detecção de doença coronariana significativa em possíveis doadores de coração em idades "marginais" (idade entre 55 e 65 anos).[88-90]

No banco de dados do Echo Persantine International Cooperative-Echo Dobutamine International Coopertive, 7.333 pacientes (5.442 homens; 59 ± 10 anos) com doença coronariana conhecida ou suspeita, foram submetidos à ecocardiografia com estresse farmacológico. Foram utilizadas doses altas de dipiridamol (0,84 mg/kg em 10 min, n = 4.984) ou doses altas de dobutamina (até 40 mcg/kg/min, n = 2.349).

O período de acompanhamento foi de 2,6 anos. Os estudos foram positivos para isquemia miocárdica em 2.854 pacientes (35%) e negativos em 4.479 (61%). A taxa de morte cardiovascular foi significativamente menor em pacientes com ecoestresse negativo (71,2%) em comparação com aqueles com teste positivo (92%). De igual forma, a sobrevida foi menor naqueles pacientes com presença de isquemia miocárdica (58,8%) ao compará-la com o grupo sem evidência de isquemia (81,4%) (Fig. 8-6A e B).

Vários estudos de desenho epidemiológico apóiam o valor da ecocardiografia de estresse com dipiridamol em prever prognóstico, identificando pacientes de alto e baixo riscos para eventos cardíacos.

Em uma metanálise que envolveu 6.799 pacientes com doença coronariana conhecida ou suspeita, um ecocardiograma de estresse negativo para indução de isquemia miocárdica conferiu ao paciente um prognóstico geralmente bom, com um baixo risco de eventos cardíacos maiores no acompanhamento. Do total de pacientes (n = 1.109) com um ecocardiograma de estresse com dipiridamol negativo para isquemia miocárdica, a mortalidade anual foi de 0,2%.[91]

Em pacientes avaliados logo após um infarto agudo do miocárdio não complicado, um ecocardiograma de estresse farmacológico com dipiridamol ou dobutamina tem um alto valor prognóstico em prever mortalidade de todas as causas de forma similar ao ecoestresse com exercício. O anterior é com base na presença, tempo, gravidade e extensão da isquemia induzida. Em particular, a extensão e a gravidade da disfunção ventricular esquerda induzida, identificada pelo índice de motilidade da parede (WMSI), são os mais importantes fatores de previsão de eventos futuros. Pacientes com uma prova positiva em doses baixas e/ou um alto WMSI têm maior risco de eventos espontâneos que aqueles com uma prova positiva em altas doses e/ou um WMSI baixo.

O mesmo grupo do EPIC *(Echo Persantine International Cooperative)* e grupos de estudo EDIC *(Echo Dobutamine International Cooperative)* avaliaram 759 pacientes hospitalizados com um recente e primeiro infarto agudo do miocárdio (IAM) não complicado.[82] Os pacientes foram submetidos, em média, em 10 dias pós-infarto, à ecocardiografia de estresse com exercício e eco de estresse farmacológico (dipiridamol ou dobutamina). O acompanhamento médio foi de 10 meses.

A sobrevida livre de eventos foi maior em pacientes com eco de estresse farmacológico negativo em comparação com aqueles com uma prova positiva em altas doses (94,7 vs. 84,4% p = 0,04) e baixas doses (94,7 vs. 74,8% p = 0,0001) (Fig. 8-7).

Outra população em que foi estudada a ecocardiografia de estresse com dipiridamol, como ferramenta prognóstica, são os pacientes hipertensos. Recentemente, foi publicado um estudo[90] em que se comparou a implicação prognóstica da ecocardiografia de estresse em um grande número de pacientes normotensos e hipertensos com doença coronariana (DAC) conhecida ou suspeita. Fo-

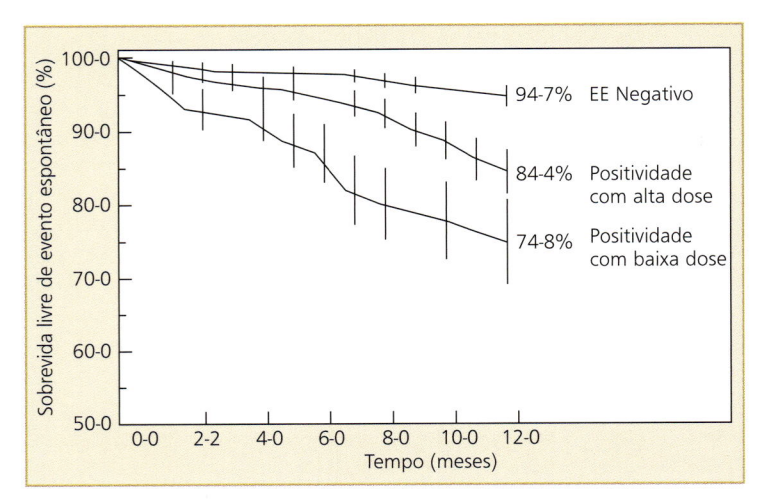

Fig. 8-7. Curvas de Kaplan-Meier de sobrevida de pacientes pós-infarto estratificados com ecocardiografia de estresse farmacológico (EE) resultados em relação à dose alcançada.

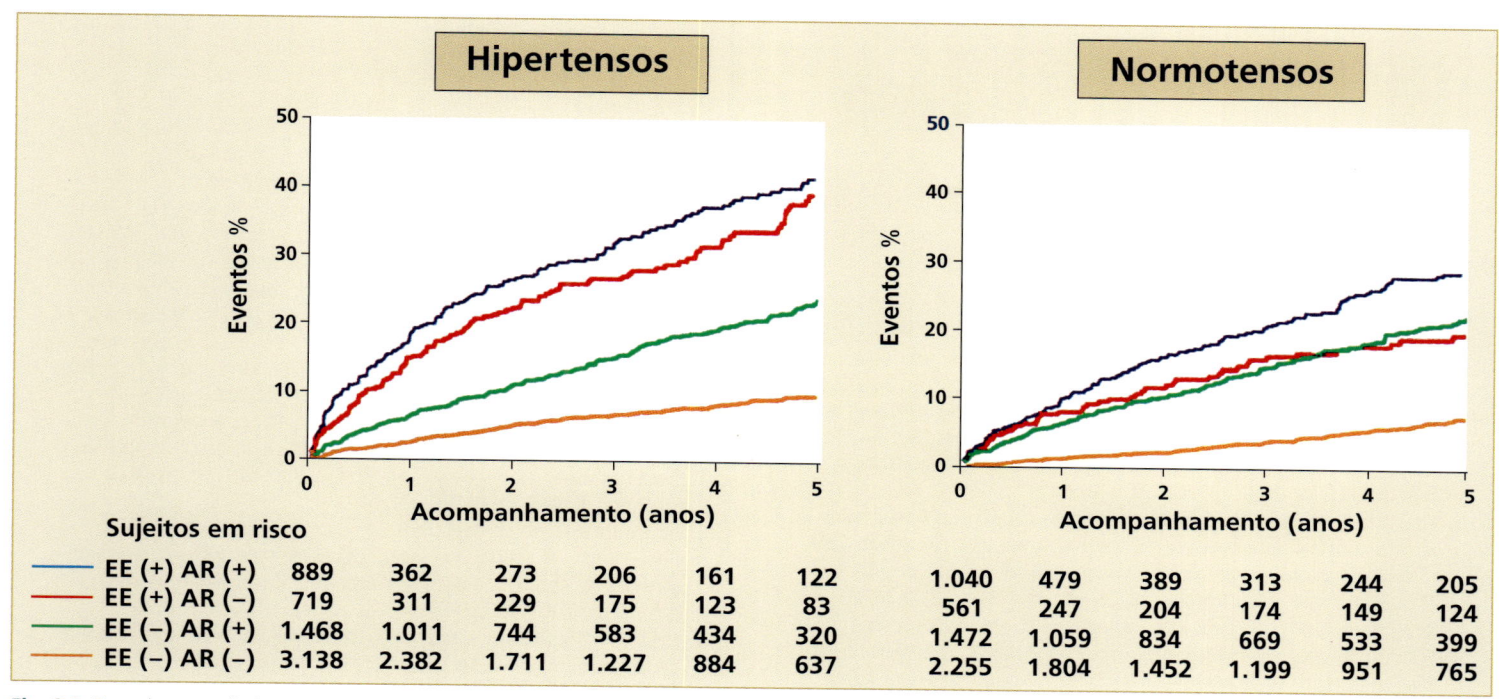

Fig. 8-8. Taxa de morte/infarto do miocárdio em pacientes hipertensos e normotensos, tomando como base a presença (+) ou ausência (–) de isquemia ao ecocardiograma de estresse e presença (+) ou ausência (–) de anormalidade da contratilidade da parede em repouso (AR).

ram avaliados 11.542 pacientes (6.214 hipertensos e 5.238 normotensos) nos quais foi realizada ecocardiografia de estresse com exercício (n = 686), dobutamina (n = 2.524), ou dipiridamol (n = 8.332) em doença coronariana conhecida (n = 4.563) e suspeita (n = 6.979). O acompanhamento médio foi de 25 meses. Detectou-se isquemia em 28% dos pacientes. Durante o acompanhamento a taxa de evento anual (morte e infarto não fatal) ocorreu em 7% dos pacientes hipertensos e em 5,7% dos pacientes normotensos com suspeita de DAC. Uma estratificação adequada do risco foi efetuada tanto em pacientes hipertensos, como nos normotensos. A taxa anual de eventos foi mais alta em pacientes hipertensos que naqueles normotensos (3,7% vs. 2,4 p < 0,0001) sem evidência de isquemia no eco estresse e/ou alterações segmentares na contratilidade em repouso. Os resultados deste estudo indicam que o ecoestresse é uma ferramenta prognóstica útil em pacientes hipertensos; que um estudo normal com qualquer tipo de estresse é um marcador de baixo risco, porém no grupo de hipertensos, o risco é alto.

Nesta população de hipertensos o fluxo de reserva coronária (FRC) medido na artéria descendente anterior durante o ecocardiograma de estresse com dipiridamol demonstrou ter um efeito aditivo e complementar na identificação de pacientes com alto risco de eventos cardíacos maiores. Especialmente em pacientes com um teste negativo e um FRC marcadamente reduzido, identificando pacientes com disfunção microvascular. Recentemente, demonstrou-se que um FRC < 1,91 foi independentemente associado a uma HR (morte, infarto com supra-ST e infarto sem supra-ST) de 3,4 e 3,1 em pacientes hipertensos e normotensos respectivamente (Fig. 8-8).

CONCLUSÃO

A estratificação precisa do risco cardiovascular torna mais custo-efetivo as avaliações diagnósticas invasivas, como a angiografia coronária, e as intervenções terapêuticas como a revascularização miocárdica percutânea ou cirúrgica. Porém, os dados fisiológicos da ecocardiografia de estresse têm impacto clínico relevante para decidir a indicação de revascularização comparados com os dados da anatomia coronária mostrados pela angiografia. A ecocardiografia de estresse demonstra valores previsíveis negativos altos (taxa de eventos baixa depois de um teste negativo), o que é particularmente útil, pois identifica pessoas de risco baixo que não necessitam de exames e intervenções adicionais.

Os resultados de um ecocardiograma de estresse normal estão associados a um prognóstico favorável.[93] Esta baixa taxa de eventos menor que 1% por ano se assemelha à população estratificada por idade e também aos pacientes com angiografia coronária normal. O prognóstico dos pacientes com ecocardiografia de estresse com dobutamina demonstra uma taxa de eventos cardíacos maior que a obtida com ecocardiografia de estresse com exercício, pois as características clínicas dos pacientes que requerem dobutamina por incapacidade funcional são mais adversas. A ecocardiografia de estresse foi mais exata que o teste ergométrico ao classificar corretamente pacientes com probabilidade pré-teste intermediária em grupos de alto e baixo riscos de doença coronariana. Os resultados da ecocardiografia de estresse (exercício e farmacológico) se comparam favoravelmente com os estudos de perfusão miocárdica (SPECT).

A ecocardiografia de estresse traz informação prognóstica em diferentes grupos de pacientes, independente da idade e do gênero.

REFERÊNCIAS BIBLIOGRÁFICAS

1. ACC/AHA/ASE 2003 guideline update for the clinical application of echocardiography summary article: a report of the American college of cardiology/American heart association task force on practice guidelines. *Circulation* 2003;108:1146-62.
2. Pellikka PA, Nagueh SF, Elhendy AA et al. American society of echocardiography recommendations for *performance*, interpretation, and application of stress echocardiography. *J Am Soc Echocardiogr* 2007;20:1021-41.
3. Sicari R, Nihoyannopoulus P, Evangelista A et al. EAE guidelines. Stress echocardiography expert consensus statement. *Eur J Echocardiography* 2008;9:415-37.
4. Olmos LI, Dakik H, Gordon R et al. Long-term prognostic value of exercise echocardiography compared with exercise 201Tl, ECG, and clinical variables in patients evaluated for coronary artery disease. *Circulation* 1998;98:2679-86.
5. Innocenti F, Caldi F, Tassinari I et al. Prognostic value of exercise stress test and dobutamine stress echo in patients with known coronary artery disease. *Echocardiography* 2009;26:1-9.
6. Douglas PS, Khandheria BK, Stainback RF et al. ACCF/ASE/AHA/2008 Appropriateness criteria for stress echocardiography: Stress echocardiography writing group. *Circulation* 2008;117:1478-97.

7. Douglas PS, Garcia MJ, David E et al. ACCF/ASE/AHA/2011 appropriate use criteria for echocardiography. *J Am Soc Echocardiogr* 2011;24:229-67.
8. Lin GA, Dudley RA, Lucas FL et al. Frequency of stress testing to document ischemia prior to elective percutaneous coronary intervention. *JAMA* 2008;300:1765-73.
9. Marwick TH, Case C, Sawada S et al. Prediction of mortality using dobutamine echocardiography. *J AmColl Cardiol* 2001;37:754-60.
10. Sicari R, Pasanisi E, Venneri L et al. Stress echo results predict mortality: a large-scale multicenter prospective International study. *J Am Coll Cardiol* 2003;41:589-95.
11. Yao S, Qureshi E, Sherrid MV et al. Practical applications in stress echocardiography: risk stratification and prognosis in patients with known or suspected ischemic heart disease. *J Am Coll Cardiol* 2003;42:1084-90.
12. Yao SS, Bangalore S, Chaudhry FA. Prognostic implications of stress echocardiography and impact on patient outcomes: an effective gatekeeper for coronary angiography and revascularization. *J Am Soc Echocardiogr* 2010;23:832-39.
13. Bangalore S, Yao S, Puthumana J et al. Incremental prognostic value of stress echocardiography over clinical and stress electrocardiographic variables in patients with prior myocardial infarction: "warranty time" of a normal stress echocardiogram. *Echocardiography* 2006;23:455-64.
14. Bangalore S, Gopinath D, Yao S et al. Risk stratification using stress echocardiography: incremental prognostic value over historical, clinical and stress electrocardiographic variables across a wide spectrum of Bayesian pretest probability for coronary artery disease. *J Am Soc Echocardiogr* 2007;20:244-52.
15. Marwick TH, Mehta R, Arheart K et al. Use of exercise echocardiography for prognostic evaluation of patients with known or suspected coronary artery disease. *J Am Coll Cardiol* 1997;30:83-90.
16. National Center for Health Statistics. Vital statistics of the United States, 1979: vol. II, mortality, part A (DHHS Publication No [PHS] 84-1101). Washington, DC: US Government Printing Office, 1984.
17. Yao S, Rozanski A. Principal uses of myocardial perfusion scintigraphy in the management of patients with known or suspected coronary artery disease. *Prog Cardiov Disease* 2001;43:281-302.
18. Shaw LJ, Hachamovitch R, Berman DS et al. Economics of Noninvasive Diagnosis (END) multicenter study group. The economic consequences of available diagnostic and prognostic strategies for the evaluation of stable angina patients: an observational assessment of the value of precatheterization ischemia. *J Am Coll Cardiol* 1999;33:661-69.
19. Yao S, Shah A, Bangalore S et al. Transient ischemic left ventricular cavity dilation is a significant predictor of severe and extensive coronary artery disease and adverse outcome in patients undergoing stress echocardiography. *J Am Soc Echocardiogr* 2007;20:352-58.
20. Chelliah R, Anantharam B, Burden L et al. Independent and incremental value of stress echocardiography over clinical and stress electrocardiographic parameters for the prediction of hard cardiac events in new-onset suspected angina with no history of coronary artery disease. *Eur J Echocardiography* 2010;11:875-82.
21. Jeetley P, Burden L, Stoykova B et al. Clinical and economic impact of stress echocardiography compared with exercise electrocardiography in patients with suspected acute coronary syndrome but negative troponin: a prospective randomized controlled study. *Eur Heart J* 2007;28:204-11.
22. Jeetley P, Burden L, Senior R. Stress echocardiography is superior to exercise ECG in the risk stratification of patients presenting with acute chest pain with negative Troponin. *Eur J Echocardiography* 2006;7:155-64.
23. Bholasingh R, Cornel JH, Kamp O et al. Prognostic value of predischarge dobutamine stress echocardiography in chest pain patients with a negative cardiac Troponin T. *J Am Coll Cardiol* 2003;41:596-602.
24. Lindahl B, Venge P, Wallentin LC. Troponin T identifies patients with unstable coronary artery disease who benefit from long-term antithrombotic protection. *J Am Coll Cardiol* 1997;29:43-48.
25. Newby LK, Ohman EM, Christenson RH et al. Benefit of glycoprotein IIb/IIIa inhibition in patients with acute coronary syndromes and Troponin T-positive status. The PARAGON-B Troponin T substudy. *Circulation* 2001;103:2891-96.
26. Quinones MA, Verani MS, Haichin RM et al. Exercise echocardiography versus 201Tl single-photon emission computed tomography in evaluation of coronary artery disease: analysis of 292 patients. *Circulation* 1992;85:1026-31.
27. Metz L, Beattie M, Hom R et al. The prognostic value of normal exercise myocardial perfusion imaging and exercise echocardiography: a meta-analysis. *J Am Coll Cardiol* 2007;49:227-37.
28. Fleischmann KE, Hunink MG, Kuntz KM et al. Exercise echocardiography or exercise SPECT imaging? A meta-analysis of diagnostic test performance. *JAMA* 1998;280:913-20.
29. Shaw L, Marwick TH, Berman DS et al. Incremental cost-effectiveness of exercise echocardiography vs. SPECT imaging for the evaluation of stable chest pain. *Eur Heart J* 2006;27:2448-58.
30. Shaw LJ, Vasey C, Sawada S et al. Impact of gender on risk stratification by exercise and dobutamine stress echocardiography: long-term mortality in 4234 women and 6898 men. *Eur Heart J* 2005;26:447-56.
31. Arruda-Olson AM, Juracan EM, Mahoney DW et al. Prognostic value of exercise echocardiography in 5,798 patients: is there a gender difference? *J Am Coll Cardiol* 2002;39:625-31.
32. Peteiro J, Bouzas-Mosquera A, Broullon FJ et al. Prognostic value of peak and post-exercise treadmill exercise echocardiography in patients with known or suspected coronary artery disease. *Eur Heart J* 2010;31:187-95.
33. Lancellotti P, Troisfontaines P, Toussaint AC et al. Prognostic importance of exercise-induced changes in mitral regurgitation in patients with chronic ischemic left ventricular dysfunction. *Circulation* 2003;108:1713-17.
34. Lancellotti P, Piérard LA. Chronic ischaemic mitral regurgitation: exercise testing reveals its dynamic component. *Eur Heart J* 2005;26:1816-17.
35. Bigi R, Cortigiani L, Bovenzi F et al. Assessing functional mitral regurgitation with exercise echocardiography: rationale and clinical applications. *Cardiovascular Ultrasound* 2009;7:57.
36. Peteiro J, Lorenzo Monserrat L, Piñón P et al. Value of resting and exercise mitral regurgitation during exercise echocardiography to predict outcome in patients with left ventricular dysfunction. *Rev Esp Cardiol* 2007;60:234-43.
37. Marechaux S, Hachicha Z, Bellouin AK et al. Usefulness of exercise-stress echocardiography for risk stratification of true asymptomatic patients with aortic valve stenosis. *Eur Heart J* 2010;10:1-8.
38. Lancellotti P, Lebois F, Simon M et al. Prognostic importance of quantitative exercise Doppler echocardiography in asymptomatic valvular aortic stenosis. *Circulation* 2005;112(Suppl):I377-82.
39. Lancellotti P, Karsera D, Tumminello G et al. Determinants of an abnormal response to exercise in patients with asymptomatic valvular aortic stenosis. *Eur J Echocardiogr* 2008;3:338-43.
40. Marechaux S, Ennezat PV, LeJemtel TH et al. Left ventricular response to exercise in aortic stenosis: an exercise echocardiographic study. *Echocardiography* 2007;24:955-59.
41. Mark DB, Shaw L, Harrell Jr FE et al. Prognostic value of a treadmill exercise escore in outpatients with suspected coronary artery disease. *N Engl J Med* 1991;325:849-53.
42. Aktas MK, Ozduran V, Pothier CE et al. Global risk scores and exercise testing for predicting all-cause mortality in a preventive medicine program. *JAMA* 2004;292:1462-68.
43. Mora S, Redberg RF, Cui Y et al. Ability of exercise testing to predict cardiovascular and all-cause death in asymptomatic women: a 20-year follow-up of the lipid research clinics prevalence study. *JAMA* 2003;290:1600-7.
44. Lauer MS. Is heart rate recovery a modifiable risk factor? *J Cardiopulm Rehabil* 2003;23:88-89.
45. Cheng YJ, Lauer MS, Earnest CP et al. Heart rate recovery following maximal exercise testing as a predictor of cardiovascular disease and all-cause mortality in men with diabetes. *Diabetes Care* 2003;26:2052-57.
46. Abidov A, Bax JJ, Hayes SW et al. Transient ischemic dilation ratio of the left ventricle is a significant predictor of future cardiac events in patients with otherwise normal myocardial perfusión SPECT. *J Am Coll Cardiol* 2003;42:1818-25.
47. Matsuo S, Matsumoto T, Nakae I et al. Prognostic value of ECG-gated thallium-201 single-photon emission tomography in patients with coronary artery disease. *Ann Nucl Med* 2004;18:617-22.
48. Armstrong WF, Ryan T. Stress echocardiography from 1979 to present. *J Am Soc Echocardiogr* 2008;21:22-28.
49. Chuah SC, Pellikka PA, Roger VL et al. Role of dobutamine stress echocardiography in predicting outcome in 860 patients with known or suspected coronary artery disease. *Circulation* 1998;97:1474-80.
50. Marwick TH, Sawada S, Rimmerman C et al. Prediction of mortality using dobutamine echocardiography. *J Am Coll Cardiol* 2001;37:754-60.

51. Poldermans D, Fioretti PM, Boersma E et al. Dobutamine-atropine stress echocardiography and clinical data for predicting late cardiac events in patients with suspected coronary artery disease. Am J Med 1994;97:119.
52. Tsutsui JM, Dourado PMM, Falcão S et al. Prognostic value of dobutamine stress echocardiography with early injection of atropine with versus without chronic beta-blocker therapy in patients with known or suspected coronary heart disease. Am J Cardiol 2008;102:1291-95.
53. Patel SJ, Srivastava A, Lingam N et al. Prognostic significance of submaximal negative dobutamine stress echocardiography: A 3-year follow-up study heart and vascular institute, henry ford hospital, heart and vascular institute, K-14, Detroit, MI, USA. Cardiology J 2008;15:237-44.
54. Bernheim AM, Kittipovanonth M, Takahashi PY et al. Does the prognostic value of dobutamine stress echocardiography differ among different age groups? Am Heart J 2011;161:740-45.
55. Innocenti F, Totti A, Baroncini C et al. Prognostic value of dobutamine stress echocardiography in octogenarians. Int J Cardiovasc Imaging 2011;27:65-74.
56. Chaudhry FA, Qures EA, SYao S et al. Risk stratification and prognosis in octogenarians undergoing stress echocardiographic study. Echocardiography 2007;24:851-59.
57. Haffner SM, Lehto S, Ronnemaa T et al. Mortality from coronary heart disease in subjects with type 2 diabetes and in nondiabetic subjects with and without prior myocardial infarction. N Engl J Med 1998;339:229-34.
58. Cortigiani L, Bigi R, Sicari R et al. Prognostic value of pharmacological stress echocardiography in diabetic and nondiabetic patients with known or suspected coronary artery disease. J Am Coll Cardiol 2006;47:605-10.
59. Innocenti F, Agresti C, Baroncini C et al. Prognostic value of dobutamine stress echocardiography in diabetic patients. Int J Cardiovasc Imaging 2010;26:499-507.
60. Kamalesh M, Feigenbaum H, Sawada S. Assessing prognosis in patients with diabetes melito – the achilles' heel of cardiac stress imaging tests? Am J Cardiol 2007;99:1016-19.
61. Sozzi FB, Elhendy A, Rizzello V et al. Prognostic significance of myocardial ischemia during dobutamine stress echocardiography in asymptomatic patients with diabetes melito and no prior history of coronary events. Am J Cardiol 2007;99:1193-95.
62. Chaowalit N, Arruda AL, McCully RB et al. Dobutamine stress echocardiography in patients with diabetes melito. J Am Coll Cardiol 2006;47:1029-36.
63. Domburg RT, Schinkel AF, Bax JJ et al. Influence of ischemic heart disease on early and later mortality after surgery for peripheral occlusive vascular disease. Circulation 1982;66:92-97.
64. Lalka SG, Sawada SG, Dalsing MC et al. Dobutamine stress echocardiography predictor of cardiac events associated with aortic surgery. J Vasc Surgery 1992;15:831-42.
65. Shaw LJ, Eagle KA, Gersh BJ et al. Meta-analysis of intravenous dipyridamole-thallium1201 imaging (1985 to 1994) and dobutamine echocardiography (1991 to 1994) for risk stratification before vascular surgery. J Am College Cardiol 1996;27:787-98.
66. Marcovitz CL, Punch PA, Bach JD et al. Two-dimensional and dobutamine stress echocardiography in the preoperative assessment of patients with end-stage liver disease prior to orthotopic liver transplantation. Transplantation 1996;61:1180-88.
67. Karagiannis SE, Feringa HH, Elhendy A et al. Prognostic significance of renal function in patients undergoing dobutamine stress echocardiography. Nephrol Dial Transplant 2008;23:601-60.
68. Bountioukos M, Elhendy A, Domburg RT et al. Prognostic value of dobutamine stress echocardiography in patients with previous coronary revascularization. Heart 2004;90:1031-35.
69. ACC/AHA 2002 guideline update for exercise testing: summary article: a report of the American college of cardiology/American heart association task force on practice guidelines (Committee to Update the 1997 exercise testing guidelines. Circulation 2002;106:1883-92.
70. Pedone C, Elhendy A, Biagini E et al. Prognostic significance of myocardial ischemia by dobutamine stress echocardiography in patients without angina pectoris after coronary revascularization. Am J Cardiol 2008;102:1156-58.
71. Sozzi FB, Elhendy A, Rizzello V et al. Prognostic significance of akinesis becoming dyskinesis during dobutamine stress echocardiography. J Am Soc Echocardiogr 2007;20:257-61.
72. Elhendy A, Schinkel A, Bax JJ et al. Prognostic value of dobutamine stres echocardiography in patients with normal left ventricular systolic function. J Am Soc Echocardiogr 2004;17:739-43.
73. Picano E, Sicari R, Varga A. Dipyridamole stress echocardiography. Cardiol Clin 1999 Aug.;17(3):481-99, viii.
74. Picano E, Distante A, Masini M et al. Dipyridamole-echocardiography test in effort angina pectoris. Am J Cardiol 1985;56:452-56.
75. Picano E, Lattanzi F, Masini M et al. High dose dipyridamole echocardiography test in effort angina pectoris. Am J Coll Cardiol 1986;8:848-54.
76. Picano E, Pingitore A, Conti U et al. Enhanced sensitivity for detection of coronary artery disease by addition of atropine to dipyridamole echocardiography. Eur Heart J 1993;14:1216-22.
77. Dal Porto R, Faletra F, Picano E et al. Safety, feasibility, and diagnostic accuracy of accelerated high-dose dipyridamole stress echocardiography. Am J Cardiol 2001;87:520-24.
78. Heijenbrok-Kal MH, Fleischmann KE, Hunink MG. Stress echocardiography, stress single-photon-emission computed tomography and electron beam computed tomography for the assessment of coronary artery disease: a meta-analysis of diagnostic performance. Am Heart J 2007;154:415-23.
79. Picano E, Molinaro S, Pasanisi E. The diagnostic accuracy of pharmacological stress echocardiography for the assessment of coronary artery disease: a meta-analysis. Cardiovasc Ultrasound 2008;6:30.
80. Picano E, Severi S, Michelassi C et al. Prognostic importance of dipyridamole echocardiography test in coronary artery disease. Circulation 1989;80:450-57.
81. Sicari R, Pasanisi E, Venneri L et al. On behalf of the Echo Persantine International Cooperative (EPIC) and Echo Dobutamine International Cooperative (EDIC) study groups. J Am Coll Cardiol 2003;41:589-95.
82. Sicari R, Landi P, Picano E et al. EPIC (Echo Persantine International Cooperative); EDIC (Echo Dobutamine International Cooperative) study group. Exercise-electrocardiography and/or pharmacological stress echocardiography for non-invasive risk stratification early after uncomplicated myocardial infarction. A prospective international large scale multicentre study. Eur Heart J 2002;23:1030-37.
83. Cortigiani L, Picano E, Vigna C et al. On behalf of the EPIC and EDIC study groups. Prognostic value of pharmacologic stress echocardiography in patients with left bundle branch block. Am J Med 2001;110:361-69.
84. Cortigiani L, Bigi R, Landi P et al. Prognostic implication of stress echocardiography in 6214 hypertensive and 5328 normotensive patients. Eur Heart J 2011;32:1509-18.
85. Cortigiani L, Dodi C, Paolini EA et al. Prognostic value of pharmacological stress echocardiography in women with chest pain and unknown coronary artery disease. J Am Coll Cardiol 1998;32:1975-81.
86. Zamorano J, Duque A, Baquero M et al. Stress echocardiography in the pre-operative evaluation of patients undergoing major vascular surgery. Are results comparable with dipyridamole versus dobutamine stress echo? Rev Esp Cardiol 2002;55:121-26.
87. Bedetti G, Pasanisi EM, Tintori G et al. Stress echo in chest pain unit: the SPEED trial. Int J Cardiol 2005;102:461-67.
88. Bombardini T, Gherardi S, Arpesella G et al. Favorable short-term outcome of transplanted hearts selected from marginal donors by pharmacological stress echocardiography. J Am Soc Echocardiogr 2011 Apr.;24(4):353-62.
89. Rigo F, Sicari R, Gherardi S et al. The additive prognostic value of wall motion abnormalities and coronary flow reserve during dipyridamole stress echo. Eur Heart J 2008;29:79-88.
90. Picano E, Pálinkás A, Amyot R. Diagnosis of myocardial ischemia in hypertensive patients. J Hypertens 2001;19:1177-83.
91. Marwick TH. Stress echocardiography its role in the diagnosis and evaluation of coronary artery disease. 2nd ed. Boston: Kluwer Academic, 2003.
92. Cortigiani L, Rigo F, Galderisi M et al. Diagnostic and prognostic value of Doppler echocardiographic coronary flow reserve in the left anterior descending artery. Heart 2011;97:1758-65.
93. Lowenstein J, Tiano C. Assessment of coronary flow during stress testing:does it add diagnostic and prognostic value? Curr Cardiovasc Imaging Rep 2011;4:378-91.

CAPÍTULO 9

ASPECTOS DA MICROCIRCULAÇÃO E DO FLUXO DE RESERVA CORONARIANO

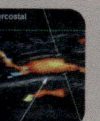

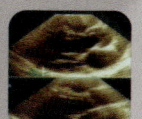

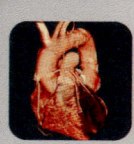

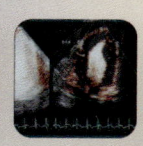

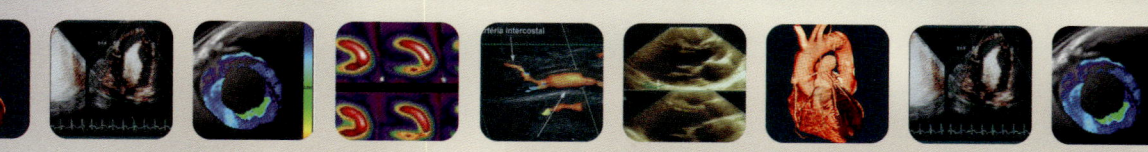

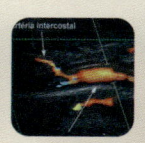

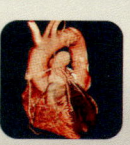

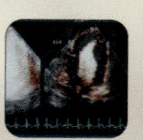

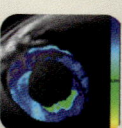

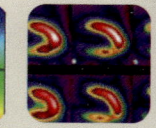

9-1 ABORDAGEM DA MICROCIRCULAÇÃO CORONARIANA E CIRCULAÇÃO COLATERAL

ANA CRISTINA CAMAROZANO WERMELINGER ▪ LUCIANO WERMELINGER DA FONSECA

INTRODUÇÃO

Canais anastomóticos conhecidos como vasos colaterais podem-se desenvolver no coração, como um processo adaptativo à isquemia miocárdica.[1-3] Estes atuam como pontes para graves estenoses ou estão conectados a um território suprido por um vaso epicárdico ligado a outro, sua vantagem é ajudar na preservação da função ventricular, a despeito de uma oclusão coronariana total.[4]

FORMAÇÃO DE VASOS COLATERAIS E SUAS CONSEQUÊNCIAS

Mediante estenose crítica crônica de um vaso epicárdico, a abertura dos vasos colaterais geralmente é gradativa, podendo levar até 6 meses para a obtenção de um fluxo sanguíneo adequado,[5] contudo, uma oclusão coronariana aguda pode levar ao crescimento desses vasos dentro de 1 semana mesmo que com um fluxo insuficiente. Os fatores que parecem envolver o desenvolvimento dessa circulação anastomótica são:[6]

A) Grave doença aterosclerótica, principalmente com lesões obstrutivas > 70%.
B) Lesão envolvendo os três principais territórios vasculares.
C) Sintomatologia de longa data.
D) História de angina e/ou infarto.

Os benefícios da circulação colateral incluem:

- Redução da área de infarto.
- Maior fração de ejeção – que associa-se à quantidade de colaterais preexistentes e ao tempo de isquemia-reperfusão.
- Redução do risco de complicações mecânicas pós-infarto – como: comunicação interventricular, ruptura de músculo papilar ou de parede livre do VE.
- Diminuição da dilatação cavitária (remodelamento ventricular reverso), além de redução do tamanho do aneurisma ou prevenção de sua formação.[7]

Curiosamente, pacientes diabéticos com DAC apresentam resultados menos favoráveis do que os não diabéticos, com maior taxa de mortalidade e complicações associadas ao infarto.[8] Uma possível explicação é a presença de poucos vasos colaterais nesses pacientes, causando uma menor proteção miocárdica.

CLASSIFICAÇÃO

Duas classes de vasos colaterais têm sido descritas:

1. Pequenos colaterais, desprovidos de célula muscular lisa, que podem ser observados através do miocárdio com predileção para o subendocárdio.
2. Grandes colaterais ou colaterais musculares, que se desenvolvem de arteríolas preexistentes e são tipicamente epicárdicos.[9]

No que diz respeito à circulação colateral, sabe-se que seguindo a oclusão ou a suboclusão da artéria coronariana epicárdica, a perfusão do miocárdio isquêmico passa pelo caminho dos colaterais – canais vasculares que interconectam as artérias.[10] Os colaterais preexistentes são estruturas extremamente finas, com diâmetros que variam entre 20 e 200 μm e a densidade dos colaterais preexistentes varia muito com as diferentes espécies na natureza.[11]

FISIOPATOGÊNESE DA MICROCIRCULAÇÃO

Os fatores clínicos e fisiopatológicos do recrutamento da circulação colateral são, ainda hoje, pouco entendidos, sendo o mecanismo de base, da isquemia formar colaterais, desconhecido.

A liberação endotelial do óxido nítrico e a ativação dos receptores β-adrenérgicos tem sido demonstrada na vasculatura colateral e pode ser responsável pelo mecanismo de vasodilatação. O mecanismo miogênico é particularmente proeminente em arteríolas menores do que 100 μm e é menos importante nas arteríolas de maior calibre, onde outros mecanismos autorreguladores desem-

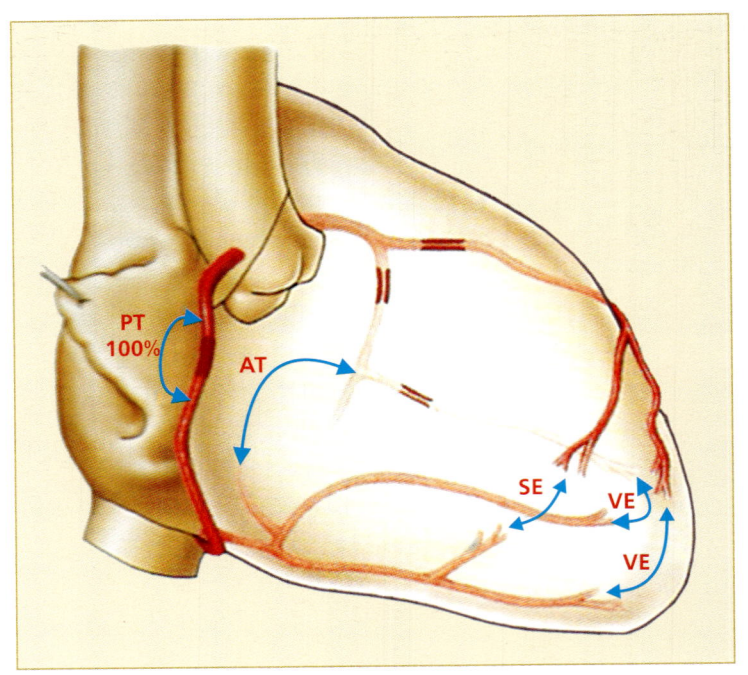

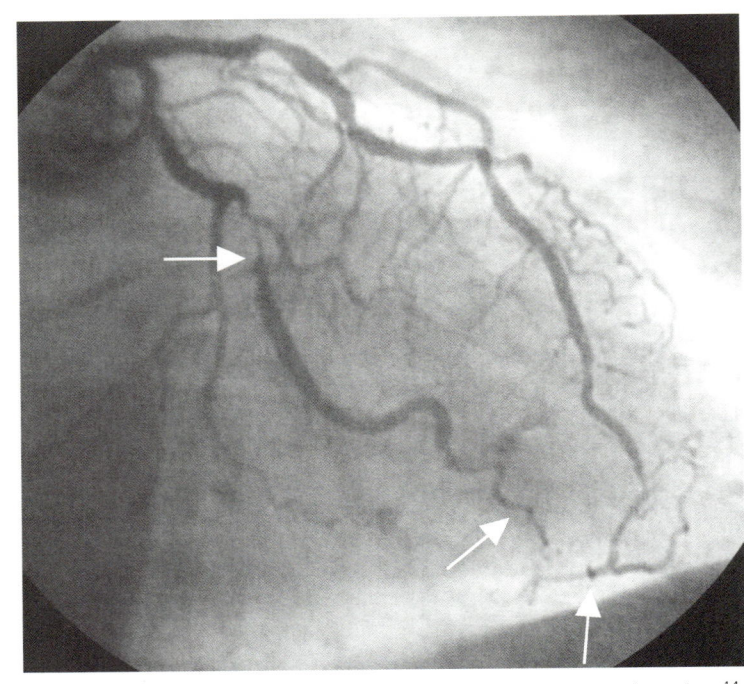

Fig. 9-1. Classificação distinguindo quatro tipos de colaterais. SE = septal, AT = atrial, VE = parede livre do VE e PT = pontes através das lesões coronarianas obstrutivas.[14]

penham papel mais evidente.[12] Em contraste, receptores alfa-adrenérgicos não têm sido identificados nesses vasos.

A detecção da circulação colateral normalmente é feita pela angiocoronariografia. Esta técnica permite a visualização dos vasos colaterais maiores que 100 µm de diâmetro.[13]

Rockstroh e Brown[14] dividiram os vasos colaterais em quatro tipos: septal, atrial, da parede livre do VE e pontes através das lesões epicárdicas (Figs. 9-1 e 9-2) e observaram que a capacidade do fluxo e o crescimento desses colaterais diferiam quando estimulados. Os colaterais atriais são mais largos, apesar de todos os tipos aumentarem sua capacidade de fluxo sob estímulo. Outro dado interessante é que a capacidade do fluxo regional foi similar entre aqueles com infarto transmural ou não.

Para entendermos a base da vulnerabilidade do subendocárdio à isquemia, é crucial avaliarmos a mudança do fluxo sanguíneo na microcirculação durante o ciclo cardíaco que é o maior determinante do transporte de oxigênio do sangue para o tecido.[24]

A figura 9-3 exibe a extensão de rede de colaterais, estabelecendo conexões entre os leitos vasculares e rede de colaterais em paciente com obstrução importante da artéria circunflexa.

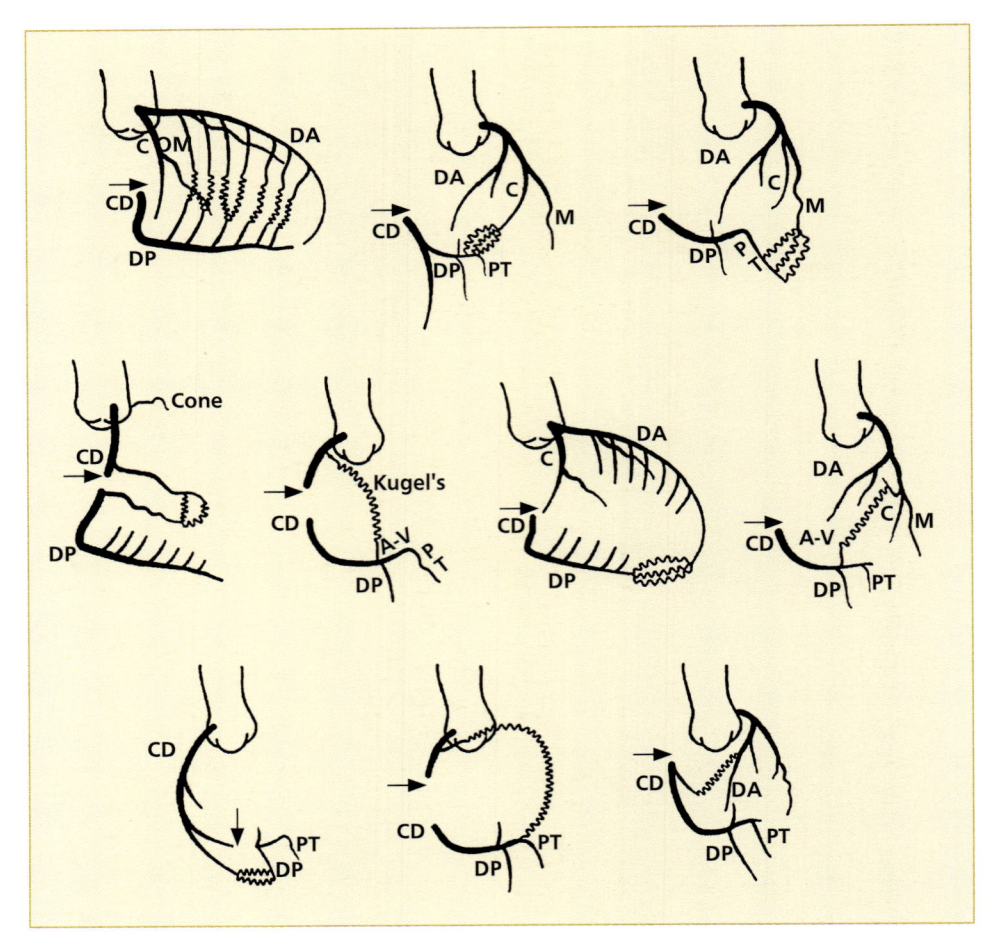

Fig. 9-2. Vias dos vasos colaterais. Vias colaterais na oclusão da coronária direita. C = artéria conal; DA = descendente anterior; CD = coronária direita; DP = descendente posterior; M = marginal da artéria circunflexa; PT = ponte através das lesões coronarianas obstrutivas.[15]

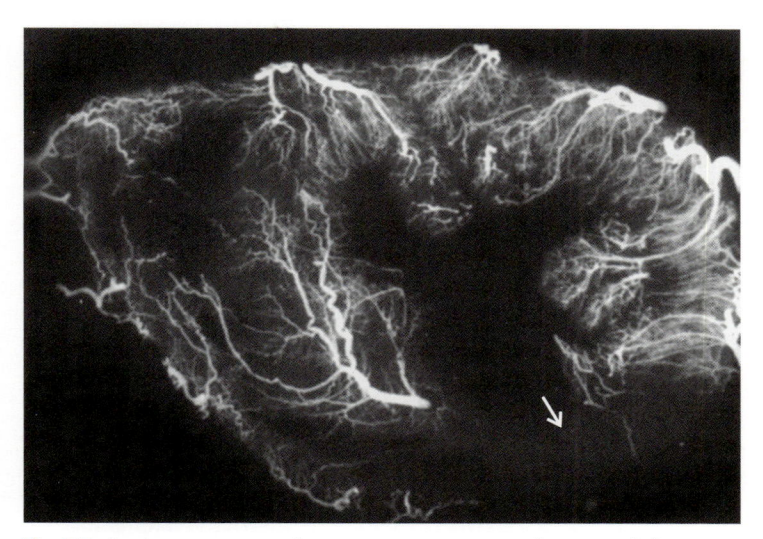

Fig. 9-3. Angiograma coronariano *post-mortem* em paciente com infarto inferoposterior. Técnica de diafanização semelhante a de Didio. Expressões de DIDIO, (A diafanização, uma das técnicas de conservação anatômica, resulta na transparência de estruturas. Qualquer peça anatômica tem sua cor alterada pelo próprio processo de conservação. Quanto à forma da peça, citamos os efeitos da técnica de corrosão. Como o próprio nome descreve, ela corrói as partes moles do órgão, restando, após sua aplicação, uma espécie de arcabouço da peça fixada pela injeção de substâncias plásticas).[15,15a]

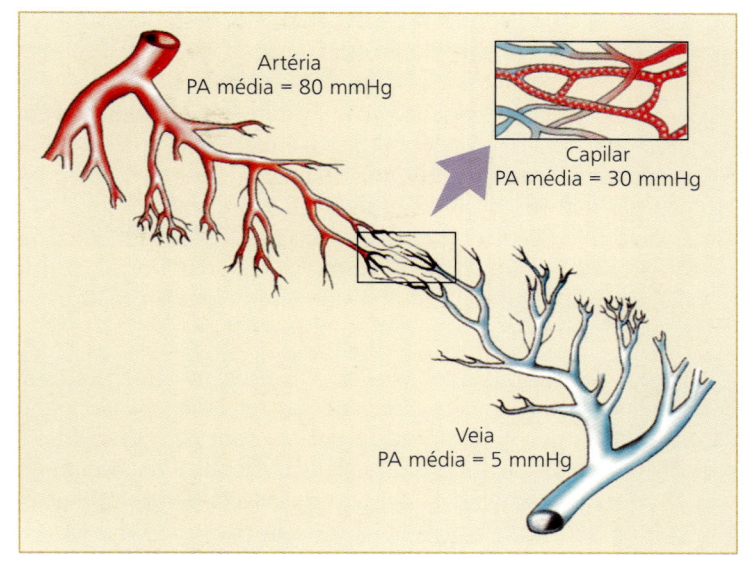

Fig. 9-4. Exemplo da árvore arterial coronariana, composta de artérias, arteríolas de resistência, capilares e vênulas, em que a pressão sanguínea vai sofrendo queda gradativa de seus níveis pressóricos, como visto na imagem.

Em condições normais o sistema colateral é fechado e não funcionante, uma vez que não há gradiente pressórico existente entre as artérias que eles conectam.[16] Após a oclusão coronariana, a pressão distal cai acentuadamente, precipitando a abertura de colaterais preexistentes. Estes, por sua vez, sofrem um processo prolongado de transformação até o seu estágio de maturação, em que suas paredes tornam-se bem formadas, e seu diâmetro luminal otimizado (1 mm) para manter uma perfusão adequada; e esse processo pode durar de 3 semanas até 6 meses.[17-19]

Devemos levar em conta dois fatores no desenvolvimento dos vasos colaterais:

1. Fator hereditário que desempenha importante papel na extensão de colaterais preexistentes.
2. Gravidade da estenose, que é um fator determinante crítico para o desenvolvimento desses colaterais, iniciando-se quando a estenose coronariana torna-se maior do que 70% e a partir daí, o seu desenvolvimento passa a ter relação direta com a gravidade da estenose. O recrutamento de colaterais em resposta a múltiplos episódios de isquemia é uma das explicações descritas por Heberden,[20] e a segunda é um mecanismo cardíaco, levando ao pré-condicionamento isquêmico (adaptação miocárdica decorrente de curtos períodos de isquemia seguidos de reperfusão) e um outro mecanismo é o crescimento de anastomoses coronarianas induzidas pelo exercício. A combinação de todos confere melhor tolerância à isquemia.[21]

Vale ressaltar que o recrutamento de colaterais pode estar reduzido em idosos, o que foi demonstrado em estudo com mais de 1.900 pacientes submetidos à angiografia dentro de 72 horas após um infarto agudo do miocárdio, que concluiu que a prevalência de colaterais reduziu de 48% em pacientes com menos de 50 anos de idade para 34% em pacientes com mais de 70 anos de idade.[22]

Quando a microcirculação é estimulada por aumento da demanda metabólica os microvasos, inclusive os latentes, são abertos, especialmente se o fator causal for uma oclusão ou suboclusão do vaso epicárdico. A partir daí a perfusão miocárdica normalmente passa pelo caminho dos colaterais (Fig. 9-4).

A contração miocárdica afeta o fluxo sanguíneo e a resistência que o fluxo encontra na sístole é maior no subendocárdio do que no subepicárdio. Estudos demonstram que o fluxo para o miocárdio é quase que exclusivamente limitado à diástole. Adicionalmente, a contração cardíaca gera um fluxo retrógrado na artéria coronariana.[25,26]

Após um infarto agudo, a incidência de colaterais que aparecem após 1 a 2 semanas varia consideravelmente, podendo ser tão alta quanto 75 a 100%, na oclusão arterial, como tão baixa quanto 17 a 42% na suboclusão arterial (sendo que o processo de maturação dos colaterais demanda maior tempo). Uma vez restabelecido o fluxo normal dos vasos epicárdicos pela revascularização miocárdica, esses pequenos vasos colaterais fecham-se novamente, por "entenderem" que não são mais necessários, de modo que o miocárdio retorna à sua condição de vulnerabilidade mediante novo episódio de obstrução coronariana aguda.[21]

A presença de colaterais permite uma redução da área de infarto quando este ocorre, o que é digno de nota, já que o tamanho do infarto é um importante fator determinante de resultados após o insulto agudo.[27]

Vasos de resistência

Vasos de resistência são as arteríolas pré-capilares com 25-50 μm de diâmetro e são de maior importância. Os vasos de resistência são responsáveis pelo "amortecimento" da tensão intravascular, levando a uma queda da pressão, principalmente do epicárdio para o endocárdio. A resistência pode ser modificada acima de 6 vezes em resposta a uma estenose epicárdica, onde a microcirculação distal à lesão vasodilata-se para compensar a resistência oferecida pela estenose, na tentativa de manter o fluxo sanguíneo adequado para o miocárdio.[28] Porém, a distribuição da resistência vascular na circulação coronariana não é estática, embora a microcirculação arterial seja predominantemente reguladora sobre o fluxo sanguíneo coronário, as vênulas também respondem por estímulos fisiológicos e patológicos.

O aumento do fluxo sanguíneo coronariano está associado à elevação nos gradientes pelo orifício estenosado e à redução na pressão de perfusão pós-estenótica.

Três são os principais pontos em que a elevação do gradiente de pressão transestenótico, pelo aumento no fluxo sanguíneo, têm importante implicação na patogênese da isquemia miocárdica:

1. Vasodilatação coronariana induzida pela adenosina ou dipiridamol, que torna os vasos subendocárdicos completamente

dilatados, aumentando, assim, o gradiente de pressão através da estenose e reduzindo a pressão de perfusão distal. Este mecanismo é chamado de "roubo coronariano".
2. Aumento do fluxo coronário com o intuito de atender ao aumento da demanda metabólica, ocasionada pela atividade física, também ocasionando aumento no gradiente transestenótico com redução da pressão de perfusão distal.
3. Déficit de oxigênio gerado em situações, como a anemia, levando ao aumento do fluxo coronariano na tentativa de suprir o aporte de oxigênio, gerando aumento no gradiente de pressão do vaso estenosado.[29]

Porém, junto a qualquer nível do fluxo sanguíneo, o principal determinante da resistência vascular é o diâmetro luminal mínimo da estenose. A queda da pressão transestenótica é inversamente proporcional à quarta potência do diâmetro luminal mínimo. Consequentemente, pequenas mudanças no diâmetro do vaso apresentam efeitos hemodinâmicos amplificados na presença de grave estenose coronariana.[29,30] Quando a estenose é de 80 a 90%, a resistência vascular está aumentada em, aproximadamente, 3 vezes.[31]

A extensão do segmento estenosado tem somente um modesto efeito na significância fisiológica da obstrução. No entanto, segmentos muito longos podem gerar grande turbulência ao fluxo sanguíneo, e a energia é dissipada em calor, que pode tornar-se importante nessa condição.[32] Como a velocidade do fluxo aumenta no segmento estenosado, a queda pressórica leva ao colapso passivo do segmento flexível envolvido, piorando, assim, a situação.[33] Os efeitos irão depender do grau de resistência ao fluxo, causada pela estenose e do quanto isto pode ser compensado pela dilatação das arteríolas distais à lesão. Uma resistência anormal nas pequenas arteríolas pode ser causada pela própria estenose e/ou por alterações na microcirculação.[30,34,35]

Uma das principais alterações na microcirculação coronária é causada pelo processo de aterosclerose, levando à redução do relaxamento dependente do endotélio e déficit na vasodilatação arterial.[36,37]

Outro fator que altera a função endotelial desses vasos é a cirurgia cardíaca com cardioplegia e circulação extracorpórea, o que pode levar à anormalidades parietais que persistem por algum tempo após a revascularização. Além disso, no diabetes melito, o desenvolvimento de colaterais é insuficiente, o que muita das vezes deixa o miocárdio desprotegido nesse subgrupo de pacientes.[38] O fator de relaxamento do endotélio está reduzido após o desenvolvimento de colaterais e pode necessitar de vários meses para normalizar, sugerindo um possível vasospasmo imediatamente após a formação desses colaterais.[39]

Tônus vasomotor

O tônus vasomotor resulta de uma interação complexa de substâncias vasoativas, propriedades intrínsecas dos vasos, influências do tecido adjacente, fatores neurais e extrínsecos. As propriedades intrínsecas do vaso e a interação com o tecido adjacente podem trabalhar juntas para promover a regulação metabólica e a autorregulação.[40]

A autorregulação é importante ser mencionada, pois refere-se à habilidade da microcirculação em manter constante o fluxo durante mudanças na pressão de perfusão.

Pacientes com cardiopatia hipertrófica comumente têm dor torácica sugestiva de isquemia miocárdica. Acredita-se nesses pacientes, em potenciais mudanças na estrutura da microcirculação coronária, associada à redução da máxima capacidade de dilatação em resposta à hiperemia reativa ou ao estímulo farmacológico. Duas hipóteses têm sido consideradas: uma desproporção entre o aumento dos vasos de resistência e o aumento da massa miocárdica; uma alteração estrutural da microcirculação (como ocorre na hipertensão), com alteração na autorregulação e pressão de perfusão para o subendocárdio.

Por outro lado, quando uma artéria coronariana é gradualmente ocluída (pré-condicionamento isquêmico), o fluxo para o segmento afetado persiste via circulação colateral. Quando esses vasos são completamente desenvolvidos, eles são capazes de prover uma perfusão normal em repouso para a região, embora com baixa pressão de perfusão.[21]

Considerando que a proliferação dos vasos colaterais na área isquêmica representa a formação de "novos" vasos (angiogênese) e a maturação de vasos preexistentes (arteriogênege), isto têm sido de interesse para o estudo do endotélio,[16] e o relaxamento desses vasos depende também dos fatores que envolvem o relaxamento endotelial.

Três tipos de vasos sanguíneos têm sido considerados: vasos rígidos, vasos com complacência normal e vasos mais espessos que correspondem à vasculatura tumoral. De modo que o tamanho dos agentes de contraste (quando estes são usados com finalidade terapêutica), a distribuição dos vasos sanguíneos e o tipo de vasculatura devem ser considerados na escolha da frequência do ultrassom transmitida para liberação de drogas.[41]

Na abordagem da microcirculação cardíaca, sabe-se que quando a capacidade vasomotora das arteríolas coronarianas é exaurida em repouso, há uma diminuição no volume de sangue do miocárdio para manter a pressão hidrostática normal nos capilares,[42] onde estes desempenham um papel vital na regulação do fluxo coronariano. Para as arteríolas a magnitude da dilatação aumenta à medida que o diâmetro do vaso também aumenta.[43]

Quanto à vasodilatação arterial, sabe-se que o fluxo sanguíneo miocárdico para cada camada permanece próximo ao nível de controle na presença de leve estenose, mas é reduzido no miocárdio e subendocárdio na estenose importante. Com estenose de grau leve, o diâmetro dos microvasos arteriais coronarianos menores que 100 µm dilata-se e os maiores que 100 µm não mudam (estes podem ser vistos pela angiocoronariografia).[44]

Quando a estenose é grave, os vasos arteriais menores dilatam-se, enquanto os maiores contraem-se simultaneamente.[45]

Segundo Chilian e Layne, os ajustes da autorregulação coronariana envolvem primariamente os vasos arteriolares, mas as pequenas artérias podem ser recrutadas para participar na resposta autorreguladora. A magnitude da dilatação dos vasos parece estar inversamente relacionada com o diâmetro vascular e as arteríolas coronarianas não estão maximamente dilatadas durante a hipoperfusão[46] (persistência do tônus vasomotor durante a insuficiência coronariana).

AVALIAÇÃO ECOCARDIOGRÁFICA DA MICROCIRCULAÇÃO

A ecocardiografia de contraste, através da injeção seletiva na artéria coronariana com microbolhas, é um importante método diagnóstico na avaliação dessa microcirculação, pois permite a identificação precisa da extensão espacial da perfusão realizada por esses vasos. A correlação entre a presença de colaterais com a ecocardiografia de contraste (perfusão miocárdica) e a contratilidade miocárdica é muito boa,[47] o que não ocorre com a angiocoronariografia.

Essa forma de identificar melhor o fluxo da microcirculação com a utilização do contraste de microbolhas, inclusive o fluxo colateral, oferece grande resolução espacial e temporal. Além disso, a perfusão com contraste ecocardiográfico permite avaliar a presença ou ausência do fenômeno de *no-reflow* pós-infarto, que traduz a obstrução da microcirculação e ausência de colaterais funcionalmente adequados para suprir a parede cardíaca afetada, acarretando maior comprometimento a esta e, consequentemente, ausência de perfusão miocárdica.

Contudo, o contraste ecocardiográfico e a angiocoronariografia diferem na habilidade de detectar a significância funcional dos

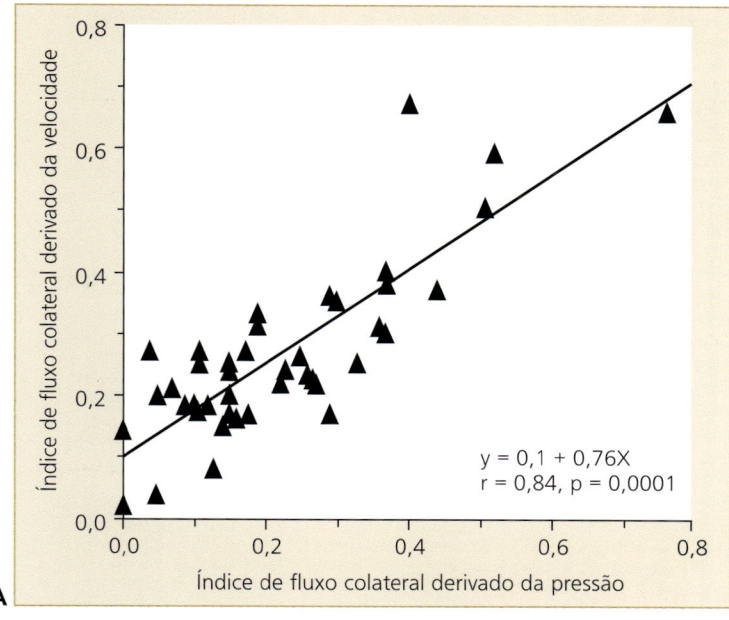

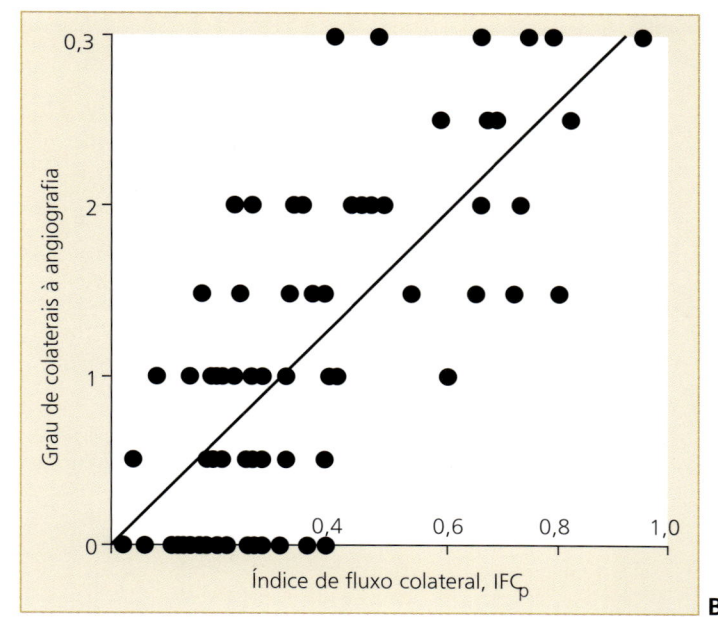

Fig. 9-5. (A e B) Correlação entre a velocidade Doppler derivado de colaterais e a pressão derivada de colaterais e o grau de colaterais angiográficas de acordo com a patência do vaso.[21]

colaterais,[21] havendo pobre correlação entre a presença de colaterais bem visualizados à angiocoronariografia e a preservação da motilidade parietal dos segmentos correspondentes em pacientes com oclusão crônica de uma artéria epicárdica.

O ecocardiograma com contraste de microbolhas reflete melhor a presença de viabilidade nesses pacientes, graças à melhor delineação da perfusão microvascular,[48] além de sua capacidade em predizer a recuperação funcional pós-revascularização. Estudos que mostram que os pacientes que apresentam mais de 50% da área infartada, perfundida por colaterais (contra aqueles que perfundem < 50%), após a angioplastia, evoluem com menor grau de alteração segmentar,[48] menor dilatação cavitária, menor grau de remodelamento ventricular e melhor sobrevida.

No estudo de Seiler *et al.*, a Figura 9-5A e B demonstram a correlação entre o fluxo colateral indexado derivado do Doppler e o fluxo colateral indexado derivado da pressão que também foi obtida simultaneamente durante o primeiro minuto da oclusão coronária (artéria descendente anterior).[49]

O contraste de microbolhas pode também avaliar o desenvolvimento de colaterais, arteriogênese distal e mudanças secundárias na perfusão capilar que ocorre com a isquemia e a terapia com fator de crescimento,[50] pois após a oclusão arterial, a perfusão capilar em repouso é reduzida em torno de 30% e o tratamento com fator de crescimento intramuscular associou-se à arteriogênese, havendo expansão de largos colaterais que ocorreu gradualmente acima de 2 semanas.[50]

A ausência de circulação colateral junto à artéria relacionada com o infarto parece ser um fator preditor independente de mortalidade nesses pacientes, com maior mortalidade intra-hospitalar para estes. Em um estudo envolvendo 1.059 pacientes submetidos à angioplastia primária por infarto com supradesnível do segmento ST, a presença de aumento do fluxo colateral esteve associada à baixa incidência de classe 2 ou mais de Killip Kimbal, além de menor necessidade de balão intra-aórtico, melhor *blush* miocárdico após intervenção e infartos de menor tamanho.[51]

Em uma série de pacientes com oclusão no vaso culpado após terapia trombolítica, a presença de fluxo colateral significativo (visto pela angiocoronariografia) se relacionou com boa função ventricular pós-infarto, quando comparado com aqueles com baixo fluxo colateral,[52] enquanto a ausência de fluxo colateral implica em pior prognóstico e menor sobrevida, além de maior formação de aneurisma ventricular.[53]

A perfusão miocárdica quantitativa com tomografia por emissão de pósitrons tem contribuído no entendimento da regulação do fluxo colateral em humanos. Aplicando esta técnica para pacientes com oclusão de apenas um vaso, o fluxo para o miocárdio dependente de colateral mostrou ser capaz de aumentar em, aproximadamente, 35% durante taquicardia atrial induzida por marcapasso, que aumenta o consumo de oxigênio pelo miocárdio.[54]

A cintilografia miocárdica com sestamibi através de microsferas marcadas e a ressonância magnética também têm sido estudadas e validadas na avaliação da circulação colateral, porém de pouco uso clínico no momento.[55-57]

Matsuo *et al.* validaram a reserva de fluxo colateral fracional pela imagem de perfusão com cintilografia com sestamibi durante angioplastia.[58]

A graduação angiográfica do fluxo colateral mais amplamente utilizada é a que foi originalmente descrita por Rentrop *et al.*, que distingue o grau de enchimento pelo contraste radiográfico, como:[59]

- *Grau 0:* sem colaterais.
- *Grau 1:* Enchimento do ramo sem enchimento do vaso epicárdico principal.
- *Grau 2:* Enchimento parcial da artéria epicárdica principal.
- *Grau 3:* Enchimento completo da artéria epicárdica principal.

COLATERAIS SOB CONDIÇÕES DINÂMICAS

Embora o fluxo sanguíneo colateral após a oclusão do vaso epicárdico possa ser adequado em condições de repouso, esta circulação geralmente é insuficiente durante condições dinâmicas, como sob exercício, não protegendo o miocárdio da isquemia nessas circunstâncias.[61]

CONCLUSÃO

A microcirculação corresponde à via final de deságue e irrigação miocárdica, portanto a ausência de colaterais funcionantes e a obstrução microvascular decorrente principalmente da doença isquêmica, favorecem o remodelamento ventricular e a disfunção miocárdica.

REFERÊNCIAS BIBLIOGRÁFICAS

1. Fujita M, Sasayama S, Ohno A et al. Importance of angina for development of collateral circulation. *Br Heart J* 1987;57:139.
2. Tayebjee MH, Lip GY, MacFadyen RJ. Collateralization and the response to obstruction of epicardial coronary arteries. *QJM* 2004;97:259.
3. Werner GS, Ferrari M, Betge S et al. Collateral function in chronic total coronary occlusions is related to regional myocardial function and duration of occlusion. *Circulation* 2001;104:2784.
4. Levin DC. Pathways and functional significance of the coronary collateral circulation. *Circulation* 1974;50:831.
5. Braunwald E, Rutherford JD. Reversible ischemic left ventricular myocardium. *J Am Coll Cardiol* 1986;8:1467.
6. Biffani G, Santoboni A, Viricella A et al. Coronary collateral circulation in coronary atherosclerosis. *G Ital Cardiol* 1978;8:1279.
7. Banerjee AK, Mohan SK, Ching GW et al. Functional significance of coronary collateral vessels in patients with previous 'Q' wave infarction: relation to aneurysm, left ventricular end diastolic pressure and ejection fraction. *Int J Cardiol* 1993 Mar.;38(3):263-71.
8. Seiler C. *Assessement of the human coronary collateral circulation collateral circulation on the hear*t. London: Springer-Verlag, 2009. p. 71.
9. Schaper W. Collateral vessel growth in the human heart. Role of fibroblast growth factor-2. *Circulation* 1996;94:600.
10. Shen YT, Vatner SR. Mechanism of impaired myocardial function during progressive coronary stenosis in conscious pigs: hibernation versus stunning? *Circ Res* 1995;73:479.
11. Waters DD, Da Luz PL, Wyatt HL et al. Early changes in regionalo and global left ventricular function induced by graded reduction in regional coronary perfusion. *Am J Cardiol* 1977;39:537.
12. Rajagopalan S, Dube S, Canty JM. Regulation of coronary diameter by myogenic mechanisms in arterial microvessels greater than 100 microns in diameter. *Am J Physiol* 1995;268:H788.
13. Rentrop K, Cohen M, Blanke H et al. Changes in collateral channel filling immediately after controlled coronary artery occlusion by na angioplasty balloon in human subjects. *J Am Coll Cardiol* 1985;5:587-92.
14. Rockstroh J, Brown B. Coronary collateral size, flow capacity, and growth. Estimates from the angiogram in patients with obstructive coronary disease. *Circulation* 2002;105:168-73.
15. Seiler C. *Collateral circulation of the heart – Assessment of the human coronary collateral circulation*. London: Springer-Verlag. 2009. p. 71.
16. Fujita M, Tambara K. Recent insights into human coronary collateral development. *Heart* 2004;90:246.
17. Braunwald E. *Heart disease*. Philadelphia; Saunders, 2007.
18. Schapaer W, Pasyk S. Influence of collateral flow on the ischemic tolerance of the heart following acute and subacute coronary occlusion. *Circulation* 1976;53(S1):57.
19. Harrison DG, Simonetti I. Neurohumoral regulation o f collateral perfusion. *Circulation* 1991;83(S3):62.
20. Heberden W. Commentaries on the history and cure of disease. In: Willius F, Kays T. (Eds.). *Classics of cardiology*. New York: Dover, 1961. p. 220-24.
21. Seiler C. *Collateral circulation of the heart*. London: Springer-Verlag, 2009.
22. Kurotobi T, Sato H, Kinjo K et al. Reduced collateral circulation to the infarct-related artery in elderly patients with acute myocardial infarction. *J Am Coll Cardiol* 2004;44:28.
23. Marcus ML, Harrison DG. Physiologic basis for myocardial perfusion imaging. In: Schelbert HR, Skorton DJ, Wolf GL. *Cardiac imaging. A comparison to Braunwald's heart disease*. Philadellphia: WB Saunders, 1991. p. 8.
24. Hoffman JI, Buckberg GD.The myocardial supply: Demand ratio-A critical review. *Am J Cardiol* 1978;41:327-32.
25. Chilian WM, Marcus ML. Phasic coronary flow velocity in intramural and epicardial coronary arteries. *Circ Res* 1982;50:775-81.
26. Kajiya F, Tomonaga G, Tsujioka K et al. Evaluation of local blood flow velocity in proximal and distal coronary arteries by laser Doppler method. *J Biomech Eng* 1985;107:10-15.
27. Sobel B, Bresnahan G, Shell W et al. Estimation of infarct size in man and its relation to prognosis. *Circulation* 1972;46:640-47.
28. Naidu RB, Bailey SR. Physiologic assessment of coronary artery stenoses. *Curr Prob Cardiol* 2001;26:427.
29. Brown BG, Bolson EL, Dodge HT. Dynamic mechanisms in human coronary stenosis. *Circulation* 1984;70:917.
30. Gould KL. Pressure-flow characteristics of coronary stenosis in unsedated dogs at rest and during coronary vasodilation. *Circ Res* 1978;43:242.
31. Klocke FJ. Measurements of coronary blood flow and degree of stenosis: Current clinical implications and continuing uncertainties. *J Am Coll Cardiol* 1983;1:31.
32. Goldberg SJ. The principles of pressure drop in long segment stenosis. *Heart* 1986;11:291.
33. Brown BG, Josephson MA, Petersen RB et al. Intravenous dipyridamole combined with isometric handgrip for near maximal acute increases in coronary flow in patients with coronary artery disease. *Am J Cardiol* 1982;48:1077.
34. Wilson RF, Marcus ML, White CW. Prediction of the physiologic significance of coronary arterial lesions by quantitative lesion geometry in patients with limited coronary artery disease. *Circulation* 1987;75:723.
35. Marcus M, Wright C, Doty D et al. Measurements of coronary velocity and reactive hyperemia in the coronary circulation of humans. *Circ Res* 1981;49:877.
36. Feldman RD, Christy JP, Paul ST et al. Beta-adrenergic receptors on canine coronary collateral vessels: characterization and function. *Am J Physiol* 1989;257:H1634.
37. Harrison DG, Chilian WM, Marcus ML. Absence of functioning alpha-adrenergic receptors in mature canine coronary collaterals. *Circ Res* 1986;59:133.
38. Abaci A, Oðuzhan A, Kahraman S et al. Effect of diabetes mellitus on formation of coronary collateral vessels. *Circulation* 1999;99:2239.
39. Rapps JA, Myers PR, Zhong Q et al. Development of endothelium-dependent relaxation in canine coronary collateral arteries. *Circulation* 1998;98:1675.
40. Seiler C. *Collateral circulation of the heart: relevance of the human coronary collateral circulation*. London: Spring-Verlag, 2009.
41. Qin S, Ferrara KW. The natural frequency of nonlinear oscilation of ultrasound contrast agents in microvessels. *Ultrasound Med Biol* 2007;33:1140-48.
42. Le DE, Jayaweera AR, Wei K et al. Changes in myocardial blood volume over a wide range of coronary driving pressures: role of capillaries beyond the autoregulatory range. *Heart* 2004;90(10):1199-205.
43. Kuo L, Davis M, Chilian WM. Longitudinal gradients for endothelium-dependent and independent vascular responses in the coronary microcirculation. *Circulation* 1995;92:518-25.
44. Gensini GG, Bruto da Costa BC. The coronary collateral circulation in living man. *Am J Cardiol* 1969;24:393.
45. Kanatsuka H, Lamping KG, Eastham CL et al. Heterogeneous changes in epimyocardial microvascular size during graded coronary stenosis. Evidence of the microvascular site for autoregulation. *Circ Res* 1990);66:389-96.
46. Chilian WM, Layne SM. Coronary microvascular responses to reductions in perfusion pressure. Evidence for persistent arteriolar vasomotor tone during coronary hypoperfusion. *Circ Res* 1990;66:1227-38.
47. Vernon SM, Camarano G, Kaul S et al. Myocardial contrast echocardiography demonstrates that collateral flow can preserve myocardial function beyond a chronically occluded coronary artery. *Am J Cardiol* 1996;78:958.
48. Sabia PJ, Powers ER, Ragosta M et al. Na association between collateral blood flow and myocardial viability in patients with recent myocardial infarction. *N Engl J Med* 1992;327:1825.
49. Seiler C, Feisch M, Garachemani A et al. Coronary collateral quantitation in patients with coronary artery disease using intravascular flow velocity or pressure measurements. *J Am Coll Cardiol* 1998;32:1272-79.
50. Pascotto M, Leong-Poi H, Kaufmann B et al. Assessment of ischemia-induced microvascular remodeling using contrast-enhanced ultrasound vascular anatomic mapping. *J Am Soc Echocardiogr* 2007;20(9):1100-8.
51. Elsman P, van't Hof AW, Boer MJ et al. Role of collateral circulation in the acute phase of ST-segment-elevation myocardial infarction treated with primary coronary intervention. *Eur Heart J* 2004;25:854.
52. Nicolau JC, Pinto MA, Nogueira PR et al. The role of antegrade and collateral flow in relation to left ventricular function post-thrombolysis. *Int J Cardiol* 1997;61:47.
53. Hirai T, Fujita M, Nakajima H et al. Importance of collateral circulation for prevention of left ventricular aneurysm formation in acute myocardial infarction. *Circulation* 1989;79:791.

54. Sambuceti G, Parodi O, Giorgetti A et al. Microvascular dysfunction in collateral-dependent myocardium. *J Am Coll Cardiol* 1995;26:615.
55. Christian TF, O'Connor MK, Schwartz RS et al. Technetium-99 m MIBI to assess coronary collateral flow during acute myocardial infarction in two closed-chest animal models. *J Nucl Med* 1997;38:1840.
56. Jerosch-Herold M, Wilke N. MR first pass imaging: quantitative assessment of transmural perfusion and collateral flow. *Int J Card Imaging* 1997;13:205.
57. Akutsu Y, Haga T, Michihata T et al. Functional role of coronary collaterals with exercise in infarct-related myocardium. *Int J Cardiol* 1995;51:47.
58. Matsuo H, Watanabe S, Kadosaki T et al. Validation of collateral fractional flow reserve by myocardial perfusion imaging. *Circulation* 2002;105:1060-65.
59. Rentrop K, Cohen M, Blanke H et al. Changes in collateral channel filling immediately after controlled coronary artery occlusion by na angioplasty balloon in human subjects. *J Am Coll Cardiol* 1985;5:587-92.
60. Bache RJ, Schwartz JS. Myocardial blood flow during exercise after gradual coronary occlusion in the dog. *Am J Physiol* 1983;245:H131.

9-2 FLUXO DE RESERVA CORONARIANO EM VASOS NATIVOS

Jorge Lowenstein ▪ Cristian Tiano

INTRODUÇÃO

Estudos clínicos e experimentais mostraram que a velocidade de fluxo de reserva coronariano (FRC) que expressa a capacidade da vasodilatação máxima de uma artéria coronariana é um parâmetro fisiológico que correlata bem a gravidade da estenose coronariana; portanto, é ainda mais importante que a anatomia desses vasos.[1]

A visualização não invasiva do fluxo coronariano, utilizando ecocardiograma Doppler transtorácico (ETT), começou no final dos anos 1980 e início dos 1990,[2-4] e medidas de FRC na parte distal da artéria descendente anterior esquerda (ADA) foram pela primeira vez reportadas no final de 1990 por pesquisadores do Japão e Europa;[5-8] Hoje em dia, esta técnica atrai a atenção crescente para uso na prática clínica, graças à sua simplicidade, segurança e alta viabilidade.

Atualmente, o advento do equipamento digital, transdutores de alta resolução e capacidade de Doppler colorido aumentaram a nossa habilidade para avaliar as características do FRC além da porção média/distal da artéria descendente anterior esquerda (ADA),[9-12] e expandiu este método para obtenção do fluxo em artéria coronariana direita (ACD),[13-15] e também do fluxo em artéria circunflexa (ACX).

A hiperemia induzida é visualizada pelo ecocardiograma Doppler como aumento das velocidades do fluxo coronário; e o FRC é calculado como a velocidade de pico diastólico (pós-hiperemia) com relação à velocidade diastólica de repouso (pré-hiperemia). A velocidade normal ou adequada do FRC é definida como ≥ 2.[9-11]

A avaliação do FRC fornece um valor objetivo para prever a presença ou ausência de estenose coronária funcionalmente significativa e proximal.

O FRC é um parâmetro mais fácil de medir e quantificar do que a análise do movimento parietal regional e, portanto, pode ajudar a estabelecer o diagnóstico de normalidade ou anormalidade de modo mais consistente.

A análise do fluxo coronário e o cálculo do FRC são úteis não somente no contexto de DAC conhecida ou suspeita, mas também no diagnóstico diferencial de miocardiopatia dilatada não isquêmica,[16] para prognóstico de pacientes com miocardiopatia dilatada,[17,18] fatores de risco múltipos e estenose arterial coronária não significativa,[19] hipertensão, dislipidemia, diabetes,[20,21] transplante cardíaco[22] e miocardiopatia hipertrófica,[23] que são os cenários mais estudados. Este capítulo revê a medida do FRC e seu valor clinicamente relevante utilizando o ecocardiograma transtorácico.

PRIMEIRO PASSO: ANÁLISE DO FLUXO CORONARIANO EM REPOUSO

O mais importante é avaliar o fluxo coronariano basal como o primeiro passo antes da medida do FRC.

Nós preferimos determinar as velocidades em vez de fluxos, pois medir o diâmetro da artéria coronariana não é simples, ainda que a informação seja equivalente.

O ângulo de correção é irrelevante dado que o FRC é a proporção entre o padrão hiperêmico e a velocidade de fluxo basal. Entretanto, o ângulo tem que ser mantido o menor possível (abaixo de 20). Um transdutor de alta frequência (4-7 MHz) é geralmente utilizado para visualizar a ADA médio-distal, porque a distância entre o tórax e a ADA distal é menor que 6 cm em adultos; entretanto, a artéria descendente posterior (ADP) e a ACX são profundas e são mais bem visualizadas com um transdutor de baixa frequência. Hoje utilizamos o mesmo transdutor matricial de 4 ou 5 MHz (Multifoco) para todas as três artérias coronarianas principais.

Para o mapeamento de fluxo Doppler colorido, a escala de velocidade deve ser colocada por volta de 19 cm/s, mas pode ser modificadda para fornecer imagens melhores.

Há mais de uma abordagem para localizar a ADA médio/distal:

A) Com o paciente na posição de decúbito lateral esquerdo, vista pelo eixo longo paraesternal abaixo do quarto ou quinto espaço intercostal (deve-se remover o ventrículo direito e mostrar o sulco interventricular anterior).

B) Começando por uma vista do 'corte' apical de 3 câmaras modificado, é possível obter uma posição mais distal do vaso (o único truque é achar o sulco intreventricular, para tal nós precisamos excluir o ventrículo direito).

C) Em ocasiões especiais, é mais fácil medir a velocidade de fluxo coronário a partir do eixo paraesternal curto, onde a porção média e distal da ADA é detectada a um nível mais alto do sulco interventricular anterior. Após visualizar o fluxo arterial como uma imagem diastólica com padrão arredondado, o transdutor teve que ser rodado até que a melhor visão do eixo longo da artéria seja obtida.

A imagem da região médio-distal da ADP é obtida a partir de um 'corte' apical de 2 câmaras modificado com uma rotação anti-horária e angulação anterior. A ADP pode ser vista girando o cursor em direção ao ápice.

A imagem da região médio-distal da ACX é obtida a partir de um 'corte' apical de 4 câmaras modificado com a rotação horária de 50-80 graus e angulação posterior.

As velocidades e fluxos são medidos utilizando o Doppler pulsado de 1,75 a 3,5 MHz de frequência.

O segmento médio-distal da ADA é visualizado como uma estrutura tubular vermelha de 2-4 mm ao longo do sulco interventricular anterior (Fig. 9-6), com um fluxo direcionado para o ápice, gerando uma onda positiva ao Doppler, acima da linha de base. A velocidade de

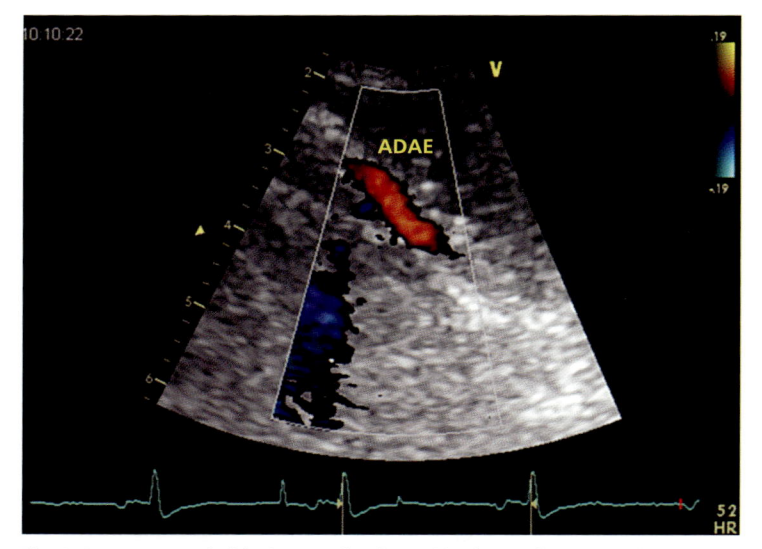

Fig. 9-6. Imagem colorida de Doppler da artéria descendente anterior esquerda no sulco interventricular anterior.

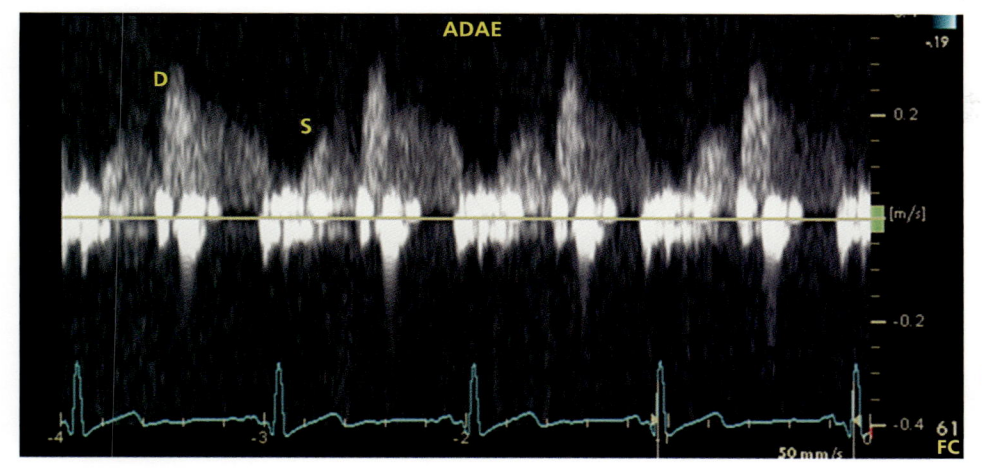

Fig. 9-7. Velocidade do fluxo da artéria descendente anterior esquerda distal ao Doppler pulsado. Artéria coronariana com o padrão de fluxo coronário bifásico típico.

fluxo é medida utilizando a ecocardiografia Doppler pulsada com uma amostra de volume de 2-3 mm de largura, posicionada no sinal de fluxo colorido, gerando uma padronagem bifásica típica, com um componente sistólico menor (velocidade média: 8-15 cm/s) e uma parte trapezoide maior na diástole (15-30 cm/s) (Fig. 9-7).

Entretanto, é difícil, algumas vezes, obter envelopes completos ao Doppler espectral pelo ciclo cardíaco, graças ao movimento cardíaco. Porém, o único componente diastólico do fluxo é o de maior interesse e pode ser medido com o ecocardiograma transtorácico.

Hoje, não há mais segredos em detectar fluxos na ADA e é excepcional não achar qualquer segmento médio ou distal da ADA (independente das características do paciente),[5-10,12,24-33] mas somente em 3/4 dos pacientes um operador treinado pode achar a ADP (geralmente ramo da ACD) (Fig. 9-8).[10,13-15,33-35] A detecção do fluxo em ACX é mais desafiadora e tecnicamente mais difícil, e sua viabilidade está, ainda, em somente 2/3 dos pacientes (Fig. 9-8 e Quadro 9-1).[10,15,34,35]

Mesmo em exames ecocardiográficos rotineiros, a avaliação das características do fluxo coronário pode fornecer informações úteis sobre a fisiologia coronariana anormal.

O Doppler colorido em cada artéria dá a oportunidade de detectar áreas de *aliasing* ou turbulência que ocorre no nível da estenose, pois o fluxo coronário acelera para compensar a perda do lúmen.

Velocidades maiores que 1 m/s sugerem estenose significativa.[36] Além disso, a relação entre a velocidade do fluxo nos vasos proximais e o fluxo distal na ADA tem boa sensibilidade e especificidade em detectar obstruções significativas (quando as velocidades de fluxo proximal dobram com relação à velocidade dos segmentos distais) (Fig. 9-9).[37] Um aumento de 100% na velocidade diastólica comparada com a velocidade no segmento adjacente proximal da mesma artéria sugere estenose significativa.

O componente sistólico da velocidade do fluxo coronário pode ser mantido ou aumenta no segmento distal, traduzindo estenose grave da ADA.

M. Daimon *et al.* relataram que o *cut-off* de 1,5 para a média de velocidade do fluxo diastólico para o sistólico teve uma sensibilidade de 81,8% e especificidade de 85,7% para defeitos de perfusão reversível, utilizando tomografia computadorizada com tálio[201] como padrão ouro.[38]

Similarmente, nosso grupo encontrou uma sensibilidade de 85,7% e especificidade e 84,2% para o *cut-off* de 1,6 para proporção de pico de velocidade de fluxo diastólico para o sistólico, utilizando angiografia coronária como padrão ouro.[39]

A avaliação de anormalidades basais, através da velocidade do fluxo coronário após infarto agudo do miocárdio (IAM), é possível com o ecocardiograma transtorácico.

A identificação de reversão do fluxo sistólico é um achado simples e confiável para previsão de ausência de recuperação funcional ventricular esquerda após infarto anterior com angioplastia primária.[40] O fluxo em ADA em paciente com fluxo TIMI 3 mostrou maior velocidade de fluxo comparado com paciente com fluxo TIMI 1 ou 2.[41,42] Diversos investigadores mostraram que o rápido tempo de

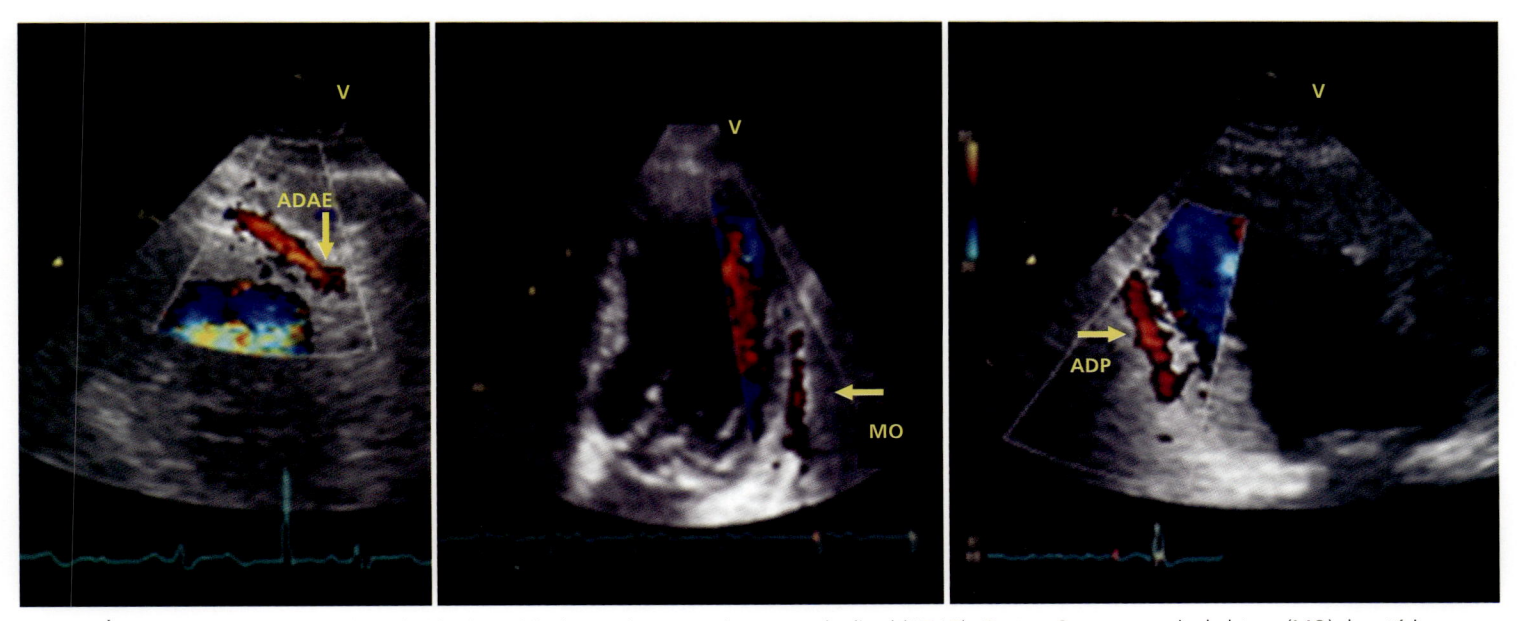

Fig. 9-8. À esquerda: Imagem Doppler colorido da artéria descendente anterior esquerda distal (ADAE). Centro: O ramo marginal obtuso (MO) da artéria circunflexa esquerda. À direita: Imagem da artéria coronariana (ADP) descendente posterior, emergindo de uma artéria coronariana dominante.

Quadro 9-1. Viabilidade do FRC durante avaliação simultânea de fluxo e análise do movimento parietal nos estudos mencionados em que a taxa de successo foi descrita

Autor	Ano	Nº de pacientes	Estresse	Viabibilidade	Contraste
Lowenstein J et al.[12]	2001	752	Dipiridamol	LAD 95%	Não
Rigo F et al.[10]	2005	658	Dipiridamol	LAD 98% RC 53% CX 43%	Sim
Nohotomi Y et al.[24]	2003	110	Dipiridamol	LAD 92%	Sim
Chirillo F et al.[25]	2004	110	Dipiridamol	LAD 85%	Não
Ascione L et al.[26]	2005	159	Dipiridamol	LAD 92%	Sim
Meimun P et al.[27]	2006	47	Dobutamina Adenosina	LAD 87% LAD 91%	Sim
Forte E et al.[28]	2010	33	Dobutamina	LAD 94%	Não
Takeuchi M et al.[29]	2003	274	Dobutamina	LAD 85%	Sim
Ahmari S[30]	2006	67	Dobutamina	LAD 97%	Sim
Florenciano-Sánchez R[31]	2005	130	Dobutamina	LAD 84%	Não
Rigo F[32]	2004	31	Dipiridamol	LAD 100%	Sim
Rigo F3[3]	2011	72	Dipiridamol	LAD 95% RC 60%	Não

RC = *right coronary*; LAD = artéria descendente anterior; CX = artéria circunflexa.

desaceleração diastólico (≤ 600 ms), no FRC, é outro marcador para prever recuperação funcional e prognóstico em IAM após angioplastia coronária primária.[40,43]

Portanto, parâmetros de medida simples, não invasivos na artéria relacionada com o infarto podem fornecer estimativa útil e confiável para estratificação de risco desses pacientes.

A oclusão total da ADA aparece como ausência de fluxo ao Doppler colorido. A presença de fluxo diastólico retrógrado distal traduz oclusão do vaso e pode representar fluxo colateral para a região ocluída, que pode ser avaliado ao ecocardiograma transtorácico (Fig. 9-10).[44]

Falhas na identificação da artéria descendente anterior

Em raros casos, o fluxo coronariano pode erroneamente ser confundido com insuficiência pulmonar, este erro é evitável com mínimo treino do operador (Fig. 9-11A-D).

O fluxo venoso coronário tem um fluxo sistólico reverso notável, e as veias intercostais são caracterizadas pela variação respiratória com o decréscimo ou desaparecimento do fluxo sob manobra de Valsalva (Fig. 9-11A).

O espaço pericárdico anterior pode ser visto como um fluxo heterogêneo, mas sem as características do padrão de fluxo coronariano bifásico (Fig. 9-11C).

O fluxo da artéria mamária ou alguma artéria intercostal nativa pode ser facilmente diferenciado por sua predominância característica na velocidade sistólica, como todas as artérias sistêmicas (Fig. 9-11D).

A possibilidade de confundir a ADA com um ramo paralelo ou próximo a uma artéria diagonal é em teoria possível, mas incomum.

O ramo descendente posterior da ACD pode ser confundido com o fluxo ventricular direito, mas o padrão coronariano trapezoide é bem diferente das duas ondas de enchimento diastólicas.

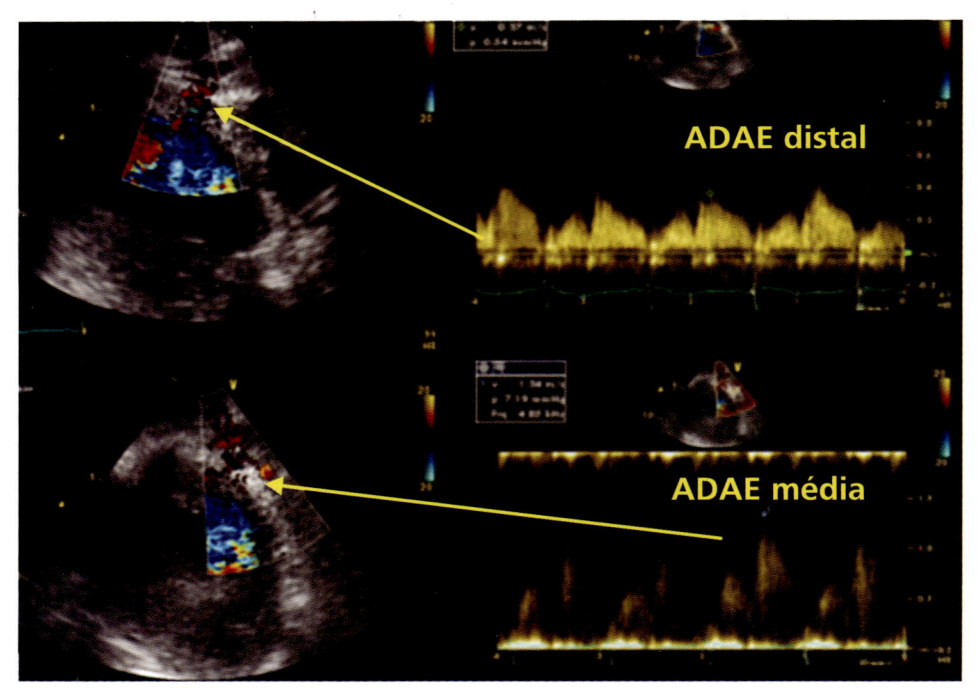

Fig. 9-9. Imagem Doppler colorida de um paciente idoso de 67 anos, assintomático. Superior: Fluxo diastólico em artéria descendente anterior (ADAE) distal: 37 cm/s ; fluxo diastólico ADAE média: 134 cm/s; proporção distal/proximal: 0,27. Um valor ≤ 0,5 pode prever estenose significativa. Este paciente tinha uma estenose de 95% na porção média da ADA.

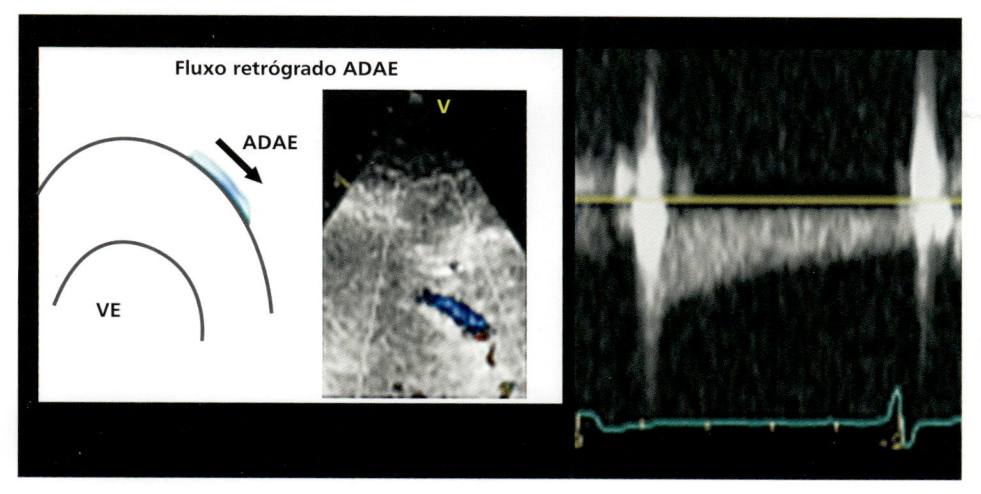

Fig. 9-10. Imagem Doppler colorida com fluxo retrógrado na artéria coronariana descendente anterior esquerda (ADAE) em razão da oclusão total. A posição do Doppler pulsado no sulco interventricular é importante para o diagnóstico diferencial com um ramo perfurante.

SEGUNDO PASSO: ANÁLISE DO FLUXO DE RESERVA CORONARIANO SOB ESTRESSE

Durante o estresse farmacológico

A medida do FRC é comumente utilizada para o diagnóstico de DAC, avaliação do tratamento e/ou para prognóstico e estratificação de risco. A avaliação simultânea do FRC durante o estresse com exercício não é utilizado na prática diária pelas dificuldades técnicas.

Agentes farmacológicos, como adenosina e dipiridamol, produzem vasodilatação direta na artéria coronariana, enquanto a dobutamina induz vasodilatação secundária em razão do aumento na demanda de oxigênio do miocárdio.

Vasodilatadores são mais comumente utilizados na arena clínica, pois eles produzem maior recrutamento microvascular, aumentando a velocidade e o fluxo coronário.

Entretanto, um estudo elegante de P.Meimoun et al.[27] comparou o FRC com dobutamina e o FRC obtido com adenosina no mesmo grupo de pacientes e encontraram uma boa correlação e concordância entre os dois testes, em uma ampla gama de doenças. A importância deste documento é que a dobutamina pode ser uma boa alternativa para a adenosina na avaliação do FRC ao ecocardiograma transtorácico, particularmente em pacientes com contraindicação à adenosina ou agendados para eco de estresse com dobutamina.

Comparado com a adenosina, o dipiridamol é mais bem tolerado, induz menos hiperventilação, fornece melhor qualidade de imagem, é mais barato em alguns países e tem um efeito prolongado que o torna

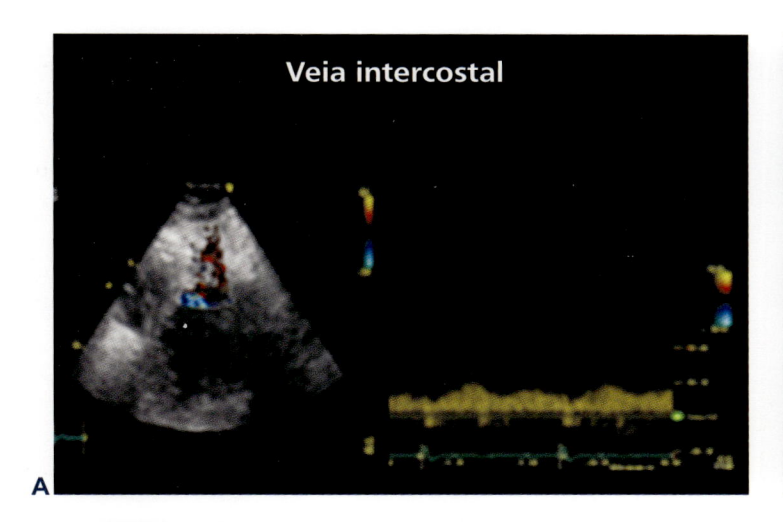

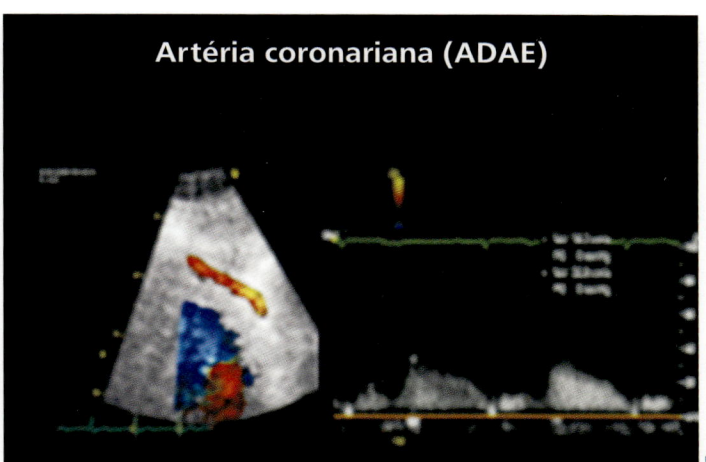

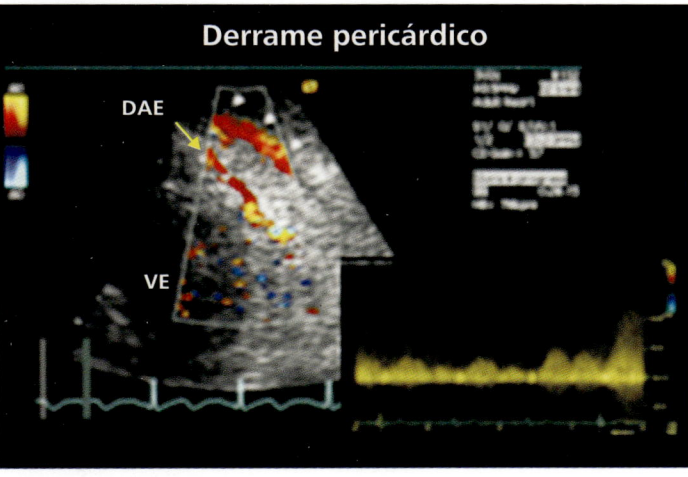

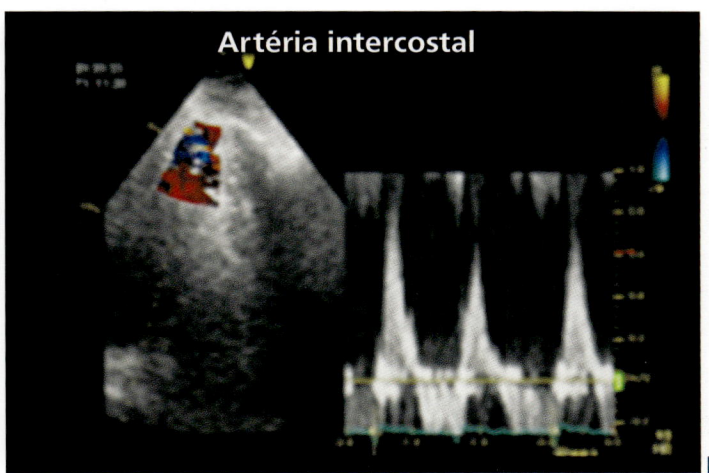

Fig. 9-11. Diferenciação nos padrões de fluxo. (**A**) Veia intercostal: fluxo com variação respiratória. (**B**) Artéria coronariana: padrão bifásico típico. (**C**) Efusão pericárdica: fluxo heterogêneo. (**D**) Artéria intercostal: fluxo sistólico predominante.

muito apropriado no momento de analisar fluxo coronário e movimento de parede, quase simultaneamente, em uma só injeção em um único exame.

Nosso grupo também usou adenosina em uma dose menor (injeção intravenosa rápida de 1 ampola de 6 mg), com uma duração total do estudo ≤ 1 minuto.

A sensibilidade e a especificidade deste protocolo para diagnóstico de DAC no território da ADA foi de 88,8 e 84,6%, respectivamente, para pacientes em que a análise do movimento parietal após dobutamina ou teste de estresse com exercício apresentou resultados equivocados ou duvidosos.[45]

Esta modalidade de somente um *bolus* com baixa dose de adenosina é uma metodologia prática, viável e segura para a avaliação do FRC com implicações favoráveis no perfil custo-efetivo do teste, particularmente apropriado na presença de 'janela' acústica limitada no território da ADA, especialmente quando dois transdutores separados têm que ser utilizados.

Há muitos dados referentes à segurança na medida do FRC em cenários clínicos diferentes; entretanto, é altamente recomendável efetuar os estudos somente após os pacientes estarem clinicamente estáveis.

■ Reserva de fluxo coronário durante a ecocardiografia de estresse com dipiridamol

A análise do movimento regional da parede em repouso e durante o estresse farmacológico[46,47] é a metodologia mais comum utilizada para o diagnóstico de DAC nos laboratórios de ecocardiografia.

A ecocardiografia de estresse com dipiridamol (Fig. 9-12) é uma ferramenta diagnóstica eficaz, amplamente utilizada na Itália, com as principais vantagens, sendo: baixa dificuldade técnica, alto perfil de segurança e excelente especificidade; a limitação é sua sensibilidade subideal em pacientes com doença univascular, especialmente quando avaliados sob terapia anti-isquêmica[48] e sem coadministração de atropina.

Resumidamente, pacientes devem estar em jejum de, no mínimo, 4 horas e durante as 12-24 horas anteriores ao estudo devem evitar bebidas e medicamentos contendo xantinas.

O pico diastólico do fluxo coronário basal e suas principais velocidades são medidos na ADA; posicionando a amostra do Doppler o mais distal possível, tomando cuidado para não entrar em qualquer área de alta velocidade durante a infusão do vasodilatador e não confundir as altas velocidades obtidas do estímulo hiperêmico com aqueles que são encontrados na obstrução.

Após obter os valores basais, sem mudar a posição do transdutor nem da amostra Doppler, a dose de 0,21 mg/kg/min de dipiridamol é administrada em 4 minutos, (dose total 84 mg/kg), sob monitoração contínua e gravação das velocidades obtidas durante o período de infusão e no final (minuto 4 para 5) (Fig. 9-12).

O índice de velocidade do fluxo coronário diastólico é calculado, dividindo-se a velocidade de pico máximo hiperêmico pelo valor basal (Fig. 9-13).

A pressão sanguínea e a frequência cardíaca são automaticamente gravadas a cada 2 minutos até o fim do teste. Ecocardiografistas experientes que são bem treinados neste método efetuam todas

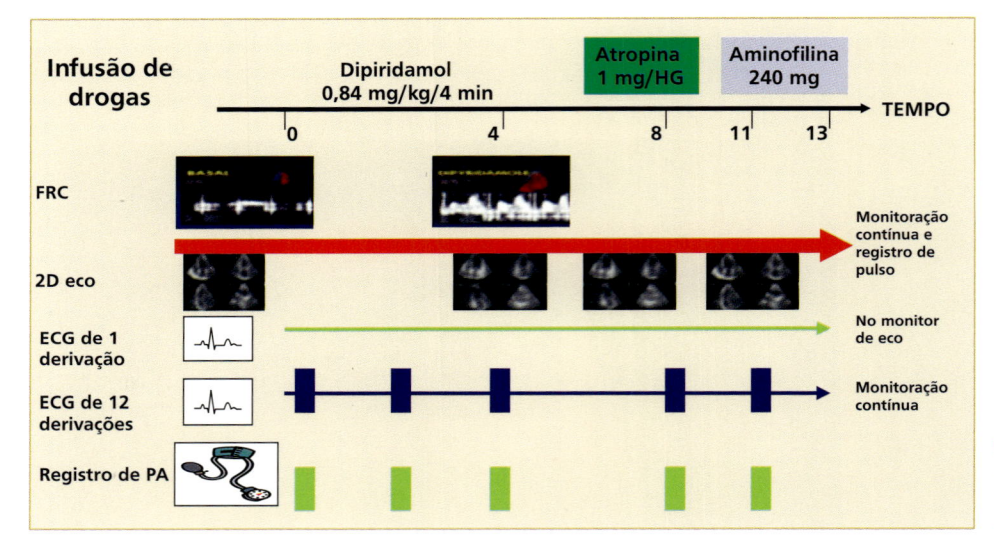

Fig. 9-12. Nosso protocolo atual de ecocardiografia de estresse com dipiridamol (protocolo duplo). Modificada do manual de orientação europeu (Jornal Europeu de Ecocardiografia 2008;9,415-37). HG = *hand grip*.

1. VFCSB: VELOCIDADE DE FLUXO CORONÁRIO SISTÓLICO BASAL
2. VFCDB: VELOCIDADE DE FLUXO CORONÁRIO DIASTÓLICO BASAL
3. VFCSP: VELOCIDADE DE FLUXO CORONÁRIO SISTÓLICO DE PICO
4. VFCDP: VELOCIDADE DE FLUXO CORONÁRIO DIASTÓLICO DE PICO
5. RFCS: RESERVA DE FLUXO CORONÁRIO SISTÓLICO
6. RFCD: RESERVA DE FLUXO CORONÁRIO DIASTÓLICO
7. RELAÇÃO FLUXO BASAL DIASTÓLICO/SISTÓLICO
7. RELAÇÃO DE FLUXO DE PICO DIASTÓLICO/SISTÓLICO

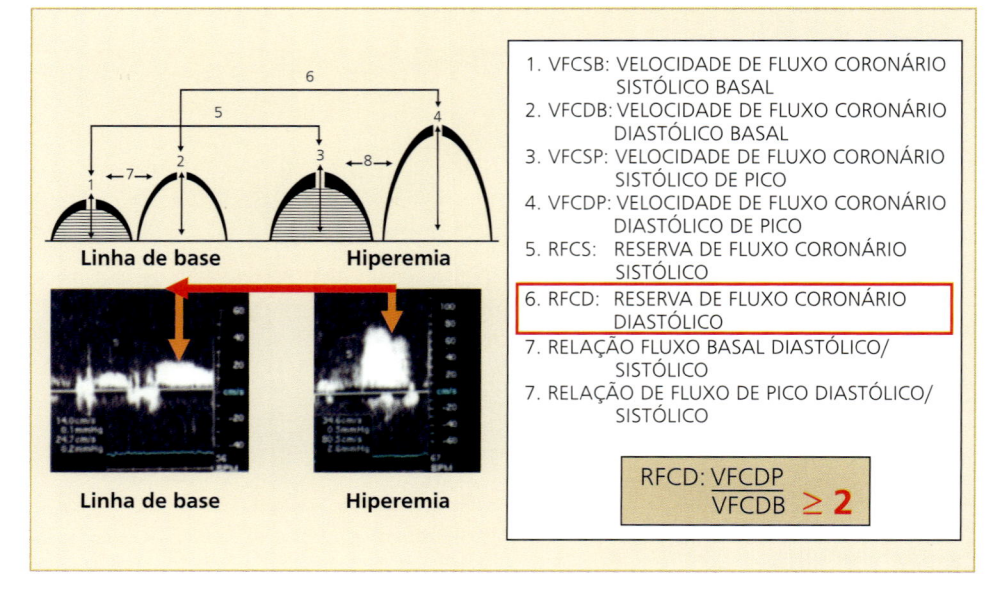

$$RFCD: \frac{VFCDP}{VFCDB} \geq 2$$

Fig. 9-13. O fluxo de reserva coronariano é definido como a proporção entre o pico hiperêmico e o de repouso. O valor do FRC ≥ 2 é considerado normal.

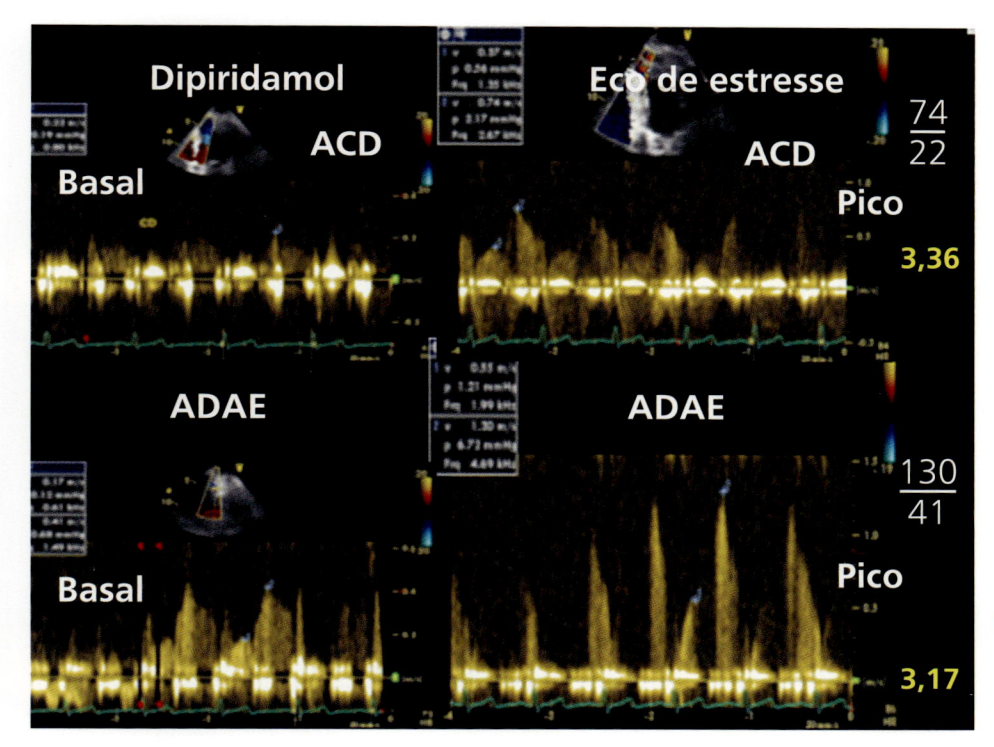

Fig. 9-14. Um exemplo típico de FRC normal com eco de estresse com dipiridamol e movimento parietal normal, mostrando um aumento significativo do fluxo, no pico da artéria coronariana direita (ACD) e da artéria coronariana anterior esquerda (ADAE).

as medidas *off-line*, obtendo em média 3 ciclos cardíacos consecutivos para cada parâmetro. Imagens bidimensionais são capturadas no repouso e aos 8 e 12 minutos após iniciar a infusão de dipiridamol e no 14º minuto, após administração do antídoto (Fig. 9-12).

Em estudos negativos, pacientes sem história de glaucoma ou desordem de próstata recebem 1 mg de atropina no 10º minuto. Muitos testes com dipiridamol que são negativos também se tornam sensíveis com manobras de exercício isométrico contínuas durante o primeiro minuto pós-atropina.

Uma dose de 240 mg de aminofilina é sempre administrada após o teste com dipiridamol (13º minuto) ou quando sinais claros de isquemia parietal são notados.

Com o objetivo de aumentar a sensibilidade do ecocardiograma de estresse com dipiridamol e desmascarar testes falso-negativos, nós complementamos a informação convencional sobre movimento parietal com a medição do FRC, porque esta droga vasodilatadora é bem apropriada para avaliação simultânea de ambos os parâmetros. Em nossa população, a sensibilidade relativamente baixa observada com a análise do movimento da parede (68,8%) aumentou para 86,8%, quando a medição do FRC na ADA foi avaliada.[49] Exemplo de um teste normal é demonstrado na (Fig. 9-14).

O FRC na ADA médio-distal pode ser obtido com uma taxa de sucesso de 95% durante o ecocardiograma de estresse com dipiridamol (Quadro 9-1). Esta informação do FRC não foi redundante; ao contrário, foi aditiva e complementar para a informação fornecida pela ecocardiografia bidimensional sobre as anormalidades do movimento parietal regional. Entretanto, a integração do FRC durante o ecocardiograma de estresse com dipiridamol permite a superação de limitações conhecidas durante a ecocardiografia de estresse, como sensibilidade subideal, subjetividade e variabilidade interobservador. Na verdade, o FRC é fácil de ser interpretado e de ser medido e, portanto, idealmente complementa a informação da ecocardiografia bidimensional.

Vale a pena apontar, mais uma vez, que o FRC integra e complementa, mas não pode ser considerado alternativo ao eco de estresse padrão que se fundamenta em análises do movimento parietal regional.

Em uma metanálise sobre o FRC e o movimento de parede, a comparação *head-to-head* durante o ecocardiograma de estresse com dipiridamol foi publicada por F. Rigo et al.[10] (Quadro 9-2), eles identificaram 5 artigos (da Itália, Argentina e Japão) e descobriram um aumento na acurácia diagnóstica de 79 ± 5 para 89 ± 7.[24-26,49-51] Isso torna claro que ao adicionar a avaliação do FRC em ADA à análise de movimento de parede, há um aumento na sensibilidade do teste, enquanto se mantém um valor muito bom em termos de especificidade.

O valor prognóstico independente do FRC derivado do Doppler pulsado durante o eco de estresse com dipiridamol já foi demonstrado.[51,52] F. Rigo et al. também demonstraram, em que pacientes com DAC conhecida, ou suspeita, mudanças no movimento parietal e do FRC ao Doppler durante o eco de estresse com DIP são

Quadro 9-2. Metánalise mostrando o aumento da sensibilidade no protocolo com imagem dupla

	Metánálise sobre FRC e escore parietal (valor diagnóstico)					
	Sensibilidade (%)		Especificidade (%)		Acurácia (%)	
	DIP-2D	DIP-2D + FRC	DIP-2D	DIP-2D + FRC	DIP	DIP-2D + FRC
Rigo et al., AM J Cardiol, 2003	74	90	91	94	82	93
Lowenstein et al., JASE, 2003	69	87	91	73	81	80
Nohtomi et al., JASE, 2003	72	93	95	70	82	83
Chirillo et al., AJC, 2004	67	93	91	93	71	93
Ascione et al., Inst J Cardiol, 2004	51	83	96	98	78	94
Média	67 ± 9	90 ± 3	93 ± 2	86 ± 12	79 ± 5	89 ± 7

(De F. Rigo *Ultrassom cardiovascular* 2005;3:8 com permissão do autor).
DIP = dipiridamol; 2D = ecobidimensional; FRC = fluxo de reserva coronariano.

métodos aditivos e complementares para a identificação de pacientes de alto risco para eventos maiores.

Um FRC reduzido é um parâmetro adicional a ser considerado na estratificação de risco na resposta da ecocardiografia de estresse, ao passo que pacientes com um teste negativo e FRC normal têm um resultado favorável.[52]

Sabe-se bem que um estudo de positividade ao ecoestresse representa por si um marcador de prognóstico negativo e desfavorável. Contudo, dentro do grupo de pacientes estudados pelo grupo italiano,[51] um subgrupo com resultado pior pode ser identificado com base no FRC. Por outro lado, no espectro de respostas de ecoestresse possíveis, um resultado normal para critérios de movimento de parede identifica o subgrupo de risco mais baixo, mas no grupo sem dissinergias sob terapia médica e valores de FRC anormais, apresenta um prognóstico menos benigno.

Com base nestes resultados, um teste negativo com FRC normal é o melhor cenário e confere um prognóstico excelente. Uma vigilância atenta é fortemente recomendada naqueles com um teste de estresse negativo para isquemia e FRC anormal.[52]

Digno de nota é que a terapia anti-isquêmica em uso na ocasião do teste não modula o valor de prognóstico do FRC.[48]

A maior limitação na avaliação do FRC com ecocardiograma transtorácico, em todos esses manuscritos, é que a ADA é a única artéria avaliada; as chances de obter análises adequadas da ACD e ACX não são tão perfeitas (Fig. 9-8 e Quadro 9-1); há informação que a ecocardiografia de estresse com vasodilatadores permite imagem combinada do movimento parietal regional e do FRC da ADA e ACD.[53]

Há estudos recentes, utilizando ETT, que investigaram o valor de aferição do FRC em todas as três artérias coronarianas principais, com resultados surpreendentes e promissores.[34,35]

■ Reserva de fluxo coronário com adenosina

Adenosina é a droga-chave para medir o FRC, porque produz vasodilatação arteriolar máxima com pouco ou sem efeito na artéria epicárdica.

É muito comum o uso de adenosina na Europa e Japão para a aferição do FRC. O protocolo mais popular é a infusão intravenosa de 0,14 mg/kg/min durante 2 minutos.

O sinal do Doppler espectral na parte distal da ADA é gravado no basal e durante hiperemia e a posição do transdutor não deve ser mudada durante a administração da droga.

Medições de velocidade de fluxo são efetuadas *off-line* por ecocardiografistas experientes. Valores finais na velocidade de fluxo representam uma média de 3 ciclos cardíacos.

O eletrocardiograma e a frequência cardíaca são monitorados continuamente durante infusão de adenosina, e a pressão sanguínea é avaliada no repouso e a cada minuto após o início da infusão do medicamento.

A adenosina é geralmente bem tolerada, e poucas mudanças nas variáveis hemodinâmicas são vistas.

■ Reserva de fluxo coronário durante ecocardiografia de estresse com dobutamina

Atualmente, o ecocardiograma de estresse com dobutamina é um teste farmacológico utilizado em laboratórios de ecoestresse ao redor do mundo. A avaliação do FRC com dobutamina (DOB) (Fig. 9-15) tem sido estudada durante os últimos anos.

A viabilidade de determinar FRC no território da ADA durante o eco de estresse DOB é mais desafiadora que com dipiridamol ou adenosina, porém é igualmente alta (Quadro 9-1).

Resumidamente, a dobutamina é administrada por bomba de infusão para avaliar o FRC, nós não utilizamos qualquer agente de contraste. A infusão de dobutamina começa com 5 mcg/kg/min e aumenta em estágios de 3 minutos para 10, 20,30 e 40/50 mcg/kg/min ou até que a frequência cardíaca seja alcançada. A atropina intravenosa é aplicada (0,5 mg) até um máximo de 1,5 mg, se o paciente não alcançar 85% da frequência cardíaca máxima prevista para a idade, aos 30 mcg de dobutamina.

A presença de sintomas e as variáveis hemodinâmicas, como a frequência cardíaca e a pressão sanguínea, são avaliadas em cada etapa.

Como o nosso grupo demonstra,[28] não é necessário medir o FRC a cada etapa do teste; ela pode ser determinada no repouso e durante alta dose de infusão de dobutamina, se a frequência cardíaca for > 50 bpm comparada com o basal ou tiver alcançado ao menos 75% do valor máximo previsto.

O FRC é calculado como a proporção entre o pico de velocidade do fluxo diastólico e a velocidade basal do fluxo diastólico; valores finais de velocidade de fluxo representaram uma média de 3 ciclos cardíacos. Como nós definimos previamente, o FRC anormal é considerado como um valor ≤ 2 de acordo com estudos invasivos e não invasivos.

Durante o estresse com dobutamina, o FRC pode ser medido somente no território da ADA em virtude dos movimentos excessivos do coração durante a taquicardia induzida por estimulação β-adrenérgica. Exemplos de uma resposta normal são mostrados na Figura 9-16.

M. Takeuchi, de Osaka, demonstrou em 2003 que a aferição do FRC em ADA durante o eco de estresse com dobutamina foi viável, e a acurácia diagnóstica foi equivalente à avaliação do movimento da parede na detecção de estenose na ADA; entretanto, em pacientes com 'janela' acústica difícil ou com resultado de teste não conclusivo por análises do movimento parietal, um aumento na sensibilidade foi observado.[29]

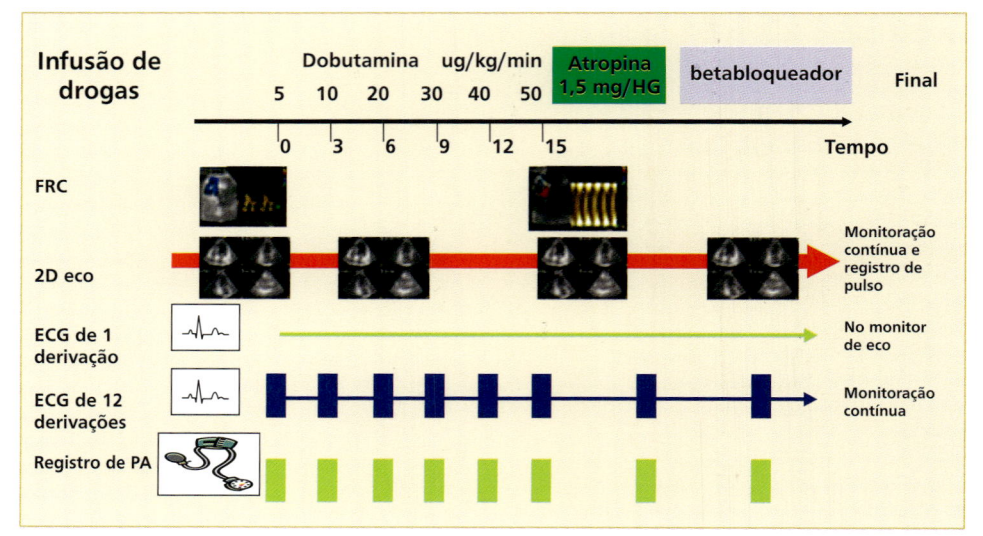

Fig. 9-15. Nosso protocolo atual de ecocardiografia de estresse com dobutamina (protocolo duplo). modificada do manual de orientação europeu (Jornal Europeu de Ecocardiografia 2008;9:415-37).
HG = *hand grip*.

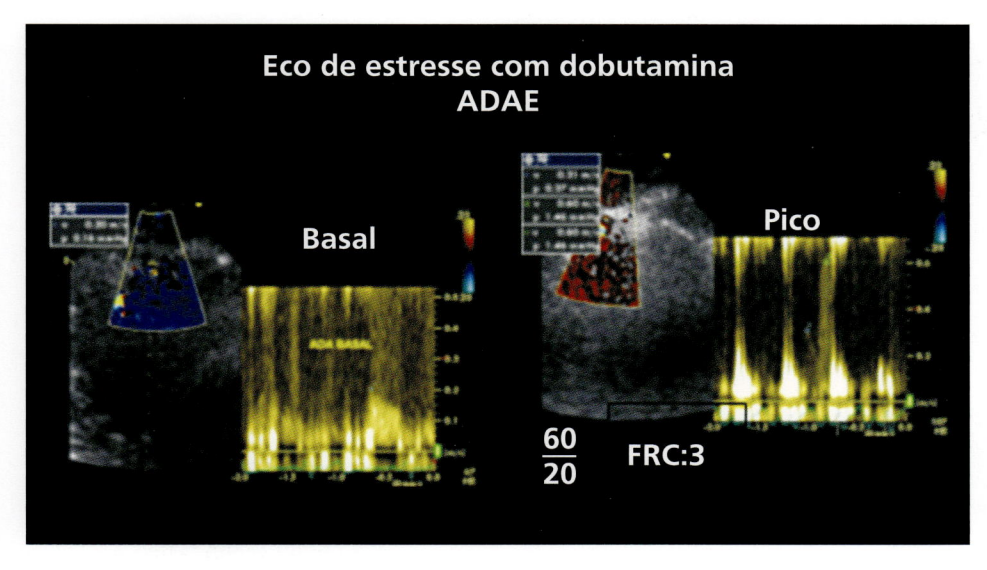

Fig. 9-16. Um exemplo típico do FRC ao eco de estresse com dobutamina e contração parietal normais, mostrando um aumento significativo do pico da velocidade diastólica na ADAE com relação ao basal ou repouso.

Em um estudo feito por S. Ahmari et al.,[30] a viabilidade em avaliar o FRC no pico do teste, pela velocidade diastólica foi impressionantemente alta (97%). Os autores da Clínica Mayo concluíram que a avaliação do FRC durante o eco de estresse com DOB correlacionou bem com o espessamento da parede e detectou isquemia prévia antes do desenvolvimento da anormalidade do movimento da parede, enfatizando a importância em determinar o FRC neste tipo de estudo; entretanto e impressionantemente, eles somente fizeram este tipo de estudo com o propósito de investigação.

Outro grupo, na Europa, estudou o FRC na prática clínica e demonstrou que a avaliação não invasiva do FRC na ADA adicionou valor diagnóstico para ambos os dados, sensibilidade e especificidade. A sensibilidade e a especificidade do FRC anormal (≤ 2) para detectar estenose em ADA foram de 86 e 57%, respectivamente, e anormalidades no movimento de parede tiveram uma sensibilidade e especificidade de 52 e 82% respectivamente,[31] mas a principal limitação deste estudo foi que o FRC e análises do movimento de parede não foram efetuadas simultaneamente.

M. Takeuchi et al. publicaram evidências[54] de uma correlação próxima entre fluxo e função, demonstrando que o eco tanstorácico durante o eco de estresse com DOB fornece informação de fluxo adicional que pode complementar a avaliação convencional de viabilidade miocárdica.

Deve ser notado que na arena clínica, a capacidade em analisar o FRC em ADA durante o eco de estresse com DOB é um pouco menor (84-94%) comparada com o FRC obtido, utilizando vasodilatadores (92-100%) (Quadro 9-1).

Em recente estudo, J. Lowenstein et al.[55] investigaram o valor prognóstico adicional do FRC no território da ADA em pacientes com resposta contrátil normal durante ecocardiografia de estresse farmacológico (dobutamina em 164 pacientes em dose de até 50 µg/kg/min, e dipiridamol em 185 pacientes em dose única de 0,84 mg/kg/em 4 min). Na análise de regressão logística, o FRC foi o único preditor prognóstico independente de eventos graves combinados (OR 4,03; 95% CI: 1,82-8,92, P = 0,0006) (Fig. 9-17).

O FRC resultou em um forte indicador prognóstico, adicional e independente. Com o FRC normal, a incidência de eventos graves foi de 1% por ano (IAM, cirurgia de revascularização miocárdica, morte cardiovascular) e com um FRC < 2 houve uma incidência de 4% ao ano de eventos graves durante um período de 46 ± 24 meses.

Interessantemente, com um FRC de 2 ou mais, a taxa de eventos foi 1,08; com um FRC entre 2 e 1,65, a proporção (Odds Ratio = OD) para eventos foi de 3,4; entre 1,64 e 1,47 foi de 4,57 e a taxa de eventos foi de 5.06 quando o resultado do FRC foi menor que 1,47 (p = 0,02). Vale a pena ressaltar que em todos os pacientes, a análise de um teste de estresse simultâneo sempre foi visualmente normal para alteração contrátil (Quadro 9-3).[56]

Os autores concluíram que o FRC reduzido em pacientes com critério de contratilidade normal durante o eco de estresse farmacológico identificou um subgrupo de pacientes com pior prognóstico a médio e longo prazos, sem diferenças com relação ao uso de dobutamina ou dipiridamol.[55-57]

Esses resultados precisam ser confirmados em outros estudos envolvendo números maiores de pacientes ou estudos multicêntricos, pelo menos no território da ADA em testes de estresse farmacológico.

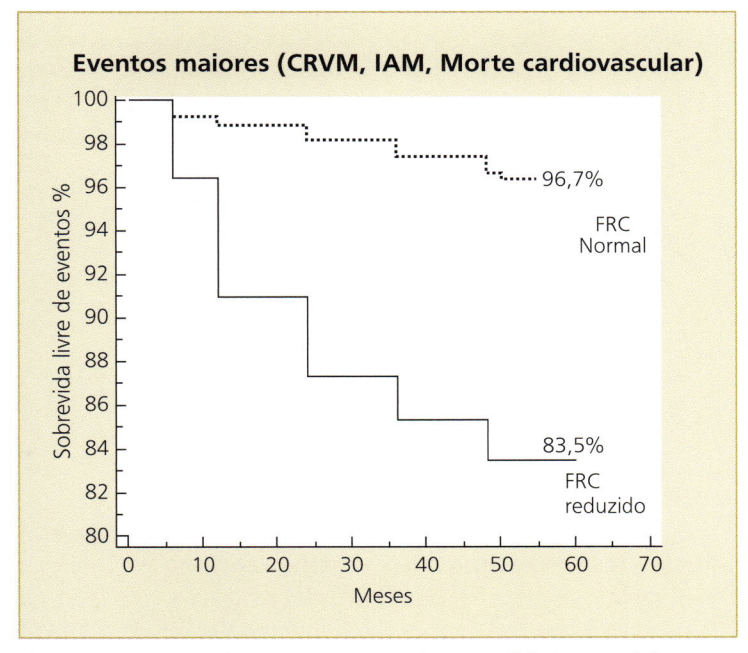

Fig. 9-17. N = 349 pacientes com resposta de contratilidade normal durante ecocardiografia de estresse com dobutamina ou dipiridamol. As curvas de sobrevida de Kaplan-Meier mostram que a sobrevida livre de eventos em 45 ± 21 meses foi significativamente maior para o grupo com FRC normal em comparação com o grupo com FRC reduzida (96,7 vs. 8,5%, Teste Log-rank = 0,0001). CRVM = cirurgia de revascularização miocárdica; IAM = infarto agudo do miocárdio.

Quadro 9-3. Relação entre o valor do FRC e a chance de eventos durante um acompanhamento de 46 ± 24 meses

FRC	Chance de eventos (OR)	IC (95%)	P valor
≥ 2	1,08		NS
Entre 2 e 1,65	3,40	1,22-12,13	0,02
Entre 1,64 e 1,47	4,57	1,14-18,38	0,03
≤ 1,47	5,06	1,21-21,16	0,02

OR = odds ratio; FRC = fluxo de reserva coronariano.

FLUXO DE RESERVA CORONARIANO EM CENÁRIOS CLÍNICOS DIFERENTES

Em nossa experiência de um centro único em Buenos Aires, desde 1998, a combinação do estudo do FRC na ADA e a análise das anormalidades do movimento da parede ventricular representa a melhor escolha na avaliação fluxo-função no laboratório de ecocardiografia.

No Quadro 9-4, descrevem-se os cenários diferentes em que a velocidade de fluxo ou a medida do fluxo coronário podem ser úteis.

Diagnóstico de estenose coronariana significativa

Imagem dupla (FRC e movimento da parede) durante a ecocardiografia de estresse é recomendada.

A aferição do FRC é comumente utilizada para o diagnóstico de DAC. A obtenção da ADA está em nossas mãos e o FRC pode ser medido de modo não invasivo em cada paciente sem a necessidade de um agente de contraste.

Um FRC anormal (definido como < 2) está de acordo com avaliações invasivas e não invasivas em que o valor de corte < 2 do FRC detectou estenose coronariana significativa e previu isquemia. A avaliação do FRC aumenta a sensibilidade para doença na ADA, com uma perda modesta na especificidade.

Quadro 9-4. Cenários clínicos diferentes em que a velocidade do fluxo e a medida da reserva de fluxo coronário podem ser úteis

Medida da velocidade do fluxo em repouso	Medida do FRC
Diagnóstico de estenose coronária grave (a velocidade diastólica do fluxo é decrescente comparada com velocidade sistólica (D/S < 1,6)[38,39]	Diagnóstico de estenose coronária significativa e imagem dupla (FRC + movimento da parede) durante ecocardiografia de estresse[10,12,24-33]
Diagnóstico de estenose coronária (distorção > 1 m/s da velocidade no local de estenose, ou um declive alto entre dois segmentos de uma artéria coronariana)[36]	Acompanhamento após angioplastia coronária e *stent* e outros procedimentos de revascularização[35,58,60]
Avaliação de *no-reflow* após recanalização de infarto miocárdico[40-43]	Avaliação de estenose coronária de gravidade intermediária[61-63]
Diagnóstico de oclusão coronária (fluxo diastólico invertido)[44]	Pacientes com BRE de etiologia desconhecida.[64-66]
Avaliação de marca-passo e enxerto coronário[59]	Avaliação de viabilidade, previsão da função ventricular esquerda regional após infarto miocárdico[67,68]
	Avaliação de microcirculação coronária (síndrome X, diabetes, isquemia com artérias coronarianas normais) hipertensão, miocardiopatias, doença valvular etc.[19-21,69-70]
	Diagnósticos diferenciais e prognóstico de miocardiopatia dilatada[16-18,33]
	Compreendendo a fisiologia e fisiopatologia de várias condições (Kawasaki, doenças congênitas, Takotsubo, doença de Chagas, pontes miocárdicas)[71,72]
	Avaliação de intervenções e terapêuticas (β-bloqueadores, estatinas e outras drogas, reposição hormonal, vinho, sindenafil, chá-verde, variação circadiana)[73-79]
	Reserva de fluxo coronário na miocardiopatia hipertrófica e transplante cardíaco[22,23]

BRE = bloqueio do ramo esquerdo; D = diastólico; S = sistólico.

As medidas obtidas pelo ETT do FRC, na ADA como nas outras artérias, são proximamente correlatas com medidas invasivas utilizando Doppler no laboratório de hemodinâmica. Seus resultados se comparam favoravelmente com a ecocardiografia de estresse e a ecocardiografia de contraste miocárdica.

A reprodutibilidade interoservador e intraoservador do FRC ao eco transtorácico tem sido descrita em vários estudos, não excedendo 5%.

O FRC já pode ajudar na difícil tarefa de identificar pacientes com DAC e excluir a estenose funcional significativa.

Em uma apresentação oral em Estocolmo, em 2001, durante um Congresso Europeu de Cardiologia, nós apresentamos nossa primeira experiência durante uma Sessão de Pesquisa (Featured Resarch Session) intitulada "Ecocardiografia e ciência básica – uma aliança útil". O estudo explica os resultados da "Avaliação não invasiva do FRC pelo eco transtorácico em uma população em geral: experiência com 957 pacientes". A velocidade do fluxo coronário diastólico foi continuamente monitorada pelo Doppler pulsado na região distal da ADA, em repouso e durante a fase hiperêmica induzida por 0,84 mg/kg de dipiridamol durante 4 minutos (775 pacientes) e 0,14 mg/kg/min de adenosina durante 2 minutos (104 pacientes) ou pela infusão de até 40 µg/kg/min de dobutamina (78 pacientes). A viabilidade em obter o fluxo coronariano com a tecnologia daquela época foi de 92, 90 e 71% respectivamente.[12]

O FRC correlacionou-se com as arteriografias efetuadas 1 semana após ao eco transtorácico. A sensibilidade de 88.8% e especificidade de 74% para o diagnóstico de estenose crítica em ADA demonstraram que esta técnica prova ser muito útil na avaliação não invasiva de doença funcional significativa no território da ADA e na prática diária.[12]

Durante os últimos 10 anos, diversos autores confirmam e aprimoram nossos resultados preliminares,[6-8,10,11,34] inclusive transpondo a fronteira para outros territórios arteriais.[9,10,13-15,33-35]

Nós não podemos deixar de mencionar que algumas vezes é possível encontrar a dissociação entre um FRC normal com uma estenose importante angiograficamente. Há razões possíveis para isso, como:

A) Presença de colaterais que pode diminuir os efeitos maiores da estenose.
B) Superestimação da lesão pela angiografia por análise visual.
C) Medição do FRC próximo à estenose com um fenômeno de fuga.
D) O FRC pode ser incorretamente medido em vasos, cujo curso é paralelo.

Atualmente, é impossível distinguir o comportamento patológico do FRC, se graças à estenose microvascular ou epicárdica, o que representa uma limitação maior no diagnóstico final, mas no cenário clínico um FRC muito reduzido (<1,6) é mais frequentemente observado em casos de DAC grave.

Segue que o estudo integrado de reserva do fluxo coronário e contratilidade é hoje o teste de escolha para guiar a melhor decisão no diagnóstico e tratamento de estenose coronária.

Acompanhamento após angioplastia coronária, *stent* e outros procedimentos de revascularização

O FRC medido pelo eco transtorácico é diferente na doença da ADA, identificando pacientes com estenose importante. Valores medidos antes dos procedimentos são muito baixos, e quase todos normalizam após colocação do *stent*.[58]

Um eco transtorácico efetuado nos dias após *stent* em ADA deve superar muitas das limitações do Doppler intracoronário e pode ser utilizado para verificar resultados em pacientes com implante de *stent*.

Diversos documentos demonstraram que um FRC < 2 medido com adenosina ou dipiridamol a médio e longo prazos é um marcador sensível (80-100%) e específico (80-100%) de reestenose na ADA (lesão > 70%). Consequentemente, monitorar o fluxo coronário pode precisamente prever reestenose após angioplastia coronária.

Recentemente, uma equipe muito bem conhecida de ecocardiografia do Japão demonstrou que a factibilidade para medir o FRC pelo eco transtorácico, utilizando vasodilatadores com o intuito de monitorar reestenose, foi de 95% na ADA, 85% na ACD e 81% na LCX em pacientes e demonstrou que o FRC é um método preciso para monitorar reestenose, não somente na ADA, mas, também, na ACD e ACX em pacientes previamente sujeitos à intervenção coronária percutânea.[35]

A viabilidade do método para as avaliações de pacientes com enxerto arterial da mamária esquerda (LIMA) também é alta (80 a 100%). Ocasionalmente, o lugar da anastomose com a artéria original pode ser detectada. Dessa forma, é possível avaliar disfunção da LIMA. O fluxo sistólico na artéria mamária interna reduz perto da anastomose, enquanto o fluxo diastólico apresenta um aumento importante. A proporção da velocidade do pico sistólico paradiastólico é cerca de 0,5 ± 0,25. Este índice aumenta para 3,4 ± 0,7 em caso de disfunção do enxerto arterial de mamária. Quando o enxerto está completamente obstruído, o fluxo na artéria LIMA se comporta como o de uma artéria sistêmica.

A medida do FRC em ADA distal é mais importante que o exame de repouso, pois um resultado normal exclui reestenose importante. O FRC na artéria mamária interna não reflete o fluxo na artéria descendente anterior.[59] Concluindo, a avaliação do FRC da ADA utilizando eco transtorácico é muito útil após cirurgia de revascularização do miocárdio para confirmar a patência do enxerto.[60]

Avaliação da estenose coronariana de gravidade intermediária

Em 2001, observamos[61] uma boa correlação entre avaliação não invasiva do FRC e a gravidade da estenose em ADA; contudo, no grupo de pacientes com estenose de gravidade intermediária, definida como 50-70% de estenose, metade dos pacientes tinha um FRC > 2 e a outra metade um FRC < 2 (Fig. 9-18).

Vegsundvag et al. avaliaram, recentemente, a medida do FRC pelo eco transtorácico nas três principais artérias coronarianas para a avaliação de estenoses, cuja lesão angiográfica era de 50-75%. A medida do FRC em artéria descendente anterior, média e distal foi possível em quase todos os pacientes e nos ramos marginais da artéria circunflexa esquerda e da artéria descendente posterior em 2/3 e 3/4 dos pacientes, respectivamente. Os autores concluíram que a importância funcional da estenose avaliada angiograficamente pode ser diferenciada pela aferição do FRC.[34]

Em pacientes tratados clinicamente com doença univascular de gravidade intermediária, F. Rigo et al. demonstraram que um FRC decrescente está associado a um resultado pior.[62]

Para determinar o valor diagnóstico do FRC > 2 em pacientes tratados com medicamento e com angiografia coronária quantitativa com lesão intermediária em ADA proximal, P. Meimoun et al. provaram que o adiamento na revascularização está associado à proporção baixa de eventos.[63]

Pacientes com bloqueio do ramo esquerdo de etiologia desconhecida

Pacientes com bloqueio do ramo esquerdo (BRE) têm uma disparidade no fluxo sanguíneo diastólico na ADA, graças a um aumento da resistência diastólica resultante do atraso ventricular. Além do mais, defeitos à cintilografia de perfusão com exercício nestes pacientes estão associados a um FRC reduzido, indicando anormalidades na função microvascular no mesmo território vascular.[64]

Métodos não invasivos convencionais têm limitações bem conhecidas para a detecção de DAC em pacientes com BRE. Entretanto, avanços na ecocardiografia transtorácica permitem medidas adequadas do FRC.

Diversos autores demonstraram que a determinação do FRC é um método preciso que pode melhorar a identificação não invasiva da estenose em ADA em pacientes com BRE.[65]

Um grupo de Belgrado publicou em 2010 que, durante o ecocardiograma de estresse com dipiridamol e o *gated* SPECT MIBI na mesma sessão, o FRC foi significativamente menor no grupo com obstrução significativa na ADA que no grupo com lesão < 50% (1,65 ± 0,21 *vs.* 2,31 ± 0,28, P < 0,001). O *gated* SPECT MIBI e o FRC tiveram similar sensibilidade (88 *vs.* 88%), especificidade (80 *vs.* 84%) e acurácia (84 *vs.* 86%) para detectar DAC em pacientes com BRE. A concordância entre os dois métodos foi de 85%.[66]

Avaliação de viabilidade e previsão de melhora da função ventricular regional após infarto agudo do miocárdio

O ecocardiograma transtorácico de alta resolução prevê a patência angiográfica da ADA após IAM com alta sensibilidade e especificidade (> 90%); P. Vocci demonstra que a presença de perfurantes reflete reperfusão miocárdica adequada e são marcadores não invasivos de viabilidade miocárdica.[67] O FRC é, também, um fator preditivo de viabilidade miocárdica em pacientes com IAM anterior e reperfusão; durante o teste de estresse com dobutamina, pacientes com FRC reduzido tinham maior tamanho ventricular e função ventricular esquerda reduzida e estavam menos propensos a terem viabilidade miocárdica durante o acompanhamento.[68]

A avaliação precoce do FRC pelo ecocardiograma transtorácico, com adenosina ou dipiridamol, é, também, viável e segura e mais útil que os parâmetros angiográficos para identificar pacientes de alto risco de remodelamento ventricular e de angioplastia primária bem-sucedida.[32]

A maioria dos estudos mostra que o FRC é inversamente proporcional com a extensão da disfunção microvascular.

A maior limitação de todos estes estudos é que a informação se refere quase exclusivamente ao território da ADA.

Avaliação da microcirculação

Em pacientes com artérias coronarianas angiograficamente normais e angina, a ecocardiografia de estresse farmacológico pode

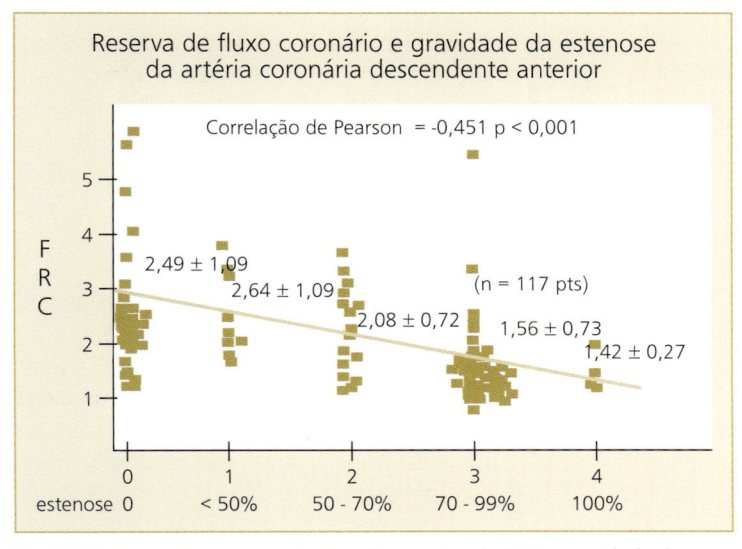

Fig. 9-18. Correlação entre avaliação não invasiva do FRC e gravidade da estenose em ADA.[32]

identificar um subgrupo de pacientes com um prognóstico benigno menor; o documento de R. Sicari[19] demonstrou que as estimativas de sobrevida na curva de Kaplan-Meier para eventos maiores mostraram um resultado melhor para aqueles pacientes com um FRC e função ventricular esquerda global e regional de repouso e durante estresse normais comparados com aqueles com um FRC anormal (96 vs. 55%, p = 0,001, em acompanhamento de 48 meses). O FRC adiciona valor incremental à estratificação prognóstica associada aos dados clínicos e angiográficos.

Ahamari et al.[20] demonstraram que o FRC foi anormal em pacientes com diabetes, hipertensão e obesidade, e a redução foi aumentada, quando o número de fatores de risco aumentou. Os autores recomendaram que apesar de um resultado negativo ao ecoestresse com dobutamina, a avaliação dos fatores de risco e controle agressivo devem ser implementados em pacientes com fatores de risco para DAC e um FRC anormal.

A microcirculação coronariana avaliada pelo FRC está reduzida após o plantão noturno das enfermeiras, na síndrome metabólica; e após uma simples refeição com alta taxa de gordura em homens jovens saudáveis e em fumantes comparados com não fumantes, sugerindo a presença de disfunção microvascular em todas estas circunstâncias.

O FRC está também envolvido na doença valvular e está diretamente relacionado com a gravidade delas.

Em um dos primeiros artigos sobre avaliação do FRC pelo ETT publicados por Akasaka et al., eles demonstraram que o FRC é limitado em casos de regurgitação mitral por causa da elevação da velocidade de fluxo em repouso. Esta redução do FRC se correlaciona bem com o aumento de pré-carga ventricular esquerda, massa e sobrecarga de volume, e este FRC melhora após a cirurgia da válvula mitral.[69]

O FRC é marcadamente reduzido na estenose aórtica grave com artérias coronarianas normais; isto pode ser explicado pela concomitância do FRC reduzindo o suprimento miocárdico, como resultado da redução da pressão de perfusão coronariana e um aumento na demanda metabólica, como resultado da carga de trabalho ventricular aumentada. Entretanto, há evidências que a redução do FRC está mais relacionada com a área da válvula aórtica e com o pico do gradiente, que com o grau de hipertrofia ventricular esquerda.

A importância prognóstica a longo prazo do FRC para predizer morbidade e mortalidade cardiovasculares tem sido demonstrada durante um acompanhamento de 9 anos em pacientes com estenose aórtica. Apesar do número relativamente pequeno de pacientes que foram acompanhados, achou-se que o FRC é um fator preditivo independente para futuros eventos cardiovasculares em pacientes com estenose aórtica.[70] O fluxo na artéria coronariana foi significativamente aumentado após a substituição da válvula aórtica.

Em condições de envolvimento miocárdico difuso, a avaliação do FRC em qualquer território da artéria coronariana, reflete a realidade de toda a árvore coronariana e isto torna a determinação do FRC nessas doenças mais atraente.

Diagnóstico e prognóstico diferencial nas miocardiopatias

As artérias coronarianas na cardiopatia dilatada não isquêmica são angiograficamente normais, mas com função endotelial anormal e fibrose endotelial.

Diversos estudos demonstraram o FRC diminuído nestes pacientes relacionados com o grau de falência cardíaca e com o aumento do estresse parietal.

O FRC pode estar reduzido na cardiopatia dilatada não isquêmica, desmascarando uma disfunção coronariana microcirculatória com potencial impacto prognóstico.

Em nossa experiência nós achamos uma diferença entre cardiopatia dilatada não isquêmica e isquemia com base na avaliação do FRC na ADA ao ETT.

Embora os pacientes com cardiopatia isquêmica tenham tido FRC mais baixos (2,2 ± 0,47) que os controles normais (3,18 ± 0,9), a grave redução do FRC no território da ADA (1,50 ± 0,32) provou ser muito útil para demonstrar a cardiopatia dilatada isquêmica de modo não invasivo.[16]

F. Rigo et al. publicaram artigos interessantes em que eles verificaram que um FRC < 2 durante estresse vasodilatador é um marcador independente de mau prognóstico,[17] e a ausência de uma resposta inotrópica durante o estresse vasodilatador é um fator aditivo em prever um prognóstico pior em pacientes com cardiopatia dilatada não isquêmica.[18]

Em um estudo adicional, o mesmo grupo de investigadores demonstrou que a redução do FRC é mais relevante quando ocorre na ADA; levando em consideração este tipo de doença, a avaliação da ACD pode ser pouco relevante e consumir mais tempo, porque o valor aditivo é pequeno, e a facililidade de execução subótima.[33]

Compreendendo a fisiologia e fisiopatologia de várias condições clínicas (Kawasaki, doenças congênitas, takotsubo, doença de chagas, pontes miocárdicas)

Há uma gama de evidências pondo em destaque que com ETT é possível medir de maneira confiável o FRC na ADA em crianças com doença de Kawasaki.

A aferição não invasiva do FRC na ADA proximal utilizando ETT reflete precisamente a medida invasiva do FRC pelo método Doppler *flow-wire* em pacientes pediátricos com várias doenças cardíacas (doença de Kawasaki, defeito septal ventricular, ducto arterial patente, atresia tricúspide etc.).[71]

Há também bibliografia de que a microcirculação coronariana está comprometida na fase aguda da disfunção ventricular esquerda transitória (Tako-Tsubo), e o FRC está reduzido na fase aguda nas três maiores artérias coronarianas. Estes distúrbios microcirculatórios coronarianos profundos e difusos se revertem para próximo aos valores normais em poucos dias, paralelo à recuperação funcional do movimento parietal regional, como F. Rigo et al. publicaram em 2009.[72]

A doença do coração chagásico está presente em cerca de 20% dos pacientes soropositivos infectados com *Trypanosoma cruzi*; há evidência de distúrbios microcirculatórios na doença, mas nenhum estudo que confirme que o FRC está anormal na avaliação não invasiva com eco transtorácico.

Nós não encontramos literatura que demonstre o valor do FRC em pontes miocárdicas; em nossa experiência diária nós nos lembramos de valores da ADA normais em quase todos os nossos pacientes e, consequentemente, da pouca relevância clínica desta patologia na vasta maioria de nossa população.

Avaliação da terapêutica ou diferentes intervenções (β-bloqueadores, estatinas, reposição hormonal, vinho, sindenafil, chá-verde e variação circadiana do FRC)

Agentes bloqueadores β-adrenérgicos são a pedra fundamental no tratamento da DAC. O mecanismo fisiopatológico exato não está claro, mas depende largamente do efeito 'poupador' de oxigênio da droga. A velocidade do fluxo diastólico coronário é medida em repouso e após infusão de dipiridamol (0,84 mg/kg durante 4 minutos). O nebivolol melhora levemente o FRC na hipertensão não complicada, mas o resultado mais notável resultou de um estudo que mostrou que o atenolol reduziu, significativamente, a função coronariana microvascular e o FRC em pacientes com hipertensão essencial;[73] outro estudo demonstrou que o carvedilol aumentou mais que o metoprolol o FRC na hipertrofia ventricular esquerda hipertensiva, mas não na doença arterial coronariana.[74]

Há estudos muito elegantes que demonstram que alguns polifenóis do vinho tinto podem ter efeitos vasodilatadores potentes nos microvasos coronarianos durante hiperemia,[75] que o chá-verde seja ainda melhor que o chá preto para aumentar o FRC. Há também achados que sugerem que a terapia a curto prazo de diminuição dos lipídeos com diferentes estatinas melhorou o FRC em pacientes com hipercolesterolemia.[76]

Em diabéticos, o FRC adenosina-mediado foi calculado pelo ETT no repouso e 1 hora após a ingestão de 50 mg de sildenafil. Embora diabéticos com disfunção erétil frequentemente tenham um FRC na menor faixa da normalidade, o sildenafil não reduziu mais o FRC.[77]

Hirata *et al.* da Osaka City University Medical School provaram que, em mulheres pré-menopausa, o FRC determinado pelo ETT variou durante o ciclo menstrual e em mulheres na pós-menopausa, o FRC aumentou após reposição aguda de estrogênio.[78]

O FRC tem uma variação circadiana em humanos, com um aumento entre o período da tarde e noite até o final da manhã. A adição de α_1-bloqueador melhorou o FRC somente no início da manhã, indicando que a atividade do α_1-simpaticomimético desempenha um papel heterogêneo e importante na mudança circadiana do FRC em humanos.[79]

Fluxo de reserva coronariano na miocardiopatia hipertrófica

Angina e isquemia miocárdicas podem ocorrer em pacientes com miocardiopatia hipertrófica independente da presença de estenose arterial coronariana significativa.

A ecocardiografia de estresse pode identificar diferentes fatores de risco; embora o movimento normal da parede descarte estenose significativa, a análise do FRC fornece informação valiosa.

A redução no FRC é uma característica reconhecida na miocardiopatia hipertrófica. L. Cortigiani *et al.*[23] demonstraram que durante a resposta da motilidade parietal normal ao eco de estresse com dipiridamol, o FRC médio foi marcadamente menor em pacientes com miocardiopatia hipertrófica do que em sujeitos saudáveis normais (2,12 ± 0,39 *vs.* 2,78 ± 0,58, p < 0,0001). O FRC foi anormal em 26 entre 39 pacientes sintomáticos e em 5 entre 29 assintomáticos (67 *vs.* 17%, p < 0,0001). Além disso, pacientes com obstrução ventricular esquerda tiveram redução no FRC (p < 0,0001) comparados com aqueles sem obstrução. A proporção de eventos em 3 anos foi marcadamente maior em pacientes com FRC anormal que naqueles com FRC normal (79 *vs.* 17%, p < 0,0001) e foram mais frequentes em pacientes sintomáticos que em assintomáticos (62 *vs.* 10%, p < 0,0001). Concluindo, o FRC deve ser considerado um preditor independente para eventos cardiovasculares futuros em pacientes com miocardiopatia hipertrófica.

Fluxo de reserva coronária e transplante cardíaco

A doença do enxerto vascular é o principal fator limitante para o sucesso a longo prazo do transplante cardíaco.

O valor de técnicas tradicionais (angiografia coronária, ultrassonografia intracoronária, tomografia *multislice* e Doppler *flow-wire* intracoronário) é indubitável, embora elas não estejam livres de possíveis complicações; além disso, estes métodos são menos propensos a estarem disponíveis na prática diária, especialmente para pacientes, cujo acompanhamento é longitudinal.

A ecocardiografia de estresse utilizando agentes farmacológicos ou exercício é a técnica não invasiva mais comumente utilizada para o acompanhamento de pacientes pós-transplante cardíaco.

O grupo de investigadores trabalhando com S. Illiceto contribuiu amplamente com este tópico e demonstrou que em pacientes cardiotransplantados, um tempo de desaceleração do fluxo diastólico (≤ 840 ms) e um FRC menor (≤ 2,6) pelo eco com contraste associado à infusão de adenosina a uma taxa de 0,14 mg/kg, são marcadores confiáveis para vasculopatia do aloenxerto cardíaco. O FRC foi o principal fator preditivo independente de eventos cardíacos adversos maiores em um período de acompanhamento de 19 ± 5 meses.[22]

O FRC ao ETT é uma ferramenta ideal para ser utilizado nesta classe de pacientes, em razão de ser não invasivo, de baixo custo, sem radiação iônica e com capacidade de repetição.

CONSIDERAÇÕES FINAIS

A este ponto, uma pergunta frequente e racional surge: Se a avaliação dos fluxos coronários e do FRC com ETT fornece informações adicionais, por que este método não é mais amplamente utilizado e altamente recomendado por todas as diretrizes?

A resposta é complexa e pode ser controversa, embora possa haver razões múltiplas, será necessário superar diversos mitos para quebrar a inércia e começar a usá-lo.

O método não é nem laborioso nem difícil de ser executado e leva somente poucos minutos a mais durante o estresse farmacológico; a curva de aprendizado não é prolongada e pode ser perfeitamente utilizada em pacientes obesos, mesmo com 'janela' acústica subótima. Outros agentes além dos vasodilatadores, como dobutamina, podem também ser utilizados.

Em nossa experiência diária, isso resulta ser muito útil no processo de decisões e condutas e representa um modelo ideal para estudar várias doenças e intervenções.

Nós concordamos com a afirmação do *European Association of Stress Echocardiography Expert Consensus Statement*: "O potencial de adicionar a avaliação do FRC na ADA pelo ETT adiciona outra potencial dimensão para a ecocardiografia de estresse".

CONCLUSÕES

A medida do fluxo coronário ao ecocardiograma transtorácico é um método simples, viável, seguro e confiável para obter informações fisiológicas sobre a circulação coronariana em diversas doenças cardiovasculares.

O valor do FRC fornece grande ajuda na difícil tarefa de identificar e estratificar pacientes em nossa prática clínica. Um fluxo de reserva coronariana reduzido com adenosina, dipiridamol ou dobutamina está associado a resultados menos favoráveis a longo prazo.

Embora refinamentos conceituais e tecnológicos são esperados em um futuro próximo, há pouca dúvida de que a técnica veio para ficar.

REFERÊNCIAS BIBLIOGRÁFICAS

1. Gould L, Kirkeeide R, Buchi M. Coronary flow reserve as a physiologic measure of stenosis severity. *J Am Coll Cardiol* 1990;15: 459-74.
2. Fusejima K. Noninvasive measurement of coronary artery blood fl ow using combined two-dimensional and Doppler echocardiography. *J Am Coll Cardiol* 1987;10:1024-31.
3. Iliceto S, Marangelli V, Memmola C *et al.* Transesophageal Doppler echocardiography evaluation of coronary blood fl ow velocity in baseline conditions and during dipyridamoleinduced coronary vasodilation. *Circulation* 1991;83:61-69.

4. Kenny A, Shapiro L. Transthoracic high-frequency twodimensional echocardiography, Doppler and color flow mapping to determine anatomy and blood fl ow patterns in the distal left anterior descending coronary artery. *Am J Cardiol* 1992;69:1265-68.
5. Hozumi T, Yoshida K, Ogata Y et al. Noninvasive assessment of significant left anterior descending coronary artery stenosis by coronary flow velocity reserve with transthoracic color Doppler ecocardiography. *Circulation* 1998;97:1557-62.
6. Voci P, Testa G, Plaustro G. Imaging of the distal left anterior descending coronary artery by transthoracic color-Doppler echocardiography. *Am J Cardiol* 1998;81:74G-78G.
7. Caiati C, Montaldo C, Zedda N et al. New noninvasive method for coronary flow reserve assessment: Contrast-enhanced transthoracic second harmonic echo Doppler. *Circulation* 1999;99:771-78.
8. Lambertz H, Tries H, Stein T et al. Non-invasive assessment of coronary flow reserve with transthoracic signal-enhanced Doppler echocardiography. *J Am Soc Echocardiogr* 1999;12:186-95.
9. Voci P, Pizzuto F, Romeo F. Coronary flow: a new asset for the echo lab? *Eur Heart J* 2004;25:1867-79.
10. Rigo F. Coronary flow reserve in stress-echo lab. From pathophysiologic toy to diagnostic tool. *Cardiovasc Ultrasound* 2005;3:8.
11. Meimoun P, Tribouilloy C. Non-invasive assessment of coronary flow and coronary flow reserve by transthoracic Doppler echocardiography: a magic tool for the real world. *Eur J Echocardiogr* 2008;9:449-57.
12. Lowenstein J, Presti C, Tiano C. Noninvasive assessment of coronary flow reserve by transthoracic Doppler echocardiography in a general referral population: experience on 957 patients (abstract). *Eur Heart J* 2001 Sept.;22(Abstract Suppl):347.
13. Voci P, Pizzuto F, Mariano E et al. Measurement of coronary fl ow reserve in the anterior and posterior descending coronary arteries by transthoracic Doppler ultrasound. *Am J Cardiol* 2002;90:988-91.
14. Ueno Y, Nakamura Y, Kinoshita M et al. Noninvasive assessment of signifi cant right coronary artery stenosis based on coronary fl ow velocity reserve in the right coronary artery by transthoracic Doppler echocardiography. *Echocardiography* 2003;20:495-501.
15. Murata E, Hozumi T, Matsumura Y et al. Coronary flow velocity reserve measurement in three major coronary.arteries using transthoracic Doppler echocardiography. *Echocardiography* 2006;23:279-86.
16. Lowenstein J, Montaña O, Quiroz MC et al. Difference between nonischemic and ischemic dilated cardiomyopathy based on the assessment of coronary flow reserve in the distal left anterior descending coronary artery by transthoracic Doppler echocardiography. Euroecho 6, Athens 2002, abstract.
17. Rigo F, Gherardi S, Galderisi M et al. The prognostic impact of coronary flow reserve assessed by Doppler echocardiography in nonischemic dilated cardiomyopathy. *Eur Heart J* 2006;27:1319-23.
18. Rigo F, Gherardi S, Galderisi M et al. independent prognostic value of contractile and coronary flow reserve determined by dipyridamole stress echocardiography in patients with idiopathic dilated cardiomyopathy. *Am J Cardiol* 2007;99:1154-58.
19. Sicari R, Rigo F, Cortigiani L et al. Additive prognostic value of coronary flow reserve in patients with chest pain syndrome and normal or near-normal coronary arteries. *Am J Cardiol* 2009;103:626-31.
20. Ahmari SA, Bunch TJ, Modesto K et al. Impact of individual and cumulative coronary risk factors on coronary flow reserve assessed by dobutamine stress echocardiography. *Am J Cardiol* 2008;10:1694-99.
21. Cortigiani L, Rigo F, Gherardi S et al. Additional prognostic value of coronary flow reserve in diabetic and nondiabetic patients with negative dipyridamole stress echocardiography by wall motion criteria. *J Am Coll Cardiol* 2007;50:1354-61.
22. Tona F, Caforio AL, Montisci R et al.Coronary flow velocity pattern and coronary flow reserve by contrast-enhanced transthoracic echocardiography predict long-term outcome in heart transplantation. *Circulation* 2006;114(1 Suppl):I49-55.
23. Cortigiani L, Rigo F, Gherardi S et al. Prognostic implications of coronary flow reserve on left anterior descending coronary artery in hypertrophic cardiomyopathy. *Am J Cardiol* 2008 Dec. 15;102:1718-23.
24. Nohotomi Y, Takeuchi M, Nagasawa K et al. Simultaneous assessment of wall motion and coronary flow velocity in the left anterior descending coronary artery during Dipyridamole stress echocardiography. *J Am Soc Echocardiogr* 2003;16:457-63.
25. Chirillo F, Bruni A, De Leo A et al. Usefulness of Dipyridamole stress echocardiography for predicting graft patency after coronary bypass grafting. *Am J Cardiol* 2004;93:24-30.
26. Ascione L, De Michele M et al. Incremental diagnostic value of ultrasound assessment of coronary flow reserve with high-dose Dipyridamole in patients with acute coronary syndrome. *Int J Cardiol* 2006;106(3):313-18.
27. Meimoun P, Sayah S, Tcheuffa JC et al. Transthoracic coronary flow velocity reserve assessment: comparison between adenosine and dobutamine *Am Soc Echocardiogr* 2006;19:1220-28.
28. Forte E, Rousse G, Lowenstein J. Target heart rate to determine the normal value of coronary flow reserve during dobutamine stress echocardiography. *Cardiovasc Ultrasound* 2011 Apr. 4;9:10.
29. Takeuchi M, Miyazaki C, Yoshitani H et al. Which is the better method in detecting significant left anterior descending coronary artery stenosis during contrast-enhanced dobutamine stress echocardiography: coronary flow velocity reserve or wall-motion assessment? *J Am Soc Echocardiogr* 2003;16:614-21.
30. Ahmari S, Modesto K, Bunch J et al. Doppler derived coronary flow reserve during dobutamine stress echocardiography further improves detection of myocardial ischemia. *Eur J Echocardiogr* 2006;7:134-40.
31. Florenciano-Sánchez R, de la Morena-Valenzuela G, Villegas-García M et al. Noninvasive assessment of coronary flow velocity reserve in left anterior descending artery adds diagnostic value to both clinical variables and dobutamine echocardiography: a study based on clinical practice. *Eur J Echocardiogr* 2005;6:251-59.
32. Rigo F, Varga Z, Di Pede F et al. Early assessment of coronary flow reserve by TTDE predicts late remodeling in reperfused anterior myocardial infarction. *JASE* 2004;17:750-55.
33. Rigo F, Ciampi Q, Ossena G et al. Prognostic value of left and right coronary flow reserve assessment in nonischemic dilated cardiomyopathy by transthoracic Doppler echocardiography. *J Card Fail* 2011;17:39-46.
34. Vegsundvåg J, Holte E, Wiseth R et al. Coronary flow velocity reserve in the three main coronary arteries assessed with transthoracic Doppler: a comparative study with quantitative coronary angiography. *J Am Soc Echocardiogr* 2011 July;24(7):758-67. *Epub* 2011 Apr. 23.
35. Hyodo E, Hirata K, Hirose M et al. Detection of restenosis after percutaneous coronary intervention in three major coronary arteries by transthoracic Doppler echocardiography. *J Am Soc Echocardiogr* 2010;23:553-59.
36. Krzanowski M, Bodzoñ W, Brzostek T et al. Value of transthoracic echocardiography for the detection of high-grade coronary artery stenosis: prospective evaluation in 50 consecutive patients scheduled for coronary angiography. *J Am Soc Echocardiogr* 2000;13:1091-99.
37. Caiati C, Zedda N, Cadeddu M et al. Detection, location, and severity assessment of left anterior descending coronary artery stenoses by means of contrast-enhanced transthoracic harmonic echo Doppler. *Eur Heart J* 2009;30:1797-806.
38. Daimon M, Watanabe H, Yamagishi H et al. Physiologic assessment of coronary artery stenosis without stress tests: noninvasive analysis of phasic flow characteristics by transthoracic Doppler echocardiography. *J Am Soc Echocardiogr* 2005;18:949-55.
39. Tiano C, Berenzstein S, Liotta S et al. Eco estrés sin estrés, cuánta información adiciona el análisis del flujo basal en la arteria descendente anterior para el diagnóstico de enfermedad coronaria. *XXXIII Congreso Argentino de Cardiología* 2006;74(Supl 3):137, (abstract).
40. Nohtomi Y, Takeuchi M, Nagasawa K. Persistence of systolic coronary flow reversal predicts irreversible dysfunction after reperfused anterior myocardial infarction. *Heart* 2003 Apr.;89:382-88.
41. Youn HJ, Jeon HK, Cho EJ et al. Slow flow on distal left anterior descending coronary artery demonstrated by transthoracic Doppler echocardiography predicts pathologic flow dynamics. *J Am Coll Cardiol* 2002;39:268A.
42. Lee S, Otsuji Y, Minagoe S et al. Noninvasive evaluation of coronary reperfusion by TTDE in patients with anterior acute myocardial infarction before coronary intervention. *Circulation* 2003;108:2763-68.
43. Katayama M, Yamamuro A, Ueda Y et al. Coronary flow velocity pattern assessed noninvasively by transthoracic color Doppler

echocardiography serves as a predictor of adverse cardiac events and left ventricular remodeling in patients with acute myocardial infarction. *J Am Soc Echocardiogr* 2006;19:335-40.

44. Watanabe N, Akasaka T, Yamaura Y et al. Noninvasive detection of total occlusion of the left anterior descending coronary artery with transthoracic Doppler echocardiography. *J Am Coll Cardiol* 2001;38:1328-32.

45. Lowenstein J, Forte, Tiano C et al. Adenosine test in low dose and fast injection for the assessment of coronary flow reserve by transthoracic Doppler echocardiography. *Eur J Echocardiogr* 2005;6(Suppl 1)80577-73. Euroecho 9, (abstract).

46. Pellikka PA, Nagueh SF, Elhendy AA et al. American society of echocardiography. American society of echocardiography recommendations for performance, interpretation, and application of stress echocardiography. *J Am Soc Echocardiogr* 2007;20:1021-41.

47. Sicari R, Nihoyannopoulos P, Evangelista A et al. European Association of Echocardiography. Stress echocardiography expert consensus statement: European Association of Echocardiography (EAE) (a registered branch of the ESC). *Eur J Echocardiogr* 2008;9:415-37, *Eur Heart J* 2009;30:278-89.

48. Sicari R, Rigo F, Gherardi S et al. The prognostic value of Doppler echocardiographic-derived coronary flow reserve is not affected by concomitant antiischemic therapy at the time of testing. *Am Heart J* 2008;156:573-79.

49. Lowenstein J, Tiano C, Maquez G et al. Simultaneous analysis of wall motion and coronary flow reserve of left anterior descending coronary artery by transthoracic Doppler echocardiography during Dipyridamole stress. *J Am Soc Echocardiogr* 2003;16:735-44.

50. Rigo F, Richieri M, Pasanisi E et al. Usefulness of coronary flow reserve over regional wall motion when added to dual-imaging dipyridamole echocardiography *Am J Cardiol* 2003;91:269-73.

51. Rigo F, Cortigiani L, Pasanisi E et al. The additional prognostic value of coronary flow reserve on left anterior descending artery in patients with negative stress echo by wall motion criteria. A transthoracic vasodilator stress echo study. *Am Heart J* 2005;149:684-89.

52. Rigo F, Sicari R, Gherardi S et al. The additive prognostic value of wall motion abnormalities and coronary flow reserve during dipyridamole stress echo. *Eur Heart J* 2008;29:79-88.

53. Cortigiani L, Rigo F, Sicari R et al. Prognostic correlates of combined coronary flow reserve assessment on left anterior descending and right coronary artery in patients with negative stress echocardiography by wall motion criteria. *Heart* 2009;95:1423-28.

54. Takeuchi M, Yoshitani H, Miyazaki C et al. Relation between changes in coronary flow velocity and in wall motion for assessing contractile reserve during dobutamine stress echocardiography. *J Am Soc Echocardiogr* 2002;15:1290-96.

55. Lowenstein J, Caniggia C, Garcia A et al. Additional prognostic value of coronary flow reserve in left anterior descending artery in patients with normal contractile response during pharmacological stress echocardiography. *Eur J Echocardiogr* 2010;11(Suppl 2), *Euroecho* 2010. Copenhaguen abstract.

56. Caniggia C, Lowenstein-Haber D, Garcia A et al. *El Grado de reducción de la reserva coronaria es la llave pronóstica del ecoestrés farmacológico.* Abstract Congreso SAC 2011.

57. Lowenstein J, Tiano C. Assessment of coronary flow during stress testing: does it add diagnostic and prognostic value? *Current Cardiovascular Imaging Reports* 2011;4(5):378-91.

58. Pizzuto F, Voci P et al. Assessment of flow velocity reserve by transthoracic Doppler echocardiography and venous adenosine infusion before and after left anterior descending coronary artery stending. *J Am Coll Cardiol* 2001;388:155-62.

59. Pizzuto F, Voci P, Mariano E et al. Evaluation of flow in the left anterior descending coronary artery but not in the left internal mammary artery graft predicts significant stenosis of the arterial conduit. *J Am Coll Cardiol* 2005;45:424-32.

60. Fukui T, Watanabe H, Aikawa M et al. Assessment of coronary flow velocity reserve by transthoracic Doppler echocardiography before and after coronary artery bypass grafting. *Am J Cardiol* 2011;107:1324-8.

61. Lowenstein J, Presti S, Tiano C. ¿Existe correlación entre el grado de restricción de la reserva coronaria diastólica de la arteria descendente anterior media por eco-Doppler transtorácico y la severidad de las lesiones angiográficas? *Rev Argent Cardiol* 2001;69:85-93.

62. Rigo F, Sicari R, Gherardi S. Prognostic value of coronary flow reserve in medically treated patients with left anterior descending coronary disease with stenosis 51% to 75% in diameter. *Am J Cardiol* 2007;100:1527-31.

63. Meimoun P, Benali T, Elmkies F et al. Prognostic value of transthoracic coronary flow reserve in medically treated patients with proximal left anterior descending artery stenosis of intermediate severity. *Eur J Echocardiogr* 2009;10:127-32.

64. Skalidis EI, Kochiadakis GE, Koukouraki SI et al.Phasic coronary flow pattern and flow reserve in patients with left bundle branch block and normal coronary arteries. *J Am Coll Cardiol* 1999;33:1338-46.

65. Soylu O, Celik S, Karakus G et al. Transthoracic Doppler echocardiographic coronary flow imaging in identification of left anterior descending coronary artery stenosis in patients with left bundle branch block. *Echocardiography* 2008;25:1065-70.

66. Pavlovic S, Sobic-Saranovic D et al. Comparative utility of gated myocardial perfusion imaging and transthoracic coronary flow reserve for the assessment of coronary artery disease in patients with left bundle branch block. *Nucl Med Commun* 2010;31:334-40.

67. Voci P, Mariano E, Pizzuto F et al. Coronary recanalization in anterior myocardial infarction: the open perforator hypothesis. *J Am Coll Cardiol* 2002;40:1205-13.

68. Løgstrup BB, Høfsten DE, Christophersen TB et al. Association between coronary flow reserve, left ventricular systolic function, and myocardial viability in acute myocardial infarction. *Eur J Echocardiogr* 2010;11:665-70.

69. Akasaka T, Yoshida K, Hozumi T et al. Restricted coronary flow reserve in patients with mitral regurgitation improves after mitral reconstructive surgery. *Am Coll Cardiol* 1998;32:1923-30.

70. Nemes A, Balázs E, Csanády M et al. Long-term prognostic role of coronary flow velocity reserve in patients with aortic valve stenosis insights from the SZEGED Study. *Clin Physiol Funct Imaging* 2009;29:447-52.

71. Harada K, Yasuoka K, Tamura M et al. Coronary flow reserve assessment by Doppler echocardiography in children with and without congenital heart defect: comparison with invasive technique. *J Am Soc Echocardiogr* 2002t;15:1121-26.

72. Rigo F, Sicari R, Citro R et al. Diffuse, marked, reversible impairment in coronary microcirculation in stress cardiomyopathy: a Doppler transthoracic echo study. *Ann Med* 2009;41(6):462-70.

73. Gullu H, Erdogan D, Caliskan M et al. Different effects of atenolol and nebivolol on coronary flow reserve. *Heart* 2006;92:1690-91.

74. Xiaozhen H, Yun Z, Mei Z et al. Effect of carvedilol on coronary flow reserve in patients with hypertensive left-ventricular hypertrophy. *Blood Press* 2010;19:40-47.

75. Shimada K, Watanabe H, Hosoda K et al. Effect of red wine on coronary flow-velocity reserve. *Lancet* 1999;354:1002.

76. Caliskan M, Erdogan D, Gullu H et al. Effects of atorvastatin on coronary flow reserve in patients with slow coronary flow. *Clin Cardiol* 2007;9:475-79.

77. Dietz U, Tries HP, Merkle W et al. Sildenafil does not change coronary flow reserve in diabetics with erectile dysfunction. *Dtsch Med Wochenschr* 2003;128:190-95.

78. Hirata K, Shimada K, Watanabe H et al. Modulation of coronary flow velocity reserve by gender, menstrual cycle and hormone replacement therapy. *J Am Coll Cardiol* 2001;38:1879-84.

79. Fukuda S, Shimada K, Maeda K et al. Circadian variation in coronary flow velocity reserve and its relation to ⟨1-sympathetic activity in humans. *Int J Cardiol* 2010 Dec. 29.

9-3 FLUXO DE RESERVA CORONARIANO EM ENXERTOS: MAMÁRIA E SAFENA

JOSÉ MARIA DEL CASTILLO

INTRODUÇÃO

A revascularização miocárdica com procedimentos intervencionistas e cirúrgicos aumentou significativamente nas últimas cinco décadas. Estatísticas do Centro de Controle e Prevenção de Doenças dos Estados Unidos reportam quase um milhão de revascularizações miocárdicas por ano.[1] Na atualidade, menos de 30% dos pacientes são submetidos à revascularização miocárdica com enxertos e mais de 70% a procedimentos percutâneos.[2]

A primeira revascularização miocárdica bem-sucedida foi realizada por Kolessov, em 1964, implantando um enxerto mamário coronário.[3] Em 1968, Favaloro e Effler iniciaram a técnica de revascularização com enxerto de veia safena.[4]

Os procedimentos de revascularização com enxertos arteriais são realizados com artéria torácica interna (mamária interna), artéria radial e artéria gastroepiploica direita. Para os enxertos venosos é utilizada a veia safena magna e, alternativamente, a veia safena parva ou a veia cefálica em casos de reoperação.

Mecanismos de adaptação dos enxertos são necessários para manter o fluxo coronariano, quando há aumento da demanda – exercício, vasodilatação. Artérias e veias sofrem remodelação das suas camadas para adequar suas funções ao aumento do fluxo.[5] Nos enxertos arteriais, a preservação da função endotelial contribui para o adequado desempenho hemodinâmico do vaso, aumentando seu diâmetro em resposta à maior demanda de fluxo. Este fenômeno é observado, entretanto, em enxertos antigos e não no pós-operatório imediato,[6] sugerindo mecanismo de adaptação graças a características histológicas peculiares, com grande capacidade de as células endoteliais segregarem dilatadores endógenos.[7] No pós-operatório imediato o aumento do fluxo é decorrente, principalmente, do aumento da velocidade sanguínea. Enxertos arteriais crônicos são condutos vivos, com motilidade parietal preservada, onde o aumento do fluxo deve-se à combinação de aumento da velocidade e vasodilatação mediada pela função endotelial. Infusão de nitritos intra-arteriais provoca significativo aumento do diâmetro, sugerindo reserva dimensional suficiente para aumentar o fluxo coronariano em resposta ao aumento da demanda, se necessário.[8] Nos enxertos venosos o processo de remodelação provoca espessamento da íntima, substituição parcial da musculatura lisa da camada média por tecido fibroso e colágeno e acentuado aumento do tecido fibroso contido na camada adventícia ou, ainda, sua substituição por fibras elásticas.[9] Isto resulta em aumento da elastância (stiffness), reduzindo a complacência. Infusão de nitritos nos enxertos venosos não provoca vasodilatação. O aumento do fluxo em resposta ao aumento da demanda ocorre exclusivamente por aumento da velocidade. Os enxertos venosos apresentam, em geral, maior diâmetro que os arteriais, o que aumenta a tensão sobre as paredes quando conectados à pressão sistêmica.

ENXERTOS ARTERIAIS

O vaso mais utilizado, graças a suas características biológicas, é a artéria torácica interna (artéria mamária interna). Sua lâmina elástica interna não fenestrada inibe a migração celular, prevenindo a hiperplasia intimal, diminuindo, assim, o acometimento aterosclerótico. Pode ser preparada pelas técnicas da pediculização e esqueletização, esta última preferida no sexo feminino por apresentar menor incidência de isquemia na parede torácica e na glândula mamária.[10] É utilizada, geralmente, para revascularização do ramo descendente anterior da artéria coronariana esquerda, que se conecta por anastomose terminolateral ou laterolateral nos casos de enxerto sequencial.

A artéria radial utilizada como enxerto apresenta seu uso limitado pela ocorrência de vasospasmo, provavelmente provocado por "injúria" durante o processo de obtenção.[11]

A artéria gastroepiploica direita pode ser utilizada pela técnica da pediculização, quando a artéria torácica interna não está disponível. Semelhante à torácica interna em suas características endoteliais, tem o inconveniente da maior dificuldade de obtenção e probabilidade de complicações abdominais tardias.[12]

Análise pré-operatória

Enxertos arteriais de pequeno diâmetro ou com placas ateroscleróticas podem apresentar vasospasmo quando submetidos a aumento da demanda de fluxo.[13] Por este motivo é conveniente realizar a análise pré-operatória destes vasos para determinar sua patência, calibre, fluxo e possíveis alterações anatômicas. As artérias torácicas internas podem ser visualizadas em ambos os lados do esterno, utilizando transdutor linear (Fig. 9-19A). As artérias radiais são analisadas em toda sua extensão na face interna no antebraço (Fig. 9-19B).[14] A artéria gastroepiploica direita é visualizada na línea média do abdome superior, entre a borda hepática e o estômago.[15] Pode ser utilizada para revascularização, quando seu diâmetro for superior a 2 mm (Fig. 9-19C).

Análise dos enxertos

Enxertos arteriais conectados às coronárias apresentam padrão de fluxo bifásico com predomínio diastólico, evidenciando, durante a diástole, os componentes de capacitância e de condutância.[16] Nos vasos epicárdicos, durante a fase inicial da diástole, ao cessar a compressão sistólica sobre as arteríolas intramurais e sobre o leito da microcirculação, o fluxo diastólico aumenta rapidamente, preenchendo os vasos. Durante o resto da diástole, a desaceleração do fluxo diastólico relaciona-se com a resistência oferecida pelo sistema microvascular, mais lenta quanto maior a resistência (Fig. 9-20).

O fluxo das artérias torácicas internas pode ser aferido com transdutor linear ou setorial. O transdutor linear permite visualizar os vasos em seu trajeto mais superficial, em ambos os lados do esterno. A análise deste fluxo é muito importante na avaliação do estado do enxerto. Enxertos pérvios quando analisados próximos da anastomose apresentam fluxo semelhante ao das artérias coronarianas que irrigam, ou seja, fluxo bifásico com predomínio diastólico. Enxertos obstruídos apresentam fluxo trifásico semelhante ao das artérias sistêmicas ou, ainda, diminuição ou ausência de fluxo (Fig. 9-21). Próximo da origem, na desembocadura da artéria subclávia, o fluxo é do tipo trifásico, como nas artérias periféricas.

Depois de localizado o enxerto arterial com transdutor linear ou setorial desde sua porção proximal e verificado o padrão do fluxo até a região da anastomose, examina-se cuidadosamente a região da própria anastomose, determinando a direção do fluxo no

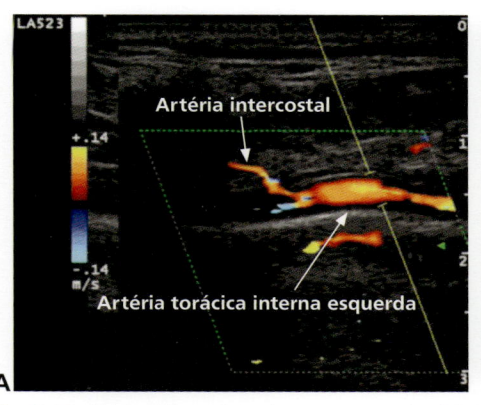

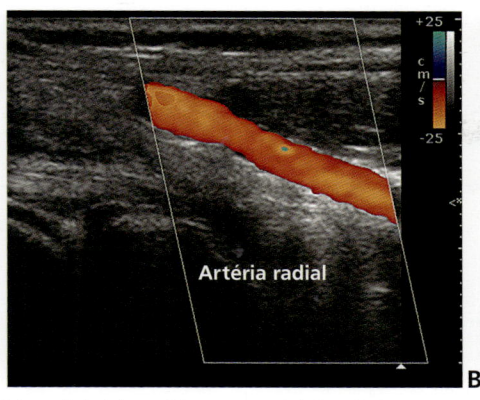

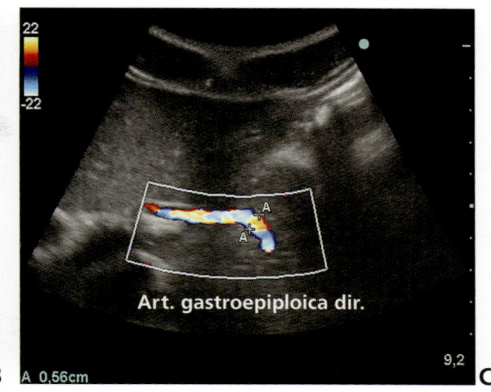

Fig. 9-19. (**A**) Artéria torácica interna esquerda. (**B**) Artéria radial. (**C**) Artéria gastroepiploica direita.

coto proximal e no leito distal da artéria irrigada (Fig. 9-22). Nesta região ocorre a maior parte das estenoses. Presença de fluxo turbulento ao Doppler em cores e aumento da velocidade ao Doppler espectral pode indicar estenose de grau importante (Fig. 9-23).

Deve-se analisar o leito distal da artéria irrigada pelo enxerto, registrando o fluxo com Doppler em cores e espectral. Mede-se a velocidade máxima e a integral da velocidade do fluxo do componente diastólico. Estudos preliminares mostraram que as velocidades diastólicas máximas correlacionam-se com fluxo TIMI *(Thrombolysis in Myocardial Infarction)*[17] e que o aumento da velocidade de desaceleração diastólica poderia ser associado à diminuição da perfusão miocárdica, embora fluxo e velocidade sejam aferições diferentes.[18,19] Trabalhos posteriores não confirmaram correlação entre velocidade diastólica e fluxo TIMI.[20] Velocidade Doppler é uma medida quantitativa que pode ser influenciada pela resistência regional da microcirculação. Por este motivo, a presença de fluxo nas artérias epicárdicas pode não significar adequada perfusão microvascular. A perfusão miocárdica está relacionada com a fase de condutância dos vasos da microcirculação, e a diminuição do tempo de desaceleração diastólica indica diminuição da resistência, resultando em aumento do fluxo em resposta à hiperemia.[21] Outro parâmetro observado em casos de estenoses coronarianas importantes ou alterações da microcirculação é a inversão do fluxo sistólico, provavelmente consequência do aumento da resistência microvascular.[19]

A reserva de fluxo coronariano (RFC) pode indicar o estado da perfusão do leito distal ao local da revascularização. Embora o fluxo de perfusão possa não ser totalmente restituído em alguns pacientes, quando o leito distal não apresenta estenose significativa, parece haver recuperação total da RFC.[22]

Para aferir a RFC em pacientes portadores de enxerto arterial utiliza-se vasodilatador específico do sistema microvascular, como adenosina à dose de 0,14 mg/kg/min durante 2 minutos ou dipiridamol à dose de 0,84 mg/kg infundido em 4 minutos.[23] Registra-se o fluxo diastólico basal (velocidade diastólica máxima e integral da velocidade) e durante a máxima vasodilatação. Para obter estas medidas é conveniente registrar continuamente o fluxo coronariano. A adenosina apresenta efeito rápido, iniciando poucos segundos após

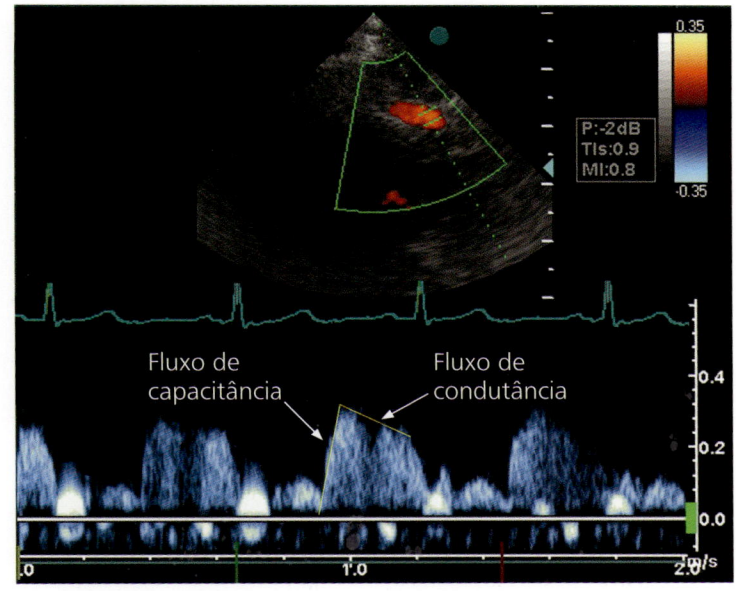

Fig. 9-20. Fluxo de artéria descendente anterior bifásico com predomínio diastólico. A fase de enchimento diastólico rápido corresponde ao fluxo de capacitância. A desaceleração observada durante o resto da diástole corresponde ao fluxo de condutância e está relacionado com a resistência oferecida pela microcirculação.

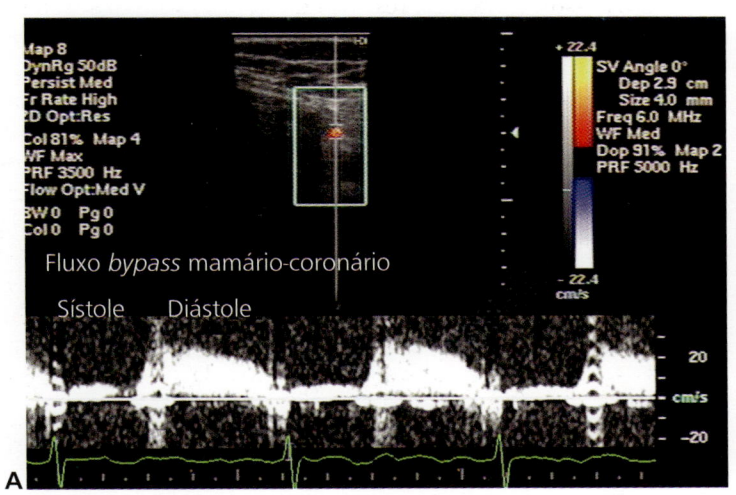

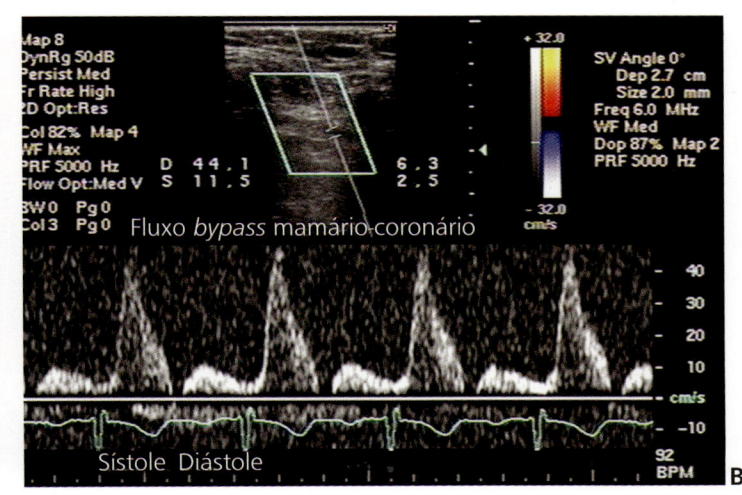

Fig. 9-21. Fluxos de enxertos mamário-coronários obtidos com transdutor linear na artéria torácica interna proximal à anastomose. (**A**) Enxerto pérvio, mostrando fluxo bifásico com predomínio diastólico. (**B**) Enxerto obstruído na anastomose, mostrando fluxo trifásico com predomínio sistólico.

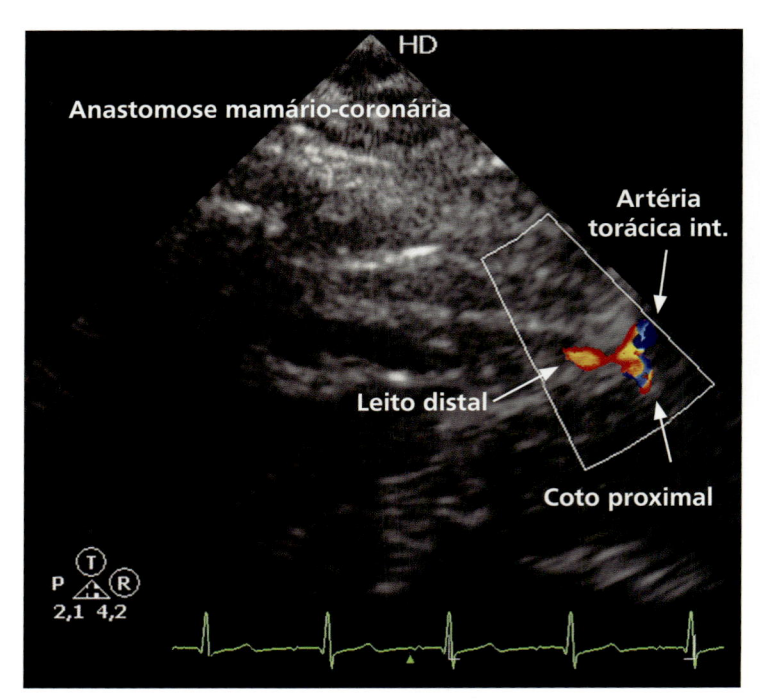

Fig. 9-22. Anastomose da artéria torácica interna direita com o ramo descendente anterior da artéria coronária esquerda. Observa-se fluxo anterógrado no leito distal do vaso e na artéria torácica interna e fluxo retrógrado pelo coto proximal do vaso coronário.

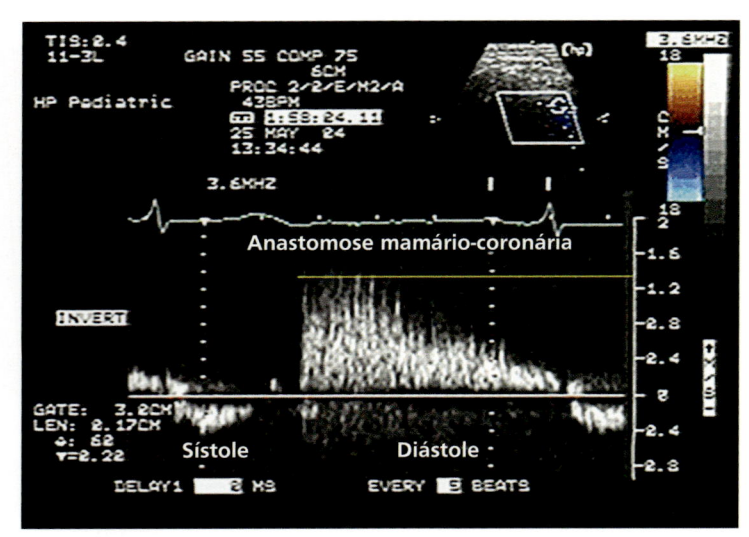

Fig. 9-23. Fluxo na região da anastomose mamário-coronária obtida com transdutor linear. Observa-se inversão do fluxo sistólico e fluxo diastólico turbulento com aumento da velocidade (maior que 1,3 m/s) sugerindo estenose de grau importante ao nível da anastomose.

o início da infusão e desaparecendo poucos minutos após o término. O dipiridamol apresenta efeito inicial mais lento e mais duradouro.

A infusão de vasodilatadores da microcirculação coronariana deve aumentar a velocidade do fluxo basal em, pelo menos 2 vezes para ser considerado normal.[24] Este aumento de velocidade acompanha-se de diminuição da resistência microvascular ocasionada pela vasodilatação, com aumento da velocidade de desaceleração diastólica durante a fase de condutância (Fig. 9-24). A presença de vasos perfurantes septais nos casos de revascularização do ramo descendente anterior ou da coronária direita é outro sinal indicativo de boa perfusão miocárdica (Fig. 9-25).[25]

Enxertos arteriais pérvios devem ser examinados na maior extensão possível. Se o vaso for a artéria torácica interna, deve-se avaliar desde a desembocadura na artéria subclávia até a anastomose, registrando o fluxo em várias regiões. Artérias radiais e epigástricas são mais bem visualizadas na região da anastomose. A RFC deve ser aferida na porção distal da artéria irrigada pelo enxerto, empregando a mesma técnica que para os vasos nativos. O conhecimento prévio da anatomia coronária obtido pelo estudo hemodinâmico é muito útil para verificar a existência de lesões distais e do grau de acometimento aterosclerótico do vaso, fatores que podem influenciar nos resultados. A presença de comorbidades, como hipertrofia ventricular, diabetes e dislipidemia, também pode diminuir a RFC.

TÉCNICAS PARA ANASTOMOSE DOS ENXERTOS ARTERIAIS

Várias são as técnicas empregadas na anastomose dos enxertos arteriais. A mais utilizada é a anastomose da artéria torácica interna esquerda no ramo descendente anterior da coronária esquerda. A anastomose sequencial de vasos coronários pode ser realizada combinando enxertos arteriais ou enxertos arteriais e venosos. Entre os enxertos arteriais, a técnica mais comum é a do *bypass* em "Y", onde o enxerto principal para o ramo descendente anterior é realizado com a artéria torácica interna esquerda e o enxerto acessório com um segmento da artéria torácica interna direita, geralmente para o ramo marginal da artéria circunflexa ou para um grande ramo diagonal da descendente anterior.[26] Menos comum é a utilização de anastomoses múltiplas, utilizando ambas as artérias torá-

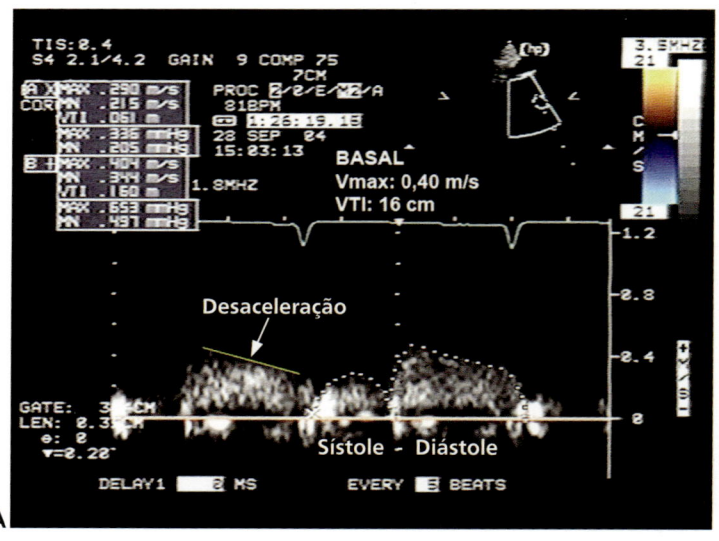

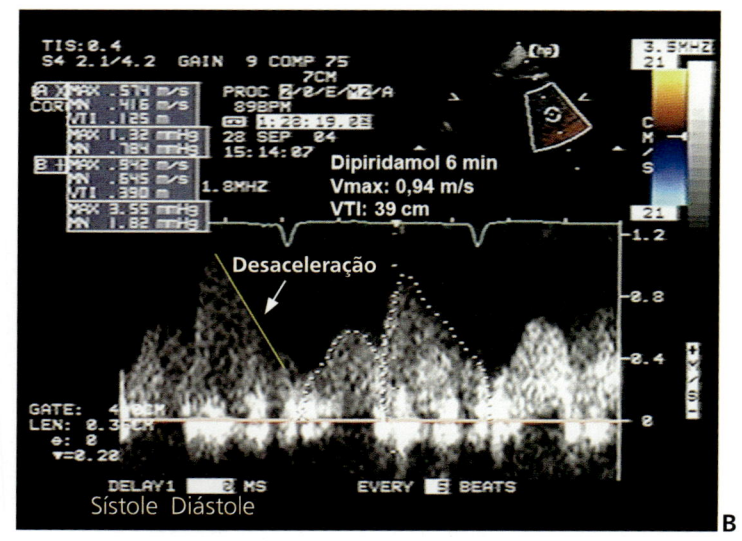

Fig. 9-24. RFC em paciente com enxerto arterial (artéria torácica interna) para ramo descendente anterior da coronária esquerda. (**A**) Registro do fluxo basal, evidenciando a desaceleração diastólica. (**B**) Durante a hiperemia máxima (6 minutos após início da infusão de dipiridamol) mostrando o aumento da velocidade de desaceleração. A RFC foi estimada em 2,35 pela velocidade diastólica máxima e 2,43 pela integral da velocidade.

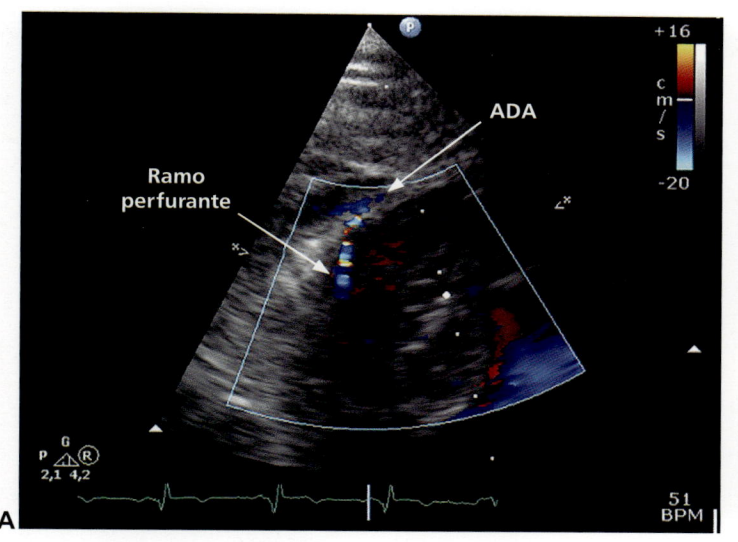

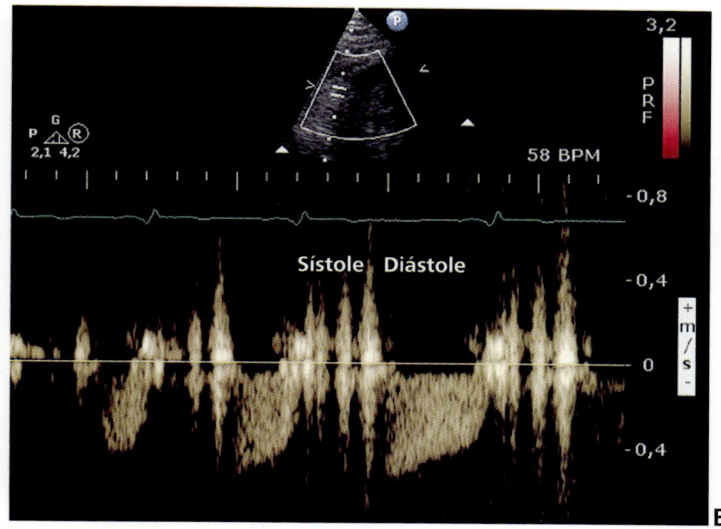

Fig. 9-25. Ramo perfurante da artéria descendente anterior (ADA) da coronária esquerda. (**A**) Fluxo em cores obtido pela posição paraesternal eixo curto. (**B**) Doppler espectral do ramo perfurante.

cicas internas e a artéria radial ou gastroepiploica direita. Esta técnica denomina-se revascularização "em círculo".[27] Estes tipos de anastomoses requerem análise mais completa e demorada, muitas vezes não acessível à ecocardiografia transtorácica.

ENXERTOS VENOSOS

Os enxertos venosos de veia safena interna e, menos comumente, de veia safena externa e de veia cefálica têm processo de adaptação diferente dos vasos arteriais. Sua camada média e adventícia sofre fibrose, o que diminui sua elasticidade e complacência. Estes vasos não apresentam resposta vasodilatadora quando aumenta a demanda, pelo que o aumento do débito na hiperemia deve-se exclusivamente ao aumento da velocidade do fluxo.[28] Em geral, o fluxo destes enxertos pode ser registrado junto à anastomose e apresenta o mesmo padrão bifásico observado nos vasos coronários que irriga, porém, com os componentes sistólico e diastólico menos definidos (Fig. 9-26).

Vasos venosos de maior calibre ou de anastomose recente podem apresentar, dentro do enxerto, fluxo predominantemente sistólico que durante a diástole, esvazia-se para a coronária irrigada (Fig. 9-27). Esta característica diminui com a remodelação do vaso.

A avaliação da RFC é igual à realizada nas coronárias nativas, previamente descrita. Maior dificuldade na sua avaliação ocorre porque os enxertos venosos em geral irrigam a artéria coronariana direita e a artéria circunflexa, às vezes fora do alcance do Doppler transtorácico.[29] Registros do ramo descendente posterior da artéria coronariana direita podem ser obtidos em, aproximadamente, 60-70% dos pacientes.[30] Para a artéria circunflexa os registros de alguns autores são de 80% dos casos nas melhores casuísticas.[31]

Trabalhos realizados com ressonância magnética evidenciam que há correlação entre o cálculo da RFC aferindo quer seja o volu-

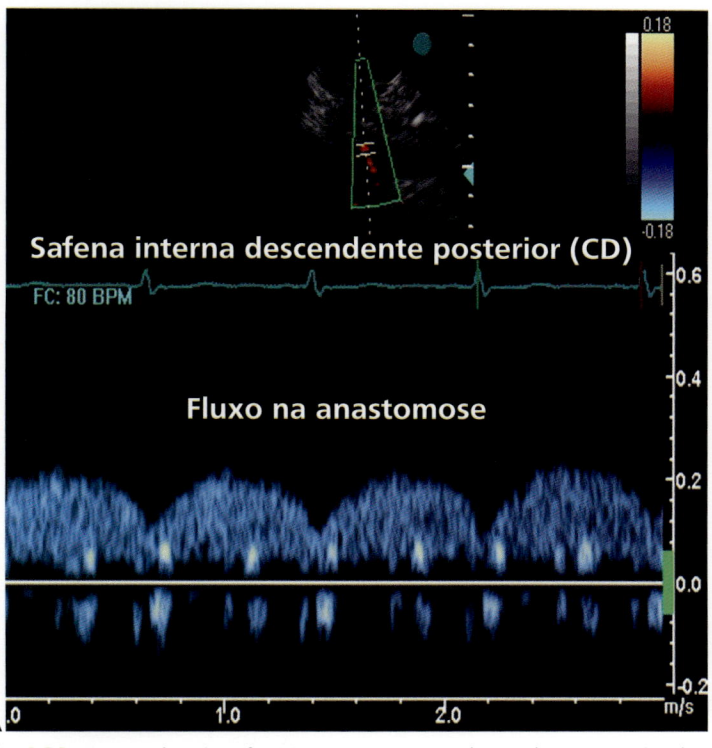

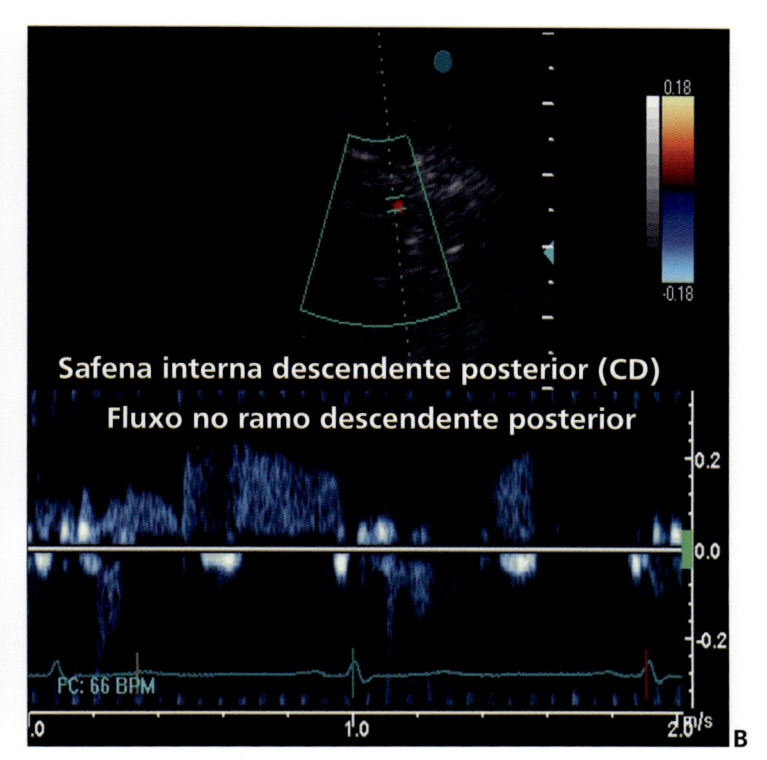

Fig. 9-26. Enxerto de veia safena interna para ramo descendente posterior da coronária direita (CD). (**A**) Fluxo junto à anastomose com o componente sistólico e diastólico pouco definido. (**B**) Fluxo no ramo descendente posterior com predomínio diastólico.

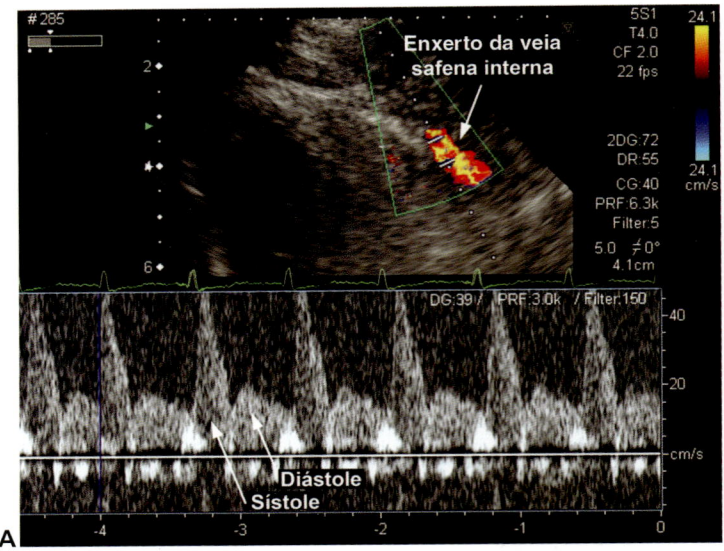

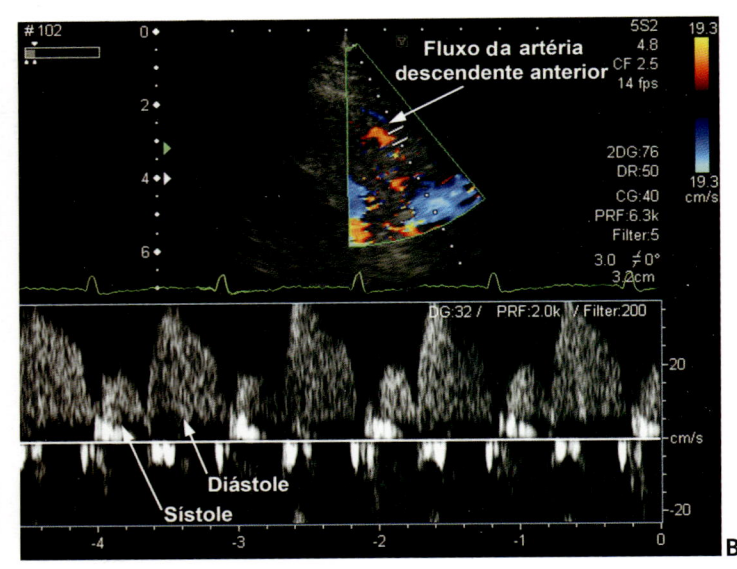

Fig. 9-27. Enxerto venoso para ramo descendente anterior da coronária esquerda. (**A**) Fluxo predominantemente sistólico no enxerto. (**B**) No ramo descendente anterior, após a anastomose, o fluxo é predominante diastólico.

me ou a velocidade do fluxo. Este último método é mais utilizado pela facilidade da realização e pelo menor consumo de tempo.[32]

CONDIÇÕES QUE DIMINUEM A RESERVA DE FLUXO CORONARIANO

Enxertos arteriais

Enxertos arteriais são preferidos para revascularização miocárdica, graças à sua melhor adaptação hemodinâmica ao fluxo sanguíneo.[33] Existem, entretanto, algumas condições que podem diminuir a RFC sem necessariamente constituir estenoses do enxerto:

- Ateromatose e estenose da artéria subclávia esquerda. A descrição de casos de estenose da artéria subclávia esquerda diminuindo o fluxo para artéria torácica interna enxertada sugere a necessidade da avaliação pré-operatória deste vaso. A intervenção percutânea seria um tratamento efetivo para esta anomalia.[34]
- Ateromatose e estenoses do enxerto arterial. Esta alteração é menos frequente com as artérias torácica interna e gastroepiploica direita e mais frequente com a artéria radial, graças às características histológicas deste vaso. A camada elástica interna da artéria radial é fenestrada, facilitando a migração celular e o acometimento aterosclerótico.[35] Quando as estenoses são importantes, podem-se registrar fluxo turbulento no interior do enxerto e diminuição da RFC.
- Vasospasmo da artéria enxertada é frequente, quando se utiliza a artéria radial. Na descrição inicial do método os autores desaconselharam seu uso pela alta incidência de espasmo, provocando por volta de 35% de estenoses.[36] Revisões posteriores, entretanto, validaram sua utilização ao associar terapias para coibir estes espasmos.[37] Atualmente a artéria radial é utilizada na ausência da artéria torácica interna ou para enxertos compostos.
- A ateromatose difusa do leito distal da coronária irrigada pelo enxerto pode diminuir a RFC por aumento difuso da resistência arterial e arteriolar. Se associado à disfunção microvascular esta diminuição torna-se ainda maior.[38] O conhecimento da circulação coronariana obtida com angiografia é muito importante para interpretar estes resultados.
- Infarto do miocárdio prévio na região irrigada pelo enxerto aumenta a resistência microvascular, diminuindo significativamente a RFC, mesmo em casos de enxertos sem obstrução.[39]

- Alterações da microcirculação coronariana podem ser transitórias, como as observadas no miocárdio isquêmico não infartado, que apresentam recuperação gradual após a revascularização[40] ou permanentes, como as observadas na hipertrofia miocárdica,[41] no diabetes[42] e nas dislipidemias.[43] Todos estes fatores diminuem, de forma reversível ou definitiva, a RFC em pacientes com enxertos sem obstrução.
- Momento da aferição da RFC. Estudos com Doppler transtorácico em pacientes submetidos à revascularização miocárdica em período recente e tardio demonstram progressivo aumento da RFC, indicando o processo de remodelação dos enxertos arteriais, adaptando-se ao regime de fluxo coronariano.[44]

Enxertos venosos

Os enxertos venosos são hoje menos utilizados do que os enxertos arteriais em virtude de sua pouca adaptação endotelial ao regime de fluxo coronariano. Existem algumas condições que podem diminuir a RFC mesmo com enxertos venosos não obstruídos na anastomose:

- Há descrições de espasmos de enxertos venosos com importante repercussão em pós-operatórios imediatos de revascularização, alguns refratários ao tratamento medicamentoso com nitratos e bloqueadores do cálcio, levando ao êxito letal.[45]
- O acometimento aterosclerótico dos enxertos venosos ocorre por aumento da camada de músculo liso do vaso, mediada pela proteinoquinase C. Esta é responsável pela proliferação, diferenciação e apoptose observadas na parede vascular. Isto pode provocar estenoses e diminuição da RFC.[46]
- Outras alterações que diminuem a RFC são decorrentes da hiperplasia fibrointimal e fibrose, causada por fenômenos isquêmicos pela ruptura de *vasavasorum*, independente do aumento da pressão intraluminal.[47]

CONCLUSÃO

A avaliação da RFC em pacientes portadores de enxertos arteriais ou venosos para revascularização miocárdica deve ser associada à análise dos fluxos no interior dos condutos, ao nível da anastomose e no leito distal das artérias por eles irrigadas. Dessa forma e levando em consideração os fatores que podem alterar os resultados, pode-se ter uma ideia dos benefícios da cirurgia de revascularização. O conhecimento da circulação coronariana, dos dados clínicos do paciente, das comorbidades e da data em que foi realizado o procedimento cirúrgico é de grande importância na interpretação dos resultados.

Sempre deve-se lembrar que RFC depende de dois importantes fatores: a resistência oferecida pelos vasos epicárdicos e intramurais e a resistência oferecida pela microcirculação. Cada uma isoladamente, ou em conjunto, pode alterar a RFC e provocar resultados falso-positivos ou falso-negativos.

REFERÊNCIAS BIBLIOGRÁFICAS

1. DeFrances JF, Lucas CA, Buie VC et al. 2006 National Discharge Survey. *National Health Statistics Report* 2008;5:1-20.
2. Gongora E, Sundt TM. Myocardial revascularization with cardiopulmonary bypass. In: Cohn Lh. (Ed.). *Cardiac Surgery in the Adult*. New York: McGraw-Hill, 2008. p. 599-632.
3. Kolessov VI: Coronary-thoracic anastomosis as a means of treating coronary heart disease. *Klinicheskaia Meditsina* 1966;44:7-12.
4. Favaloro RG, Effler DB, Groves LK et al. Myocardial revascularization by internal mammary artery implant procedures. Clinical experience. *J Thorac Cardiovasc Surg* 1967;54:359-70.
5. Gurné O, Chenu P, Buche M et al. Adaptive mechanisms of arterial and venous coronary bypass grafts to an increase in flow demand. *Heart* 1999;82:336-42.
6. Gurné O, Chenu P, Polidori C et al. Functional evaluation of internal mammary artery bypass grafts in the early and late postoperative period. *J Am Coll Cardiol* 1995;25:1120-28.
7. Lüscher TF, Diederich D, Siebenmann R et al. Difference between endothelium-dependent relaxation in arterial and in venous coronary bypass grafts. *N Engl J Med* 1988;319:462-67.
8. Hanet C, Schroeder E, Michel X et al. Flow-mediated vasomotor response to tachycardia of the human internal mammary artery and saphenous vein grafts late following bypass surgery. *Circulation* 1991;84(Suppl III):III-268-74.
9. Spray TL, Roberto WC. Changes in saphenous veins used as aorto-coronary bypass grafts. *Am Heart J* 1977;94:500-16.
10. Menezes AM, Vasconcelos FP, Lima RC et al. Technical aspects in skeletonization of the internal thoracic artery using an ultrasonic scalpel. *Braz J Cardiovasc Surg* 2007;22:206-11.
11. Acar C, Ramsheyi A, Pagny JY et al. The radial artery for coronary artery bypass grafting: clinical and angiographic results at five years. *J Thorac Cardiovasc Surg* 1998;116:981-89.
12. Tavilla G, Kappetein AP, Braun J et al. Long-term follow-up of coronary artery bypass grafting in three-vessel disease using exclusively pedicled bilateral internal thoracic and right gastroepiploic arteries. *Ann Thorac Surg* 2004;77:794-99.
13. Spence PA, Montgomery WD, Santamore WP. High flow demand on small arterial coronary bypass conduits promotes graft spasm. *J Thorac Cardiovasc Surg* 1995;110:952-62.
14. Rodriguez E, Ormont ML, Lambert EH et al. The role of preoperative radial artery ultrasound and digital plehysmography prior to coronary artery bypass grafting. *Eur J Cardiothor Surg* 2001;19:135-39.
15. Minakawa M, Fukuda I, Wada M et al. Preoperative evaluation of the right gastroepiploic artery using abdominal ultrasonography. *Ann Thorac Surg* 2006;82:1131-33.
16. Del Castillo JM, Herszkowicz N, Hotsumi RS et al. Avaliação da microcirculação coronariana em pacientes com hipertrofia concêntrica do ventrículo esquerdo. *Rev Bras Ecocardiogr* 2007;20:34-42.
17. ElSharkawy E, Zaki A, Farah A et al. Transthoracic Doppler coronary flow patterns in patients with anterior myocardial infarction undergoing rescue percutaneous coronary intervention: angiographic, function recovery, short and long term clinical correlates. *Bull Alex Fac Med* 2008;44:649-57.
18. Iwakura K, Ito H, Kawano S et al. Assessing myocardial perfusion with the transthoracic Doppler technique in patients with reperfused anterior myocardial infarction: comparison with angiographic, enzymatic and electrocardiographic indices. *Eur Heart J* 2004;25:1526-33.
19. Hozumi T, Yoshida K, Akasaka T et al. Noninvasive assessment of coronary flow velocity and coronary flow velocity reserve in the left anterior descending coronary artery by Doppler echocardiography: comparison with invasive technique. *J Am Coll Cardiol* 1998;32:1251-59.
20. Lowenstein JA, Presti C, Tiano C et al. Existe relación entre el grado de restricción de la reserva coronaria diastólica de la arteria descendente anterior medida por eco-Doppler transtorácico y la severidad de las lesiones angiográficas? *Rev Arg Cardiol* 2001;69:85-93.
21. Voci P, Mariano E, Pizzuto F et al. Coronary recanalization in anterior myocardial infarction. The open perforator hypothesis. *J Am Coll Cardiol* 2002;40:1205-13.
22. Wilson RF, White CW. Does coronary artery bypass surgery restore normal maximal coronary flow reserve? The effect of diffuse atherosclerosis and focal obstructive lesions. *Circulation* 1987;76:563-71.
23. Lowenstein J, Presti C, Tiano C. Noninvasive assessment of coronary flow reserve by transthoracic Doppler echocardiography in a general referral population: experience on 957 patients. *Eur Heart J* 2001;22(Abstract Suppl):347.
24. Marek E, Engvall J, Nylander E et al. Feasibility and diagnostic power of transthoracic coronary Doppler for coronary flow velocity reserve in patients referred for myocardial perfusion imaging. *Cardiovasc Ultrasound* 2008;6:12.
25. Voci P, Pizzuto F, Romeo F. Coronary flow: a new asset for the echo lab? *Eur Heart J* 2004;25:1867-79.
26. Auriti A, Loiaconi V, Pristipino C et al. Recovery of distal coronary flow reserve in LAD and LCx after Y-graft intervention assessed by transthoracic achocardiography. *Cardiovasc Ultrasound* 2010;8:34.
27. Oakley RNE, Habib HFA. Total arterial coronary revascularization using arterial bypass circle with multiple inflows. *Ann Thorac Surg* 2007;83:1911-12.
28. Muto A, Model L, Ziegler K et al. Mechanism of vein graft adaptation to the arterial circulation. Insights into the neointimal algorithm and management strategies. *Circ J* 2010;74:1501-12.
29. Rigo F, Murer B, Ossena G et al. Transthoracic echocardiographic imaging of coronary arteries: tips, traps and pitfalls. *Cardiovasc Ultrasound* 2008;6:7.
30. Rigo F. Coronary flow reserve in stress-echo lab. From pathophysiologic toy to diagnostic tool. *Cardiovasc Ultrasound* 2005;3:8.
31. Auriti A, Pristipino C, Cianfrocca C et al. Distal left circumflex coronary artery flow reserve recorded by transthoracic Doppler echocardiography: a comparison with Doppler-wire. *Cardiovasc Ultrasound* 2007;5:22.
32. Salm LP, Langerak SE, Vliegen HW et al. Blood flow in coronary artery bypass vein grafts: volume versus velocity at cardiovascular MR imaging. *Radiology* 2004;232:915-20.
33. Al-Attar N, Nataf P. Exclusive internal mammary artery bypass for complete myocardial revascularization. *Eur Cardiovasc Dis* 2006. Disponível em: www.touchbriefings.com/pdf/2475/nataf.pdf
34. Hennen B, Markwirth T, Scheller B et al. Impaired flow in left internal mammary artery grafts due to subclavian artery stenosis. *Ann Thorac Surg* 2001;72:917-19.
35. Schreiber WG, Voigtländer T, Kreitner KF et al. *Measurement of flow reserve in coronary bypass grafts*. International Society for Magnetic Resonance in Medicine Scientific Meeting, Philadelphia, 1999.
36. Chardigny C, Jebara VA, Acar C et al. Vasoreactivity of the radial artery. Comparison with the internal mammary and gastroepiploic arteries with implications for coronary artery surgery. *Circulation* 1993;88:II115-27.
37. Dallan LA, Oliveira AS, Corso RC et al. Revascularização do miocárdio com a artéria radial. *Rev Bras Cir Cardiovasc* 1995;10:77-83.
38. DeBruyne B, Hersbach F, Pijls NHJ et al. Abnormal epicardial coronary resistance in patients with diffuse atherosclerosis but "normal" coronary angiography. *Circulation* 2001;104:2401-6.
39. Spies C, Mohrs OK, Madison JR et al. Limited flow reserve in non-obstructed bypass grafts supplying infracted myocardium: implications for cardiovascular magnetic resonance imaging protocols. *J Cardiovasc Magn Res* 2006;8:373-79.
40. Spirou N, Khan MA, Rosen SD et al. Persistent but reversible coronary microvascular dysfunction after bypass grafting. *Am J Physiol Heart Circ Physiol* 2000;279:H2634-40.
41. Strauer BE. Left ventricular hypertrophy. Myocardial blood flow and coronary flow reserve. *Cardiology* 1992;81:274-82.
42. Dominguez-Franco AJ, Jiménez-Navarro MF, Muñoz-Garcia AJ et al. Long-term prognosis in diabetic patients in whom revascularization

is deferred following fractional flow reserve assessment. *Rev Esp Cardiol* 2008;61:352-59.

43. Meimoun P, Benali T, Elmkies F *et al.* Prognostic value of transthoracic coronary flow reserve in medically treated patients with proximal left anterior descending artery stenosis of intermediate severity. *Eur J Echocardiogr* 2009;10:127-32.

44. Cho KR, Hwang HY, Kang WJ *et al.* Progressive improvement of myocardial perfusion after off-pump revascularization with bilateral internal thoracic arteries: comparison of early versus 1-year postoperative myocardial single photon emission computed tomography. *J Thorac Cardiovasc Surg* 2007;133:52-57.

45. Sarandria D, Benassi F, Massarenti L *et al.* Intractable spasm of saphenous vein conduits after coronary artery bypass grafts. *J Cardiovasc Med* 2011 Dec.;12(12):893-95.

46. Leitges M, Mayr M, Braun U *et al.* Exacerbated vein graft arteriosclerosis in protein kinase Cδ-null mice. *J Clin Invest* 2001;108:1505-12.

47. Raja SG, Haider Z, Ahmad M *et al.* Saphenous veins grafts: to use or not to use? *Heart Lung Circul* 2004;13:150-56.

CAPÍTULO 10

ISQUEMIA E VIABILIDADE MIOCÁRDICA NO CONTEXTO DE OUTROS MÉTODOS DE DIAGNÓSTICO POR IMAGEM

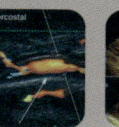

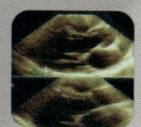

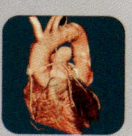

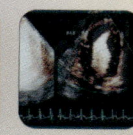

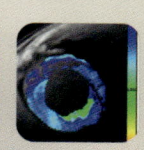

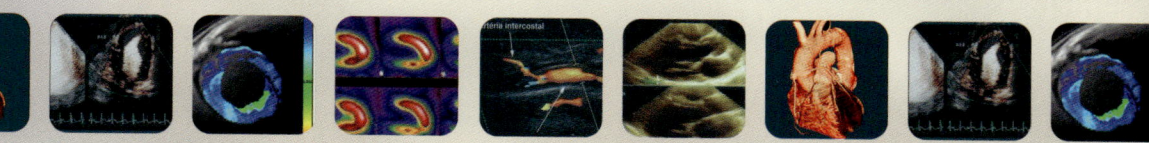

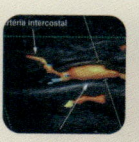

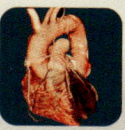

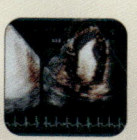

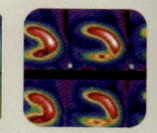

10-1 Aspectos da Isquemia e Viabilidade Miocárdica pela Cintilografia e pelo PET e Comparação com outros Métodos

Cláudio Tinoco Mesquita

INTRODUÇÃO

A cintilografia tomográfica miocárdica (em inglês SPECT, *single photon emission computed tomography*) é um dos mais robustos testes diagnósticos para doença arterial coronariana. Empregada há mais de 30 anos, esta técnica se consolidou pelos aspectos diagnósticos, entretanto a sua excepcional capacidade prognóstica a transformou no método padrão para avaliação de isquemia miocárdica em pacientes com probabilidade intermediária de doença coronariana e para a avaliação de risco em pacientes com doença coronariana estabelecida. Mais recentemente vem-se somando ao uso da cintilografia miocárdica a tomografia por emissão de pósitrons (PET *scan*, em inglês), como método validado para a avaliação da perfusão miocárdica e para a avaliação do miocárdio viável. Neste capítulo abordaremos os métodos nucleares de modo prático e apresentaremos perspectivas futuras.

INSTRUMENTAÇÃO EM MEDICINA NUCLEAR

A Área Médica de Diagnóstico por Imagens se subdivide em dois grandes ramos: a Radiologia e a Medicina Nuclear. A Radiologia se caracteriza pelo emprego de técnicas que geram imagens pelo uso dos Raios X, que são radiações ionizantes provenientes de variações de energia na camada de elétrons dos átomos. Em contraposição às radiações oriundas da eletrosfera, base da Radiologia, a Medicina Nuclear, emprega as radiações ionizantes provenientes do núcleo do átomo para o diagnóstico e tratamento de condições clínicas diversas. A principal radiação do núcleo empregada para obtenção de imagens é a radiação gama, que é uma onda eletromagnética que se propaga a velocidade da luz e que é emitida quando do decaimento de elementos radioativos como o Tecnécio^{99m}, Iodo^{123}, Gálio^{67} e Tálio^{201}, que são os principais radionuclídeos de uso clínico.

Diferentemente da Radiologia em que o aparelho (Tomográfo Computadorizado, por exemplo) emite radiação que atravessa o corpo do paciente e impressiona um detector ou filme radiográfico; na Medicina Nuclear quem é o emissor transitório da radiação é o paciente que recebe diminutas quantidades de substâncias radioativas que são ligadas a fármacos específicos para produzir radiofármacos capazes de avaliar diversos processos fisiológicos gerais. Quando desejamos fazer um exame para avaliar a perfusão do miocárdio, administramos o radiotraçador sestamibi (MIBI) marcado com o elemento radioativo Tecnécio^{99m}. A molécula MIBI-^{99m}Tc será incorporada ao miocárdio, em proporção linear ao fluxo sanguíneo instantâneo, e entrará no miócito cardíaco por difusão passiva (lipofílica) e se liga às cristas mitocondriais em decorrência do gradiente eletroquímico presente. Uma vez dentro do miócito cardíaco esta molécula não mais se retrodifunde para circulação. Dessa maneira, como a molécula de MIBI-^{99m}Tc é extraída da circulação de modo proporcional ao fluxo sanguíneo coronariano regional, somos capazes de através de um aparelho de detecção de radiação determinar a distribuição da molécula no miocárdio e inferir o fluxo sanguíneo regional em situações de repouso e de estresse.

O aparelho capaz de detectar a radiação gama e formar imagens é denominado de Gama Câmara ou aparelho de cintilografia, pois dispõe de um cristal de iodeto de sódio que é capaz de cintilar quando irradiado pelos raios gama. Quando o aparelho permanece estático durante a aquisição de imagens temos imagens planares que sofrem de resolução espacial pela sobreposição de estruturas. Em oposição temos os exames tomográficos em que são tomadas múltiplas imagens em várias posições durante uma órbita ao redor do paciente, que depois são recontruídas por *softwares* específicos e geram imagens com resolução espacial muito superior. Esta técnica se denomina SPECT (*single photon emission computed tomography*, do inglês, tomografia por emissão de fóton único) e é a base dos exames da atualidade em medicina nuclear, sendo que mais de 90% dos exames cardiológicos são realizados por esta técnica. Com *softwares* específicos as imagens SPECT podem ser corregistradas com exames morfológicos, como tomografia computadorizada (TC) ou ressonância magnética, permitindo a localização anatômica de processos funcionais. Alguns aparelhos já estão disponíveis no mercado que trazem os dois exames em um mesmo aparelho, como os aparelhos de SPECT-TC, que podem realizar a mensuração do escore de cálcio e angiotomografias das artérias coronarianas.

A Tomografia por Emissão de Pósitrons (PET *scan*) utiliza emissores de pósitrons (partículas subatômicas originadas no núcleo de átomos instáveis) para gerar radiações gama após um complexo processo de aniquilação de pósitrons e elétrons. Estes traçadores, de meia-vida extremamente curta, como é o caso do 18-Flúor que tem uma meia-vida de apenas 109 minutos, têm características muito específicas: são átomos com número atômico baixo, podem se ligar a moléculas de substâncias naturalmente presentes no organismo, como a glicose e aminoácidos. Assim o PET *scan* é capaz de analisar de modo ímpar o metabolismo da glicose, a cadeia respiratória, a síntese de DNA e outros processos essencialmente fisiológicos e subcelulares. Em cardiologia o PET *scan* ficou restrito à avaliação da viabilidade miocárdica por muitos anos, entretanto, em anos recentes com a difusão dos geradores de Rubídio[82], o PET tem sido utilizado de modo clínico para avaliação de doença coronariana em situações específicas, como em caso de pacientes obesos, ou em pacientes com SPECT prévio equívoco, graças a sua maior acurácia. Outro ponto do PET que tem despertado um grande interesse é a sua menor dose de radiação, o que o torna extremamente atraente frente à busca continuada por exames mais precisos com menores doses de radiação possíveis.

As principais vantagens da cintilografia de perfusão miocárdica na prática clínica estão listadas no Quadro 10-1.

Quadro 10-1. Vantagens clínicas da cintilografia de perfusão miocárdica

Vantagens da cintilografia miocárdica	Critérios objetivos
Elevada acurácia para diagnóstico de DAC obstrutiva (> 50%)	Sensibilidade = 92% Especificidade = 87%
Capacidade de localizar o território coronariano em que há isquemia	TE localiza a artéria culpada em até 40% dos casos quando comparada com até 94% para a cintilografia[1]
Capacidade de quantificar a área isquêmica e avaliar objetivamente o efeito da terapia anti-isquêmica	A redução de > 5% na área da isquemia parece ser o melhor alvo terapêutico na DAC crônica[2]
Realização de estresse cardíaco farmacológico em pacientes incapazes de desempenhar prova ergométrica ou com alterações eletrocardiográficas específicas	Dipiridamol e adenosina em pacientes com incapacidade de realizar TE adequado e naqueles com BRE, pré-excitação e marca-passo. Dobutamina em pacientes com broncospasmo ou outras contraindicações ao uso do dipiridamol
Estratificação de risco e definição de prognóstico em pacientes com suspeita de DAC ou DAC estabelecida	Cintilografia de esforço normal está associada a risco de 0,7% de óbito/infarto não fatal ao ano. Com exceção de diabéticos. Cintilografia alterada está associada a uma média de 7% de eventos adversos/ano[3]
Detecção e quantificação de miocárdio viável	Presença de áreas de discordância perfusão/metabolismo está associada a pior prognóstico quando não revascularizada[4]

TE = teste ergométrico; DAC = doença arterial coronariana; BRE = bloqueio de ramo esquerdo; IAM = infarto agudo do miocárdio.

FISIOPATOLOGIA DA DOENÇA ARTERIAL CORONARIANA NO ENTENDIMENTO DA CINTILOGRAFIA MIOCÁRDICA

A cintilografia miocárdica como é utilizada hoje foi inicialmente desenvolvida na década de 1970, com o uso do Tálio[201] para o diagnóstico de isquemia miocárdica. Desde então o método passou por inúmeras modificações nos programas de processamento de imagens, nos equipamentos de aquisição de imagens e na incorporação de inovações tecnológicas, como a análise simultânea das funções sistólica e diastólica do ventrículo esquerdo e mais recentemente do sincronismo ventricular. Adicionalmente a incorporação de novos radiotraçadores e de novos agentes de estresse cardíaco fomentaram uma verdadeira revolução na técnica, que a tornou ainda mais precisa e reprodutível. Atualmente podem ser realizados exames com duração de 4 minutos, com detectores sólidos, podem ser feitas correções de artefatos de atenuação através de raios X obtidos de equipamentos de TC acoplados às gama câmaras, sendo denominados de equipamentos híbridos de SPECT-TC. A Figura 10-1 demonstra um aparelho de SPECT-TC em que observamos um tomógrafo multidetectores ligado a dois detectores de medicina nuclear, que formam um único conjunto de imagem, permitindo a aquisição de tomografias de baixa dose para correção de atenuação e, quando necessário, a realização de tomografias diagnósticas para localização anatômica precisa de alterações observadas em exames de cintilografia, como aqueles com Gálio[67] empregados para detecção de focos inflamatórios, infecciosos ou neoplásicos. Além disso, quase todos os exames de cintilografia realizados atualmente são sincronizados com eletrocardiograma para formação de imagens da função ventricular esquerda, gerando um somatório de informações relevantes e precisas com demonstrado impacto no cuidado dos pacientes.

Apesar de toda esta evolução tecnológica, a base fisiopatológica em que o procedimento é realizado ainda é a mesma e consiste na administração de uma pequena dose de um radiofármaco emissor de radiação gama com afinidade pelo músculo cardíaco em estados diversos da fisiologia cardíaca para detecção de anormalidades na reserva de fluxo coronariano. O Tálio[201] foi progressivamente

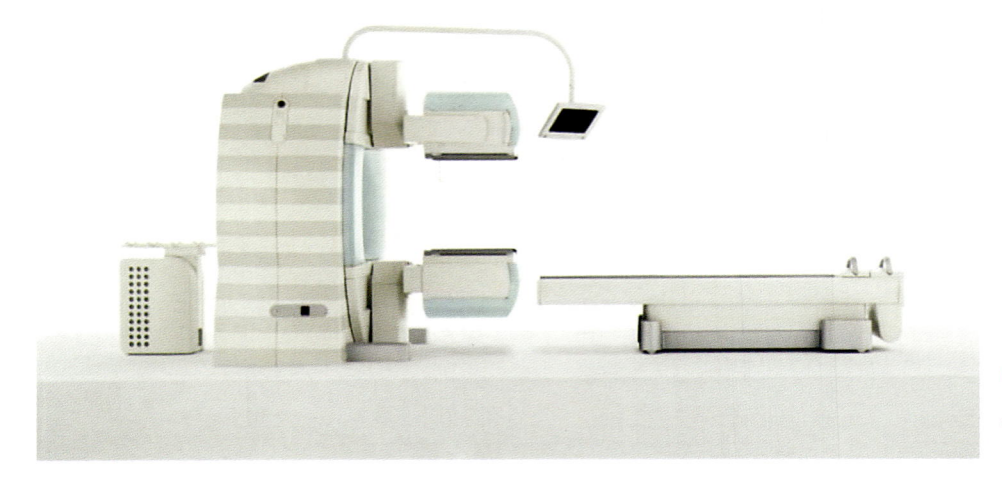

Fig. 10-1. Aparelho de SPECT TC, híbrido, que permite a realização de exames de medicina nuclear e de tomografia computadorizada, para localização de lesões e correção de imagens.

substituído por agentes quelantes do Tecnécio[99m], como o tetrofosmin e o sestamibi. Estes agentes entram nas células miocárdicas de modo diretamente proporcional ao fluxo miocárdico regional no momento da administração do radiotraçador. Dessa maneira as imagens obtidas posteriormente refletem o estado de perfusão miocárdica no momento da injeção do traçador. O Tálio[201] apresenta as melhores características de extração miocárdica de primeira passagem (> 85%), entretanto tem características físicas desfavoráveis ao uso de rotina (energia baixa de 80 keV e meia-vida prolongada) tornando os agentes ligados ao Tecnécio[99m] os mais adequados para a realização nas gamas câmaras convencionais.

Apesar de os agentes empregados na cintilografia miocárdica serem considerados como avaliadores da perfusão miocárdica eles requerem que as células miocárdicas estejam viáveis para que ocorra retenção. Segundo os princípios da autorregulação do fluxo coronariano, há um aumento progressivo do fluxo de sangue em proporção ao aumento da demanda. Até a faixa de 2,5 mL/min/g de miocárdio os radiotraçadores têm uma retenção proporcionalmente linear ao fluxo coronariano, acima destes valores o Tetrofosmin[99m], seguido do Tc-sestamibi[99m] e do Tálio[201] têm uma redução progressiva na proporcionalidade (Fig. 10-2). Esta redução na fração de extração dos agentes ligados ao Tecnécio[99m] pode contribuir para alguma limitação na detecção da funcionalidade das lesões intermediárias (entre 50 a 75% de redução do diâmetro).

Uma estenose coronariana só reduz o fluxo miocárdico em repouso apenas com estenoses superiores a 80% do diâmetro vascular, quando a reserva de vasodilatação vai progressivamente sendo exaurida. De acordo com a equação de Bernouilli o principal determinante do efeito hemodinâmico de uma estenose coronariana é a área de secção cruzada luminal mínima, que acarreta um impacto proporcional ao quadrado do seu valor na resistência de uma estenose. Assim quando um vaso de 4 mm de diâmetro passa para 2 mm de diâmetro, ocorre redução da área de 12,6 mm^2 para 3,1 mm^2 (área = πr^2, onde r = raio), ou seja reduções de 50% do diâmetro determinam reduções de 75% da área de secção cruzada, que ainda vai ser elevada ao quadrado no cálculo do efeito na resistência, causando no final um aumento de 16× na resistência do vaso com relação a um segmento sem obstruções. Entretanto, mesmo com todo este impacto sobre a resistência coronariana os mecanismos adaptativos de vasodilatação da microvasculatura compensam os efeitos das estenoses intermediárias (50 a 70%) na maioria dos pacientes, tanto em repouso quanto sob estresse, quando o fluxo coronariano triplica (Fig. 10-2). Na Figura 10-3 observamos a correlação entre o grau de estenose e a Reserva Fracionada de Fluxo (FFR), medida invasivamente com vasodilatação máxima induzida por infusão intracoronariana de adenosina. Um valor de FFR < 0,75 tem uma excelente correlação com a presença de isquemia na cintilografia e é um parâmetro válido para decisão de revascularização coronariana graças ao impacto funcional da lesão. É nítido no gráfico apresentado na Figura 10-3 que, enquanto as lesões acima de 70% de estenose têm predominância de significado funcional as lesões até 70% se distribuem de modo equivalente entre lesões significativas funcionalmente (FFR < 0,75) e lesões que não causam isquemia (FFR > 0,75).

As regiões do miocárdio supridas por artérias com obstruções coronarianas maiores que 50% do diâmetro podem apresentar restrições ao fluxo coronariano nos momentos de vasodilatação máxima, um fenômeno denominado de redução da reserva de fluxo coronariano. A administração de um radiotraçador que é retido no miocárdio de modo proporcional ao fluxo para uma imagem em repouso e 3 a 4 horas após, durante um estresse que acarrete vasodilatação coronariana (exercício físico, agentes adenocinérgicos ou dobutamina), permitirá a comparação de imagens entre um fluxo sanguíneo em repouso e outro em estresse, demonstrando heterogeneidade de reserva de fluxo e identificando lesões hemodinamicamente significativas. Na Figura 10-4 observamos um exemplo de um exame normal, pois há um padrão de distribuição homogênea do radiotraçador nas fases de repouso e de estresse. Podemos inferir que não há obstruções coronarianas que determinem redução da reserva de fluxo coronário nos pacientes com este padrão de imagem.

Em contraposição ao exemplo de normalidade da Figura 10-4 podemos observar a diferença da distribuição do radiotraçador nas imagens de estresse em comparação com o exame de repouso na Fi-

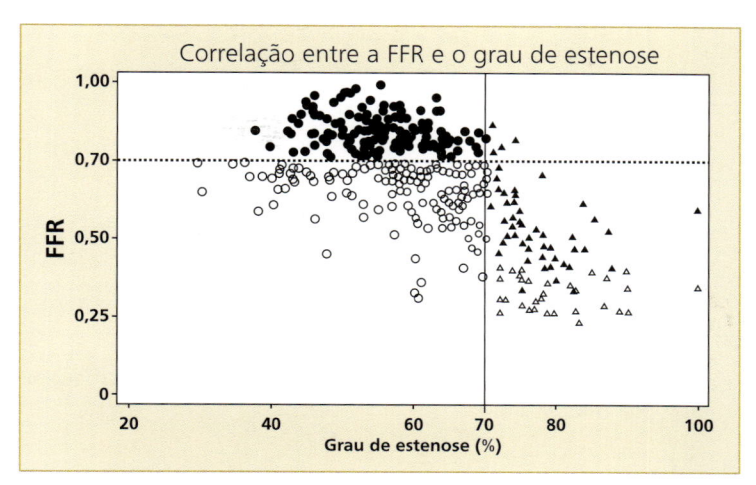

Fig. 10-3. Correlação entre o grau de estenose coronariana e a reserva fracionada de fluxo (FFR).[5]

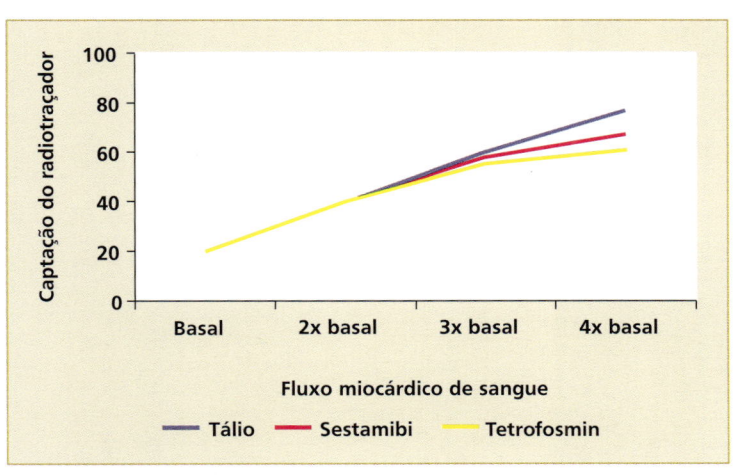

Fig. 10-2. Relação entre o fluxo miocárdico de sangue e a captação do radiotraçador pelo miocárdio. (Adaptada de Braunwald, 8ª Edição.)

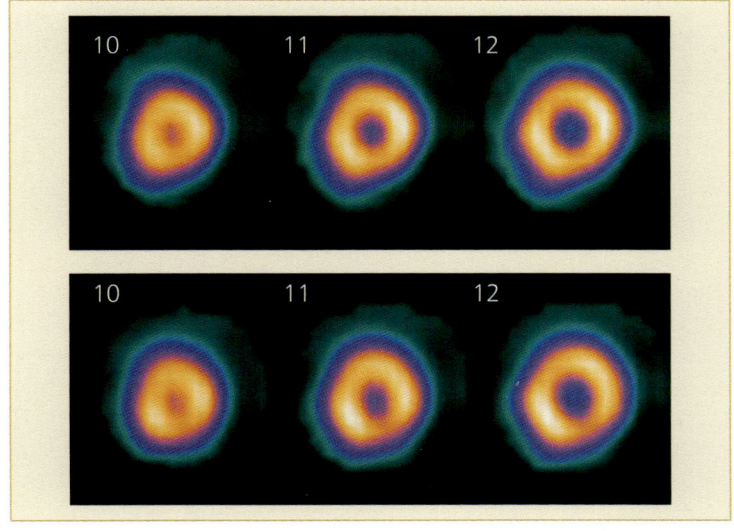

Fig. 10-4. Cintilografia de perfusão miocárdica com Tc-sestamibi[99m] normal, cortes no eixo curto do coração. Na primeira linha observamos a distribuição homogênea do radiotraçador na fase de estresse. Na segunda linha observamos o mesmo padrão nas imagens de repouso.

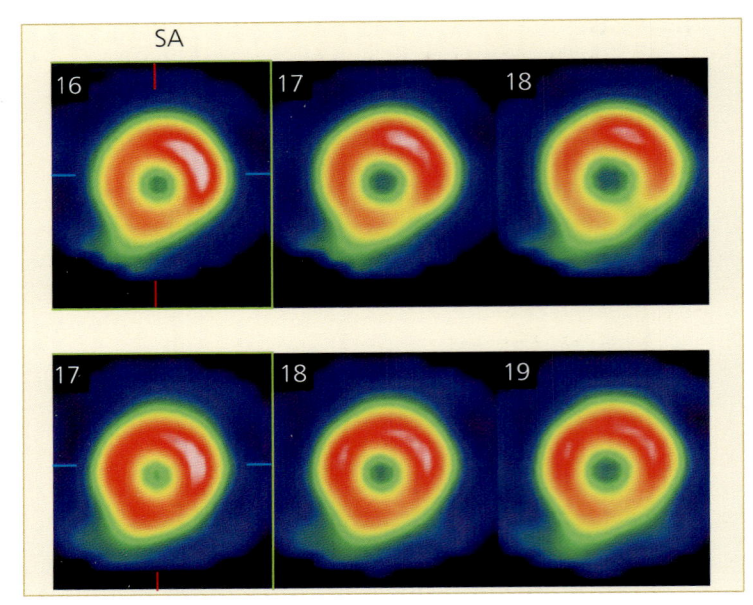

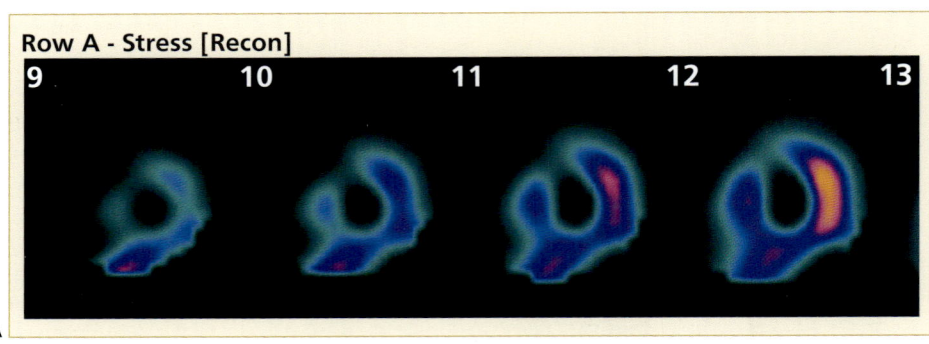

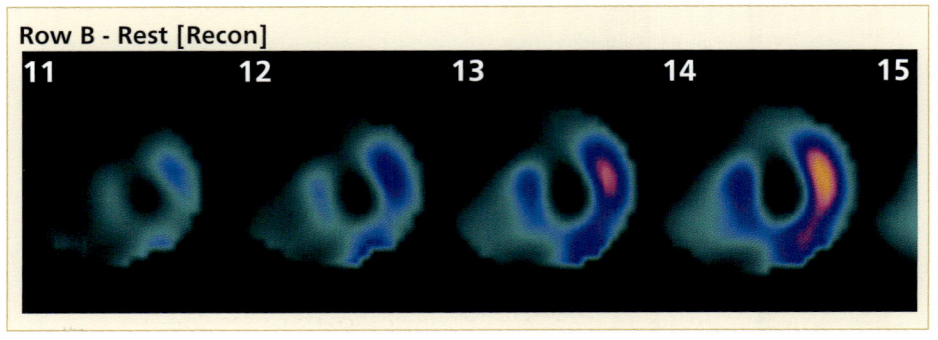

Fig. 10-5. Cintilografia de perfusão miocárdica com Tc-sestamibi⁹⁹ᵐ alterada, cortes no eixo curto do coração. Na primeira linha observamos a distribuição heterogênea do radiotraçador na fase de estresse, com grave hipoperfusão nas paredes inferolateral e inferior do ventrículo esquerdo. Na segunda linha observamos um padrão de distribuição homogênea do radiotraçador nas imagens de repouso. O defeito reversível é o marcador cintilográfico de isquemia miocárdica.

gura 10-5. Apesar da perfusão normal em todas as paredes do miocárdio nas imagens de repouso há uma grave anormalidade de perfusão nas imagens pós-estresse na parede lateral do ventrículo esquerdo. Este defeito reversível sinaliza a presença de uma estenose hemodinamicamente significativa na distribuição vascular da artéria circunflexa e pode ser quantificada através de técnicas semiquantitativas ou *softwares* de quantificação automáticos.

O último padrão de perfusão que pode ser observado nas imagens cintilográficas é o defeito fixo ou persistente. Neste padrão há uma hipocaptação do radiotraçador em uma região do coração nas imagens de repouso que se mantém inalterada nas imagens de estresse. A hipocaptação em repouso mais frequentemente marca a presença de uma zona de infarto prévio em que os miócitos foram substituídos por tecido de cicatrização em que há predomínio de fibroblastos. Na Figura 10-6 observamos a concomitância de isquemia em algumas regiões do coração com uma área de escassa recuperação no território da artéria descendente anterior. A coronariografia demonstrou uma oclusão total da descendente anterior proximal.

Dados de múltiplos estudos questionaram a interpretação simplista de que os defeitos fixos se tratassem de áreas de "fibrose", pois quando são realizados estudos com Tálio²⁰¹ em protocolos de pesquisa de viabilidade miocárdica (estresse-redistribuição e reinjeção) até 45% dos defeitos persistentes nas imagens de redistribuição demonstram recuperação nas imagens de reinjeção. Assim um grande número de segmentos inicialmente considerados como áreas de fibrose, quando se oferecem técnicas de pesquisa de viabilidade miocárdica demonstram ter áreas de miocárdio viável. Assim, as regiões de defeitos fixos devem ser vistas com extrema cautela em pacientes em que a presença de miocárdio viável, passivo de recuperação através de revascularização, for importante para a tomada de decisão, como são os pacientes que apresentam disfunção ventricular esquerda de etiologia isquêmica em que não há a comprovação da presença de defeitos reversíveis pelas técnicas de estresse.

TIPOS DE ESTRESSE EMPREGADOS NA CINTILOGRAFIA

A cintilografia miocárdica requer que a reserva coronariana seja solicitada e para tal precisamos que, pelo menos, 2 de 3 requisitos sejam atendidos:

1. Que a frequência cardíaca submáxima seja alcançada.
2. Que pelo menos seja atingida uma carga de 5 METS.
3. Que pelo menos o primeiro estágio do protocolo de Bruce seja concluído.[1]

Na ausência desses critérios o estudo de perfusão miocárdica não deve ser considerado definitivamente capaz de excluir a presença de doença coronariana, e a excelente capacidade diagnóstica da cintilografia de esforço fica comprometida, entretanto, a sua capacidade prognóstica é mantida, principalmente integrando-se às informações do esforço.[6]

O método de escolha para a realização de estresse durante a cintilografia é o esforço físico, pois, acrescentamos todas as informações obtidas durante o esforço com as obtidas a partir do estudo radioisotópico. Unimos o melhor dos dois mundos em um único exame e não é só a presença de sintomas e alterações eletrocardiográficas do segmento ST que deve ser valorizada. Snader *et al.*,[7] ava-

Fig. 10-6. Cintilografia de perfusão miocárdica com Tc-sestamibi⁹⁹ᵐ alterada, cortes no eixo curto do coração. Na primeira linha observamos a distribuição heterogênea do radiotraçador na fase de estresse, com grave hipoperfusão nas paredes anterosseptal, inferosseptal, anterior e inferior do ventrículo esquerdo. Na segunda linha observamos manutenção da grave hipoperfusão nas imagens de repouso. Os defeitos fixos no território da descendente anterior e da artéria coronariana direita são compatíveis com uma área de infarto nesta região.

liando pacientes de baixo risco clínico que realizaram cintilografia com Tálio[201], demonstraram que a capacidade funcional é um forte e importante preditor independente de mortalidade geral, de importância comparável com a extensão dos defeitos perfusionais. Do mesmo modo, Lauer et al.[8] demonstraram que a incapacidade de se alcançar 85% da frequência cardíaca máxima predita para a idade (incompetência cronotrópica) está associada a um risco de maior mortalidade, mesmo sendo considerados os achados cintilográficos. Estudos como os de Diaz[9] e o de Cole,[10] avaliaram a recuperação da frequência cardíaca durante o primeiro minuto pós-esforço (indicativo da atividade vagal) e observaram que a anormalidade deste parâmetro está associada à mortalidade aumentada, independente de capacidade funcional, déficit cronotrópico e da presença ou ausência de alterações perfusionais na cintilografia. Assim, para a estratificação mais completa do paciente é necessária a correta realização, interpretação e análise da prova ergométrica com a integração de dados da capacidade funcional, reserva cronotrópica, recuperação da frequência cardíaca, entre outros.

Aos pacientes incapazes de realizarem provas ergométricas adequadas, como previamente mencionadas, que necessitem uma definição diagnóstica, a realização do estresse farmacológico é a melhor opção. Adenosina e dipiridamol são os vasodilatadores coronarianos de escolha para o estresse farmacológico em cintilografias. Estas drogas têm a capacidade de causar intensa vasodilatação em áreas sem estenose, acarretando uma heterogeneidade de fluxo sanguíneo, que se evidencia pela alteração de perfusão (defeito nas imagens cintilográficas) e, por vezes, com alterações eletrocardiográficas e contráteis.[11,12] O estresse farmacológico tem uma sensibilidade de 90% para detecção de DAC obstrutiva e uma especificidade em torno de 80%, similar a do exercício físico. Além disso, o estresse farmacológico também tem excelente capacidade de estratificação de risco, entretanto, como é inerente ao método, os pacientes incapazes de realizar estresse físico são de maior risco e o estresse farmacológico normal deve ser integrado aos dados cardiovasculares globais para definição precisa do risco individual do paciente.[11,12]

Como uma terceira escolha para os pacientes impossibilitados de realizarem o estresse farmacológico com adenosina ou dipiridamol (hipotensão, bloqueio atrioventricular avançado, broncospasmo ativo) a escolha é a dobutamina, que também é vasodilatadora. Um dado interessante é que a incompetência cronotrópica com a dobutamina tem o mesmo valor prognóstico que a do esforço físico.

Cabe ressaltar a importância do estresse mental como indutor de isquemia miocárdica. As técnicas de indução de estresse mental mais comumente utilizadas são: falar em público (Public Speech), o conflito de cores (Stroop Color Test) e a realização de contas aritméticas. Todas as três possuem boas evidências na realização de estresse em exames de medicina nuclear. Estudos demonstram que o mecanismo fisiopatológico de indução de isquemia através de estresse mental diverge do habitual, pois diferentemente das outras técnicas esta causa, nos pacientes com disfunção endotelial principalmente, a redução do fluxo miocárdico de sangue. Pacientes com DAC estabelecida podem ter isquemia na cintilografia com estresse mental em até 60% dos casos e, mais importante, isto constitui um fator prognóstico adverso a longo prazo. Técnicas específicas, como terapia comportamental e exercício físico, têm um papel de destaque na redução do risco nos pacientes com este tipo de reposta ao estresse.[13]

Em resumo, o estresse cardiovascular de escolha para a cintilografia miocárdica é o exercício físico, que fornece informações prognósticas complementares importantes. Na impossibilidade da sua realização, ou em casos excepcionais (bloqueio de ramo esquerdo, marca-passo artificial), a realização do estresse farmacológico é uma excelente alternativa que mantém todas as características operacionais da cintilografia miocárdica, como um excelente exame na detecção e estratificação da doença arterial coronariana.

USO DA CINTILOGRAFIA NO DIAGNÓSTICO DE DOENÇA ARTERIAL CORONARIANA

Empregada há mais de 30 anos na prática clínica para o diagnóstico e prognóstico de doença arterial coronariana, a cintilografia miocárdica de estresse têm como uma das sua principais aplicações a detecção da doença coronariana. A técnica apresenta elevadas sensibilidade e especificidade para o diagnóstico de lesões coronarianas epicárdicas com estenose superior a 50% do lúmen (sensibilidade de 92% e especificidade de 87%). Entretanto, fatores, como disponibilidade, custos e exposição à radiação ionizante, fazem com que utilizemos o teorema de Bayes, para que o uso da cintilografia seja otimizado.

A análise Bayseana consiste na avaliação hierarquizada dos exames com relação ao diagnóstico, levando-se em conta a probabilidade pré-teste de doença coronariana e o impacto do teste no cálculo da probabilidade pós-teste. Assim através de tabelas simples que englobam idade, sexo, sintomas e fatores de risco coronarianos, podemos fazer a estimativa pré-teste de doença (prevalência de DAC). Assim um homem de 65 anos com dor opressiva retroesternal desencadeada pelos esforços e aliviada pelo repouso tem uma probabilidade de ter uma obstrução superior a 50% em uma artéria coronariana epicárdica de mais de 90% de chance, e exames não invasivos não são adequados para fins diagnósticos. Na outra extremidade mulheres com menos de 40 anos e sintomas atípicos em repouso têm risco de DAC muito baixo, e os testes pouco acrescentam ao diagnóstico. A população que mais se beneficia com o uso dos testes diagnósticos para DAC é a de pacientes com probabilidade intermediária de doença (entre 15 e 85%). Neste grupo de pacientes podemos incluir homens de 50 anos de idade com dor atípica aos esforços, mulheres de 45 anos com dor típica aos esforços, homens com dor não anginosa e teste ergométrico alterado entre outras combinações. Nestes casos a cintilografia consegue, quando normal, afastar doença obstrutiva com bastante segurança e, quando alterada, encontrar a presença de obstrução coronariana na maior parte dos casos. De modo prático, os pacientes com uma probabilidade intermediária – baixa (15 a 50%) podem realizar teste ergométrico como primeiro teste, pois quando normal afastará doença. Os pacientes com probabilidade intermediária-alta (50 a 85%) podem realizar a cintilografia de esforço como teste inicial, pois, pela análise Bayesiana o teste ergométrico normal é incapaz de determinar um baixo risco neste grupo de pacientes, enquanto a cintilografia normal reduz bastante a probabilidade pós-teste de DAC. Uma das maiores utilizações da cintilografia na prática clínica é na elucidação de pacientes com teste ergométrico alterado em que se suspeita de falso-positivo graças à probabilidade pós-teste não ser elevada (p. ex., assintomáticos com teste ergométrico eletrocardiograficamente isquêmico). A Figura 10-7 demonstra de modo sucinto o uso da cintilografia na avaliação diagnóstica da doença coronariana, entretanto cabe ressaltar que apesar de o diagnóstico da DAC ser muito importante, a decisão central do tratamento do paciente com risco intermediário de DAC envolve a definição do risco de eventos adversos a longo prazo e não apenas se existem ou não lesões obstrutivas no leito coronariano. Diversos estudos têm demonstrado que mesmo pacientes com lesões ateroscleróticas e que possuam cintilografia de perfusão sob estresse normal têm uma taxa de eventos adversos cardiovasculares muito baixa (inferior a 1% ao ano).

ESTRATIFICAÇÃO DE RISCO NA DOENÇA ARTERIAL CORONARIANA

Através da cintilografia miocárdica podemos não só diagnosticar a presença de isquemia miocárdica, como também localizar e quantificar a presença desta isquemia, dados essenciais na definição do prognóstico do paciente. Os pacientes com exames de estresse normais têm um excelente prognóstico com risco de eventos cardíacos

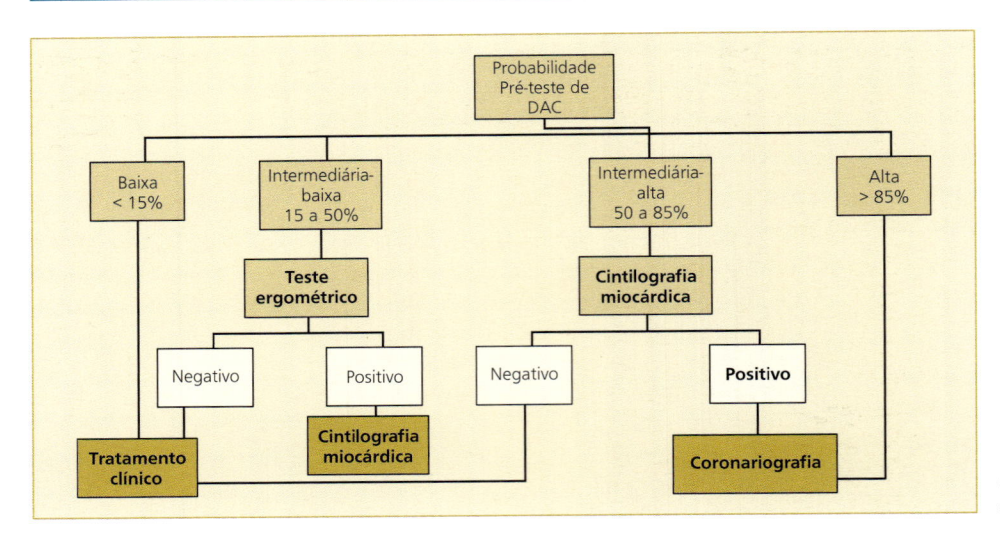

Fig. 10-7. Algoritmo demonstrando o papel da cintilografia de perfusão no diagnóstico da DAC, segundo a análise de Bayes.[14]

adversos (morte ou infarto não fatal) inferior a 1% ao ano, enquanto pacientes com exames alterados têm risco de 7% ao ano destes eventos (Fig. 10-8). O exame normal traduz um risco tão baixo de eventos que raramente um procedimento de revascularização miocárdica será capaz de melhorar ainda mais o prognóstico, fato que auxilia a tomada de decisão terapêutica.

A quantificação da área de isquemia é extremamente importante na tomada de decisão terapêutica, pois pacientes com mais de 10% do miocárdio isquêmico se beneficiam de procedimentos de revascularização miocárdica em contraposição aos pacientes com áreas menores de isquemia que podem ser manuseados, em geral, com tratamento clínico e caso haja falha terapêutica, pode ser proposta a revascularização. Na Figura 10-9 observamos uma das técnicas de quantificação de isquemia miocárdica, o mapa polar.

Recentemente a quantificação da área de isquemia miocárdica passou a ter importância também na avaliação da resposta ao tratamento realizado. Um subgrupo do Estudo Courage foi monitorado por cintilografia de perfusão antes da randomização e 6 a 18 meses após a realização do tratamento proposto. O Estudo Courage verificou a hipótese se a adição da angioplastia coronariana ao tratamento clínico otimizado poderia impactar no prognóstico de pacientes com DAC crônica estável. Neste estudo a angioplastia não demonstrou benefício, mas no subgrupo nuclear a angioplastia coronariana de pacientes com muita isquemia (> 10% da massa miocárdica) foi superior ao tratamento clínico na obtenção do desfecho primário, que foi a redução da área de isquemia em, pelo menos, 5 pontos percentuais absolutos. Um resultado bastante favorável deste estudo foi que a redução da área de isquemia em 5% esteve associada a um melhor prognóstico irrespectivamente do tratamento que obteve este resultado.[2] Novos estudos estão sendo realizados neste momento para definir o papel da cintilografia miocárdica na tomada de decisão terapêutica e acompanhamento deste tratamento nos pacientes com DAC crônica.

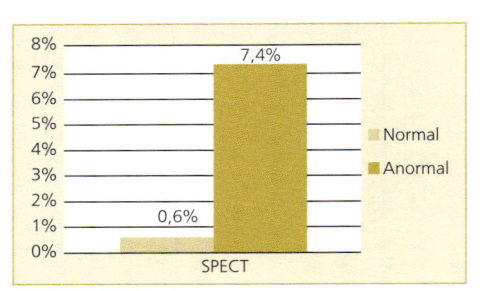

Fig. 10-8. Valor prognóstico do estresse miocárdico. Taxa de eventos cardiovasculares adversos ao ano de acordo com o resultado do SPECT miocárdico. (Adaptada.)[15]

Avaliação da função sistólica em conjunto com a perfusão – Gated SPECT

Um dos maiores avanços da cintilografia nos últimos anos foi a incorporação da análise da função ventricular esquerda ao estudo de perfusão miocárdica. Com uso de radiotraçadores com perfil físico favorável como o Tc-sestamibi^{99m} e a evolução dos *softwares* de análise da função ventricular, dispõe-se de informações, como: fração de ejeção em repouso e pós-estresse, volumes ventriculares no final da sístole e na diástole, análise da contratilidade e espessamento

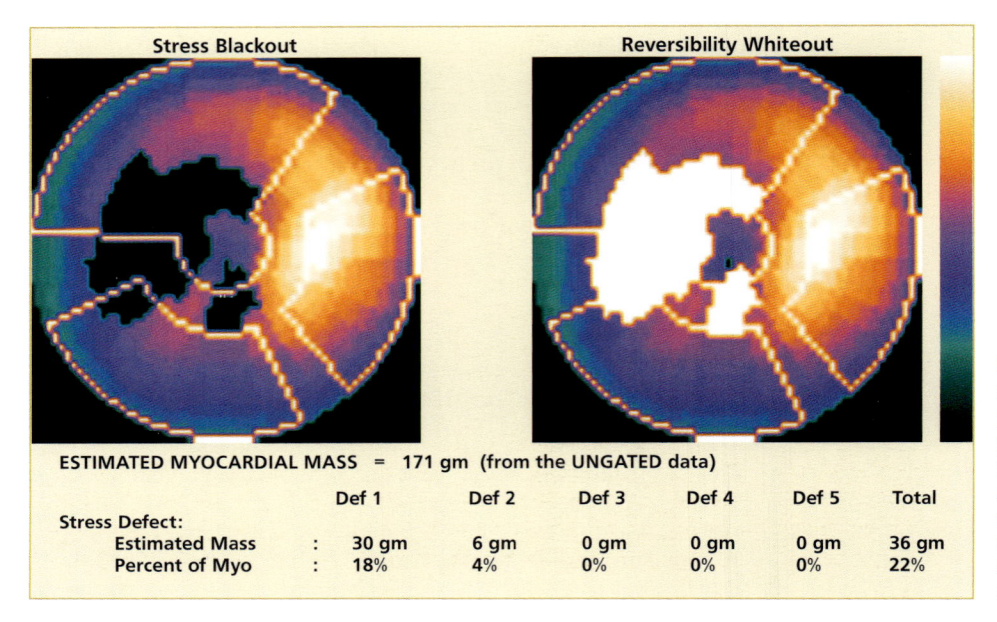

Fig. 10-9. Mapa polar para quantificação dos estudos de perfusão miocárdica. Obtido a partir dos dados da perfusão miocárdica de estresse e em repouso, o mapa polar tem como base a comparação com bancos de dados de indivíduos normais submetidos ao exame. Através destas comparações pode-se quantificar a extensão da área isquêmica: 22% do miocárdio; bem como se pode ter uma visão espacial completa da distribuição do miocárdio afetado e sua relação com os territórios coronarianos.

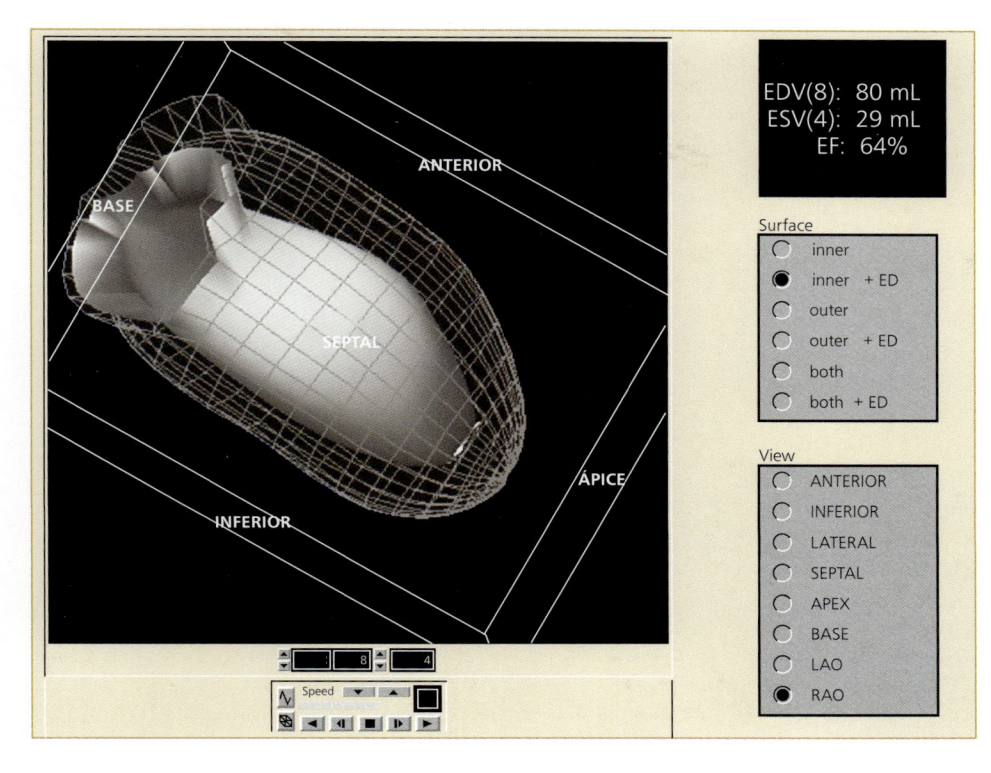

Fig. 10-10. Gated SPECT. Reconstrução tridimensional do coração em sístole e diástole (malha renderizada externamente). Através desta imagem são obtidos os índices de função sistólica do ventrículo esquerdo, como a fração de ejeção do ventrículo esquerdo, seus volumes e a contratilidade e espessamento parietal regional.

segmentar. Estes parâmetros são vistos de modo dinâmico na tela do aparelho de processamento e fornecem informações que auxiliam no diagnóstico da DAC, bem como no prognóstico.

A fração de ejeção após estresse (FEVEPE) é o mais consistente parâmetro do Gated SPECT na definição do prognóstico do paciente (Fig. 10-10). Quando a FEVEPE é menor que 45%, os pacientes têm um risco elevado de eventos cardiovasculares adversos que é amplificado na presença de isquemia. Volume sistólico final superior a 70 mL é outro parâmetro associado a mau prognóstico. Com relação ao diagnóstico de DAC, a presença de alterações na contratilidade após o estresse está associada à presença de lesões coronarianas superiores a 90% de estenose, e, mais importante, a presença de dilatação transitória do ventrículo esquerdo (TID, em inglês *transient dilation index*) está associada à doença coronariana multivascular e grave, mesmo em pacientes com perfusão aparentemente normal. Uma das limitações da cintilografia miocárdica é a presença de isquemia balanceada, ou seja, a presença de isquemia de igual monta nos três territórios coronarianos de sorte a acarretar um exame aparentemente normal, visto que o exame requer a comparação entre as paredes do ventrículo esquerdo para interpretação. A criteriosa interpretação das alterações do Gated SPECT reduz a possibilidade de exames falso-positivos e melhora a acurácia prognóstica nestes casos.[16] A Figura 10-11 ilustra a importância da dilatação transitória na avaliação do risco do paciente.

VIABILIDADE MIOCÁRDICA – DO SPECT AO PET

Como identificar os pacientes com Insuficiência Cardíaca Isquêmica que se beneficiarão da cirurgia de revascularização miocárdica e aqueles que se beneficiarão apenas do transplante cardíaco? Esta é uma pergunta frequentemente realizada por clínicos e cirurgiões. A identificação dos pacientes que se beneficiarão da cirurgia de revascularização miocárdica (CRM) é um desafio clínico. Os benefícios da CRM nos pacientes com IC, que contribuem para o aumento da sobrevida, são: redução da carga isquêmica; redução do potencial arritmogênico; redução da remodelagem ventricular adversa em regiões remotas e melhora da função contrátil em segmentos disfuncionantes, porém viáveis.[17] O aspecto fundamental é distinguir os pacientes com disfunção ventricular esquerda com perda de miocárdio e fibrose (dano irreversível) dos pacientes com disfunção ventricular grave, secundária à hipoperfusão crônica (disfunção reversível), pois enquanto aos primeiros o transplante cardíaco é a única opção terapêutica disponível na IC avançada, nos demais, a CRM se torna a melhor alternativa, impedindo o dano celular progressivo, a disfunção ventricular irreversível e consequente óbito.

Os métodos de imagem têm um papel essencial na identificação dos pacientes que se beneficiarão da cirurgia de revascularização. Os pacientes que terão benefício da revascularização são os pacientes que apresentam miocárdio viável. O mais importante aspecto clínico a ser ressaltado é a forte associação entre a revascularização miocárdica e a melhora da sobrevida em pacientes com DAC e disfunção ventricular esquerda com viabilidade demonstrada por testes de imagem.[18] Em uma metanálise de 24 estudos, a mortalidade anual de pacientes com viabilidade miocárdica definida foi de 16%, quando os pacientes foram submetidos a tratamento medicamentoso, e de 3,2% quando revascularizados, uma redução relativa de 79,6% no risco de mortalidade em pacientes revascularizados. Em contrapartida, os pacientes sem viabilidade miocárdica apresentaram uma mortalidade anual de 6,2% com tratamento medicamentoso e de 7,7% quando revascularizados, demonstrando ausência de benefício com a revascularização na ausência de viabilidade.[8] Além dos benefícios na sobrevida, a revascularização do miocárdio viável acarreta melhora na fração de ejeção do ventrículo esquerdo, melhora nos sintomas de insuficiência cardíaca e em queda de vida pós-operatória.[16]

Outro ponto importante é que o miocárdio viável após ser detectado deve ser rapidamente revascularizado. Tarakji *et al.* avaliaram um grupo de 153 pacientes com viabilidade miocárdica submetidos à revascularização precocemente (até 6 meses da identificação do miocárdio viável) em comparação com outros 153 que não fizeram intervenção precoce. A intervenção precoce foi associada a uma acentuada redução na mortalidade em 3 anos (15 *vs.* 35%, p < 0,0004).[19]

Hausmann *et al.* concluíram que tanto a cirurgia de revascularização miocárdica quanto o transplante cardíaco são estratégias úteis para prolongar a vida dos pacientes com DAC avançada. No entanto, a cirurgia de revascularização miocárdica leva a um excelente prognóstico para os pacientes de alto risco apenas quando o miocárdio viável é identificado no pré-operatório.[20]

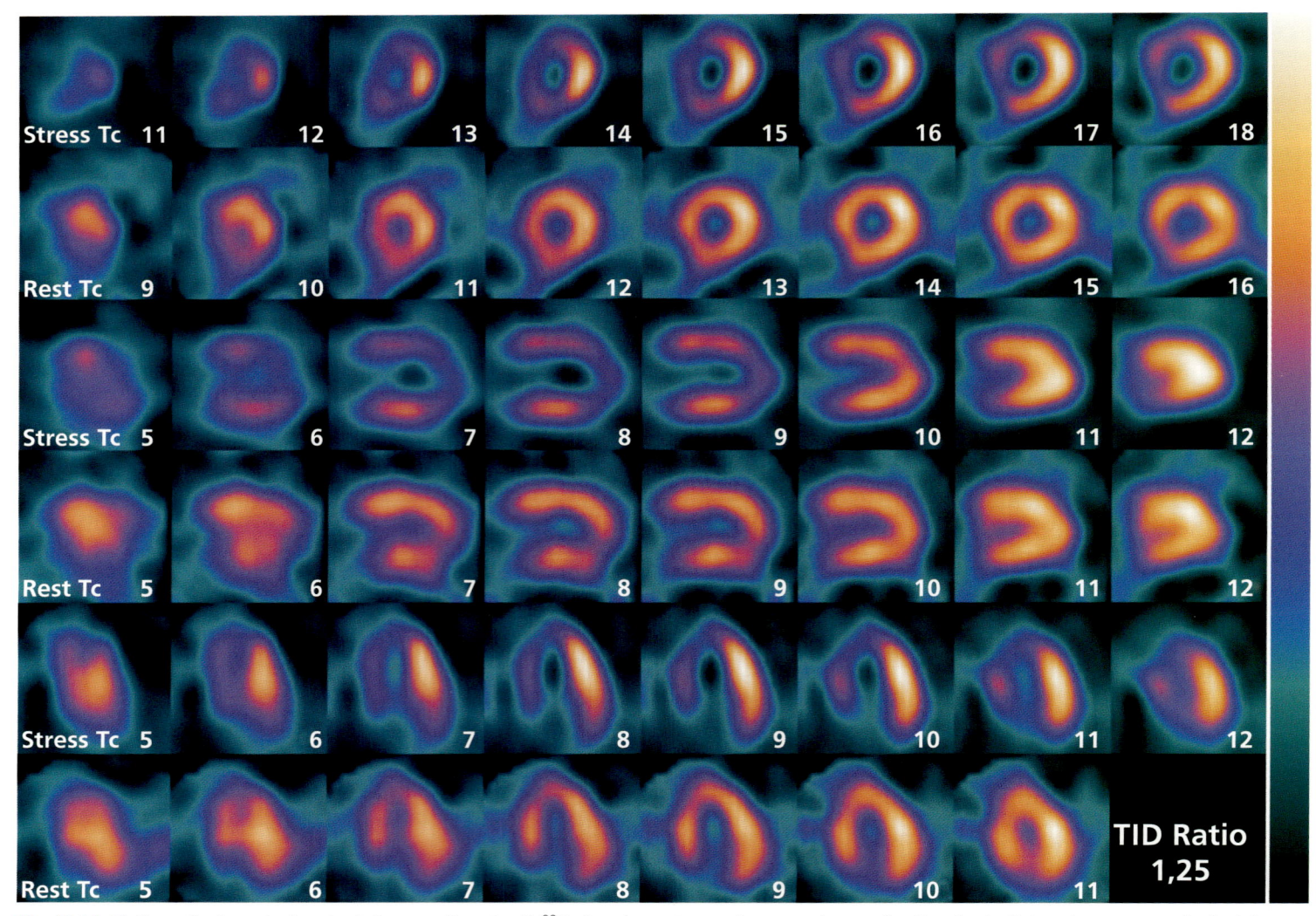

Fig. 10-11. Cintilografia de perfusão miocárdica com Tc-sestamibi[99m] alterada, cortes no eixo curto do coração. Na primeira linha, observamos a distribuição heterogênea do radiotraçador na fase de estresse, com hipoperfusão na parede anterosseptal. Na segunda linha, observamos um padrão de reversibilidade completa do defeito perfusional. Nota-se a dilatação da cavidade ventricular esquerda nas imagens pós-estresse. O TID foi estimado em 1,25; consistente com doença grave e extensa. A coronariografia revelou lesões graves na artéria descendente anterior e na artéria coronariana direita.

Dessa maneira, ao aplicarmos os métodos diagnósticos de imagem e encontrarmos a presença de miocárdio viável, temos duas importantes informações para a conduta clínica:

1. Este paciente com disfunção ventricular esquerda pode ter a sua mortalidade reduzida com um procedimento de revascularização, não requerendo ser alocado em uma fila de transplante cardíaco.
2. A cirurgia de revascularização deve ser empreendida no menor tempo possível para o benefício ser potencializado.

Vários métodos têm sido empregados para detectar o miocárdio viável, sendo considerada como o melhor método (método padrão ouro) a tomografia por emissão de pósitrons com 18F-fluorodesoxiglicose, conforme assinalado por Camici *et al.* em revisão publicada em janeiro de 2008 na revista cardiológica de maior impacto científico, Circulation.[21] A Tomografia por Emissão de Pósitrons (PET) tem por base o fato de que o miocárdio viável mantém o metabolismo de glicose preservado. Assim, ao administrarmos por via venosa uma mínima quantidade de glicose radioativa esta será captada pelo tecido cardíaco viável, enquanto que as áreas irreversivelmente danificadas não demonstrarão nenhuma captação do radiotraçador. Utilizando esta técnica temos uma capacidade superior a 90% de detectar os pacientes que se beneficiarão da cirurgia de revascularização miocárdica com melhora de sobrevida e de sintomas, bem como a mesma capacidade de identificar os que não se beneficiarão.[21] Publicação do nosso grupo demonstrou que a utilização desta técnica leva à mudança na conduta clínica em mais de dois terços dos pacientes que a realizam.[22]

Recentemente a publicação do estudo STICH[23] trouxe uma questão: se a viabilidade miocárdica continua a ser um alvo a ser buscado na prática clínica? Apesar de ser um estudo randomizado, o estudo STICH apresentou uma série de falhas metodológicas, como a baixa taxa de recrutamento, a utilização dos métodos de pesquisa de viabilidade miocárdica de acordo com a indicação da equipe de médicos assistentes e não de modo randomizado e finalmente não empregou o PET *scan* ou a ressonância magnética para a detecção de viabilidade miocárdica, que são métodos mais acurados que ecocardiografia de estresse e cintilografia SPECT. Como os próprios autores frisam os pacientes com disfunção ventricular esquerda e angina continuam a ser candidatos à revascularização miocárdica. Entretanto, novos estudos devem ser realizados para avaliar se pacientes que não apresentam angina e têm possibilidade de revascularização podem ser selecionados pelas técnicas de viabilidade miocárdica para identificar aqueles que obterão o maior benefício da intervenção.

CONCLUSÃO

A cintilografia miocárdica é um método bastante utilizado na prática clínica não somente na investigação da doença arterial coronariana, mas também em uma série de outras patologias. Contudo, os dados diagnósticos e prognósticos são bastante enriquecedores na doença isquêmica e, mais recentemente, vem se somando ao uso da cintilografia miocárdica, a tomografia por emissão de pósitrons ou *PET SCAN* como método validado para avaliação da perfusão miocárdica e para avaliação do miocárdio viável.

REFERÊNCIAS BIBLIOGRÁFICAS

1. Kang X, Berman DS, Lewin HC et al. Comparative localization of myocardial ischemia by exercise electrocardiography and myocardial perfusion SPECT. *J Nucl Cardiol* 2000;7:140-45.
2. Shaw LJ, Berman DS, Maron DJ et al. Optimal medical therapy with or without percutaneous coronary intervention to reduce ischemic burden: results from the clinical outcomes utilizing revascularization and aggressive drug evaluation (COURAGE) trial nuclear substudy. *Circulation* 2008 11;117:1283-91.
3. Underwood SR, Anagnostopoulos C, Cerqueira M. Myocardial perfusion scintigraphy: the evidence. *Eur J Nucl Med Mol Imaging* 2004;31:261-91.
4. Di Carli MF, Davidson M, Little R et al. Value of metabolic imaging with positron emission tomography for evaluating prognosis in patients with coronary artery disease and left ventricular dysfunction. *Am J Cardiol* 1994;73:527-33.
5. Sant'Anna FM, Silva ER, Batista LA et al. What is the angiography error when defining myocardial ischemia during percutaneous coronary interventions? *Arq Bras Cardiol* 2008;91:162-67.
6. Patel RN, Arteaga RB, Mandawat MK et al. Pharmacologic stress myocardial perfusion imaging. *South Med J* 2007;100(10):1006-14.
7. Snader CE, Marwick TH, Pashkow FJ et al. Importance of estimated functional capacity as a predictor of all-cause mortality among patients referred for exercise thallium single-photon emission computed tomography: report of 3,400 patients from a single center. *J Am Coll Cardiol* 1997;30(3):641-48.
8. Lauer MS, Francis GS, Okin PM et al. Impaired chronotropic response to exercise stress testing as a predictor of mortality. *JAMA* 1999;281(6):524-29.
9. Diaz LA, Brunken RC, Blackstone EH et al. Independent contribution of myocardial perfusion defects to exercise capacity and heart rate recovery for prediction of all-cause mortality in patients with known or suspected coronary heart disease. *J Am Coll Cardiol* 2001;37(6):1558-64.
10. Cole CR, Blackstone EH, Pashkow FJ et al. Heart-rate recovery immediately after exercise as a predictor of mortality. *N Engl J Med* 1999;341(18):1351-57.
11. Navare SM, Mather JF, Shaw LJ et al. Comparison of risk stratification with *pharmacologic and exercise stress myocardial perfusion imaging: a meta-analysis. J Nucl Cardiol* 2004;11(5):551-61.
12. Navare SM, Kapetanopoulos A, Heller GV. Pharmacologic radionuclide myocardial perfusion imaging. *Curr Cardiol Rep* 2003;5(1):16-24.
13. Hassan M, York KM, Li Q et al. Variability of myocardial ischemic responses to mental versus exercise or adenosine stress in patients with coronary artery disease. *J Nucl Cardiol* 2008;15:518-25.
14. Beller GA, Zaret BL. Contributions of nuclear cardiology to diagnosis and prognosis of patients with coronary artery disease. *Circulation* 2000;101:1465-78.
15. Iskander S, Iskandrian AE. Risk assessment using single-photon emission computed tomographic technetium-99 m sestamibi imaging. *J Am Col Cardiol* 1998;32:57-62.
16. Lima RS, Watson DD, Goode AR et al. Incremental value of combined perfusion and function over perfusion alone by gated SPECT myocardial perfusion imaging for detection of severe three-vessel coronary artery disease. *J Am Col Cardiol* 2003;42:64-70.
17. Peovska I, Maksimovic J, Vavlukis M et al. Functional outcome and quality of life after coronary artery *bypass* surgery in patients with severe heart failure and hibernated myocardium. *Nucl Med Commun* 2008;29(3):215-21.
18. Pitt M, Lewis ME, Bonser RS. Coronary artery surgery for ischemic heart failure: risks, benefits, and the importance of assessment of myocardial viability. *Prog Cardiovasc Dis* 2001;43(5):373-86.
19. Allman KC, Shaw LJ, Hachamovitch R et al. Myocardial viability testing and impact of revascularization on prognosis in patients with coronary artery disease and left ventricular dysfunction: a meta-analysis. *J Am Coll Cardiol* 2002;39(7):1151-58.
20. Tarakji KG, Brunken R, McCarthy PM et al. Myocardial viability testing and the effect of early intervention in patients with advanced left ventricular systolic dysfunction. *Circulation* 2006;113(2):230-37.
21. Hausmann H, Meyer R, Siniawski H et al. Factors excercising an influence on recovery of hibernating myocardium after coronary artery *bypass* grafting. *Eur J Cardiothorac Surg* 2004;26(1):89-95.
22. Felix RC, Correa PL, Azevedo JC et al. Clinical impact of positron emission tomography by coincidence system with 18F-FDG on therapeutic decision-making of patients with ischemic cardiomyopathy after myocardial infarction. *Arq Bras Cardiol* 2006;86:337-45.
23. Bonow RO, Maurer G, Lee KL et al. Myocardial viability and survival in ischemic left ventricular dysfunction. *N Engl J Med* 2011;364:1617-25.

10-2   Aspectos da Isquemia e Viabilidade Miocárdica pela Ressonância Magnética e Comparação com outros Métodos

Clerio Francisco de Azevedo Filho ▪ Rochelle Coppo Militão
Marcelo Souza Hadlich

INTRODUÇÃO

A utilização dos métodos diagnósticos não invasivos na prática clínica cardiológica tem como objetivos principais a definição do diagnóstico e a avaliação prognóstica dos pacientes com suspeita ou doença cardiovascular confirmada. A ecocardiografia e as técnicas de medicina nuclear (SPECT e PET) representam as modalidades diagnósticas mais convencionais e são, atualmente, as mais amplamente utilizadas.[1-3] Mais recentemente, a ressonância magnética cardíaca (RMC) apresentou importantes desenvolvimentos tecnológicos que permitiram sua aplicação mais ampla na avaliação dos pacientes cardiopatas e, cada vez mais, constitui-se em ferramenta fundamental na avaliação diagnóstica das mais variadas patologias cardiovasculares.[4,5]

A RMC é, de todos os métodos diagnósticos por imagem, aquele que proporciona a avaliação mais completa das patologias cardiovasculares.[4,6] Em um único exame é capaz de proporcionar informações sobre a anatomia e a morfologia das estruturas cardiovasculares, quantificar a função ventricular esquerda com grande acurácia, caracterizar e quantificar as regiões de infarto agudo do miocárdio (IAM), pesquisar a presença de isquemia e viabilidade miocárdica, além de proporcionar excelente grau de caracterização tecidual, importante na avaliação diagnóstica das mais diversas miocardiopatias. Permite ainda quantificar fluxos e gradientes (técnica de contraste de fase),[7] mas neste ponto é inferior à ecocardiografia. Finalmente, embora seja capaz de avaliar a anatomia coronariana,[8] ainda não apresenta, no momento, desenvolvimento e maturidade diagnóstica suficientes para que seja utilizada para este fim na prática clínica cotidiana.

AVALIAÇÃO DE ISQUEMIA MIOCÁRDICA

Existem diversas técnicas não invasivas disponíveis ao clínico interessado em pesquisar isquemia miocárdica em seus pacientes. A metodologia empregada é bastante variável, mas todas têm como princípio fundamental comum a detecção de isquemia ou heterogeneidade da perfusão miocárdica regional durante o exercício ou estresse farmacológico. O advento das modalidades diagnósticas de imagem, como a ecocardiografia, a cintigrafia miocárdica e a ressonância magnética, veio proporcionar maior acurácia na detecção da DAC, ainda que com maior custo quando comparadas com o teste ergométrico convencional.

Existem diversas formas de se pesquisar a presença de DAC, utilizando a RMC. As técnicas mais frequentemente utilizadas envolvem a visualização direta dos efeitos da isquemia induzida por estresse farmacológico sobre a perfusão miocárdica e sobre a contratilidade segmentar. De fato, a RMC apresenta a característica única de proporcionar os dois tipos de informação em um único exame, combinando a maior sensibilidade da perfusão miocárdica com a maior especificidade da avaliação da função regional sob estresse (Fig. 10-12).

O exercício físico no interior do magneto causa degradação da qualidade das imagens pelos artefatos de movimento e, portanto, o estresse farmacológico é a modalidade utilizada nos exames de ressonância.[9-12] A RMC de estresse com dobutamina já é, atualmente, uma técnica estabelecida para a detecção de alterações da contratilidade segmentar induzidas por isquemia miocárdica, apresentando inclusive diretrizes publicadas para sua aplicação na prática clínica.[13] Técnicas de cine-RM com pausa respiratória são empregadas para a avaliação detalhada da função regional do VE, tanto em repouso como sob estresse farmacológico. A RMC apresenta a vantagem de proporcionar excelente delimitação das bordas endocárdicas e do espessamento sistólico, além de permitir uma avaliação completa do VE, examinando a contratilidade regional desde o ápice até a base ventricular. Os resultados diagnósticos são excelentes e estudos comparativos com a ecocardiografia de estresse demonstraram superioridade da RMC graças à melhor qualidade das imagens.[14] A RMC de estresse com dobutamina se mostrou muito efetiva para o diagnóstico de DAC no grupo de pacientes inadequados

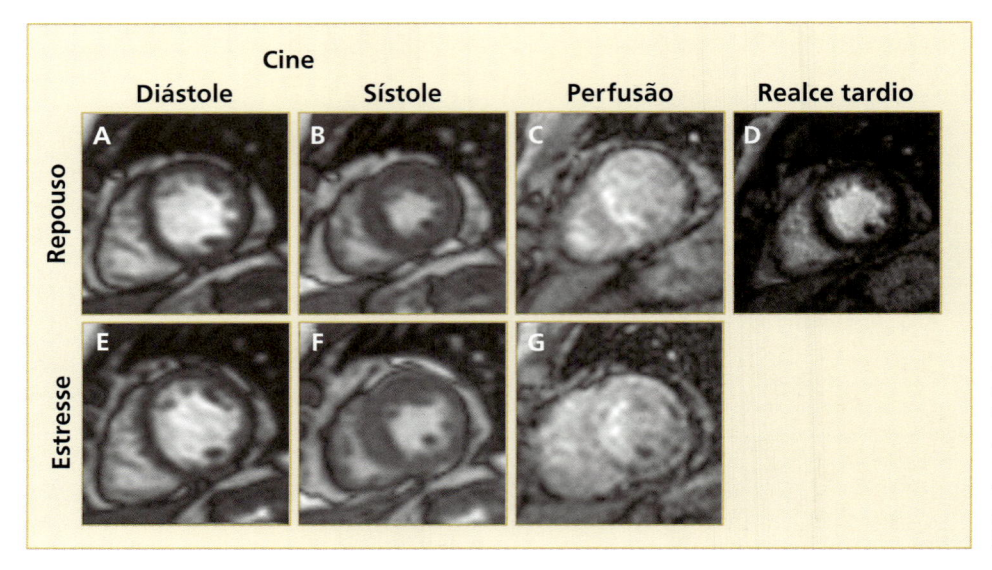

Fig. 10-12. Imagens representativas demonstrando a avaliação da isquemia miocárdica pela RMC. (**A** e **B**) A avaliação da contratilidade regional em repouso. (**E** e **F**) Sob estresse farmacológico, evidencia o desenvolvimento de hipocinesia da parede inferolateral do VE neste corte. (**C, G**) Através da avaliação da perfusão miocárdica podemos notar que existe, também, hipoperfusão regional no mesmo território em que ocorreu disfunção segmentar. As avaliações da contratilidade regional e da perfusão miocárdica em repouso e sob estresse farmacológico foram realizadas durante o mesmo exame.
(**D**) A imagem de realce tardio exclui a presença de infarto miocárdico no território isquêmico.

para a avaliação pela ecocardiografia em decorrência de janelas acústicas subideais.[15] A avaliação quantitativa da função regional pela RMC tem o potencial de melhorar ainda mais a acurácia diagnóstica do método, especialmente nos casos de DAC univascular.[16] Além de valor diagnóstico, a avaliação da isquemia miocárdica pela RMC também tem importante valor prognóstico. Quando a RMC de estresse com dobutamina é normal, os pacientes apresentam uma baixa taxa de eventos.[15-17] Por outro lado, quando a isquemia está presente, a taxa de eventos é alta.[17] A RMC também tem sido utilizada com bons resultados na avaliação do risco pré-operatório em cirurgias não cardíacas.[18]

A RMC de perfusão miocárdica permite, atualmente, a cobertura completa do VE, utilizando uma aquisição simultânea de múltiplos cortes contíguos do eixo curto ventricular, ou uma combinação de eixos curtos e longos do VE. Uma injeção intravenosa em *bolus* do contraste gadolínio-DTPA (na dose de 0,025 a 0,1 mmol/kg) é habitualmente administrada pela fossa antecubital, utilizando uma bomba injetora para garantir que a injeção seja efetuada de forma rápida e consistente (em geral de 5 a 7 mL/s).[19,20] Idealmente, a aquisição das imagens de todos os cortes deve ser executada a cada ciclo cardíaco, isto é, a resolução temporal deve ser de 1 intervalo RR. Em alguns casos, uma resolução temporal de 2 intervalos RR também pode ser considerada adequada. As imagens de perfusão miocárdica podem ser avaliadas de forma visual subjetiva, através da identificação de regiões escuras de hipoperfusão segmentar nos diversos cortes obtidos, ou a intensidade de sinal do miocárdio pode ser quantificada durante a primeira passagem do contraste e analisada com o auxílio de *softwares* específicos. Clinicamente, a avaliação visual subjetiva é a mais empregada. Não obstante, avaliações quantitativas podem ser obtidas pela análise das curvas de aumento da intensidade de sinal do miocárdio *(upslope)* ou da avaliação de mapas paramétricos coloridos representativos da perfusão miocárdica regional (Fig. 10-13).[21,22] Métodos analíticos mais complexos incluem os algoritmos de correção dos movimentos respiratórios[23] e a análise de deconvolução, que permite a quantificação em termos absolutos dos índices de perfusão regional e da reserva

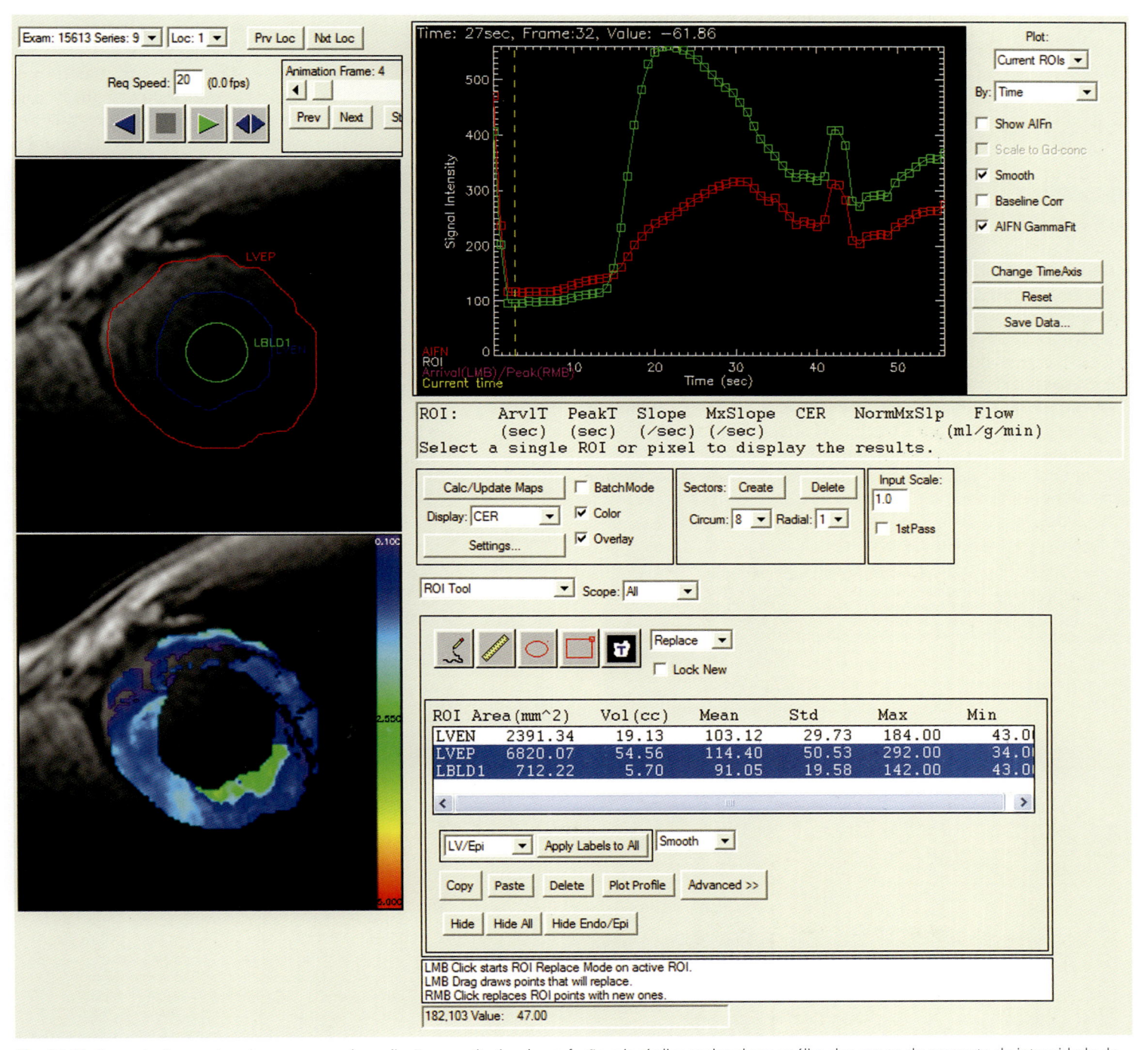

Fig. 10-13. Exemplo demonstrando o processo de avaliação quantitativa da perfusão miocárdica regional por análise das curvas de aumento da intensidade de sinal do miocárdio durante a primeira passagem do contraste *(upslope)* e da avaliação dos mapas paramétricos coloridos.

de perfusão miocárdica.[24] Essas técnicas, ainda que complexas, já foram extensamente revisadas e validadas em estudos experimentais. Foram também validadas em estudos clínicos contra a reserva perfusional medida pelo PET.[22]

Com relação à aplicação clínica, cabe ressaltar que a combinação das informações sobre perfusão miocárdica, função regional e lesão miocárdica irreversível (realce tardio), proporcionada pela RMC, permite uma interpretação mais detalhada e acurada da resposta cardíaca ao estresse farmacológico. De fato, diversos estudos clínicos, avaliando a detecção não invasiva da DAC, demonstraram que os resultados da RMC com estresse farmacológico são excelentes quando comparados com a cineangiocoronariografia invasiva,[21,22,25] ao PET[22] ou ao SPECT.[25] Adicionalmente, a RMC foi capaz de demonstrar melhora da reserva de perfusão miocárdica após intervenções coronarianas percutâneas,[26,27] redução da perfusão regional na miocardiopatia hipertrófica[28] e comprometimento da perfusão subendocárdica em pacientes com Síndrome X cardíaca.[29] Também mostrou utilidade na identificação de pacientes com coronariopatia em situações pré-operatórias de cirurgias vasculares.[30] Finalmente, a RMC tem sido utilizada com sucesso na avaliação dos pacientes com dor torácica aguda nas salas de emergência. Em um estudo recente,[31] a RMC apresentou sensibilidade de 84% e especificidade de 85% para o diagnóstico da síndrome coronariana aguda, proporcionando informações diagnósticas adicionais ao eletrocardiograma, aos marcadores de necrose seriados e à avaliação do escore de risco TIMI.

AVALIAÇÃO DO INFARTO AGUDO DO MIOCÁRDIO

As técnicas de RMC atuais, especialmente os protocolos com base na técnica do realce tardio, permitem uma precisa delimitação das áreas de necrose ou fibrose miocárdica nos pacientes com infarto prévio (Fig. 10-14). A técnica de realce tardio se desenvolveu a partir dos estudos pioneiros de Lima *et al.*, avaliando a detecção e caracterização das áreas de infarto através da RMC contrastada com gadolínio.[32] Foi utilizada, inicialmente, nos trabalhos experimentais e clínicos do grupo liderado pelos Drs. Kim e Judd,[33-35] e descrita do ponto de vista técnico por Simonetti *et al.*[36] A técnica de realce tardio se fundamenta em uma sequência do tipo gradiente-eco rápida com um pré-pulso de inversão-recuperação ajustado para anular o sinal do miocárdio normal. Portanto, nas imagens adquiridas com essa técnica, o miocárdio íntegro aparece com intensidade de sinal muito baixa (escuro). Outra característica da técnica de realce tardio é a utilização do contraste endovenoso gadolínio, que não penetra nas membranas celulares íntegras e, portanto, tem distribuição extracelular. Nas regiões de infarto ocorre ruptura das membranas dos miócitos necróticos e, portanto, o gadolínio pode-se distribuir livremente (maior volume de distribuição).[37,38] Além disso, a necrose dos miócitos também causa uma alteração da cinética de distribuição do contraste, de modo que a saída do gadolínio das áreas de infarto ocorre mais lentamente *(delayed washout)*.[39] Estes dois fatores fazem com que a concentração do contraste, cerca de 10 a 15 minutos após a injeção, seja muito maior nas regiões necróticas do que no tecido miocárdico normal,[40] tornando as áreas de infarto brancas (sinal intenso) nas imagens de realce tardio. Em resumo, ao aumentar a intensidade de sinal do infarto (utilizando o gadolínio e ponderando as imagens em T1) e diminuir a intensidade de sinal do miocárdio normal (com o pré-pulso de inversão e TI em torno de 200-300 ms), a técnica do realce tardio otimiza o contraste entre os dois tecidos (diferença de sinal de até 1.080%)[36] e permite a precisa delimitação das áreas de necrose miocárdica (Fig. 10-15). No caso dos infartos antigos, a fibrose e não a necrose é o fenômeno patológico subjacente. Nesses casos, o maior espaço extracelular verificado no tecido fibrótico, quando comparado com o miocárdio normal, é a causa do maior volume de distribuição e da alteração da cinética do gadolínio.[40] Diversos estudos prévios já demonstraram que a RMC com técnica de realce tardio permite a delimitação precisa das áreas de necrose ou fibrose miocárdica nos pacientes com infarto prévio.[33,39,41-43] Em especial, Kim *et al.* demonstraram de forma contundente uma correlação quase perfeita entre os valores de massa infartada obtidos pela RMC e pela anatomia patológica (coloração por TTC), tanto nos infartos agudos (R = 0,99, P < 0,001) e subagudos (R = 0,99, P < 0,001), como nos crônicos (R = 0,97, P < 0,001).[33] Em decorrência de sua excelente resolução espacial, a RMC permite a caracterização detalhada não apenas dos grandes infartos transmurais, mas também dos pequenos infartos subendocárdicos. Em um importante estudo publicado recentemente, Wagner *et al.* demonstraram que a cintigrafia miocárdica detectou apenas 28% dos segmentos com infarto subendocárdico, enquanto a RMC foi capaz de detectar 92% dos segmentos.[44] Outro estudo recente demonstrou que não apenas a acurácia, mas também a reprodutibilidade da RMC é superior à da cintigrafia em termos de quantificação da massa infartada.[45] Mesmo os pequenos infartos focais relacionados com procedimentos de intervenção percutânea são prontamente identificados.[46] Wu *et al.* demonstraram, sobretudo, que o tamanho do infarto, expresso como um percentual da massa do ventrículo esquerdo, tem importante valor prognóstico nos pacientes com infarto agudo do miocárdio.[47] Adicionalmente, a RMC permite identificar regiões de obstrução microvascular (fenômeno de *no-reflow*),[41,48] um marcador de lesão miocárdica grave e que também está associado a pior prognóstico pós-IAM.[47]

AVALIAÇÃO DE VIABILIDADE MIOCÁRDICA

Nos pacientes portadores de doença cardíaca isquêmica, o grau de disfunção ventricular esquerda constitui-se em um dos principais fatores determinantes do prognóstico a longo prazo.[49] É importante reconhecer, entretanto, que nem toda disfunção ventricular é irreversível ou causada por IAM prévio. De fato, a disfunção global ou regional do VE que leva a um comprometimento da fração de ejeção nos

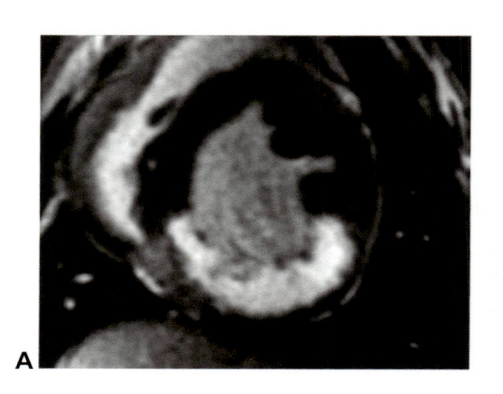

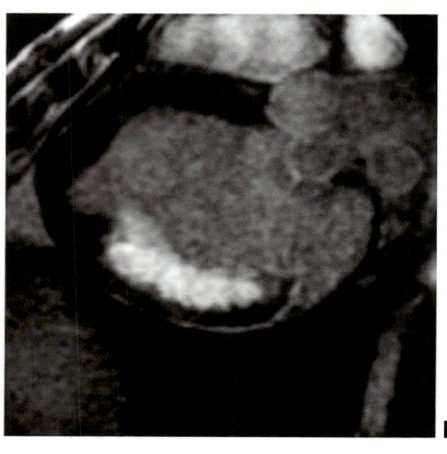

Fig. 10-14. Imagens representativas demonstrando a avaliação do infarto agudo do miocárdio pela RMC com técnica de realce tardio. Nas imagens adquiridas utilizando-se a técnica do realce tardio, as regiões de infarto (necrose e/ou fibrose) aparecem realçadas (brancas), e o tecido miocárdico normal apresenta baixa intensidade de sinal (escuro). Neste exemplo, podemos notar uma grande área de infarto agudo do miocárdio, acometendo as paredes inferior e inferolateral do VE. Note que é possível avaliar a transmuralidade do infarto, que neste caso é predominantemente transmural. (**A**) Corte transversal do VE na porção médio-ventricular. (**B**) Corte do eixo longo de 3 câmaras.

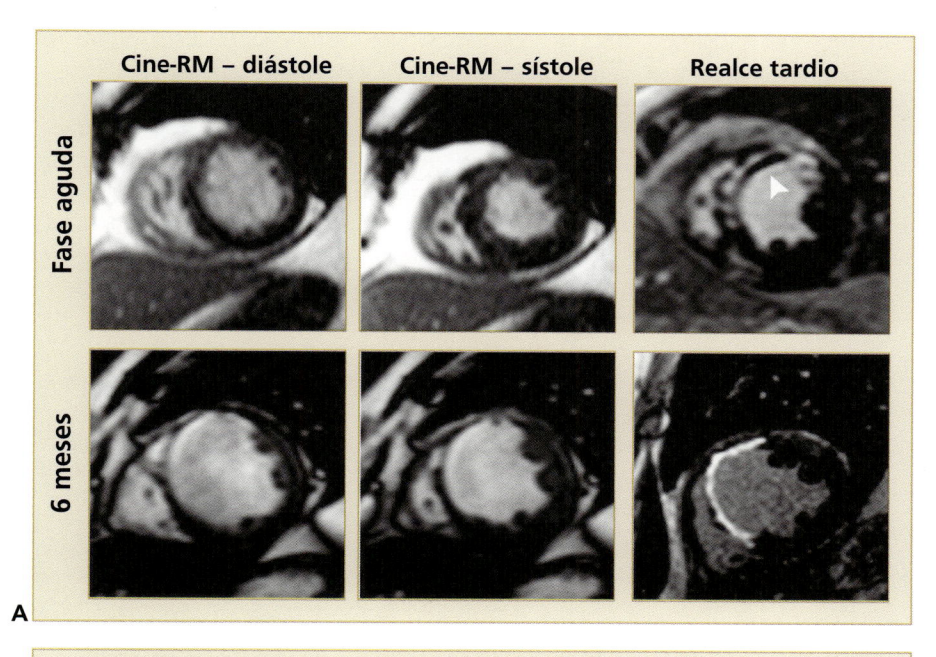

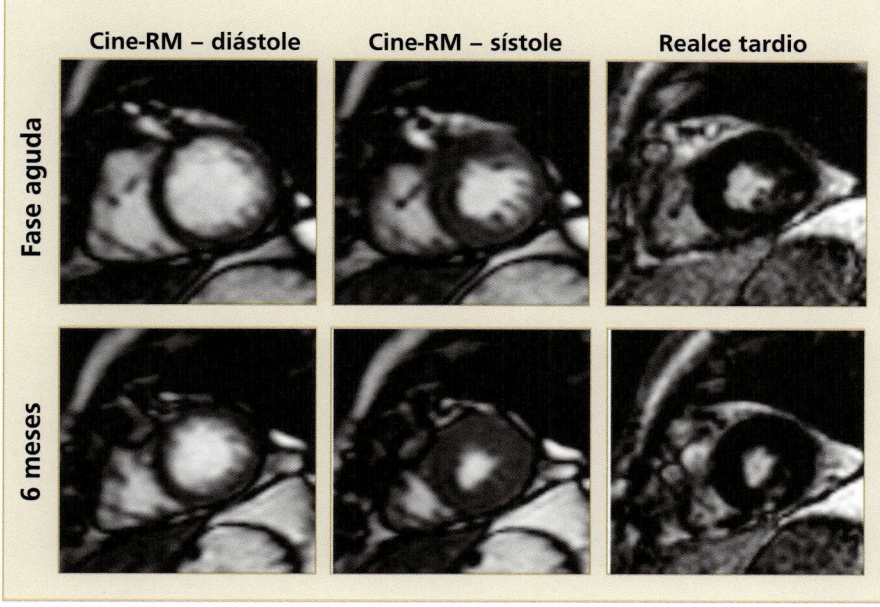

Fig. 10-15. Imagens representativas, evidenciando a capacidade da RMC em predizer o grau de remodelamento e de recuperação funcional do VE após um infarto agudo do miocárdio. (**A**) Imagens de um paciente com grande infarto transmural da parede anterior do VE com áreas de obstrução microvascular *(seta)*. Note que este paciente evoluiu com remodelamento ventricular, afilamento parietal e não apresentou nenhuma recuperação funcional. (**B**) Imagens de um paciente com pequeno infarto subendocárdico da parede inferior do VE. Note que neste caso o paciente evoluiu com excelente recuperação funcional, sem nenhum grau de remodelamento ventricular.

pacientes com DAC pode ser causada por necrose celular, atordoamento pós-isquêmico[50] ou hibernação miocárdica.[51,52] Uma avaliação diagnóstica não invasiva, capaz de fazer a distinção entre lesão miocárdica irreversível (necrose) e atordoamento ou hibernação miocárdica (lesão reversível), apresenta grande importância no processo de tomada da decisão terapêutica. Ela permite selecionar melhor os portadores de DAC e disfunção ventricular esquerda com maior potencial de se beneficiarem dos procedimentos de revascularização miocárdica. Pacientes com áreas substanciais de miocárdio viável em territórios disfuncionantes apresentam melhor evolução e sobrevida após intervenções de revascularização do que pacientes em que a disfunção ventricular é causada predominantemente por necrose e/ou fibrose miocárdica.[53,54]

Existem diversas técnicas que permitem a determinação da viabilidade miocárdica pela RMC, entre as quais a avaliação da contratilidade segmentar com dobutamina em baixas doses,[55] técnicas de imagem do sódio *(sodium imaging)*[56] e a análise do perfil metabólico/energético miocárdico pela espectroscopia.[57] Entretanto, a principal delas é a técnica de realce tardio. A avaliação da transmuralidade das regiões de necrose e/ou fibrose do miocárdio permite predizer com excelente acurácia a probabilidade de recuperação da função regional após a revascularização, seja ela cirúrgica ou percutânea. A avaliação da viabilidade miocárdica através da RMC com técnica do realce tardio apresenta ainda as vantagens de não exigir o emprego de estresse farmacológico e não envolver o uso de material radioativo.

Em um importante estudo desenvolvido por Kim *et al.*,[34] demonstrou-se que é possível determinar a viabilidade miocárdica regional através da avaliação da transmuralidade das áreas de infarto nas imagens de realce tardio. Assim, segmentos sem infarto ou com infarto de menos de 50% de acometimento transmural (subendocárdico) apresentaram recuperação funcional após revascularização do miocárdio e foram, portanto, definidos como viáveis. Por outro lado, segmentos com infarto acometendo mais de 50% da espessura parietal foram definidos como não viáveis, já que não apresentaram recuperação funcional. Com base nestes critérios, o VPP e VPN da RMC para a determinação da viabilidade miocárdica foram de respectivamente, 88 e 89%.[34] Em outro importante estudo, Klein *et al.* compararam diretamente a RMC e o PET, até então considerado o método padrão ouro.[58] A conclusão principal do estudo é que os dois métodos apresentam excelente grau de concordância para a determinação da viabilidade miocárdica. Em uma análise por segmentos, considerando o PET como o padrão ouro, a RMC apresentou sensibilidade de 86% e especificidade de 94%. Já na análise por pacientes, que na verdade é a mais importante do ponto de vista clinico, a RMC apresentou sensibilidade de 96% e especificidade de 100% para a determinação da viabilidade miocárdica.[58] Entretanto, é importante salientar que a maior parte dos casos de discordância entre os dois métodos ocorreu nos pacientes com pequenos infartos subendocárdicos, em que o PET, graças à sua baixa resolução espacial, não foi capaz de detectar as regiões de fibrose miocárdica.

Entretanto, é importante reconhecer que a RMC permite não apenas avaliar a viabilidade miocárdica nos portadores de insuficiência coronariana crônica candidatos à revascularização do miocárdico, mas também na fase aguda de pacientes com quadro de IAM.[59] Tradicionalmente, o IAM era avaliado pela ecocardiografia através da análise da contratilidade segmentar e a identificação de uma região de importante disfunção regional aguda (hipocinesia importante, acinesia e discinesia). Entretanto, essa avaliação inicial não permitia a distinção entre miocárdio atordoado (tecido miocárdico viável, porém com disfunção segmentar apesar do restabelecimento da perfusão regional) e tecido necrosado (lesão miocárdica irreversível). Em outras palavras, dada uma determinada área de disfunção regional, não era possível determinar o quanto dessa disfunção era causado por atordoamento miocárdico, e o quanto, de fato, representava necrose tecidual irreversível. Convencionalmente, essa resposta só era esclarecida pelo acompanhamento evolutivo da disfunção segmentar. Se houvesse melhora evolutiva tratava-se de atordoamento, caso contrário de necrose.

A RMC com técnica de cine-RM permite o mesmo tipo de análise da contratilidade segmentar que a ecocardiografia. Entretanto, ao combinar essa informação com a avaliação detalhada do território infartado proporcionada pela técnica do realce tardio, a RMC permite determinar com precisão o que é tecido miocárdico atordoado e o que é necrose irreversível. Portanto, se um dado segmento apresenta disfunção regional pós-IAM, mas não apresenta nenhuma área de realce tardio, trata-se de atordoamento miocárdico. Por outro lado, se o segmento apresentar acinesia associado a realce tardio transmural, podemos afirmar com segurança que se trata de um segmento infartado e necrosado.

De fato, como demonstrado por Choi *et al.*, a determinação da transmuralidade do infarto permite predizer a recuperação da contratilidade segmentar do VE em pacientes com IAM.[60] Neste estudo, o grau de transmuralidade do infarto correlacionou-se inversamente com a probabilidade de recuperação da função regional 8 a 12 semanas após o evento agudo. De forma semelhante, Gerber *et al.* demonstraram que o potencial de recuperação da contratilidade regional, desta vez medida de forma quantitativa pela técnica do *tagging* miocárdico, pode ser definido pela avaliação dos padrões de realce tardio dos pacientes com IAM.[61] Sobretudo, é importante reconhecer que a distinção entre miocárdio atordoado e lesão irreversível tem importante valor prognóstico. Já foi amplamente demonstrado que portadores de disfunção ventricular esquerda aguda causada primariamente por necrose miocárdica apresentam prognóstico muito pior do que pacientes em que a disfunção ventricular é predominantemente reversível.[53,54]

CONCLUSÃO

As modalidades diagnósticas convencionalmente utilizadas na avaliação dos portadores de doença aterosclerótica coronariana, a ecocardiografia e as técnicas de medicina nuclear, apresentam excelente acurácia para determinar a presença de isquemia e viabilidade miocárdicas e para identificar as regiões de infarto agudo do miocárdio. Apresentam valor não apenas na avaliação diagnóstica, mas também na avaliação prognóstica desses pacientes. É importante reconhecer, entretanto, que graças a avanços tecnológicos recentes, a ressonância magnética cardíaca tornou-se uma ferramenta diagnóstica extremamente versátil na avaliação dos portadores de doença cardíaca isquêmica. Proporciona informações detalhadas sobre a contratilidade segmentar, perfusão miocárdica regional e sobre as regiões de necrose ou fibrose miocárdicas. Dessa forma, em um único exame é capaz de determinar a presença de isquemia miocárdica, avaliar a viabilidade regional e caracterizar as regiões de infarto do miocárdio. A RMC vem sendo considerada cada vez mais a modalidade diagnóstica de escolha para avaliação da viabilidade miocárdica e detecção de infarto miocárdico. Pode, portanto, ser considerada uma excelente alternativa aos métodos mais convencionais na avaliação dos pacientes coronariopatas.

REFERÊNCIAS BIBLIOGRÁFICAS

1. Douglas PS, Khandheria B, Stainback RF et al. ACCF/ASE/ACEP/ASNC/SCAI/SCCT/SCMR appropriateness criteria for transthoracic and transesophageal echocardiography: a report of the american college of cardiology foundation quality strategic directions committee appropriateness criteria working group, american society of echocardiography, american college of emergency physicians, american society of nuclear cardiology, society for cardiovascular angiography and interventions, society of cardiovascular computed tomography, and the society for cardiovascular magnetic resonance endorsed by the american college of chest physicians and the society of critical care medicine. *J Am Coll Cardiol* 2007 July 10;50(2):187-204.

2. Douglas PS, Khandheria B, Stainback RF. et al. ACCF/ASE/ACEP/AHA/ASNC/SCAI/SCCT/SCMR appropriateness criteria for stress echocardiography: a report of the american college of cardiology foundation appropriateness criteria task force, american society of echocardiography, american college of emergency physicians, american heart association, american society of nuclear cardiology, society for cardiovascular angiography and interventions, society of cardiovascular computed tomography, and society for cardiovascular magnetic resonance endorsed by the heart rhythm society and the society of critical care medicine. *J Am Coll Cardiol* 2008 Mar. 18;51(11):1127-47.

3. Hendel RC, Berman DS, Di Carli MF et al. ACCF/ASNC/ACR/AHA/ASE/SCCT/SCMR/SNM appropriate use criteria for cardiac radionuclide imaging: a report of the american college of cardiology foundation appropriate use criteria task force, the american society of nuclear cardiology, the american college of radiology, the american heart association, the american society of echocardiography, the society of cardiovascular computed tomography, the society for cardiovascular magnetic resonance, and the society of nuclear medicine: endorsed by the american college of emergency physicians. *Circulation* 2009 June 9;119(22):e561-87.

4. Hundley WG, Bluemke DA, Finn JP et al. ACCF/ACR/AHA/NASCI/SCMR expert consensus document on cardiovascular magnetic resonance: a report of the american college of cardiology foundation task force on expert consensus documents. *J Am Coll Cardiol* 2010 June 8;55(23):2614-62.

5. Mark DB, Berman DS, Budoff MJ et al. ACCF/ACR/AHA/NASCI/SAIP/SCAI/SCCT expert consensus document on coronary computed tomographic angiography: a report of the american college of cardiology foundation task force on expert consensus documents. *J Am Coll Cardiol.* 2010 June 8;55(23):2663-99.

6. Hendel RC, Patel MR, Kramer CM et al. ACCF/ACR/SCCT/SCMR/ASNC/NASCI/SCAI/SIR appropriateness criteria for cardiac computed tomography and cardiac magnetic resonance imaging: a report of the american college of cardiology foundation quality strategic directions committee appropriateness criteria working group, american college of radiology, society of cardiovascular computed tomography, society for cardiovascular magnetic resonance, american society of nuclear cardiology, north american society for cardiac imaging, society for cardiovascular angiography and interventions, and society of interventional radiology. *J Am Coll Cardiol* 2006 Oct. 3;48(7):1475-97.

7. Kozerke S, Schwitter J, Pedersen EM et al. Aortic and mitral regurgitation: quantification using moving slice velocity mapping. *J Magn Reson Imaging* 2001 Aug.;14(2):106-12.

8. Kim WY, Danias PG, Stuber M et al. Coronary magnetic resonance angiography for the detection of coronary stenoses. *N Engl J Med* 2001 Dec. 27;345(26):1863-69.

9. Baer FM, Smolarz K, Jungehulsing M et al. Feasibility of high-dose dipyridamole-magnetic resonance imaging for detection of coronary artery disease and comparison with coronary angiography. Am J Cardiol 1992 Jan. 1;69(1):51-56.
10. Baer FM, Voth E, Theissen P et al. Gradient-echo magnetic resonance imaging during incremental dobutamine infusion for the localization of coronary artery stenoses. Eur Heart J 1994 Feb.;15(2):218-25.
11. Baer FM, Voth E, Theissen P et al. Coronary artery disease: findings with GRE MR imaging and Tc-99 m-methoxyisobutyl-isonitrile SPECT during simultaneous dobutamine stress. Radiology 1994 Oct.;193(1):203-9.
12. Zhao S, Croisille P, Janier M et al. Comparison between qualitative and quantitative wall motion analyses using dipyridamole stress breath-hold cine magnetic resonance imaging in patients with severe coronary artery stenosis. Magn Reson Imaging 1997;15(8):891-98.
13. Nagel E, Lorenz C, Baer F et al. Stress cardiovascular magnetic resonance: consensus panel report. J Cardiovasc Magn Reson 2001;3(3):267-81.
14. Nagel E, Lehmkuhl HB, Bocksch W et al. Noninvasive diagnosis of ischemia-induced wall motion abnormalities with the use of high-dose dobutamine stress MRI: comparison with dobutamine stress echocardiography. Circulation 1999 Feb. 16;99(6):763-70.
15. Hundley WG, Hamilton CA, Thomas MS et al. Utility of fast cine magnetic resonance imaging and display for the detection of myocardial ischemia in patients not well suited for second harmonic stress echocardiography. Circulation 1999 Oct. 19;100(16):1697-702.
16. Kuijpers D, Ho KY, van Dijkman PR et al. Dobutamine cardiovascular magnetic resonance for the detection of myocardial ischemia with the use of myocardial tagging. Circulation 2003 Apr. 1;107(12):1592-97.
17. Hundley WG, Morgan TM, Neagle CM et al. Magnetic resonance imaging determination of cardiac prognosis. Circulation 2002 Oct. 29;106(18):2328-33.
18. Rerkpattanapipat P, Morgan TM, Neagle CM et al. Assessment of preoperative cardiac risk with magnetic resonance imaging. Am J Cardiol 2002 Aug. 15;90(4):416-19.
19. Giang TH, Nanz D, Coulden R et al. Detection of coronary artery disease by magnetic resonance myocardial perfusion imaging with various contrast medium doses: first European multi-centre experience. Eur Heart J 2004 Sept.;25(18):1657-65.
20. Wolff SD, Schwitter J, Coulden R et al. Myocardial first-pass perfusion magnetic resonance imaging: a multicenter dose-ranging study. Circulation 2004 Aug. 10;110(6):732-37.
21. Nagel E, Klein C, Paetsch I et al. Magnetic resonance perfusion measurements for the noninvasive detection of coronary artery disease. Circulation 2003 July 29;108(4):432-37.
22. Schwitter J, Nanz D, Kneifel S et al. Assessment of myocardial perfusion in coronary artery disease by magnetic resonance: a comparison with positron emission tomography and coronary angiography. Circulation 2001 May 8;103(18):2230-35.
23. Yang GZ, Burger P, Panting J et al. Motion and deformation tracking for short-axis echo-planar myocardial perfusion imaging. Med Image Anal 1998 Sept.;2(3):285-302.
24. Jerosch-Herold M, Wilke N, Stillman AE. Magnetic resonance quantification of the myocardial perfusion reserve with a Fermi function model for constrained deconvolution. Med Phys 1998 Jan.;25(1):73-84.
25. Schwitter J, Wacker CM, van Rossum AC et al. MR-IMPACT: comparison of perfusion-cardiac magnetic resonance with single-photon emission computed tomography for the detection of coronary artery disease in a multicentre, multivendor, randomized trial. Eur Heart J 2008 Feb. 1;29(4):480-89.
26. Al-Saadi N, Nagel E, Gross M et al. Improvement of myocardial perfusion reserve early after coronary intervention: assessment with cardiac magnetic resonance imaging. J Am Coll Cardiol 2000 Nov. 1;36(5):1557-64.
27. Lauerma K, Virtanen KS, Sipila LM et al. Multislice MRI in assessment of myocardial perfusion in patients with single-vessel proximal left anterior descending coronary artery disease before and after revascularization. Circulation 1997 Nov. 4;96(9):2859-67.
28. Sipola P, Lauerma K, Husso-Saastamoinen M et al. First-pass MR imaging in the assessment of perfusion impairment in patients with hypertrophic cardiomyopathy and the Asp175Asn mutation of the alpha-tropomyosin gene. Radiology. 2003 Jan.;226(1):129-37.
29. Panting JR, Gatehouse PD, Yang GZ et al. Abnormal subendocardial perfusion in cardiac syndrome X detected by cardiovascular magnetic resonance imaging. N Engl J Med 2002 June 20;346(25):1948-53.
30. Ishida M, Sakuma H, Kato N et al. Contrast-enhanced MR imaging for evaluation of coronary artery disease before elective repair of aortic aneurysm. Radiology 2005 Nov.;237(2):458-64.
31. Kwong RY, Schussheim AE, Rekhraj S et al. Detecting acute coronary syndrome in the emergency department with cardiac magnetic resonance imaging. Circulation 2003 Feb. 4;107(4):531-37.
32. Lima JA, Judd RM, Bazille A et al. Regional heterogeneity of human myocardial infarcts demonstrated by contrast-enhanced MRI. Potential mechanisms. Circulation 1995 Sept. 1;92(5):1117-25.
33. Kim RJ, Fieno DS, Parrish TB et al. Relationship of MRI delayed contrast enhancement to irreversible injury, infarct age, and contractile function. Circulation 1999 Nov. 9;100(19):1992-2002.
34. Kim RJ, Wu E, Rafael A et al. The use of contrast-enhanced magnetic resonance imaging to identify reversible myocardial dysfunction. N Engl J Med 2000 Nov. 16;343(20):1445-53.
35. Wu E, Judd RM, Vargas JD et al. Visualisation of presence, location, and transmural extent of healed Q-wave and non-Q-wave myocardial infarction. Lancet 2001 Jan. 6;357(9249):21-28.
36. Simonetti OP, Kim RJ, Fieno DS et al. An improved MR imaging technique for the visualization of myocardial infarction. Radiology 2001 Jan. 1;218(1):215-23.
37. Diesbourg LD, Prato FS, Wisenberg G et al. Quantification of myocardial blood flow and extracellular volumes using a bolus injection of Gd-DTPA: kinetic modeling in canine ischemic disease. Magn Reson Med 1992 Feb.;23(2):239-53.
38. Saeed M, Wendland MF, Masui T et al. Reperfused myocardial infarctions on T1- and susceptibility-enhanced MRI: evidence for loss of compartmentalization of contrast media. Magn Reson Med 1994 Jan.;31(1):31-39.
39. Kim RJ, Chen EL, Lima JA et al. Myocardial Gd-DTPA kinetics determine MRI contrast enhancement and reflect the extent and severity of myocardial injury after acute reperfused infarction. Circulation 1996 Dec. 15;94(12):3318-26.
40. Rehwald WG, Fieno DS, Chen EL et al. Myocardial magnetic resonance imaging contrast agent concentrations after reversible and irreversible ischemic injury. Circulation 2002 Jan. 15;105(2):224-29.
41. Rochitte CE, Lima JA, Bluemke DA et al. Magnitude and time course of microvascular obstruction and tissue injury after acute myocardial infarction. Circulation 1998 Sept. 8;98(10):1006-14.
42. Judd RM, Lugo-Olivieri CH, Arai M et al. Physiological basis of myocardial contrast enhancement in fast magnetic resonance images of 2-day-old reperfused canine infarcts. Circulation 1995 Oct. 1;92(7):1902-10.
43. Azevedo Filho CFD, Hadlich M, Petriz JLF et al. Quantification of left ventricular infarcted mass on cardiac magnetic resonance imaging: comparison between planimetry and the semiquantitative visual scoring method. Arq Bras Cardiol 2004 Aug.;83(2):118-24,111-17.
44. Wagner A, Mahrholdt H, Holly TA et al. Contrast-enhanced MRI and routine single photon emission computed tomography (SPECT) perfusion imaging for detection of subendocardial myocardial infarcts: an imaging study. Lancet 2003 Feb. 1;361(9355):374-79.
45. Mahrholdt H, Wagner A, Holly TA et al. Reproducibility of chronic infarct size measurement by contrast-enhanced magnetic resonance imaging. Circulation 2002 Oct. 29;106(18):2322-27.
46. Ricciardi MJ, Wu E, Davidson CJ et al. Visualization of discrete microinfarction after percutaneous coronary intervention associated with mild creatine kinase-MB elevation. Circulation 2001 June 12;103(23):2780-83.
47. Wu KC, Zerhouni EA, Judd RM et al. Prognostic significance of microvascular obstruction by magnetic resonance imaging in patients with acute myocardial infarction. Circulation 1998 Mar. 3;97(8):765-72.
48. Wu KC, Kim RJ, Bluemke DA et al. Quantification and time course of microvascular obstruction by contrast-enhanced echocardiography and magnetic resonance imaging following acute myocardial infarction and reperfusion. J Am Coll Cardiol 1998 Nov. 15;32(6):1756-64.
49. Hammermeister KE, DeRouen TA, Dodge HT. Variables predictive of survival in patients with coronary disease. Selection by univariate and multivariate analyses from the clinical, electrocardiographic,

exercise, arteriographic, and quantitative angiographic evaluations. *Circulation* 1979 Mar.;59(3):421-30.

50. Braunwald E, Kloner RA. The stunned myocardium: prolonged, postischemic ventricular dysfunction. *Circulation* 1982 Dec. 1;66(6):1146-49.
51. Braunwald E, Rutherford JD. Reversible ischemic left ventricular dysfunction: evidence for the "hibernating myocardium". *J Am Coll Cardiol* 1986 Dec.;8(6):1467-70.
52. Kloner RA, Bolli R, Marban E *et al*. Medical and cellular implications of stunning, hibernation, and preconditioning: an NHLBI workshop. *Circulation* 1998 May 12;97(18):1848-67.
53. Anselmi M, Golia G, Cicoira M *et al*. Prognostic value of detection of myocardial viability using low-dose dobutamine echocardiography in infarcted patients. *Am J Cardiol* 1998 June 18;81(12A):21G-8G.
54. Picano E, Sicari R, Landi P *et al*. Prognostic value of myocardial viability in medically treated patients with global left ventricular dysfunction early after an acute uncomplicated myocardial infarction: a dobutamine stress echocardiographic study. *Circulation* 1998 Sept. 15;98(11):1078-84.
55. Wellnhofer E, Olariu A, Klein C *et al*. Magnetic resonance low-dose dobutamine test is superior to SCAR quantification for the prediction of functional recovery. *Circulation* 2004 May 11;109(18):2172-74.
56. Rochitte CE, Kim RJ, Hillenbrand HB *et al*. Microvascular integrity and the time course of myocardial sodium accumulation after acute infarction. *Circ Res* 2000 Oct. 13;87(8):648-55.
57. Bottomley PA. MR spectroscopy of the human heart: the status and the challenges. *Radiology* 1994 June;191(3):593-612.
58. Klein C, Nekolla SG, Bengel FM *et al*. Assessment of myocardial viability with contrast-enhanced magnetic resonance imaging: comparison with positron emission tomography. *Circulation* 2002 Jan. 15;105(2):162-67.
59. Azevedo CF, Cheng S, Lima JA. Cardiac imaging to identify patients at risk for developing heart failure after myocardial infarction. *Curr Heart Fail Rep* 2005 Dec.;2(4):183-88.
60. Choi KM, Kim RJ, Gubernikoff G *et al*. Transmural extent of acute myocardial infarction predicts long-term improvement in contractile function. *Circulation* 2001 Sept. 4;104(10):1101-7.
61. Gerber BL, Garot J, Bluemke DA *et al*. Accuracy of contrast-enhanced magnetic resonance imaging in predicting improvement of regional myocardial function in patients after acute myocardial infarction. *Circulation* 2002 Aug. 27;106(9):1083-89.

10-3 APLICAÇÃO DA TOMOGRAFIA COMPUTADORIZADA CARDÍACA NA DOENÇA ARTERIAL CORONARIANA E COMPARAÇÃO COM OUTROS MÉTODOS

CLERIO FRANCISCO DE AZEVEDO FILHO ■ CARLOS EDUARDO ROCHITTE

INTRODUÇÃO

A angiotomografia computadorizada coronariana (angio-TCC) vem causando uma verdadeira revolução nas estratégias de investigação diagnóstica em cardiologia.[1-6] A avaliação da anatomia coronariana, antes apenas possível através da coronariografia invasiva, agora pode ser obtida de forma não invasiva e com excelente acurácia por meio da angio-TCC. Até então, a avaliação não invasiva dos pacientes com suspeita de doença aterosclerótica coronariana (DAC) só era possível através dos métodos ditos funcionais, como teste ergométrico, cintilografia miocárdica, eco de estresse e ressonância magnética cardíaca. Esses métodos avaliam os pacientes quanto à presença de lesões obstrutivas significativas de forma indireta, através da pesquisa de isquemia miocárdica. Em contraste, a angiotomografia avalia diretamente a anatomia coronariana, permitindo não apenas identificar a presença de lesões obstrutivas significativas, mas também caracterizar as placas ateroscleróticas não obstrutivas na parede dos vasos coronários.

Na prática, a utilização da tomografia computadorizada com múltiplos detectores (TCMD) para avaliação da DAC pode se dar de duas formas principais: pela determinação do escore de cálcio (EC) coronariano e pela angiotomografia coronariana propriamente dita.[1,7,8]

ESCORE DE CÁLCIO CORONARIANO

A determinação do EC coronariano se baseia em uma aquisição não contrastada de uma série de cortes axiais com 3 mm de espessura cobrindo toda a extensão do coração. As imagens são adquiridas de forma sincronizada ao sinal do eletrocardiograma (ECG). A calcificação é definida como uma lesão hiperatenuante com intensidade de sinal acima de 130 unidades Hounsfield (HU) e área ≥ 3 pixels adjacentes (pelo menos 1 mm^2) (Fig. 10-16). Pode ser calculada a partir da soma ponderada das densidades acima de 130 HU (escore de Agatston) ou por métodos que determinam o volume ou massa de cálcio. Ainda que os escores de volume ou massa de cálcio apresentem melhor reprodutibilidade, os grandes bancos de dados populacionais, que descrevem a distribuição da calcificação coronariana de acordo com idade, etnia e sexo dos pacientes são fundamentados no escore de Agatston e, portanto, este é o mais utilizado na prática clínica.

Mas como são classificados e interpretados os resultados do EC coronariano? Existem duas formas de se classificar os valores de EC obtidos: utilizando-se pontos de corte fixos ou pontos de corte ajustados para a idade, o sexo e, mais recentemente, a etnia do paciente. Os valores limites mais aceitos nos dois tipos de classificação estão descritos no Quadro 10-2.

Na classificação por pontos de cortes fixos, os pacientes são categorizados de acordo com limites preestabelecidos. Portanto, um dado paciente com EC = 110 é classificado como tendo um grau moderado de calcificação coronariana, independente de sua idade, sexo ou etnia. Já na classificação por pontos de cortes ajustados, os pacientes são categorizados de acordo com os percentis de distribuição dos valores de EC da população em geral. Dessa forma, o mesmo paciente do exemplo anterior, com EC = 110, poderá ser classificado como tendo um grau de calcificação baixo se, por exemplo, for um homem de 70 anos de idade; ou como tendo um grau de calcificação muito alto se, por exemplo, for uma mulher de

Quadro 10-2. Grau de calcificação coronariana

Valores absolutos		Valores ajustados (sexo e idade)	
Valores	Grau de calcificação	Percentil	Grau de calcificação
0	Ausência de calcificação	0	Ausência de calcificação
0-10	Mínimo	0-25	Mínimo
11-100	Leve	26-50	Leve
101-400	Moderado	51-75	Moderado
401-1.000	Intenso	76-90	Intenso
> 1.000	Muito intenso	> 90	Muito intenso

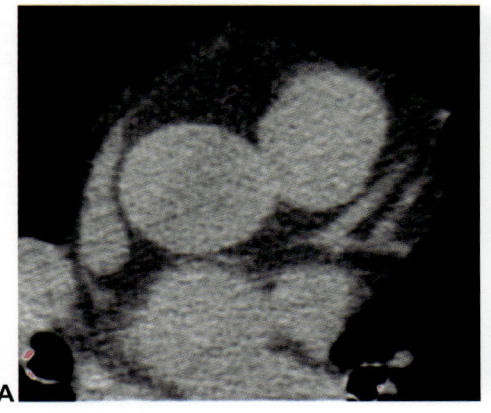

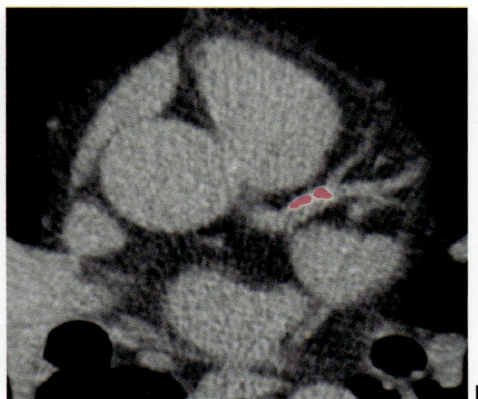

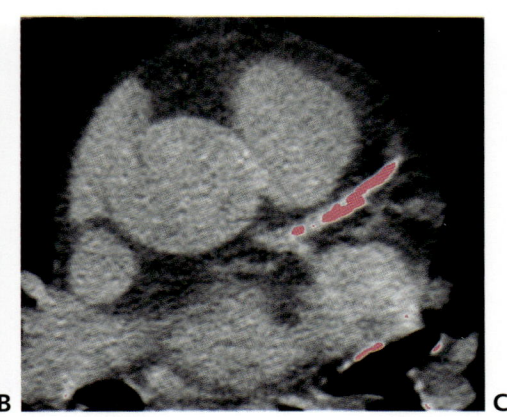

Fig. 10-16. Imagens ilustrativas do escore de cálcio coronariano de três pacientes com graus crescentes de calcificação no território da artéria descendente anterior. (**A**) Ausência de calcificação. (**B**) Calcificação leve. (**C**) Calcificação acentuada. Note que o *software* de análise automaticamente delimita as regiões da imagem, onde existe calcificação (marcadas em rosa neste exemplo).

45 anos de idade. É importante salientar, entretanto, que ambas as formas de classificação proporcionam informações prognósticas valiosas e que de uma forma geral, ambas estão presentes nos laudos emitidos nos centros diagnósticos capacitados na realização de exames de imagem cardiológicos.

Embora a angiotomografia apresente excelente acurácia para identificar ou excluir a presença de lesões obstrutivas significativas e seja capaz de proporcionar valiosas informações prognósticas, a modalidade diagnóstica mais robusta e validada para estratificar o risco cardiovascular global é o EC coronariano.[4,9] Um conceito importante para se entender porque o EC tem o potencial de desempenhar relevante papel na estratificação do risco cardiovascular, é o de que a calcificação coronariana representa um marcador da presença de placas ateroscleróticas nas artérias coronarianas. No leito arterial coronariano, a calcificação ocorre quase que exclusivamente no contexto da doença aterosclerótica. Com exceção dos pacientes com insuficiência renal crônica, a calcificação (não aterosclerótica) da camada média da parede coronariana é extremamente rara. Em um dado indivíduo, a quantidade de calcificação presente nas artérias coronarianas apresenta boa correlação com a carga aterosclerótica coronariana total. Entretanto, nem toda a placa aterosclerótica é calcificada. De fato, relatos prévios demonstraram que a porção calcificada corresponde apenas a cerca de 20% do volume total da placa; ou seja, a calcificação coronariana representaria apenas a "ponta do *iceberg*" da DAC; com a porção não calcificada respondendo por cerca de 80% da carga aterosclerótica total. É importante ressaltar, ainda, que a presença ou ausência de cálcio não está associada de forma significativa ao grau de propensão que uma determinada placa tem de romper e que a presença de calcificação não é um sinal de "estabilidade" e nem de "instabilidade" de uma placa qualquer.

Diversos estudos populacionais longitudinais, que incluíram grande número de pacientes, demonstraram que o EC coronariano apresenta associação significativa à ocorrência de eventos cardiovasculares maiores (morte por todas as causas, morte cardíaca e IAM não fatal) no acompanhamento a médio e longo prazos.[10,11] Quanto maior a quantidade de cálcio nas coronárias, maior a chance de o paciente apresentar um evento cardiovascular no futuro. Ainda mais importante, uma série de estudos prévios demonstrou que a capacidade do EC em predizer a ocorrência de eventos cardiovasculares é adicional à estratificação do risco pelo escore de Framingham e a outros métodos também utilizados para estratificar o risco, como a dosagem da proteína C reativa, por exemplo.[11-14] Além disso, estudos recentes demonstraram que o EC também tem o potencial de alterar a conduta e auxiliar no manejo clínico dos pacientes. Portanto, segundo as recomendações atuais, a realização do EC coronariano está indicada quando o objetivo for a estratificação do risco cardiovascular global de pacientes assintomáticos com risco intermediário pelo escore de Framingham.[1,8,15]

ANGIOTOMOGRAFIA CORONARIANA

A realização da angiotomografia coronariana só se tornou possível com o advento dos aparelhos de TC com múltiplos detectores no final da década de 1990. Passou a ser clinicamente utilizada a partir do início da década seguinte, após a introdução dos tomógrafos com 16 fileiras de detectores. Desde então, o desenvolvimento tecnológico nesta área tem sido vertiginoso e, atualmente, já existem disponíveis equipamentos com 256 e até 320 fileiras de detectores, que permitem a aquisição de todas as imagens necessárias para a avaliação coronariana em um único batimento cardíaco.

A angiotomografia coronariana se fundamenta na aquisição de uma série de cortes axiais com espessura submilimétrica cobrindo toda a extensão do coração. Assim como no caso do EC, as imagens são adquiridas de forma sincronizada ao sinal do ECG. O protocolo de sincronização ao ECG pode ser do tipo prospectivo sequencial ou retrospectivo helicoidal. Considerando-se os aparelhos de 64 canais atualmente disponíveis, enquanto a quantidade de radiação de uma aquisição retrospectiva com modulação de dose situa-se em torno de 9,0 mSv, a dose efetiva de uma aquisição prospectiva gira em torno de 3,0 mSv.[16] Só como base de comparação, a dose de radiação de uma cintilografia miocárdica convencional com tecnécio ou sestamibi também situa-se em torno de 9,0 mSv e uma cintilografia miocárdica com tálio gira em torno de 18,0 mSv.[16] Cabe ressaltar que de uma forma geral, tem havido um grande esforço por parte da comunidade médica no sentido de reduzir cada vez mais a quantidade de radiação utilizada nos exames cardiológicos, e que os atuais aparelhos com ≥ 256 canais já permitem a realização da angiotomografia coronariana com doses efetivas de radiação inferiores a 1,0 mSv.

Valor diagnóstico

Atualmente existem mais de 50 estudos unicêntricos[17] e 3 estudos multicêntricos[18-20] examinando a acurácia da angiotomografia coronariana com aparelhos de 64 canais na avaliação de pacientes sintomáticos estáveis com suspeita de DAC significativa. Em todos, a angiotomografia foi comparada com o método de referência atual, a coronariografia invasiva convencional. De uma maneira geral, esses estudos demonstraram de forma bastante consistente que a angiotomografia apresenta excelente acurácia para detectar ou excluir a presença de DAC significativa (Figs. 10-17 e 10-18). Em particular, eles demonstraram que o VPN é especialmente alto, tornando o exame particularmente útil para excluir a presença de lesões obstrutivas significativas nessa população. Na revisão sistemática mais recente, que avaliou os estudos unicêntricos realizados até o final de 2007, utilizando aparelhos de 64 canais,[17] a sensibilidade média para identificar a presença de DAC significativa foi de 98%, e a especificidade média foi de 88%. A prevalência média de DAC significativa nestes estudos foi de 61%, e os valores preditivos positivo e nega-

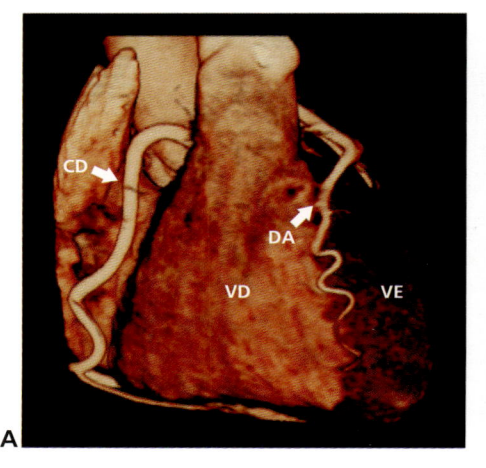

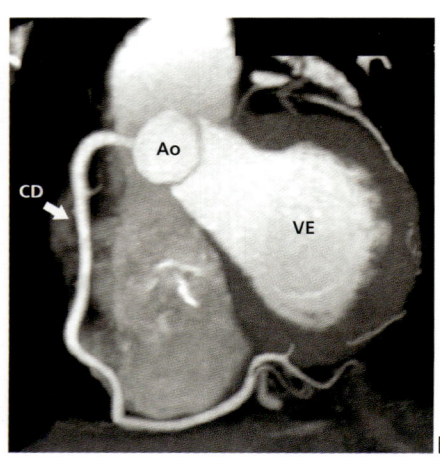

Fig. 10-17. Imagens ilustrativas de um exame de angio-TCC evidenciando anatomia coronariana normal, sem nenhuma placa aterosclerótica e com escore de cálcio zero. (**A**) Reconstrução tridimensional. (**B**) Reconstrução bidimensional evidenciando a artéria coronariana direita. Ao, aorta; DA, artéria descendente anterior; CD, artéria coronariana direita; VD, ventrículo direito e VE, ventrículo esquerdo.

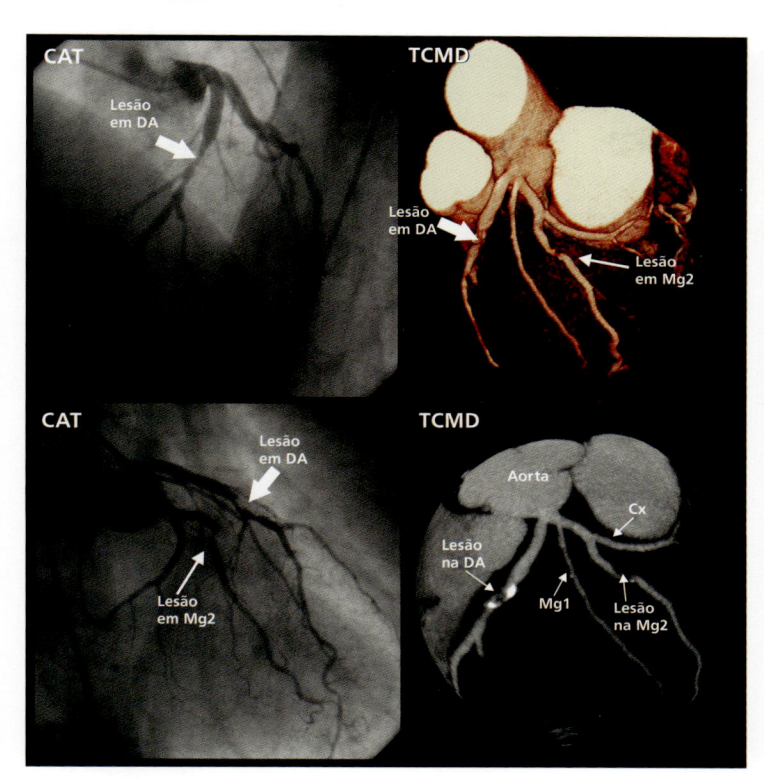

Fig. 10-18. Imagens ilustrativas de um exame de angio-TCC de um paciente com duas lesões obstrutivas significativas. Apresenta uma lesão obstrutiva significativa no terço médio da artéria descendente anterior (DA) e outra no terço proximal do segundo ramo marginal (Mg2) da artéria circunflexa.
A lesão pode ser visualizada pela tomografia computadorizada com múltiplos detectores (TCMD) tanto na reconstrução tridimensional (painel superior à direita) como na reconstrução "em globo" (painel inferior à direita).
O paciente foi submetido a uma coronariografia invasiva (CAT), que confirmou os achados da angio-TCC (painéis à esquerda). Note a semelhança entre o resultado da angio-TCC e da coronariografia invasiva.

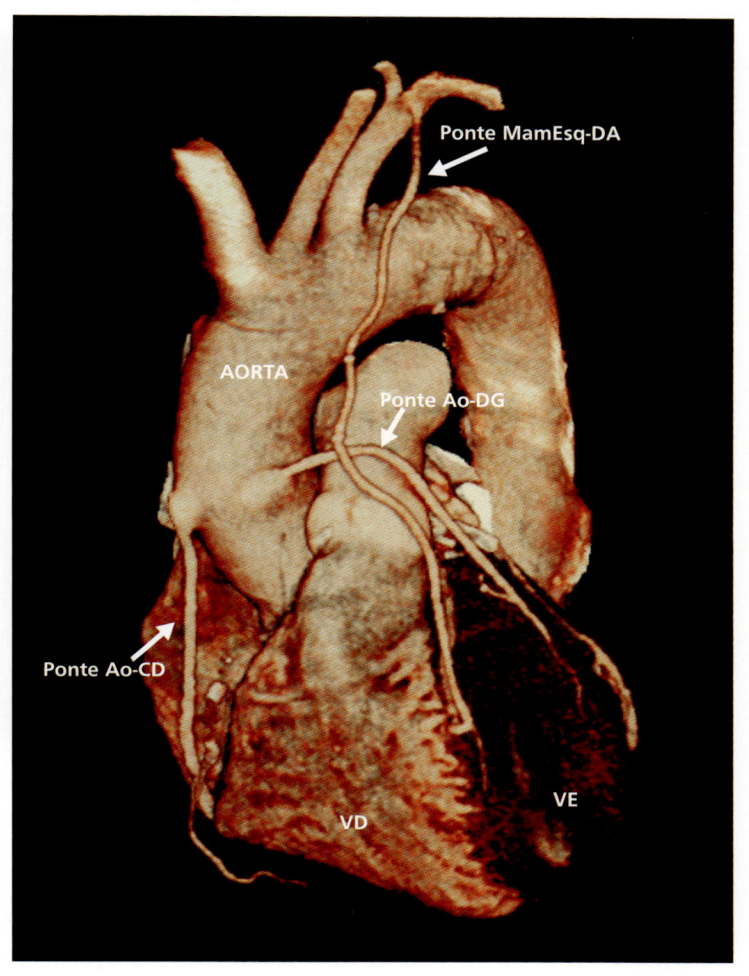

Fig. 10-19. Exemplo de um exame de angiotomografia coronariana em um paciente revascularizado. É importante ressaltar que o método permite avaliar não apenas o leito coronariano nativo, mas também a patência dos enxertos coronarianos com excelente acurácia. Podemos visualizar três enxertos coronários pérvios: ponte de artéria mamária esquerda para artéria descendente anterior (Ponte MamEsq-DA), ponte de veia safena aorta-ramo diagnonal (Ponte Ao-DG) e ponte de veia safena aorta-artéria coronariana direita (Ponte Ao-CD).

tivo foram de 93 e 96%, respectivamente. Cabe ressaltar ainda que a angio-TCC também apresentou excelente acurácia na avaliação de pacientes com revascularização cirúrgica prévia para determinar a patência dos enxertos coronarianos (Fig. 10-19).

Existem algumas questões importantes relacionadas com os estudos mencionados anteriormente que merecem ser discutidos. A primeira se refere ao fato de que de uma forma geral, todos os estudos incluíram pacientes que já tinham indicação de coronariografia invasiva. Portanto, avaliaram uma amostra de maior risco que não pode ser considerada como sendo representativa da população para que se propõe solicitar a angio-TCC na prática clínica. A segunda questão se refere ao fato de que a metodologia utilizada na aquisição e, principalmente, na interpretação dos dados da angio-TCC foi bastante heterogênea nos diferentes estudos. Por exemplo, o grau de estenose coronariana utilizado como limiar para definir uma lesão como sendo significativa variou de estudo para estudo. Embora a maioria tenha definido como significativas lesões com estenose luminal ≥ 50%, outros utilizaram como limiar estenoses ≥ 70% e alguns poucos relataram seus resultados utilizando ambos os limiares. Adicionalmente, ainda que na maior parte dos estudos a avaliação da DAC tenha se fundamentado na análise visual subjetiva, em alguns estudos essa avaliação se baseou na análise quantitativa. É importante ressaltar que na prática clínica, a avaliação visual subjetiva é a mais utilizada, graduando a DAC de forma semiquantitativa em:

A) Ausência de DAC.
B) Placas não obstrutivas (< 30%).
C) Lesões discretas (30-49%).
D) Lesões moderadas (50-69%).
E) Lesões importantes (≥ 70%).
F) Oclusão arterial (100%).

Comparação com os métodos funcionais

A relação entre os resultados obtidos pelos métodos ditos *funcionais*, que pesquisam a presença de isquemia miocárdica e pelos métodos ditos *anatômicos*, que avaliam a anatomia coronariana com o objetivo de identificar a presença de lesões obstrutivas, foi investigada em uma série de estudos recentes.[21-26] A conclusão mais importante desses estudos é que ambos os métodos, anatômicos ou funcionais, proporcionam informações diagnósticas que são aditivas e complementares entre si.[6] Isso ocorre porque essas duas modalidades de avaliação diagnóstica examinam parâmetros distintos relacionados com a fisiopatologia da doença cardíaca isquêmica. De uma forma geral, as evidências disponíveis demonstram que quando a angio-TCC é normal, a probabilidade de o paciente apresentar DAC significativa, causando isquemia miocárdica nos testes funcionais, é muito pequena. Por outro lado, quando a angio-TCC evidencia a presença de placas ateroscleróticas coronarianas, não é infrequente que exista uma dissociação entre os resultados anatômicos e funcionais. Por exemplo, uma lesão definida como significativa na avaliação anatômica (seja pela angio-TCC ou pela coronariografia invasiva) pode não causar isquemia miocárdica nos testes funcionais. Da mesma forma, uma lesão definida como não significativa no teste anatômico pode-se revelar hemodinamicamente significativa na avaliação funcional. Essas situações de discordância são particularmente frequentes no caso das lesões intermediárias (50 a 70%). É importante ressaltar que essa dissociação anatomofuncional verificada atualmente com a angio-TCC já ocorria, em grau semelhante, quando se comparava a coronariografia invasiva com os testes funcionais. Portanto, os casos discordantes não devem ser interpretados como sendo indicativos de uma menor acurácia diagnóstica, seja do método anatômico ou funcional. Eles refletem apenas aquilo que já foi mencionado: os dois tipos de métodos diagnósticos avaliam aspectos distintos e muitas vezes complementares da fisiopatologia da DAC. Na prática, entretanto, a correta interpretação dos resultados e a boa aplicação clínica dos métodos diagnósticos, sejam eles funcionais ou anatômicos, vão depender fundamentalmente do bom-senso e do julgamento clínico.

Limitações

As principais limitações que dificultam a avaliação dos exames de angio-TCC e que devem ser levadas em consideração pelos clínicos na hora de solicitar o exame são a presença de calcificação coronariana acentuada, a presença de irregularidade do ritmo cardíaco e pacientes com índice de massa corporal muito elevado.

■ Calcificação acentuada

A presença de calcificação parietal coronariana acentuada pode causar artefatos nas imagens de angio-TCC e dificultar a avaliação do lúmen arterial em alguns casos. Os artefatos causados pela calcificação, chamados de artefatos de *beam hardening/blooming*, fazem com que as placas de calcificação pareçam maiores do que elas realmente são. Dessa forma, dependendo do seu tamanho e densidade, elas podem obscurecer total ou parcialmente o lúmen arterial em alguns segmentos coronarianos. É importante salientar, entretanto, que não existe um valor de escore de cálcio acima do qual a avaliação da angio-TCC fica definitivamente comprometida pela calcificação. A magnitude de interferência das placas calcificadas na interpretação das imagens depende não apenas da quantidade absoluta de cálcio, mas também do padrão de distribuição do cálcio, da morfologia das placas (remodelamento positivo ou negativo) e do calibre dos vasos coronarianos afetados.

■ Arritmias cardíacas

Como já mencionado anteriormente, a reconstrução das imagens de angio-TCC necessita ser sincronizada ao sinal do ECG do paciente. Portanto, a presença de irregularidade acentuada do ritmo cardíaco, como no caso da fibrilação atrial ou nos casos de ectopias ventriculares frequentes, representa limitação importante nos exames de angio-TCC, muitas vezes impossibilitando a obtenção de imagens de qualidade adequada e comprometendo de forma significativa a interpretação do exame. Na maior parte dos atuais aparelhos de 64 canais, existem ferramentas que permitem a "edição do ECG" após a aquisição das imagens. Dessa forma, é possível eliminar alguns batimentos ectópicos e utilizar apenas os batimentos "normais" na reconstrução das imagens (Fig. 10-20). Ainda assim, a presença de irregularidade acentuada do ritmo cardíaco não pode ser efetivamente corrigida dessa forma. Por esse motivo, salvo situações excepcionais, a presença de fibrilação atrial é considerada uma contraindicação relativa à realização da angio-TCC. Embora ainda não totalmente difundidos, novos equipamentos e tecnologias (com aquisição dentro de um único intervalo RR, isto é, dentro de um mesmo batimento cardíaco) têm permitido a obtenção de exames com boa qualidade diagnóstica em pacientes com arritmia cardíaca.

■ Índice de massa corporal elevado

Como já mencionado, a formação das imagens na TCMD baseia-se na emissão de um feixe de raios X que precisa atravessar o corpo do paciente e atingir o sistema de detectores no lado oposto. Entretanto, o feixe de raios X sofre atenuação não apenas da região anatômi-

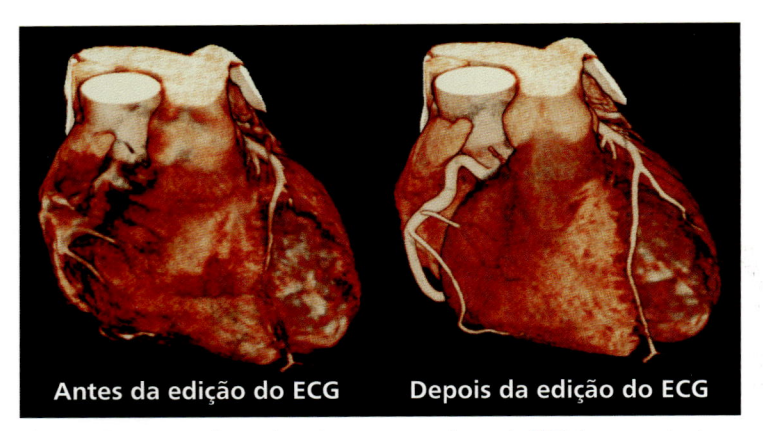

Fig. 10-20. Imagens ilustrativas de um exame de angio-TCC de um paciente que apresentou muitas extrassístoles ventriculares durante a aquisição das imagens. Antes da edição do ECG podemos notar muitos artefatos de movimento, comprometendo significativamente a qualidade do exame (imagem à esquerda). Durante o processo de edição do ECG os batimentos ectópicos "foram eliminados", e foram utilizados apenas os batimentos "normais" na reconstrução das imagens. O resultado pode ser verificado na imagem à direita, em que notamos uma melhora significativa da qualidade final do exame.

ca de interesse (o coração), mas também dos tecidos adjacentes. Quanto maior o volume de tecido (partes moles) em torno do coração, maior será o grau de atenuação sofrido pelos raios X. Em outras palavras, a quantidade de raios X que chegará ao sistema de detectores será menor, levando a uma diminuição significativa da relação sinal-ruído da imagem. Portanto, nos pacientes com índice de massa corporal muito elevado (IMC > 35), frequentemente ocorre comprometimento da qualidade final do exame e o grau de comprometimento é proporcional ao grau de sobrepeso do paciente. Outro fator que também dificulta a obtenção de imagens de boa qualidade nesta população de pacientes refere-se à maior dificuldade de se conseguir uma concentração de contraste adequada na árvore coronariana no momento da aquisição das imagens. Nos pacientes com sobrepeso o contraste apresenta um maior volume de distribuição no trajeto entre o acesso venoso periférico e as artérias coronarianas. Dessa forma, ele chega mais diluído na árvore coronariana e acaba por causar um comprometimento ainda maior da qualidade do exame nesta população.

CONCLUSÃO

O desenvolvimento recente dos aparelhos de tomografia computadorizada com múltiplos detectores veio permitir a avaliação não invasiva da anatomia coronariana de forma reprodutível e com excelente acurácia. De fato, a angio-TCC tem-se revelado cada vez mais uma modalidade diagnóstica extremamente útil na avaliação dos pacientes com suspeita de DAC, potencialmente evitando a realização de grande número de coronariografias invasivas desnecessárias. Por outro lado, a angio-TCC permite o diagnóstico precoce e definição da magnitude e extensão da DAC nos pacientes, informando em que momento da história natural da DAC um paciente específico se encontra. Sua indicação atual está nos pacientes com suspeita de DAC, em particular aqueles com sintomas sugestivos ou exames funcionais duvidosos ou conflitantes.

REFERÊNCIAS BIBLIOGRÁFICAS

1. Rochitte CE, Pinto IM, Fernandes JL et al. Cardiovascular magnetic resonance and computed tomography imaging guidelines of the Brazilian Society of Cardiology. *Arq Bras Cardiol* 2006 Sept.;87(3):e60-100.
2. Hendel RC, Patel MR, Kramer CM et al. ACCF/ACR/SCCT/SCMR/ASNC/NASCI/SCAI/SIR appropriateness criteria for cardiac computed tomography and cardiac magnetic resonance imaging: a report of

the american college of cardiology foundation quality strategic directions committee appropriateness criteria working group, American college of radiology, society of cardiovascular computed tomography, society for cardiovascular magnetic resonance, American society of nuclear cardiology, North American society for cardiac imaging, society for cardiovascular angiography and interventions, and society of interventional radiology. *J Am Coll Cardiol* 2006 Oct. 3;48(7):1475-97.

3. Mark DB, Berman DS, Budoff MJ et al. ACCF/ACR/AHA/NASCI/SAIP/SCAI/SCCT expert consensus document on coronary computed tomographic angiography: a report of the american college of cardiology foundation task force on expert consensus documents. *J Am Coll Cardio.* 2010 June 8;55(23):2663-99.

4. Budoff MJ, Achenbach S, Blumenthal RS et al. Assessment of coronary artery disease by cardiac computed tomography: a scientific statement from the American heart association committee on cardiovascular imaging and intervention, council on cardiovascular radiology and intervention, and committee on cardiac imaging, council on clinical cardiology. *Circulation* 2006 Oct. 17;114(16):1761-91.

5. Bluemke DA, Achenbach S, Budoff M et al. Noninvasive coronary artery imaging: magnetic resonance angiography and multidetector computed tomography angiography: a scientific statement from the american heart association committee on cardiovascular imaging and intervention of the council on cardiovascular radiology and intervention, and the councils on clinical cardiology and cardiovascular disease in the young. *Circulation* 2008 July 29;118(5):586-606.

6. Berman DS, Hachamovitch R, Shaw LJ et al. Roles of nuclear cardiology, cardiac computed tomography, and cardiac magnetic resonance: noninvasive risk stratification and a conceptual framework for the selection of noninvasive imaging tests in patients with known or suspected coronary artery disease. *J Nucl Med* 2006 July 1;47(7):1107-18.

7. Mark DB, Berman DS, Budoff MJ et al. ACCF/ACR/AHA/NASCI/SAIP/SCAI/SCCT expert consensus document on coronary computed tomographic angiography: a report of the American college of cardiology foundation task force on expert consensus documents. *Circulation* 2010 June 8;121(22):2509-43.

8. Taylor AJ, Cerqueira M, Hodgson JM et al. ACCF/SCCT/ACR/AHA/ASE/ASNC/NASCI/SCAI/SCMR appropriate use criteria for cardiac computed tomography: a report of the american college of cardiology foundation appropriate use criteria task force, the society of cardiovascular computed tomography, the American college of radiology, the American heart association, the American society of echocardiography, the American society of nuclear cardiology, the North American society for cardiovascular imaging, the society for cardiovascular angiography and interventions, and the society for cardiovascular magnetic resonance. *J Am Coll Cardiol* 2010 Nov. 23;56(22):1864-94.

9. Greenland P, Bonow RO, Brundage BH et al. ACCF/AHA clinical expert consensus document on coronary artery calcium scoring by computed tomography in global cardiovascular risk assessment and in evaluation of patients with chest pain: a report of the American college of cardiology foundation clinical expert consensus task force (ACCF/AHA Writing Committee to Update the 2000 expert consensus document on electron beam computed tomography) developed in collaboration with the society of atherosclerosis imaging and prevention and the society of cardiovascular computed tomography. *J Am Coll Cardiol 2007* Jan. 23;49(3):378-402.

10. Detrano R, Guerci AD, Carr JJ et al. Coronary calcium as a predictor of coronary events in four racial or ethnic groups. *N Engl J Med* 2008 Mar. 27;358(13):1336-45.

11. Greenland P, LaBree L, Azen SP et al. Coronary artery calcium escore combined with framingham escore for risk prediction in asymptomatic individuals. *JAMA* 2004 Jan. 14;291(2):210-15.

12. Arad Y, Spadaro LA, Roth M et al. Treatment of asymptomatic adults with elevated coronary calcium scores with atorvastatin, vitamin C, and vitamin E: the St. Francis Heart Study randomized clinical trial. *J Am Coll Cardiol* 2005 July 5;46(1):166-72.

13. Taylor AJ, Bindeman J, Feuerstein I et al. Coronary calcium independently predicts incident premature coronary heart disease over measured cardiovascular risk factors: mean three-year outcomes in the prospective army coronary calcium (PACC) project. *J Am Coll Cardiol* 2005 Sept. 6;46(5):807-14.

14. Arad Y, Goodman KJ, Roth M et al. Coronary calcification, coronary disease risk factors, C-reactive protein, and atherosclerotic cardiovascular disease events: the St. Francis Heart Study. *J Am Coll Cardiol* 2005 July 5;46(1):158-65.

15. Greenland P, Alpert JS, Beller GA et al. ACCF/AHA guideline for assessment of cardiovascular risk in asymptomatic adults: a report of the American college of cardiology foundation/american heart association task force on practice guidelines. *J Am Coll Cardiol* 2010 Dec. 14;56(25):e50-103.

16. Gerber TC, Carr JJ, Arai AE et al. Ionizing radiation in cardiac imaging: a science advisory from the American heart association committee on cardiac imaging of the council on clinical cardiology and committee on cardiovascular imaging and intervention of the council on cardiovascular radiology and intervention. *Circulation* 2009 Feb. 24;119(7):1056-65.

17. Stein PD, Yaekoub AY, Matta F et al. 64-slice CT for diagnosis of coronary artery disease: a systematic review. *Am J Med* 2008 Aug.;121(8):715-25.

18. Budoff MJ, Dowe D, Jollis JG et al. Diagnostic *performance* of 64-multidetector row coronary computed tomographic angiography for evaluation of coronary artery stenosis in individuals without known coronary artery disease: results from the prospective multicenter ACCURACY (Assessment by Coronary Computed Tomographic Angiography of Individuals Undergoing Invasive Coronary Angiography) trial. *J Am Coll Cardiol* 2008 Nov. 18;52(21):1724-32.

19. Meijboom WB, Meijs MF, Schuijf JD et al. Diagnostic accuracy of 64-slice computed tomography coronary angiography: a prospective, multicenter, multivendor study. *J Am Coll Cardiol* 2008 Dec. 16;52(25):2135-44.

20. Miller J, Rochitte C, Dewey M et al. Diagnostic Performance of coronary angiography by 64-Row CT. *N Engl J Med* 2008 Nov. 27;359(22):2324-36.

21. Gaemperli O, Schepis T, Koepfli P et al. Accuracy of 64-slice CT angiography for the detection of functionally relevant coronary stenoses as assessed with myocardial perfusion SPECT. *Eur J Nucl Med Mol Imaging* 2007 Aug.;34(8):1162-71.

22. Gaemperli O, Schepis T, Valenta I et al. Functionally relevant coronary artery disease: comparison of 64-section CT angiography with myocardial perfusion SPECT. *Radiology* 2008 Aug.;248(2):414-23.

23. Gallagher MJ, Ross MA, Raff GL et al. The diagnostic accuracy of 64-slice computed tomography coronary angiography compared with stress nuclear imaging in emergency department low-risk chest pain patients. *Ann Emerg Med* 2007 Feb.;49(2):125-36.

24. Lin F, Shaw LJ, Berman DS et al. Multidetector computed tomography coronary artery plaque predictors of stress-induced myocardial ischemia by SPECT. *Atherosclerosis*. 2008 Apr.;197(2):700-9.

25. Sato A, Hiroe M, Tamura M et al. Quantitative measures of coronary stenosis severity by 64-Slice CT angiography and relation to physiologic significance of perfusion in nonobese patients: comparison with stress myocardial perfusion imaging. *J Nucl Med* 2008 Apr.;49(4):564-72.

26. Azevedo CF, Hadlich MS, Bezerra SG et al. Prognostic value of CT angiography in patients with inconclusive functional stress tests. *JACC Cardiovasc Imaging* 2011 July;4(7):740-51.

CAPÍTULO 11

ECOCARDIOGRAFIA DE ESTRESSE NAS NOVAS MODALIDADES: DOPPLER TECIDUAL, "SPECKLE TRACKING" E TRIDIMENSIONAL

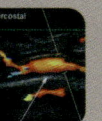

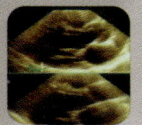

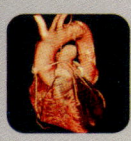

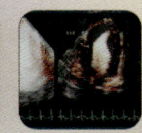

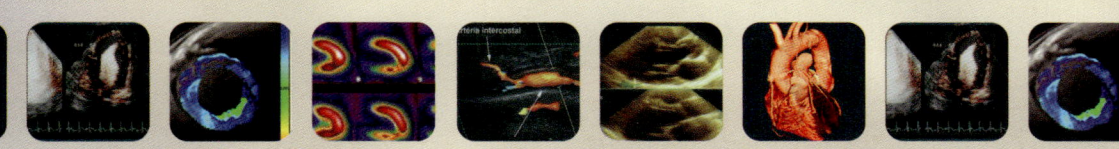

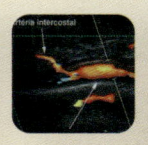

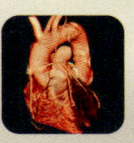

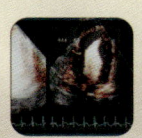

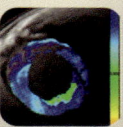

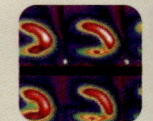

Wilson Mathias Junior

INTRODUÇÃO

A ecocardiografia de estresse abriu uma nova 'janela' diagnóstica na medicina cardiovascular, possibilitando uma avaliação dinâmica e estrutural do coração por meio do estresse induzido pelos exercícios ou por fármacos, sendo atualmente recomendado como principal ferramenta para avaliação de pacientes com doença arterial coronariana (DAC) estabelecida ou suspeita.[1,2]

Os estudos que compararam lado a lado a ecocardiografia de estresse com a cintilografia demonstraram sensibilidade semelhante, mas especificidade maior para os métodos ecocardiográficos.[3,4] Em um estudo com 4.004 pacientes com DAC conhecida ou suspeita, os autores investigaram o valor prognóstico adicional de ecocardiografia sob exercício em pacientes com teste ergométrico normal, definido como um eletrocardiograma de repouso interpretável sem dor no peito ou alterações isquêmicas durante o exercício. Encontraram que, em pacientes com isquemia ao ecocardiograma realizado, houve uma taxa de mortalidade de 12,1 vs. 6,4% naqueles sem isquemia. Preditores de mortalidade e eventos cardíacos adversos foram definidos como morte cardíaca e infarto do miocárdio não fatal, incluído escore de parede em repouso e o desenvolvimento de anormalidades na parede no estresse.[5] Estes achados sugerem que a ecocardiografia de estresse pode identificar pacientes com maior risco de eventos adversos, apesar de um ECG sob esforço normal. No entanto, em pacientes com probabilidade pré-teste suficientemente baixa para DAC, o teste ergométrico sozinho permaneceu apropriado na estratificação de risco.[6]

A necessidade de um método mais quantitativo para a interpretação da ecocardiografia de estresse dependeu do desenvolvimento de novas modalidades de imagem. A Colorkinesis permite a quantificação do movimento endocárdico, mas não do espessamento do miocárdio e tem uma resolução temporal muito baixa.[7] Como o marcador da isquemia é a redução do espessamento miocárdico induzido por estresse e a "janela" ecocardiográfica da população estudada na maioria da vezes não é ideal, esta técnica, apesar de promissora, deixou de ser utilizada na prática clínica. O Doppler tecidual e as medidas de deformação miocárdica derivadas do Doppler ou do bidimensional (strain e strain rate [SR]) têm sido consideradas alternativas importantes para melhor quantificação de contração regional em repouso ou durante o estresse.[8,9]

O Doppler tecidual é viável durante os testes de estresse, no entanto tem como limitações a necessidades de uma alta taxa de quadros de pelo menos 140 (s-1), e tanto o Doppler tecidual quanto as medidas derivadas deste (strain e strain rate) dependem do ângulo entre o feixe de ultrassom incidente e a parede miocárdica.[10] Estas restrições limitam às projeções apicais, o que limita a análise da deformação em volume tridimensional (3D) na direção longitudinal e requer técnicas de processamento de imagens diferentes que são difíceis e pouco práticas, condições que dificultam sua ampla aplicação clínica.

TECNOLOGIAS EMERGENTES E PROMISSORAS

Classicamente, a isquemia miocárdica é definida como a redução transitória do espessamento miocárdico durante a indução do estresse por meio do exercício ou de fármacos. Entretanto a isquemia miocárdica também pode provocar um início e término atrasados do espessamento sistólico, que infelizmente não pode ser detectado subjetivamente pelo olho humano, que tem resolução temporal insuficiente (30 quadros por segundo) para identificar estas anormalidades em tempo real.

Em um estudo recente utilizando o Doppler tecidual com os índices de deformação obtidos aos 5 minutos após o pico do exercício por meio do ecocardiograma com esforço físico, foram encontrados índices de precisão comparáveis entre as medidas do strain e strain rate pelo TDI e pela avaliação subjetiva da motilidade. Sensibilidades foram de 87 e 93% com as especificidades de 80 e 73% para a ecocardiografia convencional vs. medidas da contração pós-sistólica observadas pelo strain e strain rate, respectivamente.[11]

Em um outro estudo recente que se propôs avaliar a aplicabilidade dos parâmetros de deformação medidos pelo ecocardiograma bidimensional pela técnica de speckle tracking[12] em um modelo animal de peito aberto, o strain do miocárdio foi estudado antes e durante a infusão de dobutamina, sob condições controladas e tendo como padrão ouro a sonomicrometria. Quatro estenoses progressivas foram criadas, induzindo redução do fluxo hiperêmico em 40 e 70% em repouso e de 25 e 50% no estresse, respectivamente. Os dados do strain obtidos pelo speckle tracking foram comparados com as posições cristais através da visualização direta. Strain circunferencial, strain radial e espessamento da parede foram obtidos na projeção paraesternal de eixo curto. As projeções apicais permitiram a medida do *Strain* longitudinal nas áreas isquêmicas (parede anterior) e de controle (parede inferolateral). As principais conclusões do estudo indicaram que a medida do *strain* pelo *speckle traking* foi tão confiável quanto sonomicrometria para a detecção de sinais de redução de fluxo coronariano (isquemia). Os autores também avaliaram os três componentes do *strain* durante o eco com dubutamina e demonstraram que, na presença de isquemia, anormalidades do *strain* longitudinal e circunferencial precedem as do *strain* de deformação radial. Eles explicaram esta observação pelo fato de que as fibras subendocárdicas são principalmente orientadas longitudinalmente. Como a camada subendocárdica é mais sensível à isquemia, a função longitudinal pode ser alterada precocemente com relação à radial (Fig. 11-1A e B).

Embora o ecocardiograma tridimensional em tempo real (E3DTR) sob estresse pela dobutamina seja útil para delinear a extensão e gravidade da DAC por fornecer planos bidimensionais simultâneos e potencialmente melhorar a detecção de anormalidades na observação da movimentação da parede, Yoshitani *et al.*[13] realizaram estudo com o objetivo de determinar a precisão comparativa da E3DTR pelos dois métodos deste derivado, o que utiliza o *quad-screen* (modo multiplanar) e *split-screen display* (modo multislice) no diagnóstico de doença arterial coronariana (DAC), tendo como padrão de referência a angiografia coronária.

Para isto utilizaram o E3DTR multiplano em repouso e sob dose máxima de dobutamina. Foram avaliados 71 pacientes com DAC conhecida ou suspeita. O modo E3DTR permitiu a visualização simultânea dos planos paraesternal longo e de eixo curto apical ou

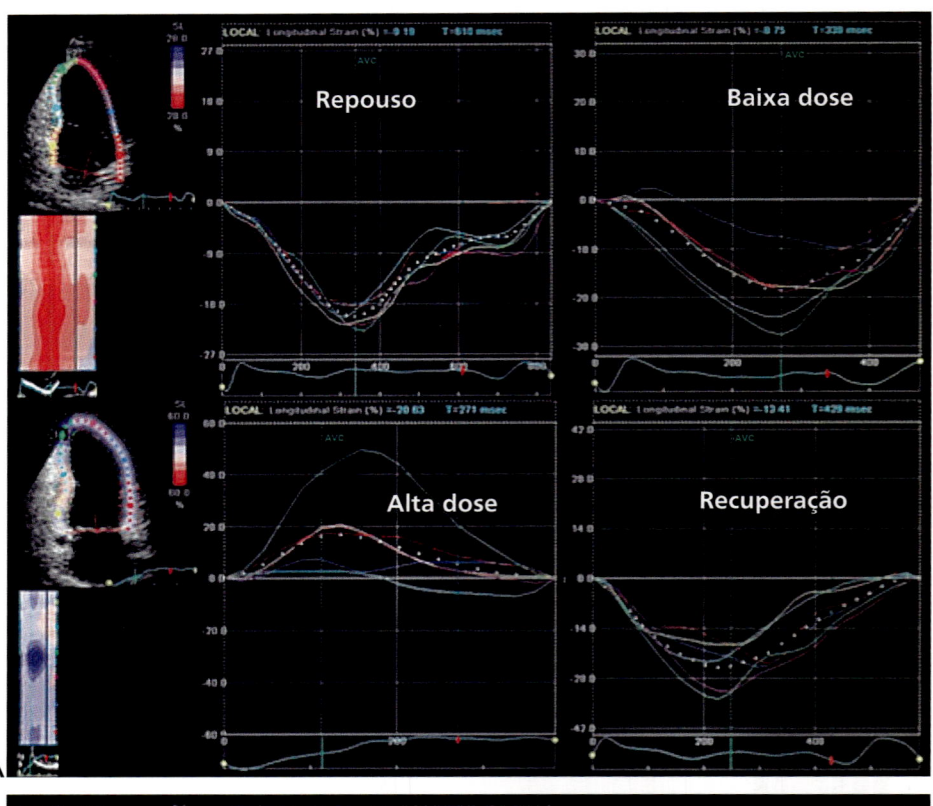

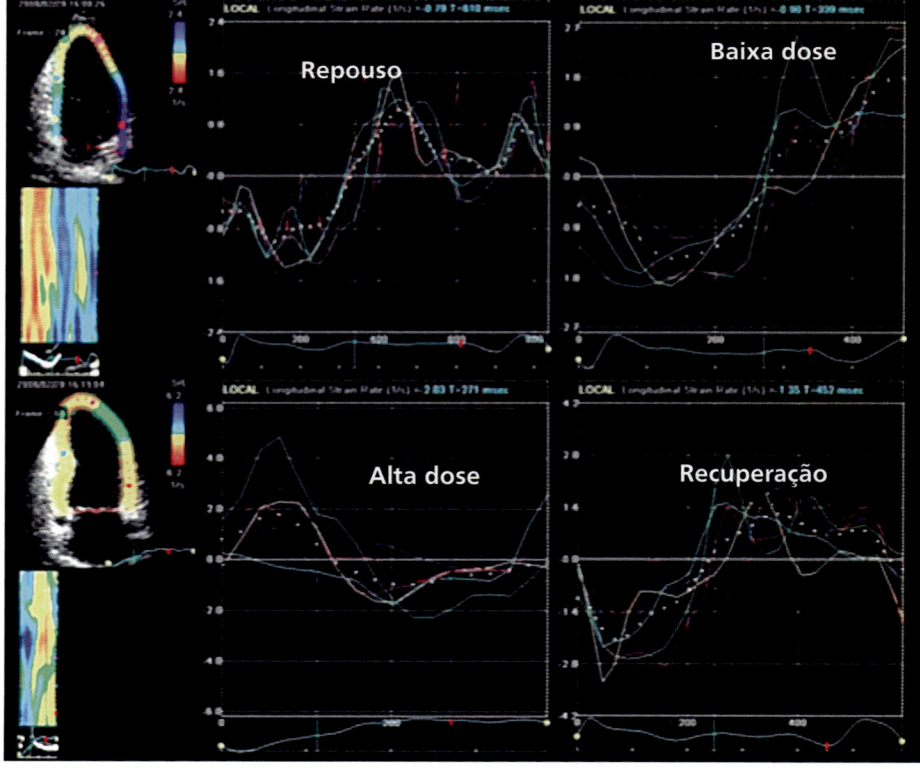

Fig. 11-1. (**A**) Ilustra o valor incremental da medida do *Strain* 2D em um paciente em que a interpretação qualitativa do EED foi difícil. Repouso: valores semelhantes de *strain* nas paredes anterior e inferior. Baixa dose: redução do *strain* e do *strain* pós-sistólico de pico na parede anterior média. Alta dose: inversão completa das curvas de *strain* nas paredes anterior e inferior. A angiografia coronária revelou aterosclerose difusa da artéria descendente anterior distal e estenose grave de um ramo diagonal e da artéria coronária direita. (**B**) Mesmo paciente com Curvas do *strain rate* em repouso e sob estresse. Imagens utilizadas com permissão de Reant P *et al.*[12]
EED = ecoestresse com dubutamina.

Quadro 11-1. Sensibilidade, especificidade e precisão de ambas as modalidades para a detecção de estenose da artéria coronariana

	Biplanar ESD			Multiplanar ESD		
	Sensibilidade (%)	Especificidade (%)	Precisão (%)	Sensibilidade (%)	Especificidade (%)	Precisão (%)
Paciente base	71,9	76,9	74,6	71,9	94,9	84,5
Artéria coronariana envolvida						
ACD	57,1	89,4	80,3	71,4	98,2	93,0
ADA	72,7	85,7	81,7	63,6	95,9	85,9
ACX	30,8	96,6	84,5	53,8	100	91,5

ESD = ecocardiografia de estresse pela dobutamina; ACD = artéria coronariana direita; ADA = artéria coronariana descendente anterior; ACX = artéria coronariana circunflexa. $p < 0,05$ (%).

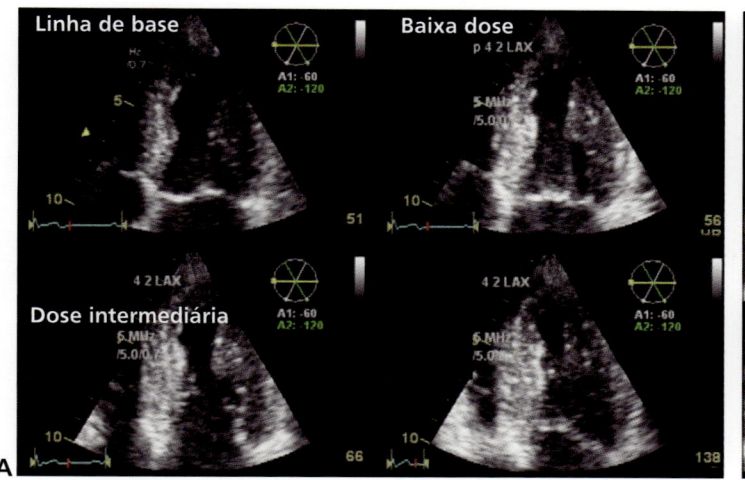

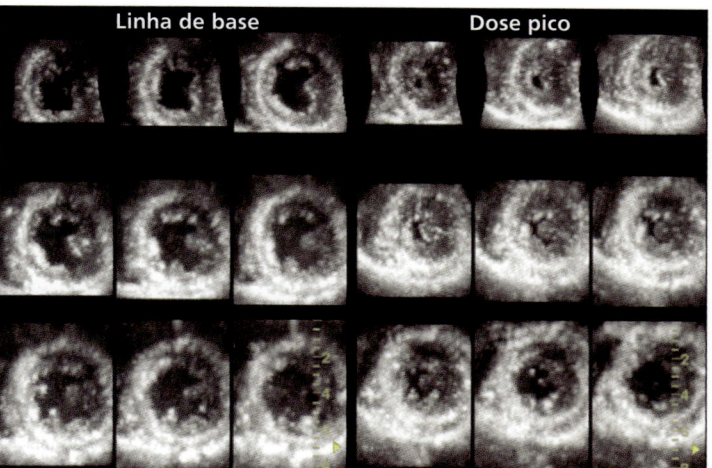

Fig. 11-2. *Quad-screen* (modo multiplanar) e *split-screen display* (modo *multislice*) de imagens obtidas em um paciente com função de VE normal. (**A**) Imagens ao final da sístole no plano apical de 4 câmaras adquiridas inicialmente (superior esquerdo), dose baixa (superior direito), dose intermediária (inferior esquerdo) e a dose máxima de infusão de dobutamina (inferior direito) (**B**) As nove imagens ao final da sístole (sequenciais de eixo curto) vistas no início e pico do estresse. As três colunas do lado esquerdo do painel representam nove imagens de eixo curto em imagens obtidas na fase basal, progredindo do plano apical (superior esquerdo) para base (inferior direito) daquela seção, enquanto que as três colunas no lado direito do painel representam imagens obtidas na dose máxima de infusão de dobutamina, usando a mesma disposição de imagens. Note a diminuição do tamanho da cavidade do VE no pico do estresse. Imagens utilizadas com permissão de Yoshitani H et al.[13]

de 4, 2 e 3 câmaras. Avaliação visual de movimento de parede regional foi realizada. A angiografia coronariana foi realizada dentro de 48 horas. Achados anormais (nova ou piora da anormalidade parietal) foram observados em 36 pacientes pelo modo multiplanar e 28 pacientes por modo *multislice*. A angiografia coronária mostrou estenose significativa em 32 dos 71 pacientes em 49 de 213 artérias coronarianas. Em uma avaliação por paciente, a sensibilidade não foi diferente, mas a especificidade foi significativamente maior no modo *multislice* (95%) em comparação com o modo multiplanar (77%, P < 0,05). A precisão do diagnóstico para a detecção de DAC também foi significativamente maior no modo *multislice* ([93% vs. 80%, P < 0,05], Quadro 11-1). Assim, os autores concluíram que a detecção de anormalidades da parede em vários cortes em eixo curto extraídas de conjuntos de dados de volume total da E3DTR melhora o diagnóstico de DAC e, portanto é um complemento útil para a ecocardiografia de estresse pela dobutamina. Um exemplo deste trabalho pode ser encontrado na Figura 11-2.

CONCLUSÃO

A ecocardiografia de estresse pelos métodos convencionais de análise é hoje um dos principais instrumentos para o diagnóstico não invasivo de DAC. O desenvolvimento de métodos quantitativos de fácil aplicação, em especial o *strain* e o *strain rate* e a ecocardiografia tridimensional, expondo a totalidade do ventrículo esquerdo e não somente alguns 'cortes' abrirá uma nova *'janela'* no diagnóstico quantitativo do impacto da DAC sobre o coração.

REFERÊNCIAS BIBLIOGRÁFICAS

1. Gibbons RJ, Balady GJ, Bricker JT et al. ACC/AHA 2002 guideline update for exercise testing: summary article: a report of the American College of Cardiology/American Heart Association task force on practice guidelines (committee to update the 1997 exercise testing guidelines). *J Am Coll Cardiol* 2002;40:1531-40.
2. Douglas PS, Garcia MJ, Haines DE et al. ACCF/ASE/AHA/ASNC/HFSA/HRS/SCAI/SCCM/SCCT/SCMR 2011 appropriate use criteria for echocardiography: a report of the American College of Cardiology Foundation Appropriate Use Criteria Task Force, American Society of Echocardiography, American Heart Association, American Society of Nuclear Cardiology, Heart Failure Society of America, Heart Rhythm Society, Society for Cardiovascular Angiography and Interventions, Society of Critical Care Medicine, Society of Cardiovascular Computed Tomography, and Society for Cardiovascular Magnetic Resonance Endorsed by the American College of Chest Physicians. *J Am Coll Cardiol* 2011;57:1126-66.
3. Fleischmann KE, Hunink MGM, Kuntz KM et al. Exercise Echocardiography or Exercise SPECT Imaging? A meta-analysis of diagnostic test *performance*. *JAMA* 1998;280:913-20.
4. Schinkel AFL, Bax JJ, Geleijnse ML et al. Noninvasive evaluation of ischaemic heart disease: myocardial perfusion imaging or stress echocardiography? *Eur Heart J* 2003;24:789-800.
5. Bouzas-Mosquera A, Peteiro J, Alvarez-Garcia N et al. Prediction of mortality and major cardiac events by exercise echocardiography in patients with normal exercise electrocardiographic testing. *J Am Coll Cardiol* 2009;53:1981-90.
6. Elhendy A, Shub C, McCully RB et al. Exercise echocardiography for the prognostic stratification of patients with low pretest probability of coronary artery disease. *Am J Med* 2001;111:18-23.

7. Mor-Avi V, Vignon P, Koch R *et al.* Segmental analysis of color kinesis images: New method for quantification of the magnitude and timing of endocardial motion during left ventricular systole and diastole. *Circulation* 1997;95:2082-97.
8. Urheim S, Edvardsen T, Torp H *et al.* Myocardial strain by Doppler echocardiography. Validation of a new method to quantify regional myocardial function. *Circulation* 2000;102:1158-64.
9. Voigt JU, Exner B, Schmiedehausen K *et al.* Strain-rate imaging during dobutamine stress echocardiography provides objective evidence of inducible ischemia. *Circulation* 2003;107:2120-26.
10. Castro PL, Greenberg NL, Drinko J *et al.* Potential pitfalls of strain rate imaging: Angle dependency. *Biomed Sci Instrum* 2000;36:197-202.
11. Takagi T, Takagi A, Yoshikawa J. Detection of coronary artery disease using delayed strain imaging at 5 min after the termination of exercise stress: head to head comparison with conventional treadmill stress echocardiography. *J Cardiol* 2010;55:41-48.
12. Reant P, Labrousse L, Lafitte S *et al.* Experimental validation of circumferential, longitudinal, and radial 2-dimensional Strain during dobutamine stress echocardiography in ischemic conditions. *J Am Coll Cardiol* 2008;51:149-57.
13. Yoshitani H, Takeuchi M, Mor-Avi V *et al.* Comparative diagnostic accuracy of multiplane and multislice three-dimensional dobutamine stress echocardiography in the diagnosis of coronary artery disease. *J Am Soc Echocardiogr* 2009;22:437-42.

CAPÍTULO 12

Laboratório de Ecocardiografia de Estresse e Estratégias de Enfermagem na Ecocardiografia sob Estresse

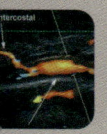

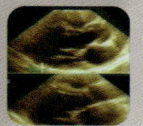

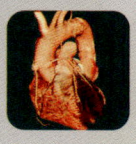

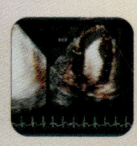

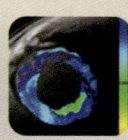

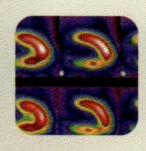

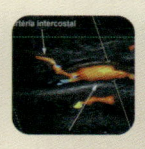

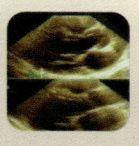

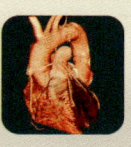

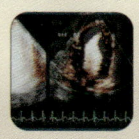

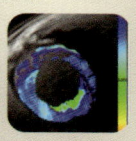

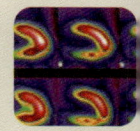

Creusa Selma Rodrigues Fernandes ■ Ana Cristina Camarozano Wermelinger

INTRODUÇÃO

O ecocardiograma de estresse é um método de diagnóstico não invasivo, indolor, que estuda estrutura e motilidade do coração humano. O estresse pode ser induzido por exercício ou drogas, fazendo o coração bater com mais força e mais acelerado. O resultado demonstra como o músculo cardíaco desempenha a sua função sobre condições dinâmicas, e esta técnica permite localizar áreas do ventrículo esquerdo que podem não estar recebendo sangue suficiente. É um instrumento fundamental na propedêutica cardiológica, contribuindo no diagnóstico da doença, no planejamento terapêutico, na monitoração dos resultados e na estratificação prognóstica.

Com o avanço tecnológico de imagem o uso de contraste à base de microbolhas durante o exame vem possibilitando melhor definição das bordas do endocárdio e perfusão do miocárdio em repouso e sobre estresse,[1] aumentando a acurácia do ecoestresse.

A primeira etapa é a realização do ecocardiograma de repouso, o paciente deita-se em decúbio lateral esquerdo, e o transdutor é colocado no tórax. Este emite ondas de ultrassom, ou seja, ecos para um aparelho que reconstrói a forma do coração com base no tempo e na propagação de ondas sonoras. A imagem é, então, exibida no monitor de vídeo e armazenada em forma digital (sistema computadorizado).

MODALIDADES DO ECOCARDIOGRAMA DE ESTRESSE

Esse método é utilizado em laboratórios de ecocardiografia por sua eficácia na sua avaliação de pacientes portadores de doenças coronarianas, entre outras patologias.[2,3]

Os métodos de estresse utilizados são o exercício físico (esteira ou bicicleta ergométrica) e o uso de drogas vasodilatadoras (dipiridamol e adenosina),[4] ou estimulantes adrenérgicos (dobutamina)[5] por via endovenosa, que são indutores de isquemia.

No Instituto Nacional de Cardiologia (INC) as drogas utilizadas são a dobutamina e o dipiridamol. Esses indutores são utilizados quando o paciente não pode realizar esforço físico, como, por exemplo, pacientes incapacitados por lesão de membros inferiores, fraturas recentes, comprometimento neurológico, pulmonares, idade avançada etc.

O ecocardiograma de estresse utilizando a dobutamina ou o dipiridamol tem a finalidade de estressar o coração, simulando um esforço físico ou induzindo "roubo" de fluxo. Com a dobutamina, a exatidão na detecção da doença coronariana é simular ao estresse induzido por meio de exercício físico.[6] Após término do teste, o ecocardiografista compara as imagens obtidas durante o repouso com as imagens do estresse.

LABORATÓRIO DE ECOCARDIOGRAFIA

Para a realização da ecocardiografia de estresse, seja por exercício físico seja farmacológico, é necessário uma sala ampla e cômoda, contendo ecocardiógrafo com imagens de alta resolução e aquisição digital. A esse sistema deve estar associado a gravação do exame em *pen drive*, CD ou DVD (atualmente) para dúvidas que eventualmente possam surgir durante a captação da imagem. A sala deve ter um monitor contendo cabo de ECG, oxímetro, frequência cardíaca, manguito de pressão, esteira ou bicicleta ergométrica, desfibrilador-cardioversor, aspirador, carro completo para parada cardiorrespiratória (que deve ser conferido sempre pela equipe de enfermagem). Os equipamentos devem estar posicionados de forma racional, permitindo a operacionalização do procedimento com eficácia, bem como o bom desempenho da equipe, para uma eventual intercorrência. A equipe de enfermagem deve ser capacitada em emergências cardiovasculares e ter treinamentos adequado e sincronizado com as diferentes etapas do procedimento, permitindo que a atenção do ecocardiografista seja dirigida para as imagens e intercorrências que o paciente possa apresentar (Fig. 12-1).

Orientações ao paciente que será submetido ao exame

- Jejum 3-4 horas, alimentação leve antes disto.
- No dia do exame não ingerir nenhum derivado da cafeina. Por ex.: chá, café, coca-cola, chocolate, medicamentos com xantinas.
- Suspender medicação antianginosa (salvo contraindicação ou avaliação terapêutica), no mínimo por 48 horas.
- Suspender cigarro por 24 horas.
- Trazer exames anteriores.
- Assinar termo de consentimento informado.

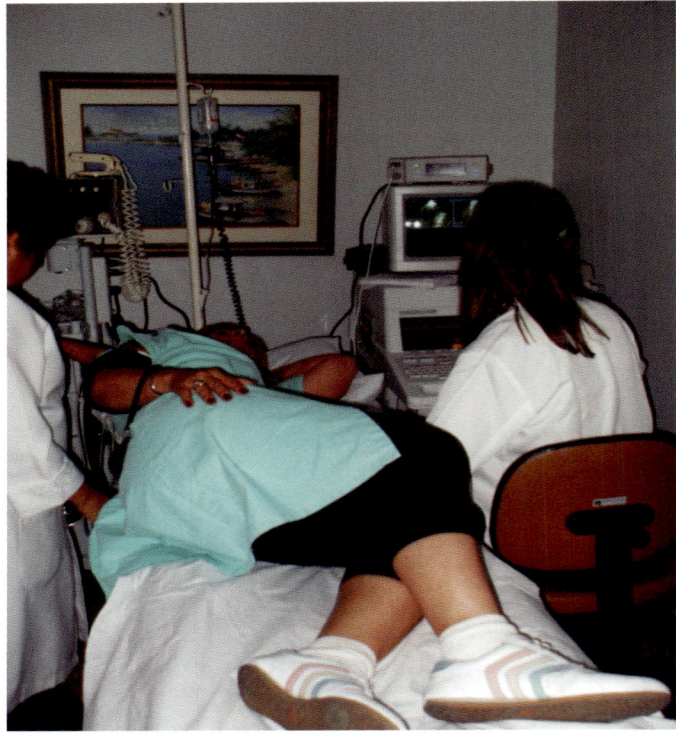

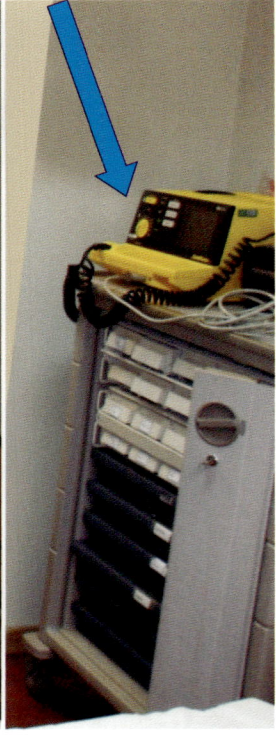

Fig. 12-1. Modelo esquemático do laboratório de ecocardiografia de estresse, que deve ter um carrinho com equipamentos e medicações adequados para possíveis intercorrências, mesmo que raras, como a parada cardiorrespiratória.

Além disso, deve-se fazer uma breve história dirigida antes de o paciente iniciar o exame, ecocardiograma sucinto e eletrocardiograma de repouso para descartar contraindicações, bem como aferição da pressão arterial e frequência cardíaca. Importante também, avaliar o tipo de estresse de acordo com a indicação e o histórico do paciente.

Orientações para o profissional executante do exame

Para a ecocardiografia de estresse é importante trabalharmos com: aparelho adequado contendo imagem harmônica e em *quad-screen*; pessoal de apoio treinado especialmente em punção venosa e bomba infusora; enfermeira ou técnica preparada e envolvida no laboratório de ecoestresse para ser ágil mediante qualquer intercorrência; monitor eletrocardiográfico de, ao menos, 3 derivações e idealmente de 12 derivações; cardioversor-desfibrilador; medicações provocativas de isquemia e seus antagonistas, como: metoprolol ou esmolol, verapamil ou adenosina, lidocaína, nitroglicerina ou isordil e inibidor da enzima de conversão para situações de hipertensão arterial sistêmica persistentes; esteira ou bicicleta com protocolos para exercício além dos fármacos (dobutamina e dipiridamol ou adenosina) e seus protocolos farmacológicos para que o paciente possa ser submetido ao melhor tipo de estresse para sua indicação clínica; treinamento adequado do médico-ecocardiografista com educação continuada mantida e realização de, ao menos, 15 exames ao mês para manter competência; padronizar os critérios e as imagens a serem capturadas no serviço em que trabalha.

Tendo confirmado a nova alteração segmentar ao ecoestresse (geralmente acometendo dois ou mais segmentos miocárdicos), devemos:

- Interromper o teste.
- Suspender a medicação ou parar a bomba infusora.
- Iniciar β-bloqueador endovenoso no caso de estresse com dobutamina e aminofilina no caso de estresse com dipiridamol.
- Se necessário, associar nitrato sublingual ou endovenoso.
- Manter acesso venoso e manter o paciente em repouso e observação até o ecocardiograma, pressão arterial e frequência cardíaca retornarem ao normal ou a níveis hemodinamicamente aceitáveis. Fazer novo eletrocardiograma ao final do exame e, eventualmente, na sala de recuperação.
- Se necessário (isquemia persistente, infarto do miocárdio, arritmia refratária, hipertensão arterial refratária etc.), internar o paciente em unidade coronariana ou de terapia intensiva.

PROCEDIMENTOS DA ENFERMAGEM NA ECOCARDIOGRAFIA DE ESTRESSE

Exercício físico

O ecocardiograma de estresse com execício físico é realizado em pacientes que possuem preservada sua capacidade de exercício.

Antes do esforço, o paciente é colocado em decúbito lateral esquerdo, e as imagens ecocardiográficas são obtidas. Em seguida, o paciente é colocado na esteira, onde é feita a monitoração eletrocardiográfica com 12 derivações (Fig. 12-2A), mais três derivações referentes ao aparelho ecocardiográfico (Fig. 12-2B), seguida da aferição da pressão arterial e frequência cardíaca basal, dando-se início ao teste. O objetivo do esforço é a obtenção da Frequência Cardíaca Máxima Prevista (FCMP) para a idade. O exercício tem duração em média de 5 a 15 minutos, dependendo do condicionamento físico do paciente. Durante o teste (exercício) a monitoração permite ao médico detectar mudanças elétricas, pressóricas, cronotrópicas ou clínicas. O exame é interrompido em caso de dor no peito ou na vigência de qualquer outro síntoma cardíaco ou complicações. Imediatamente após o término do exercício na esteira, o paciente retorna rapidamente à maca, posicionando-se em decúbito lateral esquerdo para obtenção das imagens ecorcardiograficas pós-esforço.[7] Qualquer alteração na contração da parede do coração é facilmente detectável pelo ultrassom, mas para isso as imagens devem ser obtidas em até 2 minutos após o término do exercício (pico do estresse).

A sala deve estar arrumada de forma a minimizar o tempo entre o final do exercício e o posicionamento do paciente para aquisição das imagens.[8]

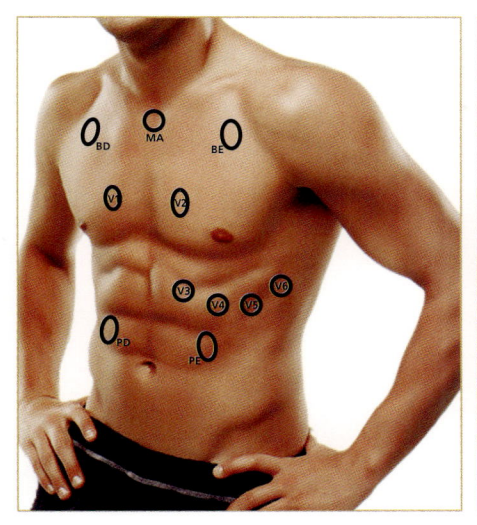

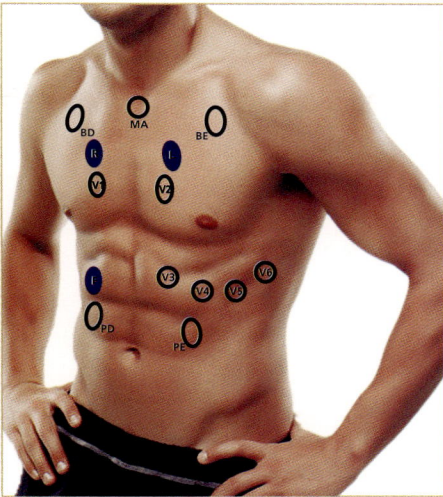

Fig. 12-2. Desenho esquemático da posição dos eletrodos no tórax para a realização do eco com esforço em esteira ergométrica (à esquerda) e a inclusão de mais três eletrodos para o ECG do aparelho de ecocardiograma (à direita), que deve ficar continuamente monitorado, desde o repouso até o pós-esforço imediato.

Estresse farmacológico

Os fármacos indutores de isquemia miocárdica são a dobutamina, que é um agente inotrópico positivo e vasodilatadores, como o dipiridamol e a adenosina.

A dobutamina é a mais empregada em nosso serviço, seguida do dipiridamol.

Preparo da solução: usa-se 1 ampola de dobutamina de 250 mg adicionada a 230 mL de soro glicosado a 5% ou solução salina a 0,9%. Esta é administrada por via endovenosa pela bomba infusora.

Preparo do paciente: jejum de 3-4 horas. Evitar exercício intenso pouco tempo antes do teste.

Coloca-se o paciente na maca em decúbito lateral esquerdo e primeiramente é feita a monitaração eletrocardiográfica. A seguir obtemos um acesso venoso periférico, seguido de aferição da pressão arterial e frequência cardíaca basal, dando-se, então, início ao teste de estresse, estas são verificadas a cada 3 minutos, e registradas durante todo o exame. A bomba infusora é acionada com dose inicial de 5 mcg/kg/min e aumentada para 10, 20, 30 e 40 mcg/kg/min, de acordo com o protocolo em questão. Cada etapa tem duração de 3 minutos e, ao final de cada uma, são aferidas as pressões arteriais sistólica (PAS) e diastólica (PAD), e a frequência cardíaca até alcançar 85% da FCMP. O procedimento pode ser interrompido em qualquer etapa desde que o paciente apresente intercorrência significativa, como: PAS > 230 mmHg ou PAD ≥ 120 mmHg, hipotensão, taquicardia sustentada, taquicardia supraventricular e sintomas intoleráveis.[9,10] Em alguns laboratórios, como no Instituto Nacional de Cardiologia (INC), a adição de atropina tem início no final de 20 mcg de dobutamina.[11] Usa-se, também, um *hand grip* como método coadjuvante, cuja finalidade é o aumento da frequência cardíaca quando está próxima à FC-alvo. Contrastes ecocardiográficos, através de administração em veia periférica, para melhor definição da borda endocárdica também são empregados, quando necessário.[12] As microbolhas são obtidas da sonificação de gases fluorocarbonados (PESDA).[13] Este método pode ser utilizado em *bolus* ou em infusão contínua (PESDA – 20 mL mais 80 mL de solução glicosada a 5%) com gotejamento médio de 30 gotas/min, ajustando-as a critério da solicitação do ecocardiografista, cujo objetivo é, entre outros, otimizar as imagens cardíacas, este é administrado com as imagens do coração em repouso e durante todas as doses de dobutamina ou somente no pico da ação do medicamento. Já o uso de contraste de microbolhas à base de microsferas lipídicas de gás pefluropropano com diâmetros de 2-3 μm (DEFINITY)[14] também são injetadas por via endovenosa em *bolus* ou infusão contínua.[15] Após interrupção do teste com dobutamina os efeitos colaterais desaparecem espontaneamente ou com a administração de metoprolol (β-bloqueador), que reduz a frequência cardíaca, pressão arterial, contratilidade miocárdica e o consumo de oxigênio pelo miocárdio,[16] geralmente utilizado no nosso serviço.

No entanto, o dipiridamol é um vasodilatador coronariano que atua principalmente sobre as pequenas artérias e arteríolas. O início de sua ação é de 4 a 8 minutos, aproximadamente, com uma vida média mais prolongada.

Preparo da solução: a primeira dose recomendada é de 0,56 mg/kg adicionada em solução glicosada ou salina até atingir o volume de 20 mL; a segunda dose é de 0,28 mg/kg adicionada à solução glicosada ou salina até atingir o volume de 10 mL. Esse agente é diluído para minimizar a ardência local durante sua administração. Devem-se evitar exercícios intensos pouco tempo antes do exame.

Preparo do paciente: jejum de 3-4 horas. Orientar para suspender fármacos e drogas que contenham xantinas, como teofilina, café, chá, chocolate e coca-cola.

O procedimento inicial é semelhante à dobutamina. A primeira dose é administrada por via endovenosa com velocidade de 0,142 mg/min com duração de 4 minutos, em seguida, é aferida novamente a pressão arterial e a frequência cardíaca.

Após intervalo de 4 minutos é administrada a segunda dose com duração de 2 minutos, seguido de 1mg de atropina.

O dipiridamol é uma droga bem tolerada (comparativamente, mais que a dobutamina), embora efeitos colaterais leves, como cefaleia, dor torácica, rubor e náuseas, sejam observados com frequência, são revertidos com a administração de aminofilina (120-240 mg) ao final do teste.[17]

O protocolo acelerado também pode ser utilizado com 0,84 mg/kg diluído para 20 mL de salina e administrado em 6 minutos.

PROCEDIMENTOS

O enfermeiro deve:

- Ser capacitado e capaz de colaborar na humanização da assistência, proporcionando segurança e conforto ao paciente.
- Deve estar alerta para possibilidade da ocorrência de efeitos colaterais.
- Conhecer a ação, duração da ação e efeitos colaterais esperados dos medicamentos.
- Reforçar as explicações sobre o procedimento, equipamento utilizado, sensações esperadas e o atendimento de enfermagem que será proporcionado.[18] A compreensão do paciente sobre o que ele pode esperar e por que certas sensações podem ocorrer, poderá ajudá-lo a reduzir o medo associado ao desconhecido e ao inesperado.

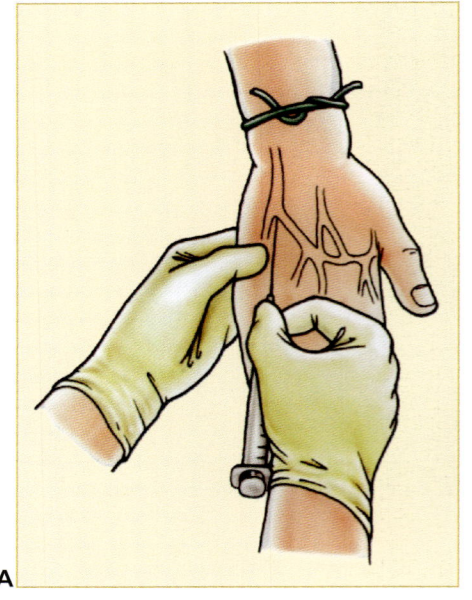

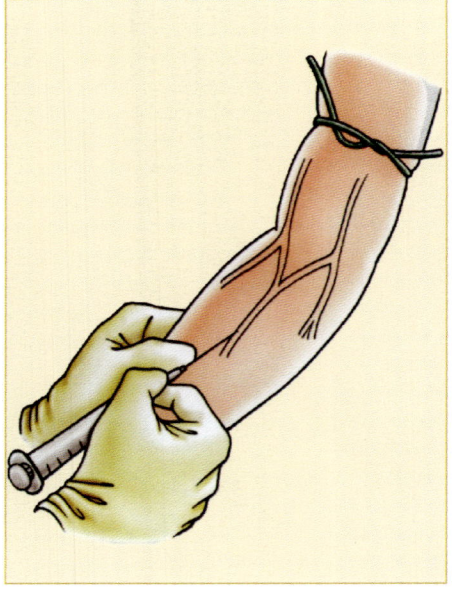

Fig. 12-3. Opções de acesso venoso periférico para a realização do ecocardiograma de estresse farmacológico. As veias preferíveis são as da mão ou do antebraço (à esquerda) e, em segundo plano, está a veia cubital (à direita), que não deve ser a de eleição em decorrência da movimentação do braço.

- Corrigir eventuais conceitos errôneos ou informações incorretas que o paciente tenha sobre o procedimento. A informação exata permite que o paciente dissipe seus medos, proporcionando tranquilidade, conforto e segurança.[19]
- Instruir o paciente de maneira clara, para que ele comunique imediatamente sintomas, como dor no peito, cansaço, cefaleia etc. Os sintomas, mesmo sutis, são indicadores de potenciais problemas em desenvolvimento. A comunicação permitirá melhor avaliação e prevenção de complicações.[20,21]
- Verificar se o termo de consentimento encontra-se assinado e se o mesmo está com acompanhante.
- Saber se o paciente tem história de doenças, como: glaucoma, hipertrofia prostática, retenção urinaria, bronquite, hipertensão, acidente vascular encefálico recente. Estas informações permitirão a conduta farmacológica adequada.

CONSIDERAÇÕES SOBRE O ESTADO EMOCIONAL DO PACIENTE

O paciente ansioso representa um indivíduo em estado de alerta, tendo sensação de desconforto em resposta a qualquer sensação ou perigo imaginário. Este percebe estar perdendo controle da situação e o corpo pode responder à ansiedade com uma maior liberação de adrenalina. Isto, por sua vez, faz com que a frequência de pulso e respiração aumentem, a pressão arterial se eleve e o suprimento sanguíneo ao sistema nervoso central, coração e músculo aumentem. Sua face pode tornar-se pálida ruborizada, a pele úmida e a boca seca. Paciente tem dificuldade para dar e receber informação, por isso o enfermeiro deve ser capaz de valorizar o nível de ansiedade do paciente, de maneira que possa diminuí-la eficazmente e ajudá-lo a suportar a situação imediata.

O conhecimento sobre o exame e os efeitos colaterais favorece a sensação de controle e pode reduzir a ansiedade. A investigação do nível de conhecimento do paciente orienta o enfermeiro no planejamento das estratégias eficazes na abordagem das suas necessidades.[15]

ORIENTAÇÕES PARA ACESSO VENOSO PERIFÉRICO

O enfermeiro responsável pelo acesso venoso deve adotar as precauções universais para proteção do paciente e para sua própria proteção para doenças infectocontagiosas. Deve utilizar luvas e manusear com cuidado agulhas e instrumentos perfurocortantes.[16] Os locais mais indicados para realização da punção venosa são os membros superiores, que são o dorso das mãos (Fig. 12-3A), o antebraço e a fossa antecubital (Fig. 12-3B). O jelco intravenoso utilizado e indicado é o de 5 cm de comprimento. A punção venosa é realizada e o cateter introduzido dentro da veia que é conectado a uma torneira de três vias, uma que interliga o equipo à bomba infusora, a outra com um soro glicosado ou fisiológico para manutenção do acesso e a última via serve para administração de outras substâncias, quando necessárias.

CONCLUSÃO

O avanço da tecnologia na ecocardiografia nas últimas décadas traz cada vez mais a necessidade de profissional especializado, imprescindível no preparo e realização destes procedimentos, otimizando os resultados, reduzindo eventos adversos e possibilitando melhoria na qualidade da assistência prestada ao paciente.

O nosso objetivo é garantir uma assistência sistematizada com eficácia e efetividade, com base nos princípios técnicos e científicos

REFERÊNCIAS BIBLIOGRÁFICAS

1. Mulvagh SL, De Maria NA, Feinstein SB et al. Contrast e echocardiography: Current and future applications. *J Am Soc Echocardiogr* 2000;13:331-42.
2. Dionisopulos P, Smart SC, Sagar K. Dobutamine dtress echocardiography. Preditcs left ventricular remodeling after acute myocardial infarction. *J Am Soc Echocardiogr* 1999;12:777.
3. Pingitore A, Picano E, Varga A et al. Prognostic value of parmacological stress echocardiography in patients with known or suspected coronary artery disease. A propective, large – Scale, multicenter, herad-to-head comprarison between dipyridamole and dobutamina test. *J Am Coll CArdiol* 1999;34:1796.
4. Mzeika P, Nihoyannopoulos P, Joshi J et al. Evaluation of dipyridamole – Doppler echocardiography for detection of detection of myocardial ischemia and coronaryartery disease. *Am J Cardiol* 1991;68:478.
5. Calmon DA, Glover DK, Beller G et al. Effects of dobutamine estress on myocardial flow, systolic wall thchenning in the presence of coronary artery stenoses. *Circulation* 1997;96:2353.
6. Nagueh S, Zoghbi W. Prognostic value of stress echocardiography in stable angina or after myocardial infarction. *Curr Opin Cardiol* 1996;11:627.
7. Roger VL, Pellika PA, Oh JK et al. Stress echocardiography. Part 1. exercise echocardiography: techniques, implementation, clinical applications, and correlations. *Mayo Clin Proc* 1995;70:75.
8. Badruddi SM, Ahmad A, Mckelson J et al. Supine bicycle *versus* post-treadmill exercise echocardiography in the detection of myocardial

ischemia: a randomizede single- blind crossver trial. *J Am Coll Cardiol* 1999;33:1485.
9. Hernandez MV. Ecocardiografia de estress: nueva forma de evalvuar riesgo coronário. *Rev Med Clin Condes* 2002;13(1):18-25.
10. Pinton R, Lenke W, Garcia C. Sintomas, complicações e alterações hemodinâmicas associadas a ecocardiografia com dobutamina. *Arq Cardiol* 1997;63(3):1.
11. Lewandowski TJ, Amstronc WF, Bosch DS. Reduced test time by early identification of patients requiring atropine during stress echocardiography. *J Am Soc* 1998;11:236.
12. Villanueva F, Glahenn WP, SkelnarJ et al. Sucessful and reproducible myocardial opacification during two – dimensional echocardiography from right heart injection of contrast. *Circulation* 1992;85:1557.
13. Xie F, Porte TR. Acute myocardial ischemia and reperfusion can be visually identified non- invasively with intravenous perfluoropropane – Enhanced sonicated albumin ultrasound contrast. *Circulation* 1994;90:I-555.
14. Crouse IJ, Cheirif J, Hanly DE et al. Opacification and borde delineation improvement in patiens with suboptimal endocardial borde definition in routine echocardiography: results of the phase III Albunex multicenter trial. *J Am Cardiol* 1993;22:1494-500.
15. Kornbluth M, Liang DH, Paloma A et al. Native tissue harmonic imaging improves endocardia border definition and visualization of cardiac structures. *J Am Soc Echocardiogr* 1998;11:693-701.
16. Cunimins R. (Ed.). Suporte avançado de vida em cardiologia. The American Heart Association 1997.
17. Sicari R, Ripoli A, Picano E et al. Perioperative prognostic value of dipyridamole echocardiography in vascular surgery. A large-scale multicenter study in 509 patients. *Circulation* 1999;100:269.
18. Du Gás WB. *Saúde e doença in enfermagem prática*. 4. ed. Rio de Janeiro: Interamericana, 1984.
19. Carpenito JL. *Planos de cuidados de enfermagem e documentação*. 2. ed. Porto Alegre: Artmed, 2002.
20. Brunner SL. La enfermidade como experiência humana. In: Brunner SL, Emerson PC, Fergunson KL. *Enfermaria medicoquirurgica*. 2. ed. México: *Interamericana,* 1971. p. 30.
21. Mason AM. *Impacto da enfermidade sobre o indivíduo*. Enfermagem médico-cirurgica. 3. ed. Rio de janeiro: *Interamericana*, 1976. p. 4.

CAPÍTULO 13

Bases do Contraste de Microbolhas e do Ultrassom

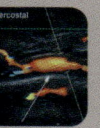

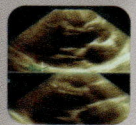

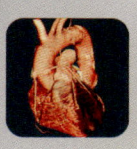

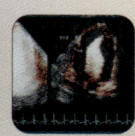

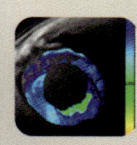

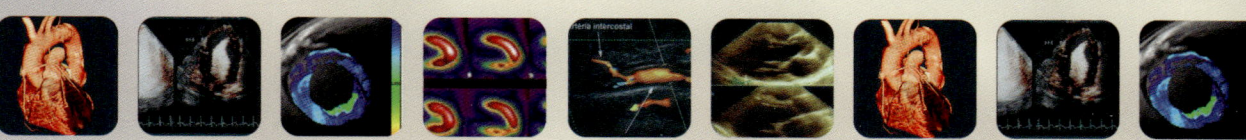

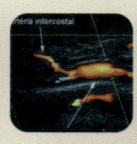

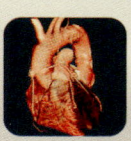

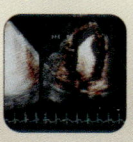

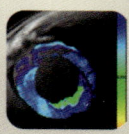

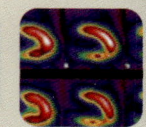

13-1 Princípios Físicos das Microbolhas

Ana Cristina Camarozano Wermelinger

INTRODUÇÃO

A imagem utilizando o ultrassom tornou-se uma modalidade de grande impacto na área de radiologia e cardiologia, por ser um método não invasivo, oferecer imagens diagnósticas em tempo real e não envolver radiação ionizante.

Contudo, nem sempre é possível obtermos boa resolução da imagem na escala de cinza para diferenciar o tecido normal do tecido alterado, o que gerou o desenvolvimento dos agentes de contraste para ultrassom. Estes oferecem melhora na sensibilidade e acurácia diagnóstica, o que ocorre com frequência em outras modalidades de imagem, como radiologia clínica, tomografia computadorizada e ressonância magnética.

Grandes esforços foram dispensados por Gramiak *et al.* na Universidade de Rochester (NY-EUA), em 1968, na descoberta e desenvolvimento das aplicações dos agentes de contraste, que foi com base no entendimento dos princípios físicos das microbolhas e de sua ação no campo ultrassônico; uma vez que esses autores perceberam a formação de bolhas durante a injeção de indocianina na aorta, como resultado do fenômeno de cavitação junto à ponta do cateter.[1]

O desenvolvimento comercial dos agentes de contraste em ultrassonografia começou na década de 1980, com estudos que levaram à estabilização e à miniaturização das microbolhas. Carrol *et al.*[2] demonstraram que bolhas de nitrogênio encapsuladas com gel eram estáveis o suficiente para produzirem realce na ultrassonografia. Feistein *et al.*,[3] por sua vez, demonstraram que as microbolhas de ar sonificadas com albumina humana eram estáveis o bastante para atravessar a circulação pulmonar, opacificar o ventrículo esquerdo e atingir a circulação sistêmica.

MECANISMOS FÍSICOS DOS AGENTES DE CONTRASTE

Sabemos que as bolhas de ar agitadas manualmente, por possuírem grandes diâmetros, são filtradas pelo pulmão, não sendo capazes de ultrapassar a barreira capilar pulmonar e atingir as cavidades cardíacas esquerdas, já que o pulmão tem importante função como câmara de troca gasosa e também como filtro de pequenos trombos e agregados plaquetários, bem como é capaz de filtrar bolhas que não são pequenas o bastante para ultrapassar a barreira capilar. Sabe-se que o pulmão possui extensa rede capilar, de modo que a infusão de soluções microemboligênicas pode até causar pequenas obstruções transitórias ou prolongadas, sem, contudo, comprometer a dinâmica funcional do órgão, graças à grande potencialidade da abertura de vasos latentes sob condições normais.

Com a intenção de ultrapassar essa barreira pulmonar e alcançar as câmaras esquerdas, esforços foram feitos na tentativa de reduzir o tamanho das bolhas, ganhando destaque o processo de sonificação, cuja finalidade é de formar partículas menores (diâmetro inferior a 10 μm idealmente, menor que a hemácia) e mais homogêneas e estáveis.[4] A sonificação é realizada por um sonificador com alta frequência ultrassônica (≥ 20 KHz) que atua sobre a mistura.[4] Uma vez reduzido o tamanho das microbolhas, estas passam pela corrente sanguínea, comportando-se reologicamente, como as hemácias, sendo que as bolhas mais volumosas podem interromper, transitoriamente, o leito capilar e o fluxo sanguíneo, mas, subsequentemente, colapsam ou se rompem.[5]

Contudo, há um paradoxo no conceito físico-químico das microbolhas, embora o pequeno tamanho das bolhas apresente melhor passagem pelos capilares, a alta pressão interna dentro das mesmas resulta em rápida difusão do gás no sangue e perda da intensa reflexão ao ultrassom, sendo estas menos contrastantes. Essa reflexão chamada de *scattering* é produzida quando a interface é menor do que o comprimento de onda, e o ultrassom será refletido em todas as direções. Então o sinal refletido de volta para o transdutor é chamado de *backscatter* (Fig. 13-1).

Hoje sabemos que a matéria-prima utilizada na cápsula envoltória da bolha possui importante papel no maior ou menor colapso destas, mesmo que em tamanhos bastante reduzidos.

A solução de contraste para ultrassom produzido com microbolhas apresenta um princípio diferente daqueles empregados para ressonância magnética e para tomografia computadorizada, já que estes últimos utilizam as características físico-químicas das cé-

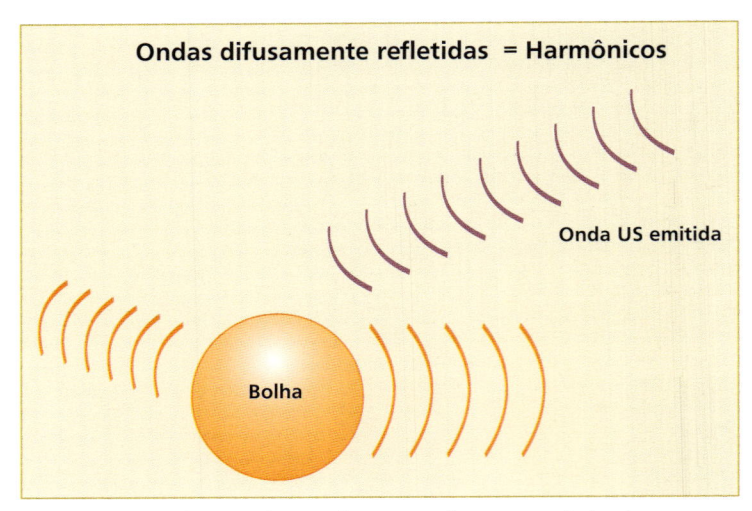

Fig. 13-1. *Scattering* e *Backscattering* ou espalhamento acústico é a propriedade de as bolhas refletirem em várias direções e com diferentes intensidades o pulso ultrassônico emitido.

lulas para seu efeito, enquanto as microbolhas utilizam as características físicas do próprio ultrassom, ou seja, quanto maior a diferença de densidade entre os meios, maior a reflexão da energia emitida e maior a amplitude do sinal de ultrassom, bem como da reflexão. De modo que a enorme habilidade reflectiva das microbolhas é decorrente da larga impedância acústica e da diferença entre os meios gasoso (conteúdo das microbolhas) e o sangue ao redor.[6] O meio gasoso é o que promove a maior diferença, o que, na prática, corresponde a um aumento do sinal sonoro.

Partículas podem ser detectadas pelo ultrassom quando possuem características acústicas que diferem do meio adjacente; isto significa uma diferença na velocidade de propagação, densidade ou absorção. Em geral, o tamanho dos agentes de contraste é muito menor do que o comprimento de onda no campo acústico (junto a 3 MHz o comprimento da onda na água é de 0,5 mm).[7] Dada uma partícula com um raio específico, a reflexão da onda é fortemente influenciada pela frequência aplicada. Deve-se observar que quando a compressibilidade e a densidade da partícula são iguais à do meio, a reflexão será zero.[8]

As microbolhas sofrem oscilação radial no campo ultrassônico, com isto elas são comprimidas durante picos de pressão externa e expandidas durante a queda de pressão. Este comportamento das bolhas é chamado de fenômeno de ressonância.[9] A oscilação das microbolhas pode produzir inúmeras frequências de harmônicas: sub-harmônica,[10] segunda harmônica[11] e ultra-harmônicas.[12]

Segundo Anderson,[13] a frequência de ressonância é inversamente proporcional ao raio da bolha. A tensão superficial aumentará a frequência de ressonância, enquanto a redução da viscosidade e temperatura resultará em baixa frequência de ressonância. Este efeito torna-se importante para bolhas com raio menor que 10 μm.[13] Além disso, a característica da cápsula também interfere na reflexão, pois uma bolha de ar de 1 μm tem um espalhamento acústico de mais do que 100 milhões de vezes em comparação a uma esfera rígida de mesmo tamanho.[9]

Então, por definição, agentes de contraste são pequenas bolhas de gás que, quando introduzidas no organismo e associadas ao efeito do ultrassom, são capazes de contrastar o sangue e permitir a avaliação da microcirculação, através das mudanças que ocasionam nas características ultrassônicas teciduais, sendo a mais importante delas o espalhamento acústico, de modo que o propósito do contraste para ultrassom é o de potencializar esta propriedade, permitindo alta intensidade de reflexão das ondas sonoras emitidas, pela resposta não linear das microbolhas (o que será discutido no próximo capítulo), causando o efeito contraste.

Três principais características devem ser consideradas para esses agentes:[14]

1. Seus diâmetros devem ser pequenos para ultrapassar a barreira pulmonar (raio < 5 μm), porém não demasiadamente para que não ocorra o colapso das bolhas, fazendo-as desaparecer rapidamente na circulação.
2. A proporção direta do espalhamento acústico e a diferença de impedância acústica entre partículas e tecidos devem ser consideradas.
3. O número de partículas no agente de contraste é de significativa importância, de modo que quanto maior a concentração de bolhas, melhor será a resolução e maior será o efeito contraste.

Outros importantes fatores que devem ser considerados em se tratando do agente de contraste de microbolhas para ultrassom são: baixa toxicidade, estabilidade, durabilidade durante o exame, (porém não por longos períodos), rápido metabolismo e excreção, administração endovenosa e a propriedade de modificar uma ou mais características acústicas do tecido que determinam o processo de imagem ultrassônica.

O primeiro contraste comercial, denominado de Albunex® da Mallinkrodt, se deu a partir da opacificação das câmaras esquerdas, conquistada por Feistein *et al.*, porém a estabilidade desta solução foi baixa.

Desta linha de agentes de contrastes, considerados de primeira geração e cuja principal característica era ter o ar como meio gasoso e a capacidade de ultrapassar o capilar pulmonar, temos além do Albunex, o Levovist® da Schering, constituído de galactose e ácido palmítico, com o tamanho médio das microbolhas de 2 μm. A estabilidade desta solução é conferida pelo ácido palmítico, que atua como surfactante e impede que as bolhas sejam capturadas pelo sistema reticuloendotelial, mas este contraste foi produzido também com gás de baixo peso molecular, o que não conferiu persistência às microbolhas.[15]

A segunda geração de agentes de contraste trouxe como avanço a maior estabilidade e durabilidade das microbolhas. Os de segunda geração são representados pelo Sonovue® (Bracco), Optison® (Mallinkrod) e o Definity® ou Luminity® (antes da Squibb-Bristol Meyer e atualmente da Lantheus).

Nesta geração, o meio gasoso passou a ser constituído por gases fluorcarbonados que, em virtude do alto peso molecular, apresentam menor solubilidade e menor capacidade de difusão, conseguindo dessa forma alcançar as câmaras esquerdas sem sofrer grandes colapsos. Thomas Porter, da Universidade de Nebraska, foi um dos pioneiros no uso do contraste para ultrassom e criador do PESDA (dextrose-albumina-sonicada) (Figs. 13-2 e 13-3), considerando, após vários experimentos com diferentes doses de albumina e dextrose, a solução de 8 mL de gás decafluorobutano sonicado com uma mistura de albumina humana a 5% e dextrose a 5% em uma proporção de 5:1, um de seus melhores resultados.[16]

O PESDA é ainda o grande representante desta geração de contrastes, porém sua confecção manufaturada, impedindo uma padronização e controle de qualidade precisos, além da questão artesanal bastante trabalhosa e de exigências da portaria da farmácia

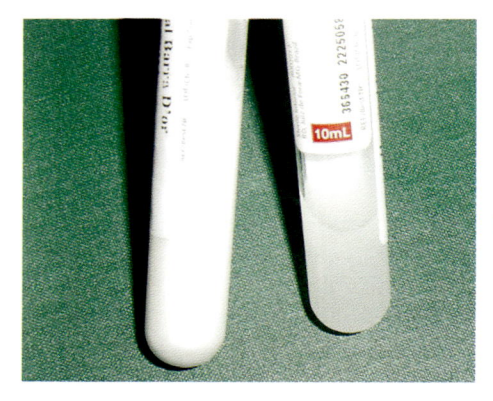

Fig. 13-2. Soluções de contraste com microbolhas (PESDA). O ideal é a obtenção de uma solução mais leitosa (à esquerda) em vez de aquosa (à direita).

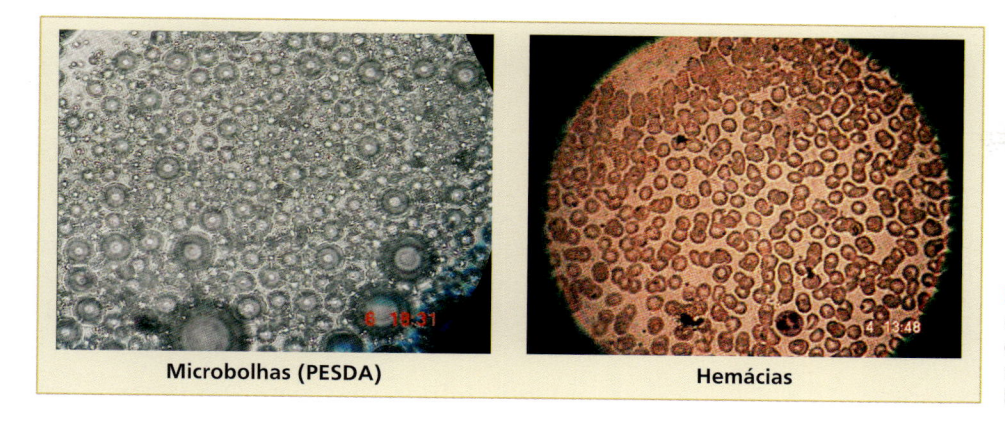

Fig. 13-3. Aspecto das microbolhas à microscopia comparada com os glóbulos vermelhos. Observa-se que, apesar de algumas bolhas serem maiores, a maioria apresenta um tamanho próximo ao das hemácias com o efeito da sonificação.

de manipulação que se impõe à sua produção, como a necessidade de esterilidade em sua formulação (RDC nº 33 de 2000 e Portaria 272 de 1998 – ANVISA/MS), são fatores que não se inviabilizam porém dificultam a reprodutibilidade deste produto. O tamanho médio destas microbolhas deve ser de 4 a 6 µm na maioria da amostra (> 90%). Sabemos que, desse modo, com o processo de sonificação e redução das microbolhas entre 1 e 10 µm não haverá alteração do fluxo coronariano, da função ventricular ou da hemodinâmica sistêmica, tornando as microbolhas bastante seguras, biologicamente inertes e até mesmo inócuas.[4,17]

A Figura 13-4 a seguir mostra as diferenças entre o ar e os gases pesados atualmente empregados no uso dos agentes de contraste.

Considerações dos principais agentes de contraste utilizados na atualidade

- *Pesda:* difícil reprodutibilidade por ser um produto manufaturado, dependendo de infraestrutura e cuidados para sua execução, cuja aplicação deve ser restrita à instituição que produz o produto e este não pode ser comercializado. Deve atender às normas de manipulação de resíduos da ANVISA.[18] Cefaleia, sensação de rubor, ardência no local da injeção, parestesia, dor lombar e tontura podem ocorrer.
- *Levovist:* efeito contraste menos intenso e rápida perda das microbolhas (menor durabilidade), não ganhou o mercado. Cefaleia, náusea e sensação de rubor e tontura podem ocorrer.
- *Optison:* ótima resolução e efeito contraste com razoável durabilidade. Ganhou o mercado, porém com muita dificuldade junto às operadoras de saúde. Previsto para retornar ao mercado brasileiro em 2013. Cefaleia, náusea e sensação de rubor e tontura podem ocorrer.
- *Definity/Luminity:* ótima resolução, efeito contraste e durabilidade, ganhou o mercado e a credibilidade da classe médica. Porém, ainda houve dificuldades frente às operadoras de saúde. Cefaleia, dor lombar, sensação de rubor e urticária podem ocorrer.
- *Sono Vue:* autorizado na Europa, sendo de segunda geração. Ainda não chegou ao Brasil, mas está previsto para 2013. Cefaleia, náusea, dor torácica ou no local da injeção, hiperglicemia e vasodilação podem ocorrer.

COMPOSIÇÃO DAS MICROBOLHAS

A composição desses produtos tem desempenhado importante papel no desenvolvimento de uma nova geração de agentes de contraste, cuja finalidade é a capacidade terapêutica (liberação de drogas e genes, fibrinólise etc.).

Esta é uma área bastante promissora, que engloba o tratamento de tumores, transporte de material genético, trombólise e regressão de placas ateroscleróticas. Pelo processo de cavitação transitória, o ultrassom potencializado pelo contraste pode criar perfurações na membrana celular que permitem o ingresso de moléculas maiores e partículas no interior da célula, um processo denominado pelos físicos de *sonopenetração*. A cavitação das microbolhas no leito capilar também é capaz de aumentar a permeabilidade capilar, otimizando a liberação de agentes terapêuticos. Microbolhas com funções e características específicas passam a ter cápsulas carregadas positivamente com lipídeos e a envolver material hidrofílico, podendo, então, transportar material genético, trombolítico ou quimioterápico até o tecido-alvo e liberá-lo pela energia emitida pelo ultrassom.

Diversos outros produtos estão sendo desenvolvidos, sendo alguns considerados como contrastes de terceira geração, porém ainda não disponíveis no mercado. O contraste de terceira geração chamado BR14 da Bracco, composto por microbolhas de menores dimensões, com tamanho médio de aproximadamente 3 µm e pelo gás perfluorbutano,[19] é significativamente melhor do que os de primeira e segunda gerações para avaliar a parte perfusional dos tecidos, permanecendo mais tempo nos capilares.[19]

Discutiremos a seguir os principais componentes atualmente considerados na composição das microbolhas: polímeros, fosfolipídeos e surfactante estabilizado. Outras formulações preparadas para a finalidade diagnóstica, mas que não obtiveram êxito, foram: o dióxido de carbono, que não ultrapassa os capilares pulmonares;[20] o peróxido de hidrogênio, que em doses maiores pode causar embolia aérea,[21] além da renografina, sorbitol, albumina, dextrose ou salina sonificadas. Mas nem todos os agentes são adequados para injeção intravenosa, principalmente aqueles com alta viscosidade e alta osmolaridade, pois estes sim podem interferir no fluxo coronariano, na função ventricular e nos parâmetros hemodinâmicos,[22] de modo que estes agentes não são mais utilizados na prática clínica e os agentes de contraste utilizados evoluíram a ponto de conferir maior segurança no que diz respeito às características reológicas e hemodinâmicas cardiovasculares.

Com relação à composição química dos agentes de contraste, várias soluções têm sido adotadas para estabilizar as bolhas e avançar no desenvolvimento das mesmas, porém diferentes composi-

Ar
- Alta solubilidade, baixa persistência e estabilidade
- Rápida difusão após ruptura

Gases Pesados
- Alto peso molecular, baixa solubilidade, alta persistência e estabilidade

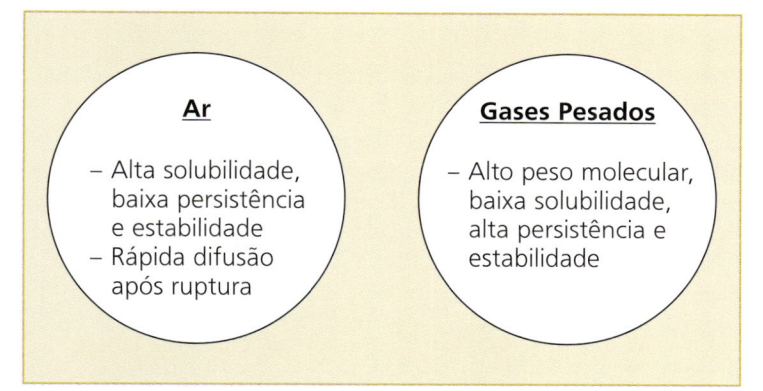

Fig. 13-4. Diferenças entre as microbolhas contendo ar ou gás de alto peso molecular.

ções causam também diferentes resultados na *performance* das microbolhas e no seu comportamento acústico. Para discutir um pouco este assunto, seguem, abaixo, informações sobre as principais composições usadas.

A) **Polimérica:** são utilizados na confecção de drogas, tintas, perfumes e sabores, mas como agente de contraste o tamanho maior que as demais microbolhas estabilizadas é um fator limitante. As microbolhas de polímero possuem vida longa *in vivo*, maior do que outras microbolhas.[23]

- *Biopolímeros:* biopolímero gelatinoso resulta em cápsulas de 80 μm de diâmetro que necessitam de injeção intra-arterial. Na técnica de emulsão foi reportado para a produção de partículas de colágeno de 3 μm, levando ao aumento do brilho do fígado em cães, graças à agregação.[24] Contudo, o grande tamanho destas partículas é o fator limitante. Sonovist e Cardiosphere são exemplos de polímeros.
- *Proteína:* o primeiro contraste aprovado e comercializado utilizando albumina foi o Albunex seguido do Optison, em ambos a albumina foi a matéria-prima utilizada para compor a cápsula da microbolha, mas o Optison ganhou maior estabilidade do que o Albunex por possuir um gás de alto peso molecular (octafluorpropano) no lugar do ar (de baixo peso molecular). Ambos passam pelo processo de sonificação.
- *Poliésteres:* são microcápsulas de polímero biodegradável que envolve a encapsulação de um núcleo sólido e volátil de carbonato de amônia, que é subsequentemente removido pela liofilização, deixando uma cápsula vazia, que pode ser modificada com o gás de interesse (preferivelmente perfluorcarbono ou hexassulfuro).[25,26]
- *Policianoacrilato:* a Schering AG produziu um agente de contraste pela emulsão e polimerização, consistindo em uma fina camada de cerca de 100 nm de espessura de n-butil-2-cianoacrilato, chamado Sonavist.[27]

B) **Fosfolipídeo e surfactante estabilizado:** quando os fosfolipídeos estão presentes em um meio aquoso, eles espontaneamente se unem, formando vesículas de camadas duplas, conhecidas como lipossomas, que têm sido estudadas como veículos para liberação de drogas.[28]

Os fosfolipídeos e surfactante estabilizado diferem dos polímeros pela maior flexibilidade de suas camadas, que permitem imagem harmônica e, consequentemente, maior espalhamento acústico. Os componentes moleculares nestas camadas mantêm-se unidos por forças de atração-repulsão hidrofóbica e hidrofílica.[24]

- *Lipossomas:* a cápsula de fosfolipídeo pode envolver vários gases, incluindo nitrogênio, oxigênio, xenon e perfluorcarbonados. A natureza do gás apresenta particular importância na estabilidade dos agentes de contraste, bem como na intensificação do sinal ao ultrassom, o que não ocorre com o nitrogênio ou o ar que apresentam menor estabilidade.[24]

    Hoje consideram-se o ar com a menor estabilidade e os gases perfluorcarbonados com ótima estabilidade.[24]

- *Fosfolipídeo:* de nome Imavist ou Imagent ou AF0150, são bolhas que contêm vapor perfluoro-hexano em um veículo de gás nitrogênio. Este agente tem sido mostrado capaz de opacificar o ventrículo esquerdo, intensificar o miocárdio e visualizar regiões de infarto em coelhos, com alta resolução espacial.[24,29]

    Outro agente de segunda geração que foi desenvolvido com fosfolipídeo como matéria-prima e, atualmente, ainda é utilizado o Definity, que são microsferas de Perflutren, compostas de octafluoropropano encapsulado em uma membrana composta por uma mistura lipídica, consistindo em ácido hexadecanoico, DPPA, DPPC e MPEG5000 DPPE, entre outros componentes, cujo diâmetro varia de 1,1 a 3,3 μm.[30]

- *Polietileno glicolfosfolipídeo:* de nome SonoVue ou BR1, é composto de gás SF6 estabilizado por uma cápsula liofilizada contendo etileno glicolfosfolipídeo.[31] Bastante utilizado na Europa.
- *Surfactantes não iônicos:* Margaret Wheatley e coautores[32] desenvolveram uma série de agentes que são estabilizados por uma mistura de surfactantes não iônicos (p. ex.: ST68 e ST44), que são produzidos por sonificação, considerando que estes se diferenciam por apresentarem uma camada altamente flexível, resultando em excelente capacidade de imagem harmônica.
- *Cápsula lipídica:* estes agentes têm sido reportados na confecção de microbolhas para detectar tumor cerebral.[33-35] Sua composição contém glicerídeos e colesterol éster e é preparado por uma agitação vigorosa, misturando o líquido com o ar. Estas microbolhas parecem ter uma afinidade por tumores, como o carcinoma, o que foi observado em estudo experimental.[34] *In vitro*, estudos utilizando células tumorais de glioblastoma e gliossarcoma indicaram que este agente de contraste foi internalizado por estas células, onde foi associado a compartimentos ácidos.[36]

C) **Outros:**

- *Galactose:* nesta classe, o agente de contraste produzido e conhecido é o Levovist, um contraste constituído por partículas de galactose e ácido palmítico, este último atua como estabilizador e impede que as bolhas sejam capturadas pelo sistema reticuloendotelial pulmonar.[37] Esses componentes liofilizados são misturados à água estéril e vigorosamente agitados por 5 a 20 s, levando à quebra das partículas e formação de sítios para adsorção das bolhas de gás. O Levovist foi utilizado para opacificação das câmaras cardíacas esquerdas, bem como para estudos do rim, mama e fígado.[38,39] As microbolhas de Levovist têm cerca de 2 μm.
- Emulsão perfluorcarbono; seu principal representante é o EchoGen, cujo ingrediente ativo é o gás dodecafluoropentano, e as bolhas possuem entre 2 e 5 μm de diâmetro. Este agente se destaca por produzir marcada opacificação do parênquima e visualização tumoral.[40,41]
- Iodipamida etil-éster e poros inorgânicos: aqui se trata de um novo conceito utilizado para produzir agentes de contraste formados por poros sólidos microcapsulados. Iodipamídea etil éster e poros inorgânicos são diferentes, cada um deles se associa aos gases presos na superfície porosa dos agentes.[42,43]

Glajch *et al.*[44] têm descrito partículas inorgânicas compostas de sais de metal alcalino de carbonato ou fosfato. Esses tipos de partículas são captados extensivamente pelo retículo sarcoplasmático, que é explorado na imagem hepática.

Por fim, um novo agente de contraste oral está sendo utilizado para superar as dificuldades dos agentes de contraste endovenosos, uma vez que este último cria uma 'janela' acústica quando desloca e dispersa o gás.[45]

Considerações e particularidades da composição das microbolhas

A presença de pequenas bolhas de gás em um líquido muda as propriedades acústicas do meio. Apesar de a propriedade mais conhecida ser o aumento na reflexão da onda acústica emitida, há outras características que sofrem mudanças e podem ser observadas pela aplicação do ultrassom, como:[46]

- Velocidade acústica (até mesmo pequenas concentrações, como 0,1%, alteram a velocidade de propagação do som).
- Intensidade da reflexão (o movimento caótico das bolhas altera a fase e amplitude da onda de reflexão, aumentando-a por um fator 10.000).

- Resposta de segunda harmônica (este fenômeno é dependente da pressão acústica da onda e da característica do líquido).
- Frequência de ressonância (pode ser considerada como primeira harmônica. (A frequência de ressonância é dependente da pressão e do diâmetro da bolha.)

INTERAÇÃO ENTRE AS BOLHAS

As partículas das bolhas apresentam forças atrativas (van der Waals) e repulsivas (Born *repulsion*), que são consideradas aditivas.

A força total da interação de energia (ΔG) entre as duas partículas pode ser quantitativamente representada como uma função da distância de separação das superfícies das partículas.[47]

A energia de interação entre duas bolhas diminui monotonicamente para um mínimo, quando as duas bolhas se aproximam e quase contactam uma a outra, junto à distância entre seus centros igual à soma do respectivo raio. Nesta energia, o mínimo de coalescência é inevitável e o processo contínuo de aproximação e união levará à quebra de todas as bolhas livres. Se a força repulsiva for maior que a força atrativa, uma barreira de energia existirá e o sistema terá que superar esta barreira para conseguir a união das bolhas.[24]

De modo que idealmente, as bolhas devem estar bem próximas à sua frequência de ressonância, porém não devem entrar em ressonância para que não sejam destruídas.

Para partículas coloidais, a agregação é prevenida por alta barreira energética anticoalescente, que é precedida por um mínimo de energia.

Na prática, um agente anticoalescente deve ser um material ativo de superfície que atua principalmente na região interfacial da microbolha. Se os grupos hidrofílicos principais também forem volumosos, estes grupos permanecerão no meio aquoso fora da microbolha e ajudarão a prevenir o contato interbolhas.

As moléculas anticoalescentes, como: surfactante, fosfolipídeo, albumina e ácidos graxos, têm sido utilizadas para estabilizar as microbolhas. Estendendo para o cálculo do potencial de energia da interação entre duas partículas, este essencialmente envolve a interação entre cada molécula em uma partícula e cada molécula entre si.[24]

A redução na área de superfície da bolha resultante da coalescencia causa uma redução na energia livre. Durante a coalescência, as bolhas se aproximam, empurrando-se, e as duas superfícies encontram uma camada entre elas gradualmente fina. Eventualmente a cápsula se rompe junto ao ponto de contato e o conteúdo das duas bolhas fundem-se. Após isso, há uma mudança na tensão interfacial, levando ao aumento da energia livre. Após a união das bolhas, embora a tensão superficial retorne ao nível original, a área de superfície diminuirá. Se duas bolhas idênticas se unirem, a área superficial resultante será 41% menor. A coalescência poderá ser prevenida, criando uma barreira de energia muito ampla para ser transposta.[24]

A estabilidade das microbolhas atua contra sua dissolução no plasma e sua coalescência em uma camada de diferente composição, o que confere maior persistência do contraste no organismo. A utilização de gás hexafluorido sulfúrico, estabilizado por uma cápsula de fosfolipídeo, tem melhorado significativamente a estabilidade, longevidade e comportamento acústico das microbolhas.[48] A estabilidade das bolhas dependerá grandemente de a habilidade da cápsula ser resistente. O aumento na viscosidade também pode levar a uma lentificação na coalescência, o que muda as propriedades do meio e reduz a probabilidade de as bolhas contatarem-se umas às outras. Alguns dos agentes envolvidos na suspensão das bolhas livres e no aumento da viscosidade do meio são a indocianina, salina, renografina e dextrose a 50%.[49]

A maioria das suspensões coloidais carrega uma carga eletrostática ou iônica. Como consequência, a suspensão será sensível à concentração eletrolítica e ao pH.

Frequentemente íons com cargas opostas serão atraídos para a superfície, ocasionando uma dupla camada eletrolítica. Adicionalmente, moléculas podem tornar-se adsorvidas pela superfície da partícula, criando uma repulsão entre diferentes partes do sistema molecular. Contudo, é altamente provável que o agente, que é injetado *in vivo*, não mantenha a mesma composição química que a previamente injetada experimentalmente, considerando a exposição aos componentes do sangue.[29]

INTERAÇÃO INTRABOLHA

Se a estabilidade de uma única bolha for investigada da perspectiva do fenômeno intrabolha, a equação termodinâmica pode ser escrita para a interface ar (gás)-líquido da microbolha, junto à pressão e temperatura constantes:[50]

$$dG^s = \gamma\, dA + \sum_i \mu_i\, dn_i^s$$

onde G^s representa a superfície livre de energia, γ e A são respectivamente a tensão superficial (N/m) e área (m²) das microbolhas e μ_i e n_i^s são respectivamente o potencial químico e o número de moles do componente i na monocamada. A superfície livre de energia pode ser reduzida por um de três caminhos, que pode levar à sua estabilização ou destruição.

1. A tensão superficial é reduzida pela presença de um surfactante junto à interface gás-líquido.[50]
2. A redução da área da superfície da microbolha, decorrente da soma da pressão externa e tensão superficial, é equilibrada contra a pressão interna da bolha, que resulta na redução da área (relação de Laplace).[51-53]

$$\Delta P = \frac{2\gamma}{a}$$

onde ΔP é a diferença de pressão entre os meios externo e interno da bolha, γ é a tensão superficial e a é o raio da bolha. Uma cápsula externa, reforçada pela adição de uma proteína globular ou composta por polímero, contribuirá para a estabilização da bolha, porém reduzirá a flexibilidade da mesma.

3. A difusão do gás encapsulado pela camada superficial da bolha. O alto potencial químico de o gás dentro das bolhas resultará na tendência de o gás se difundir pela camada superficial da microbolha dentro do meio de suspensão. Neste caso, a bolha encolherá conforme o princípio de minimização de energia. Plesset *et al.* descrevem a frequência de redução no raio da bolha, como uma função do coeficiente de difusão e características de solubilidade do encapsulamento do gás.[54]

Partindo deste princípio, de Jong[55] calculou a meia-vida de uma bolha livre de ar na água saturada com ar (5×10^3 s por uma bolha de 100 μm e somente 6 s para uma bolha de 10 μm).

A primeira teoria descrita do comportamento das bolhas de gás expostas a um campo acústico associada ao colapso da bolha foi descrita, em 1950, por Noltingk e Neppiras.[56] Junto ao final do colapso as bolhas podem conter alta temperatura e compressão, dependendo do grau para quais condições adiabáticas aplicadas. Considerando que um tempo de 2 s é o que leva para uma bolha chegar às câmaras direitas após a administração periférica de microbolhas e 10-27 s para chegar a um órgão final, bolhas de ar livre são claramente inadequadas como agentes de contraste. Gases com baixa solubilidade e alto peso molecular terão muito maior persistência para tal.[8]

Ultimamente, gases encapsulados como os perfluorocarbonos e o hexafluorido sulfúrico vêm ganhando destaque para uso como agente de contraste ultrassônico.

Outro fator a ser considerado é que se as moléculas da camada superficial são muito próximas, o encapsulamento do gás encontra resistência para difundir dentro do meio aquoso e as microbolhas são mais estáveis.

Pequenas microbolhas terão maior solubilidade do que grandes microbolhas em um líquido com valores normais de tensão superficial.[53] Moléculas de microbolhas menores terão a tendência a se dissolverem na fase contínua e a condensar de volta nas microbolhas maiores, um processo que causa gradual aumento no diâmetro médio da mistura. Este fenômeno é conhecido como amadurecimento de Oswald e a solubilidade é descrita pela equação de Kelvin,[57]

$$\ln(S/S^*) = 2\gamma v/aRT$$

onde S e S* são a solubilidade do gás na bolha pequena e o respectivo volume, v é o volume molar da molécula de gás e T é a temperatura absoluta.

De modo que várias estratégias podem ser empregadas para produzir um *pool* de microbolhas estáveis. A superfície de cobertura das microbolhas deve estar próxima para prevenir a destruição das bolhas por construir uma barreira energética para prevenir a passagem do sistema para um mínimo de energia, o que levaria à coalescência e ruptura das bolhas. O gás a ser escolhido também deve ter baixa capacidade de difusão e dissolução no sangue.

ASPECTOS DA REFLEXÃO DO AGENTE DE CONTRASTE DE MICROBOLHAS

Assumindo a teoria de reflexão de Rayleigh,[58] a onda sonora que reflete e causa pequeno espelhamento acústico pode ser considerada esférica no campo ultrassônico e a intensidade do espalhamento acústico I_s é uma função da intensidade incidente I_o e da área desse espalhamento σ,

$$I_s = \frac{I_o \sigma}{4\pi z^2}$$

onde z é a distância entre o recebimento pelo transdutor e o espalhamento acústico, I_s é a intensidade de reflexão, I_o é uma função da intensidade incidente e σ é o espalhamento acústico na área das bolhas.[58]

Há diferenças no espalhamento acústico de acordo com os diferentes tipos de agentes de contraste, sendo que o maior brilho e intensidade de sinal ocorrem com os agentes de contrastes, cuja base é um gás e a máxima intensificação varia entre 8,5 a 28 dB, dependendo do tipo de agente.[59-61] O espalhamento acústico e a atenuação são fatores que estão intercorrelacionados e ambos dependem da concentração de contraste, sendo que o espalhamento aumenta com baixa concentração, enquanto a atenuação causada por múltiplas reflexões do ultrassom predomina com alta concentração de contraste. O tamanho das bolhas também parece influenciar neste fato.[62]

Paralelamente ao desenvolvimento dos agentes de contraste, houve avanços tecnológicos nos equipamentos de ultrassonografia dirigidos para a otimização dos exames com contraste, com base principalmente no estudo dos mecanismos físicos envolvidos no efeito de contraste causado pelas microbolhas. Entre esses avanços destaca-se a imagem harmônica com pulso invertido para aprimorar as imagens contrastadas.[63] O índice mecânico, um recurso já existente nos aparelhos de ultrassom (US), também ajuda na avaliação da imagem contrastada, determinando a velocidade de destruição das microbolhas.[64]

A imagem harmônica de banda larga, também chamada de harmônica invertida ou harmônica com inversão de pulso, foi descoberta por Burns *et al.*,[65] na Universidade de Toronto (Canadá), no final da década de 1990. Essa imagem permite melhor caracterização do agente de contraste com relação aos tecidos adjacentes, em tempo real, sem a necessidade do Doppler. São transmitidos dois pulsos invertidos de ultrassom, causando um cancelamento do sinal tecidual, enquanto o sinal em segunda harmônica persiste. Enquanto suprime o sinal tecidual, potencializa os sinais originários dos agentes de contraste de microbolhas. Essa técnica permite melhor resolução do contraste e melhor diferença do contraste com relação ao tecido.

Contraste de microbolhas na microcirculação

Utilizando bolhas de gás como agentes de contraste para ultrassom com diâmetros menores que 10 µm e cápsulas envoltórias que apresentam propriedades viscoelásticas suficientes para ocasionar maior reflexão ao ultrassom, consequentemente, obteremos maior efeito contraste.

A difusão e o coeficiente de Ostwald de cada gás podem ser encontrados no Quadro 13-1. A utilização de gases com alto peso molecular permite a menor difusão do gás, o que aumenta a longevidade das bolhas.

Ressonância das microbolhas

Como sabemos, a frequência de ressonância é propriedade intrínseca da bolha e depende do tamanho, encapsulamento da bolha e das características do meio. A frequência do ultrassom e a intensidade de energia emitida (índice mecânico) complementam esses fatores. As bolhas podem atuar como osciladores harmônicos (que ressoam) dentro de um líquido e a frequência de ressonância dos diferentes tamanhos de bolhas de ar é vista no Quadro 13-2.[65] Deve-se considerar neste contexto a impedância acústica, que é um produto da densidade do meio e da velocidade de propagação da onda de ultrassom.

O fenômeno de ressonância é influenciado por: atenuação do meio, reflexão, concentração das bolhas e pelo raio mínimo e máximo da bolha, conforme mostra o Quadro 13-2.

A frequência de ressonância de uma bolha de 2 µm é de 4 MHz, enquanto uma de 6 µm é de 1,1 MHz. Transdutores de 2,5 a 5,0 MHz permitem um poder de reflexão dividido pela atenuação com ótimos resultados para microbolhas entre 5 e 12 µm.[65]

O fenômeno de ressonância e o aumento na vibração não linear com função da pressão acústica aplicada são importantes características dos agentes de contraste (Fig. 13-5).

Junto à ressonância da bolha, a reflexão do som alcança seu máximo, que é aproximadamente 135 vezes (42,5 dB) maior do que a área geométrica (*cross-section*) (Fig. 13-6).[47]

Por outro lado, a cápsula pode "dampear" a oscilação, de modo que a frequência de ressonância medida na prática depende-

Quadro 13-1. Parâmetros usados para o ar, gás perfluorcarbonado (C_4F_{10}) e hexafluorido sulfúrico (SF_6). Os valores para o nitrogênio são usados como a difusão e o coeficiente Ostwald para o ar[47]

Componente	κ (m²/N)	ρ (kg/m³)	D (×10-9 m²/s)	L (×10⁻⁶)
Ar	7,05 × 10-6	1,29	19	14.480
C_4F_{10}	7,05 × 10-6	10,62	6,9	202
SF_6	7,05 × 10-6	6,52	6,7	2.300

κ é a compressibilidade relativa/ ρ e a densidade relativa/ D é a difusão do gás/ L é o coeficiente de Ostwald para o enchimento do gás.

Quadro 13-2. Frequência de ressonância segundo o diâmetro da microbolha

Diâmetro da bolha (µm)	1-3-5-8-10
Frequência de Ressonância (MHz)	9,5-2,4-1,3-0,8-0,6

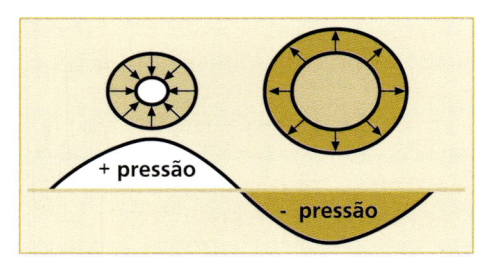

Fig. 13-5. Expansão e compressão da bolha de acordo com a pressão externa no campo ultrassônico.[67]

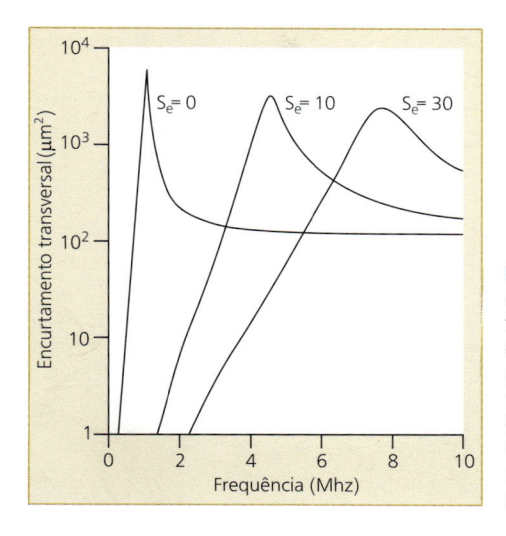

Fig. 13-6. *Scattering* como uma função da frequência para a diferença de valores de parâmetros de membranas ($S_e = 0, 10, 30$). Considerando uma microbolha de 6 μm em água.[67]

rá da elasticidade da membrana envoltória da bolha, como pode ser visto na fórmula a seguir:[68]

$$S_e = 8\pi \frac{r_o - r_i}{1 - \nu} \cdot E$$

onde E é a elasticidade (modelo de Young), e ν é a proporção de Poisson. O espesssamento da camada pode ser calculado como a diferença entre os raios interno e externo da bolha, r_i e r_o, respectivamente. E S_e é independente do tamanho da bolha.

No caso do agente de contraste Albunex, Jong e Hoff[69] estimaram S_e ser 8N/m, e a camada de atrito ser 4×10^{-6} N s/m. Eles mostraram que a frequência de ressonância aumentou com a camada rígida, e o pico de ressonância tornou-se menos pronunciado.

O modelo mais completo sobre o encapsulamento das microbolhas foi desenvolvido mais tarde por Church,[70] considerando os parâmetros de espessamento e rigidez da cápsula. A cápsula da bolha cria uma interface gás-líquido e de acordo com as propriedades da cápsula as bolhas sofrerão maior ou menor grau de compressão e expansão, por exemplo: bolhas rígidas sofrerão uma redução na resposta junto ao campo ultrassônico, enquanto as cápsulas mais frágeis serão destruídas na circulação graças à variação de pressão hidrostática, atrito e pressão acústica do ultrassom e não alcançarão as cavidades cardíacas.[24]

Em 1968, Tucker sugeriu que a segunda harmônica, que é resultado do comportamento não linear das bolhas, é um indicador muito sensível da presença das bolhas.[71] Um ano mais tarde, Welsby desenvolveu um método analítico para descrever a primeira e a segunda harmônica decorrente do movimento das bolhas.[71] E Eatock concluiu que a aplicação do efeito não linear da detecção das bolhas seria limitado para bolhas menores do que 10 μm.[73] Em 1989, Ophir e Parker revisaram os agentes de contraste que apresentavam aplicação diagnóstica ao ultrassom, e esses autores distinguiram cinco tipos diferentes de agentes: bolhas de gás livres, bolhas de gás encapsuladas, suspensões coloidais, emulsões e soluções aquosas.[74]

A ecogenicidade dos agentes de contraste está fundamentada nas propriedades acusticamente responsivas de ressonância e reflexão das microbolhas.[75,76]

Ao mesmo tempo que as microbolhas devem persistir e serem estáveis para uma boa imagem ao ultrassom, elas devem permitir a ruptura junto à alta intensidade do ultrassom, o que produz um forte sinal e é necessário para aplicação em algumas situações clínicas tanto no campo diagnóstico (destruição das bolhas para posterior repreenchimento do miocárdio e visualização da microcirculação), como no campo terapêutico (destruição das bolhas para liberação de genes ou drogas *in situ*). O tamanho das bolhas também determina o grau de ecogenicidade e a habilidade para se mover na circulação sanguínea, lembrando que as bolhas maiores produzem alta reflexão, porém não ultrapassam a barreira capilar pulmonar, de modo que estas devem ser menores que as hemácias. Além disso, o tamanho das microbolhas influencia na frequência de ressonância das mesmas e, consequentemente nas propriedades acústicas no campo ultrassônico, pois a capacidade de reflexão está exponencialmente relacionada com o raio da bolha. Contudo, quanto maior o tamanho da bolha, menor será a frequência necessária de incidência do ultrassom para obter um sinal reflexor e quanto menor o tamanho da bolha, maior será a frequência de ressonância, o que traduz um ótimo resultado. Por fim, o efeito contraste termina quando a bolha se rompe, uma vez que não mais haverá reflexão de harmônicas, que têm alta sensibilidade e resolução espacial.

O Quadro 13-3 mostra algumas das características dos diversos agentes de contraste produzidos, sendo que somente três destes encontram-se nos mercados europeu e americano sob comercialização.

FENÔMENO DE CAVITAÇÃO

O primeiro tipo de cavitação observado foi a formação de bolhas em líquidos superssaturados com gás. Cavitação é a formação de bolhas de gás de um líquido em movimento, em uma região onde a pressão do líquido cai abaixo de sua pressão de vapor. Geralmente isto se dá pela aplicação de ultrassom no meio líquido com gás dissolvido, e a partir daí geram-se bolhas, que é função da intensidade da energia ultrassônica.

Quando ocorre o processo de cavitação, há geração de calor (onde o gás pode alcançar temperaturas maiores do que 15.000 K) e implosão da bolha e a energia pode ser liberada na forma de calor, turbulência ou rápida movimentação do líquido para preencher o espaço de gás no vácuo que foi criado, o que por sua vez é um movimento mecânico que pode levar à produção de reações químicas e à ruptura de pequenas células (o que pode ser prevenido com a redução do índice mecânico). Tomlinson tem descrito uma série de experimentos feitos com água gasosa e vários sólidos,[78] mas o termo "cavitação" foi utilizado pela primeira vez por Thornycroft.[79]

O processo de cavitação pode ser mais bem entendido pela Figura a seguir (Fig. 13-7).

Esta questão foi muito criticada em 1915, mas em 1917, Lord Rayleigh, com seus esforços criou engenhosas soluções de equações para esta questão, que são utilizadas atualmente.[80] Esse efeito apesar de parecer e ocasionar alguns aspectos negativos, o que ocorre quando descontrolado, também tem aplicações positivas e desempenha importante papel na onda de choque da litotripsia e sonoporação, entre outras aplicações que envolvem a área da saúde, biologia e engenharia.[81]

A cavitação é geralmente dividida dentro de duas classes de comportamento: cavitação inercial ou hidráulica e cavitação não inercial ou acústica. A primeira é o processo que ocorre com turbinas, *destroier* e bombas, onde a bolha em um líquido rapidamente colapsa produzindo uma onda de choque; e a segunda ou cavitação acústica é o processo em que a bolha em um líquido é forçada a os-

Quadro 13-3. Características dos agentes de contraste[77]

Empresa	Nome	Diâmetro médio	Composição da cápsula
Schering AG	Levovist	2-4 μm	Ácido palmítico e galactose
Point Biomedical	Bisphere	NA	Polímero
GE	Optison	3,9 μm	Albumina desnaturada
Lantheus	Definity	1-3 μm	Fosfolipídeo
Alliance e Schering	Imavist	5 μm	Surfactante
Bracco	SonoVue	2,5 μm	Fosfolipídeo
Nycomed-Amersham Health	Sonazoid	NA	Lipídeo
Acusphere	NA	NA	Polímero

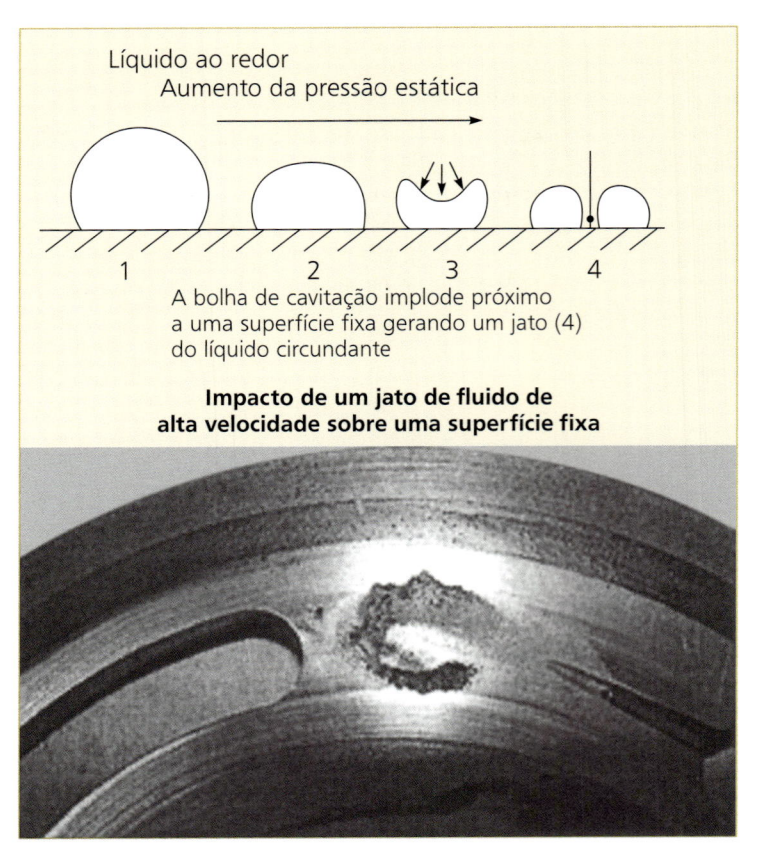

Fig. 13-7. Cavitação em modelo experimental em um túnel de água.

cilar e modificar sua forma e/ou seu tamanho graças a algum tipo de energia imposto, como a que ocorre no campo ultrassônico, onde há expansão e colapso do gás ou bolhas de vapor em um líquido exposto à pressão dinâmica (Fig. 13-7).[24]

Com estes esclarecimentos, apesar de o ultrassom ser utilizado sob aspectos bastante seguros, pode-se perceber que os possíveis efeitos deletérios do método se relacionam, predominantemente, com a potência da energia aplicada (IM-índice mecânico), que pode ocasionar o fenômeno de cavitação, especialmente na vigência do uso de agentes de contraste. No que diz respeito aos bioefeitos dos agentes de contraste, estes não apresentaram efeitos deletérios na microcirculação (*habitat* das microbolhas) sob condições normais ou patológicas, como: isquemia/reperfusão, diabetes e sepse; com ou sem a adição do uso do ultrassom, conforme descrito por Camarozano *et al*. Ao contrário disso, o uso do ultrassom mostrou redução na resposta inflamatória da microcirculação, o que foi fortalecido com a adição das microbolhas.[82]

UTILIZAÇÃO DOS AGENTES DE CONTRASTE: *BOLUS* OU INFUSÃO?

Durante alguns anos e ainda hoje, este assunto é discutido, tendendo vantagens para a administração do agente de contraste sob a forma de infusão contínua, por considerar menor atenuação do que sob a forma de *bolus* e por isso permite a quantificação do fluxo miocárdico sem atenuação.

O Quadro 13-4 mostra as vantagens e desvantagens do uso da solução em forma de *bolus* e infusão contínua.

A infusão contínua é mais utilizada quando queremos avaliar a perfusão miocárdica durante a ecocardiografia de repouso e estresse e na análise da reserva do fluxo coronariano, por permitir um efeito contraste mais uniforme e diminuir o período de atenuação. O *bolus* também pode ser utilizado na avaliação da perfusão, porém o grau de atenuação é um pouco maior. Não há diferenças, contudo, na abordagem mais qualitativa, como na avaliação da opacificação da cavidade ventricular e definição de borda endocárdica em repouso e estresse, na avaliação de massas cardíacas e no aumento da intensidade do sinal Doppler.

No delineamento da borda endocárdica, o uso do agente de contraste de segunda geração tem produzido maiores períodos de opacificação cavitária adequada em comparação com os contrastes de primeira geração.

Dados da fase II do *trial* clínico de perflutren sugere que a injeção do contraste em *bolus* lento (30 a 60 segundos) pode reduzir a magnitude da atenuação e prover adequada duração do agente de contraste nas cavidades cardíacas (DuPont, dados em arquivo).[83,84] Este dado vai de encontro à experiência clínica do autor, além de oferecer maior rapidez e flexibilidade ao uso do agente de contraste. Porém, há variabilidade de paciente para paciente, o que torna difícil estabelecer um protocolo padrão para a administração do agente de contraste em *bolus*.

Junto ao ecocardiograma de estresse, o desafio maior está no ecocardiograma de exercício (em esteira), pois da administração do *bolus* à aquisição das imagens no pico do estresse (pós-esforço imediato), pode haver um período de atenuação que é variável e comprometer a captura das imagens no tempo adequado para o exame.

CONCLUSÃO

O entendimento sobre as características e comportamento das microbolhas entre si e no campo ultrassônico, bem como o conhecimento das diferentes composições e propriedades de cada agente de contraste são de fundamental importância para a precisa aplicação na prática clínica.

Quadro 13-4. Comparação do agente de contraste com administração em *bolus versus* infusão contínua

Bolus	Infusão contínua
Praticidade na administração	Administração mais complexa, muitas vezes precisando de bomba infusora
Chegada e saída do contraste visíveis	Ausência de percepção das variações do contraste
Efeito do contraste menos duradouro com maior variação durante o estudo	Efeito do contraste mais duradouro e consistente, com menor variação, porém demanda mais tempo
Pico de concentração mais intenso favorecendo a presença de "sombra"	Manutenção da concentração quase constante, evitando a presença de "sombra"
O contraste é utilizado rapidamente, não havendo problema de estabilidade da solução	A estabilidade do agente pode ser um problema durante o período de infusão, porém o equilíbrio dinâmico com concentração constante pode ser obtido
Pode haver atenuação (sombra)	Menor atenuação da parede posterior
Problemas de estabilidade ausentes	Problemas de estabilidade podem existir

REFERÊNCIAS BIBLIOGRÁFICAS

1. Gramiak R, Shah PM. Echocardiography of the aortic root. *Invest Radiol* 1968;3:356-366.
2. Carroll BA, Turner RJ, Tickner EG et al. Gelatin encapsulated nitrogen microbubbles as ultrasonic contrast agents. *Invest Radiol* 1980 May-June;15(3):260-66.
3. Feinstein SB, Tem Cat FI, Zwehl W et al. Two dimensional contrast echocardiography: *in vivo* development and quantitative analysis of echo contrast agents. *J Am Coll Cardiol* 1984;3:14-20.

4. Lang RM, Borow KM, Neumann A et al. Echocardiographic contrast agents:Effect of sonicated microbubbles and carrier solutions on left ventricular contractility. *J Am Coll Cardiol* 1987;9:910.
5. Lindner JR, Song J, Jayaweera AR et al. Microvascular rheology of definity microbubbles after intra-arterial and intravenous administration. *J Am Soc Echocardiogr* 2002;15:396-403.
6. Zamorano JL, Fernandez MA. Contrast echocardiography in clinical practice. In: Serra V, Fernandes MAG, Zamorano JL. Microbubbles: basic principles. Berlin Heidelberg: Springer-Verlag 2004. p. 19-43.
7. De Jong N. *Accoustic properties of ultrasound contrast agents – CIP-Gegevens*. Den Haag: Koninklijke Bibliotheek, 1993.
8. Goldberg BB, Raichlen JS, Forsberg F. Ultrasound contrast agents: basic principles and clinical applications. In: Forsberg F, Shi WT. *Physics of contrast microbubbles*. 2 ed. Martin Dunitz 2001. p. 15-24.
9. De Jong N, Frinking J, Bouakaz A et al. Optical imaging of contrast agent microbubble in na ultrasound field with a 100-MHz câmera. *Ultrasound Med Biol* 2000;26(3):487-92.
10. Forsberg F, Shi W, Goldberg B. Sub-harmonic imaging of contrast agents. *Ultrasonics* 2000;38(1-8):93-98.
11. Calliada F, Campani R, Bottinelli O et al. Ultrasound contrast agents: basic principles. *Eur J Radiol* 1998;27(Suppl 2):S157-60.
12. Kuersten B, Murthy T, Li P et al. Ultra-harmonic myocardial contrast imaging. *In vivo* experimental and clinical data from a novel technique. *J Am Soc Echocardiogr* 2001;14:910-16.
13. Anderson AL, Hampton LD. Acoustics of gás-bearing sediments. *J Acoust Soc Am* 1980;67(6):1865-89.
14. Camarozano AC, Weitzel LH. Ecocardiografia de estresse e contraste. In: *Princípios e bases fisiológicas da ecocardiografia de contraste*. Rio de Janeiro: Rubio. 2004. p. 201-11, cap. 17.
15. Jong N, Hoff L. Ultrasound scattering properties of Albunex microspheres. *Ultrasonics* 1993;31:175-81
16. Porter TR, Xie F, Kricsfeld A et al. The mechanism and clinical implication of improved left ventricular videointensity following intravenous injection of multi-fold dilutions of albumin with dextrose. *Int J Card Imaging* 1995;11:117-25.
17. RDC n. 33 de 2000 e Portaria 272 de 1998 – ANVISA/MS.
18. Serra V, Fernandes MAG, Zamorano JL. Microbubbles: basic principles. In: Zamorano JL, Fernandes MA. *Contrast echocardiography in clinical practice*. New York. Springer-Verlag 2004. p. 19-43.
19. Fisher NG, Leong-Poi H, Sakuma T et al. Detection of coronary stenosis and myocardial viability using a single intravenous bolus injection of BR14. *J Am Coll Cardiol* 2002;39:523.
20. Meltzer EA, Tickner EG, Popp RL. Why do the lungs clear ultrasonic contrast? *Ultrasound Med Biol* 1980;6:263-69.
21. Finney JW, Jay BE, Race GJ et al. Removal of cholesterol and other dipids from experimental animal and human atheromatous arteries by dilute hydrogen peroxide. *Angiology* 1966;17:223-28.
22. Jong N. *Accoustic properties of ultrasound contrast agents*. Roterdam: Erasmus University, 1993.
23. Philips D, Chen X, Baggs R et al. Acoustic backscatter properties of particle-bubble ultrasound contrast agents. *Ultrasonics* 1998;36:583-92.
24. Goldberg BB, Raichlen JS, Forsberg F. *Ultrasound contrast agents. Basic principles and clinical applications*. 2nd ed. Composition of contrast microbubbles: Basic chemistry of encapsulated and surfactant-coated bubbles. Wheatley MA. 2001. p. 3-13, cap 1.
25. Narayan P, Wheatley MA. Preparation and characterization of hollow microcapsules for use as ultrasound contrast agents. *Polym Eng Sci* 1999;39:2242-55.
26. Wheatley MA, Narayan P. Hollow polimer microcapsules and method of producing. *US Patent* 1999 Sept. 21;5:955,143.
27. Harris JR, Depoix F, Urich K. The structure of gás-filled n-butyl-2-cyanoacrylate(BCA) polymer particles. *Mícron* 1995;26:103-11.
28. Unger E, Lund PJ, Shen DK et al. Nitrogen-filled liposomes as a vascular US contrast agent: preliminary evaluation. *Radiology* 1992;185:453-56.
29. Forsberg F, Basude R, Liu J-B et al. Effect of filling gasses on the backscatter from contrast bubbles: theory and *in vivo* measurements. *Ultrasound Med Biol* 1999;25:1203-11.
30. Dossiê clínico contendo informações confidenciais do produto – Bristol Myers Squibb Farmacêutica Ltda.
31. Schneider M, Arditi M, Barrau MB et al. BR1: a new ultrasonographic contrast agent base don sulfur hexafluoride-filled microbubbles. *Invest Radiol* 1995;30:451-57.
32. Basude R, Duckworth J, Wheatley MA. Influence of environmental conditions on a surfactant-stabilized contrast agent: ST68. *Ultrasound Med Biol* 2000;26:621-28.
33. D'Arrigo JS, Simon RH, Ho SY. Lipid-coated uniform microbubbles for earlier sonographic detection of brain tumors. *J Neuroimaging* 1991;1:134-39.
34. Simon RH, Ho YS, Lange SC et al. Applications of lipid-coated microbubble ultrasonic contrast to tumor therapy. *Ultrasound Med Biol* 1993;19:123-25.
35. Simon RH, Ho SY, D'Arrigo J et al. Lipid-coated ultrastable microbubbles as a contrast agent in neurosonography. *Invest Radiol* 1990;25:1300-4.
36. Barbarese E, Ho SY, D'Arrigo JS et al. Internalization of microbubbles by tumor cells in vivo and in vitro. *J Neurooncol* 1995;26:25-34.
37. Schlief R, Deicheert U. Hysterosalpingo-contrast sonography of the uterus and fallopian tubes: results of a clinical trial of a new contrast médium in 120 patients. *Radiology* 1991;178:213-15.
38. Goldberg BB, Hilpert P, Liu JB et al. Hepatic tumors signal enhancement of Doppler US after intravenous injection of a contrast agent. *Radiology* 1990;177:713-17.
39. Duda VF, Rode G, Schlief R. Echoccontrast agent enhanced color flow imaging of the breat. *Ultrasound Obstet Gynecol* 1993;3:191-94.
40. Correas JM, Kessler D, Worah D et al. The first phase shift ultrasound contrast agent: EchoGen. In: Goldberg BB. *Ultrasound contrast agents*. London: Martin Dunitz, 1997. p. 101-20.
41. Robbin ML, Eisenfeld AJ. Perflenapent emulsion:US contrast agent for diagnostic radiology-multicenter, double-blind comparison with placebo. *Radiology* 1998;207:717-22.
42. Tuthill TA, Baggs RB, Violant MR et al. Ultrasound properties of liver with and without particulate contrast agents. *Ultrasound Biol Med* 1991;17:231-37.
43. Vkiolante MR, Baggs RB, Tuthill TA et al. Particle – Stabilized bubbles for enhanced organ ultrasound imaging. *Invest Radiol* 1991;26:S194-97.
44. Glajch JL, Loomis GL, Mahler W. Porous inorganic ultrasound contrast agents. *US Patent* 1992 Sept.15;5:147, 631.
45. Lev-Toaff, Goldberg BB. Gastrointestinal ultrasound contrast. In: Goldberg BB. *Ultrasound contrast agents*. London: Martin Dunitz, 1997. p. 121-35.
46. Zagzebski JA. *Essentials of ultrasound physics*. St Louis: CV Mosby,1996
47. Flemming F, Willian TS. Physics of contrast microbubbles. Goldber BB, Raichlen JS, Forsberg F. Ultrasound contrast agents. 2. ed. London: Martin Dunitz, 2001.
48. Manetta R, Pistoia ML, Bultrini C et al. Ultrasound enhanced with sulphur-hexafluoride-filled microbubbles agent (SonoVue) in the follow-up of mild liver and spleen trauma. Radiol Med. 2009; 114:771-779.
49. Feigenbaum H, Stone J, Lee D et al. Identification of ultrasound echoes from the left ventricle by use of intracardiac injections of indocyanine green. *Circulation* 1970;41:615-21.
50. Wang W, Moser CC, Wheatley MA. Langmuir trough study of surfactant mixtures used in the production o9f a new ultrasound contrast agent consisting of stabilized microbubbles. *J Phys Chem* 1996;100:13815-21.
51. Wheatley MA, Peng S, Singhal S et al. Surfactant-stabilized microbubble mixtures, process for preparation and method of using same. *US Patent* 1994 Oct. 4;5:352-436.
52. van Liew HD, Burkard ME. Behavior of bubbles of slowly permeating gas used for ultrasonic imaging contrast. *Invest Radiol* 1995;30:315-21.
53. van Liew HD, Burkard ME. Bubbles in circulating blood:stabilization and simulations of cyclic changes of size and content. *J Appl Physiol* 1995;79:1379-85.
54. Epstein OS, Plesset MS. On the stability of gas bubbles in liquid-gas solutions. *J Chem Phys* 1950;18:1505-9.
55. Jong N. Improvements in ultrasound contrast agents. *IEEE Engng Méd Biol* 1996 Nov-Dec; 72-82.
56. Noltingk BE, Neppiras EA. Cavitation produced by ultrasonics. *Proc Phys Soc B* 1950;63:674-85.
57. Everett DH. *Basic principles of colloid science*. Letchworth: Royal Society of Chemistry, 1988. p. 74-75.
58. Morse PM, Ingard KV. *Theoretical acoustics*. New York: McGraw-Hill, 1968.
59. Burns PN, Hilpert P, Goldberg BB. Intravenous contrast agent for ultrasound Doppler: *in vivo* measurement of smal tumor vessel dose-response. *Proc IEEE Eng Med Biol Soc* 1990;12:322-24.

60. Forsberg F, Liu JB, Merton DA *et al*. Parenchymal enhancement and tumor visualization using a new sonographic contrast agent. *J Ultrasound Med* 1995;14:949-57.
61. Forsberg F, Wu Y, Makin IRS *et al*. Quantitative acoustic characterization of a new surfactant based ultrasound contrast agent. *Ultrasound Med Biol* 1997;23:1201-8.
62. Schlief R, Schurmann R, Balzer T *et al*. Saccharid-based contrast agents and their application in vascular Doppler ultrasound. *Advan Echocontrast* 1994;3:60-76.
63. Tiemann K, Veltmann C, Ghanem A *et al*. The impact of emission power on the destruction of echo contrast agents and on the origin of tissue harmonic signals using power pulse-inversion imaging. *Ultrasound Med Biol* 2001;27(11):1525-33.
64. Burns PN, Wilson S. *Bubbles in radiology: the state of the art*. The second syposium on ultrasond contrast for radiological diagnosis, 2000
65. Plesset MS, Prosperetti A. Bubble dynamics and cavitation. *Annu Rev Fluid Mech* 1977;9:145-85.
66. Powers J. *Contrast imaging methods. The state of the art*. The second symposium on ultrasound contrast for radiological diagnosis, 2000.
67. Jong N, Ten Cate FJ, Lancee CT *et al*. Principles and recent developments in ultrasound contrast agents. *Ultrasonics* 1991;29:324-30.
68. Jong N, Hoff L, Skotland T *et al*. Absorption and scatter of encapsulated gás filled microspheres: theoretical considerations and some measurements. *Ultrasonics* 1992;30:95-103.
69. Jong N, Hoff L. Ultrasound scattering properties of Albunex microspheres. *Ultrasonics* 1993;31:175-81.
70. Church CC. The effectss of na elastic solid surface layer on the radial pulsations of gás bubbles. *J Acoust Soc Am* 1995;97:1510-21.
71. Tucker DG, Welsby VG. Ultrasonic monitoring of decompression. *Lancet* 1968; June 8;1(7554):1253.
72. Welsby VG, Safar MH. Acoustic non-linearity due to microbubbles in water. *Acústica* 1969;22:177-82.
73. Eatock BC. Numerical studies of the spectrum of low-intensity ultrasound scattered by bubbles. *J Acoust Soc Am* 1985;77:1692-701.
74. Ophir J. Parker KJ. Contrast agents in diagnostic ultrasound. *Ultrasound in Méd Biol* 1989;15(4):319-33.
75. Burns PN. Contrast agents for ultrasound imaging and Doppler. In: Rumack CM, Wilson SR, Chasrboneau JW. Diagnostic ultrasound. 2nd ed. St Louis: Mosby, 1998. p. 57-84, vol. 1.
76. DeMaria NA. The emerging role of contrast agents in echocardiography. *Clin Cardiol* 1997;20(Suppl I):I3-I6.
77. Burns P, Becher H. *Handbook of contrast echocardiography: LV function and Myocardial perfusion*. New York: Springer Verlag, 2000.
78. Tomlinson C. Phil Mag 1867;34:136-43.
79. Thornycroft J, Barnaby SW. Torpedo boat destroyers. *Inst Civ Eng* 1895;122:51.
80. Lord Rayleigh, Phil Mag. 34, 94. 1917.
81. Barnett N. Nonthermal issues: cavitation-Its nature, detection and measurement. *Ultrasound Med Biol* 1998;24(Suppl 1):s11-s21.
82. Camarozano AC, Garcia de Almeida Cyrino FZ, Bottino DA *et al*. Effects of microbubbles and ultrasound on the microcirculation: observation on the hamster cheek pouch. *J Am Soc Echocardiogr* 2010 Dec.;23(12):1323-30.
83. Kuersten B, Nahar T, Vannan M. Methods vof contrast administration for myocardial perfusion imaging: continuous infusion *versus* bolus injection. *Am J cardiol* 2002;90(Suppl):35j-37j.
84. Wei K, Jayaweera A, Firoozan S *et al*. Basis for detection of stenosis using venous administration of microbubbles during myocardial contrast echocardiography: bolus or continuous infusion? *J Am Coll Cardiol* 1998;32(1):252-60.

13-2 Princípios Físicos do Ultrassom e Reação das Microbolhas sob a Ação do Ultrassom

João Carlos Machado, PhD

INTRODUÇÃO

Atualmente dispomos de vários recursos que propiciam melhor resolução acústica e melhor visualização das microbolhas, graças ao importante avanço na área tecnológica e das indústrias de equipamento, refinando o sinal de ultrassom, bem como a melhoria das propriedades das microbolhas. Citaremos aqui os princípios físicos do ultrassom e a reação desses agentes de contraste no campo ultrassônico.

O ULTRASSOM

Uma perturbação mecânica, por exemplo uma vibração ou um deslocamento, introduzida em um meio elástico (gás, líquido ou sólido), propaga-se ao longo do mesmo como uma onda, impondo uma vibração desse meio que se modifica ao longo do tempo e do espaço por onde a onda se propaga.[1,2]

Inerente ao fenômeno físico da propagação da onda de deslocamento no meio elástico ocorre, conjuntamente, a propagação de uma onda de pressão e de uma onda de densidade. Com isso, a pressão no meio onde propaga a onda de deslocamento se altera, em torno da pressão de equilíbrio estática do meio, em função do tempo e ao longo do espaço percorrido pela onda. Analogamente, a densidade do meio também se altera, em torno de um valor de equilíbrio, em função do tempo e ao longo do espaço percorrido pela onda.[1]

As três modalidades de onda (deslocamento, pressão e densidade) propagam-se simultaneamente sempre que uma delas for introduzida no meio elástico, e qualquer uma das três é denominada, de uma maneira mais geral, de onda mecânica.

Assim como ocorre com todo o tipo de onda progressiva, uma onda mecânica transporta energia quando se propaga em um meio. No entanto, não é comum quantificar a quantidade de energia transportada por uma onda, mas sim, a intensidade da onda que é igual à quantidade de energia por unidade de tempo por unidade de área atravessada pela onda. A intensidade de uma onda tem como unidade joules (J) por segundo (s) por metro quadrado (m^2), ou watts (W) por metro quadrado (m^2).

O modo como uma onda varia no tempo e no espaço se relaciona com a forma de onda, sendo a senoidal a forma de onda mais simples de todas para descrever, matematicamente, todo o processo físico relacionado com a propagação de uma onda em um meio. Nesse caso, tanto o deslocamento e a pressão do meio oscilam na forma de uma senoide em torno de uma condição de equilíbrio, variando periodicamente no tempo e no espaço. As ondas de deslocamento e de pressão são defasadas, sendo que o deslocamento máximo do meio em torno de sua condição de equilíbrio ocorre, quando a oscilação de pressão passa pelo valor de repouso. O período temporal, na unidade de segundo (s), é o inverso da frequência da onda, na unidade de hertz (Hz) ou ciclos por segundo e o período espacial é o comprimento de onda, na unidade de metro (m).

Além da frequência da onda, outros parâmetros importantes são a amplitude e a velocidade de propagação. Para uma onda de pressão senoidal, sua amplitude refere-se à variação máxima da pressão e a intensidade correspondente é proporcional à amplitude da onda ao quadrado.

A Figura 13-8 ilustra as variações de deslocamento e de pressão, em torno da condição de equilíbrio, de um meio graças à propagação de uma onda mecânica senoidal.

A título de ilustração, segundo Shung[3] o pico de pressão para o ultrassom diagnóstico no modo bidimensional é da ordem de 1,68 MPa (mega pascals) ou 1.680 kPa (quilo pascals). Para efeitos de comparação, uma pressão de 120 mmHg corresponde a 15 kPa. Para o ultrassom com pico de pressão em 1,68 MPa e considerando-se a frequência de 5 MHz, então, o pico de deslocamento do tecido biológico corresponde a 36 nanômetros (nm).

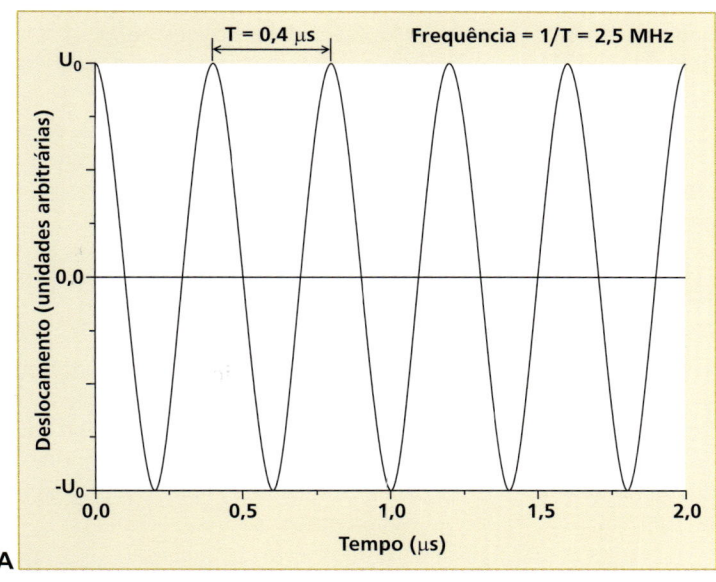

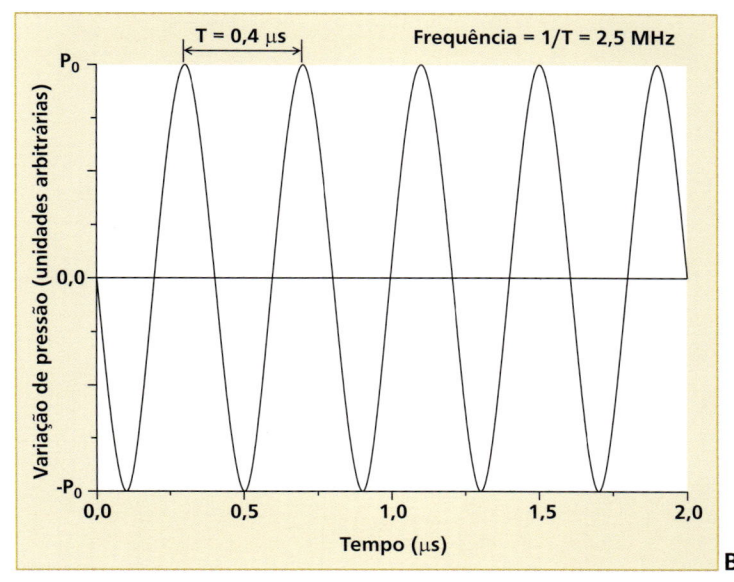

Fig. 13-8. Ilustração de uma onda mecânica senoidal na frequência de 2,5 MHz e período de 0,4 μs. (**A**) Variação de deslocamento. (**B**) Pressão em função do tempo para uma posição fixa do meio por onde a onda se propaga. U_0 e P_0 representam as amplitudes das ondas de deslocamento e pressão, respectivamente.

Com relação à velocidade de propagação da onda ultrassônica em tecidos biológicos, a mesma situa-se em torno de 1.500 m/s para os tecidos moles, sendo 1.350 m/s para a gordura, 1.640-1.680 m/s para o fígado e 1.650-1.740 m/s para o músculo.[4]

Quando o meio de propagação é um fluido (gás ou líquido), então a direção de deslocamento do meio coincide com a direção de propagação da onda e, neste caso, diz-se tratar de uma onda mecânica longitudinal ou de compressão (Fig. 13-9). O som, ou onda sonora, é um exemplo típico de uma onda mecânica longitudinal com frequências na faixa audível para o ser humano, situando-se entre 20 e 20.000 Hz (ou 20 kHz). Para frequências inferiores a 20 Hz, as ondas mecânicas longitudinais são chamadas de infrassom e acima de 20 kHz de ultrassom. Para aplicações de diagnóstico em medicina, o ultrassom normalmente é utilizado em uma faixa de 2,5 a 10 milhões de Hz, ou 2,5 a 10 MHz. Neste caso, quando a onda ultrassônica se propaga pelo tecido biológico, o mesmo vibra ciclicamente, com 2,5 a 10 milhões de ciclos por segundo.

Outra forma de onda muito utilizada é a pulsátil, que é a forma de onda emitida pelos equipamentos de ultrassom para imagem. Neste caso a onda se comporta como uma oscilação, contendo um número finito de ciclos, como mostrado na Figura 13-10.

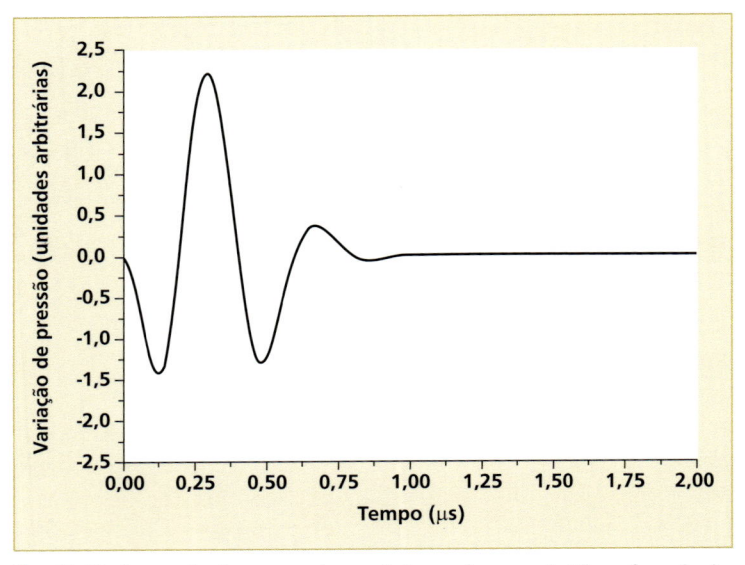

Fig. 13-10. Ilustração de uma onda mecânica na forma pulsátil, na frequência central de 2,5 MHz, com 2 ciclos e meio e com duração do pulso de 0,80 µs.

CARACTERÍSTICAS E PROPRIEDADES DA PROPAGAÇÃO DO ULTRASSOM NO TECIDO BIOLÓGICO

Um parâmetro importante do meio que influencia na propagação do ultrassom é a impedância acústica, cujo valor é determinado multiplicando-se a velocidade de propagação da onda no meio por sua densidade. Quando uma onda ultrassônica propaga-se num determinado meio e incide numa interface de separação de um outro meio com impedância acústica diferente, parte da onda incidente é refletida, e parte é transmitida para o meio seguinte. Um exemplo típico ocorre quando o ultrassom se propaga pela camada de gordura e incide na interface de separação entre os tecidos de gordura e músculo. Nesse caso, parte da energia transportada pela onda incidente na interface é refletida para a camada de gordura, e parte é transmitida ao músculo. Quanto maior for a diferença, ou o descasamento, entre as impedâncias acústicas dos dois meios, maior será a amplitude da onda refletida, também referida por eco na interface que os separa.[2]

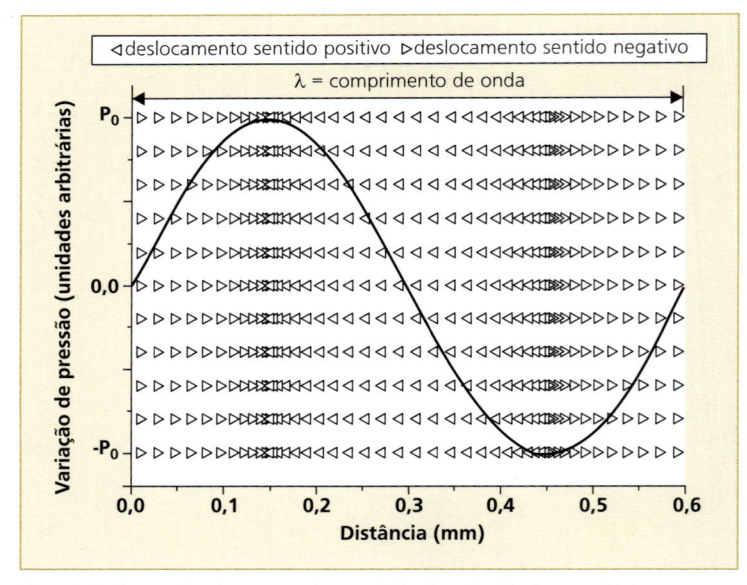

Fig. 13-9. Ilustração de uma onda mecânica longitudinal e senoidal na frequência de 2,5 MHz e comprimento de onda de 0,6 mm. A onda de deslocamento, em função da distância no meio e para um determinado instante de tempo, está representada por triângulos que indicam a direção (horizontal) e o sentido do deslocamento que ocorre na mesma direção de propagação da onda. Está representada, também, a variação da pressão no meio, causada pela propagação da onda.

Quando a interface de separação entre dois meios é plana, a reflexão é do tipo especular. Nesse caso, para uma incidência perpendicular à interface de separação entre dois meios corresponde uma onda refletida que se propaga na mesma direção, porém em sentido oposto ao da onda que incide na interface.

Por outro lado, quando uma onda utrassônica incide em uma partícula constituída por um meio com impedância acústica diferente daquela do meio circundante e com dimensões muito menores do que o comprimento de onda da onda incidente, ocorre o fenômeno de espalhamento da onda incidente. Nesse caso, há uma onda espalhada, ou irradiada pela partícula, em todas as direções ao seu redor. Um exemplo típico de espalhamento ocorre quando a onda ultrassônica incide nas hemácias. Este efeito é uma das bases físicas para a utilização da instrumentação de Doppler na avaliação do fluxo sanguíneo nos vasos.

De maneira geral, tanto partículas quanto não homogeneidades (de densidade ou de compressibilidade) imersas no meio de propagação produzem o espalhamento da onda que no meio se propaga. Com isso, parte da intensidade da onda que incide no meio é redirecionada para as direções onde se propagam as ondas espalhadas, provocando uma diminuição na intensidade da onda incidente, ou seja sua atenuação. Além do espalhamento, pode ocorrer, também, o fenômeno de absorção de parte da intensidade transportada pela onda incidente, causada pelo próprio meio de propagação (por exemplo, pela viscosidade do mesmo) ou por não homogeneidades nele imersas, ocasionando, também, a atenuação da onda.

Com isso, à medida que uma onda ultrassônica propaga-se por um tecido biológico, sua amplitude ou intensidade vai diminuindo em decorrência dos mecanismos de espalhamento e absorção da onda.[2]

INTERAÇÃO DA ONDA ULTRASSÔNICA COM BOLHAS

Ao incidir numa bolha, uma onda ultrassônica de baixa amplitude ou intensidade, produz uma oscilação radial da sua superfície, de tal forma que o raio da bolha oscila na mesma frequência da onda incidente.[5] Ao oscilar, a bolha passa a atuar como uma fonte emitindo a onda ultrassônica em todas as direções ao seu redor, e este fenômeno denomina-se, também, espalhamento da onda incidente.

A bolha contém gás em seu interior e normalmente está imersa em um meio líquido. Como a velocidade de propagação da onda e também a densidade de meios gasosos são muito menores do que em meios líquidos, a impedância acústica do meio interior da bolha é muito menor do que do líquido ao seu redor. Dessa forma, a superfície da bolha separa, então, dois meios com impedâncias acústicas muito diferentes, e isto faz com que a amplitude da onda espalhada pela bolha seja muito mais elevada do que se o seu lugar fosse ocupado por um meio não gasoso. Por exemplo, a amplitude de uma onda de 2,0 MHz espalhada por uma bolha imersa no sangue e com tamanho equivalente ao da hemácia é cerca de 100 mil vezes[3,6] a amplitude da onda espalhada por uma hemácia.

Existe uma frequência característica para a onda incidente na bolha, denominada frequência de ressonância, em que a amplitude de oscilação do raio da bolha é máxima.[5] Nesta frequência de ressonância, a intensidade da onda espalhada pela bolha é máxima e a bolha atua, de forma eficaz, como agente de contraste para o ultrassom, mas pode sofrer ruptura. De maneira geral, quanto maior for a raio da bolha, menor será sua frequência de ressonância.[6] Por exemplo, uma bolha de ar com raio de 3 μm imersa na água possui uma frequência de ressonância em 1,10 MHz. Por outro lado, uma bolha com raio de 1,7 μm tem uma ressonância em 2,0 MHz.[3]

À medida que aumenta a amplitude de uma onda senoidal incidente numa bolha, aumenta também a amplitude de oscilação senoidal de seu raio. No entanto, graças à compressibilidade do gás contido na bolha, a mesma tem mais facilidade para se expandir do que para contrair. Consequentemente, à medida que a amplitude da onda incidente aumenta, além de um certo valor, a oscilação do raio perde a característica senoidal e apresenta uma oscilação assimétrica em torno de seu valor de repouso, sem a incidência da onda, conforme ilustra a Figura 13-11. Esta assimetria da forma com que o raio da bolha varia em função do tempo causa o surgimento de harmônicas na onda espalhada pela bolha, que ocorrem nas frequencias múltiplas inteiras da frequência da onda incidente na bolha.[5,7] A Figura 13-12 ilustra no tempo e na frequência (conteúdo espectral) uma forma de onda pulsátil, com o índice mecânico (IM) = 0,44 e frequência central de 2,5 MHz e a onda espalhada por um agente de contraste com raio de 4 μm e frequência de ressonância em 2,5 MHz. Observa-se que a onda espalhada contém seu conteúdo espectral centrado na frequência central de 2,5 MHz da onda incidente como também centrado em 5,0 e 7,5 MHz, ou seja, nas frequências harmônicas.

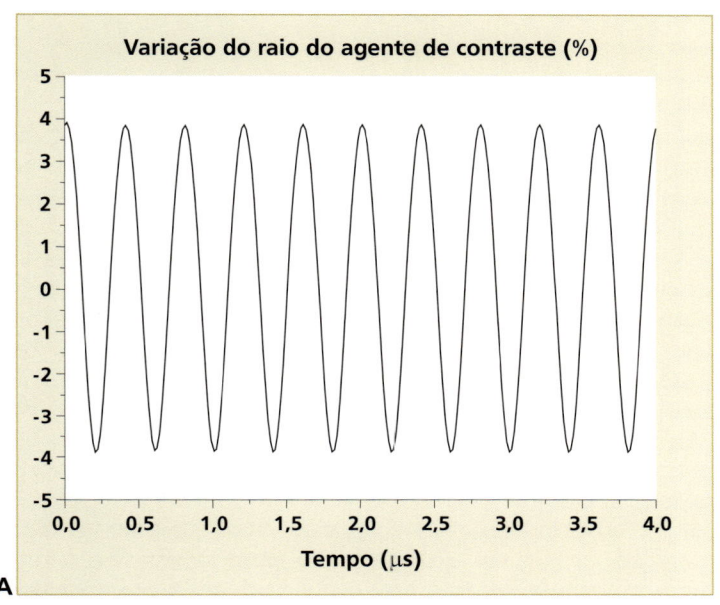

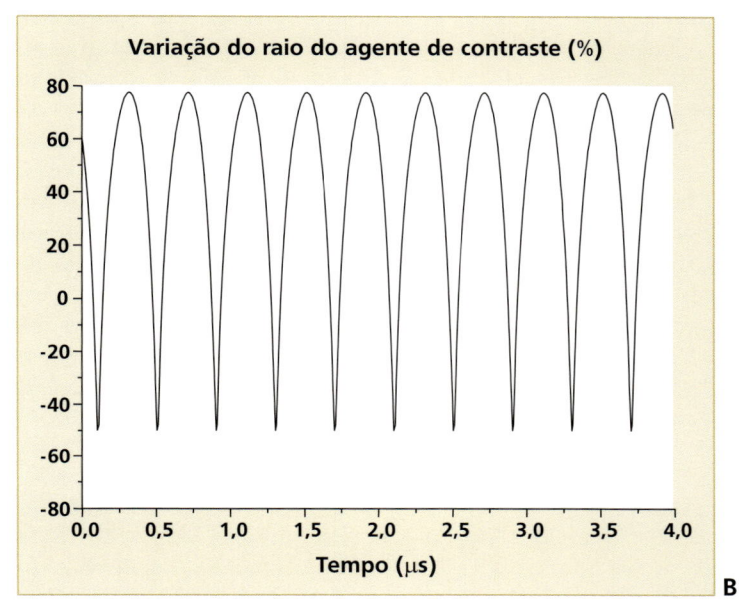

Fig. 13-11. Ilustração da variação do raio de uma bolha de gás imersa em meio líquido e irradiada por uma onda ultrassônica. (**A**) Vibração no regime linear. (**B**) No regime não linear. Observar que em (**A**) a vibração é simétrica, ao passo que em (**B**) é assimétrica, com o raio variando mais durante a expansão da bolha.

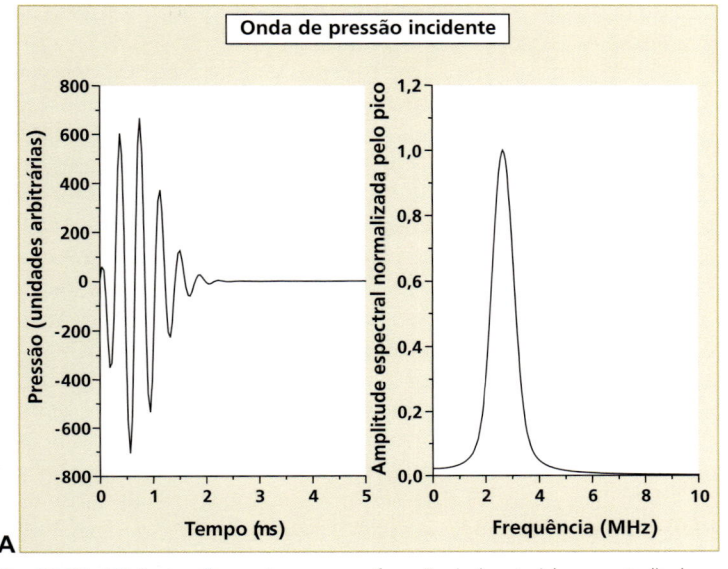

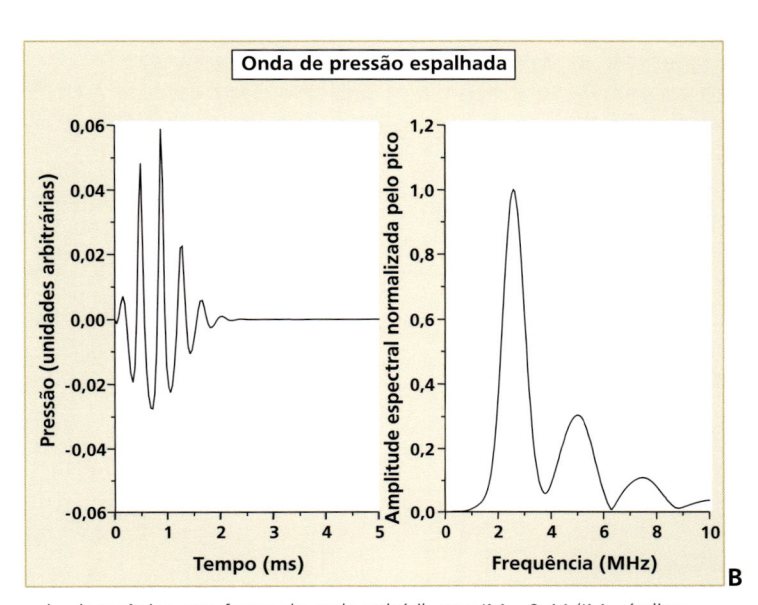

Fig. 13-12. (**A**) Ilustração, no tempo e na frequência (conteúdo espectral), de uma onda ultrassônica com forma de onda pulsátil, com IM = 0,44 (IM = índice mecânico) e frequência central de 2,5 MHz. (**B**) Tem-se a onda espalhada por um agente de contraste com raio de 4 μm e frequência de ressonância em 2,5 MHz, representada no tempo e pelo espectro de frequências. Observa-se que a onda espalhada contém seu conteúdo espectral centrado na frequência central de 2,5 MHz da onda incidente, como também centrado em 5,0 e 7,5 MHz, ou seja, nas frequências harmônicas.

INTERAÇÃO DA ONDA ULTRASSÔNICA COM AGENTES DE CONTRASTE

Os agentes de contraste para ultrassom constituem-se de bolhas de gás recobertas por uma membrana externa que forma o encapsulamento da bolha. Normalmente, o material utilizado para a membrana é biocompatível, e após algum tempo na circulação sanguínea é absorvido pelo organismo. O encapsulamento das bolhas traz como vantagem o aumento da meia-vida das mesmas, sendo que para isto contribui dificultando a difusão do gás contido na bolha para o meio externo.

Agentes de contraste usados para diagnóstico médico possuem um tamanho entre 2 e 6 μm, o que os torna capazes de passar para a circulação sistêmica, atravessando a rede capilar dos pulmões, após administração pela via venosa. As frequências ultrassônicas de ressonância correspondentes estão na faixa de 7 a 2 MHz, coincidente com a faixa de frequências empregadas para os ultrassons diagnósticos cardíaco e abdominal.

De uma maneira geral, a presença do encapsulamento diminui a amplitude da oscilação do agente de contraste, causada pela incidência de uma onda ultrassônica, se comparada com a da bolha. Entretanto, ainda assim o agente de contraste mantém a característica ressonante, e a amplitude da onda por ele espalhada é elevada se comparada com a amplitude da onda espalhada pela hemácia.

Da mesma forma que uma bolha, o agente de contraste vibra em um regime linear, quando seu raio oscila na forma de uma senoide. Por outro lado, quando a oscilação perde a característica senoidal, tornando-se assimétrica, então o agente de contraste passa a oscilar num regime não linear, e a onda irradiada é, como no caso da bolha, constituída pela frequência fundamental e as harmônicas.[8,9]

Um parâmetro importante utilizado para caracterizar se um agente de contraste irradiado por ultrassom tem seu comportamento oscilatório no regime linear ou não linear é o índice mecânico, IM (do inglês, *mechanical index*), sendo que o comportamento linear dos agentes de contraste ocorre para IM menor que 0,1. O valor do IM está relacionado com o potencial de dano ao tecido biológico causado por mecanismos mecânicos oriundos do emprego do ultrassom diagnóstico, sendo calculado pela razão entre o pico negativo da onda de pressão, em MPa e pela raiz quadrada da frequência, em MHz, da onda.[6] A título de ilustração, para uma frequência de 4 MHz, então o pico negativo de pressão deve ser menor do que 200 kPa para os agentes de contraste oscilarem no regime linear.

INTENSIFICAÇÃO DO CONTRASTE NA IMAGEM ULTRASSÔNICA COM BASE NO REGIME LINEAR DE OSCILAÇÃO DO AGENTE DE CONTRASTE

A instrumentação ultrassônica de diagnóstico, tanto de imagem como Doppler, fundamenta-se na recepção dos sinais de eco dos tecidos ou das hemácias, respectivamente, para gerar a informação: imagem ou velocidade do sangue. Quando o meio por onde a onda de ultrassom se propaga vibra no regime linear, todos os sinais de eco retornam numa frequência muito próxima da frequência da onda de ultrassom transmitida ao meio. Nesse caso, a diferenciação entre os tecidos se faz pelas amplitudes dos sinais de eco oriundos de cada região irradiada. Uma escala de cinza é utilizada na formação das imagens para retratar o tecido que compõe a região de interesse. Quanto mais ecoica uma região do tecido for, mais a tonalidade para sua representação na imagem de ultrassom fica próxima do branco. No outro extremo, as regiões anecoicas aparecem escuras na imagem.

Uma forma de realçar a imagem de uma região anatômica, ou até mesmo da circulação sanguínea, consiste em tornar esta região mais ecoica com relação à sua vizinhança. Isto é possível intensificando o contraste da região de interesse, e para isto os agentes de contraste são de importância fundamental. Os sinais de eco originários de uma região contendo a presença de agentes de contraste possuem amplitudes muito maiores do que aquelas dos sinais de eco provenientes da região onde os agentes são ausentes. Com isso, a imagem correspondente à região irrigada pelos agentes de contraste torna-se hiperecoica e com mais contraste.

Para uma efetiva intensificação do contraste é necessária uma quantidade mínima dos agentes de contraste por unidade de volume de tecido. Como os agentes de contraste só existem no interior dos vasos sanguíneos, então as regiões onde é pequena a relação entre volume de sangue circulante e volume tecidual não se beneficiam da presença dos agentes de contraste. Por exemplo, no miocárdio esta relação é da ordem de 10%, e os agentes de contraste não prestam um grande serviço.[6] Neste caso, os agentes de contraste podem-se tornar efetivos se os mesmos vibrarem no regime não linear.

INTENSIFICAÇÃO DO CONTRASTE NA IMAGEM ULTRASSÔNICA COM BASE NO REGIME NÃO LINEAR DE VIBRAÇÃO DOS AGENTES DE CONTRASTE

Conforme mencionado anteriormente, para IM maior do que 0,1 os agentes de contraste oscilam em um regime não linear, espalhando ondas de ultrassom na frequência da onda neles incidente e em frequências harmônicas (múltiplas da frequência da onda incidente). Este fenômeno é aproveitado para melhorar o contraste nas imagens de ultrassom, disso resultando o imageamento em harmônica por agentes de contraste.[6]

Além dos agentes de contraste, para IM maior do que 0,1 os tecidos biológicos também espalham ondas de ultrassom em frequências harmônicas, e nesse caso o mecanismo responsável pelo fenômeno é diferente daquele que ocorre com os agentes de contraste.[10,11] No caso dos tecidos, o fenômeno se deve ao fato da velocidade de propagação da onda aumentar quando ocorre um pico de pressão negativa e diminuir quando ocorre um pico positivo de pressão. Esta diferença de velocidades de propagação da onda ultrassônica promove uma distorção na forma de onda que se acentua, à medida que a mesma se propaga. A partir de uma certa profundidade de penetração do ultrassom no meio biológico, a forma de onda passa de senoidal para dente de serra e surgem ondas de ultrassom na frequência fundamental, correspondente à frequência da onda na forma inicial e em frequências harmônicas. As ondas nas frequências fundamental e harmônica são refletidas nas interfaces dos diferentes tecidos, e as ondas de eco nas frequências harmônicas são utilizadas para a formação de imagens, disso resultando imageamento em harmônica por tecidos.[12]

O imageamento em harmônica por tecidos somente é possível a partir de uma determinada profundidade de penetração da onda, o que não é necessário para o imageamento em harmônica por agentes de contraste. Dessa forma, caso a região de interesse situe-se numa profundidade anterior àquela a partir da qual torna-se possível o imageamento em harmônica por tecidos, então é vantajoso lançar mão do imageamento em harmônica por agentes de contraste para realçar, na imagem, determinadas regiões de interesse. Para isso, todas as ondas de eco na mesma frequência da onda incidente no meio, provenientes dos tecidos e dos agentes de contraste, são descartadas para a formação de imagem. Apenas as ondas espalhadas pelos agentes de contraste em frequências harmônicas são aproveitadas, e, assim, apenas a região ocupada pelos agentes de contraste aparece na imagem.

A técnica empregada pela instrumentação de ultrassom de imagem para separar as ondas em frequências harmônicas, espalhadas por agentes de contraste, dos ecos em frequência fundamental e originados nas regiões vizinhas àquela onde existem agentes de contraste fundamenta-se em duas metodologias: inversão de pulso e modulação em amplitude ou escalonamento.[3]

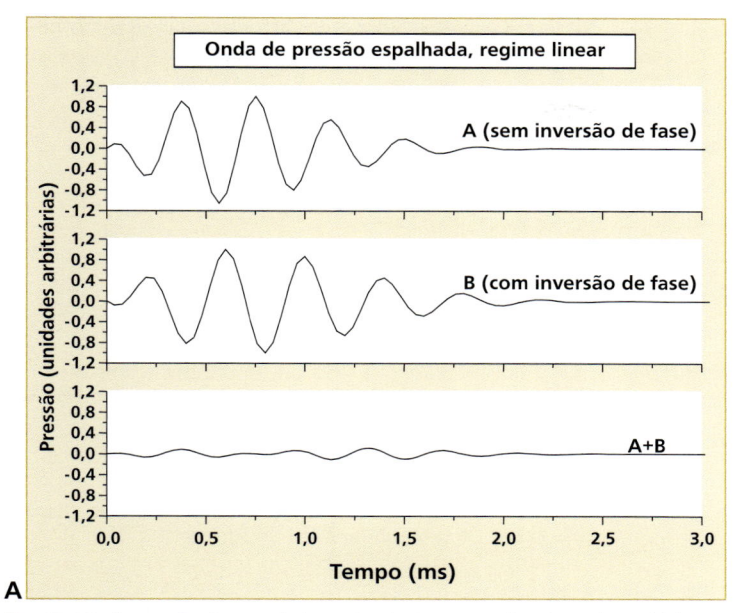

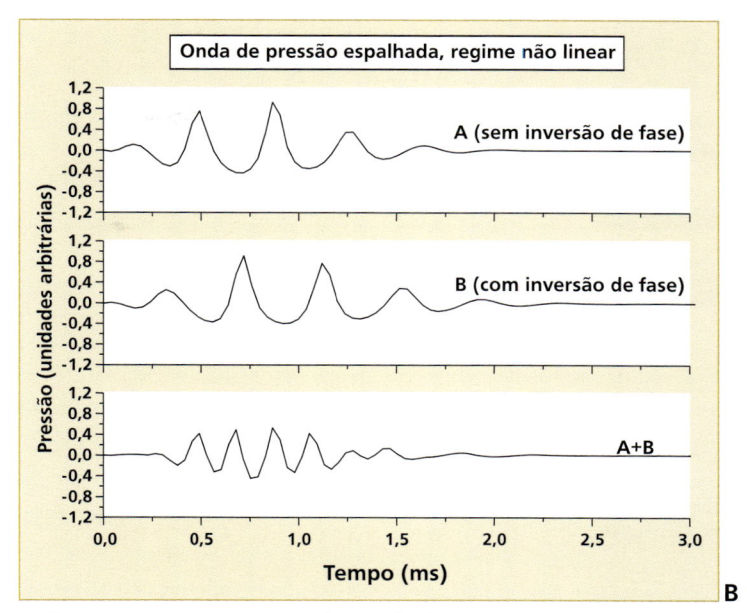

Fig. 13-13. Ilustração do uso de inversão de fase no pulso de onda emitido em um meio para enfatizar apenas a onda espalhada por agentes de contraste e com conteúdo espectral somente nas frequências harmônicas. (**A**) Ondas de eco provenientes de uma mesma região de tecido biológico (operando no regime linear), com fases invertidas entre si e o resultado da adição (praticamente nulo) das duas ondas de eco. (**B**) Mesma situação anterior, porém com ondas de eco provenientes de agentes de contraste operando no regime não linear. Observa-se, neste caso, que após a adição dos dois ecos com agente de contraste resulta uma forma de onda com frequência em torno do dobro da frequência da onda incidente no agente de contraste.

Na técnica por inversão de pulso, dois pulsos de onda de ultrassom são emitidos separadamente no meio, sendo um invertido com relação ao outro (Fig. 13-13). Além disso, o IM dos pulsos emitidos é suficiente para colocar os agentes de contraste vibrando no modo não linear. Logo, após a emissão de cada um dos pulsos, os sinais de eco retroespalhados pelos agentes de contraste são capturados. Os sinais de eco provenientes do tecido biológico existem apenas na frequência fundamental e por esta razão são invertidos um com relação ao outro, já que foram gerados no regime linear. Por outro lado, as ondas retroespalhadas pelos agentes de contraste existem também nas frequências harmônicas, já que os agentes vibram no regime não linear. Disso resulta que a adição dos sinais de eco dos tecidos gera um cancelamento de sinais ao passo que o dos sinais retroespalhados pelos agentes de contraste não gera um cancelamento (Fig. 13-13). Assim, a soma dos sinais retroespalhados pelos agentes e a imagem construída com o resultado da adição dos sinais de eco apresenta apenas a região contendo os agentes de contraste.

Já na técnica de modulação em amplitude, dois pulsos de ultrassom são também emitidos separadamente no meio. Apenas um deles é emitido com IM suficiente para colocar os agentes de contraste vibrando no modo não linear. Os sinais de eco dos tecidos existem apenas na frequência fundamental, e a razão das amplitudes entre eles é igual à razão entre as amplitudes dos dois pulsos emitidos. Com isso, o sinal de eco correspondente ao pulso emitido de menor amplitude é amplificado por um fator igual à razão entre as amplitudes dos dois pulsos emitidos. Assim ambos os sinais de eco ficam com amplitudes semelhantes, e subtraindo-se um do outro, há um cancelamento (Fig. 13-14). Para os sinais retroespalhados pelos agentes de contraste, aquele correspondente ao pulso emitido com IM elevado possui ondas na frequência fundamental e nas harmônicas. Por outro lado, aquele correspondente ao outro pulso emitido existe apenas na frequência fundamental. Este sinal retroespalhado é também amplificado por um fator igual à razão entre as amplitudes dos dois pulsos emitidos. Subtrain-

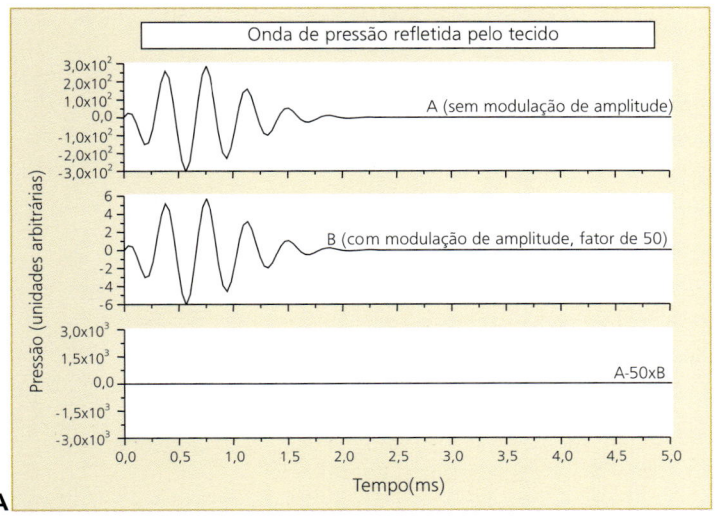

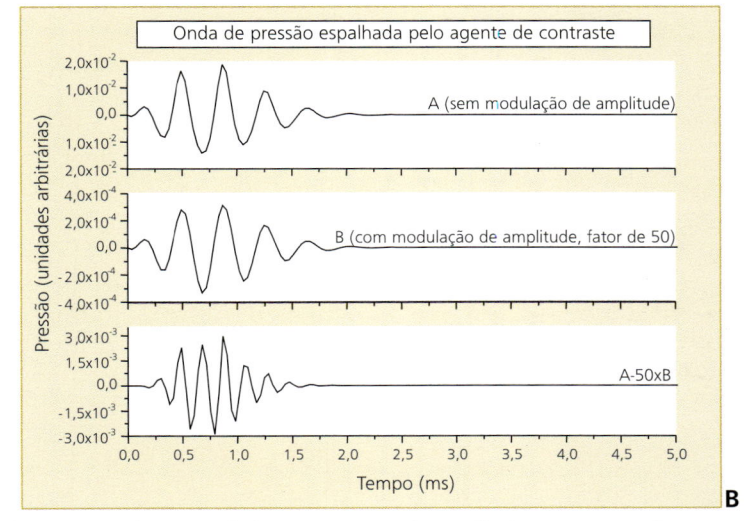

Fig. 13-14. Ilustração do uso de modulação de amplitude no pulso de onda emitido em um meio para enfatizar apenas a onda espalhada por agentes de contraste e com conteúdo espectral somente nas frequências harmônicas. (**A**) Ondas de eco provenientes de uma mesma região de tecido biológico (operando no regime linear), para duas ondas incidentes com amplitudes diferentes (a segunda 50 vezes menor) e o resultado da subtração (praticamente nulo) das duas ondas de eco após amplificar a segunda em 50 vezes. (**B**) Mesma situação anterior, porém com ondas de eco provenientes de agentes de contraste operando nos regimes não linear e linear durante incidência da primeira e da segunda onda, respectivamente. Observa-se, neste caso, que após a subtração dos dois ecos do agente de contraste resulta uma forma de onda com frequência em torno do dobro da frequência da onda incidente no agente de contraste.

do-se os dois sinais retroespalhados pelos agentes de contraste há apenas um cancelamento do sinal na frequência fundamental (Fig. 13-14). Com isso, resulta apenas o sinal retroespalhado na frequência harmônica que é utilizado para a construção da imagem de ultrassom.

CONCLUSÃO

De um modo geral, a intensidade da energia ultrassônica transmitida, ou índice mecânico, determinará (associado a outros fatores) o grau de destruição das microbolhas. O objetivo maior é obter o melhor sinal das bolhas, sem que haja sua destruição e que este sinal seja separado do sinal recebido pelo tecido. Com isto, temos um ótimo efeito contraste e alta qualidade desse tipo de exame.

REFERÊNCIAS BIBLIOGRÁFICAS

1. Kinsler LE, Frey AR, Coppens AB et al. Fundamentals of acoustics. New York: John Wiley & Sons, 1982.
2. Fish P. Physics and instrumentation of diagnostic medical ultrasound. New York: John Wiley & Sons, 1990.
3. Shung KK. Diagnostic ultrasound. New York: CRC, 2006.
4. Wells PNT. Biomedical ultrasonics. London: Academic, 1977.
5. Leighton TG. The acoustic bubble. London: Academic, 1994.
6. Cobbold RSC. Foundations of biomedical ultrasound. New York: Oxford University, 2007.
7. Matsumoto Y, Allen JS, Yoshizawa S et al. Medical ultrasound with microbubbles. Experimental Thermal and Fluid Science 2005;29:255-65.
8. von Bibra H, Voigt JU, Froman M et al. Interaction of Microbubbles with Ultrasound. A Journal of Cardiovascular Ultrasound & Allied Technology. Echocardiography 1999;16:733-41.
9. Jong N, Emmer M, van Wamel A et al. Ultrasonic characterization of ultrasound contrast agents. Med Biol Eng Comput 2009;47:861-73.
10. Caidahl K, Kazzam E, Lidberg J et al. New concept in echocardiography: harmonic imaging of tissue without use of contrast agent. Lancet 1998;352:1264-70.
11. Tranquart F, Grenier N, Eder V et al. Clinical use of ultrasound tissue harmonic imaging. Ultrasound Med Biol 1999;25:889-94.
12. Duck FA. Nonlinear acoustics in diagnostic ultrasound. Ultrasound Med Biol 2002;28:1-18.

13-3 Instrumentação para Utilização do Agente de Contraste de Microbolhas

Ana Cristina Camarozano Wermelinger

INTRODUÇÃO

Diferentemente de outros tipos de contraste, o contraste de microbolhas ou contraste para ultrassom consiste em minúsculas bolhas compostas por um gás biológico (perfluoropropano) envolvido geralmente por uma fina cápsula proteica ou lipídica. Poucos minutos após sua administração, o gás é exalado e os compostos da cápsula são metabolizados como produtos do próprio organismo. Estes agentes apresentam um comportamento semelhante ao das hemácias na corrente sanguínea, realçando o sinal do sangue, sem causar dano a qualquer órgão, além de não envolver radiação nem possuir propriedades tóxicas ou alergênicas.

Atualmente, os contrastes para ultrassom estão aprovados e disponíveis para definição de borda endocárdica em pacientes que não apresentam boa resolução da imagem, na melhora do sinal Doppler (como estenose aórtica ou suboclusão carotídea de difícil avaliação) e na investigação de órgãos sólidos, como fígado e rins.

A utilização do contraste de microbolhas intracoronário, na sala de hemodinâmica para realização de alcoolização septal, também tem tido grande impacto na cardiologia, estando indicado seu uso para estimar a área a ser infartada, evitando, assim, prejuízos maiores do procedimento. Outras aplicações do método são: análise da perfusão miocárdica, opacificação da cavidade cardíaca para avaliação de massas e tumores, avaliação da fração de ejeção, análise do fluxo de reserva coronariano, identificação do fenômeno de *no-reflow* pós-infarto agudo do miocárdio e liberação de drogas ou genes (ainda no campo experimental), entre outras.

Inúmeros trabalhos de custo-efetividade mostraram que o contraste incrementou a informação diagnóstica em 37 a 50% dos casos,[1] e a melhora da imagem conferiu uma redução no tempo de diagnóstico. Inicialmente o custo do exame pareceu maior, porém houve redução expressiva no número de outros exames complementares comprobatórios, como ecocardiograma transesofágico, medicina nuclear e cateterismo cardíaco, o que resultou em uma estratégia de maior efetividade e menor custo na análise global.[2] Houve queda, também, nas taxas de ecocardiogramas com resultados falso-positivos e falso-negativos. Além disso, profissionais em diferentes estágios de execução do método podem nivelar o diagnóstico das análises funcionais global e regional, pois o contraste reduz a variabilidade intra e interobservador, melhorando a reprodutibilidade e reduzindo a subjetividade do método.[3]

O contraste para ultrassom pode ser administrado em pacientes ambulatoriais ou internados, no laboratório de ecografia, enfermarias ou unidades fechadas (intensiva, coronariana, semi-intensiva) e durante procedimentos diagnósticos ou terapêuticos, especialmente aqueles na sala de hemodinâmica.

Atualmente dispomos de vários recursos que propiciam melhor resolução acústica e melhor visualização das microbolhas, graças ao avanço na área tecnológica e das indústrias de equipamentos. Citaremos, aqui, as propriedades das microbolhas no campo ultrassônico, bem como os recursos e o princípio físico de cada um desses "intensificadores" da imagem.

PRINCÍPIOS FÍSICOS DO ULTRASSOM

Ultrassom

Considera-se ultrassom as ondas acústicas com mais de 20.000 ciclos por segundo. O número de oscilações por segundo do elemento piezoelétrico do transdutor estabelece a frequência da onda ultrassônica, expressa em ciclos por segundo ou hertz (Hz), onde sons audíveis estão na faixa entre 30 Hz e 20 kHz. O ultrassom refere-se a qualquer som, cuja frequência esteja acima da faixa audível (ou seja, acima de 20 kHz). Aplicações com ultrassom diagnóstico utilizam frequências que vão de 1 MHz a 30 MHz (1 milhão a 30 milhões de hertz).[1]

Ondas sonoras são produzidas por fontes vibratórias, que fazem com que as partículas do meio oscilem, gerando ondas. À medida que a energia sonora se propaga, ela é atenuada, espalhada e refletida, produzindo ecos a partir de várias interfaces. Na ultrassonografia médica, elementos piezoelétricos dentro de transdutores atuam como fonte e detector de ondas sonoras. O formato do transdutor é feito de tal forma que as ondas se propagam em um feixe com direção bem definida. A recepção de ecos refletidos e espalhados pelo transdutor torna possível a obtenção de imagens ultrassônicas e permite, ainda, a detecção de movimentos e velocidades, utilizando o efeito Doppler.

Tendo em vista esse caráter ondulatório da onda, a energia ultrassônica pode ser definida por suas principais propriedades, ou seja, por sua intensidade, ciclo, frequência, comprimento de onda e velocidade de transmissão.[2]

As amplitudes (de alta pressão) de pulsos ultrassônicos podem, facilmente, destruir bolhas de agentes de contraste.

A potência acústica produzida por um equipamento de ultrassonografia pode ser traduzida como a taxa em que a energia é emitida pelo transdutor, também chamada de índice mecânico (IM).

A desvantagem de altos níveis de potência é a exposição dos tecidos a maiores quantidades de energia acústica, aumentando o potencial de efeitos biológicos. Embora não existam efeitos deletérios causados pelo ultrassom aos pacientes durante exames diagnósticos, a maioria dos operadores procura seguir os princípios ALARA – tão baixo quanto razoavelmente possível; ao ajustar os níveis de potência e outros controles do instrumento que afetem os níveis de saída.[3]

Um dos efeitos potenciais da energia ultrassônica é a "cavitação", que descreve a atividade de pequenos corpos gasosos sob a ação do campo ultrassônico. Quando corpos gasosos estão presentes, como quando existem agentes de contraste no campo ultrassônico, a cavitação ou destruição das bolhas pode aumentar o estresse local nos tecidos que estão associados a ondas ultrassônicas. Caso a amplitude da onda seja suficientemente alta, ocorre o colapso dos corpos gasosos, resultando na deposição localizada de energia em quantidades muito maiores do que pode ocorrer sem cavitação.[2]

Outra maneira em que a energia ultrassônica pode afetar os tecidos é pela absorção de ondas que resulta na atenuação do feixe sonoro durante sua propagação pelo tecido.

Um fenômeno conhecido que ocorre é a atenuação, à medida que o feixe sonoro se propaga pelo tecido, sua intensidade diminui com o aumento da distância. A atenuação de feixes ultrassônicos médicos é causada pela reflexão e espalhamento de ondas nas bordas entre meios que apresentam diferenças de densidade ou velocidade de propagação do som e absorção de energia pelos tecidos.

Ondas sonoras de alta frequência são mais fortemente atenuadas do que ondas de baixa frequência e feixes de alta frequência não têm tanta profundidade de penetração como os de baixa. Estudos diagnósticos com feixes sonoros de alta frequência (igual ou acima de 7 MHz) geralmente limitam-se a regiões superficiais do corpo. Baixas frequências (igual ou menor que 5 MHz) devem ser utilizadas para órgãos maiores, como o fígado,[2,4] ou estruturas mais profundas.

Além disso, a onda sonora sofre reflexão e espalhamento acústico e ambos contribuem para os detalhes visualizados pelas varreduras ultrassônicas.

Uma onda sonora propagando-se por um tecido também sofrerá distorção gradual com a distância, se a amplitude for suficientemente alta. Este fenômeno é denominado como propagação não linear do som e leva à criação de ondas harmônicas ou cujas frequências são múltiplas da onda originalmente transmitida. Quando a reflexão parcial de um feixe distorcido ocorre em uma interface, os ecos refletidos consistem em ambos, o original, sinais de frequência fundamental e os componentes harmônicos. Um eco fundamental de 3 MHz é acompanhado por seu eco de segunda harmônica de 6 MHz e assim por diante. É possível a ocorrência de harmônicas de ordens mais altas, mas a atenuação nos tecidos geralmente limita a capacidade para sua detecção. Embora ecos de segunda harmônica apresentem amplitudes menores do que os fundamentais, os equipamentos ultrassônicos são capazes de distingui-los dos fundamentais, utilizando-os na construção das imagens, denominadas imagens teciduais harmônicas.[4-6]

Qualquer reverberação ou outras fontes de ruído acústico gerados quando o pulso transmitido está perto da superfície da pele contém preferencialmente frequências fundamentais, já que as harmônicas não foram geradas em nível apreciável neste ponto.[5]

Para a obtenção de imagens, pulsos sonoros são transmitidos ao longo de várias direções, sendo cada um deles seguidos por recepção e processamento dos sinais de ecos resultantes. A geração de imagens é feita com transdutores, onde sinais de ecos são adquiridos por elementos individuais e são combinados dentro de um sintetizador de feixe, em um único sinal para cada linha do feixe.[7]

A formação da imagem é feita pela visualização no modo de amplitude (modo A), que consiste na apresentação da amplitude do sinal de eco *versus* o tempo de retorno do eco ou a profundidade do refletor. Esta é uma forma unidimensional de visualização de sinais de eco e suas amplitudes ao longo de uma linha única do feixe, isto é, ao longo de uma direção. Por outro lado, a visualização em modo B, mais versátil que a anterior, é utilizada para imagens em escala de cinza. A visualização é obtida convertendo-se, em um monitor de vídeo, sinais de eco em pontos, onde o brilho corresponde à amplitude dos ecos. Em varreduras de modo B, o feixe sonoro varre uma determinada região e os ecos são registrados em uma matriz bidimensional, em posições que correspondem às suas regiões anatômicas de origem. O registro é obtido posicionando os pontos em modo B ao longo de uma linha que corresponde ao eixo do feixe ultrassônico, enquanto ele se move ao longo do campo de varredura; a profundidade específica de cada eco é determinada pelo tempo de chegada.[7]

Transdutores

Transdutores ultrassônicos proporcionam o meio de comunicação entre o paciente e o sistema de imagem e os transdutores ultrassônicos médicos utilizam elementos cerâmicos piezoelétricos para gerar e captar ondas sonoras. Os materiais piezoelétricos convertem sinais elétricos em vibrações mecânicas, bem como ondas de pressão em sinais elétricos. Dessa forma, os elementos que compõem o transdutor têm dupla função: tanto transmissão do pulso quanto detecção do eco. O método de formação da imagem é idêntico ao transdutor linear. O arranjo curvilíneo dos elementos suporta resultados de forma setorial no campo da imagem. Comparando-o ao linear, o arranjo curvo proporciona imagens mais largas em profundidades maiores.

Transdutores largos e de alta frequência produzem feixes que têm campo próximo longo e com pouca divergência no campo distal. Transdutores com 5 MHz têm um campo próximo de 3 cm de comprimento e, naturalmente, as estruturas serão mais bem demonstradas quando se encontrarem próximas ao transdutor e no centro do feixe. Quanto maior a frequência de energia ultrassônica utilizada, maior o comprimento do campo proximal e menor o ângulo de dispersão do campo distal.[7]

A Figura 13-15 mostra a função do transdutor em emitir o pulso ultrassônico e receber seu respectivo eco, com harmônica.

Doppler

O efeito Doppler é uma mudança na frequência da onda detectada quando a fonte ou o detector estão em movimento. Em ultrassonografia médica, o desvio Doppler ocorre quando os refletores se movem com relação ao transdutor. A frequência dos sinais de eco dos refletores em movimento é maior ou menor do que a frequência transmitida pelo transdutor, dependendo da direção do movimento. O desvio de frequência Doppler, ou simplesmente frequência Doppler, é a diferença entre as frequências recebida e transmitida.[4]

INTERAÇÃO DAS MICROBOLHAS COM O ULTRASSOM

O conhecimento do que acontece quando uma micro ou microbolha é exposta ao ultrassom é a chave do entendimento de todo o processo.

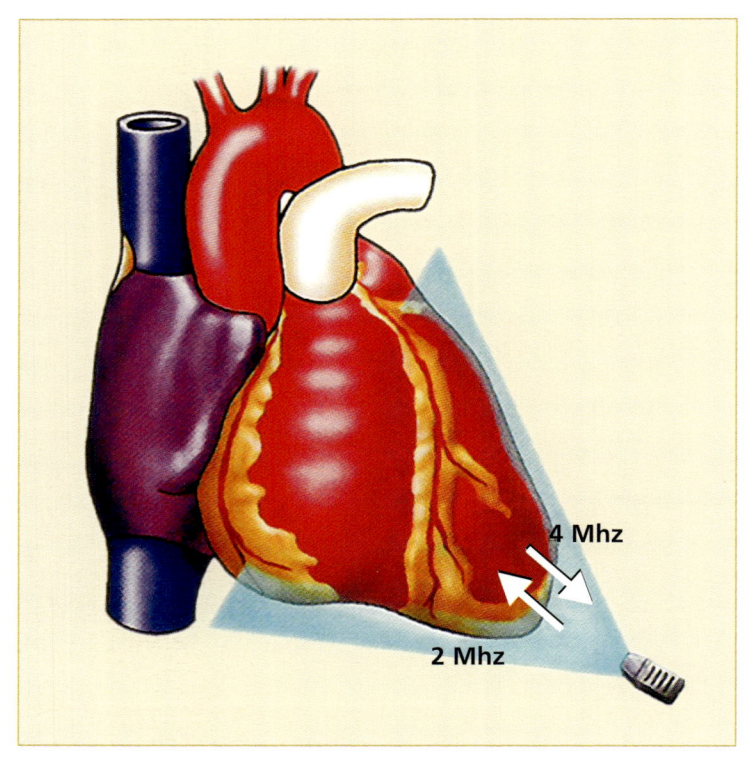

Fig. 13-15. Princípio da imagem harmônica. O transdutor recebe o dobro da frequência transmitida. Os agentes de contraste, como são submetidos a oscilações não lineares no campo ultrassônico, emitem harmônicas que são detectadas pelo sistema. Diferentemente do tecido e do sangue, que emitem ecos que retornam na mesma frequência (imagem fundamental).

BASES DO CONTRASTE DE MICROBOLHAS E DO ULTRASSOM

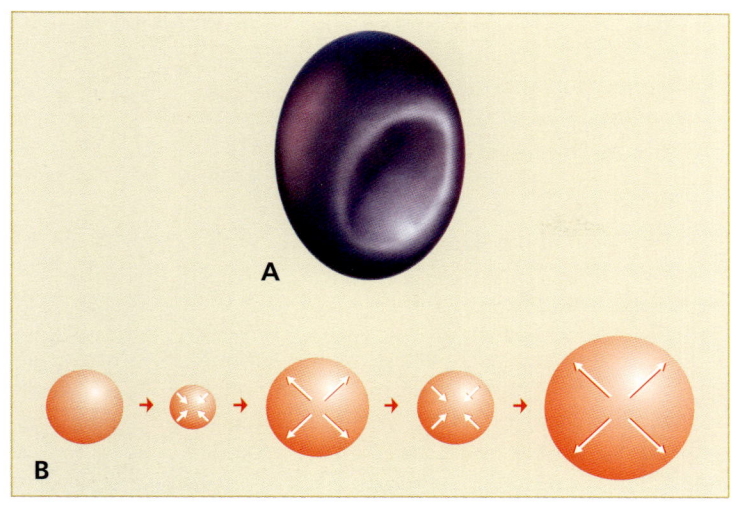

Fig. 13-16. Compressão da bolha pelo US (**A**) e variação da deformação da bolha de acordo com a intensidade da energia ultrassônica. A deformação da bolha é desigual, sendo esta mais facilmente expandida do que comprimida (**B**). A figura demonstra o processo de compressão e de expansão da bolha. (Adaptada de Morcerff et al. – CD Ecor-RJ.)

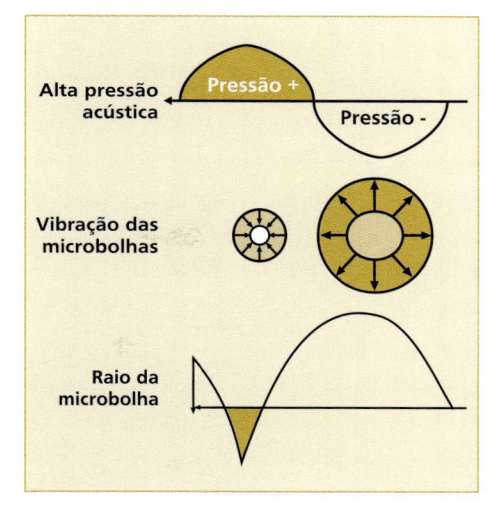

Fig. 13-18. Resposta da bolha mediante onda acústica de alta amplitude. Sob pressão positiva a bolha pode sofrer leve compressão, mas sob pressão negativa pode sofrer grande expansão.[11]

A energia ultrassônica causa marcada oscilação radial das microbolhas (graças à complacência destas), causando mudanças na propagação do som. Essas alterações nas microbolhas são decorrentes de compressão (quando a pressão externa é maior) e expansão da bolha (quando a pressão externa é menor), que normalmente emitem harmônicos (Fig. 13-16).

Em geral, a amplitude do retorno do *backscatter* depende da natureza da insonação e é representada pela intensidade do brilho na imagem formada.

Quando o poder acústico é alto, as microbolhas se movimentam de uma resposta linear para não linear, produzindo harmônicas e junto a um poder máximo, ocorre destruição da bolha. Com isso, o som que chega ao transdutor, proveniente das bolhas, é rico em harmônicas (semelhante ao que ressoa de um instrumento musical) e mistura-se com os ruídos vizinhos, o que constitui a dispersão dos ecos dos agentes de contraste. Esses agentes são refletores não lineares, ou dispersores da energia ultrassônica, isto significa que retornam o som junto a frequências que não são idênticas à transmitida, de modo que este som equivale a múltiplos ou harmônicas da onda de ultrassom emitida.[9]

A bolha, então, ressoa em um campo ultrassônico e, quando a ressonância é extrema, frequentemente culmina com a destruição desta (Fig. 13-17), uma vez que a compressão de um gás tem limite.

A técnica de segunda harmônica aumenta significativamente a intensidade do contraste e prolonga a duração da visibilidade de seus efeitos.[10]

Como dito, esses agentes são refletores não lineares, ou dispersores da energia ultrassônica. Isto significa que retornam o som junto a frequências que não são idênticas à transmitida. De modo que este som equivale a múltiplos ou harmônicas da onda de ultrassom emitida.[11]

Quando o campo ultrassônico torna-se mais intenso, o que acontece quando a energia está aumentada, as microbolhas podem somente tornar-se reduzidas. No entanto, na porção negativa da onda sonora ela pode tornar-se aumentada, como ilustra a Figura 13-18.

Isto produz uma onda assimétrica que emite harmônicas. Dois fatores são importantes nessa análise:

1. A velocidade do sangue deve ser suficiente para produzir uma mudança na frequência de modo a distinguir daquela produzida pelo tecido normal.

2. A intensidade da onda ultrassônica recebida deve prover um forte sinal para ser detectada pelo transdutor (acima dos sinais acústico e elétrico do sistema).[12] entre as características do tecido, as que mais influenciam a imagem são: a atenuação, a velocidade de propagação acústica e o coeficiente de retroespalhamento acústico.[13]

Microbolhas

Embora sabidamente o aumento do tamanho das microbolhas seja uma das maneiras para aumentar sua persistência na circulação, além de permitir maior reflexão do ultrassom, devemos nos limitar a uma faixa de até 10 μg pelo fato de que acima desse diâmetro há maior dificuldade na ultrapassagem da barreira pulmonar,[14] dificultando seu uso clínico.

Os atuais agentes de contraste se diferenciam pelo tamanho, estabilidade e concentração das microbolhas. Seu tamanho variando de 1 a 10 μg de diâmetro, sendo estabilizados por cápsulas de albumina, fosfolipídeo, açúcares ou biopolímeros. Os gases utilizados atualmente são pesados, inertes e pouco solúveis, como os vários derivados do perfluorocarbono. Sendo que as bolhas de tamanho um pouco maior, mais estáveis e de maior concentração geram os melhores agentes de contraste.

O prolongamento da vida das microbolhas, que tornou-se um dos grandes avanços no assunto, tem sido encontrado por dois caminhos:

1. Pelo uso de novas substâncias que envolvem as bolhas.

2. Pela substituição de moléculas de alta densidade para gás aéreo de alto peso molecular.

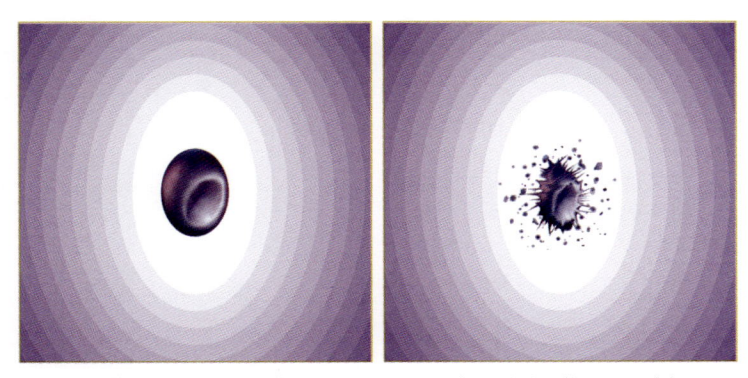

Fig. 13-17. Exposição da bolha em um campo ultrassônico (à esquerda) e processo de destruição da bolha em um campo sob alta energia ultrassônica (à direita). (Adaptada de Morcerff et al. – CD Ecor-RJ.)

Quadro 13-5. Imagens que envolvem alto e baixo índice mecânico para o uso do agente de contraste de ultrassom

Imagem contrastada com alto IM
- Imagem "trigado" intermitente
  - Harmônica bidimensional e *power* Doppler
  - Ultra-harmônica
- Pseudo-*real-time*
  - Harmônica *power* Doppler
  - Ultra-harmônica

Imagem contrastada com baixo IM
- Imagem em tempo real
  - *Power modulation*
  - Inversão de pulso
  - *Coherent imaging*
  - Sequência de pulsos
- Imagem "trigado" com baixo IM ou com repreenchimento "trigado"

TIPOS DE IMAGEM FORNECIDOS PELO APARELHO DE ULTRASSOM

Há dois métodos para detecção do agente de contraste: os que envolvem alto índice mecânico (imagem intermitente e pseudotemporal com sequência de autobatimento) e os com baixo índice mecânico [*real-time* e método trigado com baixo IM] (Quadro 13-5).

Falaremos, especialmente, sobre as mais utilizadas nas frases seguintes.

Imagens contrastadas que utilizam alto índice mecânico

■ Imagens "trigada" ou intermitente

A destruição das microbolhas está diretamente relacionada com o poder acústico ou índice mecânico e inversamente relacionada com a frequência do transdutor e a utilização de alto IM gera grande destruição de bolhas, por isso deve ser utilizado o modo "trigado" pelo eletrocardiograma para criar uma imagem com um intervalo de pulso previamente determinado (1:1, 1:2, 1:3 etc.).[15] Com esta técnica pode-se observar o repreenchimento do miocárdio pelas microbolhas.

Porter *et al.* demonstraram que a imagem intermitente com alto poder acústico melhora significativamente a opacificação miocárdica com relação à imagem contínua. A alta energia ultrassônica é transmitida junto a intervalos intermitentes, trigados pelo eletrocardiograma. O tempo entre a destruição dos pulsos permite o repreenchimento do miocárdio.[16]

Essa técnica pode ser ainda melhorada pela subtração digital do sinal do miocárdio. O primeiro estudo em humanos que validou a perfusão miocárdica com eco de contraste comparado com o SPECT utilizando a subtração digital,[17] porém deve-se tomar cuidado com a superimposição da imagem.

A maior inconveniência deste método é que, como os movimentos são intermitentes, parecendo em 'câmara lenta', perde-se a informação da imagem original pela movimentação do paciente e do coração.[18] Já a pseudo *real-time imaging* é uma nova tecnologia aplicada a alguns modos intermitentes, que permite trabalhar com baixo índice mecânico durante o exame. Deste modo a imagem bidimensional pode ser vista em tempo real, porque há menor destruição de bolhas, e o repreenchimento do miocárdio não é afetado e a imagem é visualizada entre os *frames* intermitentes da perfusão.

■ Imagem em harmônica bidimensional

Foi o primeiro método de imagem a utilizar as propriedades não lineares das bolhas. O princípio da imagem em harmônica corresponde à reflexão do dobro da frequência transmitida pelo ultrassom, por exemplo se a frequência transmitida for de 1,7 MHz, a recebida será de 3,4 MHZ. Para aumentar a sensibilidade do sistema na detecção da resposta harmônica, tanto a frequência transmitida quanto a recebida devem estar dentro da banda do transdutor, o que requer que sejam relativamente estreitos para prevenir que parte do sinal transmitido se perca, pois isso reduz a resolução da imagem com harmônica.[19]

Originalmente, a imagem harmônica foi desenvolvida para a utilização dos agentes de contraste, porém acabou por ser utilizada de rotina na prática do ultrassom graças à melhor resolução na imagem.

Os agentes de contraste, como são submetidos a oscilações não lineares no campo ultrassônico, emitem harmônicas que são detectadas pelo sistema, diferente do tecido e do sangue que emitem ecos que retornam na mesma frequência da emitida (imagem fundamental) e são suprimidos. Com isto a resposta não linear das microbolhas torna-se evidente, aparecendo substancialmente brilhante, destacando-se, assim, a imagem contrastada (Fig. 13-19). Este som pode ser diferenciado do som do tecido por tecnologias mais recentes, adotadas para filtrar o ruído das bolhas.[11,13]

O tecido sólido também é capaz de produzir harmônicas pela propagação de ecos não lineares, porém em menor escala e diferenças básicas diferem da produção de harmônicas entre o tecido e as bolhas, como: as harmônicas do tecido requerem alto índice mecânico, enquanto a das bolhas baixo índice mecânico, as harmônicas do tecido tornam-se maiores junto a maiores profundidades e a das bolhas não depende da profundidade, e as harmônicas do tecido são contínuas e sustentadas enquanto a das bolhas é transitória.[19] Na imagem harmônica as reverberações do tecido são reduzidas, o que a torna a imagem de escolha na rotina de muitos ecocardiografistas (Fig. 13-20).

Esta técnica tem sido realizada de modo bastante efetivo e tem-se tornado a técnica-padrão da imagem contrastada ao bidimensional.

As duas técnicas mais utilizadas na avaliação do contraste de microbolhas, que envolvem alto índice mecânico, são: harmônica *power* Doppler (angio) e modo ultra-harmônico.

■ Harmônica *power* Doppler (ou segunda harmônica convencional)

É uma tecnologia designada para detectar a motilidade do sangue ou do tecido. No Doppler convencional dois ou mais pulso são enviados sucessivamente, porém ao contrário do Doppler convencional, o *power* Doppler ignora a direção e a velocidade da estrutura em movimento. Este método é idealmente adequado para alto índice mecânico, e a maior limitação desta técnica são os artefatos de movimento do tecido.[20]

Quando usamos alto índice mecânico, o tecido tem uma forte resposta não linear, e o sinal entre o tecido e os agentes de contraste, no modo harmônica bidimensional, não é muito adequado, o que pode ser compensado pela harmônica *power* Doppler.[21]

A harmônica *power* Doppler relaciona-se com o color Doppler e está diretamente relacionada com o forte sinal de *backscatter* ou retroespalhamento. Porém, a velocidade pode ser manifesta no fluxo colorido e a amplitude no *power* Doppler, sendo que no color Doppler a aparência do sangue é vermelho/azul e no *power* Doppler o flu-

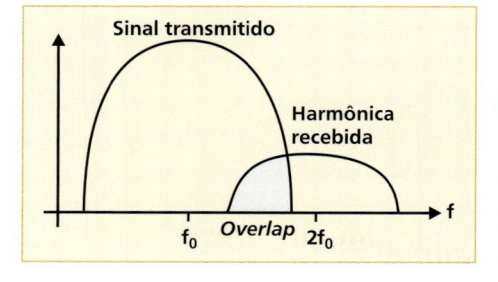

Fig. 13-19. Espectro da imagem harmônica "convencional", mostrando o potencial de sobreposição da energia fundamental transmitida e harmônica recebida.[11]

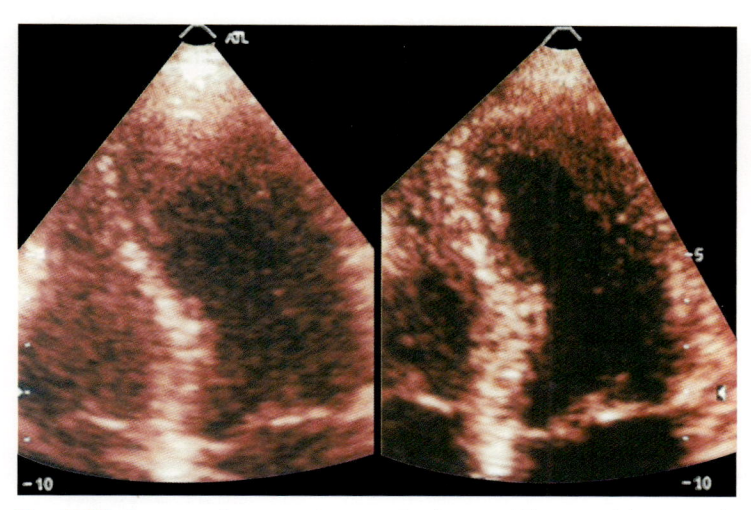

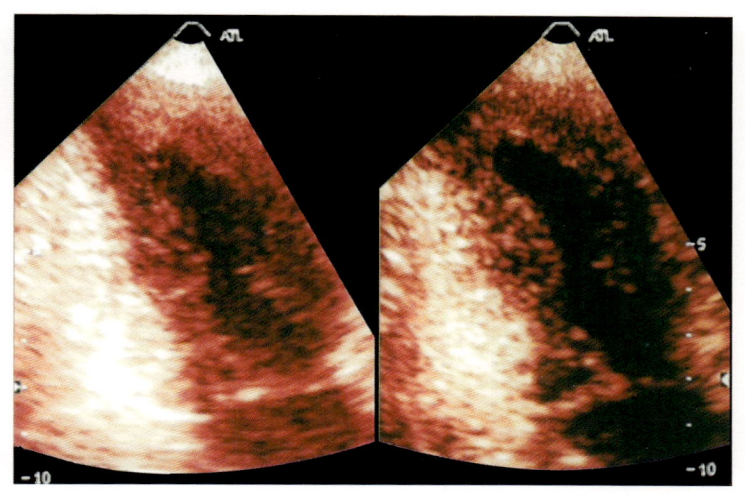

Fig. 13-20. Comparação entre a imagem fundamental (à esquerda) e com a harmônica (à direita), nos cortes apical de 4 câmaras e apical de 2 câmaras, respectivamente. Notam-se menos artefatos e pouco cancelamento do sinal do tecido na imagem harmônica.

xo terá uma aparência uniforme, uma vez que a amplitude e não a frequência é exposta. Então a base desta técnica, também conhecida como *power angiography*, é o aumento do sinal do fluxo e pode ajudar a eliminar algumas limitações da detecção do fluxo em pequenos vasos pelo color Doppler.[12] Se um sinal detectado pelo primeiro pulso se move ou é destruído, o segundo pulso detecta a mudança após comparar ambos os pulsos. Um método que não usa a estimativa pela velocidade do fluxo não estará propenso a artefatos de *aliasing* e permitirá uma frequência de repetição de pulso (PRF) baixa, aumentando a probabilidade de detecção de baixas velocidades do fluxo provenientes de pequenos vasos.[19] A associação do método de harmônica com *power* Doppler potencializa ainda mais a detecção do fluxo na microcirculação, com a utilização do contraste até mesmo em tecidos altamente ecogênicos, como o fígado[22] e o miocárdio.[23] Por exemplo: ao Doppler convencional o sinal do sangue é menor do que o do tecido, com a imagem em harmônica o sinal do sangue é aumentado, e o do tecido, reduzido, invertendo a situação.

Este mesmo sinal da harmônica pode ser utilizado com o sinal Doppler para produzir imagens em Doppler harmônica. Neste caso a frequência do sinal de harmônica recebido determina a mudança do Doppler alcançada. O sinal do Doppler com harmônica é 2 vezes a frequência da imagem fundamental para a mesma velocidade do sangue. Essa técnica pode ser utilizada quando o movimento do tecido obscurece a resposta do agente de contraste. Um método de Doppler harmônica que tem sido particularmente importante é o *power* Doppler, sua vantagem também está em reduzir os artefatos da movimentação tecidual (Fig. 13-21).[11] Em comparação com o Doppler convencional, o *power* Doppler não fornece informações sobre a direção do fluxo, porém junto à utilização de agentes de contraste, aumenta a detecção do fluxo nos pequenos vasos. Esta técnica é altamente sensível para detectar artefatos de movimento que são frequentemente maiores que os ultra-harmônicos e pode ser utilizada na avaliação da perfusão com contraste de microbolhas, pelo método intermitente e (trigado pelo eletrocardiograma entre 1 e 5 batimentos).

■ Ultra-harmônica

Outra técnica intermitente com alto índice mecânico tem melhorado a avaliação do contraste na sua resposta de retorno. Interessantemente, a imagem ultra-harmônica envolve o processamento do sinal entre a segunda e terceira harmônicas.[20]

Por outro lado a imagem com ultra-harmônica também usa alto índice mecânico-IM (o que destrói mais as bolhas) e nesta técnica há múltiplas transmissões de pulso e não apenas um único pulso, havendo uma maior multiplicação do sinal recebido. Quando o IM é aumentado além do ponto de oscilação das bolhas, estas respondem após a ruptura, com um sinal intenso e transitório antes de seu colapso. Este sinal inclui a frequência ultra-harmônica, de modo que o sinal que retorna tem uma frequência além da segunda harmônica mas abaixo da terceira harmônica, relacionada com a onda ultrassônica incidente (Fig. 13-22).[24,25]

Com esta técnica, imagens com alto *frame rate* e sem artefatos de movimento (desde que não estejamos utilizando o Doppler)

Fig. 13-21. Imagem com Doppler harmônica, em que é transmitido um único pulso, e o sinal recebido é o dobro da frequência transmitida. Há pouco cancelamento do sinal do tecido.

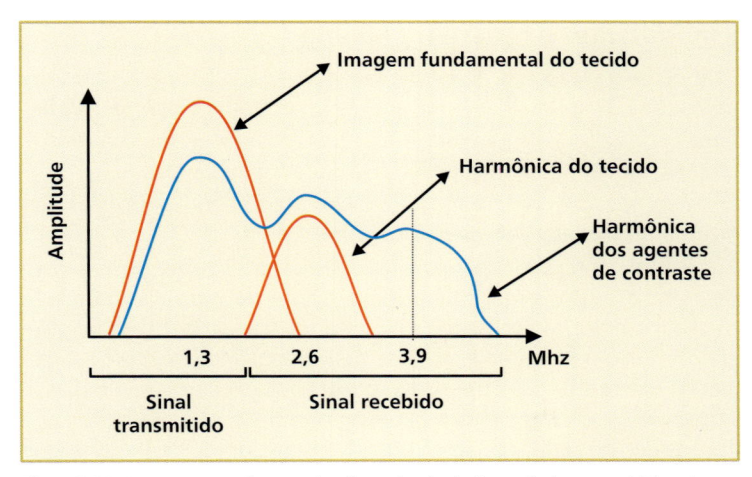

Fig. 13-22. Demonstrando a maior frequência de harmônicas recebidas dos agentes de contraste, também chamadas de ultra-harmônicas.

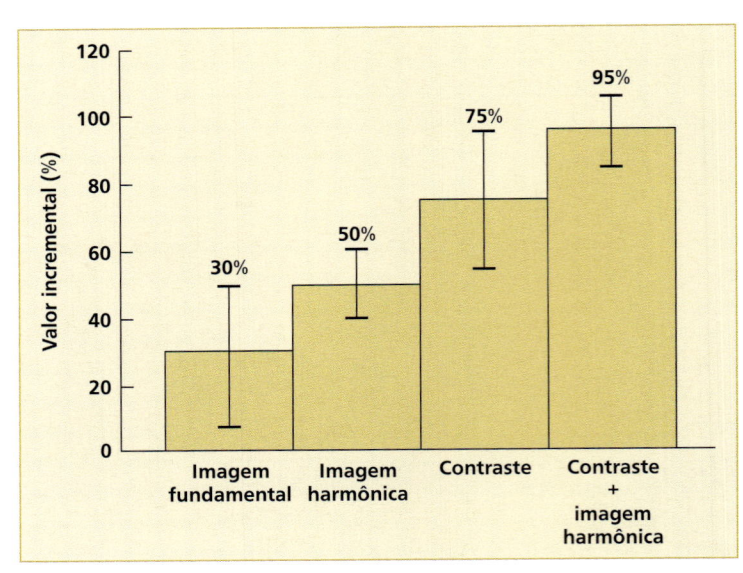

Fig. 13-23. Incremento no valor da imagem harmônica com e sem o uso de agentes de contraste.[26]

podem ser obtidas. Contudo, esta técnica tem menor sensibilidade do que a harmônica angio.[18]

A Figura 13-23 compara várias modalidades de imagem de modo incremental na melhora da resolução acústica, sendo que a adição da harmônica convencional provê um modesto aumento na visualização (cerca de 20%), com grande otimização após adição de contraste ecocardiográfico.

Imagens contrastadas que utilizaram baixo índice mecânico

O uso de baixo IM apresenta dois grandes benefícios:

1. As bolhas são submetidas a oscilações estáveis não lineares, emitindo, continuamente, sinais fundamentais e harmônicos.
2. O tecido *per se* não gera sinais harmônicos em baixo IM.

A imagem com baixo IM permite a avaliação das microbolhas e o repreenchimento do miocárdio após a destruição das bolhas, o que pode ser obtido pela emissão de um pulso ultrassônico de alta energia *(flash)*. O fato de usarmos baixo índice mecânico, ou menor poder acústico, implica em menor destruição das bolhas, permitindo a detecção do sinal de retorno das mesmas decorrente da oscilação das microbolhas e com a imagem bidimensional em tempo real. Nesta técnica podemos incluir as seguintes imagens em tempo real: *power modulation, pulse invertion, coherente imaging e contrast pulse sequence triggered replenishment imaging*.

■ Imagem com *power pulse invertion, power modulation* e *coherent imaging*

Usando esta técnica, o processamento pode teoricamente ser limitado somente pelo sinal gerado pelas microbolhas. Porém, os artefatos teciduais são a maior limitação por também serem capazes de criar sinais não lineares (apesar de ser em menor monta).

Esta técnica combina a *performance* não linear da inversão de pulso com o *power* Doppler (Fig. 13-24).

Ambas as técnicas são semelhantes e mais sensíveis e específicas para a detecção das microbolhas. Partem do princípio da subtração, com dois pulsos que são emitidos em rápida sucessão, o segundo pulso é uma imagem em espelho do primeiro e que são somados frente a uma resposta não linear (como a das microbolhas) e subtraídos, caso contrário. Com isso, obtém-se o sinal amplificado detectado das bolhas e não do tecido. Para um tecido comum que se comporta de maneira linear e a soma dos dois pulsos invertidos é igual a zero, ou seja, há supressão dos ecos lineares. Além disso, este *software* trabalha com baixo índice mecânico, que reduz a destruição das bolhas.[28,29]

A diferença entre as duas técnicas *(power pulse invertion e power modulation)* está na amplitude do segundo pulso, basicamente.

Para a visualização da borda endocárdica e de massas cardíacas com contraste ecocardiográfico, o advento da segunda harmônica é de suficiência para conferir uma ótima qualidade de imagem e incrementar o diagnóstico de alterações segmentares ao ecocardiograma de repouso e estresse. Contudo, para a análise de perfusão miocárdica, o processo é um pouco mais complexo, e requer *softwares* mais elaborados para realçar as microbolhas e atenuar o tecido, destacando a microcirculação. Para este fim, devem-se utilizar os *softwares* aqui supracitados, que conferem a análise da perfusão em tempo real, ou utilizar o método "trigado" (imagem intermitente) que reduz o número de pulsos de ultrasom, diminuindo, assim, a destruição das bolhas.

A redução do *frame rate* nos aparelhos com imagem de pulso invertido (com baixo índice mecânico) mantém as bolhas mais estáveis, as quais são pouco destruídas e apresentam oscilações não lineares, emitindo harmônicas; o que, combinado com o aumento da sensibilidade do aparelho, permite a análise da perfusão em tempo real.

A principal vantagem da inversão de pulso sobre a imagem harmônica e harmônica *power* Doppler é que a primeira provê maior resolução da imagem, a imagem com inversão de pulso pode ser feita com baixo índice mecânico, não havendo necessidade de imagem intermitente.[30] Já o modo *power modulation* baseia-se em uma técnica multipulsos, onde a amplitude acústica do pulso transmitido é modificada.[31] Duas amplitudes transmitidas são usadas, sendo uma completa, e outra a metade (Fig. 13-24) e isto provoca mudanças na resposta dos agentes de contraste.

A combinação de *power modulation* e transdutor de banda larga permite a obtenção de imagem ultra-harmônica, que resulta em melhor eliminação dos artefatos teciduais e, consequentemente, melhor resposta do contraste na análise de perfusão em tempo real (Fig. 13-25).[32]

Como descrito anteriormente, a imagem em harmônica tem uma margem dentro da qual o sinal deve ser transmitido e recebido, para garantir que o sinal recebido das harmônicas possa estar separado do sinal transmitido. Se a frequência do sinal transmitido se sobrepor ao das harmônicas, elas não poderão ser completamente separadas (Fig. 13-26),[11] já a imagem com pulso invertido é o mais novo método específico e evita essas limitações, utilizando características específicas das vibrações das microbolhas, o que permite o uso de uma banda larga para transmitir e receber o pulso de onda com melhor resolução e maior sensibilidade para os agentes de contraste, por salientar o sinal das bolhas com relação ao tecido.[8,12]

Como dito, é importante que a frequência do sinal do tecido (fundamental) seja separada do sinal da bolha (harmônicas), principalmente quando trabalha-se com baixo índice mecânico, mas se a as frequências do sinal transmitido se sobrepõem, elas não poderão ser completamente separadas na imagem harmônica convencional (Fig. 13-27).[8,12]

Já na *coherent contrast imaging*, dois pulsos são transmitidos na mesma linha, com sucessivo pulso sendo a fase invertida do primeiro, de modo que um separa o sinal fundamental do sinal harmônico. Embora seja efetiva esta técnica, há trabalhos mostrando que cada linha necessitaria de múltiplas sucessões de pulsos, o que reduziria o *frame rate* e aumentaria a destruição das bolhas.[18]

A *cadence coherent imaging* é uma propriedade da tecnologia de imagem não linear que permite o cancelamento do sinal fundamental com somente um único pulso transmitido, o que provê alta resolução da imagem na escala de cinza.[18]

Na formação da imagem coerente múltiplos batimentos formadores são utilizados para a informação da fase e amplitude na imagem plana, que são determinantes nesta técnica, o que difere da formação da imagem convencional, onde um ultrasom é transmiti-

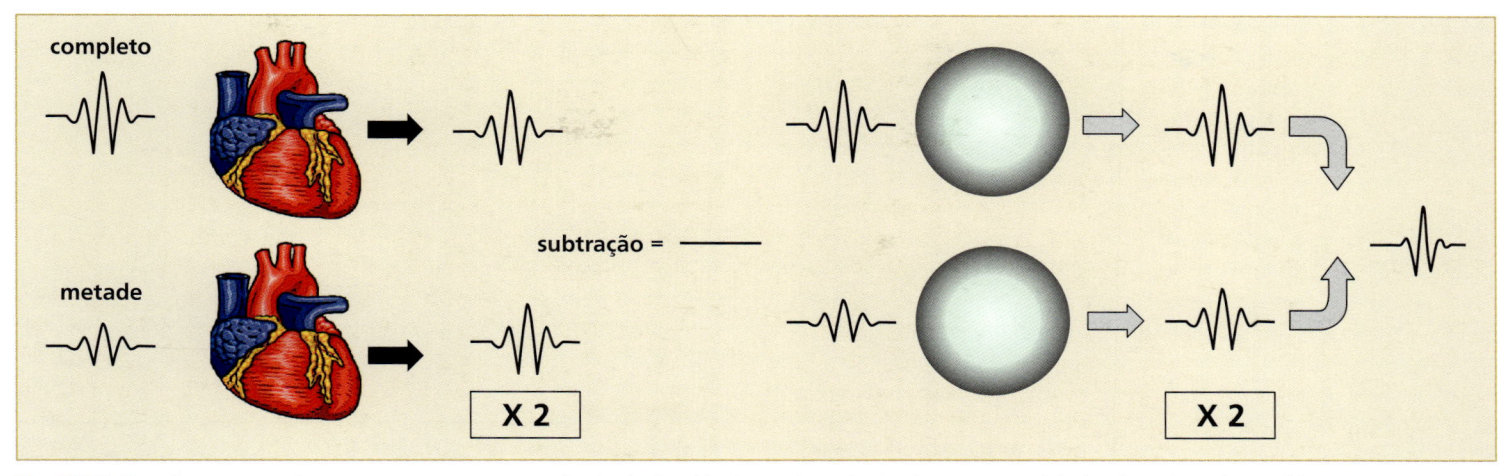

Fig. 13-24. Duas imagens sendo que uma mostra a supressão do sinal tecidual quando a técnica de *power modulation* é usada, pois o tecido apresenta comportamento linear com baixo índice mecânico. Há a subtração do pulso cheio menos 2 vezes a metade, resultando em eliminação total do sinal do tecido. E a outra, com relação ao sinal da bolha (não linear), mostra que este é amplificado. Dois pulsos são emitidos, sendo um deles a metade da amplitude do outro, os sinais fundamental e harmônico são refletidos, sendo subtraído o sinal fundamental e mantendo somente o sinal de harmônico.[11,27]

do e recebido. Utilizando esta técnica observa-se o cancelamento do pulso de resposta linear sobre a região entre dois pulsos transmitidos e um simples filtro pode ser utilizado para remover os artefatos de movimento sem haver a necessidade de transmissão de pulso adicional, como o que ocorre com os métodos de cancelamento de pulso pelo Doppler.[18]

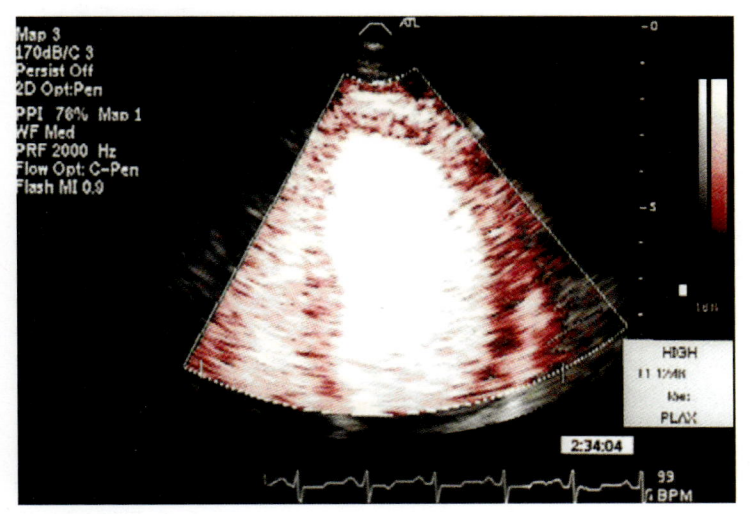

Fig. 13-25. Imagem de perfusão em tempo real.

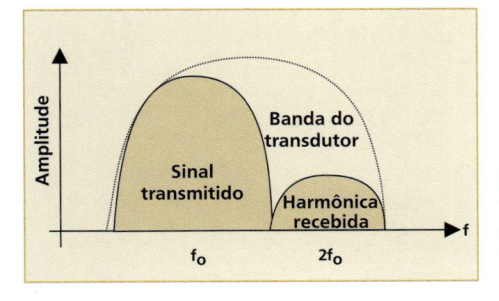

Fig. 13-26. Frequências transmitidas e recebidas sob a forma de harmônicas.[11]

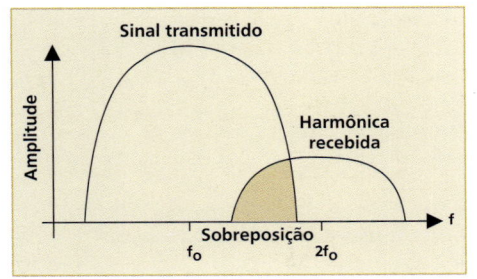

Fig. 13-27. Espectro da imagem harmônica "convencional", mostrando o potencial de sobreposição da energia fundamental transmitida e harmônica recebida.[11]

A *contrast pulse sequencing* e o *triggered replenishment imaging* são técnicas mais novas, porém muito pouco utilizadas na prática clínica. A primeira é com base no recebimento de múltiplos pulsos por imagem, enquanto, simultaneamente, controla rigorosamente a fase e a amplitude dos sinais transmitido e recebido. Uma única sequência de pulsos permite detectar todas as respostas não lineares e rejeitar as respostas lineares. Esta técnica apresenta maior sensibilidade, especificidade e penetração do que a inversão de pulso e a *coherent imaging* e permite maior rendimento do contraste de microbolhas. Já a segunda técnica (*triggered replenishment imaging*) relaciona-se com o protocolo de imagem intermitente, com intervalos de pulso a cada batimento cardíaco (1:1) na telessístole e não envolve maior destruição de bolhas porque trabalha com baixo índice mecânico.[18]

O Quadro 13-6 mostra os ajustes necessários a serem feitos no aparelho de ecocardiografia para a aquisição de um boa imagem contrastada ao ultrassom.

CONSIDERAÇÕES DO ÍNDICE MECÂNICO

Com a utilização do contraste, pequenos vasos, como aqueles menores que 100 μm (que estão abaixo do limite de resolução pelo ultrassom convencional), podem ser detectados.

Contudo, na abordagem das microbolhas, torna-se muito importante a consideração do índice mecânico (IM) que equivale à "taxa" de energia ultrassônica emitida. Com isto, percebemos que diante de um alto índice mecânico, há oscilação exagerada das microbolhas, resultando em alta destruição das mesmas. O objetivo é encontrar um ponto de equilíbrio onde possa haver a máxima intensidade do sinal com mínima destruição das bolhas (Fig. 13-28).[36]

Podemos observar três comportamentos distintos das microbolhas na presença de um campo ultrassônico, de acordo com a energia utilizada:[12]

1. **Muito baixo índice mecânico < 0,1**: oscilação linear da bolha – podendo ser aplicado para avaliação de fluxo coronário ou em outros vasos e na análise Doppler.
2. **Baixo a intermediário índice mecânico 0,1 a 0,9**: oscilação não linear da bolha – aplicado para análise da borda endocárdica e da perfusão miocárdica (em tempo real com menor IM ou no modo "trigado" com maior IM).
3. **Alto índice mecânico ≥ 1,0**: ruptura das bolhas – aplicado para análise da perfusão miocárdica com uso do *flash* (tempo real), que destrói as bolhas do miocárdio para haver o subsequente repreenchimento do mesmo. A análise da borda endocárdica também pode ser feita com este nível de IM em aparelhos mais antigos, porém há maior destruição das bolhas.

Quadro 13-6. Ajustes ao aparelho de ecocardiografia para a utilização do contraste de microbolhas (considere que de acordo com as diferentes tecnologias de cada aparelho, esses parâmetros são sugeridos, porém devem ser mais bem ajustados e individualizados para cada máquina de ultrassom cardiológico)[33]

Controle	Ajuste	Benefício
Foco	Anel mitral	Melhorar a visibilidade do ápice
Índice mecânico	0,1 a 0,6	Ótima visualização e duração do contraste, com pouca destruição das bolhas (IM 0,1-0,3 para perfusão e 0,4-0,6 para borda endocárdica)
Ganho	Alto para compensar o baixo poder acústico	Otimizar a visualização do contraste. Sem efeito na destruição das bolhas (TGC ≃ 59)
Compressão	Alta	Otimizar a visualização do contraste. Sem efeito na destruição das bolhas
Persistência	Ausente	Otimizar a visualização do contraste. Sem efeito na destruição das bolhas

Geralmente o índice mecânico é controlado pelo *output/power* ou potência do aparelho e pode sofrer alterações de uma máquina para outra. Vale ressaltar que o IM varia de acordo com a profundidade da imagem (diminui com o aumento da profundidade) e com a localização lateral da imagem (diminui em direção às bordas).

O índex mecânico (IM) é um dos parâmetros mais importantes no estudo de contraste e é definido como uma pressão de pico rarefacional (que é negativa) dividida pela raiz quadrada da energia ultrassônica, o que está relacionado com a quantidade de trabalho mecânico que pode ser feito na bolha durante uma única metade de um ciclo sonoro de onda negativa.[12,35]

Por outro lado, na presença de um aparelho que não possui os *softwares* que trabalhem com baixo IM (ou baixa energia ultrassônica) para análise da perfusão miocárdica, há a necessidade de se obter uma imagem intermitente na análise da perfusão miocárdica, para minimizar a destruição das bolhas.[36]

CONCLUSÃO

Em suma, a intensidade da energia ultrassônica transmitida determinará (junto a outros fatores) o grau de destruição das microbolhas, o que na prática é mensurado pelo índice mecânico. Sob baixa intensidade de energia, as bolhas são poderosas amplificadoras de ecos e sob alta energia, as bolhas emitem harmônicas sob oscilações não lineares. Essas harmônicas podem ser detectadas pela imagem com pulso invertido e esses ecos das bolhas podem ser separados daqueles do tecido, permitindo análise da perfusão em tempo real.

De um modo geral, o sucesso e a alta qualidade dos exames com contraste dependem de muitos fatores, como: boa qualidade do agente de contraste, a modernização dos equipamentos com *softwares* adequados, ajustes no aparelho, envolvimento da equipe de apoio, que deve estar treinada para tal e o conhecimento das vantagens e limitações do método ampliando em muito a capacidade diagnóstica dessa modalidade de imagem.

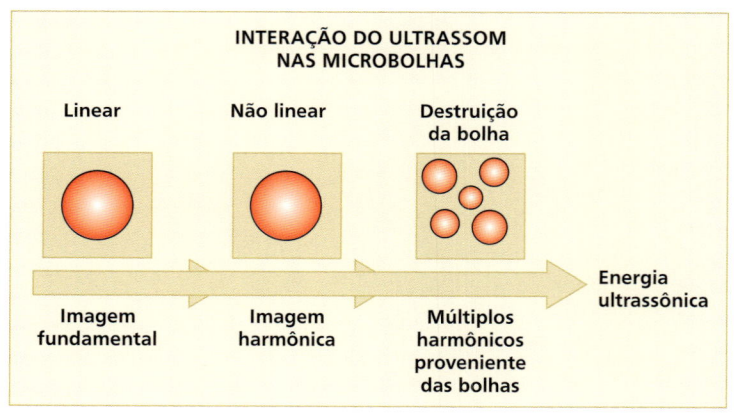

Fig. 13-28. Quando o poder acústico está aumentado, as microbolhas movimentam-se de uma resposta linear para uma não linear, produzindo harmônicas. Junto a um poder máximo, ocorre a destruição da bolha.[34]

REFERÊNCIAS BIBLIOGRÁFICAS

1. Wells PT. *Biomedical ultrasonics*. New York: Academic, 1977. p. 120-23.
2. Zagzebski JA. *Essentials of ultrasound physics*. St Louis: CV Mosby, 1996.
3. Laurel MD. *Medical ultrasonund safety. Bioeffects and biophysics; prudente use; implemeting ALARA*. American Institute of Ultrasound in Medicine, 1994.
4. Taylor KJW, Wells PNT, Burns PN. *Clinical applications of Doppler ultrasound*. New York: Raven, 1995.
5. Desser T, Jaffrey B. Tissue harmonic imaging techniques: physical principles and clinical applications. *Semin Ultrasound CT MR* 2001;22:1-10.
6. Evans D. Doppler *ultrasond physics instrumentation and clinical applications*. New York: Jhon Wiley & Sons, 1989.
7. Zagzebski JA. Física e Instrumentação em ultrassonografia Doppler e no modo-B. In: Zwiebel WJ, Pellerito JS. *Introdução à ultrassonografia vascular*. São Paulo: Elsevier, 2005. p. 15-44.
8. Burns PN. *Contrast imaging for echocardiography*. Principles and instrumentation. Handbook of contrast echo. Fifth annual pre-ASE Symposium, 2000.
9. Castellucci L. *Contrast echocardiography prepares to deliver reperfusion images in real time*. XXII Congress of the European Society of Cardiology, 2000.
10. Allen MR, Pellikka PA, Villarraga HR et al. Harmonic imaging: echocardiographic enhanced contrast intensity and duration. *Int J Card Imaging* 1999;15:215.
11. Powers J. *Contrast imaging methods*. The state of the art. The second symposium on ultrasound contrast for radiological diagnosis, 2000.
12. Burns PN, Wilson S. *Bubbles in radiology*. The state of the art. The second symposium on ultrasound contrast for radiological diagnosis, 2000.
13. Fritz TA, Unger EC, Sutherland G et al. Phase I clinical trials of MRX-115. A new ultrasound contrast agent. *Invest Radiol* 1997;32:735.
14. Kaul S. Myocardial contrast echocardiography. 15 years of research and development. *Circulation* 1997;96:37-45.
15. Myers and Grayburn P. Myocardial contrast agents: recent advances and future directions. *Prog Cardiovasc Dis* 2001;44(1):33-44.
16. Porter TR, Xie F, Kricsfeld D et al. Improved myocardial contrast with second harmonic transient ultrasound response imaging in humans using intravenous perfluorocarbon-exposed sonicated dextrose albumin. *J Am Coll Cardiol* 1996;27:1497-501.
17. Kaul S, Senior R, Dittrich H et al. Detection of coronary artery disease with myocardial contrast echocardiography: comparison with 99 mTc-sestamibi single-photon emission computed tomography. *Circulation* 1997;96:785-92.
18. Serra V, Garcia Fernández MA, Zamorano JL. *Microbubbles: basic principles. Contrast echocardiography in clinical practice*. Milan, Italy: Springer-Verlag, 2004. p. 19-43.
19. Becker H, Burns PN. *Handbook of contrast echocardiography. Left ventricular function and myocardial perfusion*. New York: Springer-Verlag, 2000.
20. Moir S, Marwick T. Combination of contrast with stress echocardiography: a practical guide to methods and interpretation. *Cardiovasc Ultrasound* 2004;2:15.
21. Rubin J, Bude R, Carson P et al. Power Doppler US: a potentially useful alternative to mean frequency-based colour Doppler US. *Radiology* 1994;190(3):853-56.

22. Kono Y, Moriyasu F, Yamada K et al. Conventional and harmonic gray-scale enhancement of the liver with sonication activation of a US contrast agent. *Radiology* 1996;201:159.
23. Kaul S. Myocardial contrast echocardiography in coronary artery disease: potential applications using venous injection of contrast. *Am J Cardiol* 1995;75:61.
24. Kuersten B, Murthy T, Li P et al. Ultra-harmonic myocardial contrast imaging. *In vivo* experimental and clinical data from a novel technique. *J Am Soc Echocardiogr* 2001;14:910-16.
25. Moreno R, Zamorano JL, Serra V et al. Evaluation of myocardial perfusion with grey-scale Ultra-harmonic and multiple-frame triggering. Is there a need for quantification. *Int J Cardiol* 2003;92:77-82.
26. Shaw LJ, Monaghan MJ, Nihoyannopoulos P. Clinical and economic outcomes assessment with myocardial contrast echocardiography. *Heart* 1999;82(Supll III):III16.
27. Zamorano JL, Fernandes MAG. *Contrast echocardiography in clinical practice*. Milan, Italy: Spring-Verlag, 2003.
28. Tiemann K, Veltmann C, Ghanem A et al. The impact of emission power on the destruction of echo contrast agents and on the origin of tissue harmonic signals using power pulse-inversion imaging. *Ultrasound Med Biol* 2001;27(11):1525-33.
29. Needleman L. Agentes de contraste em ultrassonografia arterial. Zwiebel WJ, Pellerito JS. *Introdução à ultrassonografia vascular*. São Paulo: Elsevier 2005;5:67-76.
30. Simpson DH, Chin CT, Burns PN. Perfusion imaging with pulse inversion Doppler and microbubbles contrast agents: in vivo studies of the myocardium. In: Proceedings of IEEE ultrasonics symposium, 1998. p. 1597-600.
31. Brock-Fisher G, Poland M, Rafter P et al. Experimental observations of the sensitivity and frequency response of the power modulation technique for contrast imaging. In: Proceedings of fifth heart centre European symposium on ultrasound contrast imaging. Rotterdam, 2000. p. 1-77.
32. Brock-Fisher T, Chen J, Rafter P. *Ultra-harmonics: a new detection technique for ultrasound contrast agents*. Sixth European symposium on ultrasound contrast imaging (de Jong N, Tem Cate F, Cosgrove D, eds) Rotterdam: Netherlands, 2001. p. 102.
33. Witt SA, McCulloch M, Sisk E et al. Achieving a diagnostic contrast-enhanced echocardiogram: A series on contrast echocardiography, article 4. *Am Soc Echocariogr* 2001;14:327.
34. Burns PN, Rumack CM, Wilson SR et al. *Diagnostic ultrasound*. 2nd ed. St Louis: Mosby, 1998. p. 57, vol. 1.
35. Goldberg BB, Raichlen JS, Forsberg F. Ultrasound contrast agents. 2nd ed. London: Martin Dunitz, 2001.
36. Mulvagh S, DeMaria AN, Feinstein S. Contrast echocardiography: current and future applications. American society of echocardiography task force on standards and guidelines for the use of ultrasonic contrast in echocardiography. *J Am Soc Echocardiogr* 2000;13:331.

CAPÍTULO 14

APLICAÇÕES DA ECOCARDIOGRAFIA CONTRASTADA

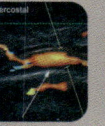

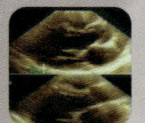

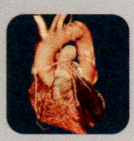

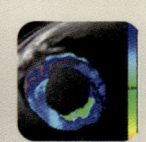

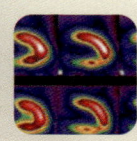

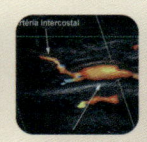

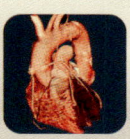

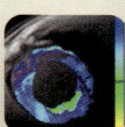

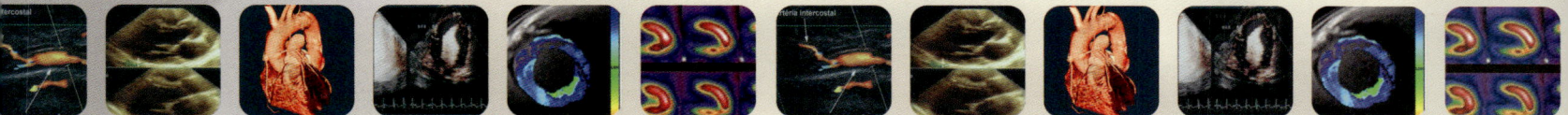

14-1 Ecocardiografia com Contraste na Avaliação da Borda Endocárdica e Opacificação do Ventrículo Esquerdo

Harald Becher ▪ Jonathan Choy

"Ao longo dos últimos 10 anos, a utilização dos agentes de contraste proporcionou a evolução mais significativa na qualidade dos ecocardiogramas transtorácicos para avaliação da função do VE"

INTRODUÇÃO

Nos primórdios da ecocardiografia bidimensional a qualidade da imagem era limitada em muitos pacientes. Isto estimulou o desenvolvimento dos agentes de contraste ultrassonográficos os quais podem ser injetados intravenosamente e são capazes de atravessar a vasculatura pulmonar.[1] Esses agentes de contraste eram capazes de opacificar o sangue do ventrículo esquerdo e fornecer melhor definição endocárdica do que os ecocardiogramas convencionais. Há quase 30 anos a imagem com harmônica foi introduzida, a qual resultou em uma grande melhora da qualidade da imagem e foi questionado se ainda existia alguma necessidade de usar agentes de contraste para avaliação da função do VE. Entretanto, a melhora da imagem com harmônica não foi suficiente em muitos pacientes para lidar com a necessidade aumentada da avaliação mais precisa das funções global e segmentar do VE. Portanto, apesar dos importantes avanços técnicos em ecocardiografia, existe um uso crescente dos agentes de contraste. Foi uma feliz coincidência que a imagem harmônica e sua subsequente progressão para modalidades de imagens contrastadas específicas permitiram o melhor uso dos agentes de contraste ultrassonográficos (Fig. 14-1). Além disso, a ecocardiografia com agentes de contraste pode competir com outras tecnologias em evolução, como a ressonância magnética e a medicina nuclear.

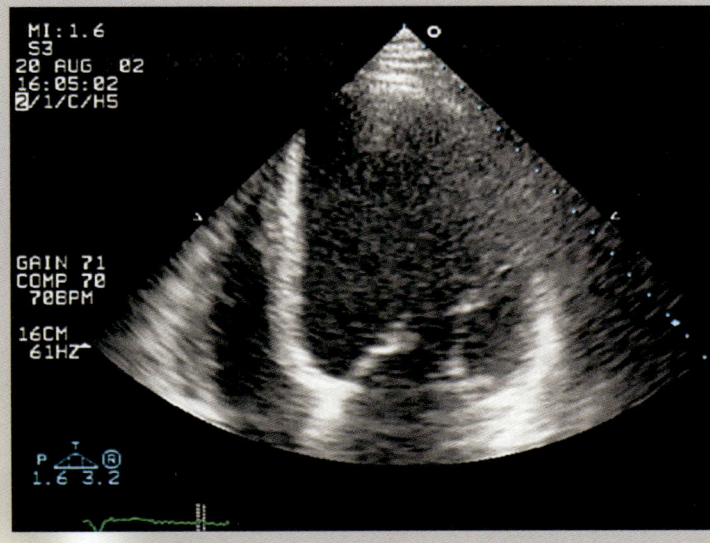

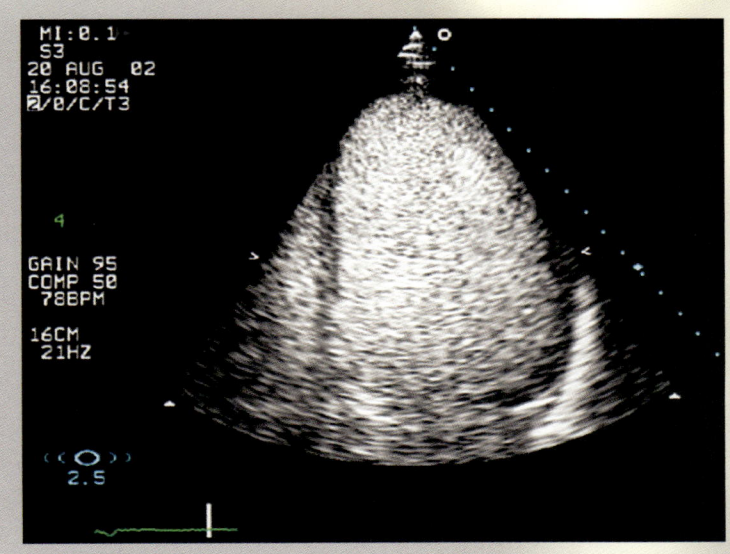

Fig. 14-1. Exemplo de um registro com ruído na projeção de 4 câmaras o qual não é adequado para avaliação precisa da fração de ejeção do VE (à esquerda). Nota-se nítida demarcação entre a cavidade realçada por contraste e o miocárdio quando o *bolus* de contraste alcança o ventrículo esquerdo (à direita), assim, o delineamento das bordas endocárdicas pode ser facilmente realizado.

INDICAÇÕES E CONTRAINDICAÇÕES

Com base em múltiplos estudos clínicos, a American Society of Echocardiography, a European Association of Echocardiography e várias outras sociedades nacionais publicaram diretrizes para a utilização clínica de agentes de contraste em ecocardiografia (Quadro 14-1).[2-5] Na dificuldade de se adquirir imagens de pacientes onde ≥ 2 ou mais segmentos contíguos não são visualizados na imagem não contrastada, a administração de agentes de contraste ultrassonográfico deve ser considerada (Fig. 14-1).

A ecocardiografia contrastada não é somente indicada, quando a qualidade da imagem do ecocardiograma padrão parece ser insuficiente. Em estudos para avaliação precisa da fração de ejeção do VE é necessário o uso de agentes de contraste, e este é recomendado independentemente da qualidade da imagem (Quadro 14-1 e Fig. 14-2).

Existem poucas contraindicações que os clínicos têm que considerar: as mais importantes são hipersensibilidade conhecida e *shunts* intracardíacos (Quadro 14-2).

Não se utiliza contraste ultrassonográfico em gestantes e durante a amamentação; em mulheres em idade fértil o médico precisa perguntar para confirmar gravidez ou sua possibilidade de ocorrência. Injeções de contraste ultrassonográfico devem ser evitadas nessa situação a menos que não exista método alternativo de imagem para responder à questão clínica.

APLICAÇÃO PRÁTICA DA ECOCARDIOGRAFIA CONTRASTADA PARA OPACIFICAÇÃO DO VE

Agentes de contraste adequados e administração

PESDA, Optison, Definity e SonoVue podem ser utilizados para opacificação do VE. Não existiram estudos demonstrando superioridade de um agente de contraste sobre o outro. A opacificação do VE é adquirida por injeção em *bolus* lento ou infusão contínua. A infusão contínua tem a vantagem de ser mais fácil de ajustar para se adquirir uma opacificação do VE uniforme sem qualquer artefato significativo de atenuação. Isto aumenta a chance que todas as projeções sejam obtidas com opacificação do VE e definição endocárdica satifatórias.[6] Isto é importante quando os agentes de contraste ultrassonográfico são utilizados para ecocardiografia de estresse. Entretanto, para um ecocardiograma de repouso é viável, (e uma prática rotineira em nosso laboratório), se utilizar uma injeção de contraste em *bolus* lento, se uma medida precisa da fração de ejeção do VE for necessária. Quando injeções em *bolus* são realizadas, é preferível diluir o *bolus*, ou a injeção de *bolus* deve ser seguida por um *bolus* de 10 mL de solução salina, para evitar o artefato de atenuação.

Equipamentos ultrassonográficos de ecocardiografia

Modalidades de imagens contrastadas específicas devem ser empregadas. Isto está disponível em todos os equipamentos e transdutores, mesmo naquela categoria de preços inferiores. Há uma variedade de fabricantes específicos para ecocardiografia contrastada. Modalidades de imagens contrastadas específicas se fundamentam em processamento de frequências harmônicas e uma menor força de transmissão se comparado à imagem não contrastada. O índice mecânico (IM) indica a taxa da energia transmitida pelo transdutor. Enquanto o IM é >1,0 na imagem não contrastada, a maioria das imagens contrastadas específicas utilizam IM < 0,3. A maioria dos equipamentos modernos possui dois tipos de modalidades de imagens por contraste específicas: LVO (opacificação ventricular esquerda) e MCE (ecocar-

---

Quadro 14-1. Indicações para ecocardiografia contrastada[2]

Pacientes em que ≥ 2 segmentos contíguos não são vistos em imagens não contrastadas
- em pacientes que necessitam de avaliação precisa da FEVE independentemente da qualidade da imagem, com a intenção de aumentar a confiança do método na avaliação dos volumes e função sistólica do VE.
- quando a imagem padrão não gera informação diagnóstica:
  - hipertrofia apical
  - não compactação do VE
  - trombos
  - fibrose endomiocárdica
  - abaulamento apical do VE (Tako-Tsubo)
  - (pseudo)aneurisma do VE
  - ruptura miocárdica

FEVE = fração de ejeção do ventrículo esquerdo.

Quadro 14-2. Contraindicações para Definity e Optison

- *Shunts* intracardíacos significativos suspeitos ou conhecidos
- Se a condução do caso não for afetada pelos resultados que são possíveis após melhora da qualidade da imagem
- Hipersensibilidade conhecida ao agente. As reações ao gás octafluropropano (utilizado durante cirurgia nos olhos) são prurido que é aliviado com Benadryl

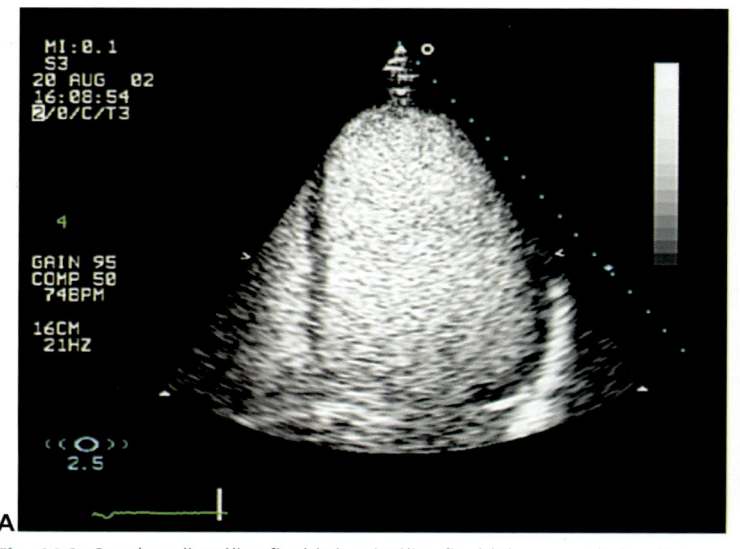

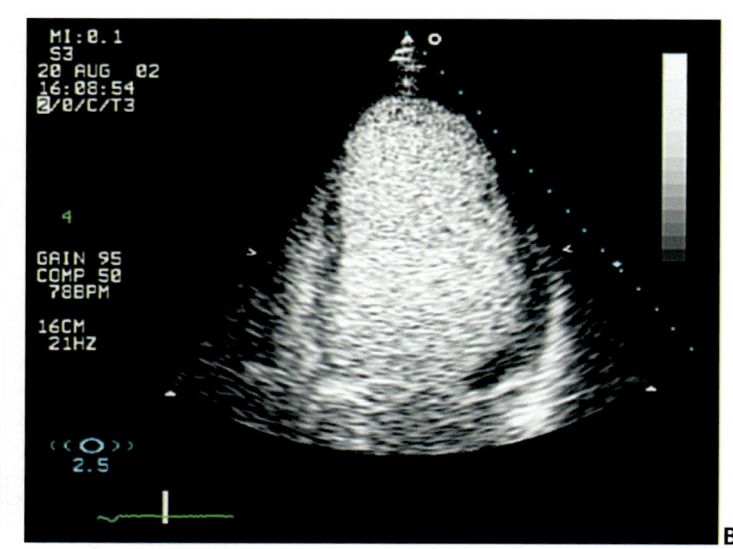

Fig. 14-2. Quadros diastólico final (**A**) e sistólico final (**B**) em cavidades dilatadas, de um registro que se julgou ser de boa qualidade de imagem. As imagens com contraste permitiram o delineamento confiável das bordas endocárdicas e da fração de ejeção.

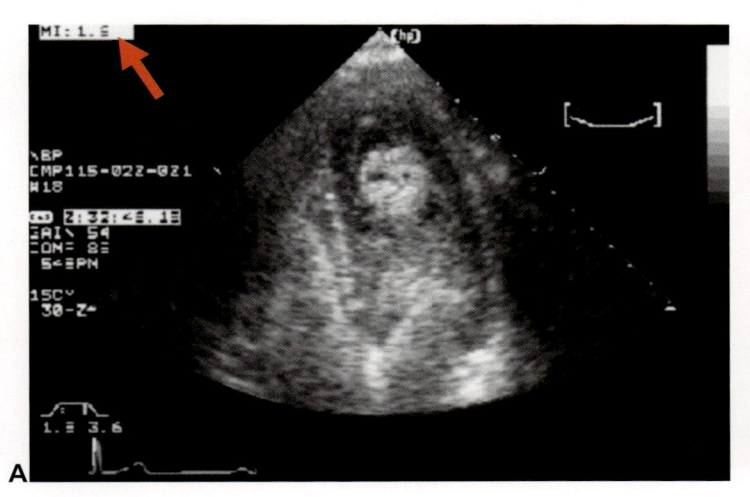

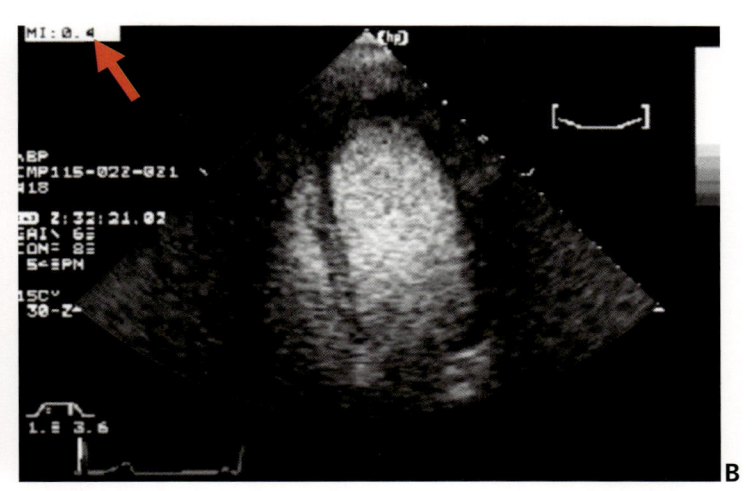

Fig. 14-3. (**A**) Padrão LVO com maior IM mostra turbilhamento na cavidade do VE no campo proximal, causado pela destruição das microbolhas do agente de contraste. O sangue próximo ao ápice contém menos microbolhas e se torna mais escuro se comparado ao sangue nas partes mais profundas do VE. A mistura do sangue apical com o sangue contendo o agente de contraste resulta em um padrão de "turbilhonamento", tipo fumaça. (**B**) Utilizando-se menor taxa de energia ultrassônica, menos agente de contraste ultrassonográfico é destruído e existe um enchimento homogêneo da cavidade do VE com claro delineamento da cavidade do VE. Note o IM *(setas)*.

diografia de contraste miocárdico). Ambas as modalidades são úteis para a definição da borda endocárdica. Os ajustes de LVO fornecem uma maior taxa de quadros e maior resolução espacial, mas necessita de um maior IM se comparado ao modo de MCE. Isto pode causar destruição das bolhas no campo proximal do transdutor, como, por exemplo, a ponta do VE nas projeções apicais com turbilhonamento do contraste, o qual dificulta o delineamento da borda apical (Fig. 14-3). Portanto, utilizamos o modo de MCE que fornece uma opacificação do VE mais homogênea. O lado negativo em alguns pacientes é o aparecimento do contraste no miocárdio que pode limitar o delineamento da borda endocárdica em particular em quadros contínuos. Mas é fácil limpar o miocárdio com a adição de um *flash* (ultrassom transmitido com IM > 0,7 por alguns ms). A taxa de quadros do modo MCE pode ser de quadros/s. No laboratório do Alberta Heart Institute utilizamos o modo de LVO com uma melhor resolução espacial principalmente quando existe uma suspeita de não compactação miocárdica.

Ecocardiografia 3D

Definição endocárdica insuficiente é mais frequente na ecocardiografia 3D do que na ecocardiografia bidimensional. Agentes de contraste intravenosos realçam a definição da borda endocárdica e são tão úteis nos estudos com eco 3D, como são nos estudos 2D.[7-9] Volumes diastólicos finais e sistólicos finais do VE obtidos por estudos 3D contrastados são muito próximos aos volumes medidos nos estudos de imagem de ressonância magnética (RM), enquanto volumes diastólicos finais obtidos de ecos 2D e padrão 3D são 40 e 15% menores do que aqueles medidos com RM.

Todos os agentes de contraste utilizados para ecocardiografia 2D podem ser usados para o 3D. Doses 50% maiores dos agentes de contraste são necessárias para a ecocardiografia 3D contrastada em comparação à ecocardiografia 2D com contraste. A dose maior de contraste é necessária, uma vez que a sonda matriz utilizada para ecocardiografia 3D em tempo real transmite mais energia ultrassônica e destrói as microbolhas de contraste mais facilmente. Assim como para a ecocardiografia 2D contrastada, a infusão do contraste é preferida com relação às injeções em *bolus* (inicia com 1 mL/min de SonoVue e aumenta de 0,2 mL a 0,2 mL se a opacificação VE estiver incompleta ou turbilhonameto do contraste for detectado; alternativamente uma solução com 1 frasco de Definity em 30 mL de solução salina pode ser usada a 1-2 mL/min) (Fig. 14-4).

Ajustes do aparelho 3D: utilize as predefinições que estão disponíveis nos equipamentos de eco que fornecem ecocardiografia 3D com contraste em tempo real. Com o objetivo de alcançar um alto *frame rate* (taxa de quadros), use uma menor densidade linear. Isto reduz a resolução espacial, mas é necessário para evitar a destruição das microbolhas no campo proximal e para atingir um ângulo setorial mais amplo.

OTIMIZAÇÃO DA IMAGEM E ARMADILHAS

Um bom ecocardiograma contrastado deve mostrar uma opacificação do ventrículo esquerdo homogênea, completa e intensa e um delineamento fino entre a cavidade ventricular esquerda e o miocárdio escuro (Fig. 14-5). Com o objetivo de otimizar as imagens contrastadas, os ecocardiografistas devem estar cientes de algumas medidas (Quadro 14-3).

Um erro frequente na ecocardiografia contrastada é quando da administração do modo de contraste não foi escolhido. Isto normalmente resulta em opacificação insuficiente da cavidade do VE. Isto também é visto após erros na preparação do contraste. É importante não expor o agente de contraste a pressões altas ou negativas. Por exemplo, a injeção do contraste muito rápida em pequenos tubos ou aspiração do contraste do frasco sem ventilação resultam numa grande redução do efeito do contraste.

Se o realce do contraste na cavidade for bom, mas turbilhonamento for observado, isto normalmente é resolvido reduzindo o índice mecânico. Turbilhonamento é mais frequente no *preset* LVO do que no *preset* MCE. Por esta razão o ajuste do aparelho é primariamente utilizado no Alberta Heart Institute. Atenuação pode ser gerenciada se aguardando algum tempo, até que a concentração do contraste na cavidade se torne menor (Fig. 14-6). Após uma injeção em *bolus* a atenuação desaparece dentro de 30 segundos. Se não quiser esperar, aumente o índice mecânico. Entretanto, isso pode levar a turbilhonamento de contraste. Sombras das costelas podem ser encontradas em todos os segmentos do ventrículo esquerdo: procure uma banda típica de baixa ecogenicidade. A sombra de costela frequentemente causa uma linha fina na borda endocárdica, que não é encontrada no ventrículo esquerdo normal ou doente. Algumas vezes partes importantes do ventrículo esquerdo podem ser obscurecidas por essa sombra da costela. É recomendado se adquirirem as imagens precocemente após a injeção do *bolus*, quando o agente de contraste alcança a cavidade do VE e antes que este alcance a circulação miocárdica. Entretanto, isto somente é possível por um curto período de tempo. Uma vez que o contraste tenha opacificado o miocárdio, pode-se reduzir a exposição do contraste miocárdico diminuindo o ganho (não o IM transmitido). Isto tem mais impacto sobre

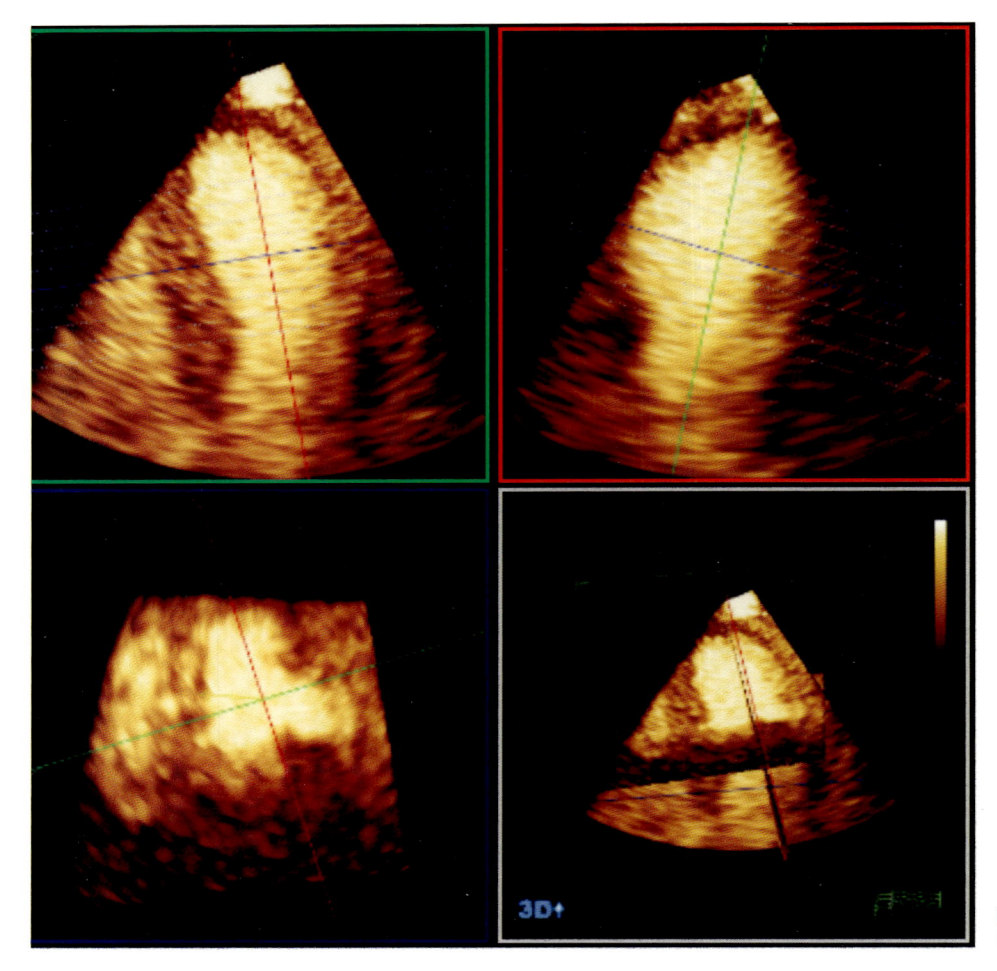

Fig. 14-4. Ecocardiograma 3D contrastado, mostrando três planos ortogonais.

o miocárdio do que na cavidade do VE: o contraste ultrassonográfico é um traçador intravascular puro, e, portanto, a concentração do contraste por mL de tecido é muito menor do que a concentração por mL de sangue. Outra possibilidade de "limpar" o miocárdio é o método de *flash* que tem sido utilizado para avaliação da contrastação miocárdica. Se expusermos o coração à potência utilizada na imagem não contrastada, microbolhas serão destruídas no miocárdio e em menor extensão na cavidade. Isto leva a uma excelente definição da borda endocárdica. Porém, o *preset* de ultrassom utilizado para estudos contrastados não deve ter o modo de *flash* programado, e sim permitir a aplicação do *flash* somente pressionando o botão.

Com as predefinições, doses de contraste e ajustes recomendados existem somente poucos estudos em ecocardiografia contrastada que não apresentam sucesso. Em uma grande série de pacientes consecutivos, a proporção de estudos não interpretáveis diminuiu de 11,7 para 0,3%. Após opacificação do VE por contraste os estudos tecnicamente difíceis reduziram de 86,7 para 9,8%.[9,10]

INTERPRETAÇÃO

Medidas dos volumes do VE e fração de ejeção

Com a adequada dosagem do contraste e ajuste do aparelho, as bordas podem ser facilmente identificadas em tempo real a quadros contínuos. Isto frequentemente não é possível em ecocardiogramas

Fig. 14-5. Critérios para um ecocardiograma contrastado de alta qualidade: 1. Opacificação do VE intensa e homogênea. 2. Grande contraste entre a cavidade do VE e o miocárdio. 3. Sem sombras das costelas ou alteração distal.

Quadro 14-3. Armadilhas e solução de problemas na ecocardiografia contrastada para opacificação da cavidade ventricular esquerda

Contraste no VE pouco definido	Verifique se o modo de contraste está adequado e/ou aumente a dose do contraste
Opacificação não homogênea	Aumente a dose do contraste
"Turbilhonamento"	Se isto causar atenuação, reduza a potência de transmissão = reduzir o índice mecânico em degraus de 0,1 e mude o foco para campo distal
Atenuação	Aumente a potência de transmissão ou apenas espere vários batimentos para posterior injeção Use uma dosagem de contraste menor Reduza a velocidade de infusão
Sombras de costelas	Tente uma projeção modificada
Opacificação miocárdica intensa	Reduza o ganho global ou use um *flash* para diferenciar o miocárdio

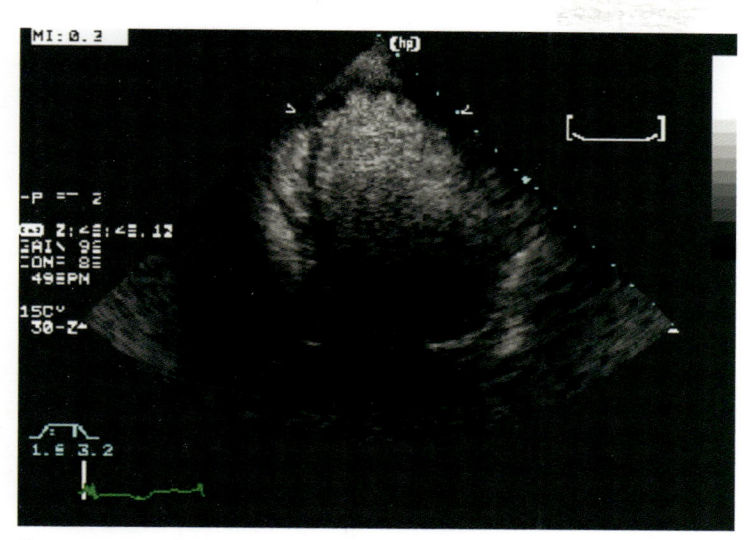

Fig. 14-6. Exemplo de atenuação seguindo uma injeção em *bolus* de Definity na projeção apical de quatro câmaras. A alta concentração do agente de contraste ultrassonográfico no sangue causa retrodifusão aumentada no campo proximal e o ultrassom é incapaz de alcançar as áreas mais profundas (distais) no setor de imageamento, ficando esta área mais escura.

nativos, onde as bordas endocárdicas frequentemente podem ser apreciadas em imagens em tempo real, mas nos quadros contínuos são difíceis de ser traçados. Em um laboratório de ecocardiografia onde a equipe está familiarizada com a ecocardiografia de contraste deverão existir menos de 5% dos pacientes, em que a administração de agentes de contraste não fornece uma avaliação confiável da função do VE global e regional. Após a administração de contraste a proporção de imagens não interpretáveis reduz significativamente de 12 para 0,3%, e estudos com dificuldade técnica se reduzem de 87 para 10%. Isto evita significativamente a realização de novos procedimentos diagnósticos nos pacientes, primariamente em razão da avaliação melhorada da função do VE.[5,10] Terapia conservadora é, algumas vezes, inapropriada em pacientes após interpretação de estudo não contrastado, tanto que um impacto significativo no cuidado clínico é notado na maioria dos pacientes.

O contraste preenche o espaço entre as pequenas trabeculações, e os sinais se intensificam ao longo dessas trabeculações. Isto resulta numa maior área transversal da cavidade do VE se comparado às medidas nativas.

A ecocardiografia 2D sem contraste é conhecida por subestimar significativamente os volumes do VE em 30-40% e a FEVE em 3-6% em comparação à imagem de ressonância magnética cardíaca (RM).[11,12] Mesmo quando o encurtamento do ápice do VE é evitado, a ecocardiografia 2D convencional somente rastreia as superfícies internas das trabeculações musculares. O espaço entre as trabeculações é preenchido por contraste, resultando em um volume maior (Fig. 14-7). A subestimação dos volumes do VE pelo ecocardiograma 2D sem realce é atribuída à varredura pobre da borda endocárdica por esta técnica. Com a ecocardiografia contrastada os volumes diastólico e sistólico finais medidos são maiores do que aqueles derivados de ecocardiogramas nativos e diferem menos das medidas por RM.[11-13] A fração de ejeção não é significativamente diferente nos ecocardiogramas nativos e contrastados. Como a variabilidade intra e interobservador é baixa nos ecocardiogramas contrastados em comparação aos ecocardiogramas nativos, o eco com contraste é particularmente adequado para estudos em UTI, em que a avaliação precisa da função sistólica do VE é crucial.

A definição endocárdica melhorada também torna o delineamento automático e semiautomático da borda mais bem-sucedida.[14] Ferramentas para delineamento semiautomático da borda endocárdica têm sido implementadas em aparelhos para ecocardiografia 3D e são também disponíveis para início de análise de varredura pontual. Entretanto, essas ferramentas são somente confiáveis, quando a qualidade da imagem é excelente. Frequentemente correção manual é necessária, tornando a detecção automática do endocárdio pouco prática na clínica diária. No momento, existe um programa *off-line* comercialmente disponível, que permite a varredura semiautomática tanto do ecocardiograma padrão, como do 3D com contraste (Tomtec).

Função sistólica regional do VE

A opacificação ventricular esquerda melhora a avaliação visual da função sistólica do VE. Em adição à ótima exibição da motilidade endocárdica, também o espessamento do miocárdio é mais bem visto do que em imagens nativas (Figs. 14-8 e 14-9).

A reprodutibilidade da avaliação visual da função regional do VE é limitada em ecocardiogramas convencionais. Agentes de contraste ultrassônicos têm significativamente melhorado a variabilidade interobservador na avaliação da motilidade regional da parede do VE.[15] Entretanto, o mais importante é que a ecocardiografia com contraste resulta em avaliação confiável da função regional do VE. Isto tem sido demonstrado no estudo OPTIMIZE.[16] Durante ecocardiografia de estresse com dobutamina, a administração do agente de contraste melhorou a visualização endocárdica em repouso e ainda

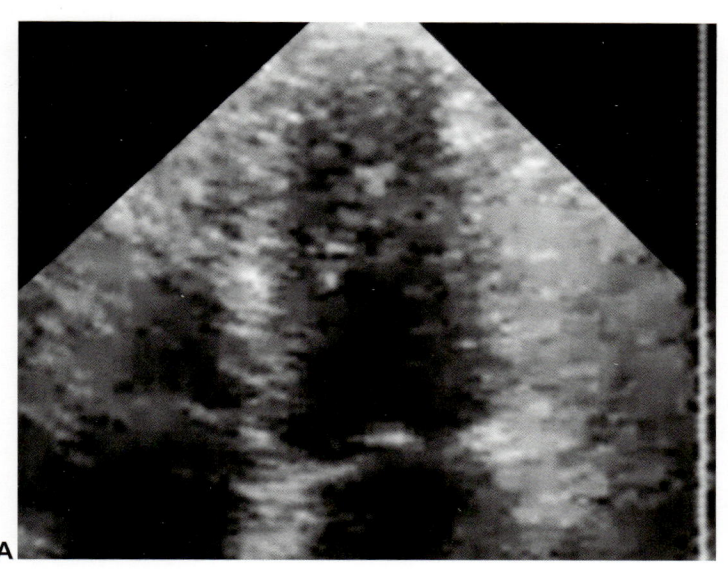

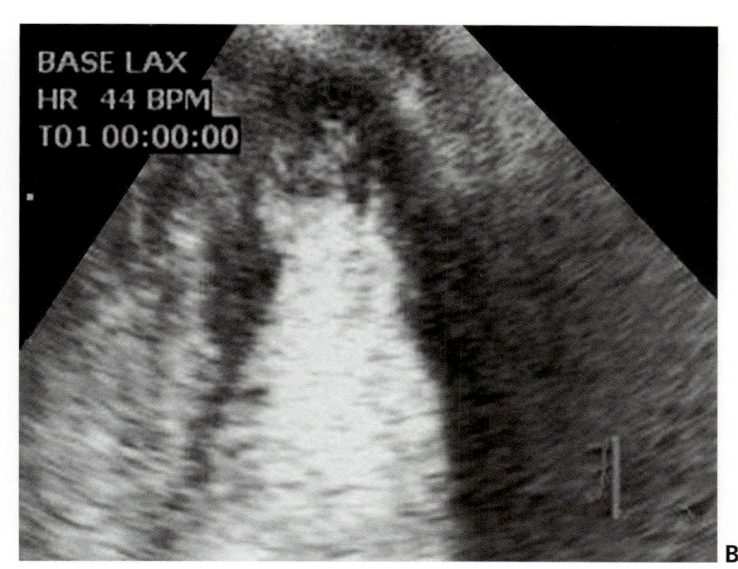

Fig. 14-7. Cavidade do VE com trabeculações aumentadas (ápice). O contorno endocárdico do VE em imagem nativa (**A**) fica a quem da imagem contrastada (**B**).

mais durante o estresse, levando a uma alta confiança da interpretação e maior precisão na avaliação de DAC. Quando comparado com angiografia (n = 92; 55 pacientes com DAC), a detecção precisa de isquemia foi maior em estudos realçados por contraste *versus* estudos não realçados (p = 0,02). O benefício da ecocardiografia com contraste para o eco de estresse tem sido demonstrado em vários outros estudos clínicos. Quanto menor a visualização da borda endocárdica, maior o impacto da ecocardiografia com contraste na precisão.[16-20] No Alberta Heart Institute todos os ecocardiogramas de estresse são realizados com agentes de contraste a menos que exista uma contraindicação. Em particular, com o estresse físico, é difícil se obter registro adequado, mesmo quando as imagens de repouso são suficientes. Vários centros têm a mesma política de uso de contraste, embora o critério de adequação da ASE ainda recomende contraste somente em pacientes com "janelas" subótimas no repouso.

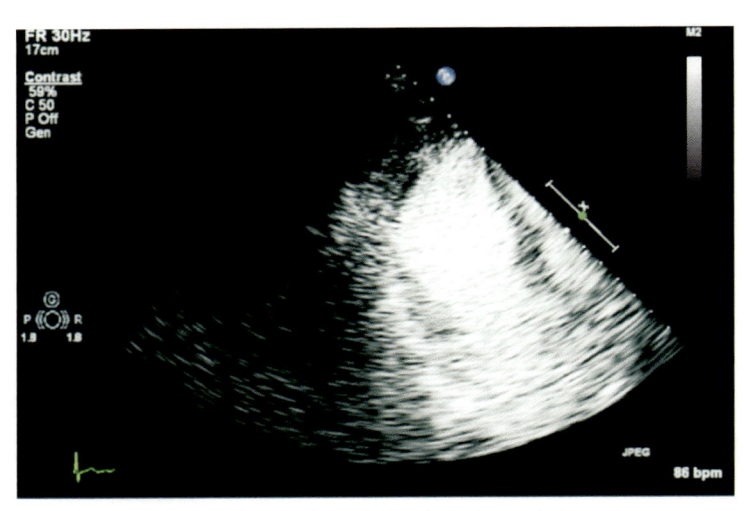

Fig. 14-8. Quadro diastólico final (projeção de 3 câmaras) do registro com contraste em um paciente com uma pequena elevação de troponina. Note o contorno e a perfusão anormal da parede posterior da imagem com contraste.

Trombos no VE

Ecocardiografia com contraste em pacientes pós-infarto pode detectar trombos no VE, quando a ecocardiografia convencional é inconclusiva e pode desmascarar artefatos ou estruturas miocárdicas inicialmente suspeitas de serem trombos (Fig. 14-10). Trombos "frescos" são icoecogênicos e podem ser difíceis de se detectar com ecocardiografia 2D convencional. No infarto agudo do miocárdio com elevação do segmento ST – particularmente no miocárdio apical – trombos murais são frequentes, e a ecocardiografia com contraste deve ser realizada, se não existir uma ótima exibição da cavidade.[2,21]

A ecocardiografia com contraste deve ser considerada quando existe uma suspeita de cardiopatia hipertrófica apical,[2,22] não compactação do VE,[2,23] ruptura miocárdica e aneurisma/pseudoaneurisma do VE (Fig. 14-11).[2,24] Como o trombo ventricular, a hipertrofia apical é difícil de ser avaliada graças aos artefatos apicais. O

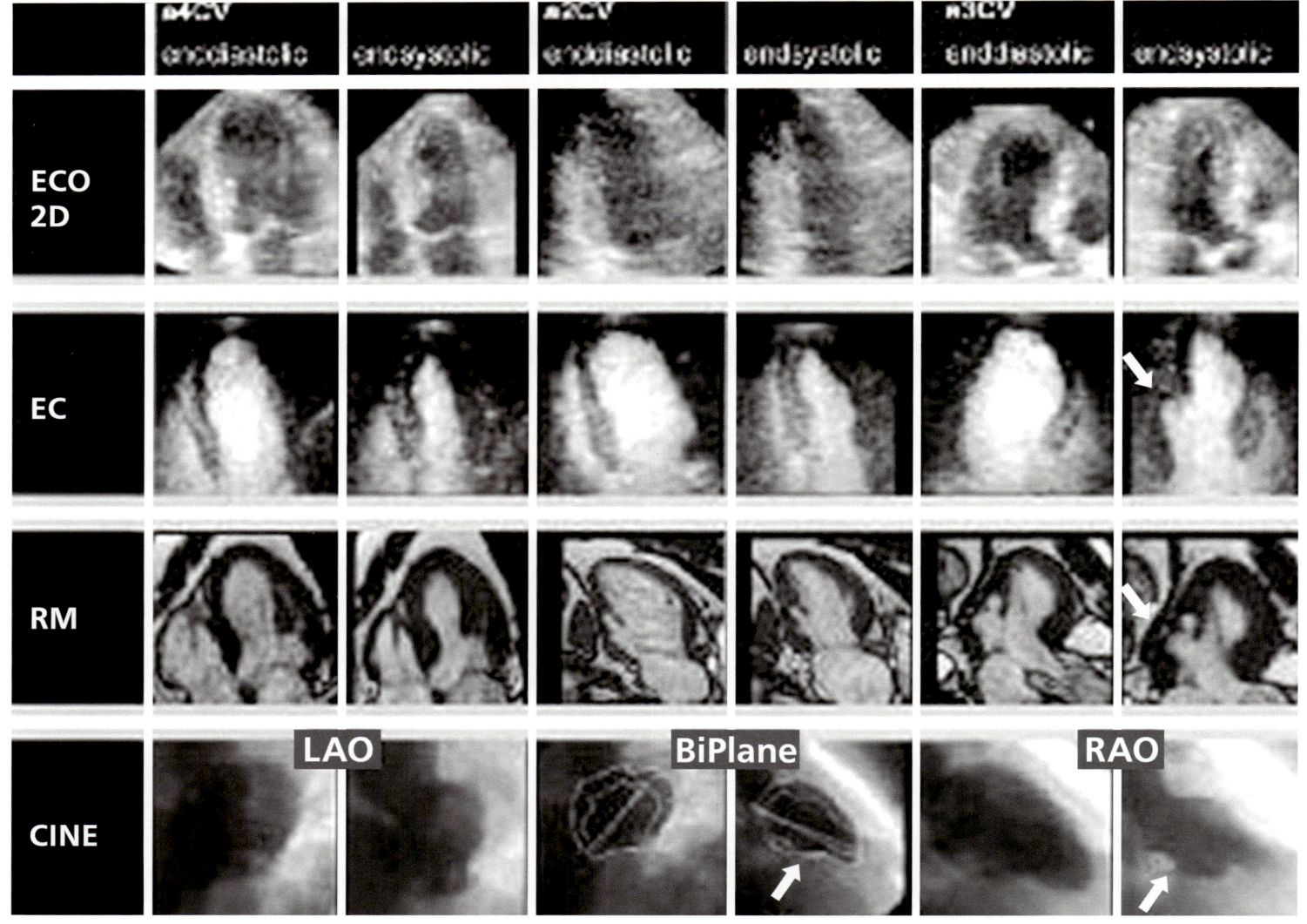

Fig. 14-9. Comparação da função ventricular em multimodalidades de imagens (ecocardiograma sem e com contraste, ressonância magnética e ventriculografia). Mostrando que o contraste é capaz de definir função com alta precisão. Eco 2D = eco bidimensional; EC = eco com contraste; RM = ressonância magnética; CINE = ventriculografia.[11]

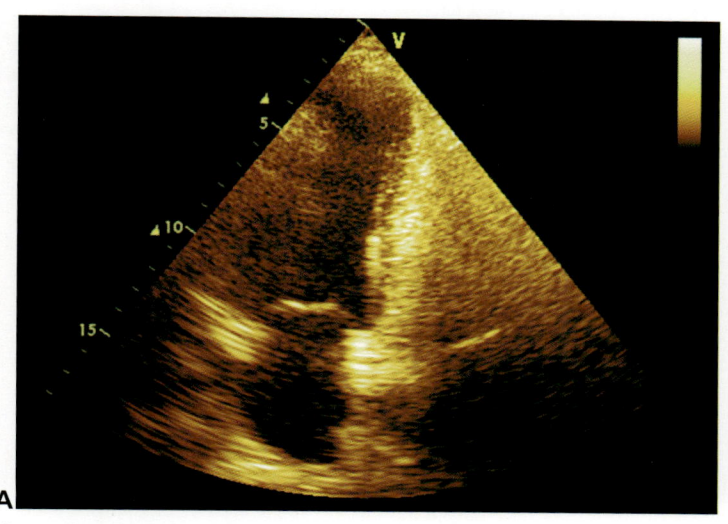

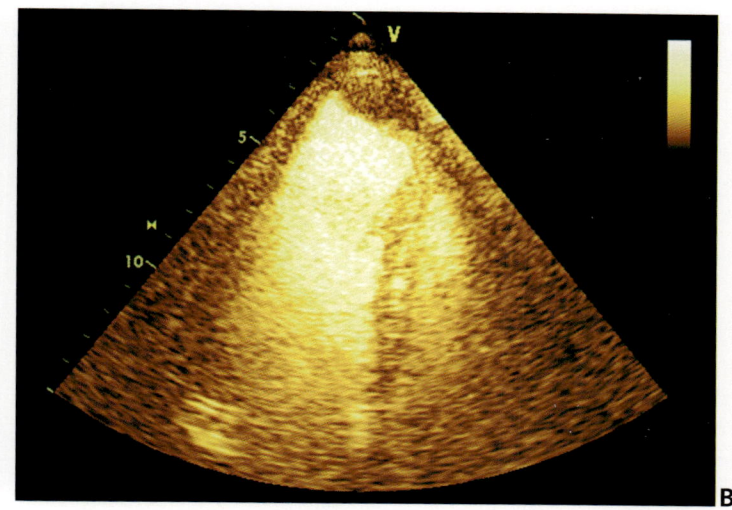

Fig. 14-10. Ecocardiogramas sem e com contraste de um trombo apical do VE (projeção de 4 câmaras). No ecocardiograma sem contraste o trombo não pode ser visto (**A**). O ecocardiograma com contraste revela uma massa claramente livre de contraste adjacente ao miocárdio apical (**B**).

trombo apical ventricular esquerdo precisa ser excluído em pacientes com baixa FEVE, mas imagens não realçadas do ápice do VE são frequentemente confundidas pelos artefatos do campo proximal. Com administração de contraste, 90% das avaliações fornecem um diagnóstico definitivo para o estabelecimento ou exclusão da presença de trombos.

A imagem de ressonância magnética, que é muito mais cara, é a modalidade de imagem alternativa. No caso de um pseudoaneurisma, que ocorre no contexto de um infarto agudo do miocárdio, um diagnóstico rápido e à beira do leito somente é possível com ecocardiografia contrastada.

IMPACTO CLÍNICO

O delineamento da borda endocárdica do VE e de outras estruturas do VE encontradas, frequentemente, revelam achados não vistos nos ecocardiogramas convencionais, o que afeta a conduta a ser adotada.[10] Exemplos são a má interpretação da função sistólica regional ou global ou exibição de um trombo intracavitário (Fig. 14-10). O impacto, dia a dia, da ecocardiografia com contraste sobre a conduta dos pacientes foi estudado em 632 pacientes consecutivos que foram submetidos tanto a ecocardiograma sem contraste quanto com realce por contraste como parte de sua avaliação de rotina. Ambos os conjuntos de imagens foram interpretados por observadores independentes. Os resultados do ecocardiograma convencional foram relatados ao médico-assistente, e a conclusão deste, com relação à conduta subsequente do paciente, foi registrada. Depois os resultados do ecocardiograma com contraste foram apresentados ao médico-assistente e perguntado se estes mudariam a conduta do paciente em razão dos novos achados do ecocardiograma com contraste. Dos pacientes que ainda foram submetidos à avaliação adicional, 67% foram com base nos achados do ecocardiograma com contraste. A terapia médica foi alterada em ~11% dos pacientes nesse estudo após a interpretação do estudo com contraste, e combinada com a não necessidade de testes adicionais, um total de 35,6% dos pacientes que receberam contraste teve um significativo impacto em seu cuidado clínico.[10]

Achados similares foram relatados em pacientes com infarto agudo do miocárdio. Nesses pacientes a ecocardiografia com contraste alterou a terapia antitrombótica em 68% dos pacientes com trombo do VE confirmado.[21] Outro estudo demonstrou que a ecocardiografia com contraste rotineiramente utilizada após infarto agudo do miocárdio fornece uma melhor predição de desfechos cardíacos graves, se comparado à ecocardiografia sem contraste.[25] Isso, provavelmente, é ocasionado, principalmente, pela alta precisão das medidas de FE, se comparado à ecocardiografia convencional.

Nas unidades de terapia intensiva os ecocardiogramas transtorácicos não diagnósticos são mais frequentes do que nos pacientes ambulatoriais. Utilizando critérios predefinidos, 51% dos estudos foram recuperados com estudo com contraste.[26]

A ecocardiografia de estresse é uma excelente ferramenta para detecção de isquemia miocárdica e para estratificação de risco. Entretanto, imagens subótimas ocorrem em aproximadamente, 30% dos pacientes. A ecocardiografia de estresse se fundamenta nas anormalidades de espessamento da parede, como um marcador de isquemia miocárdica e para estratificação de risco, mas é conhecido que os defeitos de perfusão precedem as anormalidades de espessamento da parede durante a isquemia por aumento da demanda. Com o advento da ecocardiografia com contraste, não somente a melhora da qualidade de imagem é obtida, mas a perfusão miocárdica pode, também, ser avaliada simultaneamente quando o eco de estresse é realizado, utilizando uma potência ou IM muito baixo. Para avaliação simultânea da perfusão e função é importante administrar agente de contraste por infusão contínua.

A administração de contraste significativamente melhora não somente a qualidade da imagem, mas também o delineamento da borda endocárdica, que leva à melhora da confiança e interpretação. O eco de estresse com contraste demonstra eficácia diagnóstica melhorada para a detecção de DAC se comparado ao eco não contrastado.[18] Isto é particularmente válido em pacientes em que mais de dois segmentos contíguos são subideais antes da administração do contraste.

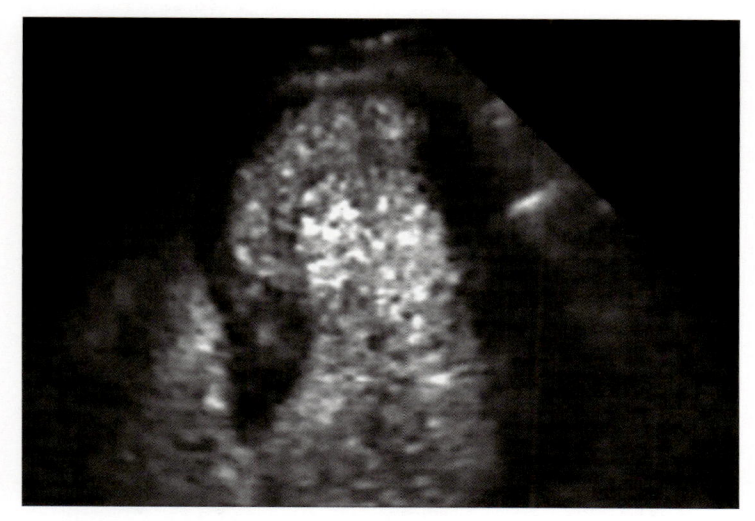

Fig. 14-11. Ecocardiogramas com contraste de um aneurisma septal após infarto agudo septoapical (projeção de 4 câmaras). O ecocardiograma com contraste fornece um excelente delineamento do aneurisma apical.

CUSTO-EFETIVIDADE

Com o objetivo de justificar os custos para os agentes de contraste ultrassonográfico e o procedimento de injeção/infusão, a custo-efetividade é uma questão importante. No caso da ecocardiografia de estresse é fácil justificar os custos do agente de contraste uma vez que os custos de um estudo nuclear (SPECT), a alternativa usual para um ecocardiograma de estresse, ainda excedem os custos combinados de um ecocardiograma de estresse regular com agente de contraste. Em adição, o paciente deverá ser exposto a uma quantidade significativa de radiação quando a ecocardiografia de estresse não é realizada. Ecocardiografia de estresse com "janela" acústica ruim não é uma indicação, pois o número de achados falso-positivo e falso-negativo aumenta, e isto tem uma implicação importante para os pacientes, pois resulta em angiogramas coronários desnecessários ou doença arterial coronariana não diagnosticada. O melhor rendimento diagnóstico alcançado com a ecocardiografia de estresse com contraste tem demonstrado resultar em somente 12% dos pacientes, necessitando de avaliação adicional, em comparação com 42% dos pacientes que realizaram eco de estresse sem contraste.[27] Achados similares foram reportados por outros grupos.[28] Embora não existam, ainda, longos estudos de desfecho, a evidência existente fortemente suporta o uso de agente de contraste na ecocardiografia de estresse.

A melhora da qualidade da imagem obtida com ecocardiografia contrastada é esperada em resultar na redução de custos também nos ecocardiogramas de repouso. A precisão diagnóstica com contraste reduz os achados falso-positivo e falso-negativo, embora a magnitude desse efeito é mais difícil de quantificar. Em um estudo recente, incluindo 830 pacientes, a administração de agentes de contraste reduziu potencialmente os testes subsequentes em ~33%, com uma média de redução de custos de $ 122 por paciente.[10]

Na unidade de terapia intensiva a ecocardiografia transesofágica tem sido o método de escolha de muitos hospitais, se o ecocardiograma transtorácico (ETT) falha em decorrência da má qualidade da imagem ou diagnóstico insuficiente. Eco com contraste tem sido demonstrado como custo-efetivo se comparado ao ETT na determinação da função ventricular regional e global, com uma redução de custos de 3 e 17%, respectivamente.[29]

CONCLUSÃO

O ecocardiograma com contraste permite o perfeito delineamento da borda endocárdica, o que desmascara diagnósticos difíceis, torna mais precisa a análise das funções regional e global e visualiza estruturas e contornos que são limitados ao ultrassom convencional, de modo que a adição do contraste de microbolhas ilumina e enriquece nossa visão, melhorando a qualidade do exame em geral.

REFERÊNCIAS BIBLIOGRÁFICAS

1. Harald Becher, Peter N Burns. Handbook of Contrast Echocardiography. Free download of the book: www.sunnybrook.utoronto.ca/EchoHandbook/
2. Mulvagh SL, Rakowski H, Vannan MA et al. ASE consensus statement on the clinical applications of ultrasonic contrast agents in echocardiography. *J Am Soc Echocardiogr* 2008;21:1179-201.
3. Galiuto L, Senior R, Becher H. Contrast Echocardiography. In: *Eae textbook of echocardiography*. Oxford University, 2011, cap. 7.
4. Senior R, Monaghan M, Becher H. Contrast echocardiography: evidence-based recommendations by European association of echocardiography. *Eur J Echocardiogr* 2009 Mar.;10(2):194-212.
5. Chahal NS, Senior R. Clinical applications of left ventricular opacification. *JACC Cardiovascular Imaging* 2010;3(2):188-96.
6. Weissman NJ, Cohen MC, Hack TC et al. Infusion versus bolus contrast echocardiography: a multicenter, open-label, crossover trial. *Am Heart J* 2000 Mar.;139(3):399-404.
7. Corsi C, Coon P, Goonewardena S et al. Quantification of regional left ventricular wall motion from real-time 3-dimensional echocardiography in patients with poor acoustic windows: effects of contrast enhancement tested against cardiac magnetic resonance. *J Am Soc Echocardiogr* 2006 July;19(7):886-93.
8. Jenkins C et al. Left ventricular volume measurement with echocardiography: a comparison of left ventricular opacification, three-dimensional echocardiography, or both with magnetic resonance imaging. *Eur Heart J* 2009;30(1):98-106.
9. Mor-Avi V et al. Real-time 3-dimensional echocardiographic quantification of left ventricular volumes: multicenter study for validation with magnetic resonance imaging and investigation of sources of error. *JACC Cardiovasc Imaging* 2008;1(4):413-23.
10. Kurt M, Shaikh KA, Peterson L et al. Impact of contrast echocardiography on evaluation of ventricular function and clinical management in a large prospective cohort. *J Am Coll Cardiol* 2009 Mar. 3;53(9):802-10.
11. Hoffmann R, von Bardeleben S, Ten Cate F et al. Assessment of systolic left ventricular function: a multi-centre comparison of cineventriculography, cardiac magnetic resonance imaging, unenhanced and contrast-enhanced echocardiography. *Eur Heart J* 2005 Mar.;26(6):607-16.
12. Malm S, Frigstad S, Sagberg E et al. Accurate and reproducible measurement of left ventricular volume and ejection fraction by contrast echocardiography: a comparison with magnetic resonance imaging, *J Am Coll Cardiol* 2004;44:1030-35.
13. Hundley WG, Kizilbash AM, Afridi I et al. Administration of an intravenous perfluorocarbon contrast agent improves echocardiographic determination of left ventricular volumes and ejection fraction: comparison with cine magnetic resonance imaging. *J Am Coll Cardiol* 1998;32:1426-32.
14. Bermejo j, Timperley J, Odreman RG et al. Objective quantification of global and regional left ventricular systolic function by endocardial tracking of contrast echocardiographic sequences. *Int J Cardiol* 2008 Feb. 20;124(1):47-56. Epub 2007 Apr. 20.
15. Hoffmann R, von Bardeleben S, Kasprzak J et al. Analysis of Regional Left Ventricular Function by Cineventriculography, Cardiac Magnetic Resonance Imaging, Unenhanced and Contrast Enhanced Echocardiography. A Multicenter Comparison of Methods. *J Am Coll Cardiol* 2006 Jan. 3;47(1):121-28.
16. Plana JC, Mikati IA, Dokainish H et al. A randomized cross-over study for evaluation of the effect of image optimization with contrast on the diagnostic accuracy of dobutamine echocardiography in coronary artery disease The OPTIMIZE Trial. *JACC Cardiovasc Imaging* 2008 Mar.;1(2):145-52.
17. Porter TR, Xie F, Kricsfeld A et al. Improved endocardial border resolution during dobutamine stress echocardiography with intravenous sonicated dextrose albumin, *J Am Coll Cardiol* 1994;23:1440-43.
18. Falcone RA, Marcovitz PA, Perez JE et al. Intravenous albunex during dobutamine stress echocardiography: enhanced localization of left ventricular endocardial borders. *Am Heart J* 1995;130:254-58.
19. Dolan MS, Riad K, El-Shafei A et al. Effect of intravenous contrast for left ventricular opacification and border definition on sensitivity and specificity of dobutamine stress echocardiography compared with coronary angiography in technically difficult patients, *Am Heart J* 2001;142:908-15.
20. Thanigaraj S, Nease RF, Schechtman KB et al. Use of contrast for image enhancement during stress echocardiography is cost-effective and reduces additional diagnostic testing, *Am J Cardiol* 2001;87:1430-32.
21. Siebelink HM, Scholte AJ, Vand Der Veire NR et al. Value of contrast echocardiography for left ventricular thrombus detection postinfarction and impact on antithrombotic therapy. *Coron Artery Dis* 2009 Nov.;20(7):462-66.
22. Soman P, Swinburn J, Callister M et al. Apical hypertrophic cardiomyopathy: bedside diagnosis by intravenous contrast echocardiography. *J Am Soc Echocardiogr* 2001;14:311-13.
23. Koo BK, Choi D, Ha JW et al. Isolated noncompaction of the ventricular myocardium: contrast echocardiographic findings and review of the literature, *Echocardiography* 2002;19:153-56.

24. Mittle S, Makaryus AN, Mangion J. Role of contrast echocardiography in the assessment of myocardial rupture, *Echocardiography* 2003;20:77-81.
25. Dwivedi G, Janardhanan R, Hayat SA *et al.* Improved prediction of outcome by contrast echocardiography determined left ventricular remodelling parameters compared to unenhanced echocardiography in patients following acute myocardial infarction, *Eur J Echocardiogr* 2009;10:933-40.
26. Nash PJ, Kassimatis KC, Borowski AG *et al.* Salvage of nondiagnostic transthoracic echocardiograms on patients in intensive care units with intravenous ultrasound contrast. *Am J Cardiol* 2004 Aug. 1;94(3):409-11.
27. Shaw LJ, Gillam L, Feinstein S *et al.* Use of an intravenous contrast agent (Optison) to enhance echocardiography: efficacy and cost implications: Optison Multicenter Study Group. *Am J Manag Care* 1998;4:SP169-76.
28. Thanigaraj S, Nease RF, Schechtman KB *et al.* Use of contrast for image enhancement during stress echocardiography is cost-effective and reduces additional diagnostic testing. *Am J Cardiol* 2001;87:1430-32.
29. Yong Y, Wu D, Fernandes V *et al.* Diagnostic accuracy and cost-effectiveness of contrast echocardiography on evaluation of cardiac function in technically very difficult patients in the intensive care unit. *Am J Cardiol* 2002;89:711-18.

14-2 UTILIZAÇÃO DO CONTRASTE PARA ANÁLISE DA PERFUSÃO MIOCÁRDICA – NA DOENÇA CORONARIANA AGUDA E CRÔNICA

Jeane Mike Tsutsui ■ Márcio Silva Miguel Lima ■ Wilson Mathias Junior

INTRODUÇÃO

Nos últimos anos, as aplicações diagnósticas da ecocardiografia têm sido ampliadas, sendo que o desenvolvimento do contraste ecocardiográfico abriu novas perspectivas para a avaliação não invasiva de uma série de alterações cardíacas. Atualmente, várias modalidades de imagem estão disponíveis na prática clínica para avaliação de pacientes com doença arterial coronariana (DAC). Dentre as diferentes técnicas utilizadas para avaliação da perfusão miocárdica, o ecocardiograma de perfusão miocárdica (EPM) tem-se mostrado útil para avaliação de pacientes com DAC suspeita ou conhecida, usando estímulos físicos ou farmacológicos. O método apresenta acurácia diagnóstica e prognóstica similar à da cintilografia miocárdica, mas com um custo substancialmente menor, sem impacto ambiental ou uso de radiação ionizante.

Vários estudos demonstraram que a detecção de defeitos de perfusão apresenta benefício clínico incremental durante a ecocardiografia de estresse com dobutamina, vasodilatadores ou bicicleta ergométrica, e na avaliação de síndromes coronárias agudas. Entretanto, deve-se ficar atento para as peculiaridades técnicas que envolvem a análise da perfusão miocárdica pela ecocardiografia, de forma a assegurar que o método esteja sendo aplicado da forma mais adequada possível.

Neste capítulo, iremos discutir as principais aplicações clínicas da EPM em pacientes com DAC aguda e crônica e abordar os resultados de estudos recentes.

CONSIDERAÇÕES GERAIS

Considerando-se a alta prevalência da DAC, a avaliação de pacientes com doença isquêmica conhecida ou suspeita constitui-se em uma das principais indicações para realização da ecocardiografia. Os testes com estresse cardiovascular são ferramentas fundamentais para a avaliação da isquemia, sendo que as alterações miocárdicas provocadas pela isquemia geralmente seguem uma sequência determinada de fenômenos fisiopatológicos descrita por Heyndrickx em 1978,[1] e denominada cascata isquêmica. Inicialmente ocorre heterogeneidade de perfusão, seguida de alterações do metabolismo cardíaco, disfunção diastólica do ventrículo esquerdo e aparecimento de dissinergia regional. Sinais eletrocardiográficos de isquemia e dor precordial ocorrem tardiamente. Nesse contexto, a ecocardiografia de estresse é um método já estabelecido para avaliação não invasiva de pacientes com DAC. A avaliação de isquemia miocárdica fundamenta-se na detecção de redução do espessamento sistólico miocárdico pela ecocardiografia bidimensional, induzida pelo desbalanço entre a demanda e oferta de oxigênio durante o estresse. Mais recentemente, o uso de contraste ecocardiográfico associado ao avanço de técnicas ecocardiográficas tem permitido também a avaliação da perfusão miocárdica.

Os agentes de contraste ecocardiográfico são soluções contendo microbolhas de gás do tamanho das hemácias, cuja interface com o meio líquido é altamente refringente, melhorando o sinal ecocardiográfico do meio que as contêm.[2,3] As microbolhas utilizadas atualmente são formadas à base de perfluorcarbonos e possuem estabilidade suficiente para, quando injetadas por via endovenosa periférica, atravessar a barreira pulmonar e contrastar as cavidades cardíacas esquerdas e a circulação coronariana.[4] Embora as microbolhas melhorem a definição de bordas endocárdicas, sua maior contribuição para a ecocardiografia de estresse está no potencial de permitir a detecção de alterações de perfusão miocárdica. O desenvolvimento de contrastes, contendo microbolhas de menor diâmetro e maior estabilidade, associado a avanços tecnológicos, como a imagem harmônica intermitente e a imagem com baixo índice mecânico, foi fundamental para a aplicação da EPM.[5-7] O contraste que atinge a microcirculação coronária reflete o volume de sangue capilar nas diferentes regiões do miocárdio e forma a base para a avaliação da perfusão miocárdica pela ecocardiografia.

As aplicações clínicas da EPM incluem, além da avaliação de pacientes com DAC conhecida ou suspeita, a determinação da área de risco durante o infarto agudo do miocárdio (IAM) e eficácia da terapia de reperfusão e avaliação de viabilidade miocárdica em pacientes após IAM (identificação do fenômeno de *no-reflow*) ou no contexto da DAC crônica (identificação de miocárdio hibernado). Adicionalmente, novas aplicações têm surgido, ampliando a utilidade das microbolhas para detecção não invasiva de inflamação tecidual, angiogênese e sonotrombólise.

ASPECTOS TÉCNICOS DA AVALIAÇÃO DA PERFUSÃO MIOCÁRDICA PELA EPM

Os agentes de contraste ecocardiográfico apresentam comportamento similar ao das hemácias, sendo, portanto, marcadores de fluxo sanguíneo miocárdico e permitindo a avaliação da perfusão miocárdica e determinação da integridade da microcirculação coronariana.[8]

Embora os gases fluorocarbonados tenham permitido que as microbolhas encapsuladas fossem mais estáveis, sua detecção no miocárdio com equipamentos ecocardiográficos é limitada com técnica de imagem fundamental convencional. Assim, para que se obtenha imagem de perfusão miocárdica, é preciso utilizar equipamentos que tenham programações específicas, que serão detalhadas a seguir.

A maior parte das microbolhas são destruídas com ultrassom em tempo real quando se utiliza intensidades diagnósticas (índices mecânicos > 0,3). A destruição pode ser reduzida pela diminuição do *frame rate*, geralmente com imagem estática obtida a cada um ou vários ciclos cardíacos. Este tipo de imagem é denominado de imagem intermitente. Quando o pulso ultrassonográfico intermitente é emitido em alta intensidade (índice mecânico > 0,9), há formação de eco não linear de forte brilho.[9,10] A interrupção do ultrassom de alta intensidade por um curto período de tempo permite que ocorra o repreenchimento de microbolhas, o que serve para produzir contraste suficiente para a imagem trigada subsequente. Quando as microbolhas são administradas sob infusão contínua, e o intervalo de pulso ultrassonográfico é gradativamente aumentado, o reaparecimento de bolhas no miocárdio permite o cálculo da velocidade média das microbolhas e o platô (ou pico) de intensidade acústica no miocárdio.[11] Uma vez que a intensidade de pico me-

Quadro 14-4. Diferentes técnicas de baixo índice mecânico. Os métodos utilizados pelas diferentes sequências de pulsos para cancelamento dos sinais provenientes dos tecidos e frequência em que respostas não lineares detectadas são demonstrados

Nome	Fabricante	Cancelamento de sinal dos tecidos	Atividade não linear	Vantagens/desvantagens
DIP	Phillips	Polaridade alternada	Harmônica	Resolução espacial/atenuação e baixa sensibilidade
PM	Phillips Agilent	Amplitude alternada	Fundamental	Sensibilidade/sensibilidade, baixa resolução
SPC	Siemens Acuson	Amplitude e polaridade alternadas	Fundamental e harmônica	Sensibilidade e resolução/sensibilidade

DIP = Doppler com inversão de pulso; PM = potência modulada; SPC = sequência de pulsos com contraste.

nos a intensidade basal esteja relacionada com a área de secção transversa capilar, a taxa de repreenchimento do contraste multiplicada pelo pico de intensidade acústica permite a quantificação de alterações do fluxo miocárdico. Portanto, com a combinação de imagem em segunda harmônica e imagem intermitente, é possível avaliar de forma não invasiva a perfusão miocárdica em animais e humanos usando uma ampla variação de microbolhas intravenosas com gases de alto peso molecular.

Para preservar a informação em tempo real fornecida pela técnica ecocardiográfica, que é perdida com a imagem intermitente, foi desenvolvida outra modalidade de imagem, que utiliza imagem em energia de Doppler e baixa energia ultrassônica, de forma ininterrupta. A vantagem da utilização de baixa energia ultrassônica é a possibilidade de indução de resposta harmônica, sem destruição das microbolhas.[12] Entretanto, o sinal proveniente das microbolhas com essa modalidade de imagem é relativamente fraco. Com o objetivo de superar esta limitação, utiliza-se a técnica de emissão de pulsos invertidos com polaridade alternante *(Power Pulse Inversion)*, ou a transmissão de pulsos com amplitude alternante *(Power Modulation)*, para aumentar a resposta das microbolhas e anular os sinais provenientes dos tecidos. Estas novas modalidades de imagem permitem a análise da perfusão miocárdica em tempo real, com análise simultânea da contração e perfusão miocárdicas.[2,13,14] Assim, várias técnicas que utilizam baixo índice mecânico estão atualmente disponíveis e permitem avaliação da perfusão miocárdica (Quadro 14-4).

A perfusão miocárdica pode ser avaliada tanto de forma qualitativa quanto de forma quantitativa. A análise qualitativa da perfusão miocárdica baseia-se na avaliação visual, e um escore de contraste semiquantitativo é geralmente usado, sendo: 1 = normal, 2 = hipoperfusão, 3 = ausência de perfusão (Fig. 14-12). Um índice de escore de perfusão pode ser calculado, dividindo-se a soma dos escores de contraste obtidos de cada segmento miocárdico pelo número de segmentos analisados.

A análise quantitativa é feita de forma pós-processamento, utilizando-se programas computacionais específicos, que permitem a quantificação de vários parâmetros do fluxo microvascular. Isso é possível, porque há uma semelhança entre o comportamento das microbolhas e das hemácias, e a quantificação do fluxo sanguíneo miocárdico pode ser indiretamente, porém acuradamente calculado.

Para que se obtenha uma boa análise da perfusão miocárdica, é necessário que o ecocardiografista apresente experiência na interpretação dos exames, além de cuidados técnicos quanto à forma de infusão do contraste e ajustes adequados do equipamento. A perfusão miocárdica pode ser analisada utilizando-se agentes de contraste injetados por via endovenosa periférica em *bolus*, em *bolus* diluído ou em infusão contínua.

Independentemente da via de administração das microbolhas, a detecção precisa da quantidade de microbolhas no miocárdio requer que a relação entre concentração e intensidade de sinal seja linear. Essa condição é preenchida com baixas concentrações de microbolhas no miocárdio. Com um aumento na concentração, entretanto, os equipamentos de ecocardiografia normalmente atingem um ponto de saturação, onde a videointensidade não é proporcional à concentração de microbolhas.[15] Isto pode ocorrer quando se administra injeção em *bolus* de microbolhas, em que altas concentrações podem ser alcançadas mesmo em regiões com fluxo miocárdico reduzido, levando a um breve período *(washout)* em que o contraste miocárdico aparenta estar falsamente normal. Somente após redução da concentração das microbolhas é que diferenças nas concentrações miocárdicas de contraste podem ser visualmente detectadas. É nesse período que ocorre uma relação linear entre a concentração e a intensidade de sinal. Com injeção endovenosa em *bolus* de microbolhas, a intensidade de contraste miocárdico durante o período de *washout* reflete o volume de sangue miocárdico. A estimativa de fluxo sanguíneo miocárdico não pode ser feita de forma acurada com injeção em *bolus*. Portanto, para injeções intravenosas, o volume de sangue miocárdico (intensidade de pico) pode ser estimado, mas não se pode quantificar o fluxo miocárdico. A vantagem na prática de infusão contínua é que os artefatos de atenuação que ocorrem graças à alta concentração do contraste na cavidade ventricular esquerda podem ser reduzidos.[16,17] Adicionalmente, a dose administrada de contraste pode ser facilmente ajustada, dependendo das condições individuais de imagem nos diferentes pacientes.[18]

Outro aspecto interessante que deve ser explorado na prática é que a aplicação de um pulso de alta energia ultrassônica (chamado de *flash* ecocardiográfico) causa a destruição completa das microbolhas no miocárdio seguida pelo reenchimento, o que permite uma adequada avaliação da perfusão miocárdica em tempo real e a quantificação do fluxo miocárdico regional (Fig. 14-13). Assim, quando a imagem está saturada pelo contraste, é possível aplicar um *flash* para "limpar" o miocárdio e, depois, analisar a sua perfusão.

PAPEL DA EPM NA AVALIAÇÃO DE PACIENTES COM DAC CRÔNICA

Na microcirculação coronária o fluxo sanguíneo é regulado, basicamente, por dois mecanismos principais: o aumento da velocidade de fluxo microvascular em resposta à vasodilatação coronária ou

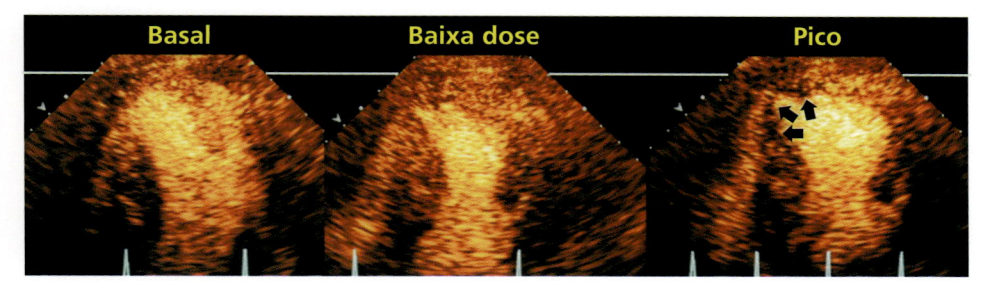

Fig. 14-12. Imagem de ecocardiografia com contraste miocárdico em plano apical de duas câmaras, mostrando perfusão normal no basal e baixa dose de dobutamina e presença de acinesia e defeito de perfusão na região apical do ventrículo esquerdo no pico do estresse *(setas)*.

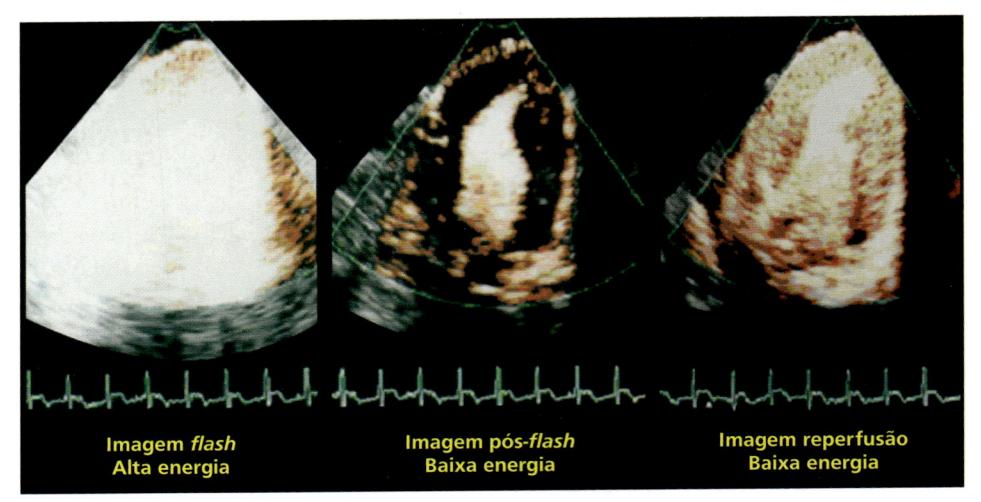

Fig. 14-13. Ecocardiografia com contraste e perfusão miocárdica em tempo real. A imagem à esquerda demonstra o *flash* ecocardiográfico com alta energia que causa destruição das microbolhas contidas no miocárdio. A imagem do centro demonstra a ausência de contraste ecocardiográfico no miocárdio logo após o *flash*, que é seguida de completo repreenchimento do miocárdio pelo contraste (à direita). Nota-se perfusão normal em todos os segmentos miocárdicos.

aos estímulos metabólicos; e o "recrutamento" capilar (aumento do número de capilares com fluxo sanguíneo), secundário aos estímulos metabólicos desencadeados por aumento do consumo miocárdico de oxigênio. A EPM apresenta o potencial de identificar isquemia miocárdica antes do aparecimento de alterações da contração segmentar e pode ser facilmente realizada à beira do leito.

Um grande número de estudos experimentais estabeleceu que a EPM permite a detecção, delineamento e quantificação do infarto miocárdico, identifica os deficits perfusionais reversíveis causados por estenoses coronarianas funcionalmente significativas e avalia a viabilidade miocárdica e a circulação colateral coronariana.[19-22]

Conforme descrito anteriormente, a imagem com perfusão em tempo real é uma técnica que utiliza baixa energia ultrassônica, com redução da destruição das microbolhas. O uso de contrastes ecocardiográficos durante a ecocardiografia de estresse com dobutamina com análise de imagem em tempo real permite uma avaliação simultânea da perfusão miocárdica e das alterações de motilidade segmentar. Porter et al.[23] demonstraram que a análise da perfusão miocárdica em tempo real, associada ao estresse farmacológico com dobutamina, melhorou a sensibilidade da detecção da DAC. Neste estudo, a concordância global entre a análise da perfusão miocárdica e a angiografia quantitativa foi de 83% (κ = 0,65), enquanto que a concordância entre a análise da motilidade segmentar e a angiografia quantitativa foi de 72% (p = 0,07).

Tsutsui et al. avaliaram a exequibilidade, segurança e acurácia diagnóstica da ecocardiografia de estresse pela dobutamina-atropina com análise simultânea da motilidade segmentar e perfusão miocárdica, utilizando imagem em tempo real, em um grande número de pacientes (n = 1.486).[24] Os efeitos adversos foram comparados aos de 1.012 pacientes submetidos à ecocardiografia de estresse com dobutamina-atropina convencional, sem uso de contraste. Os autores demonstraram que o uso de contraste ecocardiográfico permitiu uma adequada avaliação da perfusão miocárdica sem qualquer alteração na incidência de efeitos adversos ou arritmias cardíacas quando comparado ao protocolo convencional. O estudo da perfusão miocárdica aumentou a acurácia da análise da motilidade segmentar durante o estresse com dobutamina para detecção de DAC (66 vs. 84%). A exequibilidade da análise da perfusão miocárdica foi de 94% em repouso e 95% no pico do estresse.

Estudos clínicos utilizando a EPM têm confirmado que a análise da perfusão miocárdica apresenta maior sensibilidade para detecção de DAC angiograficamente significativa que a análise isolada da motilidade segmentar,[25,26] assim como melhor capacidade de predizer morte e infarto não fatal.[27] Em uma metanálise de 11 estudos, envolvendo 674 pacientes, Dijkmans et al. demonstraram que a EPM apresenta sensibilidade discretamente maior que a cintilografia para detecção de DAC, com especificidade semelhante (Fig. 14-14).[28]

Dolan et al. publicaram estudo multicêntrico confirmando o valor prognóstico da EPM durante estresse com dobutamina. Neste estudo, a detecção de defeito de perfusão miocárdica, mesmo na ausência de alteração da motilidade segmentar, foi um fator de risco independente para morte e infarto não fatal.[29]

QUANTIFICAÇÃO DO VOLUME SANGUÍNEO MIOCÁRDICO

Quando as microbolhas são administradas por via intravenosa contínua com taxa de infusão e concentração constantes, um estágio de equilíbrio é atingido, em que a concentração de microbolhas no sangue é igual à sua concentração no miocárdio. Wei et al.,[30] em estudos experimentais, analisaram os dados de intensidade e tempo em uma equação exponencial e demonstraram que a taxa de enchimento miocárdico pelo contraste se correlacionou com o fluxo sanguíneo miocárdico.

Os recentes avanços tecnológicos da ecocardiografia com contraste miocárdico permitiram a opacificação miocárdica em tempo real, utilizando imagem com baixa energia. A ecocardiografia com perfusão em tempo real permite a quantificação da velocidade de enchimento do contraste miocárdico, uma vez que curtos pulsos de ultrassom com alta energia podem ser emitidos para destruição completa das microbolhas no miocárdio, seguido por um repreenchimento da microcirculação coronariana pelo contraste. Assumindo-se que a concentração de microbolhas dentro do miocárdio é proporcional à fração de volume sanguíneo, e sabendo-se a velocidade do sangue, é possível estimar o fluxo sanguíneo miocárdico.[31] Com esta técnica, a curva de intensidade do sinal e tempo fornece

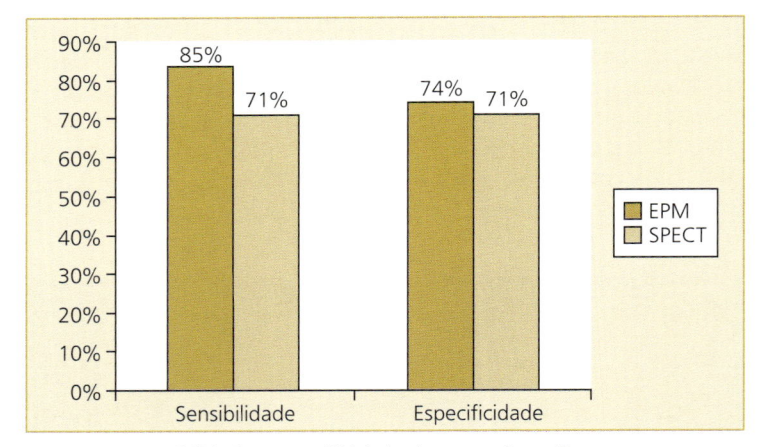

Fig. 14-14. Sensibilidade e especificidade da ecocardiografia com contraste miocárdico (EPM) e cintilografia miocárdica (SPECT) para detecção de doença arterial coronariana. EPM = eco com perfusão miocárdica; SPECT = medicina nuclear.

medidas da taxa de aumento e do nível de pico da intensidade do sinal e permite a quantificação da perfusão miocárdica em cada região do ventrículo esquerdo.

Assim, para uma adequada quantificação do fluxo miocárdico pela EPM é necessário que o contraste seja infundido na circulação de formas contínua e constante, para que um platô de microbolhas no miocárdio seja atingido. A mensuração da taxa de aumento das microbolhas no miocárdio resulta em uma curva de intensidade do brilho *versus* o tempo de repreenchimento que puder ser aproximada pela função descrita, como $y = A (1 - e^{-Bt})$, onde A representa o volume sanguíneo da microcirculação, B representa a taxa de reaparecimento das microbolhas no miocárdio (proporcional ao fluxo sanguíneo miocárdico), t indica o tempo, e y representa a intensidade de brilho para cada instante de tempo (proporcional à concentração de microbolhas) (Fig. 14-15).

A utilização de programas computacionais específicos para quantificação do contraste miocárdico nos permite a análise de sequências de imagens e a obtenção dos parâmetros A e β. Dessa forma, a quantificação do fluxo miocárdico regional torna-se possível tanto em estado de repouso como após a indução de estresse cardiovascular, seja pelo uso de agentes inotrópicos positivos, como a dobutamina, como pelo uso de vasodilatadores, como a adenosina e o dipiridamol, permitindo a medida da reserva de fluxo e estimativa do grau de estenose coronariana.

Embora o uso da análise visual da perfusão miocárdica forneça informações adicionais à análise da motilidade parietal, o uso da avaliação quantitativa da perfusão miocárdica promove um caráter mais objetivo e menos dependente do observador na avaliação de pacientes com DAC. Em um estudo incluindo pacientes com suspeita de DAC e função ventricular esquerda preservada, foi avaliado, prospectivamente, o valor prognóstico para eventos cardíacos (morte cardíaca, IAM e angina instável) das variáveis ecocardiográficas obtidas em 168 pacientes submetidos à EPM de estresse com dobutamina e 227 pacientes submetidos à EPM de estresse com adenosina. Em ambos os grupos as variáveis quantitativas, especialmente o parâmetro reserva β, foi preditor de eventos cardíacos independente e adicional à análise da motilidade parietal e perfusão miocárdica qualitativa. Nesse estudo, no grupo dobutamina, foi demonstrado também um subgrupo de pacientes de ainda pior prognóstico que são aqueles pacientes com reserva β anormal em dois ou mais territórios coronarianos, demonstrando o impacto da extensão territorial da isquemia dada pela reserva β em pacientes com DAC.[31]

PAPEL DA EPM NA DAC AGUDA

Vários estudos têm analisado o papel da EPM nas unidades de emergência. Embora um nível elevado de troponina seja hoje em dia o padrão ouro para diagnóstico de IAM, e pode não estar elevada ou disponível no momento inicial da apresentação do paciente. Neste cenário é que a EPM tem-se mostrado mais útil. Dados de um estudo, envolvendo grande número de pacientes admitidos na unidade de emergência com dor torácica e eletrocardiogramas não diagnósticos e submetidos à EPM em repouso, mostraram que, em pacientes com probabilidade de risco clínico baixo ou moderado, a avaliação da perfusão miocárdica forneceu informações prognósticas adicionais sobre anormalidades parietais regionais em repouso. Pacientes que apresentaram motilidade parietal regional em repouso e perfusão miocárdica anormal tiveram uma sobrevida livre de eventos, precoces e tardios, significativamente pior quando comparado a pacientes com função parietal regional anormal, mas perfusão miocárdica normal.[32] Com base nos resultados desse estudo a EPM tem sido fortemente recomendada na sala de emergência.[33]

Tsutsui *et al.* também demonstraram que a ecocardiografia de estresse com dobutamina-atropina em estudo da perfusão miocár-

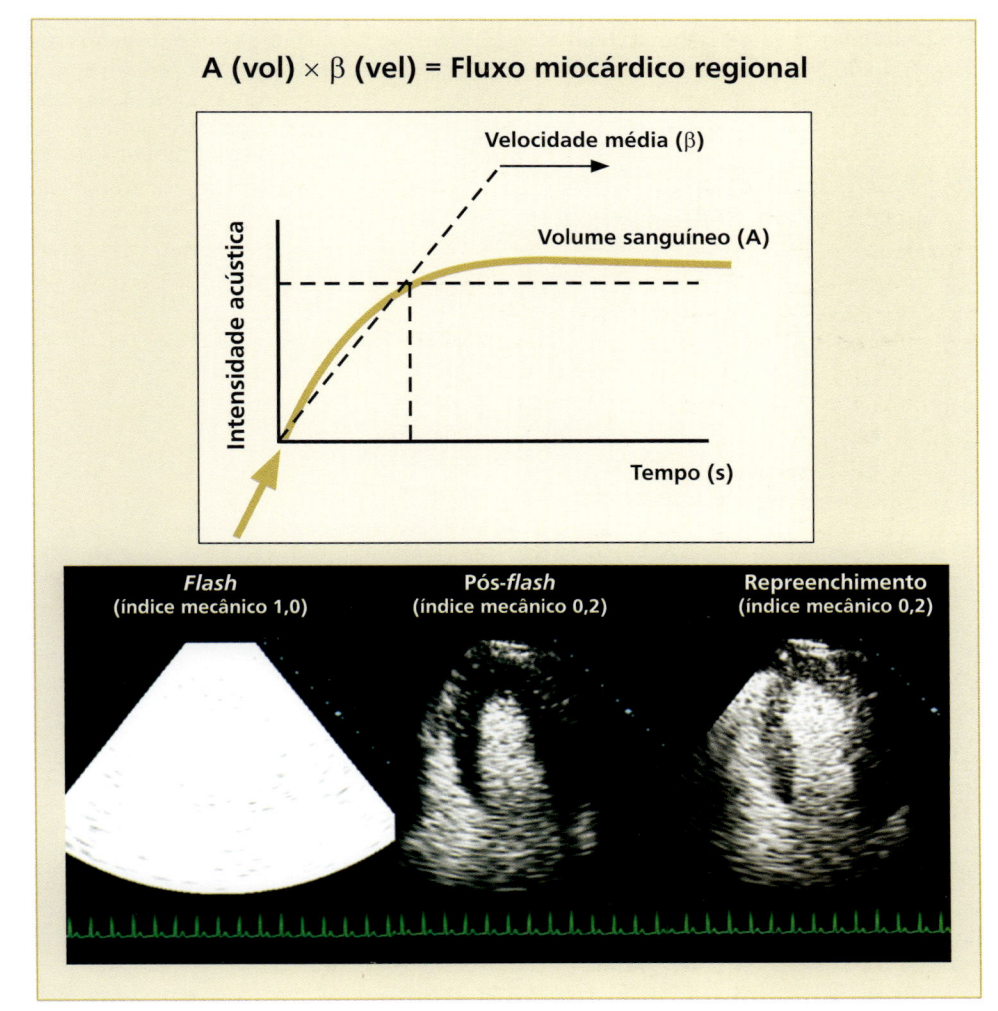

Fig. 14-15. Demonstração do repreenchimento miocárdico pelas microbolhas nos batimentos posteriores a um *flash* e método de cálculo do fluxo miocárdico regional pelo ecocardiograma de perfusão miocárdica em tempo real. vol = volume; vel = velocidade.

dica pode ser utilizada para avaliação de pacientes que chegam à sala de emergência com dor precordial e suspeita de síndrome coronariana aguda.[34] A análise da perfusão miocárdica apresentou boa acurácia para detecção de DAC (Fig. 14-16) e mostrou-se um preditor independente de eventos cardíacos.

No contexto do IAM, a ecocardiografia com contraste pode ser usada para determinar o tamanho do infarto e para avaliação da reperfusão miocárdica. Durante o IAM, ocorre redução completa ou quase completa da perfusão na área suprida pela artéria relacionada com o infarto. A ecocardiografia com microbolhas realizada na fase aguda do infarto, antes da reperfusão coronariana, pode demonstrar a área de risco definida, como área com ausência de contraste ecocardiográfico.

A reperfusão coronariana utilizando trombolíticos ou angioplastia transluminal coronariana é um procedimento já estabelecido no tratamento do IAM, limitando a área de necrose e reduzindo sua mortalidade. A avaliação angiográfica não demonstra o sucesso da reperfusão miocárdica, uma vez que o grau de estenose coronariana residual e fluxo das grandes artérias não refletem de forma fidedigna a reperfusão da microvasculatura na área infartada.[35] O fenômeno de *no-reflow* pode ocorrer em até 37% dos pacientes submetidos à angioplastia coronariana primária, e é fator determinante do prognóstico após o infarto agudo do miocárdio.[36-38] Uma vez que as microbolhas são marcadoras de fluxo sanguíneo, o contraste ecocardiográfico visto em áreas reperfundidas pode ser usado como indicador de integridade microvascular e de viabilidade miocárdica.[39] Entretanto, a hiperemia reativa que ocorre no período imediatamente após a reperfusão e o aspecto evolutivo da lesão microvascular são fatores que podem causar detecção de contraste nas primeiras horas após a reperfusão, mesmo em áreas que evoluirão sem viabilidade.[40] Por outro lado, áreas com completa ausência de contraste pela ecocardiografia com microbolhas indicam áreas de necrose e desarranjo microvascular.

Em nossa instituição foram estudados 31 pacientes com primo infarto de parede anterior submetidos a tratamento trombolítico, com análise da perfusão miocárdica pela ecocardiografia com contraste. Foi demonstrado que a perfusão miocárdica determinada nas primeiras 48 horas do infarto foi preditora independente de remodelamento ventricular esquerdo em 6 meses de acompanhamento.[41]

Porter *et al.* mostraram *no-reflow* pela ecocardiografia com contraste na maioria dos pacientes com infarto agudo do miocárdio submetidos à terapia trombolítica,[42] e Czitrom *et al.* demonstraram que a análise da perfusão miocárdica pela ecocardiografia com contraste apresentou alto valor preditivo negativo (89%) para recuperação funcional da área infartada. Em nossa instituição, Sbano *et al.* avaliaram 50 pacientes com infarto agudo do miocárdio submetidos a tratamento trombolítico com sucesso, com estudo da viabilidade miocárdica pela ecocardiografia de estresse com dobutamina e contraste miocárdico. Os resultados demonstraram que a ecocardiografia de estresse com dobutamina em baixas doses apresenta sensibilidade de 95%, especificidade de 87% e acurácia global de 90% para previsão de recuperação funcional do ventrículo esquerdo em 6 meses de acompanhamento. Por outro lado, a análise da perfusão miocárdica pela ecocardiografia com contraste apresentou elevado valor preditivo negativo (94%), porém, baixo valor preditivo positivo (54%) para recuperação funcional após o infarto agudo do miocárdio.[43]

LIMITAÇÕES DA EPM

Apesar do avanço nas modalidades de imagem, a ecocardiografia com contraste miocárdico permanece com vários problemas técnicos relacionados com a atenuação de imagens e artefatos. Para adequada avaliação da perfusão miocárdica, deve-se ser capaz de diferenciar possíveis artefatos que podem ser confundidos com defeitos de perfusão. O artefato mais comum é ocasionado pela atenuação, que ocorre tipicamente nos segmentos basais e pode ser diferenciada de defeitos verdadeiros pela sua localização. A atenuação tipicamente atinge não somente o miocárdio, mas também as bordas epicárdicas e endocárdicas adjacentes. A atenuação geralmente está presente no repouso e no estresse, enquanto os defeitos induzidos estão presentes somente durante o estresse, e, quase sempre, envolve apenas a região subendocárdica. Outro artefato potencial consiste

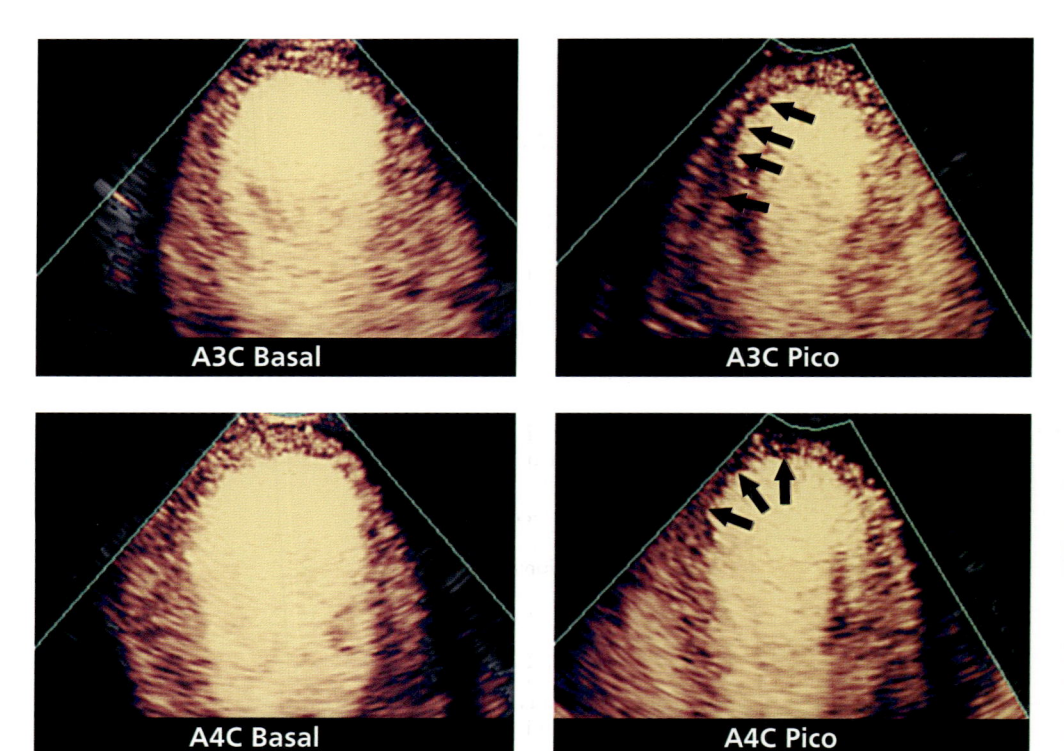

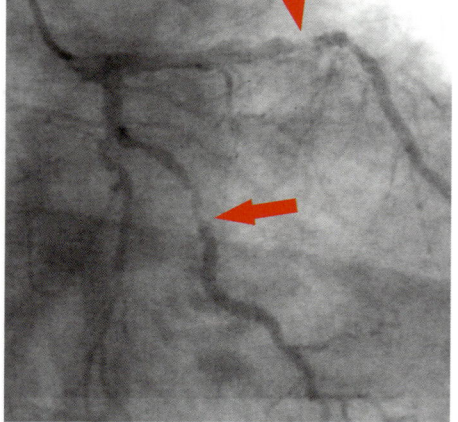

Fig. 14-16. Exemplo de ecocardiografia com contraste miocárdico em tempo real em um paciente admitido na sala de emergência com suspeita de síndrome coronariana aguda. Os painéis à esquerda mostram perfusão homogênea normal em repouso, vista no plano apical de três câmaras (A3C) e quatro câmaras (A4C). No pico do estresse pela dobutamina-atropina, podemos observar defeito de perfusão miocárdica na parede posterior (A3C Pico) e na porção apical do septo (A4C Pico). A angiografia coronariana revelou lesão significativa na artéria coronariana descendente anterior e na artéria circunflexa *(setas, painel à direita).*[5]

em sombra dos pulmões, que frequentemente mascara a região toda (p. ex.: parede anterior no plano apical de duas câmaras). Isto pode ser superado pelo encurtamento proposital desse plano, o que leva a encurtamento do ápice, mas melhor delineamento do contraste nos segmentos médio e basal da parede anterior. Um terceiro local onde artefatos costumam ocorrer é na região apical do ventrículo esquerdo. Se o ganho do campo proximal for colocado muito baixo, o ápice aparece com hipoperfusão. Diferentemente do que ocorre em defeitos verdadeiros, isso pode ser corrigido com aumento do ganho no campo proximal. Portanto, quando a mobilidade segmentar está normal, é necessário que, nas imagens em repouso, o contraste da região apical seja similar ao contraste dos segmentos médio e basal. Isto pode ser conseguido com ajustes no ganho do campo proximal. Adicionalmente, é preciso verificar se o contraste miocárdico desaparece após um pulso ultrassônico com alto índice mecânico, de tal forma que o repreenchimento possa ser adequadamente detectado. A destruição de microbolhas no campo proximal também pode causar uma falsa aparência de defeito de perfusão no ápice. Isso pode ser corrigido pelo deslocamento do foco para o campo proximal, o que diminui a densidade de linha nessa região e reduz a destruição.

Outro ponto importante a ser discutido é que, embora estudos realizados em centros isolados utilizando dipiridamol, dobutamina e adenosina como agentes indutores de isquemia mostrem resultados promissores da avaliação da perfusão miocárdica pela ecocardiografia, estudos multicêntricos são necessários para melhor padronização das técnicas de perfusão miocárdica e definição de acurácia diagnóstica do método para detecção de DAC.

CONCLUSÃO

O uso de contraste à base de microbolhas injetadas por via endovenosa atualmente é factível para avaliação de perfusão miocárdica e apresenta o potencial de ser uma alternativa às técnicas que envolvem radiação ionizante, como a medicina nuclear. A técnica tem-se mostrado segura, permitindo avaliação de pacientes com DAC crônica e aguda, com a vantagem de poder ser utilizada em unidades de terapia intensiva ou na sala de emergência. Quando realizada durante o estresse, a análise da perfusão miocárdica apresenta maior sensibilidade que a análise isolada da motilidade segmentar para detecção de DAC. Da mesma forma, a detecção de defeito de perfusão miocárdico pela EPM tem-se mostrado um marcador prognóstico independente de eventos cardiovasculares. Novas perspectivas colocam a EPM como método promissor na ecocardiografia, incluindo a sua utilização em associação à imagem tridimensional, assim como a sua aplicação para fins terapêuticos.

REFERÊNCIAS BIBLIOGRÁFICAS

1. Heyndrickx CR, Baic H, Nelkins P et al. Depression of regional blood flow and wall thickening after brief coronary occlusion. Am J Physiol 1978;234:H653-60.
2. Crouse LJ, Cheirif J, Hanly DE et al. Opacification and border delineation improvement in patients with suboptimal endocardial border definition in routine echocardiography: results of the Phase III Albunex Multicenter Trial. J Am Coll Cardiol 1993 Nov. 1;22(5):1494-500.
3. Porter TR, Xie F. Transient myocardial contrast after initial exposure to diagnostic ultrasound pressures with minute doses of intravenously injected microbubbles. Demonstration and potential mechanisms. Circulation 1995 Nov. 1;92(9):2391-95.
4. Porter TR, Xie F, Kilzer K et al. Detection of myocardial perfusion abnormalities during dobutamine and adenosine stress echocardiography with transient myocardial contrast imaging after minute quantities of intravenous perfluorocarbon-exposed sonicated dextrose albumin. J Am Soc Echocardiogr 1996 Nov.;9(6):779-86.
5. Tsutsui JM, Xie F, O'leary EL et al. Diagnostic accuracy and prognostic value of dobutamine stress myocardial contrast echocardiography in patients with suspected acute coronary syndromes. Echocardiography 2005 July;22(6):487-95.
6. Elhendy A, Tsutsui JM, O'leary EL et al. Noninvasive diagnosis of coronary artery disease in patients with diabetes by dobutamine stress real-time myocardial contrast perfusion imaging. Diabetes Care 2005 July;28(7):1662-67.
7. Kowatsch I, Tsutsui JM, Osorio AF et al. Head-to-head comparison of dobutamine and adenosine stress real-time myocardial perfusion echocardiography for the detection of coronary artery disease. J Am Soc Echocardiogr 2007;20:1109-17.
8. Jayweera AR, Edwards N, Glasheneen WP et al. In vivo myocardial kinetics of air-filled albumin microbubbles during myocardial contrast echocardiography: comparison with radiolabeled red blood cells. Circ Res 1994;74:1157-65.
9. Burns PN, Wilson ST, Muradali D et al. Microbubble destruction is the origin of harmonic signals from FS069. Radiology 1996;201:158.
10. Burns PN, Wilson SR, Muradali D et al. Intermittent ultrasound harmonic contrast enhanced imaging and Doppler improves sensitivity and longevity of small vessel detection. Radiology 1996;201:159.
11. Wei K, Jayaweera AR, Firoozan S et al. Quantification of myocardial blood flow with ultrasound-induced destruction of microbubbles administered as a constant venous infusion. Circulation 1998;97:473.
12. Porter TR, Xie F. Transient myocardial contrast following initial exposure to diagnostic ultrasound pressures with minute doses of intravenously injected microbubbles: demonstration and potential mechanisms. Circulation 1995;92:2391-95.
13. Strickler DG, Greert, Carlson TA. Assessment of coronary artery disease using real time perfusion imaging: comparison with stress echocardiography and cardiac catheterization. Circulation 2000;102(18):II 659.
14. Porter TR, Xie F, Silver M et al. Real-time perfusion imaging with low mechanical index pulse inversion Doppler imaging. J Am Coll Cardiol 2001;37:748-53.
15. Skyba DM, Jayaweera AR, Goodman NC et al. Quantification of myocardial perfusion with myocardial contrast echocardiography during left atrial injection of contrast: Implication for venous injection. Circulation 1994;90:1513.
16. Lindner JR, Villanueva FS, Dent JM et al. Assessment of resting perfusion with myocardial contrast echocardiography: theoretical and practical considerations. Am Heart J 2000;139:231.
17. Weissman NJ, Mylan CC, Hack TC et al. Infusion versus bolus contrast echocardiography: A multicenter, open-label, crossover trial. Am Heart J 2000;139:399.
18. Wei K, Jayaweera AR, Firoozan S et al. Basis for detection of stenosis using venous administration of microbubbles during myocardial contrast echocardiography: Bolus or continous infusion? Circulation 1998;32:252.
19. Villanueva FS, Glasheen WP, Skelenar J et al. Characterization of spatial patterns of flow within the reperfused myocardium by myocardial contrast echocardiography; implications for determining extent of myocardial salvage. Circulation 1993;88:2596-606.
20. Kaul S, Glasheen WP, Ruddy TD et al. The importance of defining left ventricular area at risk in vivo during acute myocardial infarction: an experimental evaluation with myocardial contrast two-dimensional echocardiography. Circulation 1987;75:1249-60.
21. Kaul S, Glasheen WP, Oliner JD et al. Relation between antegrade blood flow through a coronary artery and the size of the perfusion bed it supplies: experimental and clinical implications. J Am Coll Cardiol 1991;17:1403-13.
22. Lafitte S, Higashiyama A, Masugata H et al. Contrast echocardiography can assess risk area and infarct size during coronary occlusion and reperfusion: experimental validation. J Am Coll Cardiol 2002;39:1546-54.
23. Porter TR, Xie F, Silver M et al. Real-time perfusion imaging with low mechanical index pulse inversion Doppler imaging. J Am Coll Cardiol 2001 Mar. 1;37(3):748-53.
24. Tsutsui JM, Elhendy A, Xie F et al. Safety of dobutamine stress real-time myocardial contrast echocardiography. J Am Coll Cardiol 2005;45:1235-42.
25. Lønnebakken MT, Bleie O, Strand E et al. Myocardial contrast echocardiography in assessment of stable coronary artery disease at intermediate dobutamina induced stress level. Echocardiography 2009;26:52-60.

26. Elhendy A, O'Leary EL, Xie F et al. Comparative accuracy of real-time myocardial contrast perfusion imaging and wall motion analysis during dobutamine stress echocardiography for the diagnosis of coronary artery disease. *J Am Coll Cardiol* 2004;44:2185-91.
27. Tsutsui JM, Elhendy A, Anderson JR et al. Prognostic value of dobutamine stress myocardial contrast perfusion echocardiography. *Circulation* 2005;112:1444-50.
28. Dijkmans PA, Senior R, Becher H et al. Myocardial contrast echocardiography evolving as a clinically feasible technique for accurate, rapid, and safe assessment of myocardial perfusion: the evidence so far. *J Am Coll Cardiol* 2006 Dec. 5;48(11):2168-77.
29. Dolan M, Gala SS, Dodla S et al. Safety and efficacy of commercially available ultrasound contrast agents for rest and stress echocardiography: a multicenter experience. *J Am Coll Cardiol* 2009;53:32-38.
30. Wei K, Jayaweera AR, Firoozan S et al. Quantification of myocardial blood flow with ultrasound-induced destruction of microbubbles administered as a constant venous infusion. *Circulation* 1998;97:473-83.
31. Mattoso AAA, Tsutsui JM, Mathias W et al. Tese apresentada à Faculdade de Medicina da Universidade de São Paulo (FMUSP), 2010.
32. Tong KL, Kaul S, Wang XQ et al. Myocardial contrast echocardiography versus Thrombolysis In Myocardial Infarction score in patients presenting to the emergency department with chest pain and a nondiagnostic electrocardiogram. *J Am Coll Cardiol* 2005;46(5):920-27.
33. Senior R, Ashrafian H. Detecting acute coronary syndrome in the emergency department: the answer is in seeing the heart: why look further? *Eur Heart J* 2005;26(16):1573-75.
34. Tsutsui JM, Xie F, O'Leary EL et al. Diagnostic accuracy and prognostic value of dobutamine stress myocardial contrast echocardiography in patients with suspected acute coronary syndromes. *Echocardiography* 2005 July;22(6):487-95.
35. Karila-Cohen D, Czitrom D, Brochet E et al. Lessons from myocardial contrast echocardiography studies during primary angioplasty. *Heart* 1997;78:331-32.
36. Kloner RA, Ganote CE, Jennings RB. The "no-reflow" phenomenon after temporary coronary occlusion in dogs. *J Clin Invest* 1974;54:1496-508.
37. Ito H, Okamura A, Iwakura K et al. Myocardial perfusion patterns related to thrombolysis in myocardial infarction perfusion grades after coronary angioplasty in patients with acute anterior wall myocardial infarction. *Circulation* 1996;93:1993-99.
38. Czitrom D, Karila-Cohen D, Brochet E et al. Acute assessment of microvascular perfusion patterns by myocardial contrast echocardiography during myocardial infarction: relation to timing and extent of functional recovery. *Heart* 1999;81:12-16.
39. Nagy A, Dini FL, Rovai D et al. Added value of contrast echocardiography in assessing myocardial viability. *Heart* 1999;82:III16-21.
40. Bolognese L, Antoniucci D, Rovai D et al. Myocardial contrast echocardiography versus dobutamine echocardiography for predicting functional recovery after acute myocardial infarction treated with primary coronary angioplasty. *J Am Coll Cardiol* 1996;28:1677-83.
41. Caldas MA. *Valor da ecocardiografia com perfusão na previsão de remodelamento ventricular esquerdo e função regional em repouso e sob estresse em pacientes com infarto agudo do miocárdio de parede anterior.* Tese de Doutorado. Faculdade de Medicina da Universidade de São Paulo, 2002.
42. Porter TR, Li S, Deligonul U. Harmonic triggered imaging following intravenous ultrasound contrast in the assessment of patients following acute MI and thrombolitic therapy: implications of resting contrast defect. *J Am Coll Cardiol* 1997;29(Suppl A):479A, (abstrat).
43. Sbano JC, Tsutsui JM, Abreu E et al. Detection of myocardial viability using dobutamine stress echocardiography and myocardial contrast after acute myocardial infarction. *Eur Heart J* 2002;23:301, (abstrat).

14-3 Ecocardiografia de Contraste na Alcoolização Septal e no Intraoperatório

ANA CRISTINA CAMAROZANO WERMELINGER ■ PLÍNIO RESENDE

INTRODUÇÃO

A ablação septal na miocardiopatia hipertrófica (MCH) guiada pelo ecocardiograma de contraste permite maior segurança ao método, conferindo melhores resultados ao procedimento, e assim como o estudo de perfusão miocárdica com agentes de contraste vem ocupando importante papel na abordagem da doença coronariana, principalmente com o advento de novas tecnologias, como harmônica Doppler, harmônica *power* Doppler e Doppler com inversão de pulso e *power modulation*, que têm como objetivo salientar o sinal das bolhas atenuando o sinal do tecido, o contraste utilizado para delinear a região muscular a ser infartada na MCH reduz significativamente o número de complicações e vem ganhando espaço na prática clínica.

Quando utilizamos o contraste por injeção direta no óstio das coronárias, principalmente através do ecocardiograma transesofágico (ETE), a análise da perfusão miocárdica não é diretamente dependente desses recursos tecnológicos, já que temos uma grande resolução acústica da imagem dada pelo ETE, associada à injeção direta do contraste no território desejado.

As aplicações diagnósticas do contraste ecocardiográfico durante a cirurgia cardíaca incluem a melhora da visualização da borda endocárdica para avaliação da motilidade parietal, medida da função ventricular, melhora da análise do Doppler e *color* Doppler do fluxo coronariano e de sua reserva, avaliação da perfusão regional e determinação da patência dos enxertos.

ABLAÇÃO SEPTAL COM CONTRASTE NA MIOCARDIOPATIA HIPERTRÓFICA

Com relação às considerações gerais da miocardiopatia hipertrófica, temos que:[1]

- Prevalência de 0,2% (1:500).
- Vinte e cinco e trinta por cento apresentam a forma obstrutiva (gradiente de pico ≥ 30 mmHg em repouso).
- Mortalidade anual varia entre 3 e 6% na forma grave (septo ≥ 30 mm).
- Sintomas: palpitação, precordialgia, síncope, cansaço.
- Tratamento: medicamentoso, marca-passo endocárdico, miectomia cirúrgica, ablação septal.

A ablação septal transluminal percutânea foi introduzida em 1994 para pacientes portadores de miocardiopatia hipertrófica obstrutiva refratária a tratamento clínico otimizado, classe funcional III-IV da NYHA, com indicação de tratamento cirúrgico.[2]

Acabou após um início de resistência, por consagrar-se com o tempo como alternativa eficaz, a miectomia.[3-5]

Os critérios de inclusão para a indicação deste procedimento estão demonstrados a seguir.

Indicações da Ablação Septal na Miocardiopatia Hipertrófica:[6]

A) Ausência de comorbidades com indicação para tratamento cirúrgico (revascularização miocárdica, valvopatia etc.).
B) Hipertrofia septal assimétrica com relação septo/parede posterior >1,3.
C) Movimentação sistólica da cúspide anterior da valva mitral.
D) Gradiente ao Doppler > 30-40 mmHg em repouso ou > 60 mmHg em teste provocativo.

Ramos septais acessíveis

Geralmente o ramo septal abordado para alcoolização é o primeiro ramo septal ou o maior ramo proximal, porém, nem sempre é o ramo que se relaciona diretamente com o gradiente dinâmico na via de saída do ventrículo esquerdo. Por isso, a adição do contraste de microbolhas, antecedendo a aplicação do etanol, permite identificar precisamente a região a ser necrosada e verificar se há algum refluxo para a artéria descendente anterior.

Ramos septais finos e tortuosidade extrema da artéria descendente anterior podem dificultar o procedimento, sendo as principais complicações o bloqueio atrioventricular total com necessidade de marca-passo temporário ou definitivo, bloqueio do ramo direito do feixe de His e do ramo esquerdo, fibrilação ventricular durante a infusão de álcool intrasseptal e infarto anterior. E as maiores vantagens são a redução imediata do gradiente de pressão intraventricular, redução da sintomatologia, redução da espessura septal e melhora da função diastólica. A melhora da sintomatologia e a maior redução da espessura parietal e do gradiente são mais marcantes à medida que o tempo passa (geralmente de 6 meses a 1 ano).[7]

Neste procedimento intervencionista a ecocardiografia com contraste está indicada com o objetivo primordial de detectar o ramo septal da artéria descendente anterior que irriga a porção do septo interventricular em que ocorre o contato com a cúspide anterior mitral, evitando, com isto, maiores complicações, inclusive bloqueio atrioventricular total e infarto anterior extenso, aumentando, assim, a taxa de sucesso.[8,9]

As Figuras 14-17 e 14-18 ilustram um caso de alcoolização septal com sucesso.

Um estudo desenhado para comparar a eficácia hemodinâmica da terapia não cirúrgica da MCH com etanol e a terapia cirúrgia (miectomia) foi realizado por Nagueh *et al.* Os autores concluíram que a redução septal não cirúrgica resultou em significativamente maior número de bloqueio atrioventricular completo quando comparado à miectomia, mas o risco foi reduzido pela ecocardiografia com contraste e administração lenta de etanol. Por outro lado, a miectomia resultou em maior incidência de regurgitação aórtica de grau leve.[9]

De modo que a ablação septal guiada pela ecocardiografia contrastada é um procedimento efetivo para o tratamento de pacientes com MCH, e a melhora hemodinâmica e funcional em um ano de acompanhamento são similares à terapia cirúrgica.[9]

A Figura 14-19 demonstra a porção basal do septo interventricular contrastada com microbolhas antes da adição do etanol para a realização da ablação septal.

AVALIAÇÃO DA PERFUSÃO MIOCÁRDICA INTRAOPERATÓRIA

As aplicações diagnósticas do contraste ecocardiográfico durante a cirurgia cardíaca incluem a melhora da visualização da borda endocárdica para avaliação da motilidade parietal, medida da função ventricular, melhora da análise do Doppler e *color* Doppler do fluxo coronariano e de sua reserva, avaliação da perfusão regional e determinação da patência dos enxertos. A injeção do contraste no exame intra-

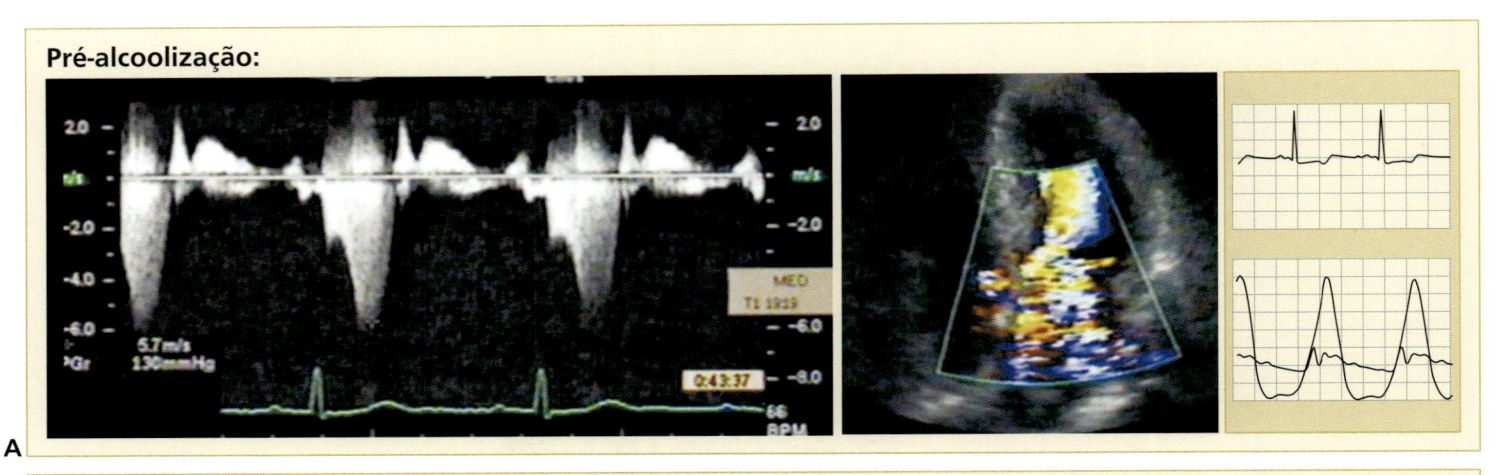

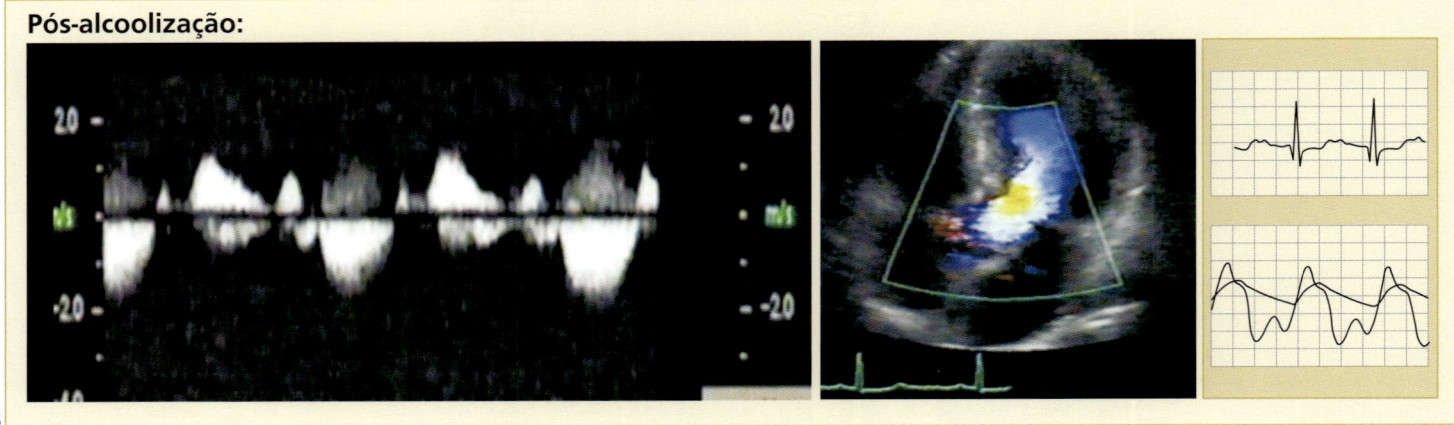

Fig. 14-17. Paciente feminina de 50 anos com queixa de cansaço aos pequenos esforços e gradiente de repouso em via de saída do VE de 130 mmHg com dose de medicação dentro da aceitável para a paciente. O gradiente passa para 16 mmHg após alcoolização da primeira septal. (**A**) Pré-alcoolização. (**B**) Pós-alcoolização septal. Na sala de hemodinâmica o gradiente passa de 120 mmHg pré-procedimento para 30 mmHg pós-procedimento (gradiente VE/AO ao cateter do cateterismo – curvas à direita).

operatório pode fornecer informações sobre a magnitude e a distribuição geométrica do fluxo nos enxertos colocados durante a cirurgia de revascularização miocárdica, permitindo a identificação de regiões hipoperfundidas. Aronson et al.[10] detectaram uma forte associação entre deficit de perfusão e anormalidades regionais da contração miocárdica após cirurgia de revascularização.

A ecocardiografia miocárdica com contraste no intraoperatório pode ser útil na determinação da sequência da colocação do enxerto e avaliação do sucesso das anastomoses, e estas podem ser revisadas, se necessário. Acredita-se que essa técnica melhore a preservação miocárdica, reduzindo a taxa de infarto peroperatório.[11,12]

A identificação da causa da disfunção ventricular esquerda após a cirurgia de revascularização pode ser determinada pela ecocardiografia de contraste. Em um estudo foi demonstrado que nos casos onde a opacificação miocárdica com contraste foi normal após o *bypass* numa área com deficit contrátil, a recuperação funcional em 30 dias foi de 98%, enquanto naqueles onde a perfusão não era normal, a melhora da contratilidade ocorreu somente em 68% dos pacientes.[13]

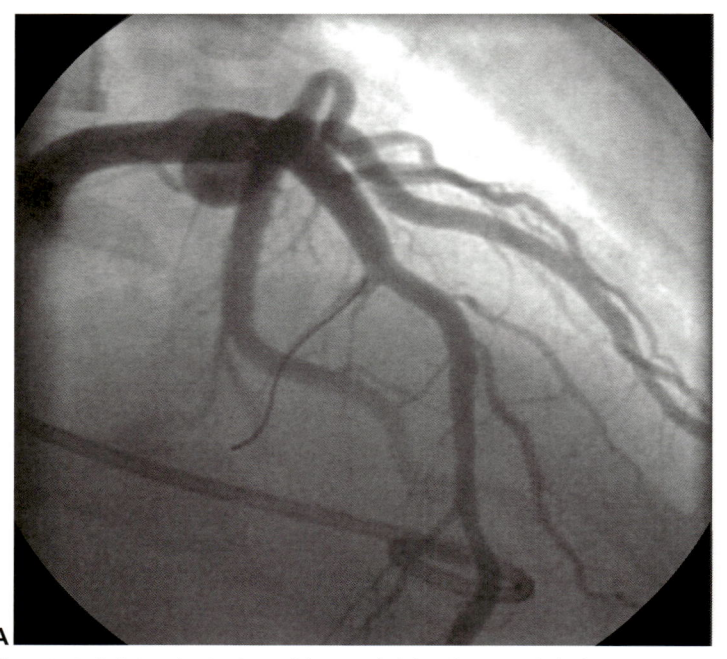

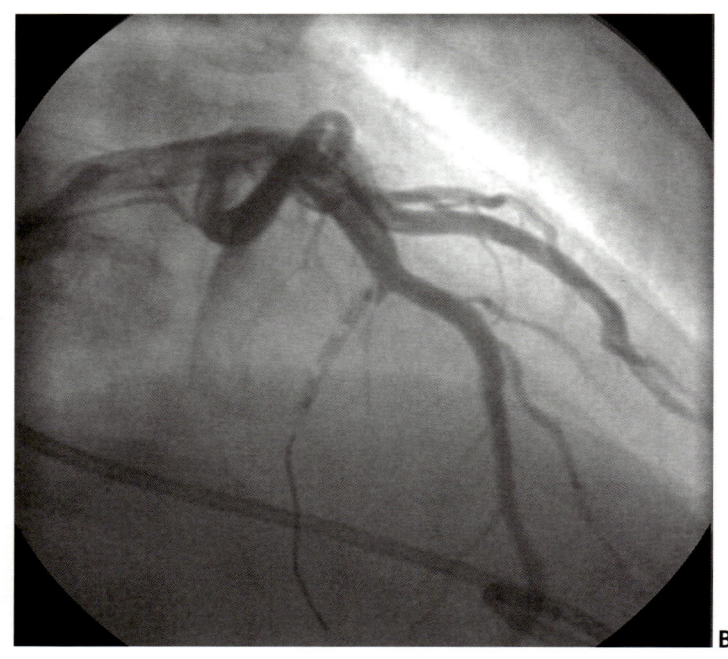

Fig. 14-18. (**A**) Canulação da artéria septal. (**B**) Colocação de balão no primeiro ramo septal.

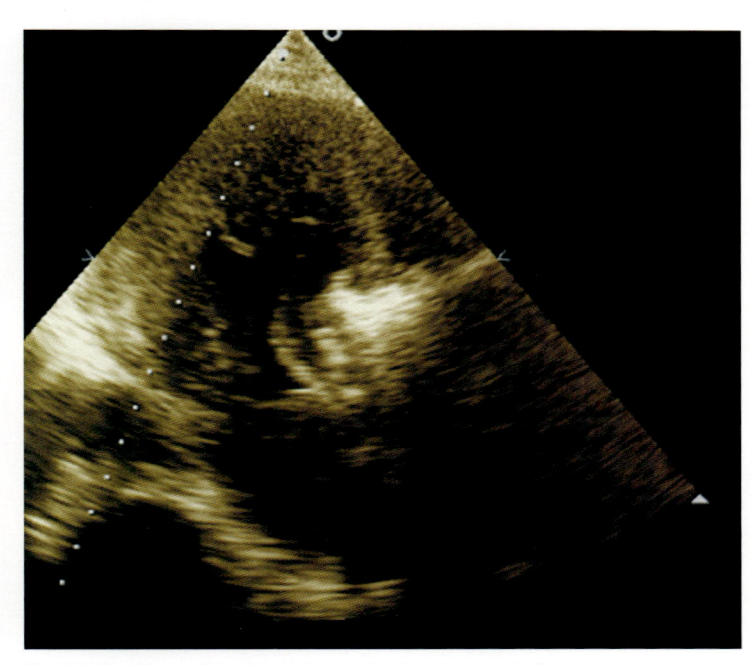

Fig. 14-19. Hiper-refringência da porção basal do septo interventricular após a injeção de contraste de microbolhas diretamente na primeira septal na sala de hemodinâmica.

O corte transesofágico geralmente utilizado para avaliação da perfusão miocárdica intraoperatória é o transgástrico (eixo curto) ao nível dos músculos papilares, onde obtemos a melhor visualização correspondente aos principais vasos coronarianos.

Segue a seguir um exemplo, onde o estudo com perfusão foi decisivo na mudança da estratégia cirúrgica no ato cirúrgico. Tratava-se de uma paciente que foi submetida à troca valvar aórtica por estenose aórtica, com coronárias normais à cineangiocoronariografia. Houve grande instabilidade hemodinâmica na saída de circulação extracorpórea. Neste momento, foi realizado um ETE, que demonstrou acinesia da parede anterosseptal, levando ao questionamento da equipe cirúrgica sobre um possível *stunned* miocárdico pós-*bypass*. Com o intuito de complementar o exame e descartar ou confirmar a hipótese anterior, foi utilizado agente de contraste (PESDA) na raiz da aorta, que evidenciou ausência de perfusão localizada na região comprometida, levando, então, às hipóteses de obstrução do tronco da artéria coronária esquerda pelo posicionamento da prótese biológica, o que foi afastado pela visualização de fluxo no tronco da coronária esquerda; ou embolização cálcica para a artéria descendente anterior (ADA). A possibilidade de *stunned* foi totalmente afastada pela ausência de perfusão localizada, e a hipótese de embolização para a ADA foi reforçada. Optou-se pela colocação de enxerto de mamária interna para a ADA, o que foi seguido de nova infusão de contraste no leito da artéria mamária, e as imagens, obtidas imediatamente após, demonstraram normalização da perfusão miocárdica. Dessa forma, foi possível retirar a paciente do suporte circulatório com estabilização hemodinâmica (Fig. 14-20).

O acompanhamento ecocardiográfico no pós-operatório demonstrou recuperação da função ventricular regional.

Apesar de não ser indicação classe I esse tipo de investigação com contraste no intraoperatório, o ecocardiograma transesofágico o é quando há instabilidade hemodinâmica na sala cirúrgica, e diante do contexto, sem dúvida alguma, o contraste de microbolhas pode ser decisivo para a rápida tomada de decisão em situações especiais.

AVALIAÇÃO DO FLUXO CORONARIANO NO INTRAOPERATÓRIO

Os primeiros relatos do uso do ecocardiograma transtorácico bidimensional para visualização das artérias coronárias foram feitos por Weyman *et al.*,[14] há mais de 20 anos. Porém, em adultos, as informações, mesmo das porções iniciais das artérias coronárias esquerda e direita ainda são bastante limitadas. Zwicky *et al.*[15] demonstraram pela primeira vez o uso do ecocardiograma transesofágico (ETE) para a abordagem destes vasos, sendo que a vantagem deste método é a ausência de obstáculo entre o transdutor e a raiz da aorta, além de o transdutor ter maior frequência, oferecendo melhor resolução acústica. Com o desenvolvimento das sondas multiplanas, houve um avanço na análise da árvore coronariana e com o *color* Doppler pode-se determinar a direção e velocidade do fluxo sanguíneo. Contudo, a maior limitação da avaliação do fluxo coronariano pelo ETE está na baixa intensidade do sinal pela atenuação do ultrassom.

O agente de contraste ecocardiográfico, sabidamente, facilita a análise do Doppler, permitindo melhor detecção dos segmentos proximais das artérias coronárias, como demonstrado por Iliceto *et al.*,[16] Com estes agentes, é possível avaliar a vasculatura coronariana intramiocárdica e medir a reserva de fluxo coronariano.[17]

A artéria descendente anterior é a que confere melhor visualização e fornece maiores dados para análise. Após a administração do contraste, o uso do *color* é importante para direcionar o Doppler pulsado que avalia o padrão e a velocidade do fluxo. Quando o aumento desta velocidade é ≥ 50% do valor de referência (55 cm/s), é um critério positivo para estenose significativa, com sensibilidade e especificidade de 92 e 100%, respectivamente, conforme estudo realizado por Caiati *et al.*[18]

A análise do fluxo de reserva coronariano, especialmente com a utilização de contrastes, vem demonstrando relevantes resulta-

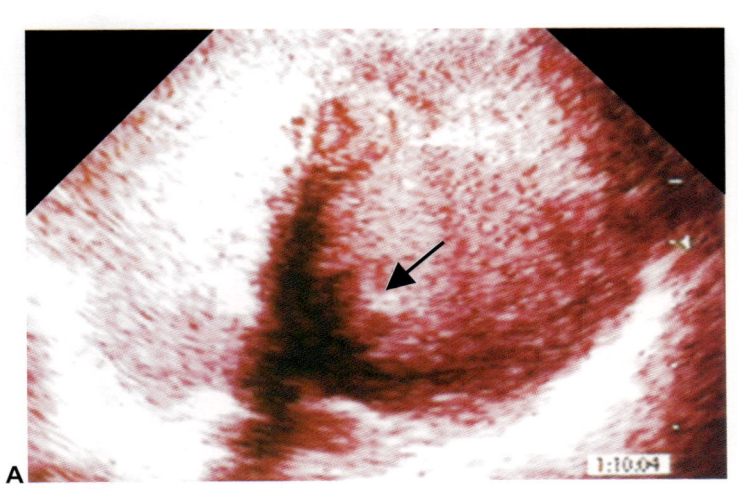

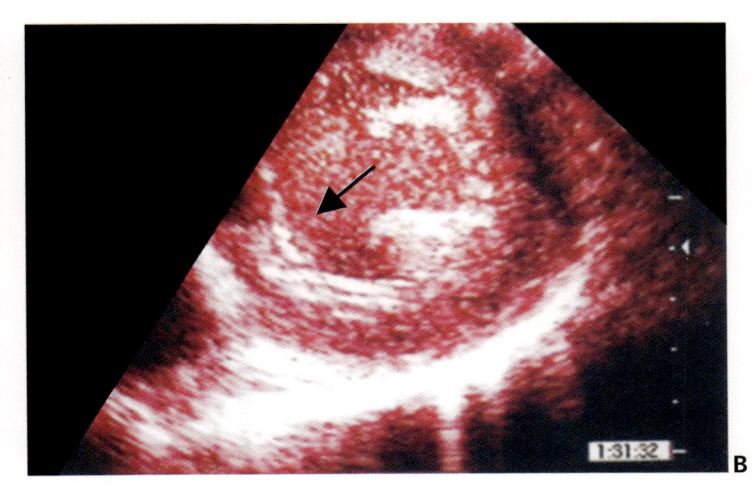

Fig. 14-20. (**A**) Observe a ausência de perfusão e da contração em parede anterosseptal após a contrastação miocárdica. (**B**) Melhora da perfusão e da contração depois do implante de uma ponte mamária para a artéria descendente anterior.

dos pós-revascularização percutânea, com dados acurados sobre a reserva de fluxo na ADA, comparável ao Doppler intracoronário, e tem gerado várias publicações nos últimos anos.[19]

A análise do fluxo no peroperatório na cirurgia cardíaca, utilizando contraste ecocardiográfico, apresenta finalidade diferente, cujo principal objetivo é a avaliação da patência do enxerto, o que pode ser feita, preferencialmente, pelo ETE. O estudo dos vasos coronarianos pelo ETE intraoperatório vem-se apresentando como uma nova modalidade de imagem.

Visualização das artérias coronárias

As Figuras 14-21, 14-22 e 14-23 demonstram a saída das coronárias direita e esquerda vistas pelo ecocardiograma transesofágico.

AVALIAÇÃO DE ISQUEMIA NO INTRAOPERATÓRIO

As anormalidades observadas na contratilidade parietal decorrente da isquemia miocárdica se caracterizam pela redução ou ausência do espessamento endocárdico. Como o ambiente em questão é o intraoperatório, o ecocardiograma transesofágico é altamente sensível para detectar isquemia aguda e é bastante usado na avaliação da função global e regional do ventrículo esquerdo. A imagem contínua e de alta qualidade durante o procedimento cirúrgico torna o eco transesofágico altamente adequado para detecção de isquemia miocárdica.[20]

Avaliações hemodinâmicas documentadas pelo cateter de Swan-Ganz, como o débito cardíaco e a pressão capilar pulmonar, podem ser feitas pelo eco transesofágico.[21,22]

Os 'cortes' transesofágicos mais usados para esta finalidade são: o transgástrico transverso, onde a visualização da função e das paredes do ventrículo esquerdo (VE) pode ser visualizada no plano transversal; o esôfago médio, onde os ângulos de 0 a 150 graus permitem a visualização das paredes do VE no plano longitudinal (Fig. 14-24); e a nível do esôfago alto onde fica a visualização dos vasos da base, e rodando 90 graus podemos ver os segmentos da aorta torácica.

Por convenção, a contratilidade parietal é classificada como normal, hipocinética, acinética ou discinética, e cada segmento do ventrículo esquerdo correspondente a cada 'corte' também pode ser visto na Figura 14-24.

Por fim, parece que a monitorização intraoperatória, feita pelo ecocardiograma transesofágico no lugar do cateter de Swan-Ganz, é segura e custo-efetiva, podendo muitas vezes influenciar na conduta e resultados cirúrgicos. Além de ser um método que vai muito além da avaliação da isquemia e das pressões de enchimento intracavitárias. A avaliação das plastias valvares, das doenças da aorta, doenças congênitas, endocardite e outras situações na cirurgia cardíaca, além da avaliação cardiológica nos procedimentos não cardíacos, como: cirurgia vascular, hepática, neurológica, laparoscópica e outras, tornam a ecocardiografia transesofágica na sala de ci-

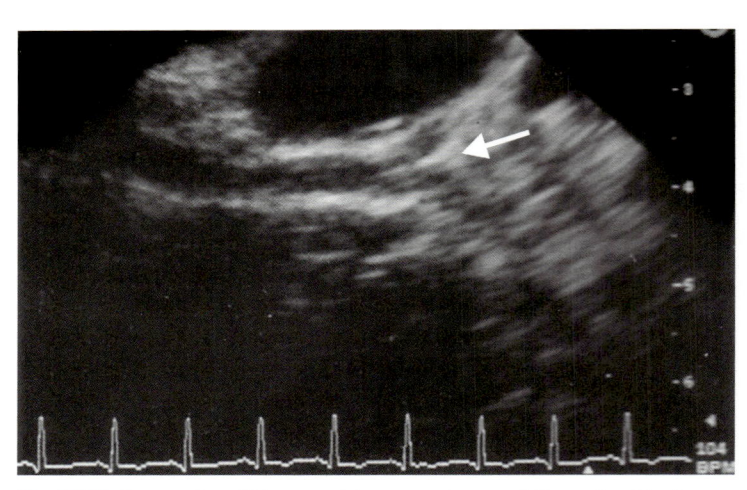

Fig. 14-21. Tronco da artéria coronária esquerda e sua bifurcação visto à eco transesofágica (ângulo em torno de 0°).

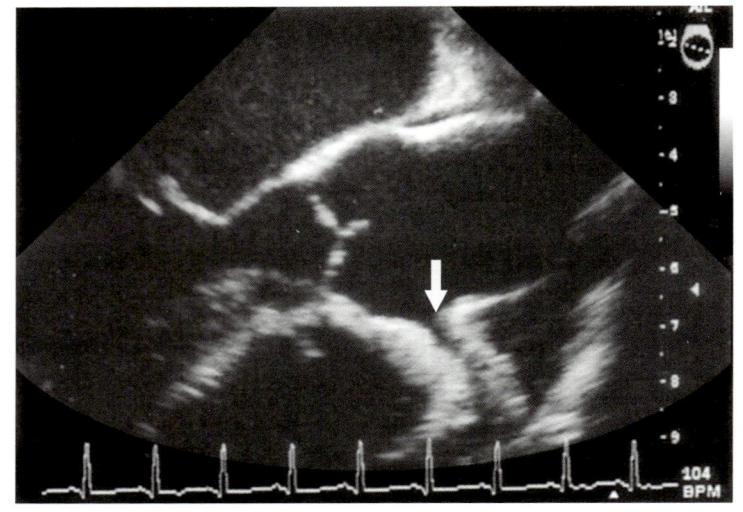

Fig. 14-22. Saída da artéria coronária direita (ângulo entre 130-145°).

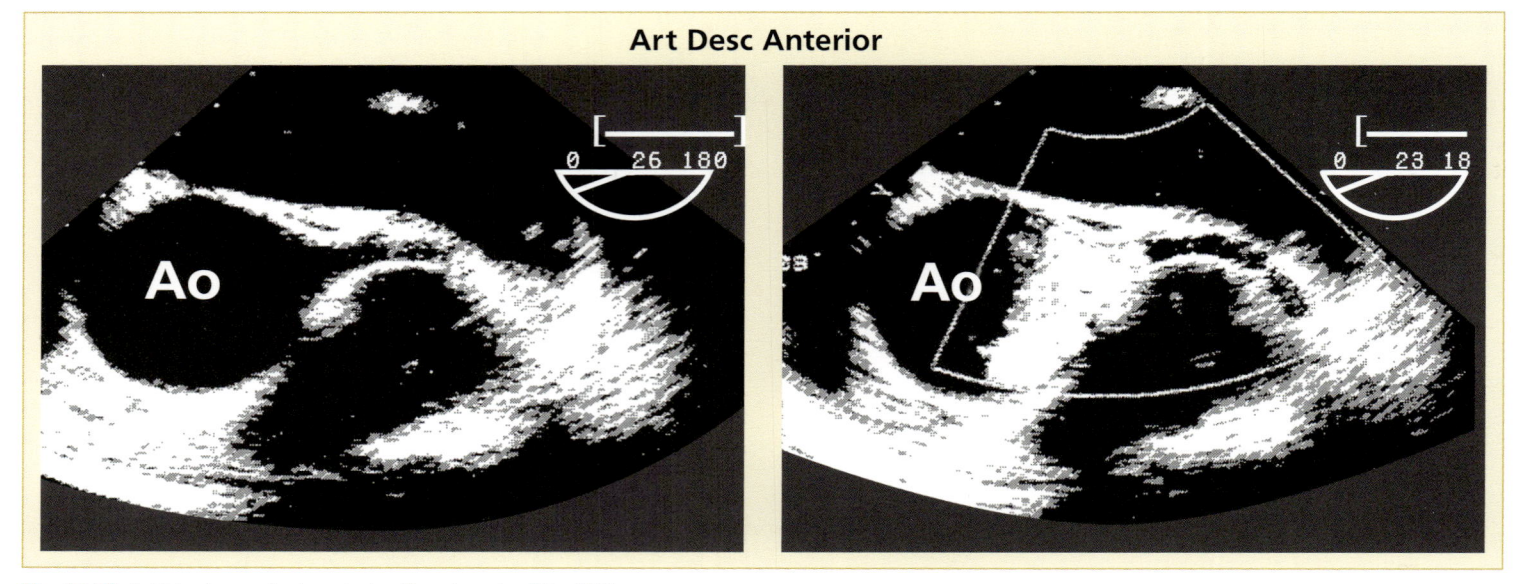

Art Desc Anterior

Fig. 14-23. Artéria descendente anterior (ângulo entre 20 e 25°).

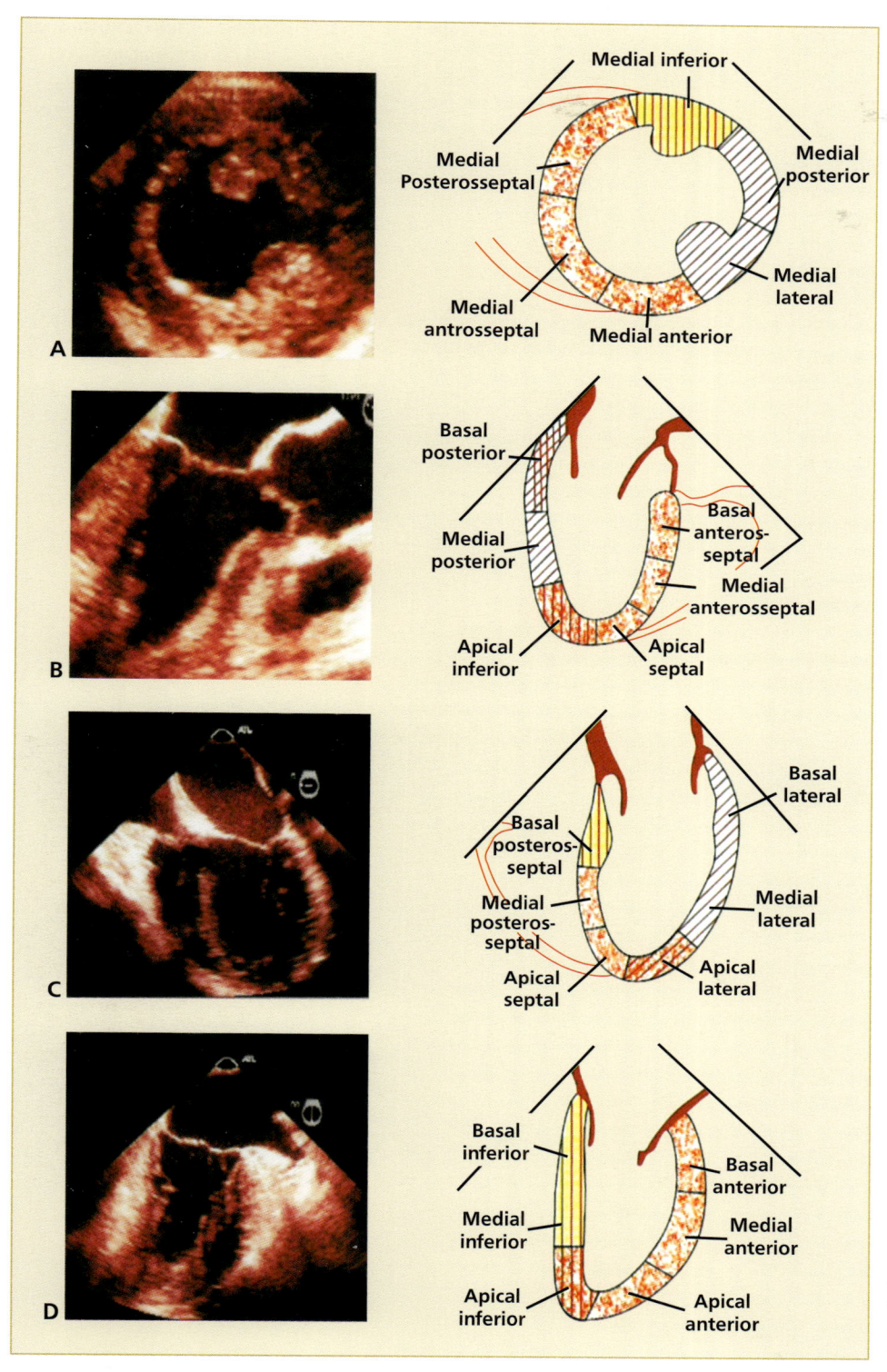

Fig. 14-24. Imagens dos 'cortes' representativos da ecocardiografia transesofágica para análise da função ventricular esquerda e suas respectivas paredes e segmentos miocárdicos irrigados pelos três principais vasos coronarianos.

rurgia, um método bastante útil e transformador, capaz de detectar alterações e prevenir complicações nessas intervenções.

CONCLUSÃO

A análise da isquemia e da perfusão miocárdica e a avaliação da anatomia coronariana com o ecocardiograma transesofágico intraoperatório, utilizando constraste de microbolhas, é um método de estudo que vem se desenvolvendo e, possivelmente, assumirá um papel importante na cirurgia cardíaca, em especial na cirurgia de revascularização do miocárdio, porém ainda carecemos de estudos para melhor definição dessas aplicações. Já no que diz respeito à utilização do ecocardiograma com contraste para guiar a alcoolização septal, dados comprovam o benefício do método sobre os resultados do procedimento. E o uso do ecocardiograma transesofágico nas cirurgias cardíacas e não cardíacas em situações bem definidas já representa um ganho substancial do método nesses procedimentos intervencionistas, com comprovação definida de seu uso em determinados tipos de cirurgias.

REFERÊNCIAS BIBLIOGRÁFICAS

1. Spirito P, Bellone P, Harris KM et al. Magnitude of left ventricular hypertrophy and risk of sudden death in hypertrophic cardiomyopathy. N Engl J Med 2000;342:1778-85.
2. Hayashi T, Arimura T, Itoh-Satoh M et al. Tcap gene mutations in hypertrophic cardiomyopathy and dilated cardiomyopathy. J Am Coll Cardiol. 2004; 44:2192.
3. Sigwart U. Non-surgical myocardial reduction for hypertrophic obstructive cardiomyopathy. Lancet 1995;346:211-14.
4. Li ZQ, Cheng TO, Zhang WW et al. Percutaneous transluminal septal myocardial ablation for hypertrophic obstructive cardiomyopathy:

the Chinese experience in 119 patients from a single center. *Int J Cardiol* 2004;93:197-202.

5. Kovacic JC, Muller D. Hypertrophic cardiomyopathy: state-of-the-art review, with focus on the management of outflow obstruction. *Intern Med J* 2003;33:521-29.

6. Lakkis NM, Nagueh SF, Dunn JK *et al*. Nonsurgical septal reduction therapy for hypertrophic obstructive cardiomyopathy: one-year follow-up. *J Am Coll Cardiol* 2000 Sept.;36(3):852-55.

7. Osterne ECV, Motta VC, Motta PAM *et al*. Evolução em curto e médio prazo de pacientes submetidos à ablação septal com álcool no distrito federal. *Rev Bras Cardiol Invas* 2004;12:116-20.

8. Echocardiography in interventional procedures. *Arq Bras Cardiol* 2009;93(6 Suppl 3):e294-96.

9. Nagueh SF, Ommen SR, Lakkis NM *et al*. Comparison of ethanol septal reduction therapy with surgical myectomy for the treatment of hypertrophic obstructive cardiomyopathy. *J Am Coll Cardiol* 2001;38:1701-706.

10. Aronson S, Lee LK, Wiencek JG *et al*. Assessment of myocardial perfusion during CABG surgery with two-dimensional transesophageal contrast echocardiography. *Anesthesiology* 1991;75:433.

11. Spotnitz WD, Kaul S. Intraoperative assessment of myocardial perfusion using contrast echocardiography. *Echocardiography* 1990;7:209.

12. Mudra H, Zeehl W, Klauss V *et al*. Intraoperative myocardial contrast echocardiography for assessment of regional *bypass* perfusion. *Am J Cardiol* 1990;66:1077.

13. Aronson S, Savage R, Toledano A. Identifying the cause of left ventricular systolic dysfunction after coronary artery *bypass* surgery: the role of myocardial contrast echocardiography. *J Cardiothorac Vasc Anesth* 1998;2:512.

14. Weyman AE, Feigenbaum H, Dillon JC *et al*. Noninvasive visualization of the left main coronary by cross-sectional echocardiography. *Circulation* 1976;54:169.

15. Zwicky P, Daniel WG, Mugge A *et al*. Imaging of coronary arteries by color-coded transesophageal echocardiography. *Circulation* 1988;62:639.

16. Iliceto S, Caiati C, Aragona P *et al*. Improved Doppler signal intensity in coronary arteries after intravenous peripheral injection of a lung-crossing contrast agent. *J Am Coll Cardiol* 1994;23:184.

17. Aggeli CJ, Shimoni S, Nagueh S *et al*. Quantitative parameters of myocardial perfusion with contrast echocardiography in human beings: Influence of triggerin mode. *J Am Soc Echocardiogr* 2002;15:1432.

18. Caiati C, Aragona P, Iliceto S *et al*. Improved Doppler detection of proximal left anterior descending coronary artery stenosis after intravenous injection of a lung-crossing contrast agent: a transesophageal Doppler echocardiographic study. *J Am Coll Cardiol* 1996;27:1413.

19. Mulvagh SL, Foley DA, Aeschbacher BC *et al*. Second harmonic imaging of na intravenously administered echocardiographic contrast agent: visualization of coronary arteries and measurement of coronary blood flow. *J Am Coll Cardiol* 1996;27:1519.

20. Beaupre PN, Kremer PF, Cahalan MK *et al*. Intraoperative detetion of changes in left ventricular segmental wall motion by transesophageal two-dimensional echocardiography. *Am Heart J* 1984;107:1021.

21. van Daaele ME, Sutherland GR, Mitchell MM *et al*. Do changes in pulmonary capillary wedge pressure adequately reflect myocardial ischemia during anesthesia? A correlative preoperative hemodynamic, electrocardiographic, and transesophageal echocardiographic study. *Circulation* 1990;81:865.

22. Akchurin RS, Tkachuk LM, Lepilin MG *et al*. Intraoperative transesophageal echocardiography for detection of myoccardial ischemia. *Herz* 1993;18:372.

14-4 Ecocardiografia de Contraste na Avaliação das Massas e Envolvimentos Tumorais do Coração

Alfonso Barbato ■ Giovanni Cerri ■ Denise Cardoso Pantaleão
Heliandro Faria Ribeiro ■ Ana Cristina Camarozano Wermelinger

INTRODUÇÃO

O uso do contraste tem tido grande expansão, inclusive em oncologia, vista não apenas na abordagem terapêutica, mas também diagnóstica. Diante do contraste gasoso com microbolhas pode-se sugerir, com boa margem de segurança, a origem da massa tumoral, se primária, metastática ou trombótica, orientando a melhor decisão clínica a ser tomada.

DIVISÃO E CLASSIFICAÇÃO DAS MASSAS CARDÍACAS

A literatura médica ecocardiográfica era repleta de publicações, a grande maioria de relatos de casos que fundamentalmente exortavam a raridade da ocorrência de tumores no coração.

Atualmente com o expressivo aumento da sobrevida dos pacientes com tumores sistêmicos *lato senso* e melhora indubitável na qualidade de vida desses indivíduos, o envolvimento cardíaco, na evolução de muitos desses tumores, tornou-se muito mais frequente. O exemplo mais flagrante dessa condição reside nos tumores do mediastino, que por serem tratados precocemente com quimioterapia, radioterapia e cirurgias cada vez mais efetivas, hoje, não raro, reaparecem como invasões por contiguidade das estruturas do coração.[1]

Diante do diagnóstico por imagem ultrassonográfica, de massa de ecos anômalos em estruturas cardíacas, são tantas as possibilidades diagnósticas que precisamos, didaticamente, dividi-las em três grandes grupos:

1. **Grupo A:** processos vegetativos exofíticos intracavitários.
2. **Grupo B:** processos infiltrativos endofíticos intramiocárdicos.
3. **Grupo C:** processos expansivos intrapericárdicos ou epicárdicos.

Essa classificação em "grupos", meramente didática, das massas cardíacas deve ser considerada como o início do algoritmo do estudo ecocardiográfico dos envolvimentos tumorais do coração.

Após a "classificação" dos tumores cardíacos em grupos, derivada fundamentalmente de seu comportamento neoplásico, deve ser realizada uma correta descrição ecográfica do aspecto do tumor, que não raro levará a uma sugestão refinada do diagnóstico etiológico. E esta primeira hipótese diagnóstica etiológica tem sido de extrema importância para uma correta tomada de decisão quanto a condutas clínica e cirúrgica, diante desses casos.[2]

A Figura 14-25 demonstra os critérios que devemos seguir para melhor avaliar as massas tumorais, considerando vários parâmetros, como: localização, fixação, crescimento, limites, textura, ecogenicidade, forma, núcleos, medidas, repercussões, invasão e contrastação (com o uso das microbolhas).

Esse paradigma proposto por Barbato *et al.*, que acabou sendo internacionalmente conhecido *por Barbato's steps*, várias vezes copilado e divulgado, é de muito fácil utilização e, se bem seguido, leva o ecocardiografista a uma descrição do tumor que se aproxima muito dos achados anatomopatológicos macroscópicos dos tumores que acometem o coração.[2,3]

Assim, quando, por exemplo, se descreve uma massa de ecos anômalos, localizada na "face" esquerda do septo interatrial, fixada por um estreito pedículo, por crescimento intracavitário, por limites imprecisos e textura ecográfica homogênea, com ecogenicidade (densidade acústica) hiperecogênica, com forma geométrica bizarra, apresentando um único núcleo de crescimento, medindo cerca de 4 × 3 cm e obstruindo parcialmente o orifício mitral durante a diástole ventricular (repercussão hemodinâmica); temos uma chance maior do que 90% de estarmos diante de um mixoma do átrio esquerdo.

Parece óbvio que para o diagnóstico ecocardiográfico de mixoma não há necessidade de descrição ecográfica tão detalhada, porém se for aplicado o mesmo raciocínio para os envolvimentos tumorais do coração mais complexos, do mesmo modo, o examinador poderá chegar, muito próximo, a um provável diagnóstico etiológico do tumor em questão.

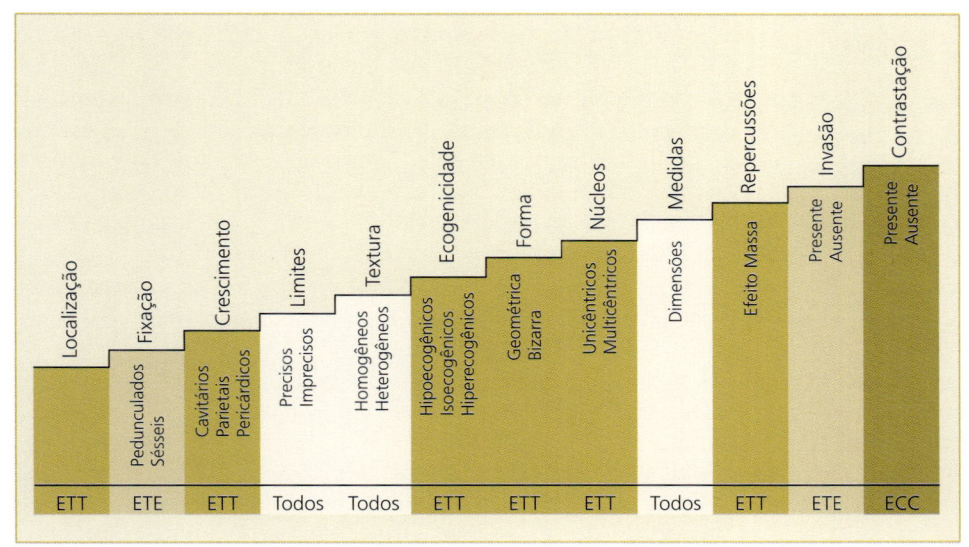

Fig. 14-25. Classificação das massas cardíacas de acordo com as características tumorais e abordagem ecocardiográfica quando indicar ETT, ETE, ECC ou todos. ETT = ecocardiograma transtorácico; ETE = ecocardiograma transesofágico; ECC = eco com contraste.

E, mesmo que a sugestão ecocardiográfica de qual o tipo de célula neoplásica pode estar envolvido não seja precisa, a simples contribuição da anatomia topográfica descritiva da lesão em muito poderá auxiliar na tomada da decisão clínica ou cirúrgica ideal.[4,5]

A utilização e observação contínua da sequência diagnóstica descrita, como a "Escada de Barbato", nos últimos anos, mostrou que existe uma priorização entre os diferentes métodos que compõe a ecodopplercardiografia, diante de cada degrau da escalada diagnóstica.[6]

De tal sorte que para o estudo dos parâmetros: localização, crescimento, ecogenicidade, forma, núcleos de crescimento e repercussão hemodinâmica, graças à possibilidade de uma análise global e macroscópica, fazem com que a abordagem bidimensional seja, sem dúvida, o método de eleição.

Paralelamente, para o estudo do tipo de fixação do tumor, seu caráter infiltrativo nas estruturas contíguas e contínuas, a avaliação transesofágica se faz mais relevante.

Finalmente, na avaliação do tipo de crescimento neoplásico da lesão, fundamentalmente quanto a seu comportamento, se maligno primário, metastático, ou mesmo trombótico tumoral, o estudo, através da ecocardiografia de contraste com microbolhas, trouxe valiosíssima contribuição.[7-10]

Quanto à avaliação ecográfica dos limites do tumor, sua textura e suas medidas, esta pode ser realizada pelos três métodos indistintamente, com semelhante margem de segurança.

ECOCARDIOGRAFIA DE CONTRASTE NAS MASSAS CARDÍACAS

Como foi descrita, a ecocardiografia de contraste gasoso de microbolhas, na experiência extraída do Serviço de Ecocardiografia do InRad (Instituto de Radiologia do Hospital das Clínicas da Universidade de São Paulo), quer tenhamos utilizado como contraste o PESDA, ou o Levovist, ou o Optison, ou ainda o Definity, todos puderam trazer grandes subsídios no estudo dos envolvimentos tumorais do coração, principalmente naquelas situações onde o diagnóstico diferencial entre tumor primário ou envolvimento metastático se torna imperativo.[11]

Habitualmente, nos tumores primários do endocárdio ou do miocárdio, observa-se uma neovascularização tumoral, descrita como centrífuga, onde há uma grande riqueza de vasos neoformados, calibrosos, tortuosos, fazendo parte de um estroma displásico e desorganizado.[12-14]

Essa riqueza vascular neoplásica faz com que o preenchimento por contraste dessas estruturas se faça precocemente, com intensidade maior do que a do miocárdio normal, não tumoral, circunvizinho e de forma muito mais duradoura. Este último comportamento é chamado de *washout* mais lento, ou melhor, de um mais longo tempo de lavagem do contraste pelo tecido tumoral.

De tal sorte que tem sido observado nos tumores primários do coração, fundamentalmente em razão do tipo de sua neovascularização, que, após a infusão periférica de contraste de microbolhas, verifica-se uma opacificação intensa da massa tumoral, precoce e duradoura, quando comparada ao comportamento do miocárdio normal.

Por outro lado, nos casos dos envolvimentos metastáticos do coração, indubitavelmente mais frequentes do que os envolvimentos primários, após a infusão periférica do contraste gasoso de microbolhas, tem-se observado uma contrastação mais tardia, tênue e menos duradoura do que o miocárdio normal adjacente.[14,15]

Esse comportamento tem sido explicado graças a uma neovascularização tumoral, descrita como centrípeta, onde as primeiras células neoplásicas implantadas seriam nutridas por embebição, e posteriormente haveria a formação de vasos muito finos, tortuosos, em menor quantidade do que no miocárdio normal, e muitas vezes com conexão arteriovenosas não efetivas.[16]

Essa particularidade do crescimento de algumas metástases no coração, além de explicar o seu comportamento diante da utilização do contraste de microbolhas, em parte, justifica a incidência elevada de necrose central isquêmica ou metabólico-tóxica dessas metástases.[17]

Outras ocasiões, em que o estudo ecocardiográfico com contraste assume grande relevância, são aquelas onde há suspeita de tromboses tumorais intracavitárias ou intraluminares, onde as ressecções são muito mais viáveis e efetivas do que quando são tumorações autóctones dessas regiões.[18,19]

Nesses casos de tromboses cavitárias ou luminares, quer sejam tumorais ou não, como não há uma vascularização própria, essas massas tumorais não se contrastam, e se apresentam como verdadeiras imagens negativas dentro da câmara ou do vaso que está repleto de contraste.

Tardiamente, com relação ao miocárdio normal, muito raramente, pode haver uma muito discreta e tênue contrastação da massa tumoral trombótica, que ocorre por embebição.

Na grande maioria das vezes, esses trombos tumorais são depósitos polimórficos formados por algumas células neoplásicas, muita fibrina, plaquetas e polimorfonucleares. E, não raro, apresentam um crescimento vegetativo, pelo acúmulo progressivo e laminar, do referido material trombótico.

Essas massas tumorais trombóticas, habitualmente, se encontram aderidas ao endotélio ou ao endocárdio por sinéquias inflamatórias, que não devem ser confundidas com invasão tumoral, pois esse tipo de erro que não tem sido raro pode fechar o prognóstico e condenar o paciente.[20]

De modo que o comportamento do tumor cardíaco diante do contraste gasoso de microbolhas pode sugerir, com boa margem de segurança, a origem da massa tumoral, se primária, metastática ou trombótica, sendo totalmente desnecessário enfatizar a grande importância dessa informação. Podendo, inclusive, às vezes, modificar totalmente a conduta diagnóstica e terapêutica que estava sendo utilizada até o momento.[21,22]

Na grande maioria das vezes, o envolvimento tumoral do coração metastático, quer por continuidade, quer por contiguidade, quer por via linfática ou hematogênica, tem início em locais predeterminados, denominados didaticamente de sítios nodais, chamados aqui, também, de forma didática, de sítios nodais 1, 2, 3 e 4 (Fig. 14-26).

O sítio nodal 1 corresponde ao sulco atrioventricular posterior, por onde passam artérias, veias, nervos e vasos linfáticos.

Já o sítio nodal 2, por onde passam os mesmos tipos de estruturas, está localizado no sulco atrioventricular anterior.

O sítio nodal 3 está localizado por detrás das câmaras atriais e guarda nítida relação anatômica com a "janela" aortopulmonar.

Finalmente, temos o sítio nodal 4, no ápice das cavidades ventriculares e relacionado com o término da circulação coronariana terminal e início da rede venosa de retorno.

O surgimento de massas tumorais metastáticas nos sítios nodais anteriormente descritos está intimamente ligado ao sistema de nutrição e principalmente da drenagem linfática do coração e do mediastino, dirigindo-se estes vasos linfáticos ao ducto torácico, que, a este nível, passa pelo sítio nodal 3, em posição retrocardíaca. As Figuras 14-27 a 14-30 ilustram alguns casos.

A grande importância do conhecimento dos sítios nodais reside no fato de que, conforme o seu acometimento, podemos sugerir a origem do tumor primário.[23]

Assim, por exemplo, entre as massas que ocupam o sítio nodal 1, mais frequentemente estão os tumores de esôfago e os linfomas; no sítio nodal 2, comparecem com mais frequência as metástases dos adenocarcinomas de pulmão e de mama; no sítio nodal 3, os tumores do mediastino superior (didaticamente denominados de tumores dos "5 Ts", a saber: Timo, Tireoide, Teratomas, "Terríveis"

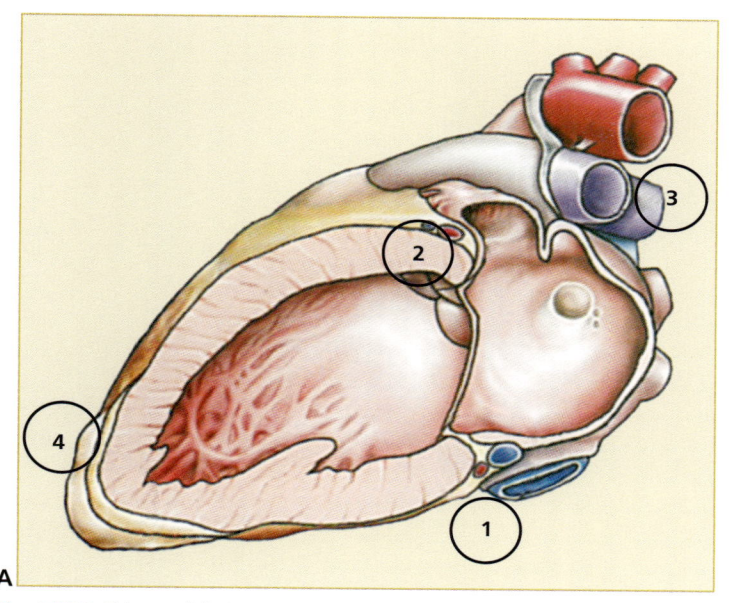

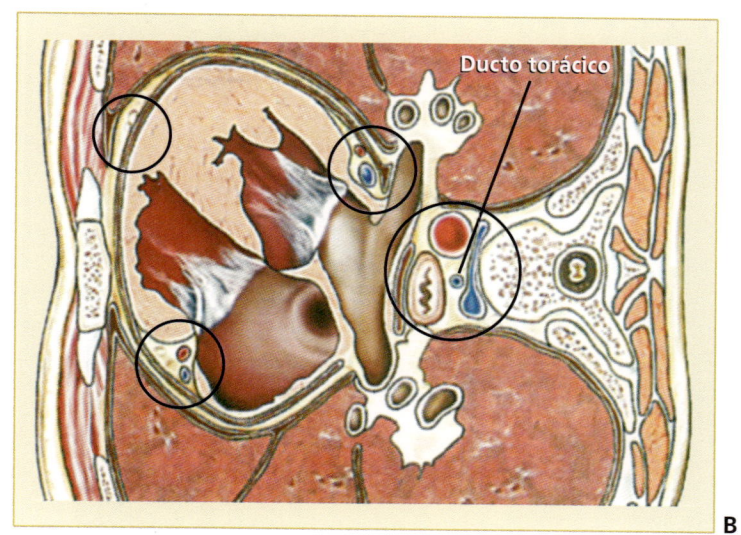

Fig. 14-26. Sítios nodais 1, 2, 3 e 4, sinalizados por círculos nas imagens. (**A**) Visão no plano longitudinal. (**B**) Visão no plano transversal do tórax.

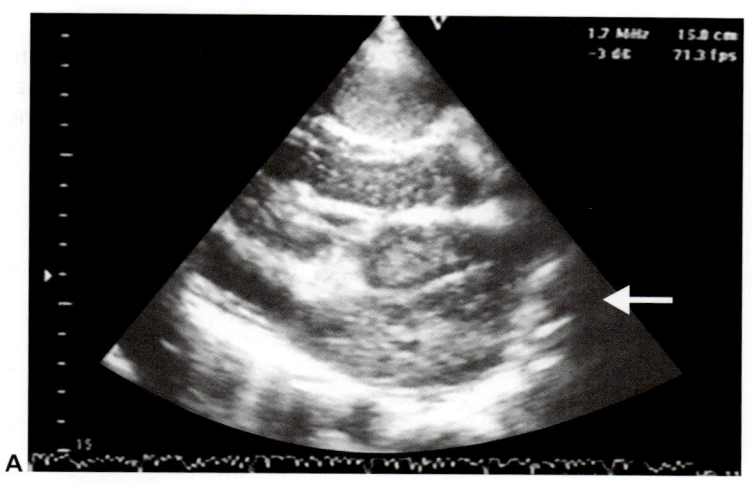

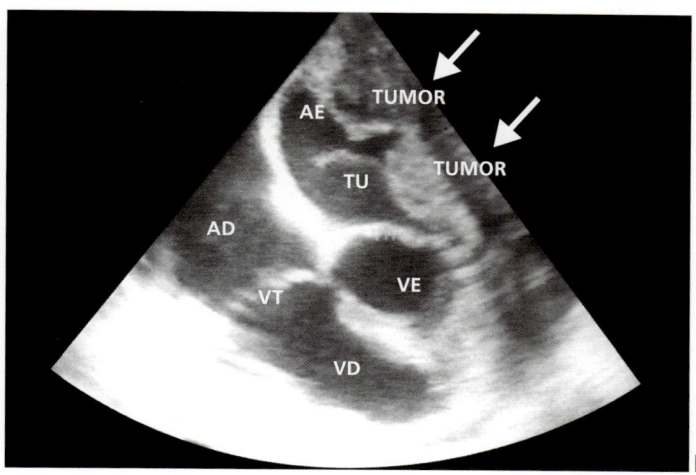

Fig. 14-27. Paciente feminina de 22 anos, com quadro clínico de síndrome consumptiva complicada por acidente vascular encefálico. Diagnóstico anatomopatológico de linfossarcoma indiferenciado de mediastino. (**A**) Grande massa tumoral extrínseca e intrínseca ao coração, ocupando a região retroatrial vista ao ETT. (**B**) Invasão para a câmara atrial esquerda ao ETE, que contrasta tardiamente à ecocardiografia de contraste. ETT = ecocardiograma transtorácico. ETE = ecocardiograma transesofágico. AE = átrio esquerdo; VE = ventrículo esquerdo; AD = átrio direito; VD = ventrículo direito; VT = válvula tricúspide.

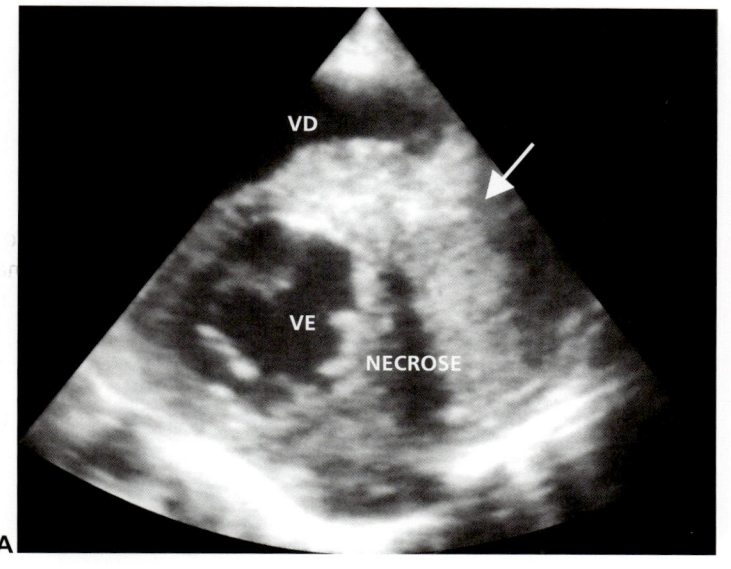

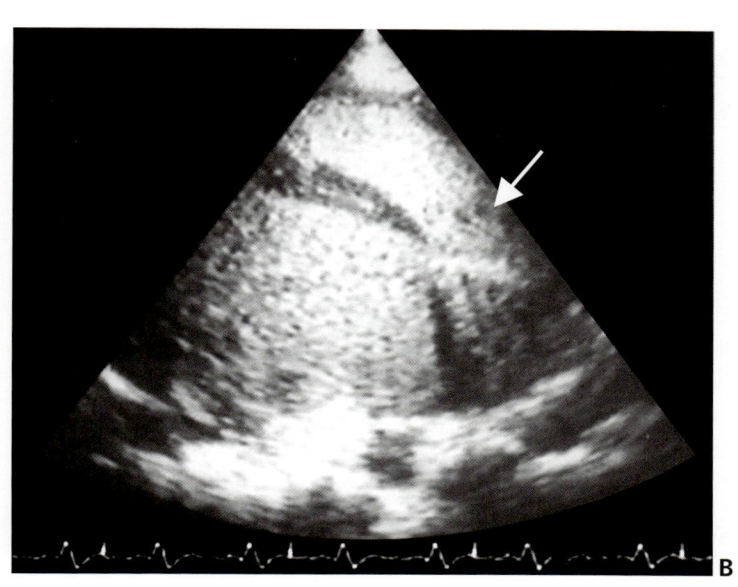

Fig. 14-28. Paciente masculino, 30 anos, com quadro clínico de tumoração em região crural direita. (**A**) Ao ecocardiograma, observa-se grande massa tumoral obstruindo parcialmente a via de saída do ventrículo direito e tronco da artéria pulmonar. (**B**) A massa contrastou intensamente algum tempo após a adminstração do contraste. Realizada intervenção para ressecção cirúrgica da massa e desobstrução cavitária, com diagnóstico histológico de sarcoma de células claras. VE = ventrículo esquerdo; VD = ventrículo direito.

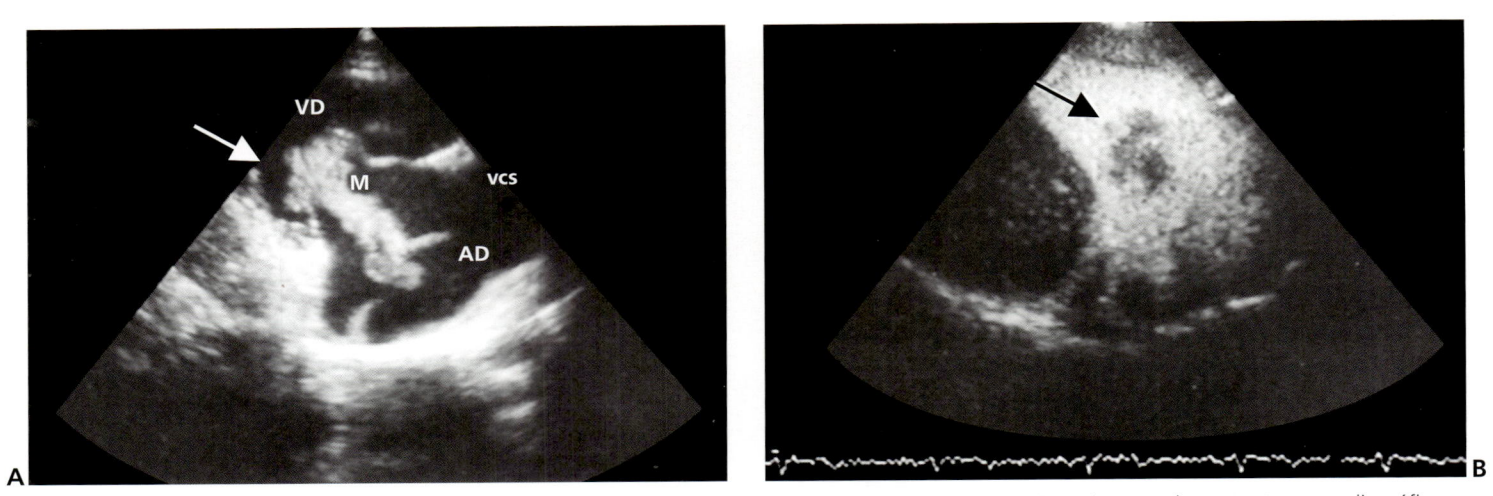

Fig. 14-29. (**A**) Presença de grande massa móvel e irregular em átrio direito. (**B**) Que não apresentou contrastação após o uso de contraste ecocardiográfico e desapareceu após terapêutica anticoagulante, corroborando o diagnóstico de trombo intracavitário. VCS = veia cava superior; M = massa; VD = ventrículo direito; AD = átrio direito.

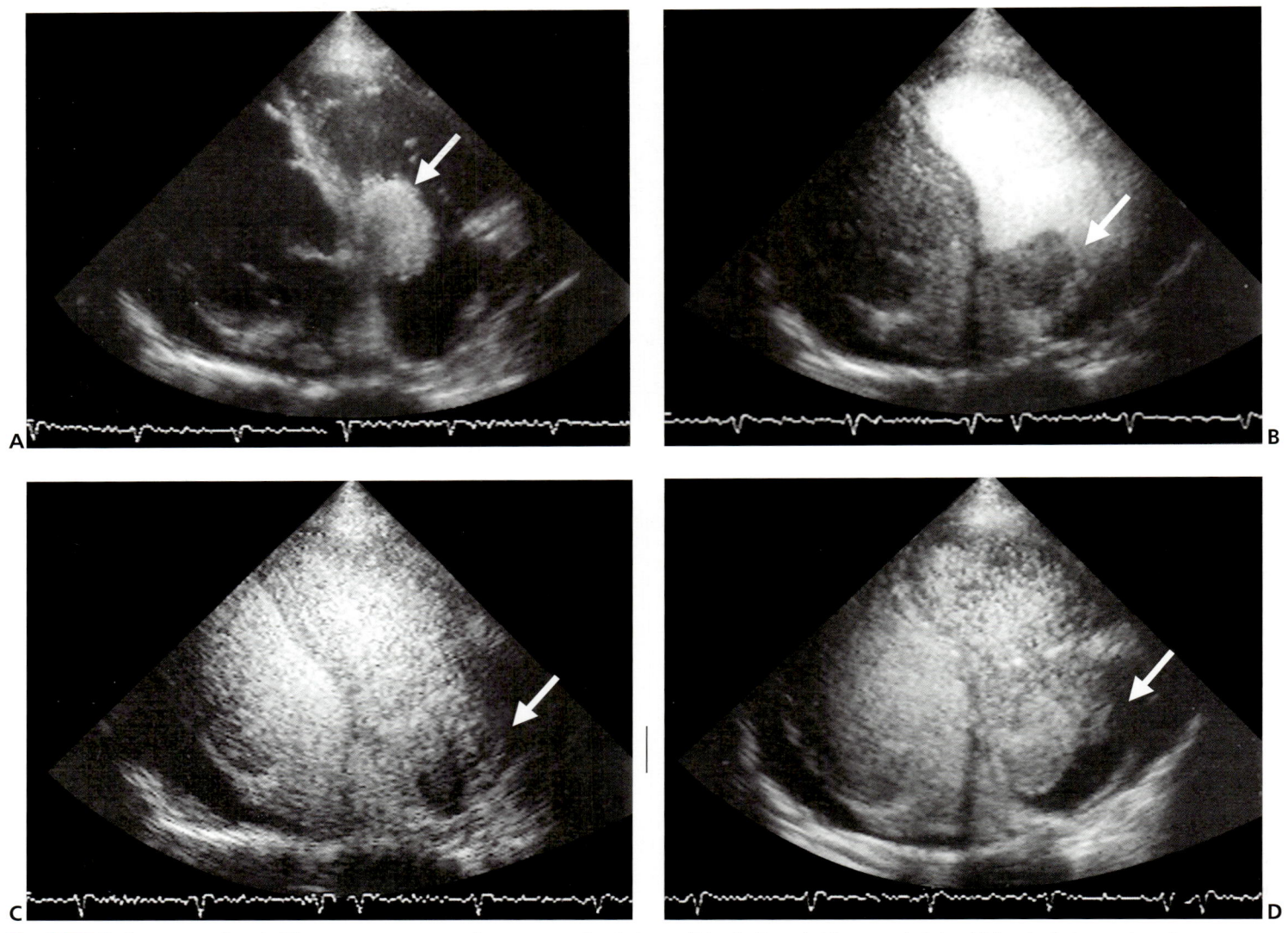

Fig. 14-30. Paciente masculino de 38 anos, com presença de massa arredondada em átrio direito, aderida ao septo interatrial, móvel, de crescimento intracavitário, textura heterogênea, contornos irregulares semelhantes a vilosidades, e aspecto friável, que apresentou opacificação tardia com a infusão do contraste, sugerindo tumor maligno. Após o procedimento cirúrgico e biópsia de congelação, firmou-se o diagnóstico de mixoma com evidências de degeneração maligna sarcomatosa em células situadas ao redor das zonas de necrose. (**A**) Sem contraste. (**B-D**) Com contraste. Mostram a demora da opacificação da massa após a chegada do contraste nas cavidades cardíacas.

linfomas, e "Trágicos" Aneurismas); e finalmente no sítio nodal 4, são mais frequentes as metástases dos melanomas e das leucoses.

Paralelamente, algumas metástases cardíacas de tumores altamente agressivos, como os sarcomas, seminomas e outros tumores indiferenciados, não respeitam qualquer tipo de distribuição preferencial no coração e podem surgir em qualquer local. Porém o que tem chamado a atenção nesses casos é o alto poder destrutivo local dessas tumorações e a "fusão" ou "congelamento" do coração com seus órgãos circunvizinhos.[24]

E, mais uma vez, a ecocardiografia de contraste pode auxiliar muito na identificação e na correta exploração ultrassonográfica desses importantes sítios anatômicos.

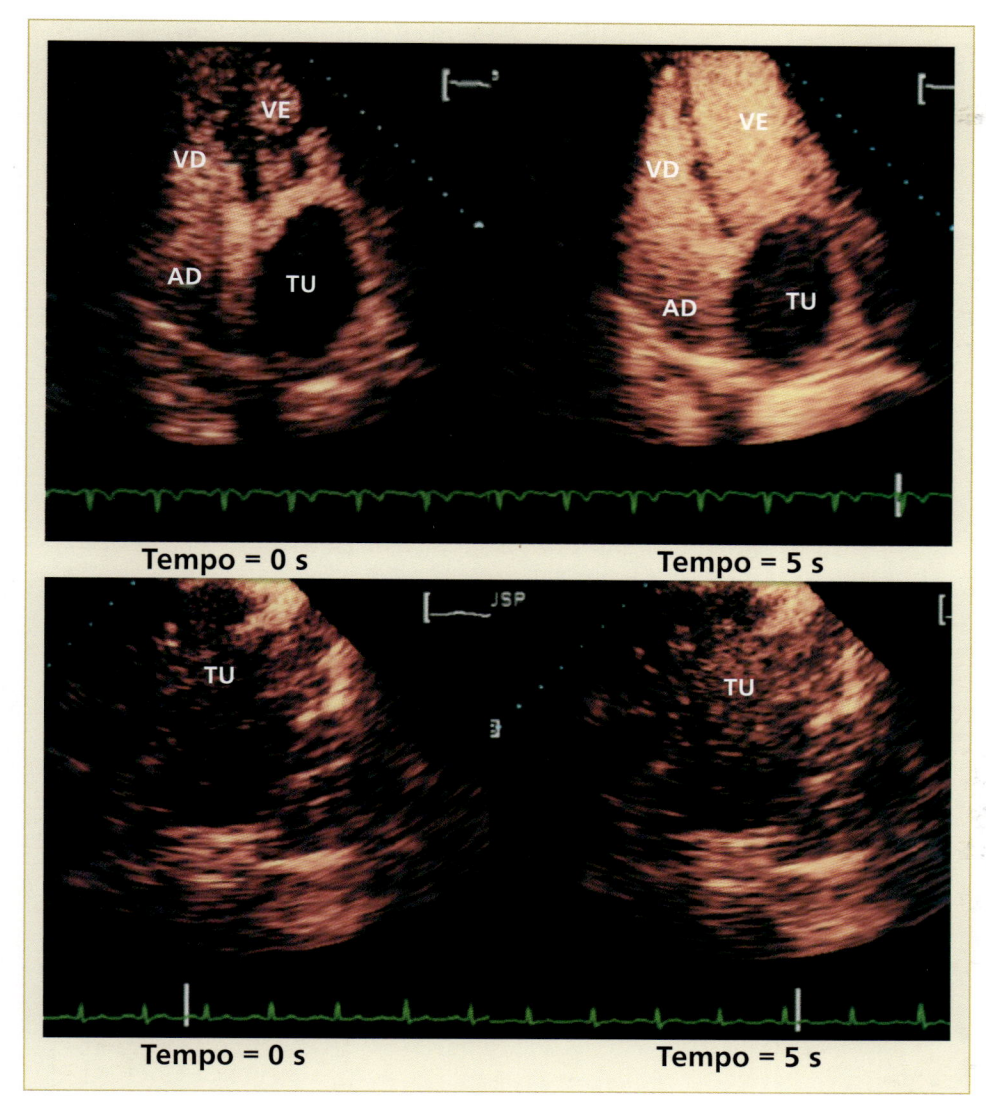

Fig. 14-31. Uso do contraste para perfusão nas massas cavitárias. Acima, observamos o não preenchimento da massa que apresenta imagem escura no átrio esquerdo, denotando pobre vascularização e se trata de um mixoma. Abaixo, temos uma opacificação da massa em artéria pulmonar, denotando alta vascularização da massa, sendo confirmado metástase de adenocarcinoma de pulmão. (Figura copiada de Uenischi et al.)[26] VE = ventrículo esquerdo; VD = ventrículo direito; AD = átrio direito; TU = tumor.

Um estudo demonstrou o diagnóstico diferencial das massas cardíacas, utilizando o contraste de microbolhas na avaliação perfusional da massa com *power modulation imaging* e utilizando a avaliação do contraste por videointensidade. Os autores puderam concluir que a ecocardiografia de contraste com perfusão adicionou valor na diferenciação das massas cardíacas, e comparada com o miocárdio adjacente, os tumores vasculares e malignos apresentaram um hipersinal, enquanto que os tumores benignos e trombos se apresentaram com hipossinal do contraste.[25]

Na comparação da imagem de perfusão com contraste, entre os tumores benigno e maligno, temos a Figura 14-31, extraída do artigo de Uenishi *et al.*, que demonstraram vários relatos de casos de massas intracardíacas com o a utilização do contraste de microbolhas.[26]

Outro achado que tem sido muito útil no diagnóstico etiológico presuntivo dos tumores cardíacos é a verificação da presença ou não de calcificações intratumorais. Assim, diante de massas cardíacas calcificadas, deve-se pensar em trombos antigos, vegetações curadas e condrossarcomas ou ainda em teratomas.

Outro dado que se tem mostrado de grande valia é a presença ou não de imagens císticas no interior da massa tumoral, podendo indicar sinal de malignidade (secundárias à necrose intratumoral), ou em casos de metástases, quando sugeridas pelo Eco com Contraste, de que o tumor primário seja misto, sólido-cístico (como os tumores da tireoide, ovário e os teratomas) ou, ainda, que o tecido neoplásico em questão seja muito indiferenciado.

De um modo geral, a ecocardiografia transtorácica apresenta sensibilidade superior a 90% para o diagnóstico de tumores cardíacos[27] e fornece informações quanto a tamanho, forma, mobilidade, localização, fixação, relação com estruturas adjacentes e repercussão hemodinâmica. No entanto, em alguns casos pode haver dificuldade em se estabelecer o diagnóstico diferencial entre tumores cardíacos benignos e malignos e destes com trombos. Devemos ter em mente que, tumores malignos apresentam vascularização rica, para suprir o crescimento rápido das células tumorais.[28]

Já os tumores benignos, excetuando-se os hemangiomas, apresentam vascularização bem menor que a dos tumores malignos, e os trombos geralmente são avasculares.

Na atualidade, a grande importância do estudo ecocardiográfico dos tumores cardíacos reside no fato de que para o correto planejamento do manuseio terapêutico desses pacientes, seja ele clínico, cirúrgico, rádio ou quimioterápico, o prévio conhecimento do comportamento tumoral e de uma provável sugestão do diagnóstico etiológico está diretamente ligado ao sucesso do tratamento proposto e, sobretudo, à qualidade de vida futura desses pacientes.

CONCLUSÃO

Uma vez controlados, muitos desses tumores podem apresentar sobrevidas longas, maiores do que dez anos, passando a ser considerados como uma patologia crônica no lugar de uma terrível doença rapidamente letal.

Portanto, no planejamento terapêutico desses pacientes, hoje se torna imperativo que seja sempre realizado um estudo ecocardiográfico "completo", composto por avaliação transtorácica, transesofágica e com contraste; para que dessa forma se obtenha um prévio conhecimento do comportamento provável do tumor que se está enfrentando, minimizando riscos desnecessários e aumentando em muito as chances de diagnóstico precoce e sucesso terapêutico.

REFERÊNCIAS BIBLIOGRÁFICAS

1. Kapoor AS. *Cancer and the heart*. New York: Springer-Verlag, 1996.
2. Barbato A. *Contribuição da ecoDopplervardiografia na avaliação dos envolvimentos tumorais do coração e do pericárdio: correlação com aspectos clínicos e anatomopatológicos.* Tese (Livre Docência). Faculdade de Medicina da Universidade de São Paulo. Departamento de Radiologia. Disciplina de Radiodiagnóstico. São Paulo, 1990.
3. Barbato A, Salvi W. Ecocardiografia: a ecocardiografia no diagnóstico dos tumores do coração. *Rev Socesp* 1997;7(5).
4. Columbos MR. Pathology of cardiac tumors. *Am J Cardiol* 1968;21:315.
5. Barbato A, Tadeu A, Salvi W. EcoDopplercardiografia. In. Santos I. *Radiologia do coração e dos grandes vasos*. São Paulo: Sarvier 1990. p. 65-85, cap. 5.
6. Barbato A, Salvi W, Pinheiro D. Tumores cardíacos. In: Assef J. *Ecocardiografia transesofágica: atlas-texto*. Rio de Janeiro: Revinter, 2000. p. 92-109, cap. 6.
7. Tsutsui JM, Miguita JC. Ecocardiografia com microbolhas: princípios e resultados clínicos. *Rev Soc Card* 2002;1:34-46.
8. Morcerff FAP, Mendonça CA. Avaliação do diâmetro de microbolhas obtidas com sonificação de albumina a 5%. *Arq Bras Cardiol* 1992;59(Supl II):146.
9. Morcerff FAP, Cantisano A. Myocardial contrast echocardiography: safety and normal perfusion pattern in humans. *J Am Coll Cardiol* 1993;21:347A.
10. Porter TR, Turner C. Myocardial contrast echocardiography for the assessment of coronary blood flow reserve: validation in humans. *J Am Coll Cardiol* 1993;21:349.
11. Morcerff FAP. *Ecocardiografia uni-bidimensional, transesofágica e Doppler*. 2. ed. Rio de Janeiro: Revinter, 1996.
12. McAllister H, Fenoglio J. Tumors of the cardiovascular system. In: *Atlas of tumors pathology*. Washington, DC: Armed Forces Institute of Pathology, 1978. Fasc. 15, 2 series.
13. Fine G. Neoplasms of the pericardium and the heart. In: Gould SE. (Ed.). *Pathology of the heart and blood vessels*. Springfield, Ill: Charles Thomas,1968.
14. McAllister HA. Primary tumors of the heart and pericardium. *Pathol Annu* 1979;17:325-55.
15. Kline IK. Cardiac iymphatic involvement by metastatic tumor. *Cancer* 1972;29:799-808.
16. Hanfling SM. Metastatic cancer to the heart. Review of the literature and report of 127 cases. *Circulation* 1980;22:474-83.
17. Wise HK, Peter RH, Weshler AS. Right ventricular obstruction secondary to intracardiac metastatic osteosarcoma. *Clin Cardiol* 1990;3:200-3.
18. Edwards LC, Louie EK. Transthoracic and transesophageal echocardiography for the evaluation of cardiac tumors, thrombi, and valvular vegetations. *Am J Card Imag* 1994;8:45.
19. Salyer WR, Salyer DC. Myeloma-like features of organizing thrombi in arteries and veins. *Arch Pathol* 1995;99:307-11.
20. Bisel HJ, Wroblewski F. Incidence and clinical presentation of cardiac metastases. *JAMA* 1953;153:712-15.
21. Galinto L, Iliceto S. Myocardial contrast echocardiography in the evaluation of viable myocardium. *J Am Coll Cardiol* 1991;17:1007-16.
22. Porter TR, Xie F, Kilzer K. Detection of myocardium perfusion abnormalities with transient myocardial contrast imaging after intravenous perfluorocarbon-exposed sonicate dextrose albumin (PESDA). *J Am Soc Echocardiogr* 1996;9:779-86.
23. Thomas AC, Mills PG. Secondary carcinoma of the left atrium simulating myxoma. *Br Heart J* 1990;44:541-44.
24. Rossi NP, Kioschos JM. Primary angiossarcoma of the heart. *Cancer* 1996;37:891-94.
25. Kirkpatrick JN, Wong T, Bednarz JE et al. Differential diagnosis of cardiac masses using contrast echocardiographic perfusion imaging. *J Am Coll Cardiol* 2004;43(8):1412-19.
26. Uenischi EK, Caldas MA, Saroute NR et al. Uso da ecocardiografia contrastada para avaliação de tumores e trombos. Contrast echocardiography for the evaluation of tumors and thrombi. *Rev Bras Cardiol* 2008;91:56.
27. Meng Q, Lai H, Lima J et al. Echocardiographic and pathologic characteristics of primary cardiac tumors: a study of 149 cases. *Int J Cardiol* 2002;84:69-75.
28. McAllister Jr HA, Fenoglio Jr JJ. Tumors of the cardiovascular system. In: *Atlas of tumor pathology*. 2nd series. Fascicle 15. Washington, DC: Armed Forces Institute of Pathology; 1978. p. 81-88.

14-5 APLICAÇÕES DO CONTRASTE NO "DUPLEX SCAN" VASCULAR

CARLOS AUGUSTO VENTURA PINTO ■ RODRIGO OTAVIO GOMES PINA
MARIA CRISTINA CHAMMAS

INTRODUÇÃO

Os meios de contraste por microbolhas em ultrassonografia constituem um novo recurso que amplia o arsenal diagnóstico da ultrassonografia. Eles foram desenvolvidos para potencializar o sinal de eco ultrassônico,[1] aumentando substancialmente a refletividade do ultrassom na circulação sanguínea, de 100 a 1.000 vezes, quando utilizadas frequências de 3 a 10 MHz,[2] melhorando a acurácia diagnóstica em várias situações.

Existem na literatura vários tipos de estudos sobre a aplicação destes meios de contraste, entre eles os que avaliam as doenças arteriais periféricas e notadamente no diagnóstico diferencial entre oclusão e pseudo-oclusão da artéria carótida interna (ACI).[3-6] A aplicação dos agentes de contraste nas doenças arteriais periféricas é o foco deste capítulo.

A história da imagem vascular começa com a angiografia e tem pouco mais de um século, iniciando-se com o descobrimento dos raios X em 1895 por Röentgen. Apenas alguns meses depois, meios de contraste muito tóxicos para o uso em seres humanos começaram a ser injetados em cadáveres, membros decepados e animais para experimentação. O próximo grande passo veio no final da década de 1920, quando a aortografia translombar percutânea e a angiografia cerebral foram descritas pelos cirurgiões portugueses Dos Santos e Moniz,[7] respectivamente. Os meios de contraste eram agora menos tóxicos, e a sua utilização clínica tornou-se uma realidade. Em 1953, Seldinger[8] descreveu sua técnica para a cateterização vascular percutânea, que é a base de muitas técnicas de cateterização que se seguiram. Na década de 1970, o desenvolvimento de técnicas menos invasivas, como a tomografia computadorizada (TC) e a ultrassonografia (US), começou a reduzir as indicações de angiografia. O desenvolvimento da imagem vascular cresceu rapidamente na década de 1990, com o aperfeiçoamento da ultrassonografia com Doppler espectral e colorido e com a angiorressonância magnética (angio-RM).

O método padrão ouro para avaliar estruturas vasculares periféricas tem sido a angiografia por subtração digital (ASD),[9,10] porém trata-se de um procedimento mais invasivo do que os outros métodos disponíveis. Reações adversas podem ocorrer pelo uso de meio de contraste iodado, e há risco considerável de complicações neurológicas pós-ASD,[11,12] somando-se a riscos que podem advir da radiação ionizante. Além disso, a ASD é considerada um procedimento dispendioso.[12,13]

A ressonância magnética com técnicas angiográficas (angio-RM), com uso do meio de contraste quelato de gadolínio e reconstruções 3D, é aceita atualmente como um método acurado para diferenciar pseudo-oclusão de oclusão[14] e uma alternativa menos invasiva do que a ASD, porém não pode ser usada como padrão ouro, pois muitas vezes subestima ou superestima as estenoses arteriais.[15,16]

A angio-RM, no entanto, não é isenta de reações adversas como se pensava anteriormente. Sabe-se hoje que o quelato de gadolínio pode causar a chamada fibrose nefrogênica sistêmica, uma grave complicação em pacientes com insuficiência renal, que pode levar à fibrose cutânea generalizada e ao óbito.[17]

Alguns autores mostraram que a angiotomografia computadorizada (angio-TC) tem acurácia semelhante à angiografia (ASD) e superior à angio-RM, podendo também ser usada como padrão ouro nos casos de alterações vasculares.[15-18] A angio-TC tem como vantagem com relação à angio-RM imagem com melhor resolução espacial e tempo de aquisição de imagem muito mais rápido graças aos modernos aparelhos com múltiplos detectores.[15,16] Também a angio-TC não é isenta de reações adversas e, como a ASD, utiliza radiação ionizante e o meio de contraste iodado. Outra desvantagem da angio-TC e da ASD especificamente com relação à US Doppler é o fato de elas não fornecerem informações sobre a velocidade e o sentido do fluxo.

A ultrassonografia com Doppler convencional (US Doppler) é um método constituído pela *imagem em escala de cinza*, capaz de avaliar os planos perivasculares e a presença de estreitamento vascular pela caracterização de placas parietais e espessamentos parietais de outras etiologias; pela *imagem do Doppler colorido*, que detecta a presença de fluxo e os locais de possível estenose, onde houver aumento de velocidade; e pelo *Doppler espectral*, que analisa as curvas de velocidade quantificando o grau de estenose do vaso.

A ultrassonografia com contraste (US com contraste) como referido anteriormente, é um novo recurso que aumenta muito a sensibilidade do método na detecção de fluxo sanguíneo, especialmente naqueles muito lentificados. Ela permite a avaliação vascular estrutural (macrocirculação) e a avaliação da contrastação ou perfusão tecidual.[19] A avaliação vascular estrutural (macrocirculação) basicamente estuda a presença ou não de fluxo no vaso e a morfologia da luz deste vaso, como, por exemplo, na pesquisa de fluxo residual vascular, em que é difícil o diagnóstico entre oclusão e pseudo-oclusão.[18,20-22] Já a avaliação perfusional permite caracterizar o padrão e a intensidade de captação tecidual, útil, principalmente, no estudo de neoplasias.[23]

A maioria dos experimentos nesta área da macrocirculação com agentes de contraste em ultrassonografia tem sido realizada no diagnóstico diferencial entre oclusão e pseudo-oclusão da ACI.[18,20-22] Quanto à avaliação da aorta e dos vasos periféricos, existem alguns estudos,[24] especialmente no acompanhamento pós-tratamento endovascular dos aneurismas de aorta, para pesquisa de persistência de sangue no saco aneurismático, os chamados *endoleaks*,[25,26] que será comentada mais à frente neste capítulo.

USO DO ULTRASSOM COM CONTRASTE NO ESTUDO DA ACI

O acidente vascular encefálico (AVE) é um sério problema de saúde pública em praticamente todos os países desenvolvidos. Aproximadamente uma em cada cinco pessoas que sofrem de AVE morre em 30 dias e, daquelas que sobrevivem por longos períodos, muitas necessitarão de cuidados especiais, o que acarreta um grande encargo econômico para o erário público e para a família.[27]

A aterosclerose é a principal causa de AVE e de isquemia transitória (AIT) em pacientes com lesões das artérias carótidas extracranianas.[28] É um processo degenerativo da parede arterial, iniciando com o depósito de macrófagos e evoluindo com a formação da placas de ateroma, que vão aumentando de tamanho e estreitando progressivamente a luz do vaso. O local mais frequente de acometimento da doença no território extracerebral é a bifurcação carotídea, seguida pelas artérias carótidas comum, subclávia e vertebral.[28]

A insuficiência vascular cerebral manifesta-se de várias formas, desde leves disfunções cerebrais de rápida recuperação até quadros de comprometimento cerebral importante, determinando sequelas definitivas e, eventualmente, o óbito.[29]

O primeiro tipo de cirurgia realizado para o tratamento da isquemia cerebral com origem nas artérias carótidas extracranianas foi a anastomose entre as artérias carótidas interna e externa praticada por Carrera et al.,[30] em pacientes com AVE, cujo resultado, porém, foi insatisfatório.

Atualmente, o tratamento cirúrgico utilizado para prevenir a isquemia cerebral é a chamada endarterectomia, que remove as placas da bifurcação carotídea.[29]

O *North American Symptomatic Carotid Endarterectomy Trial* (NASCET),[4] o MRC *European Carotid Trial*[5] e o *Asymptomatic Carotid Atherosclerosis Study* (ACAS)[6] foram os estudos mais importantes que estabeleceram as principais diretrizes do tratamento cirúrgico na prevenção do AVE a longo prazo, e permanecem até os dias atuais.

Em suma, esses estudos concluíram que o risco de AVE, assim como o benefício da cirurgia em pacientes com doença aterosclerótica das artérias carótidas extracranianas, aumenta com o grau de estreitamento da luz do vaso.

Atualmente a angioplastia com a colocação de dispositivos endovasculares *(stent)*, procedimento endovascular menos invasivo que a cirurgia convencional, é uma alternativa promissora na desobstrução de ACI com resultados comparáveis aos da endarterectomia, com os mesmos benefícios, e sem o inconveniente da cervicotomia, que às vezes resulta em ligadura de carótida.[31]

Nas estenoses entre 70 e 95% da ACI (não na pseudo-oclusão) a indicação da endarterectomia já está muito bem estabelecida.[32,33] Entretanto, nas estenoses acima de 95%, o risco de embolização distal é pequeno graças ao baixo fluxo, e é neste grupo de pacientes que a endarterectomia permanece controversa, conferindo apenas um ínfimo benefício, quando comparado à melhor terapia medicamentosa.[33] Apesar de pouco frequente, em alguns pacientes, a ACI ocluída e a ACI com estenose perto da oclusão (pseudo-oclusão) continuam causando sintomas neurológicos, apesar do tratamento clínico.[34,35] Se um método de imagem diagnosticar pseudo-oclusão da ACI em pacientes que apresentam aparente oclusão pela US Doppler, incluindo a imagem modo B, o Doppler pulsado e o colorido (convencional e o de amplitude), associado a quadro recente de AIT ipsilateral, a endarterectomia ou a angioplastia com dispositivo endovascular *(stent)* podem ser indicadas.[36] No entanto, se o diagnóstico correto for de oclusão, esses pacientes são tratados somente com terapia medicamentosa, e a cirurgia não está indicada.

Dessa forma, torna-se importante a realização do diagnóstico correto entre a oclusão e a pseudo-oclusão de ACI por um método de imagem. Esse diagnóstico é difícil mesmo para os métodos de imagem considerados mais acurados, como a ASD, a angio-RM e a angio-TC, uma vez que eles podem detectar uma fina lâmina de fluxo arterial na ACI quase ocluída como sinal do barbante *(string Sign)*.[36] O fluxo neste segmento parcialmente colapsado pode ser retrógrado ou anterógrado, porém ele é sempre muito lento, com seu diâmetro original, dificultando, assim, sua avaliação pela ultrassonografia com Doppler convencional.[36]

Deve-se fazer a diferenciação entre estenose crítica e pseudo-oclusão arterial, termos muitas vezes utilizados como sinônimos, mesmo pela literatura especializada. De maneira geral, quanto maior o grau de estenose de um vaso, maiores serão a velocidade de fluxo e o seu volume de vazão.[37] Na estenose chamada crítica (em torno de 90%), isso ainda ocorre apesar do importante grau de estenose.[32,37] Porém, na pseudo-oclusão, ou seja, naquelas estenoses acima de 95%, o volume de vazão se torna pequeno, e a velocidade de fluxo, reduzida.[37] A dificuldade no diagnóstico pelos métodos de imagem em geral e, especificamente, pela ultrassonografia ocorre neste grupo de pacientes que apresenta pseudo-oclusão da artéria carótida interna,[36] em que a velocidade de fluxo é muito lenta, e o sinal de Doppler dificilmente é audível.[34]

A US Doppler é um exame de rastreamento *(screening)* consagrado e amplamente disseminado na avaliação das estenoses de ACI, com boa acurácia, sendo que alguns autores consideram este método apropriado, inclusive para detecção de pseudo-oclusões,[36,38] enquanto outros propuseram que a indicação de endarterectomia fosse feita somente com base na US Doppler, não sendo necessária a complementação com outros métodos diagnósticos.[39,40]

A boa resolução de imagem e a ótima detecção do fluxo pelo Doppler colorido ajudam a situar adequadamente o volume de amostra nos locais onde existe suspeita de estenose. A velocidade de pico sistólico é um parâmetro importante e altamente reprodutível para a quantificação da estenose.[41-43]

Já nas estenoses perto da oclusão esses parâmetros de velocidade não são aplicáveis, mas somente a caracterização direta pela imagem modo B e principalmente pela imagem com Doppler colorido e de amplitude, identificando uma fina lâmina de fluxo de pequeno volume com velocidades muito baixas. Consequentemente, nessa situação a acurácia da US Doppler diminui graças ao fluxo muito lentificado e amplitude baixa, comprometendo sua precisão diagnóstica. Aproximadamente 3% dos pacientes sintomáticos com pseudo-oclusão da ACI são erroneamente avaliados pela US Doppler, interpretados como portadores de oclusão.[20,24]

Vale a ressalva de que a US Doppler apresenta algumas desvantagens em comparação aos métodos citados (ASD, angio-TC e angio-RM), entre elas por ser operador-dependente e por sua avaliação estar restrita somente ao segmento cervical das artérias carótidas.

Técnica do exame

São usados transdutores lineares com frequência fundamental de 5,0 a 12 MHz, convexos de 3,5 a 5,0 MHz e endocavitário de 4,0 a 8,0 MHz, dependendo do biótipo e da anatomia das artérias carótidas cervicais do paciente com o objetivo de obter o máximo possível de sensibilidade, não importando a resolução espacial. Os parâmetros de processamento de sinal do aparelho de ultrassonografia devem ser regulados para a avaliação de vasos periféricos do segmento cervical das artérias carótidas tanto nos exames de US Doppler, como nos exames de US com contraste. Na US com contraste, para obter maiores vantagens das propriedades acústicas do meio de contraste, usar as técnicas de imagem harmônica tecidual de pulso invertido e potência de insonação (representada pelo índice mecânico) adequada.

Em posição supina com extensão e rotação contralateral da cabeça ao segmento carotídeo estudado, as artérias carótidas cervicais podem ser assim avaliadas, com especial atenção para a ACI, que precisa ser avaliada em toda a extensão extracraniana, desde a emergência junto à bifurcação até os segmentos mais distais, usando-se, para isso, além dos transdutores lineares, os transdutores convexos e/ou endocavitários, se necessário.

Os cortes ultrassonográficos obtidos, predominantemente, no eixo longitudinal do vaso, porém sendo complementado com corte transversal, quando necessário.

As janelas de acesso usadas para caracterização da carótida interna podem ser pelas vias: cervical anterior, anterolateral e, eventualmente, posterolateral, quando necessário.

■ Sequência de exames na suspeita de obstrução da ACI

US com Doppler

A) *Imagem Modo B:* usada para a avaliação inicial da ACI e investigação da presença de material, ocupando a luz do vaso e espessamentos parietais.

B) *Doppler colorido (convencional ou de amplitude) e Doppler pulsado:* pesquisam a existência ou não de fluxo sanguíneo dentro da ACI. Se não for caracterizada a presença de fluxo na ACI (suspeita de oclusão) pela US com Doppler este paciente deve seguir a investigação diagnóstica com a US com contraste.

US com contraste

Apresenta maior sensibilidade e acurácia na detecção de fluxos muito lentificados, similar à angio-TC.[44]

Observação: A Angiotomografia junto com a angiografia podem ser considerados os exames padrão ouro e devem ser realizados quando houver dúvida com relação ao diagnóstico pela US com contraste (Fig. 14-32).

■ Regulagem dos parâmetros de processamento de sinal do aparelho de US para a realização dos exames de US sem e com contraste

Ultrassonografia sem contraste

A regulagem dos parâmetros de processamento de sinal do aparelho precisa ser feita para se conseguir o máximo possível de sensibilidade na detecção de fluxo sanguíneo.

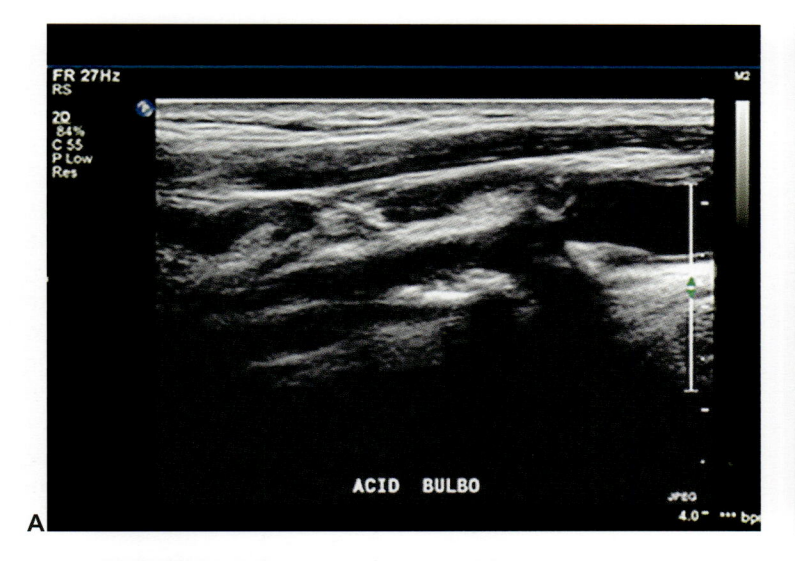

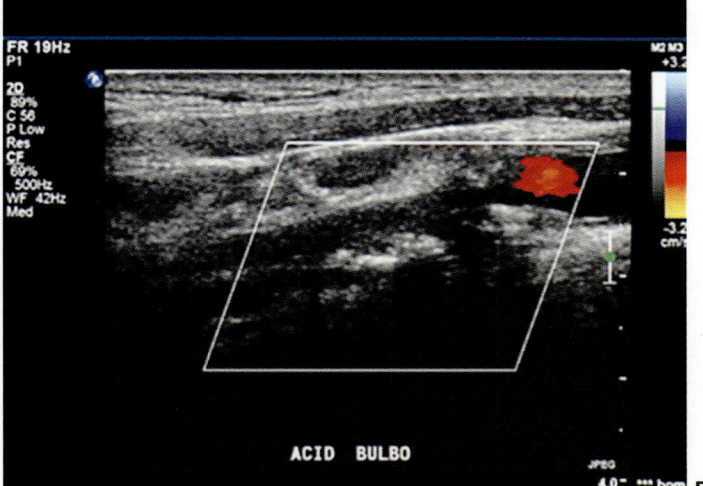

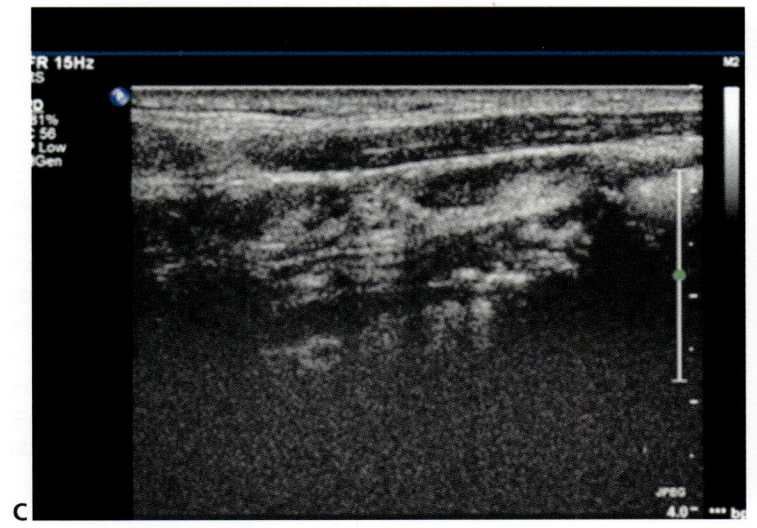

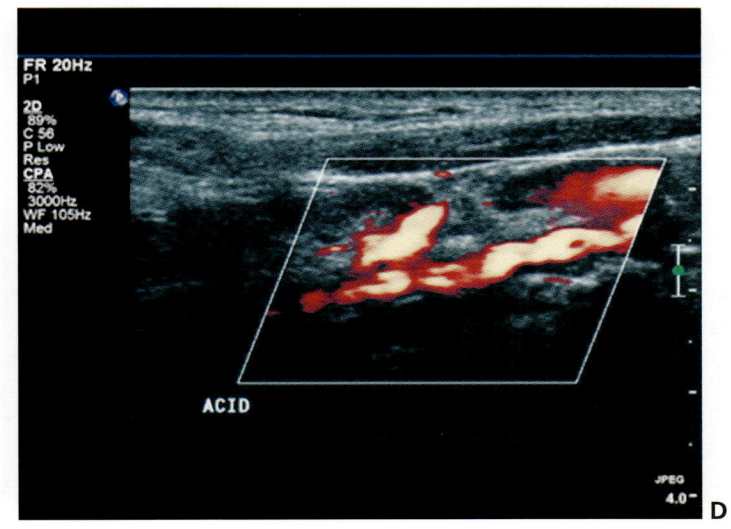

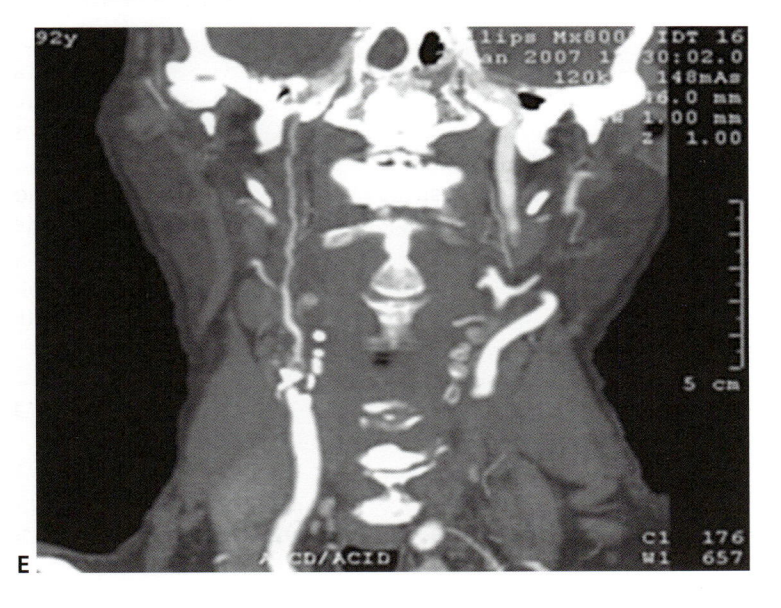

Fig. 14-32. Podemos observar a visualização da artéria carótida interna na sequência de técnicas que devemos adotar. Em **A** observa-se a obtenção da imagem inicialmente ao modo bidimensional, com o intuito de investigar a presença e o aspecto do material que ocupa a luz do vaso. Em **B** podemos usar o Doppler colorido para identificar fluxo no interior do vaso.
Em **C** nota-se a presença de fluxo no lúmen com o uso do contraste de microbolhas, o que foi potencializado com o *software* de amplitude ou *power* angio (**D**), confirmando a presença de fluxo intravascular.
Em **E**, através da angiotomografia que é o padrão ouro, os achados ao ultrassom foram confirmados.

- *PRF:* mínimo possível (~125 Hz).
- *Ganho:* máximo possível (até 100%).
- *Frequência fundamental:* linear de 5,0 a 12 MHz, convexo de 3,5 a 5,0 MHZ e endocavitário de 4,0 a 8,0 MHz.

Ultrassonografia com contraste

- PRF: mínimo possível (~125 Hz).
- Ganho: máximo possível (até 100%).
- Frequência fundamental: linear de 5,0 a 12 MHz, convexo de 3,5 a 5,0 MHZ e endocavitário de 4,0 a 8,0 MHz.
- Harmônica de pulso invertido. A frequência harmônica é o dobro da frequência fundamental, porém seu limite vai até atingir o nível máximo da frequência fundamental possível para cada transdutor.
- Potência acústica (IM) em torno de 0,4.

Para a redução dos bioefeitos com relação à regulagem dos parâmetros de processamento do aparelho de ultrassonografia, pode-se manter uma média de potência acústica baixa (IM em torno de 0,4), transdutores com baixa frequência e tempo curto de exposição acústica, como recomendado por Barnett et al.[45] A potência acústica deve ser aumentada com o intuito de se conseguir o máximo possível de sensibilidade na detecção de fluxo somente em curtos intervalos de tempo.

A associação entre a US com contraste a US Doppler e o de amplitude é aconselhável, pois proporciona um aumento da sensibilidade do método o que melhora a caracterização da luz residual.[44]

A acurácia da US com contraste no diagnóstico diferencial entre oclusão e pseudo-oclusão da ACI é significativamente maior do que a US Doppler e apresenta acurácia similar à da angio-TC.[45]

USO DA US COM CONTRASTE NO ACOMPANHAMENTO PÓS-TRATAMENTO ENDOVASCULAR DOS ANEURISMAS DE AORTA, PARA PESQUISA DE PERSISTÊNCIA DE FLUXO NO SACO ANEURISMÁTICO, *ENDOLEAKS*

O reparo de aneurismas por via endovascular (RAVE) foi descrito pela primeira vez em 1991 e está associada a menos complicações cardíacas, respiratórias e hemorrágicas, além de requerer menor permanência hospitalar quando comparado à cirurgia convencional. No entanto, possíveis complicações, como *endoleaks* e migração da endoprótese, exigem um longo prazo de vigilância pós-operatória.[46]

O objetivo do tratamento endovascular é alcançar a completa exclusão do saco aneurismático com a implantação de um dispositivo de enxerto dentro da aorta abdominal. O saco do aneurisma é excluído da exposição a pressões sistêmicas, reduzindo o risco de ruptura.[46]

Endoleaks são definidos como áreas de fluxo de sangue persistentes fora do lúmen do enxerto, mas dentro do saco aneurismático. Representa a complicação mais frequente pós-RAVE, e está associada ao aumento do diâmetro do aneurisma e possível ruptura.[47-49]

A incidência de *endoleak* varia de 10 a 45% dos reparos endovasculares de aorta, e o acompanhamento ao longo da vida é necessário à detecção precoce e tratamento.[46]

A classificação dos *endoleaks* mudou ao longo dos anos. A atual inclui aqueles que resultam de exclusão incompleta do *stent* nos locais de fixação (tipo I), aos determinados por meio de fluxo retrógrado de vasos colaterais da aorta (tipo II), e aqueles decorrentes do rompimento (tipo III) e porosidade do enxerto (tipo IV). A classificação de um *endoleak* muitas vezes determina a decisão do tratamento, se deve ser agressivamente reparado ou monitorado conservadoramente.[50-52]

Em alguns casos os aneurismas tratados com endopróteses podem aumentar sem evidências de *endoleaks*. Esse fenômeno tem sido definido como endotensão, ou *endoleak* tipo V.[48]

A modalidade de imagem mais aceita para acompanhamento em pacientes que se submeteram à RAVE é a angio-TC.[51] A aortografia é um procedimento mais invasivo é reservado para situações onde se deseja intervir e corrigir o *endoleak*.[53]

Endoleaks com fluxo muito lento podem explicar a não detecção de *endoleaks* na angio-TC. Os estudos de angio-TC com aquisição longa (3-4 minutos após a administração de contraste) aumentam a sensibilidade para a detecção de *endoleaks* em pacientes com aneurisma em ampliação e nenhuma evidência de outras complicações.[48,54]

O acompanhamento dos aneurismas corrigidos de aorta por reparo endovascular recomendado pelo estudo EUROSTAR é de exames com 1, 3, 6, 12, 18 e 24 meses e depois anualmente.[55,56]

US com contraste na pesquisa de *endoleaks*

Estudos descreveram o uso de US com agentes de contraste na detecção de *endoleaks* pós-RAVE e relataram uma boa sensibilidade quando comparado com a angio-TC e a US Doppler convencional no acompanhamento destes pacientes (Fig. 14-33).[51,57] Além de permitir a visualização de um *endoleak*, a US com contraste fornece informações sobre a direção e velocidade do fluxo sanguíneo.[49,56]

O estudo por meio da US com contraste para detecção de *endoleaks* deve ser realizado com transdutores convexos multifrequenciais de 5 a 2 MHz, com *software* de contraste específico e técnicas de imagem com baixo índice mecânico (entre 0,1 e 0,2). Os pacientes devem estar em jejum e em posição supina ou em decúbito lateral com a cabeceira da maca ligeiramente elevada em 10°. Inicialmente realiza-se a avaliação com o modo B seguido pela US Doppler, antes da injeção do meio de contraste intravenoso. O estudo pré- e pós-contraste é realizado por meio de varreduras transversais e longitudinais direcionadas à aorta abdominal, incluindo a origem das artérias renais e todo o enxerto, da anastomose proximal para distal, incluindo ambos os ramos da prótese.[46]

A dose necessária de agente de contraste de microbolhas ainda não está bem definido para o estudo de *endoleaks*. Tem-se utilizado uma dose de 2,4 mL, embora outros autores relataram o uso de apenas 1 mL de agente de contraste. Quando necessário, é possível administrar uma segunda dose, principalmente nos exames de imagem sem evidências de *endoleak* após a administração da primeira dose.[46]

A US com contraste tem algumas limitações, como obesidade e meteorismo e a necessidade de colaboração do paciente, além de calcificações ateroscleróticas extensas ou peças metálicas no campo de visão do transdutor que podem limitar a visualização de pequenos *endoleaks*.[50]

Este método pode ser muito sensível na descrição do fluxo ao redor do enxerto, mas não parece ser apropriado para a avaliação de outros fatores, como ancoragem e integridade do enxerto e alterações morfológicas do aneurisma, para os quais a angio-TC continua sendo a primeira opção de imagem.[58]

Autores preconizam que a Angio-TC e a US com contraste são comparáveis na avaliação do tamanho do aneurisma, patência do enxerto e detecção de *endoleaks*. Apesar de a US com contraste ter limitações como referido anteriormente (obesidade e meteorismo intestinal) é um método não invasivo, mais barato, sem radiação ionizante, sem a utilização de contraste nefrotóxico (iodado) tendo como principal indicação substituir a angio-TC nos casos de pacientes com alteração da função renal. O uso combinado destes métodos pode permitir a identificação e caracterização de *endoleaks* com informações da anatomia e hemodinâmica de fluxo.

Outras inúmeras aplicações de a US com contraste estão sendo realizadas com êxito nesta área como nos casos de ruptura de aneurisma de aorta abdominal[59] ou da avaliação da gravidade da placa aterosclerótica de carótida pela análise da neovascularização.[60]

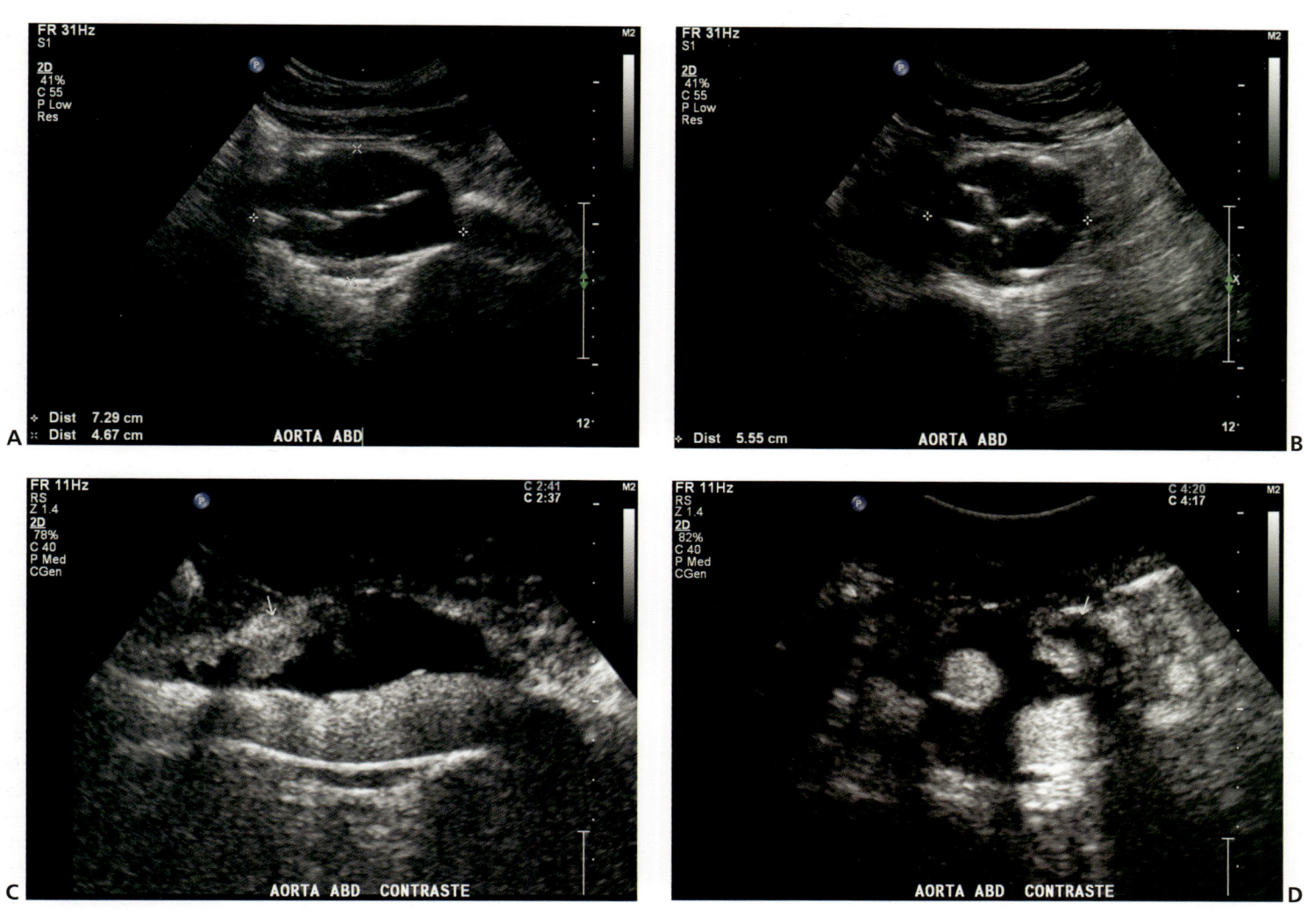

Fig. 14-33. (A e B) Mostram uma aorta abdominal aneurismática com a presença de prótese endovascular (RAVE) em seu interior. **(C e D)** Mostram nos planos longitudinal e transversal respectivamente com o uso do contraste de microbolhas, um fluxo normal dentro da prótese endovascular, porém nota-se material hiperecogênico fora da prótese e dentro do saco aneurismático, sugerindo *endoleak*.

CONCLUSÃO

O universo dos agentes de contraste vem em constante crescimento e evolução, ocupando a prática diária de várias modalidades clínicas que envolvem imagem diagnóstica. Sua aplicação no campo vascular é hoje uma realidade nos centros de excelência nacionais e internacionais, e não requer tantos avanços tecnológicos para seu uso. A regulamentação e a criação de tabelas por parte das operadoras de saúde no nosso país, certamente, serão os passos seguintes para a difusão do método.

REFERÊNCIAS BIBLIOGRÁFICAS

1. DeWeese JA, Rob CG, Satran R et al. Results of carotid endarterectomies for transient ischemic attacks-five years later. *Ann Surg* 1973;178(3):258-64.
2. Thompson JE. The development of carotid artery surgery. *Arch Surg* 1973;107(5):643-48.
3. Eastcott HH, Pickering GW, Rob CG. Reconstruction of internal carotid artery in a patient with intermittent attacks of hemiplegia. *Lancet* 1954 Nov. 13;267(6846):994-96.
4. Beneficial effect of carotid endarterectomy in symptomatic patients with high-grade carotid stenosis. North American symptomatic carotid endarterectomy trial collaborators. *N Engl J Med* 1991;325(7):445-53.
5. MRC European carotid surgery trial: interim results for symptomatic patients with severe (70-99%) or with mild (0-29%) carotid stenosis. European carotid surgery trialists' collaborative group. *Lancet* 1991;337(8752):1235-43.
6. Endarterectomy for asymptomatic carotid artery stenosis. Executive committee for the asymptomatic carotid atherosclerosis study. *JAMA* 1995;273(18):1421-28.
7. Ferro JM. Egas Moniz and internal carotid occlusion. *Arch Neurol* 1988;45(5):563-64.
8. Seldinger SI. Catheter replacement of the needle in percutaneous arteriography; a new technique. *Acta radiol* 1953;39(5):368-76.
9. Wesbey GE, Bergan JJ, Moreland SI et al. Cerebrovascular magnetic resonance angiography: a critical verification. *J Vasc Surg* 1992;16(4):619-28; discussion 28-32.
10. Litt AW, Eidelman EM, Pinto RS et al. Diagnosis of carotid artery stenosis: comparison of 2DFT time-of-flight MR angiography with contrast angiography in 50 patients. *AJNR Am J Neuroradiol* 1991;12(1):149-54.
11. Willinsky RA, Taylor SM, TerBrugge K et al. Neurologic complications of cerebral angiography: prospective analysis of 2,899 procedures and review of the literature. *Radiology* 2003;227(2):522-28.
12. Patel MR, Kuntz KM, Klufas RA et al. Preoperative assessment of the carotid bifurcation. Can magnetic resonance angiography and duplex ultrasonography replace contrast arteriography? *Stroke* 1995;26(10):1753-58.
13. Polak JF. Role of duplex US as a screening test for carotid atherosclerotic disease: benefit without cost? *Radiology* 1995;197(3):581-82.
14. Remonda L, Senn P, Barth A et al. Contrast-enhanced 3D MR angiography of the carotid artery: comparison with conventional digital subtraction angiography. *AJNR Am J Neuroradiol* 2002;23(2):213-19.
15. Lubezky N, Fajer S, Barmeir E et al. Duplex scanning and CT angiography in the diagnosis of carotid artery occlusion: a prospective study. *Eur J Vasc Endovasc Surg* 1998 Aug.;16(2):133-36.
16. Chen CJ, Lee TH, Hsu HL et al. Multi-Slice CT angiography in diagnosing total versus near occlusions of the internal carotid

artery: comparison with catheter angiography. *Stroke* 2004;35(1):83-85.
17. Marckmann P, Skov L, Rossen K et al. Nephrogenic systemic fibrosis: suspected causative role of gadodiamide used for contrast-enhanced magnetic resonance imaging. *J Am Soc Nephrol* 2006;17(9):2359-62.
18. Droste DW, Jurgens R, Nabavi DG et al. Echocontrast-enhanced ultrasound of extracranial internal carotid artery high-grade stenosis and occlusion. *Stroke* 1999;30(11):2302-6.
19. Goldberg BB, Liu JB, Forsberg F. Ultrasound contrast agents: a review. *Ultrasound Med Biol* 1994;20(4):319-33.
20. Frinking PJ, Bouakaz A, Kirkhorn J et al. Ultrasound contrast imaging: current and new potential methods. *Ultrasound Med Biol* 2000;26(6):965-75.
21. Hammond CJ, McPherson SJ, Patel JV et al. Assessment of apparent internal carotid occlusion on ultrasound: prospective comparison of contrast-enhanced ultrasound, magnetic resonance angiography and digital subtraction angiography. *Eur J Vasc Endovasc Surg* 2008;35(4):405-12.
22. Ferrer JM, Samso JJ, Serrando JR et al. Use of ultrasound contrast in the diagnosis of carotid artery occlusion. *J Vasc Surg* 2000;31(4):736-41.
23. Droste DW, Kaps M, Navabi DG et al. Ultrasound contrast enhancing agents in neurosonology: principles, methods, future possibilities. *Acta Neurol Scand* 2000;102(1):1-10.
24. Chammas MC CG. *Ultrassonografia abdominal.* 2nd ed. Rio de Janeiro: Revinter, 2009.
25. Martegani A, Aiani L, Borghi C. The use of contrast-enhanced ultrasound in large vessels. *Eur Radiol* 2004;14(Suppl 8):P73-86.
26. Carrafiello G, Lagana D, Recaldini C et al. Comparison of contrast-enhanced ultrasound and computed tomography in classifying endoleaks after endovascular treatment of abdominal aorta aneurysms: preliminary experience. *Cardiovasc Intervent Radiol* 2006;29(6):969-74.
27. Napoli V, Bargellini I, Sardella SG et al. Abdominal aortic aneurysm: contrast-enhanced US for missed endoleaks after endoluminal repair. *Radiology* 2004;233(1):217-25.
28. Report of the joint committee for stroke facilities. I. Epidemiology for stroke facilities planning. *Stroke* 1972;3(3):359-71.
29. Fisher M. Occlusion of the internal carotid artery. *AMA Arch Neurol Psychiatry* 1951;65(3):346-77.
30. Maffei F, Lastória S, Yoshida W et al. *Isquemia cerebral de origem extracraniana. Doenças vasculares perféricas*. 3. ed. Rio de Janeiro: Medsi, 2002. p. 1227-33.
31. Clagett GP. Clinical research and vascular surgery. The society for vascular surgery ad hoc committee on clinical research. *J Vasc Surg* 1992;15(5):867-68.
32. Roubin GS, New G, Iyer SS et al. Immediate and late clinical outcomes of carotid artery stenting in patients with symptomatic and asymptomatic carotid artery stenosis: a 5-year prospective analysis. *Circulation* 2001;103(4):532-37.
33. Barnett HJ, Taylor DW, Eliasziw M et al. Benefit of carotid endarterectomy in patients with symptomatic moderate or severe stenosis. North American symptomatic carotid endarterectomy trial collaborators. *N Engl J Med* 1998;339(20):1415-25.
34. Rothwell PM, Eliasziw M, Gutnikov SA et al. Analysis of pooled data from the randomised controlled trials of endarterectomy for symptomatic carotid stenosis. *Lancet* 2003;361(9352):107-16.
35. Rutgers DR, Klijn CJ, Kappelle LJ et al. Recurrent stroke in patients with symptomatic carotid artery occlusion is associated with high-volume flow to the brain and increased collateral circulation. *Stroke* 2004;35(6):1345-49.
36. Cote R, Barnett HJ, Taylor DW. Internal carotid occlusion: a prospective study. *Stroke* 1983;14(6):898-902.
37. Ascher E, Markevich N, Hingorani A et al. Pseudo-occlusions of the internal carotid artery: a rationale for treatment on the basis of a modified carotid duplex scan protocol. *J Vasc Surg* 2002;35(2):340-45.
38. Spies KP, Fobbe F, El-Bedewi M et al. Color-coded duplex sonography for noninvasive diagnosis and grading of renal artery stenosis. *Am J Hypertens* 1995;8(12 Pt 1):1222-31.
39. Hennerici M, Neuerburg-Heusler D. *Artérias cerebrais extracranianas. Ultrassonografia vascular.* Rio de Janeiro: Revinter, 2003. p. 64.
40. Mansour MA, Mattos MA, Hood DB et al. Detection of total occlusion, string sign, and preocclusive stenosis of the internal carotid artery by color-flow duplex scanning. *Am J Surg* 1995;170(2):154-58.
41. Moore WS, Ziomek S, Quinones-Baldrich WJ et al. Can clinical evaluation and noninvasive testing substitute for arteriography in the evaluation of carotid artery disease? *Ann Surg* 1988;208(1):91-94.
42. Mattos MA, Hodgson KJ, Faught WE et al. Carotid endarterectomy without angiography: is color-flow duplex scanning sufficient? *Surgery* 1994;116(4):776-82; discussion 82-3.
43. Alexandrov AV, Brodie DS, McLean A et al. Correlation of peak systolic velocity and angiographic measurement of carotid stenosis revisited. *Stroke* 1997;28(2):339-42.
44. Pinto CAV. *Contraste por microbolhas em ultrassonografia no diagnóstico diferencial entre oclusão e pseudo-oclusão da artéria carótida interna: correlação com a angiotomografia.* Tese de Doutorado. Faculdade de Medicina da Universidade de São Paulo. São Paulo, 2010.
45. Barnett SB, Duck F, Ziskin M. Recommendations on the safe use of ultrasound contrast agents. *Ultrasound Med Biol* 2007;33(2):173-74.
46. Mirza TA, Karthikesalingam A, Jackson D et al. Duplex ultrasound and contrast-enhanced ultrasound versus computed tomography for the detection of endoleak after EVAR: systematic review and bivariate meta-analysis. *Eur J Vasc Endovasc Surg* 2010;39:418-28.
47. Greenfield AL, Halpern EJ, Bonn J et al. Application of Duplex US for characterization of endoleaks in abdominal aortic stent-grafts: report of five cases. *Radiology* 2002;225:845-51.
48. Napoli V, Bargellini I, Sardella SG et al. Abdominal aortic aneurysm: contrast-enhanced US for missed endoleaks after endoluminal repair. *Radiology* 2004;233:217-25.
49. Lawrence-Brown MM, Sun Z, Semmens JB et al. Type II endoleaks: when is intervention indicated and what is the index of suspicion for types I or III? *J Endovasc Ther* 2009;16(Suppl I):I106-18.
50. Carrafiello G, Laganà D, Recaldini C et al. Comparison of contrast-enhanced ultrasound and computed tomography in classifying endoleaks after endovascular treatment of abdominal aorta aneurysms: preliminary experience. *Cardiovasc Intervent Radiol* 2006;29:969-74.
51. Dill-Macky MJ. Aortic endografts: detecting endoleaks using contrast-enhanced ultrasound. *Ultrasound Quarterly* 2006;22:49-52.
52. Carrafiello G, Recaldini C, Laganà D et al. Endoleak detection and classification aftere ndovascular treatment of abdominal aortic aneurysm: value of CEUS over CTA. *Abdom Imaging* 2008;33:357-62.
53. White GH, Yu W, May J et al. Endoleak as a complication of endoluminal grafting of abdominal aortic aneurysms: classification, incidence, diagnosis, and managment. *J Endovas Surg* 1997;4:152-68.
54. Bargellini I, Napoli V, Petruzzi P et al. Type II lumbar endoleaks: Hemodynamic differentiation by contrast-enhanced ultrasound scanning and influence on aneurysm enlargement after endovascular aneurysm repair. *J Vasc Surg* 2005 Jan.;41(1):10-8.
55. Ashoke R, Brown LC, Rodway A et al. Color duplex ultrasonography is insensitive for the detection of endoleak after aortic endografting: a systematic review. *J Endovasc Ther* 2005;12:297-305.
56. McWilliams RG, Martin J, White D et al. Detection of endoleak with enhanced ultrasound imaging: comparison with biphasic computed tomography. *J Endovasc Ther* 2002;9:170-79.
57. Carrafiello G, Laganà D, Recaldini C et al. Comparison of contrast-enhanced ultrasound and computed tomography in classifying endoleaks after endovascular treatment of abdominal aorta aneurysms: preliminary experience. *Cardiovasc Intervent Radiol* 2006;29:969-74.
58. Bosch JAT, Rouwet EV, Peters CTH et al. Contrast-enhanced ultrasound versus computed tomographic angiography for surveillance of endovascular abdominal aortic aneurysm repair. *J Vasc Interv Radiol* 2010;21:638-43.
59. Catalano O, Lobianco R, Cusati B et al. Contrast-enhanced sonography for diagnosis of ruptured abdominal aortic aneurysm. *AJR* 2005;184:423-27.
60. Staub D, Partovi S, Schinkel AFL et al. Correlation of carotid artery atherosclerotic lesion echogenicity and severity at standard us with intraplaque neovascularization detected at contrast-enhanced US. *Radiology* 2011 Feb.;258(2):618-26. Epub 2010 Oct. 22.

14-6 Outras Indicações e Aplicações do Contraste de Microbolhas (Extracardiovasculares)

Maria Cristina Chammas ■ Túlio A. A. Macedo

INTRODUÇÃO

A ultrassonografia (US) é uma modalidade de imagem muito utilizada para diagnóstico, em grande parte graças às suas características, como varredura em tempo real, ausência de radiação, ampla disponibilidade e custo-efetividade. A US não só proporciona alta resolução seccional das imagens anatômicas, mas também fornece informações detalhadas de fluxo de sangue dentro da região de interesse (ROI), o que proporciona grande aplicabilidade em várias áreas.

No entanto, a US convencional possui algumas limitações para avaliação da microcirculação, mesmo com o advento do Doppler de amplitude. Essa restrição é relevante sobretudo na análise das imagens de lesões neoplásicas, pois o conhecimento do estado da microcirculação é essencial para o diagnóstico e o prognóstico.

Por outro lado, houve uma evolução revolucionária da US desde o início do novo milênio pelo aprimoramento do uso do agente de contraste de microbolhas. Essa tecnologia não só melhora a acurácia diagnóstica de várias doenças, mas também permite o melhor estadiamento de doenças já conhecidas.

Os agentes de contraste de primeira geração, compostos por solução salina agitada, peróxido de hidrogênio, dióxido de carbono ou até mesmo ar, não podiam atravessar a circulação pulmonar, permitindo apenas a avaliação das câmaras cardíacas à direita.

Já os contrastes atuais de segunda geração atravessam a microcirculação pulmonar. Isso porque são estabilizados com diferentes substâncias, sendo o invólucro da estrutura da microbolha composto de fosfolipídeos, albumina ou polímeros. O diâmetro médio dos contrastes de segunda geração são menores de 8 μm, que permite a passagem das microbolhas através da circulação pulmonar. Dessa forma, é possível avaliar vários órgãos da circulação sistêmica. Esses agentes de segunda geração também possuem longevidade prolongada graças à sua baixa solubilidade em água e à forte resposta harmônica.

O agente de contraste na circulação interage com o feixe ultrassonográfico dependendo da energia de insonação. Em baixas potências acústicas – índice mecânico (IM) baixo, as bolhas refletem o ultrassom e aumentam os ecos refletidos ao transdutor. Com o aumento da potência acústica, as bolhas desenvolvem o fenômeno físico de ressonância, gerando ecos de ondas harmônicas. Em potências mais elevadas, ocorre destruição das microbolhas, produzindo um efeito forte e passageiro, que pode ser identificado como um sinal ecográfico muito intenso.

A maioria das técnicas com uso do agente de contraste, como inversão de pulso e de fase, permite discriminar a resposta harmônica das microbolhas da resposta do tecido, permitindo a detecção do sinal de microbolhas em uma imagem em escala de cinza. As técnicas adequadas para uso do agente de contraste por microbolhas operam sob baixo IM, ou seja, menos do que 0,2. Dessa forma, as microbolhas no campo acústico não são destruídas, possibilitando varredura contínua e por período prolongado.

No exame ultrassonográfico com contraste, o agente é inicialmente administrado pela veias periféricas, e, logo depois, o ROI – *region of interest* – é exposto a um campo acústico. Quando as microbolhas chegam ao ROI, no interior dos vasos interage com a onda acústica que determina o surgimento de ecos de alta amplitude, enquanto que poucos ecos provêm dos tecidos. Assim, obtém-se uma boa relação sinal-ruído, sendo possível uma avaliação adequada e isolada da micro e macrocirculação, sem interferência de ruídos da imagem ao modo B.[1,2]

APLICAÇÕES PARA O FÍGADO

US com contraste para avaliação hepática apresenta algumas particularidades graças ao fato de o fígado possuir um sistema duplo de irrigação sanguínea.[3] Quando o contraste de microbolhas é infundido na veia do paciente, primeiramente é visualizado na artéria hepática, depois pode ser visto na veia porta e só posteriormente nas veias hepáticas. Assim, as fases da US com contraste são classificadas em três fases:

1. Fase arterial (tempo menor de 30 s da injeção do agente de contraste).
2. Fase portal (entre 90 e 120 s).
3. Fase tardia (maior quue 120 s).

A intensidade de realce das lesões pelo agente de contraste é relativa ao realce do parênquima hepático circunjacente e pode ser dividida em hiper, iso ou hipocaptante.[4]

Para as lesões hepáticas focais, pode-se dizer, de forma geral, que a presença de um realce na fase arterial seguido de um rápido *washout* muitas vezes indica malignidade, enquanto que a persistência de reforço em fases portal ou tardia (ou seja, *washout* lento) indica benignidade (Figs. 14-34 e 14-35).

Além de fazer a distinção entre malignidade e benignidade, muitas lesões hepáticas focais apresentam padrões de realce específicos, que permitem o diagnóstico preciso do tipo de lesão. Por exemplo, realce homogêneo ou heterogêneo durante a fase arterial e *washout* em fase tardia são indicativas de carcinoma hepatocelular (CHC). Da mesma forma, reforços tardio e periférico, algumas vezes com o sinal do "buraco negro", muitas vezes indicam metástase.

Os achados típicos de hemangioma na US com contraste são o realce nodular periférico, centrípeto e mantido nas fases tardias. Os achados de hiperplasia nodular focal, a segunda lesão hepática mais frequente, são o realce arterial rápido, centrífugo, com padrão de "roda de carroça", sustentado na fase tardia.

Essa boa especificidade da US com contraste melhorou muito a capacidade de determinar a natureza das lesões, sendo possível evitar procedimentos desnecessários, como biópsias, cirurgias ou exames mais onerosos.[4-7]

A US com contraste também pode ser usada para avaliar a carcinogênese do CHC, avaliando a mudança na hemodinâmica intranodular, que é útil na detecção de lesões pré-malignas ou CHC em fase precoce.[8] Alguns autores já descreveram que a US com contraste é capaz de caracterizar as lesões hepáticas focais da mesma forma que a TC, ou até mesmo melhor.[9] Isso ocorre porque a US com contraste pode documentar a mudança contínua na hemodinâmica do agente de contraste intralesional, diferentemente da TC ou RM, que analisa o realce em momentos estáticos.

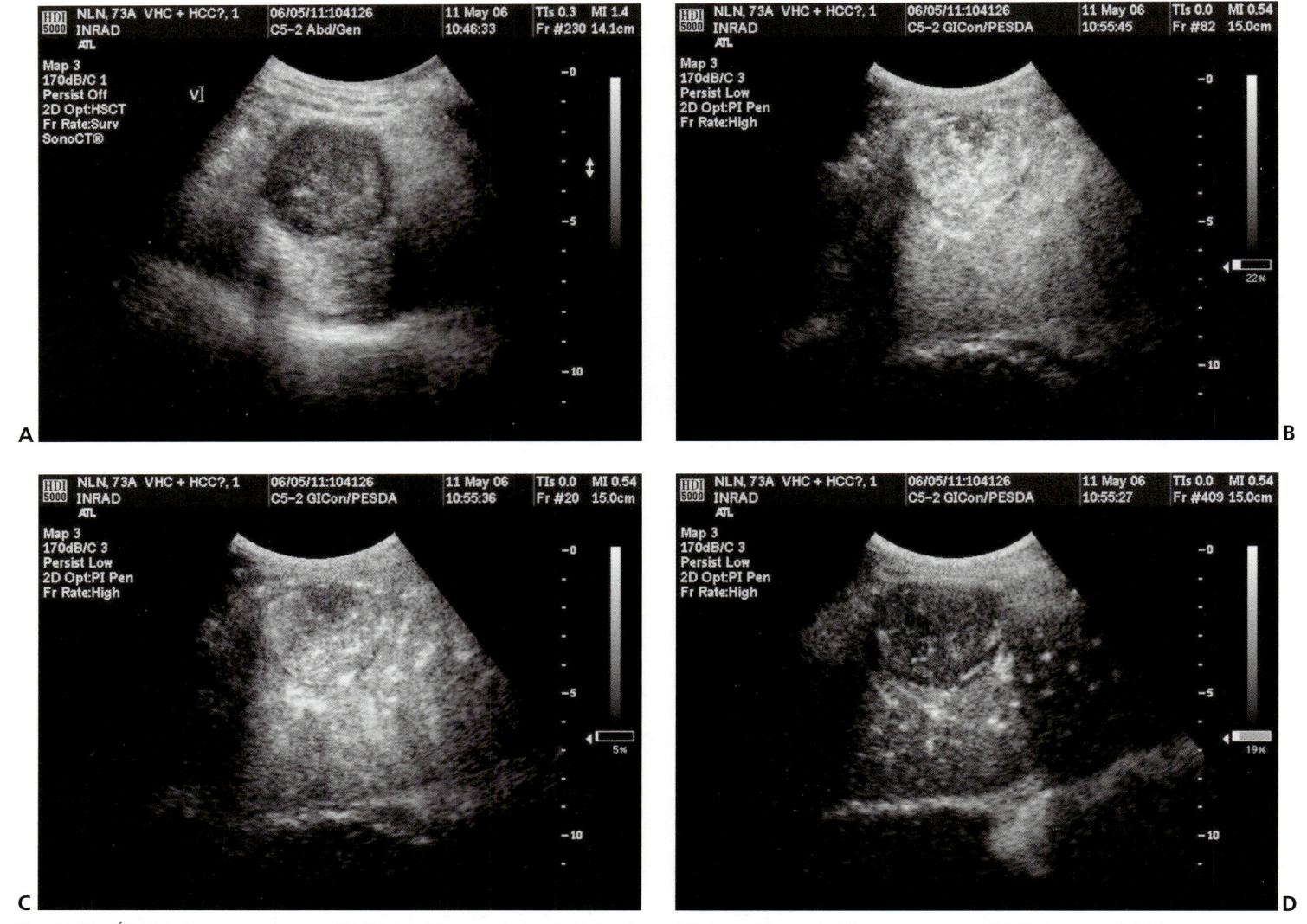

Fig. 14-34. FÍGADO; hepatocarcinoma. (**A**) Nódulo hipoecogênico de limites bem definidos. Estudo de US com contraste. (**B**) Na fase arterial, há realce precoce. (**C**) Fase portal no início do clareamento do realce. (**D**) Fase portal onde o nódulo apresenta *washout* evidente.

A US convencional é pouco sensível na detecção e estadiamento das lesões hepáticas focais, quando comparado com a TC, RM e a US intraoperatória. As principais razões para isso são:

A) Capacidade diminuída para visualizar lesões menores do que 1 cm.
B) Lesões isoecoicas.
C) Lesões em fígado com hepatopatia crônica.
D) Lesões localizadas em segmentos anatômicos com visualização ecográfica mais difícil, como aquelas situadas nos segmentos 7 e 8.

Como já exposto, as lesões hepáticas focais malignas mostram nenhum ou pouco reforço nas fases portal ou tardia. Isso permite a detecção de pequenas lesões que muitas vezes não são vistas na US convencional ou na TC.[10,11] Por causa dessa sensibilidade para o diagnóstico, facilidade de aplicação, ausência de radiação ionizante e os poucos efeitos adversos, a US com contraste pode ser utilizada para a vigilância em pacientes com:

A) Hepatopatia crônica com alto risco para desenvolvimento de CHC.
B) Doença maligna conhecida anterior.

C) Pacientes em acompanhamento após a terapêutica para nódulos malignos.[12]

Além das aplicações descritas, anteriormente, a US com contraste ainda pode ser utilizada para guiar procedimentos intervencionistas. Isso porque a US convencional algumas vezes é limitada, quando a lesão-alvo é isoecoica ou quando a lesão é permeativa e não possui margem bem definida.

Além disso, a US com contraste permite a avaliação de tumores residuais após a terapia de ablação ou quimioembolização transarterial. Isso porque pode detectar focos residuais menores que não são visíveis na US convencional, além de determinar o tamanho do tumor e a margem com maior precisão, por meio da detecção da área de realce. Dessa forma, a US com contraste é útil para o planejamento do tratamento ablativo ou até mesmo para excluir essa terapêutica em alguns pacientes que não possuem indicação para tal (Fig. 14-36).[13]

Ainda no campo da oncologia, a US com contraste ainda possui papel promissor na avaliação da resposta tumoral por terapias antiangiogênicas. Isso porque a US com contraste avalia a presença de vascularização e não apenas o tamanho do tumor. A redução da

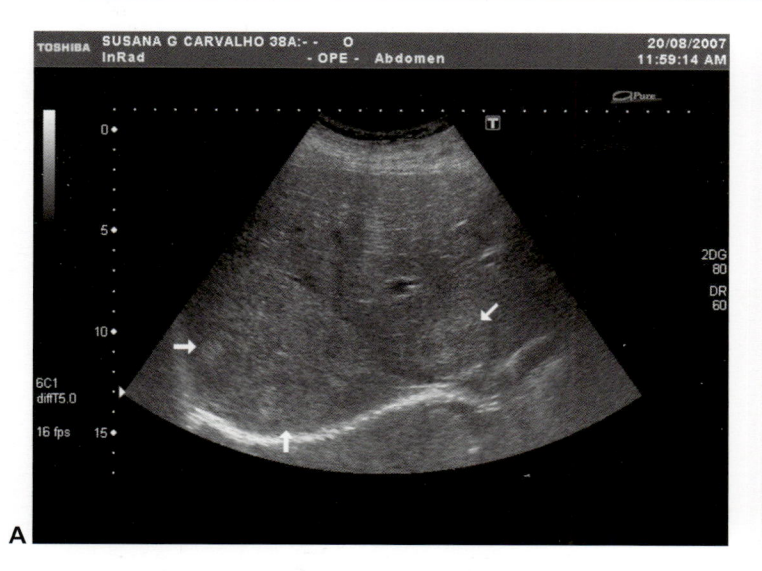

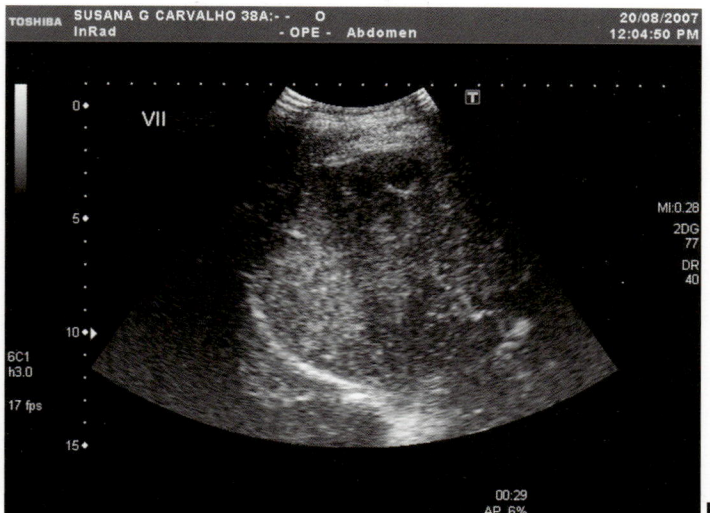

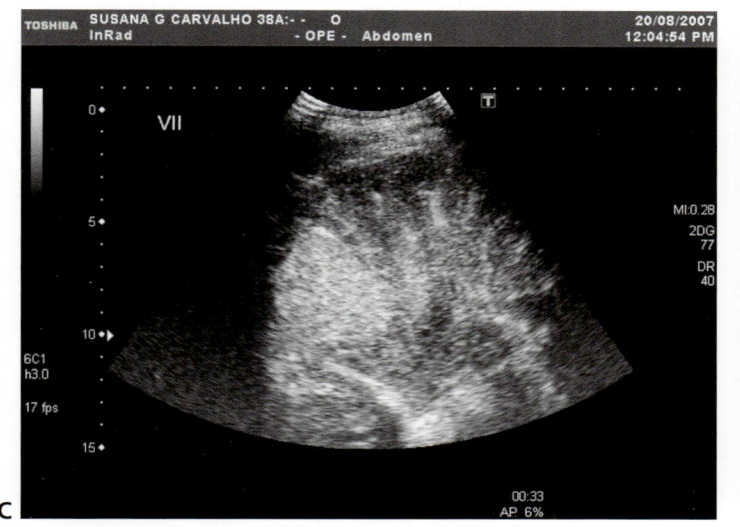

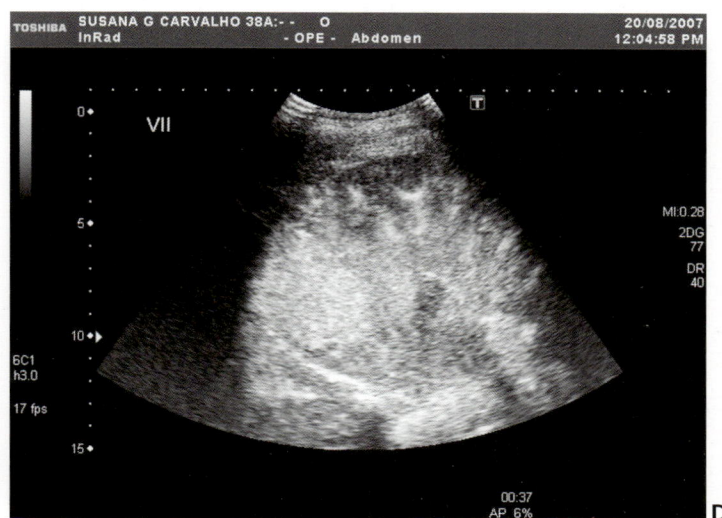

Fig. 14-35. FÍGADO; adenoma hepático. (**A**) US modo B: mostra 2 lesões isoecogênicas ao parênquima hepático, tenuamente hiperecogênicas, de limites bem definidos. Estudo US com contraste por microbolhas no nódulo do segmento VII. (**B**) Na fase arterial, mostra realce precoce da lesão, iniciando-se pela região periférica. (**C**) Na fase portal, há realce com preenchimento centrípeto da lesão. (**D**) Lesão sustenta o realce até fase tardia, caracterizando benignidade, cujo padrão apresentado é de típico adenoma.

vascularização do tumor pode ser facilmente detectada após 1 a 2 semanas e está correlacionada com sobrevida livre de progressão da doença.[14,15]

APLICAÇÕES EM OUTROS ÓRGÃOS

Embora a US com contraste tenha várias aplicações para lesões hepáticas tanto no diagnóstico, quanto orientação e acompanhamento,[16,17] há, também, diferentes empregos da US com contraste em outros órgãos, incluindo a vesícula biliar, vias biliares, pâncreas e rins. A seguir estão descritas as aplicações da US com contraste para esses órgãos.

Vesícula biliar

A US convencional é a modalidade de escolha para o diagnóstico de doenças da vesícula biliar, mas possui dificuldade em determinar a natureza das lesões em alguns casos, especialmente na distinção entre o carcinoma da vesícula biliar e a colecistite crônica com parede espessa ou bile tumefata aderida à parede. Foi demonstrado que o reforço na fase arterial, seguido de rápido *washout*, é sugestivo de carcinoma da vesícula biliar.[18] Esses achados são corroborados quando se identifica ruptura da parede da vesícula, demonstrada pela descontinuidade do reforço pelo agente de contraste (Fig. 14-37).[18]

Vias biliares

A US com contraste também possui algumas aplicações nas vias biliares, sendo especialmente útil no diagnóstico de neoplasias das vias biliares, tanto intra, quanto extra-hepáticas.

O colangiocarcinoma intra-hepático apresenta quatro padrões de reforço arterial na US com contraste, que são:

A) Realce periférico com contornos irregular e tardio (47,5%).
B) Realce heterogêneo difuso (22,5%).
C) Realces tardios difuso e homogêneo (12,5%).
D) Poucos reforços heterogêneo e difuso (17,5%).[19]

A US com contraste possui acurácia semelhante à TC e pode ser uma alternativa diagnóstica quando há alguma restrição ao uso do procedimento de TC. Os padrões de realce do colangiocarcinoma

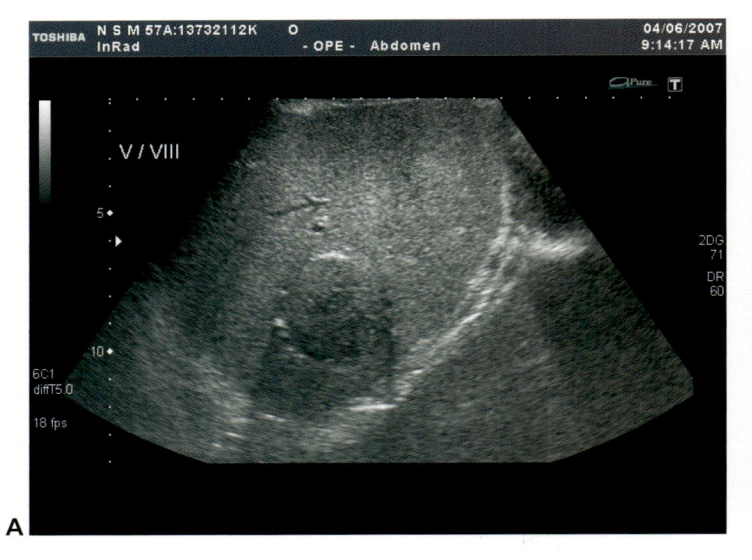

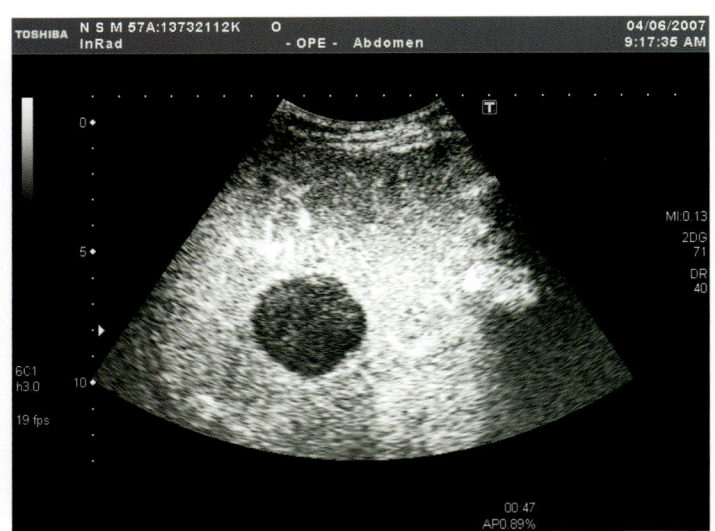

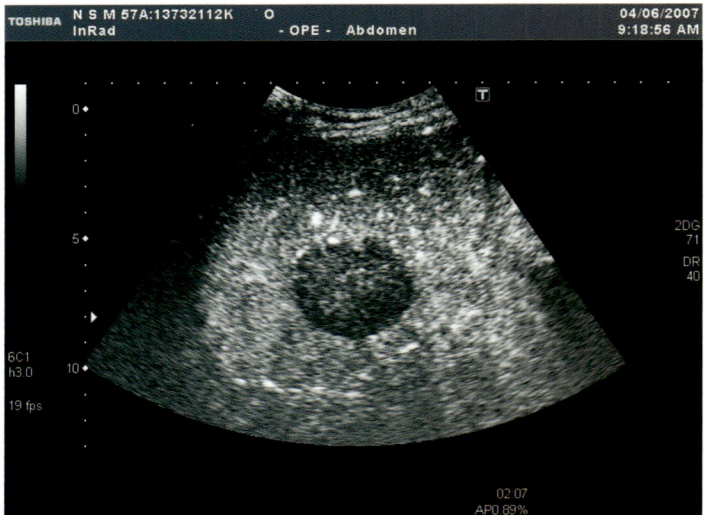

Fig. 14-36. FÍGADO; controle pós-tratamento do hepatocarcinoma com quimiembolização intra-arterial, utilizando a US contrastada. (**A**) Nódulo tenuamente hipoecogênico com pontos hiperecogênicos na periferia ao modo B. (**B** e **C**) Estudo de US com contraste. (**B**) A lesão não demonstra realce na fase arterial. (**C**) Ou nas fases portal/tardia. Conclui-se que não há tumor viável na lesão tratada.

intra-hepático apresentam semelhanças à TC na fase arterial, porém há o *washout* na fase portal com o contraste ultrassonográfico.[20]

A investigação inicial do câncer do ducto biliar hilar (isto é, tumor de Klatskin) geralmente é realizada pelo exame ultrassonográfico convencional, que possui boa sensibilidade para confirmar a dilatação do ducto biliar, localizar o local da obstrução e excluir a presença de cálculos biliares. Entretanto, possui papel limitado para caracterizar a natureza da obstrução e determinar o grau de acometimento do parênquima hepático circunjacente, uma vez que o colangiocarcinoma frequentemente apresenta-se isoecogênico e permeativo. Além disso, a US com contraste permite distinguir neoplasias, que são vascularizadas, de bile tumefata ou cálculos sem sombra acústca, que são avasculares.[21]

Outro parâmetro importante no estadiamento do colangiocarcinoma é o acometimento dos vasos. Para isso, já foi descrito que a US com contraste e a TC possuem resultados semelhantes para caracterizar a infiltração da veia porta pelo colangiocarcinoma.[20]

Pâncreas

A US com contraste pode ser usada para melhorar a delimitação das lesões pancreáticas e para caracterizar as lesões já identificadas na US convencional. Uma das aplicações práticas no pâncreas é a distinção entre adenocarcinoma ductal, neoplasia maligna mais frequente, da pancreatite focal, uma condição frequente no diagnóstico diferencial. Na US com contraste, os adenocarcinomas são frequentemente hipovascularizados em comparação ao parênquima pancreático circundante. Em contrapartida, a pancreatite focal apresenta padrão de reforço semelhante ao tecido adjacente.[22]

Por outro lado, os tumores neuroendócrinos pancreáticos são lesões hipervascularizadas. As lesões císticas do pâncreas, como todas as massas císticas, não mostram reforço pelo agente de contraste ultrassonográfico por não serem vascularizadas.[23]

A US com contraste do pâncreas tem sido recomendada nas seguintes indicações:[4]

A) Descrição exata das medidas do tumor, caracterizando suas margens e relação com os vasos adjacentes.
B) Caracterização de lesões pancreáticas focais, como o adenocarcinoma, o tumor neuroendócrino e a pancreatite focal.
C) Diferenciação entre lesões sólido-císticas, que demonstram realce, das lesões puramente císticas, que não apresentam qualquer reforço pelo agente de contraste.

A US com contraste também pode ser útil para determinar a eficácia do tratamento e os resultados após a quimioterapia.[24]

Rins

A US convencional é amplamente utilizada em muitos centros, como a modalidade de escolha para medir as dimensões renais, detectar lesões focais, demonstrar a perfusão sanguínea, avaliar rins transplantados e também detectar estenose da artéria renal.

No entanto, a US convencional às vezes não é suficiente para fazer a distinção entre as lesões benignas e as malignas, ou para avaliar

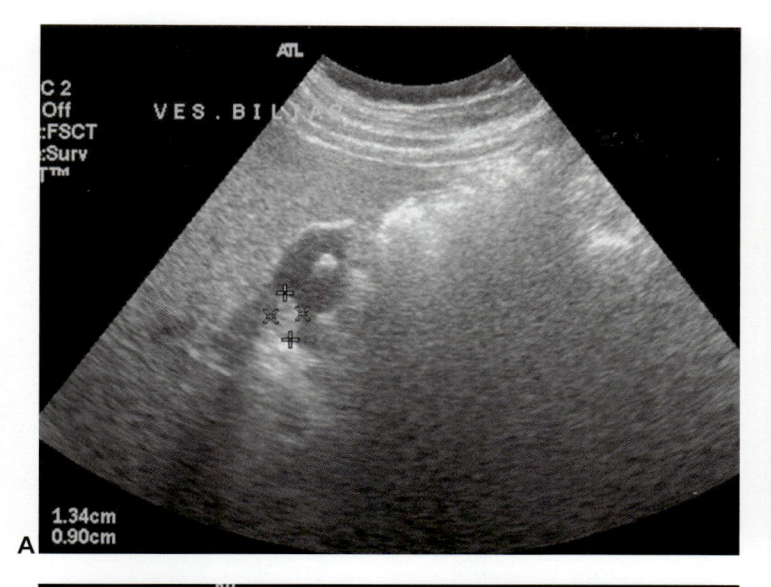

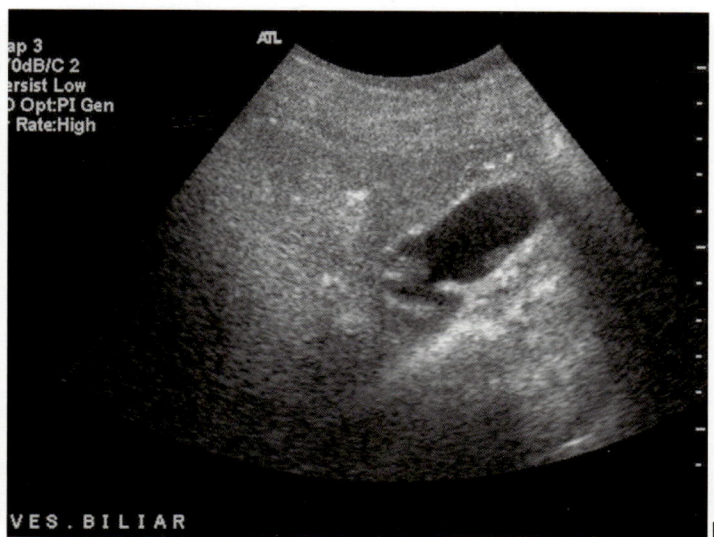

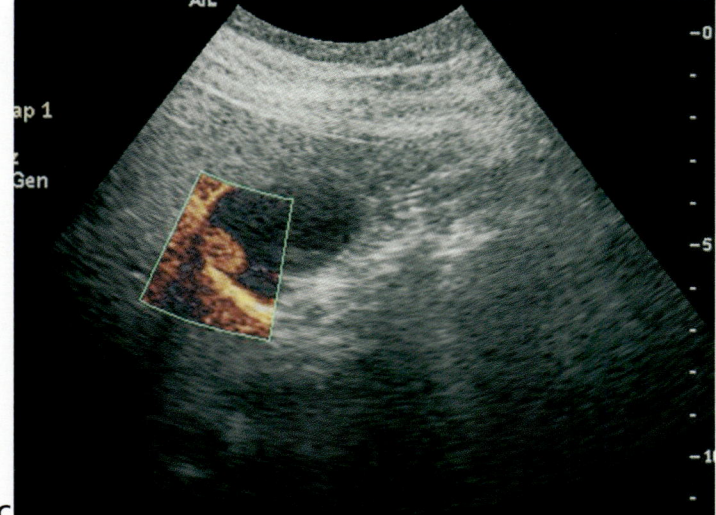

Fig. 14-37. VESÍCULA BILIAR. (**A**) Estudo da vesícula biliar ao modo B mostrando lesão polipoide fixa na parede. (**B**) Após a injeção do agente de contraste por microbolhas observa-se realce desta lesão. (**C**) Melhor evidenciado com o uso do mapeamento pelo Doppler colorido.

a perfusão do fluxo sanguíneo.[25] A US com contraste preenche essa lacuna, possuindo melhor acurácica que a US convencional.

Além disso, a US com contraste ainda possui valiosa vantagem com relação à angiografia, TC ou à RM, pois não possui os efeitos adversos renais. Isso porque não foi encontrada nenhuma evidência de nefropatia induzida pelo contraste de microbolhas, diferentemente dos meios de contraste compostos de iodo ou gadolínio, utilizados na angiografia, TC e RM.[26-28] Portanto, o contraste ultrassonográfico pode ser utilizado em pacientes com a função renal debilitada, os quais possuem contraindicações para realização de exames contrastados de TC e RM.

Além disso, a US com contraste permite retratar a perfusão sanguínea da parede, septos e componentes sólidos no interior de cistos, sendo, portanto, muito útil para a caracterização de lesões em que os estudos de TC ou RM são inconclusivos ou contraindicados.[4] Os cistos complexos do rim, caracterizados por uma parede espessada ou irregular, calcificações, septos ou componentes sólidos, especialmente aqueles classificados como tipos 2F, 3 ou 4, segundo a classificação Bosniak, são provavelmente a melhor indicação para US com contraste renal. Dessa forma, é possível predizer a malignidade de uma lesão cística complexa.

Com relação à distinção de tumores sólidos benignos e malignos de acordo com o padrão de realce, já foi descrito que os achados característicos de realce nas lesões malignas são o reforço intenso ou intermediário durante a fase inicial e *washout* subsequente em fase tardia, que pode estar acompanhado de halo vascular perilesional (Fig. 14-38).[29]

A US com contraste também é importante na avaliação de complicações após o transplante renal, uma vez que permite o diagnóstico de estenose ou trombose vascular, infarto focal, fístulas e coleções.[30]

Baço

Assim como no fígado, a US com contraste pode ser utilizada para caracterizar as lesões esplênicas focais. O padrão de realce das lesões benignas é a ausência de reforço ou uma vascularização semelhante ao do tecido esplênico. Já o padrão das lesões malignas é diferente, sendo caracterizado por um reforço intenso na fase arterial, seguido por um rápido *washout*, que se torna completo na fase parenquimatosa (60 s após a injeção), quando não se detecta vascularização no interior das lesões.[31]

Já foi demonstrado que a US com contraste melhora a caracterização de lesões focais esplênicas com relação à US convencional. Para o diagnóstico correto de benignidade ou malignidade, a acurácia global foi de 43 a 74% antes da US com contraste *versus* 81 a 92% após US com contraste.[32]

Mamas

A US convencional desempenha um papel fundamental na avaliação de lesões mamárias, permitindo o diagnóstico de cistos, nódulos sólidos e algumas características que permitem a distinção entre nódulos benignos e malignos. Entretanto, a US convencional possui

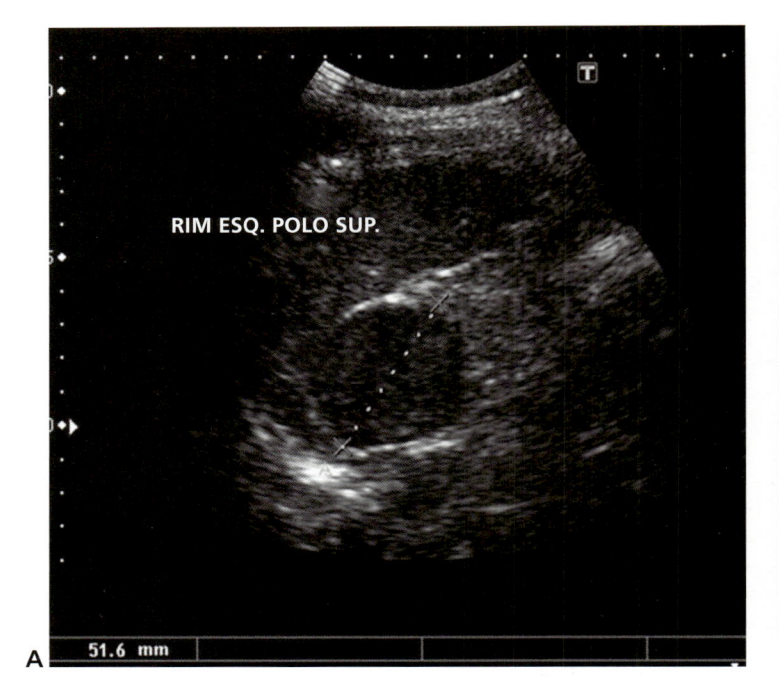

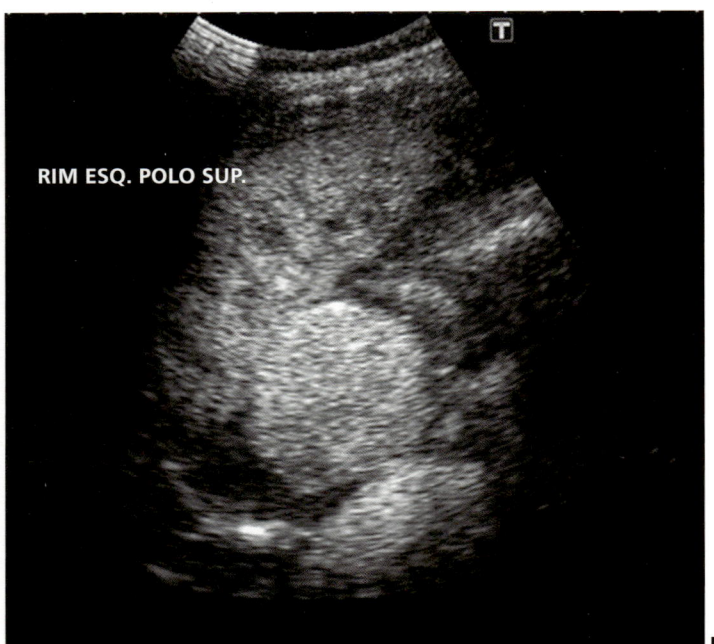

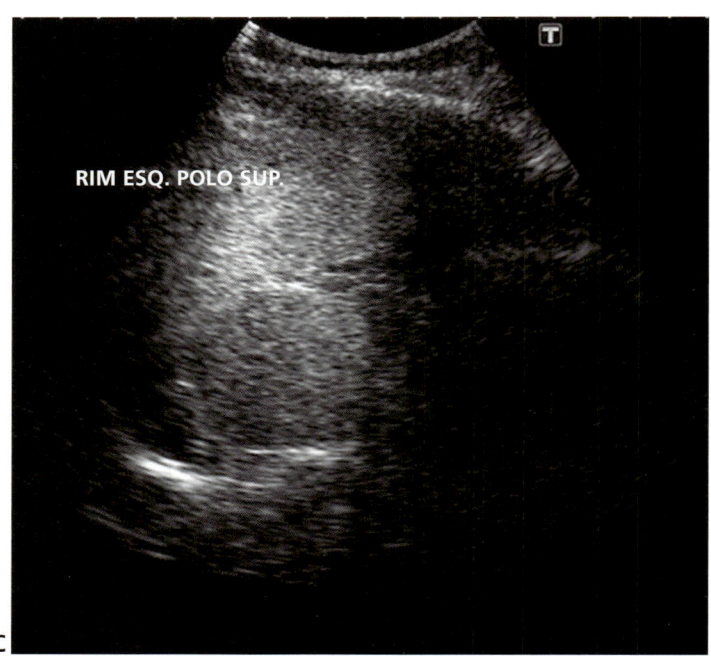

Fig. 14-38. RIM. (**A**) Estudo do rim demonstra lesão sólida, hipoecogênica no polo superior do rim esquerdo. Estudo de US com contraste por microbolhas demonstrou em: (**B**) Fase arterial há realce precoce. (**C**) Clareamento do realce nas fases posteriores. Este padrão é compatível com lesão maligna. Caso gentilmente cedido pela Dra. Andrea Cavalanti Gomes.

algumas limitações, sendo muitas vezes necessária a realização de exames complementares, como a RM com contraste. A utilidade da US com contraste na distinção entre lesões malignas e benignas já foi estudada por alguns autores.[33,34] Os autores concluem que a US com contraste apresenta baixa sensibilidade para detecção de lesões malignas, porém alta especificidade. O padrão de realce periférico foi sugestivo de malignidade, com uma sensibilidade de 39,5% e especificidade de 98,3% (Fig. 14-39).

Além disso, sabe-se que a avaliação precisa do tamanho do tumor é necessária à seleção de pacientes candidatos à cirurgia conservadora. Dessa forma, o cálculo subestimado do tamanho do tumor pode resultar em excisão incompleta, levando à recidiva local e à nova realização de procedimentos cirúrgicos.[34] Para isso, já foi demonstrado que a US com contraste aumenta as dimensões dos tumores da mama, quando comparada com a US convencional, possuindo melhor correlação com os achados anatomopatológicos.[34]

Tireoide

Alguns autores encontraram nódulos malignos que possuem maior vascularização interna do que os benignos.[35] Entretanto, Bartolotta et al.[36] descreveram ausência de diferença significativa entre os nódulos tireoideos benignos e malignos. Dessa forma, o papel da US com contraste na tireoide ainda é controverso, não havendo aplicação prática na boa distinção entre nódulos benignos e malignos.

Próstata

O câncer de próstata é a segunda neoplasia maligna mais comum, superada apenas pelo tumor de pele. Esse tumor assumiu importância maior nos últimos anos, uma vez que a sua incidência é crescente. Além disso, é uma doença que determina alta morbidade e mortalidade, principalmente quando o diagnóstico é tardio.

A US com contraste pode auxiliar o diagnóstico precoce da doença. Nódulos hipoecoicos localizados na zona periférica com reforço intenso e precoce são propensos a serem malignos. Já os nódulos sem reforço pelo agente de contraste são frequentemente benignos.[37,38]

TRAUMA ABDOMINAL FECHADO E AVALIAÇÃO PÓS-OPERATÓRIA DE CIRURGIAS VASCULARES

A US com contraste é capaz de detectar pontos de sangramento e hematomas em pacientes com trauma abdominal fechado.[39] A técnica é capaz de detectar as lesões vasculares e os sangramentos ativos, não utiliza radiação ionizante e é útil para monitorar pacientes em tratamento conservador.[39-41] A US com contraste também pode ser utilizada para guiar tratamentos percutâneos guiados, inclusive na ruptura esplênica.[42]

A US com contraste ainda permite localizar com precisão vazamentos após o reparo endovascular de aneurisma abdominal. O método possui acurácia semelhante à angiografia ou angiotomografia computadorizada, além da vantagem de constituir uma modalidade de avaliação dinâmica.[43] Além disso, a US com contraste ainda pode ser uma boa indicação em pacientes com insuficiência renal.

DOENÇA DE CROHN

A US com contraste também pode ser utilizada para avaliar a atividade da doença de Crohn.[44] O realce da parede da alça intestinal pelo contraste de microbolhas demonstra atividade da doença, sendo o reforço mais intenso quanto maior a atividade (Fig. 14-40).[45,46]

DETECÇÃO DE LINFONODO SENTINELA

Também chamada de linfossonografia, a detecção de linfonodo sentinela é uma técnica da US com contraste semelhante àquela realizada com radiofármaco na Medicina Nuclear, em que se injeta um substrato radioativo no tumor primitivo. Essa substância é posteriormente drenada para um linfonodo sentinela através de vasos linfáticos. Na ultrassonografia com contraste, a injeção do agente de contraste com microbolhas é realizada sob guia ultrassonográfico de forma transcutânea.[47,48]

USO TERAPÊUTICO DO AGENTE DE CONTRASTE POR MICROBOLHA

Como já descrito na introdução deste capítulo, as microbolhas do contraste ultrassonográfico podem romper-se quando são submetidas à alta energia sonora, ou seja, alto índice mecânico (IM). Por esse princípio, os meios de contraste podem ser utilizados como transportadores de algumas substâncias, havendo aplicação quando se deseja promover acúmulo local de drogas ou genes, sem envolvimento sistêmico significativo, o que minimiza os efeitos adversos.[49,50] Dessa forma, é possível tratar tumores por quimioterapia ou terapia genética, ou até mesmo promover tromboembolização terapêutica.[49,50]

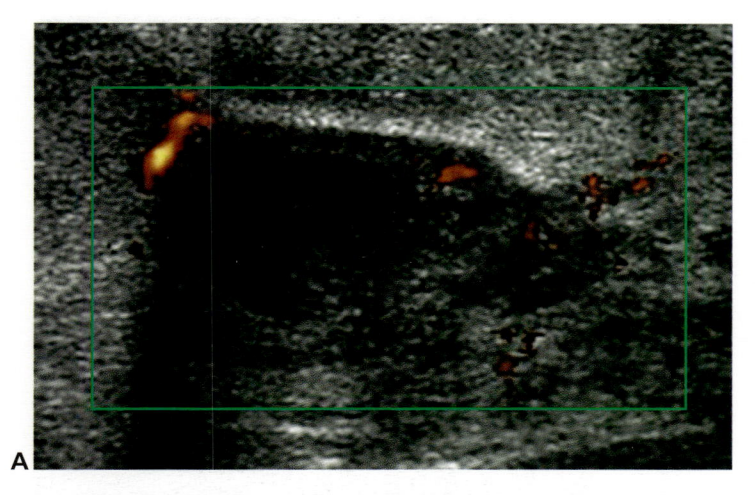

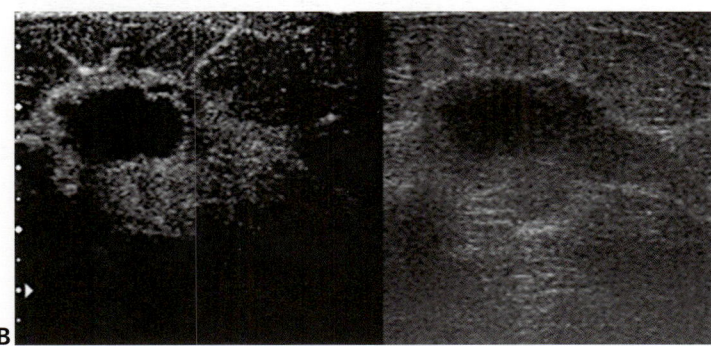

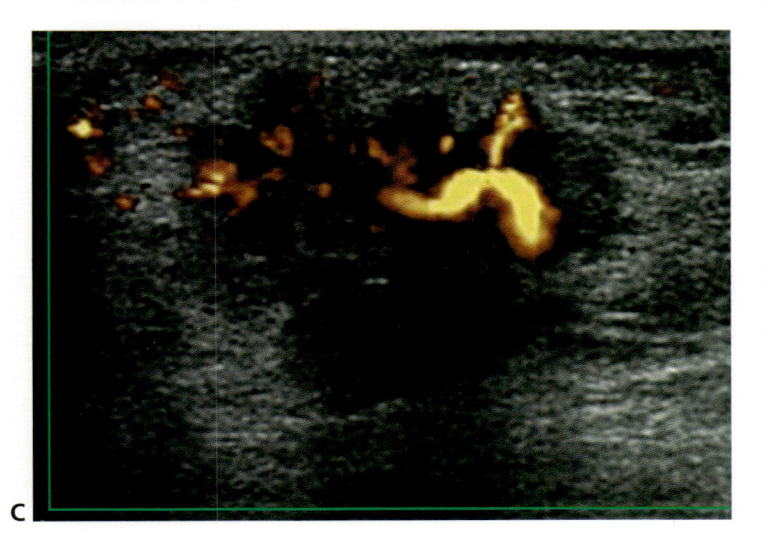

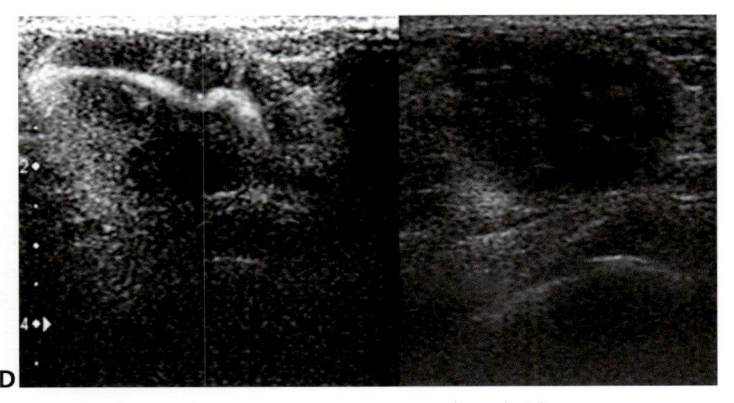

Fig. 14-39. MAMA. Abscesso mamário. (**A**) Doppler colorido mostra massa complexa de contornos irregulares e angulados, hipervascularizada com artérias centrais e periféricas. (**B**) Após a injeção do agente de contraste, observa-se intenso realce periférico. (**C** e **D**) Carcinoma ductal invasivo de mama.

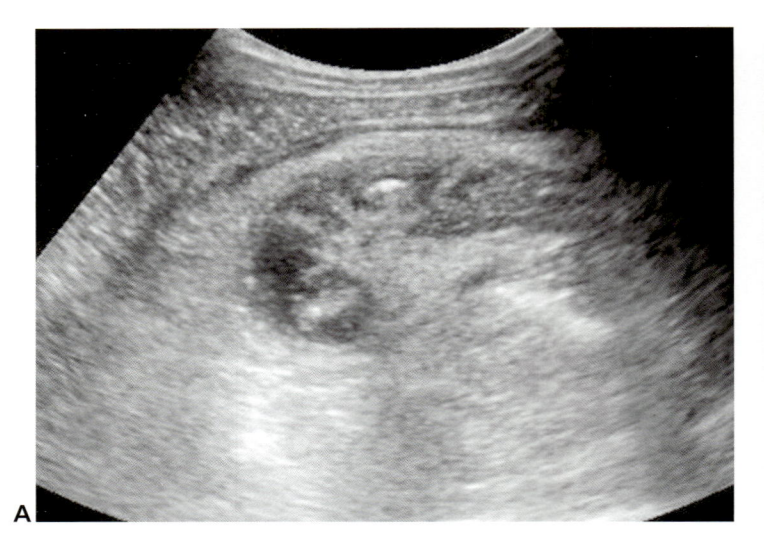

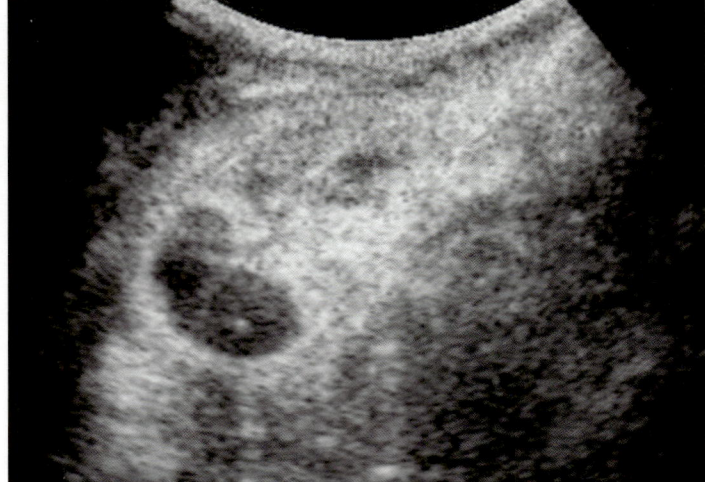

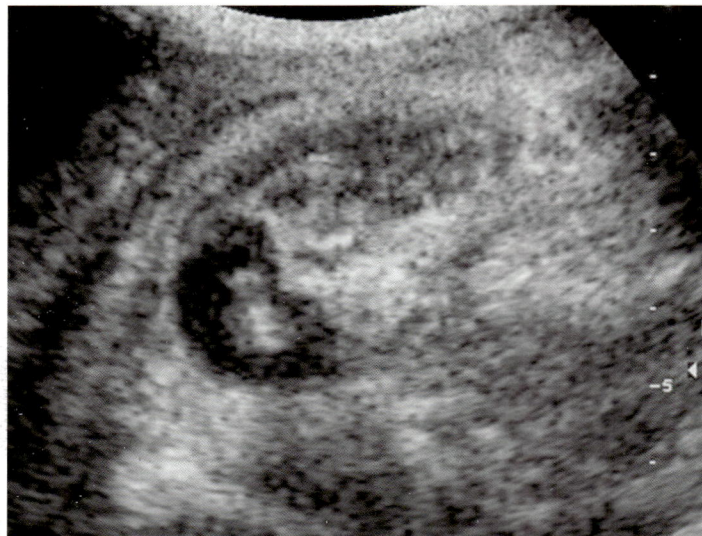

Fig. 14-40. Processo inflamatório intestinal. (**A**) Demonstra alça intestinal inflamada, de dimensões aumentadas e com a parede heterogênea ao modo B. (**B** e **C**) Estudo de US com contraste por microbolhas demonstrou realce da parede inflamada, entremeada por áreas sem realce, compatível com necrose.

CONCLUSÃO

O conhecimento do estado da microcirculação é essencial ao diagnóstico e o prognóstico das patologias que afetam os diversos órgãos do corpo humano, e a melhoria tecnológica obtida nas últimas décadas não só aumenta a acurácia diagnóstica de várias doenças, mas também permite o melhor estadiamento de doenças já conhecidas. O contraste de microbolhas enriquece significativamente essas informações e pode ser utilizado não somente no campo cardiovascular, mas bem além disso, como para avaliação de fígado, pâncreas, rins, próstata, tireoide, baço e vários outros órgãos.

REFERÊNCIAS BIBLIOGRÁFICAS

1. Correas JM, Bridal L, Lesavre A et al. Ultrasound contrast agents: properties, principles of action, tolerance, and artifacts. *Eur Radiol* 2001;11(8):1316-28.
2. Leen E. The role of contrast-enhanced ultrasound in the characterisation of focal liver lesions. *Eur Radiol* 2001;11(Suppl 3): E27-34.
3. Brannigan M, Burns PN, Wilson SR. Blood flow patterns in focal liver lesions at microbubble-enhanced US. *Radiographics* 2004 July-Aug.;24(4):921-35.
4. Claudon M, Cosgrove D, Albrecht T et al. Guidelines and good clinical practice recommendations for contrast enhanced ultrasound (CEUS) - update 2008. *Ultraschall Med* 2008 Feb.;29(1):28-44.
5. Xu HX, Liu GJ, Lu MD et al. Characterization of small focal liver lesions using real-time contrast-enhanced sonography: diagnostic performance analysis in 200 patients. *J Ultrasound Med* 2006 Mar.;25(3):349-61.
6. Strobel D, Seitz K, Blank W et al. Contrast-enhanced ultrasound for the characterization of focal liver lesions – diagnostic accuracy in clinical practice (DEGUM multicenter trial). *Ultraschall Med* 2008 Oct.;29(5):499-505.
7. Dietrich CF. Characterisation of focal liver lesions with contrast enhanced ultrasonography. *Eur J Radiol* 2004 June;51(Suppl):S9-17.
8. Maruyama H, Takahashi M, Ishibashi H et al. Changes in tumor vascularity precede microbubble contrast accumulation deficit in the process of dedifferentiation of hepatocellular carcinoma. *Eur J Radiol* 2010 July;75(1):e102-6.
9. Liu GJ, Xu HX, Lu MD et al. Enhancement pattern of hepatocellular carcinoma: comparison of real-time contrast-enhanced ultrasound and contrast-enhanced computed tomography. *Clin Imaging* 2006 Sept.-Oct.;30(5):315-21.
10. Hohmann J, Albrecht T, Hoffmann CW et al. Ultrasonographic detection of focal liver lesions: increased sensitivity and specificity with microbubble contrast agents. *Eur J Radiol* 2003 May;46(2):147-59.
11. Solbiati L, Tonolini M, Cova L et al. The role of contrast-enhanced ultrasound in the detection of focal liver lesions. *Eur Radiol* 2001;11(Suppl 3):E15-26.
12. Sugimoto K, Shiraishi J, Moriyasu F et al. Improved detection of hepatic metastases with contrast-enhanced low mechanical-index pulse inversion ultrasonography during the liver-specific phase of sonazoid: observer performance study with JAFROC analysis. *Acad Radiol* 2009 July;16(7):798-809.
13. Solbiati L, Ierace T, Tonolini M et al. Guidance and monitoring of radiofrequency liver tumor ablation with contrast-enhanced ultrasound. *Eur J Radiol* 2004 June;51(Suppl):S19-23.

14. Lassau N, Chami L, Benatsou B et al. Dynamic contrast-enhanced ultrasonography (DCE-US) with quantification of tumor perfusion: a new diagnostic tool to evaluate the early effects of antiangiogenic treatment. *Eur Radiol* 2007 Dec.;17(Suppl 6):F89-98.
15. Lavisse S, Lejeune P, Rouffiac V et al. Early quantitative evaluation of a tumor vasculature disruptive agent AVE8062 using dynamic contrast-enhanced ultrasonography. *Invest Radiol* 2008 Feb.;43(2):100-11.
16. Lencioni R, Piscaglia F, Bolondi L. Contrast-enhanced ultrasound in the diagnosis of hepatocellular carcinoma. *J Hepatol* 2008 May;48(5):848-57.
17. Lencioni R. Impact of European Federation of Societies for Ultrasound in Medicine and Biology (EFSUMB) guidelines on the use of contrast agents in liver ultrasound. *Eur Radiol* 2006 July;16(7):1610-13.
18. Xie XH, Xu HX, Xie XY et al. Differential diagnosis between benign and malignant gallbladder diseases with real-time contrast-enhanced ultrasound. *Eur Radiol* 2010 Jan.;20(1):239-48.
19. Chen LD, Xu HX, Xie XY et al. Enhancement patterns of intra-hepatic cholangiocarcinoma: comparison between contrast-enhanced ultrasound and contrast-enhanced CT. *Br J Radiol* 2008 Nov.;81(971):881-89.
20. Xu HX, Chen LD, Xie XY et al. Enhancement pattern of hilar cholangiocarcinoma: contrast-enhanced ultrasound versus contrast-enhanced computed tomography. *Eur J Radiol* 2010 Aug.;75(2):197-202.
21. Xu HX, Chen LD. Villous adenoma of extra-hepatic bile duct: contrast-enhanced sonography findings. *J Clin Ultrasound* 2008 Jan.;36(1):39-41.
22. Kersting S, Konopke R, Kersting F et al. Quantitative perfusion analysis of transabdominal contrast-enhanced ultrasonography of pancreatic masses and carcinomas. *Gastroenterology* 2009 Dec.;137(6):1903-11.
23. Badea R, Seicean A, Diaconu B et al. Contrast-enhanced ultrasound of the pancreas—a method beyond its potential or a new diagnostic standard? *J Gastrointestin Liver Dis* 2009 June;18(2):237-42.
24. Sofuni A, Itoi T, Itokawa F et al. Usefulness of contrast-enhanced ultrasonography in determining treatment efficacy and outcome after pancreatic cancer chemotherapy. *World J Gastroenterol* 2008 Dec. 21;14(47):7183-91.
25. Kalantarinia K, Belcik JT, Patrie JT et al. Real-time measurement of renal blood flow in healthy subjects using contrast-enhanced ultrasound. *Am J Physiol Renal Physiol* 2009 Oct.;297(4):F1129-34.
26. Amet S, Deray G. Renal toxicity of contrast agents in oncologic patients. *Bull Cancer* 2011 Nov. 15.
27. Sendeski MM. Pathophysiology of renal tissue damage by iodinated contrast media. *Clin Exp Pharmacol Physiol* 2011 May;38(5):292-99.
28. Ledneva E, Karie S, Launay-Vacher V et al. Renal safety of gadolinium-based contrast media in patients with chronic renal insufficiency. *Radiology* 2009 Mar.;250(3):618-28.
29. Xu ZF, Xu HX, Xie XY et al. Renal cell carcinoma: real-time contrast-enhanced ultrasound findings. *Abdom Imaging* 2010 Dec.;35(6):750-56.
30. Kihm LP, Hinkel UP, Michael K et al. Contrast enhanced sonography shows superior microvascular renal allograft perfusion in patients switched from cyclosporine A to everolimus. *Transplantation* 2009 July 27;88(2):261-65.
31. von Herbay A, Barreiros AP, Ignee A et al. Contrast-enhanced ultrasonography with SonoVue: differentiation between benign and malignant lesions of the spleen. *J Ultrasound Med* 2009 Apr.;28(4):421-34.
32. Stang A, Keles H, Hentschke S et al. Differentiation of benign from malignant focal splenic lesions using sulfur hexafluoride-filled microbubble contrast-enhanced pulse-inversion sonography. *AJR Am J Roentgenol* 2009 Sept.;193(3):709-21.
33. Liu H, Jiang YX, Liu JB et al. Evaluation of breast lesions with contrast-enhanced ultrasound using the microvascular imaging technique: initial observations. *Breast* 2008 Oct.;17(5):532-39.
34. Jiang YX, Liu H, Liu JB et al. Breast tumor size assessment: comparison of conventional ultrasound and contrast-enhanced ultrasound. *Ultrasound Med Biol* 2007 Dec.;33(12):1873-81.
35. Carraro R, Molinari F, Deandrea M et al. Characterization of thyroid nodules by 3-D contrast-enhanced ultrasound imaging. *Conf Proc IEEE Eng Med Biol Soc* 2008;2008:2229-32.
36. Bartolotta TV, Midiri M, Galia M et al. Qualitative and quantitative evaluation of solitary thyroid nodules with contrast-enhanced ultrasound: initial results. *Eur Radiol* 2006 Oct.;16(10):2234-41.
37. Tang J, Yang JC, Luo Y et al. Enhancement characteristics of benign and malignant focal peripheral nodules in the peripheral zone of the prostate gland studied using contrast-enhanced transrectal ultrasound. *Clin Radiol* 2008 Oct.;63(10):1086-91.
38. Yang JC, Tang J, Li J et al. Contrast-enhanced gray-scale transrectal ultrasound-guided prostate biopsy in men with elevated serum prostate-specific antigen levels. *Acad Radiol* 2008 Oct.;15(10):1291-97.
39. Valentino M, Ansaloni L, Catena F et al. Contrast-enhanced ultrasonography in blunt abdominal trauma: considerations after 5 years of experience. *Radiol Med* 2009 Oct.;114(7):1080-93.
40. Valentino M, Serra C, Pavlica P et al. Blunt abdominal trauma: diagnostic performance of contrast-enhanced US in children – initial experience. *Radiology* 2008 Mar.;246(3):903-9.
41. Valentino M, Galloni SS, Rimondi MR et al. Contrast-enhanced ultrasound in non-operative management of pancreatic injury in childhood. *Pediatr Radiol* 2006 June;36(6):558-60.
42. Tang J, Zhang H, Lv F et al. Percutaneous injection therapy for blunt splenic trauma guided by contrast-enhanced ultrasonography. *J Ultrasound Med* 2008 June;27(6):925-32; quiz 33.
43. Pfister K, Rennert J, Uller W et al. Contrast harmonic imaging ultrasound and perfusion imaging for surveillance after endovascular abdominal aneurysm repair regarding detection and characterization of suspected endoleaks. *Clin Hemorheol Microcirc* 2009;43(1):119-28.
44. Migaleddu V, Scanu AM, Quaia E et al. Contrast-enhanced ultrasonographic evaluation of inflammatory activity in Crohn's disease. *Gastroenterology* 2009 July;137(1):43-52.
45. Ripolles T, Martinez MJ, Paredes JM et al. Crohn disease: correlation of findings at contrast-enhanced US with severity at endoscopy. *Radiology* 2009 Oct.;253(1):241-48.
46. Martinez MJ, Ripolles T, Paredes JM, Blanc E, Marti-Bonmati L. Assessment of the extension and the inflammatory activity in Crohn's disease: comparison of ultrasound and MRI. *Abdom Imaging* 2009 Mar.-Apr.;34(2):141-48.
47. Curry JM, Ezzat WH, Merton DA et al. Thyroid lymphosonography: a novel method for evaluating lymphatic drainage. *Ann Otol Rhinol Laryngol* 2009 Sept.;118(9):645-50.
48. Wang Y, Cheng Z, Li J et al. Gray-scale contrast-enhanced ultrasonography in detecting sentinel lymph nodes: an animal study. *Eur J Radiol* 2010 June;74(3):e55-59.
49. Deckers R, Moonen CT. Ultrasound triggered, image guided, local drug delivery. *J Control Release* 2010 Nov. 20;148(1):25-33.
50. Bohmer MR, Klibanov AL, Tiemann K et al. Ultrasound triggered image-guided drug delivery. *Eur J Radiol* 2009 May;70(2):242-53.

14-7 APLICAÇÕES TERAPÊUTICAS DOS AGENTES DE CONTRASTE PARA ULTRASSOM

ANA CRISTINA CAMAROZANO WERMELINGER

INTRODUÇÃO

O desenvolvimento dos agentes de contraste vem ocorrendo há mais de 30 anos na cardiologia. Contudo, na última década houve um maior interesse por parte dos fabricantes de equipamento de ultrassom em aprimorar os métodos de visualização da imagem, além do avanço na formulação dos novos contrastes ecocardiográficos. Atualmente, os contrastes em cardiologia estão aprovados e disponíveis para definição de borda endocárdica e análise Doppler em pacientes que não apresentam boa resolução da imagem, melhorando os resultados diagnósticos nesses casos.

As principais aplicações dos agentes de contraste são:

- Delinear a borda endocárdica pela opacificação da cavidade ventricular esquerda e análise das funções global e regional ventricular, quando dois ou mais segmentos não são bem visualizados (conforme diretriz das Sociedades Europeia e Americana de Ecocardiografia).
- Melhorar a visualização da borda endocárdica ao ecocardiograma de estresse quando ≥ 2 segmentos não forem bem visualizados em repouso.
- Análise da perfusão e viabilidade miocárdicas.
- Aumentar o sinal Doppler nas cavidades e vasos.
- Avaliação de massas cardíacas.
- Outras aplicações ainda menos difundidas são: análise do fluxo de reserva coronariano, aplicações terapêuticas, utilização em procedimentos intervencionistas (p. ex.: alcoolização septal) e no intraoperatório.

APLICAÇÕES CLÍNICAS GERAIS DO USO DO CONTRASTE

Delineamento da borda endocárdica

Em duas situações da prática médica o uso do contraste no delineamento da borda endocárdica oferece grandes vantagens com mínimo aumento no tempo de exame: na unidade de terapia intensiva, onde o decúbito do paciente, sua condição clínica e a utilização de ventilação mecânica prejudicam a aquisição de uma boa "janela" torácica e de uma análise adequada da fração de ejeção;[1] e durante a ecocardiografia de estresse, onde a utilização do contraste aumenta a confiança diagnóstica, principalmente em se tratando de imagens subótimas, o que pode ocorrer em até 30% desses pacientes.[2] Atualmente, o ecocardiograma de estresse não deve ser realizado sem contraste nesses pacientes ou naqueles onde dois ou mais segmentos miocárdicos não são bem visualizados ao 'corte' apical, e o maior ganho está na melhor visibilidade das paredes anterior e lateral.[3] Neste caso, o acesso onde será administrado o medicamento (no caso de estresse farmacológico) pode ser utilizado para a injeção do contraste, colocando-se apenas uma "torneira" de dupla via, e a administração pode ser feita em bolus ou em infusão contínua em uma via paralela à dobutamina ou ao dipiridamol. No caso de estresse sob exercício, deve-se obter um acesso venoso periférico que fica salinizado e bem fixado para a injeção de um novo bolus no pico do exercício, sendo que o primeiro é feito sob condições de repouso, e o segundo bolus é administrado cerca de 30 segundos antes da interrupção do exercício.

A análise dos volumes cavitários pelo método de Simpson, permitindo uma melhor avaliação da fração de ejeção, e a análise dos volumes pela ecocardiografia tridimensional são também uma indicação para a utilização dos agentes de contraste, pois os volumes em sístole e diástole são mais bem definidos quando a borda endocárdica é mais bem visualizada.[4]

A análise da borda endocárdica pode ser realizada em aparelhos mais simples, que apresentam somente a imagem fundamental (os quais refletem ecos na mesma frequência dos emitidos), diminuindo, assim, o número de exames com diagnóstico duvidoso ou com "janela" inexequível. Entretanto, em nossa experiência, a quantidade de contraste necessária nesses aparelhos será cerca de 3 vezes maior do que com o *software* com imagem harmônica (onde os ecos refletidos são múltiplos dos ecos emitidos, tendo um filtro que reflete apenas os harmônicos múltiplos e reduzem os artefatos derivados da imagem fundamental). Apesar do *software* de imagem com harmônica, cerca de 20%, 30% dos pacientes, ainda apresentarão limitação na qualidade da imagem,[2] e a adição do contraste de microbolhas otimiza em quase 100% as imagens para boa definição da borda endocárdica, volumes cavitários, fração de ejeção e opacificação cavitária para identificação de estruturas intracardíacas.[5]

A visualização inadequada da imagem, onde dois ou mais segmentos miocárdicos são mal visualizados ao 'corte' apical, em repouso e especialmente ao ecocardiograma de estresse, implica em indicação Classe I para utilização do contraste de microbolhas, considerando as diretrizes americanas[6] e europeia; e a visualização inadequada de quatro ou mais segmentos no 'corte' apical implica em indicação Classe I para utilização do contraste, considerando as diretrizes latino-americanas (Fig. 14-41).[7]

Perfusão e viabilidade miocárdica

Para a avaliação da perfusão é necessário detectar sangue em capilares, e estes contêm mais de 90% do volume sanguíneo intramiocárdico.[8]

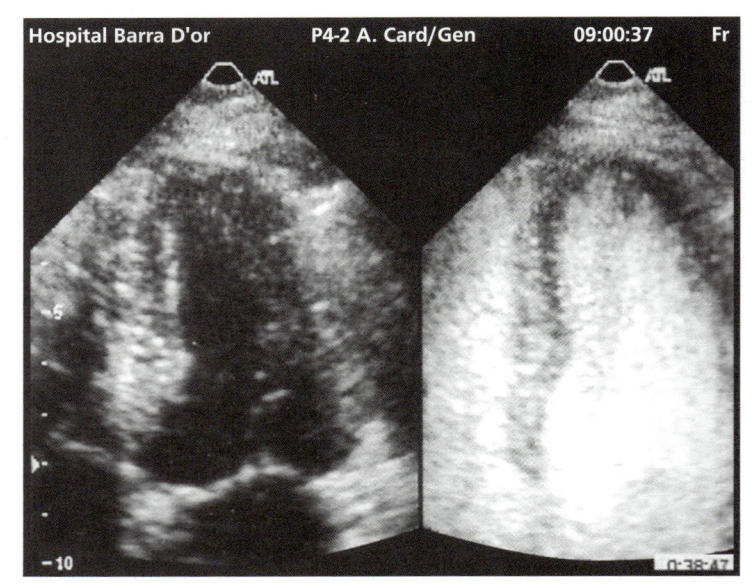

Fig. 14-41. Imagem subideal à esquerda (sem contraste) e otimizada à direita (com contraste).

A distribuição dos vasos intramiocárdicos não é uniforme no ventrículo esquerdo, e a densidade vascular está aumentada na camada subendocárdica, já que o consumo de oxigênio está aumentado nesta região.[8]

A análise da perfusão miocárdica tem, basicamente, dois objetivos: avaliar isquemia e viabilidade, sendo um método adicional e complementar às modalidades existentes. A análise da perfusão com contraste ecocardiográfico é um método fácil, relativamente barato, reprodutível, não invasivo, sem radiação e em tempo real, oferecendo a análise da microcirculação em repouso e sob estresse, e com ótima resolução espacial e temporal.

Na avaliação de perfusão, há, no entanto, duas situações clínicas em que o método tem sido validado: infarto agudo do miocárdio (no diagnóstico da dor torácica) e estenose coronariana crônica (DAC-doença arterial coronariana).

■ Análise da perfusão no infarto agudo do miocárdio

A finalidade é quantificar a área infartada e avaliar a reperfusão. Estudos têm demonstrado que a área de risco apresenta boa correlação com a cintilografia com tálio 201.[9,10] O tamanho do infarto e a área reperfundida podem ser identificados com contraste, sendo que a presença do contraste na área com infarto recente indica viabilidade. A ausência de contraste em uma área infartada e reperfundida representa o fenômeno de *no-reflow* na fase aguda, sendo indicativo de ausência de viabilidade por obstrução da microcirculação,[11] com tendência ao aumento dos volumes cavitários e remodelamento ventricular esquerdo (Fig. 14-42).[12]

A reavaliação da área infartada após um mês do evento agudo, também, é relevante, pois pode haver algum grau de reperfusão tardia após a abertura do vaso epicárdico, não identificada na fase aguda do infarto, e acarreta um prognóstico mais favorável.

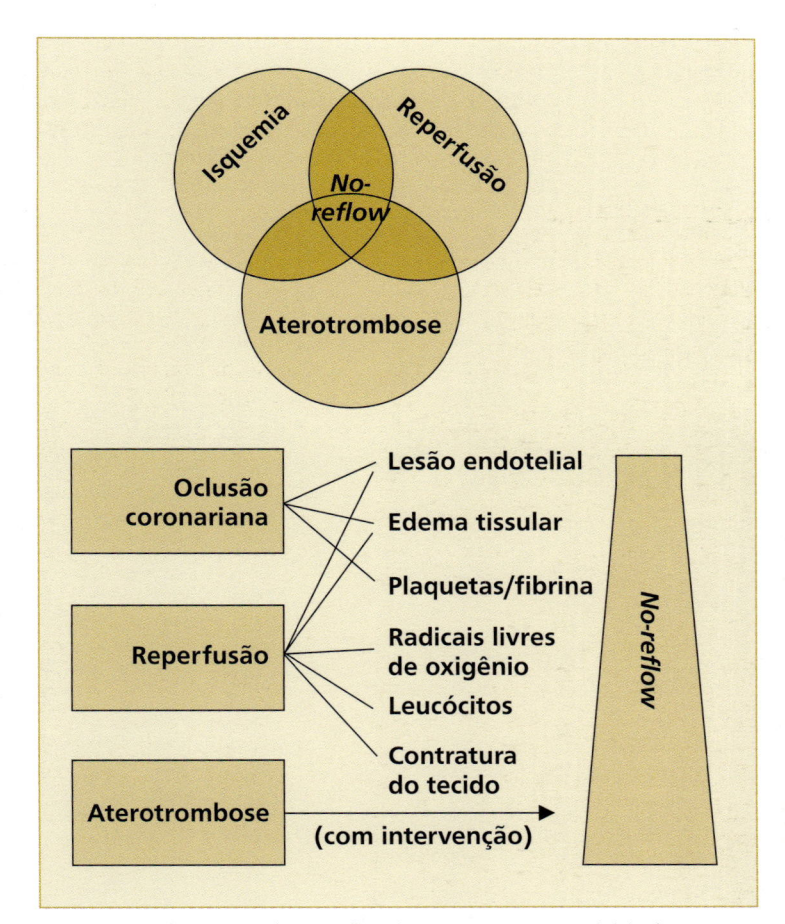

Fig. 14-42. O fenômeno de *no-reflow* é um processo que se inicia durante a isquemia e aumenta durante a reperfusão, sendo que vários mecanismos estão envolvidos na gênese deste fenômeno, ocasionando alterações estruturais da microcirculação (adaptada).[12]

■ Análide da perfusão na estenose coronariana crônica

Neste caso, a finalidade é detectar a doença e avaliá-la funcionalmente. A redução do contraste e/ou da velocidade das microbolhas em determinados segmentos miocárdicos, na vigência de estresse físico, mas principalmente no estresse farmacológico, é indicativo de estenose do vaso epicárdico.

O mais comum é a observação de uma opacificação miocárdica normal especialmente com vasodilatadores, quando se trata de ausência de estenose coronariana, e redução da opacificação miocárdica no pico do estresse na vigência de lesão vascular significativa. Somente uma estenose muito importante (> 85-90%) leva à alteração da perfusão observada mesmo em condições de repouso, o que deve ser diferenciado dos artefatos e falhas inerentes à técnica e ao ajuste do equipamento.[13]

Como a análise da perfusão sofre interferências e limitações em determinadas regiões (paredes lateral e anterior basal), o ideal é que os agentes de contraste sejam utilizados em concomitância com a ecocardiografia de estresse, combinando análises de contratilidade e perfusão miocárdica, na detecção de isquemia induzida e viabilidade ou fibrose, o que é possível com a tecnologia em tempo real, sem consumo de tempo adicional.

Com o *power pulse invertion* ou *power modulation*, *softwares* que trabalham com baixa energia ultrassônica (baixo índice mecânico), pode-se usar um simples pulso com alta energia (chamado *flash*) para romper as bolhas dentro do miocárdio e, após, analisa-se o tempo de repreenchimento do miocárdio, refletindo a perfusão dos segmentos. O tempo que leva para o contraste preencher o miocárdio fornece informações sobre a capacidade de perfundir a microcirculação (que deve estar dentro de 5 segundos em condições de repouso e 2 a 3 segundos com o uso de vasodilatadores) (Figs. 14-43 a 14-45).[14]

O contraste de microbolhas também tem sido utilizado para avaliar o volume de sangue no miocárdio o que será descrito na sequência.[15,16]

■ Análise da perfusão na viabilidade miocárdica

A maior contribuição da ecocardiografia de contraste na avaliação da viabilidade miocárdica deriva da capacidade em predizer recuperação funcional e resultados clínicos pós-revascularização miocárdica.

Estudos demonstram que anormalidades da perfusão envolvendo mais do que 50% do miocárdio comprometem a recuperação da função, a despeito da patência da artéria culpada.[17-19] No caso do infarto agudo após a reperfusão do infarto, o grau de dilatação ventricular está inversamente relacionado com a extensão da viabilidade residual na zona infartada, de modo que, a ausência de viabi-

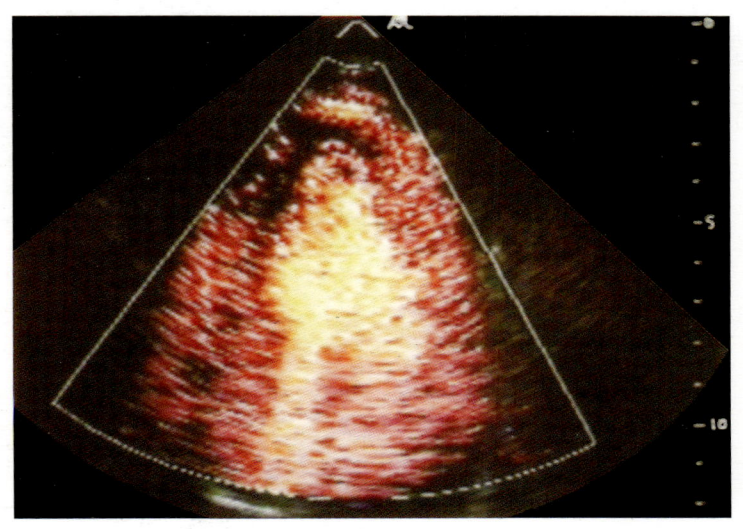

Fig. 14-43. Paciente de 33 anos, diabético, dislipidêmico e tabagista, fez ecocardiograma de perfusão com microbolhas. Nota-se ausência de perfusão em região septoapical (com estenose crítica em artéria descendente anterior).

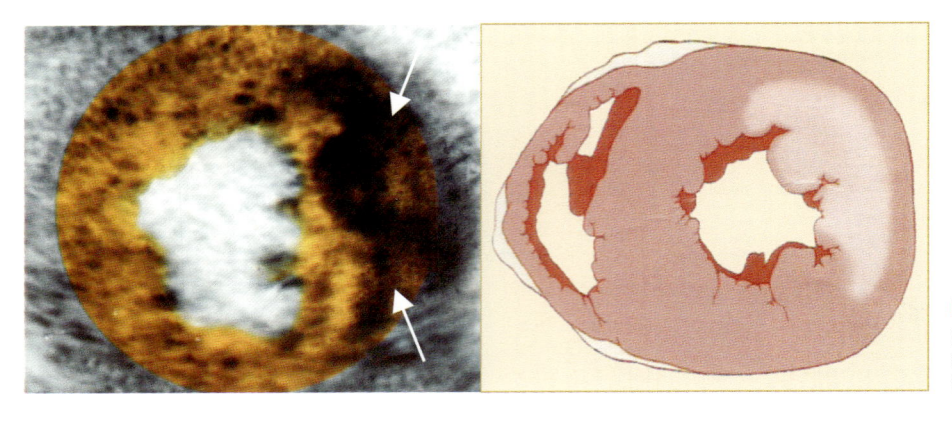

Fig. 14-44. Demonstração da ausência de contraste na parede anterolateral do ventrículo esquerdo que apresenta correlação com a área de necrose da peça anatômica (desenho esquemático somente).

lidade residual discrimina os pacientes que irão progredir com dilatação ventricular daqueles que manterão a geometria ventricular preservada.[20]

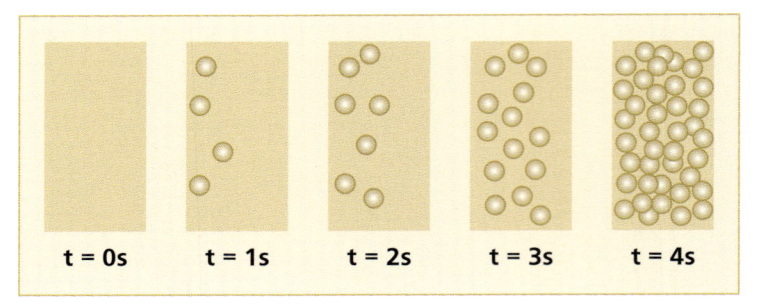

Fig. 14-45. Demonstração do tempo de repreenchimento do miocárdio pelas microbolhas, sob condições normais e sem obstrução coronariana significativa (adaptada). t = tempo.[16]

Na abordagem do miocárdio hibernante, a ecocardiografia de contraste também tem sido aplicada, predizendo a melhora após revascularização miocárdica. Shimoni *et al.*[21] consideram a predição da viabilidade miocárdica com contraste mais bem avaliada pela quantificação do fluxo miocárdico, com maior sensibilidade e acurácia do que a ecocardiografia com dobutamina e a cintilografia com tálio-201. Morcerff *et al.*[22] consideram a análise da perfusão miocárdica com microbolhas e adenosina em *bolus* um método seguro, bem tolerado e acurado, tanto para avaliar a evolução dos pacientes pós-infarto, como para predizer a recuperação funcional após revascularização miocárdica, porém este protocolo não é utilizado universalmente.

A ausência de perfusão pelo contraste está associada à ausência de reserva contrátil com dobutamina e, consequentemente, de recuperação funcional pós-revascularização, enquanto que a presença de perfusão com contraste pode ocorrer com ou sem resposta ao estímulo com dobutamina,[23] caracterizando um grupo com menor grau de dano do miócito (Fig. 14-46).

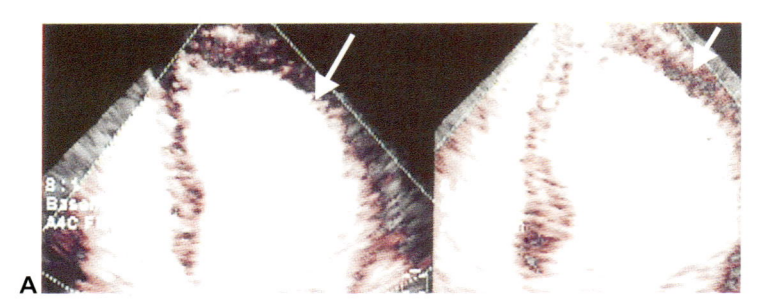

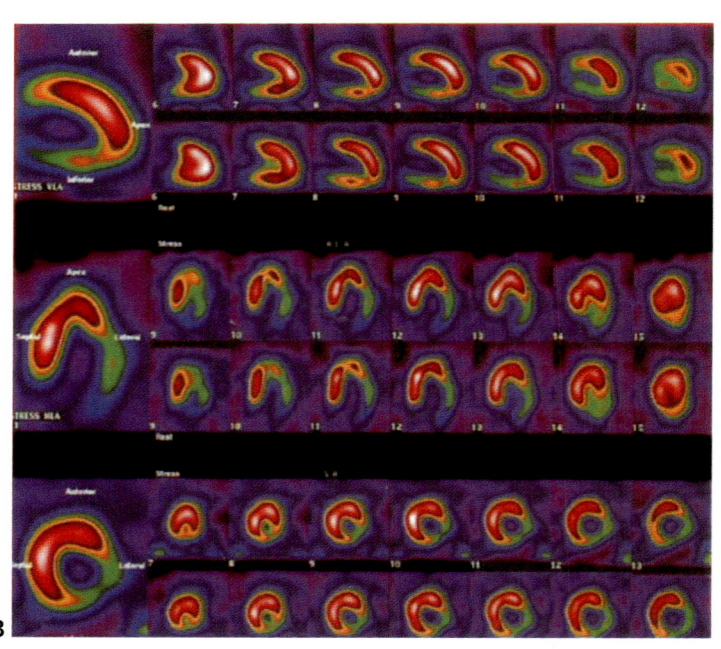

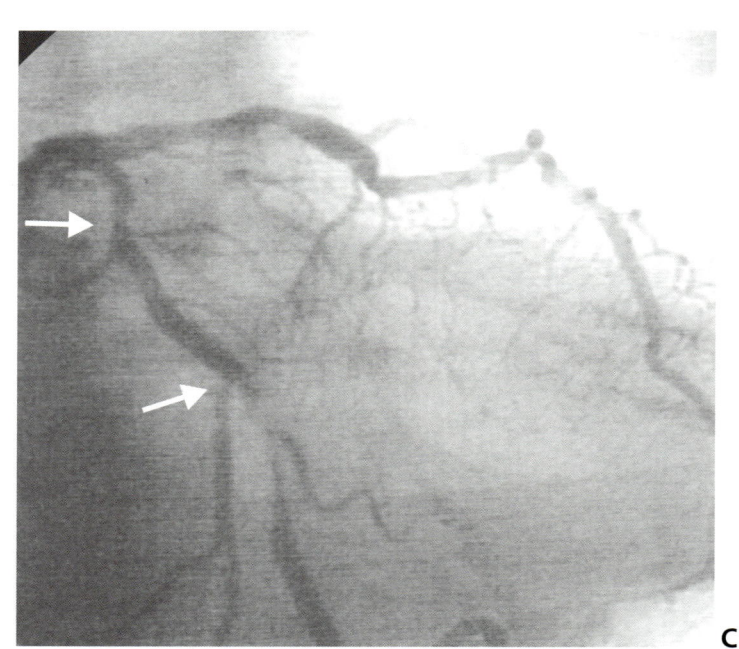

Fig. 14-46. Paciente masculino de 74 anos, com história de infarto prévio e hipertensão arterial, apresentando anormalidade na perfusão da parede lateral ao ecocardiograma com contraste (**A**). Cintilografia miocárdica corrobora os achados do eco e mostra envolvimento, também, da parede posterior (**B**).
(**C**) O cateterismo evidenciou lesões significativas em território de artéria circunflexa.

Análise do volume de sangue miocárdico

O volume de sangue do miocárdio correlaciona-se com o volume sanguíneo da coronária, que inclui o volume de sangue das artérias epicárdicas, arteríolas, capilares, vênulas e veias. Com o advento do contraste sob a forma de microbolhas alcançando as cavidades cardíacas esquerdas, associado às técnicas de perfusão com destruição das bolhas e repreenchimento do miocárdio, medidas podem ser realizadas para a obtenção do volume de sangue do miocárdio, e através deste método é possível a quantificação da perfusão miocárdica.

A concentração das microbolhas no miocárdio durante o estado de equilíbrio dinâmico reflete a soma de determinada área microvascular do miocárdio. A curva de videointensidade *versus* o intervalo de pulso (Fig. 14-47) podem, então, ser obtidos pela colocação do volume amostral em um determinado ponto do miocárdio (desde que o aparelho possua o *software* para tal), com a administração de contraste em infusão contínua. Após a destruição das bolhas com o *flash* (alto índice mecânico > 1,0) (Fig. 14-48), segue-se o repreenchimento do miocárdio, e é possível avaliar a velocidade média das microbolhas naquele ponto, bem como sua concentração. O produto desses dois fatores permite o cálculo do fluxo sanguíneo miocárdico.[44] Wei *et al.*[44] chamaram de A o platô de videointensidade (concentração), refletindo determinada área microvascular (onde foi colocado o volume amostral), e β a frequência de elevação da videointensidade, ou seja, a velocidade das microbolhas. Os autores encontraram excelentes correlações entre o produto de A e β, na análise da perfusão miocárdica.

Ecocardiografia de estresse com contraste

Os agentes de contraste podem ser utilizados em qualquer modalidade de estresse ecocardiográfico.

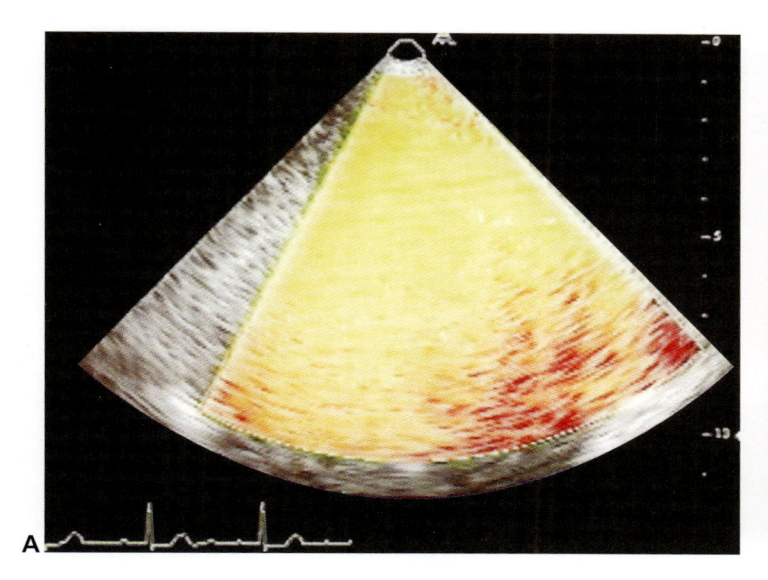

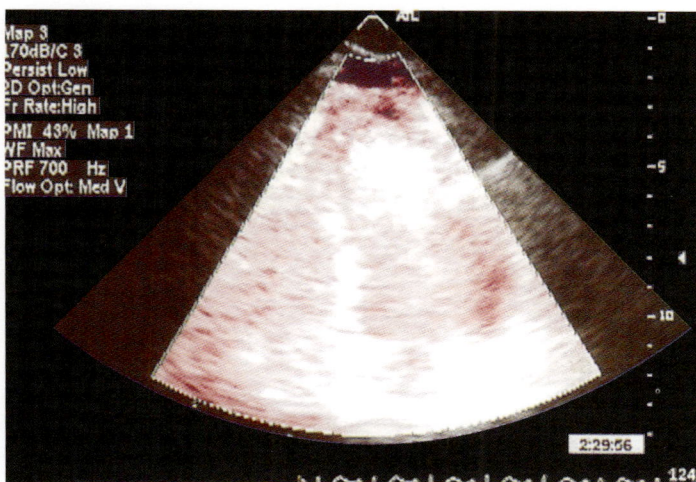

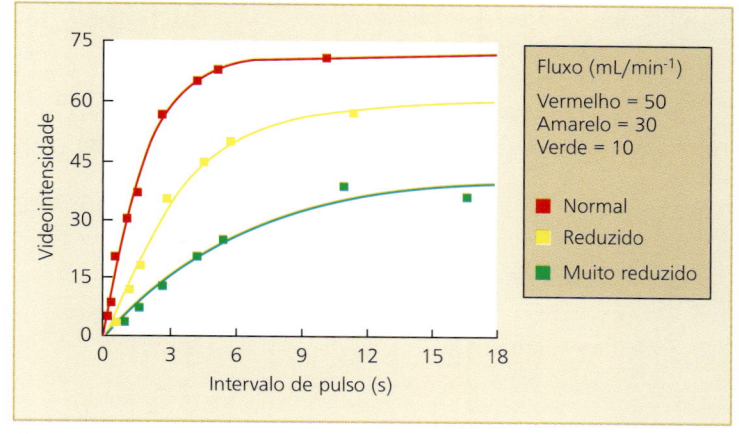

Fig. 14-47. No método quantitativo da perfusão miocárdica, a curva de videointensidade *versus* intervalo de pulso é gerada pela ação de um pulso com alto índice mecânico (*flash*) e segue os intervalos subsequentes do eletrocardiograma para a avaliação do repreenchimento miocárdico. O trecho inicial da curva está relacionado com a velocidade do fluxo preenchendo o miocárdio, e o platô reflete mais precisamente o volume de sangue do miocárdio. Notem os diferentes valores do fluxo miocárdico, caracterizando a perfusão (adaptada).[15]

O importante é a avaliação do acoplamento contração-perfusão na indução de isquemia, seja com esforço físico ou fármacos, como a dobutamina. Já com a adenosina e/ou dipiridamol não é necessário que se busque alteração da contração, pois a potente vasodilatação distinguindo territórios de hiperemia daqueles com hipoperfusão é suficiente para o diagnóstico de isquemia na avaliação perfusional.

A graduação do contraste para perfusão pode ser feita da seguinte maneira mais detalhada, como:

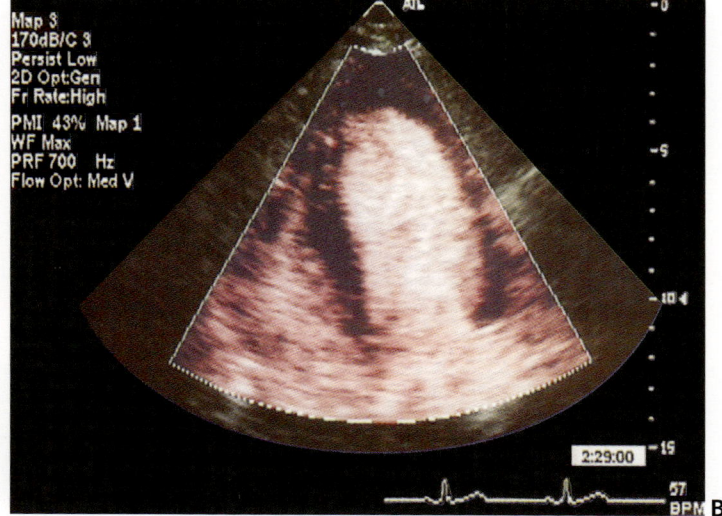

Fig. 14-48. Repreenchimento gradativo do miocárdio em repouso, após o uso do *flash*. (**A**) Observa-se o *flash* (alto IM). (**B**) Há ausência de preenchimento do miocárdio por distribuição das bolhas. (**C**) Há um repreenchimento total do miocárdio quatro segundos após a destruição das bolhas.

0 = ausência de contraste;
1 = preenchimento fraco;
2 = preenchimento moderado;
3 = preenchimento intenso e
X = avaliação prejudicada do segmento (p. ex.: artefato, atenuação).

Mas a que utilizamos e que acarreta menor margem de erro segue o seguinte escore:

0 = ausência de contraste;
1 = preenchimento inadequado ou parcial do contraste;
2 = preenchimento adequado ou total do contraste e
X = avaliação prejudicada do segmento (p. ex.: artefato, atenuação).

Preferimos não separar tanto as fases de repreenchimento do miocárdio, pois consideramos bastante difícil e complexo separar o preenchimento fraco, de moderado e intenso, consideramos que esse tipo de avaliação é mais bem realizada de modo objetivo e quantitativo, enquanto que nessa análise subjetiva preferimos nos pautar no escore supracitado, intencionando reduzir um pouco as nuances de subjetividade.

Uma falha significativa no preenchimento miocárdico com contratilidade preservada deve levantar a possibilidade de artefato, principalmente quando se trata dos segmentos basais que sofrem maior grau de atenuação. O uso do contraste junto à ecocardiografia de estresse pode ter somente a finalidade de melhorar a análise do bordo endocárdico, o que já apresenta grande ganho à imagem (Fig. 14-49).

Avaliação das massas e tumores cardíacos

Atualmente, com o expressivo aumento na sobrevida dos pacientes com tumores sistêmicos e melhora na qualidade de vida desses indivíduos, o envolvimento cardíaco na evolução desses tumores tornou-se muito mais frequente. Os que se tornam mais relevantes são os tumores do mediastino, que por serem tratados precocemente com quimioterapia, radioterapia e cirurgias cada vez mais efetivas, hoje, não raro, reaparecem como invasões por contiguidade das estruturas do coração.[24]

Habitualmente, nos tumores primários do endocárdio ou do miocárdio, observa-se neovascularização tumoral, descrita como

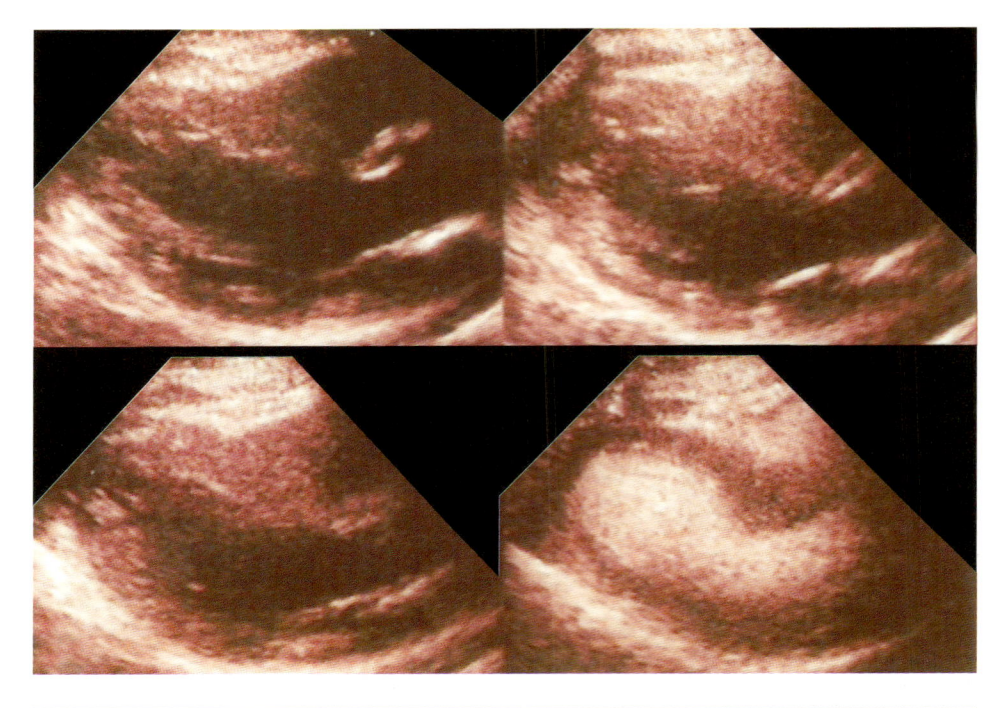

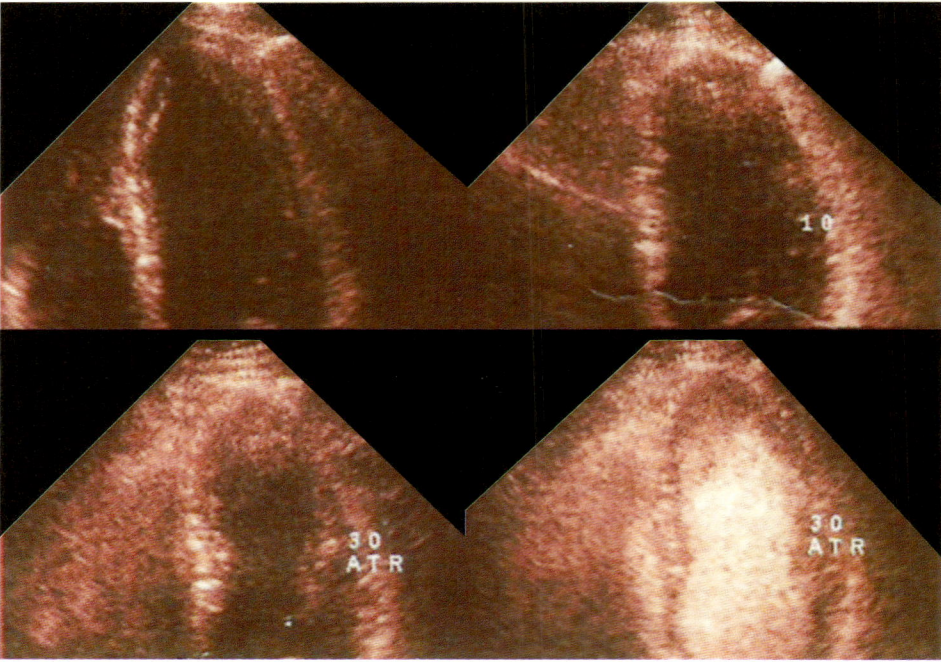

Fig. 14-49. Notem a diferença na resolução da imagem ao ecocardiograma de estresse sem contraste e com o uso do contraste de microbolhas, aos "cortes" paraesternal e apical 4 câmaras.

centrífuga, onde há grande riqueza de vasos neoformados, calibrosos, tortuosos, fazendo parte de um estroma displásico e desorganizado.[25-27]

Essa riqueza vascular neoplásica faz com que o preenchimento por contraste dessas estruturas se faça precocemente, com intensidade maior do que a do miocárdio normal e de forma muito mais duradoura. Este é considerado como tendo um *washout* mais lento.

Assim, em casos de tumores primários do coração, fundamentalmente por causa do tipo de neovascularização, após a infusão periférica do contraste de microbolhas, verifica-se uma opacificação intensa da massa tumoral, precoce e duradoura, quando comparada ao comportamento do miocárdio normal.[25-27]

Por outro lado, nos casos dos envolvimentos metastáticos do coração, indubitavelmente mais frequentes do que os envolvimentos primários, após a infusão periférica do contraste gasoso de microbolhas, tem-se observado uma contrastação mais tardia, tênue e menos duradoura do que o miocárdio normal adjacente.[27,28]

Esse comportamento tem sido explicado em decorrência de uma neovascularização tumoral, descrita como centrípeta, onde as primeiras células neoplásicas implantadas seriam nutridas por embebição, e posteriormente haveria a formação de vasos muito finos, tortuosos, em menor quantidade do que no miocárdio normal, e muitas vezes com conexões arteriovenosas não efetivas.[29]

Outras ocasiões, em que o estudo ecocardiográfico com contraste torna-se importante, são aquelas onde há suspeita de tromboses tumorais intracavitárias ou intraluminares.[30,31] Nesses casos de tromboses, como não há uma vascularização própria, essas massas tumorais não se contrastam e se apresentam como imagens negativas (ou escuras) dentro da câmara ou do vaso que está repleto de contraste.[32]

Intensificação do sinal do Doppler

Para análise dos fluxos pelo Doppler, o ideal é que a quantidade de contraste administrada seja reduzida ou que seja realizada na fase de *washout* do contraste do interior da cavidade ventricular, pois enquanto a cavidade está totalmente opacificada, a concentração de microbolhas está elevada, e o sinal do Doppler fica muito intenso e com "borramento" (semelhante ao que ocorre quando o ganho está aumentado), acarretando maior risco de superestimar as lesões. Quando a concentração de bolhas reduz é que obtemos a melhor análise tanto do Doppler espectral quanto colorido, tornando a análise mais adequada.

O 'corte' adotado é o apical de 4 câmaras para a avaliação dos fluxos ao ecocardiograma, as curvas são obtidas antes e após a administração do contraste de microbolhas. Para a análise do Doppler com contraste, não é necessário fazer grandes modificações no aparelho, a não ser reduzir o ganho, porém não a ponto de deixar o sinal fraco.

A acentuação do sinal do Doppler na regurgitação tricúspide foi descrita primeiramente em 1988, por Beard e Byrd,[33] após injeção de solução salina agitada (bolhas maiores que não passam a barreira pulmonar). Esta solução também ganhou grande aplicabilidade na detecção de forame oval patente e persistência da veia cava superior esquerda. Desde então agentes de contraste envolvendo macro ou microbolhas vêm sendo utilizados com ótimos resultados na avaliação das velocidades do fluxo venoso pulmonar, estenose aórtica, próteses valvares e regurgitação tricúspide.

■ Detecção de *shunt* cardíaco

O primeiro uso clínico do contraste em ecocardiografia foi para detectar *shunt* da direita para a esquerda.[34] Neste caso, o uso de solução salina agitada é mais indicado por opacificar as cavidades direitas e somente ganhar as cavidades esquerdas se houver um pertuito direito-esquerdo. Esta técnica está indicada para identificar defeitos do septo interatrial e também do septo interventricular. O aparecimento das bolhas dentro dos três a cinco primeiros batimentos cardíacos nas cavidades esquerdas sugere *shunt* cardíaco.[35] A quantidade de bolhas que passa do átrio direito para o átrio esquerdo nesses batimentos também tem importância, se menos que dez bolhas (sugere *shunt* discreto) ou mais que vinte bolhas (sugere *shunt* maior) (Fig. 14-50). Além disso, a associação à manobra de Valsalva aumenta a sensibilidade diagnóstica. Por outro lado, o aparecimento tardio de bolhas nas cavidades esquerdas (após os cinco primeiros batimentos) é mais indicativo de *shunt* arteriovenoso pulmonar.

Já o contraste de microbolhas, como o Optison, Luminity-Definity e SonoVue, não é adequado para este propósito, pois chega rapidamente às cavidades esquerdas, não permitindo o diagnóstico de *shunt* cardíaco. Estando, inclusive, alguns desses agentes de contraste (dependendo de sua matéria-prima) contraindicados para uso na presença ou suspeita de *shunt*s.

■ Identificação da persistência da veia cava superior esquerda

A persistência da veia cava superior esquerda é uma anomalia venosa, cuja suspeita se faz pela dilatação significativa do seio coronário na ausência de causas que justifiquem elevação da pressão atrial direita. Como a veia cava superior esquerda drena diretamente no seio coronariano, este se dilata e, quando injeta-se solução salina agitada no membro superior esquerdo, rapidamente observa-se a opacificação do seio coronário antes mesmo da opacificação do átrio direito e das cavidades cardíacas pelas bolhas (o que não é a praxe, pois o átrio contrasta-se antes da contrastação do seio coronário), confirmando assim o diagnóstico de persistência da veia cava superior esquerda.[36]

Este diagnóstico torna-se importante, principalmente porque, na presença da veia cava superior esquerda, a colocação de cateteres, marca-passos e cardioversor-desfibrilador pode tornar-se complicada.[37]

■ Análise do fluxo em veias pulmonares

A utilização do contraste nesses casos deve ser considerada em pacientes com clínica de insuficiência cardíaca e função sistólica preservada, e quando as curvas pelo Doppler não são diagnósticas, ou a obtenção do fluxo em veias pulmonares encontra-se prejudicada.

Obviamente que com a evolução do Doppler tecidual, a obtenção das onda E (fluxo mitral) e E' (Doppler tecidual) e a relação destas tornaram-se os grandes indicadores da avaliação da função diastólica, não sendo mais tão necessário a obtenção do fluxo em veias pulmonares. Este é usado na análise da gravidade da regurgitação mitral e também para análise da função diastólica em conjunto com

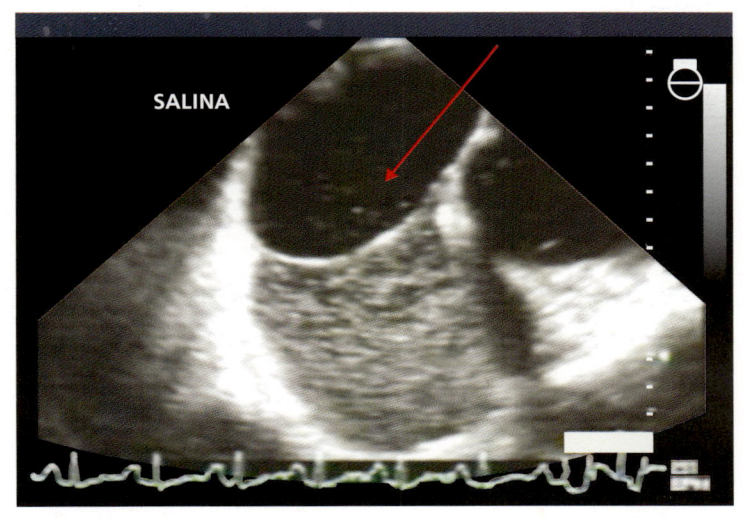

Fig. 14-50. Detecção de forame oval patente com solução salina agitada, ao ecocardiograma transesofágico. Paciente jovem com quadro clínico de acidente vascular encefálico. Notem a passagem de bolhas do átrio direito para o átrio esquerdo.

o fluxo transmitral, especialmente quando o padrão do fluxo mitral sugere pseudonormalização. A "janela" transtorácica de muitos pacientes não é adequada para a obtenção de um bom fluxo pulmonar, e estudos recentes mostram o grande incremento da obtenção desse fluxo com agentes de contraste[38,39] de microbolhas que chegam às cavidades esquerdas (Definity-Luminity, Optison, SonoVue). O objetivo do contraste aqui é o de trazer sinais não detectados pelo *dynamic range* do aparelho (Fig. 14-51).[40]

Há outras situações em que a análise do fluxo em veias pulmonares é bastante importante (p. ex.: tamponamento, cardiopatia constritiva ou restritiva) e não pode ser obtida, nesses casos também está indicada a administração do contraste de microbolhas.

▪ Avaliação da estenose aórtica

A quantificação da gravidade da estenose aórtica muitas vezes é uma árdua missão para o ecocardiografista, principalmente quando o paciente em questão não apresenta boa "janela" acústica, e a válvula aórtica encontra-se intensamente calcificada. Nesses casos, os gradientes pressóricos podem ficar subestimados, e a área valvar superestimada. A utilização do contraste de microbolhas nessa situação tem efeito substancial nesses parâmetros e melhora significativamente a correlação entre os gradientes aferidos pelo Doppler e as medidas pressóricas diretas realizadas pelo cateterismo cardíaco (Fig. 14-52).[41]

Vale ressaltar que hoje temos conhecimento de que o contraste de microbolhas pode elevar as velocidades dos fluxos, principalmente em condições normais, mas quando bem indicado como no caso da não obtenção dos gradientes transvalvares aórticos, por calcificação intensa da valva, "janela" acústica ruim do paciente ou por um sinal do Doppler espectral inadequado, o uso do contraste permite a aproximação dos valores mais reais desses gradientes em comparação com o não uso do contraste de microbolhas (que neste caso deve atingir as cavidades esquerdas, não podendo ser solução salina agitada).

▪ Avaliação das próteses valvares

As próteses mecânicas geram artefatos que reduzem a acurácia da imagem transtorácica convencional para a detecção e quantificação da regurgitação mitral periprotética. Rodrigues *et al.*[42] demonstraram o incremento da acurácia na detecção dessa regurgitação com a injeção de contraste ecocardiográfico (albumina sonificada), pelo ecocardiograma transtorácico, equiparando-a ao ecocardiograma transesofágico.

Sem dúvida, como o contraste intensifica o sinal do Doppler tanto espectral como colorido, uma pequena dose do contraste de microbolhas nas cavidades esquerdas pode identificar com mais facilidade os gradientes transprotéticos, quando estes são de difícil obtenção, e as pequenas regurgitações periprotéticas não são identificadas ao *color* Doppler.

▪ Análise da pressão sistólica na artéria pulmonar

A pressão sistólica da artéria pulmonar é geralmente estimada pelo gradiente pressórico obtido pela regurgitação tricúspide somada à pressão do átrio direito (que é estimada pelo calibre e variação da veia cava inferior). Contudo, muitas vezes a obtenção desse fluxo é

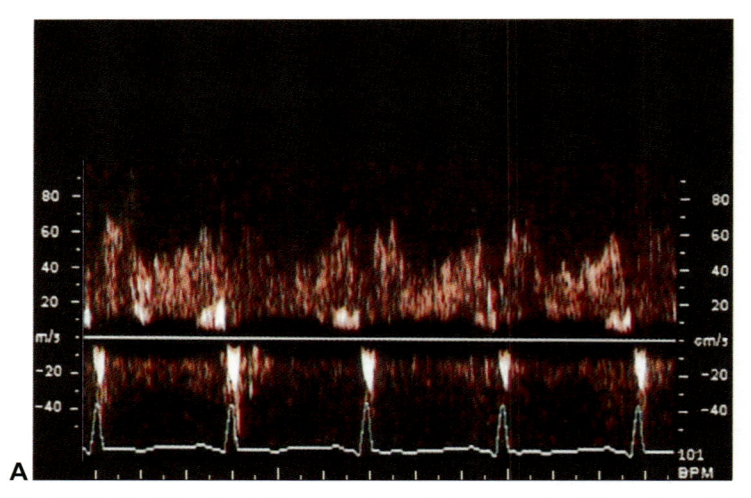

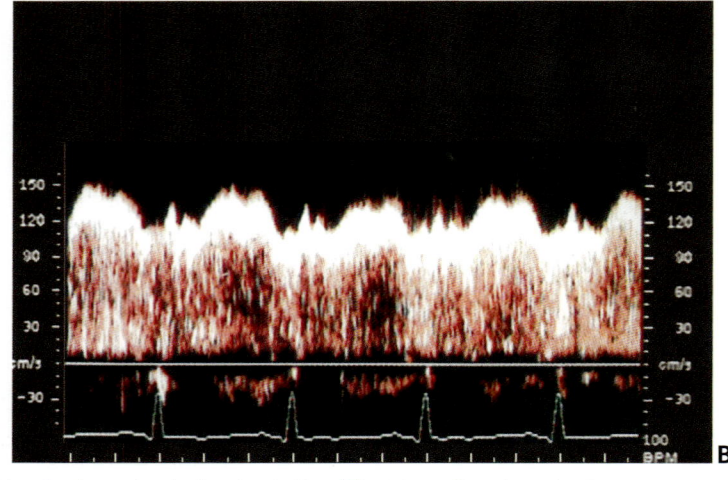

Fig. 14-51. Identificação do fluxo em veias pulmonares antes (**A**) e após a administração do contraste de microbolhas (**B**), visto ao Doppler pulsado.

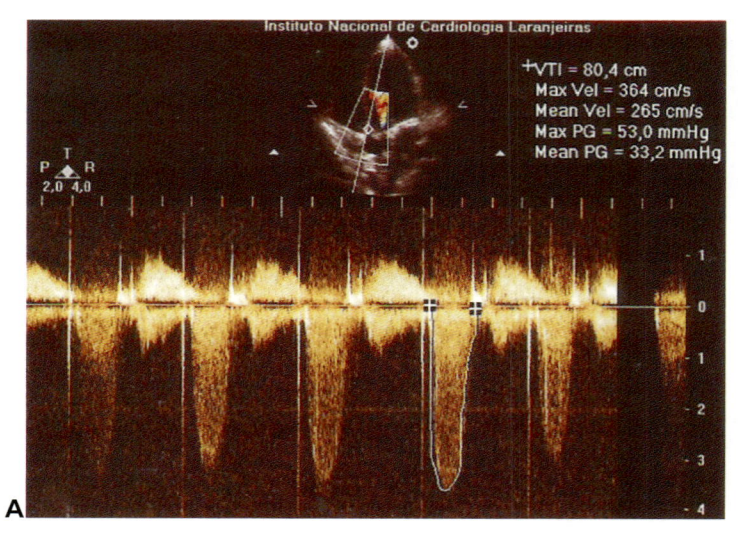

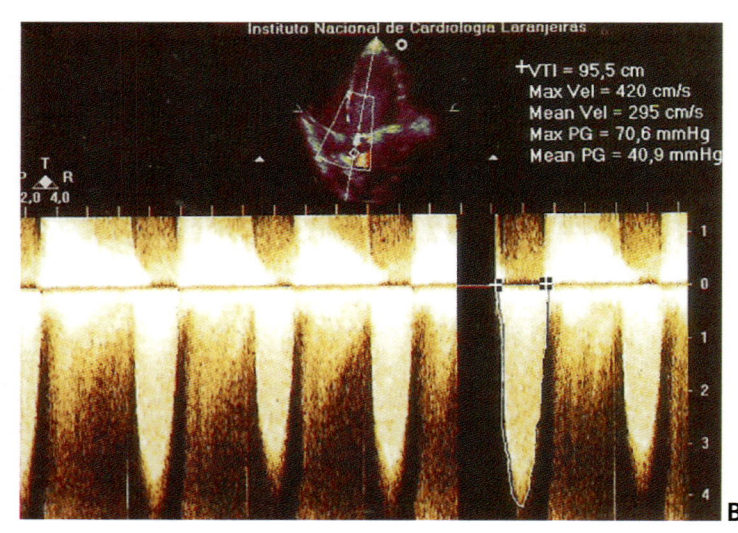

Fig. 14-52. Intensificação do fluxo aórtico antes (**A**) e após a administração do contraste (**B**).

difícil, pela discreta regurgitação, impossibilitando o "envelope" da regurgitação tricúspide e impedindo a estimativa da pressão pulmonar sistólica. Esta dificuldade pode ser revertida com a administração do contraste periférico, que, neste caso, como o objetivo é atingir somente as cavidades direitas, utiliza-se a solução salina agitada (Fig. 14-53).

Um dado interessante é que Kuecherer et al.,[43] analisando pacientes com insuficiência cardíaca, usaram contraste ecocardiográfico para a avaliação da pressão arterial pulmonar sob exercício. Os autores mostraram que a estimativa da pressão pulmonar sistólica apresentou ótima correlação com a medida invasiva, tanto em repouso, quanto no pico do esforço.

Avaliação do fluxo de reserva coronariano

A análise do fluxo de reserva coronariano é uma forma quantitativa medida pelo Doppler pulsado, de se avaliar e diagnosticar isquemia miocárdica, uma vez que o fluxo coronariano apresenta íntima relação com a perfusão miocárdica. O fluxo de reserva coronário é um importante indicador da gravidade de estenose epicárdica, ou, na ausência de estenose, da integridade da microcirculação. Sua importância está na avaliação das consequências hemodinâmicas da lesão coronariana (Figs. 14-54 e 14-55).

O fluxo de reserva coronariano corresponde à capacidade máxima de aumento do fluxo que pode ocorrer em um único vaso coronariano.[45] Este fluxo apresenta relação direta com a pressão e inversa com a resistência no vaso, e é analisado do seu ponto máximo (que pode ser obtido com a administração de vasodilatadores como a adenosina ou o dipiridamol) com relação ao basal, sendo normal uma relação > 2,0, e ideal > 2,5.

A presença de DAC com lesão > 40-50%, alteração da microcirculação (síndrome X), disfunção endotelial e hipertrofia ventricular podem alterar esse padrão de fluxo.[46,47]

A importância da utilização das drogas vasodilatadoras é pautada em dois mecanismos:

1. Por ação direta, independente do endotélio, sendo capazes de dilatar pequenos vasos (menores que 170 μm de diâmetro), onde ocorre 70% do total da resistência coronariana.[40]
2. Mediada pelo endotélio e dependente do mecanismo de vasodilatação das arteríolas proximais, onde 25% do total da resistência coronariana ocorre.[48]

A análise do fluxo de reserva coronariano era realizada somente pelo Doppler intracoronário (*Doppler flow wire*), que é uma análise invasiva,[49] ou de modo não invasivo pela tomografia por emissão de pósitrons.[50] Ambos os métodos tornam a análise pouco simples para ser utilizada na prática de rotina, seja pelo risco imposto ao paciente, seja pelo alto custo do exame. Uma outra técnica semi-invasiva, que também foi adotada com a mesma finalidade, foi o ecocardiograma transesofágico, analisando a velocidade do fluxo na porção proximal da artéria descendente anterior, no basal e após dipiridamol.[49] Contudo, esta análise apresenta limitações do ponto de vista de aquisição de um sinal Doppler adequado e da topografia do vaso (sendo vista somente a porção proximal do vaso, quando é mais interessante ob-

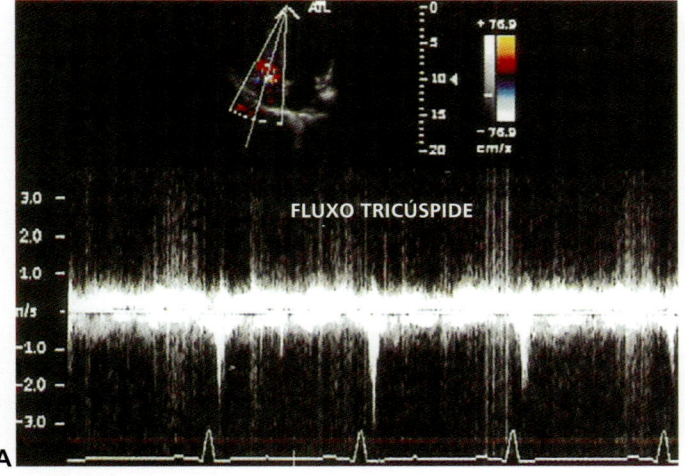

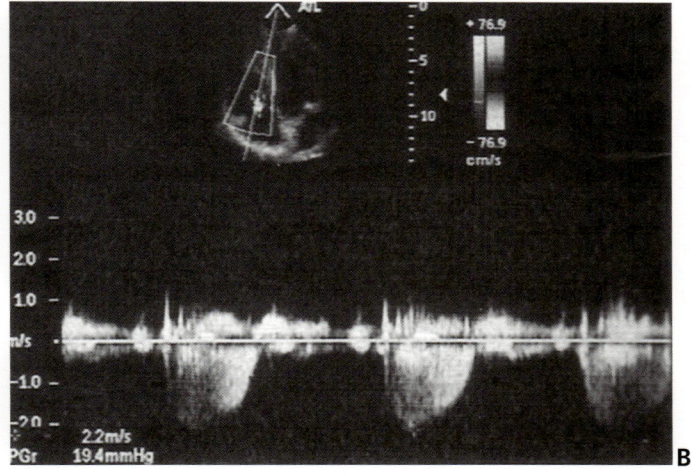

Fig. 14-53. Obtenção do fluxo tricúspide antes (**A**) e após a administração da solução salina agitada (**B**).

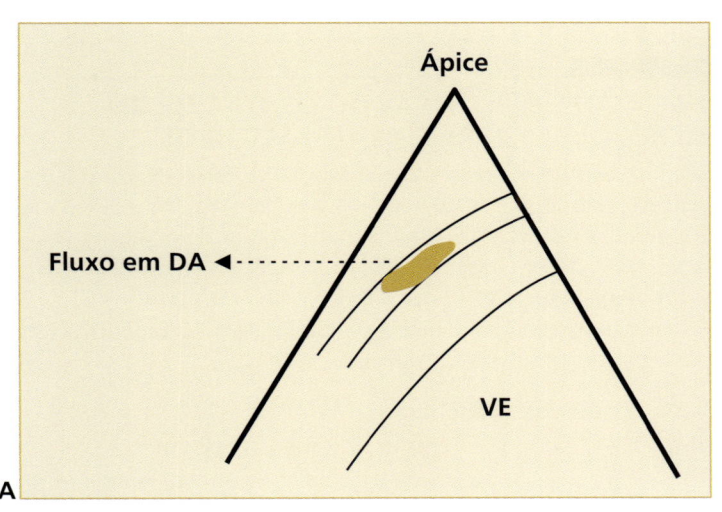

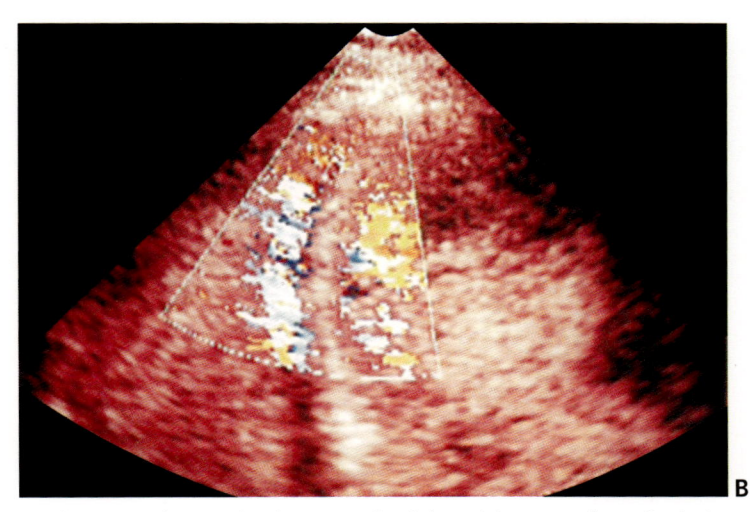

Fig. 14-54. (**A**) Demonstra o trajeto da artéria descendente anterior. (**B**) Observa-se o fluxo ao *color* Doppler da porção distal da artéria em um "corte" apical modificado. (DA = artéria descendente anterior; VE = ventrículo esquerdo).

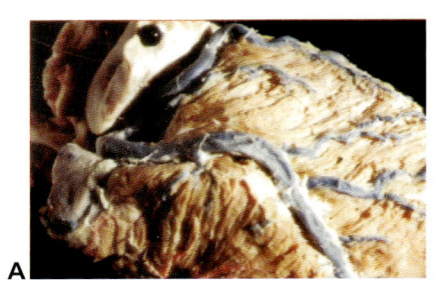

Fig. 14-55. Demonstra a anatomia coronariana esquerda através da coloração das coronárias pelo látex. (**A** e **B**) Demonstram o trajeto da artéria descendente anterior. (**C**) Exibe a "face" posterior do território coronariano direito e esquerdo. (Imagens cedidas pelo Dr. Luciano Wermelinger – Pesquisa feita com látex na circulação coronariana.)

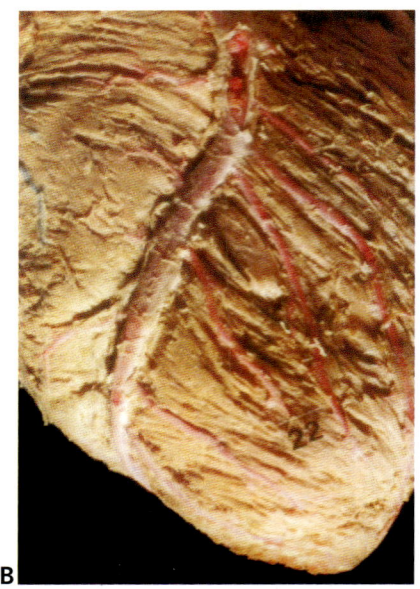

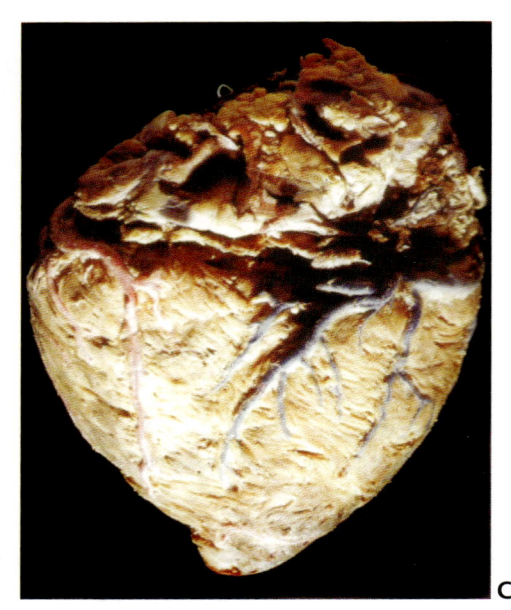

ter o fluxo na porção médio-distal do vaso). A ecocardiografia transtorácica com a adição da adenosina é capaz de prover dados acurados sobre o fluxo de reserva nas porções média e distal da artéria descendente anterior. Por ser uma modalidade não invasiva, esta técnica oferece vantagens em relação aos procedimentos anteriores (Quadro 14-5).[51,52] A artéria descendente posterior e a circunflexa também podem ser obtidas, porém com menor grau de sucesso.

As indicações para investigação do fluxo de reserva são: suspeição de doença arterial coronariana (antes da arteriografia), avaliação hemodinâmica da estenose coronariana (principalmente se artéria descendente anterior) ou da microcirculação (após arteriografia) e pós-angioplastia (para avaliar reestenose). A utilização do contraste nessa situação conferiu grande avanço ao método, por permitir compensar as limitações de obtenção do fluxo, facilitando sua aquisição, de modo que a análise do fluxo de reserva pode ser avaliada com contraste pelo ecocardiograma transtorácico em quase todos os pacientes, apresentando forte correlação com o cateter intracoronário e alta reprodutibilidade.[53-55]

A sensibilidade e a especificidade para detecção de lesão > 75% em artéria descendente anterior (DA) com um fluxo de reserva < 2,0 são de 91 e 76%, respectivamente.[40] O contraste (neste caso usado sob infusão contínua) ajuda a manter a boa monitorização do sinal do Doppler durante a hiperemia, quando a taquicardia e a hiperpneia podem interferir na análise e dificultar a obtenção de um padrão de fluxo adequado.

Qualquer agente de contraste ecocardiográfico que atinja as câmaras esquerdas pode ser utilizado, porém a infusão contínua torna-se relevante nessa modalidade, por permitir o mesmo nível de contraste durante todo o exame (no repouso e na hiperemia), evitando, assim, alterações no sinal do Doppler. Além disso, a dose de contraste usada nessa situação é menor do que para avaliação da borda endocárdica ou perfusão miocárdica.

Entre as drogas utilizadas para esta finalidade, a adenosina parece superar o dipiridamol, graças a sua ação mais rápida[56] e sua capacidade de vasodilatação mais potente, além da prontidão na reversibilidade dos efeitos colaterais após a suspensão da droga. A dobutamina também pode ser usada, apesar de ser menos empregada, por induzir menor vasodilatação em comparação com os vasodilatadores, além de poder gerar um fluxo com mais artefatos.

APLICAÇÕES ESPECÍFICAS DO CONTRASTE DE MICROBOLHAS PARA FINS TERAPÊUTICOS

Estudos indicam o grande potencial dos agentes de contraste na área terapêutica, que ainda estão em desenvolvimento clínico e não diretamente para uso na prática diária. Agora deter-nos-emos um pouco mais nesses aspectos, sobre as aplicações terapêuticas do método, ainda que em franca fase de crescentes pesquisas.

Os pontos de maior interesse na aplicação terapêutica estão nas seguintes principais categorias:

A) Aceleração da trombólise.
B) Como veículo na liberação de drogas e genes.
C) Identificação de disfunção endotelial e resposta inflamatória.
D) Na angiogênese.
E) Outras aplicações.

Quadro 14-5. Métodos de avaliação do fluxo de reserva coronariano (adaptado)[52]

	Custo/Desvantagem	Acesso	Tipo de medida	Acurácia
PET	Alto/radiação	Restrito	Absoluta	Ótima
Doppler IC	Alto/invasivo	Restrito	Relativa	Ótima
Doppler ETE	Baixo/semi-invasivo	Intermediário	Relativa	Boa
ETT	Muito baixo/zero	Amplo	Relativa	Boa
ETT/Contraste	Baixo/semi-invasivo	Intermediário	Relativa	Muito boa

PET = tomografia por emissão de pósitrons; IC = intracoronário;
ETE = ecocardiograma transesofágico; ETT = ecocardiograma transtorácico.

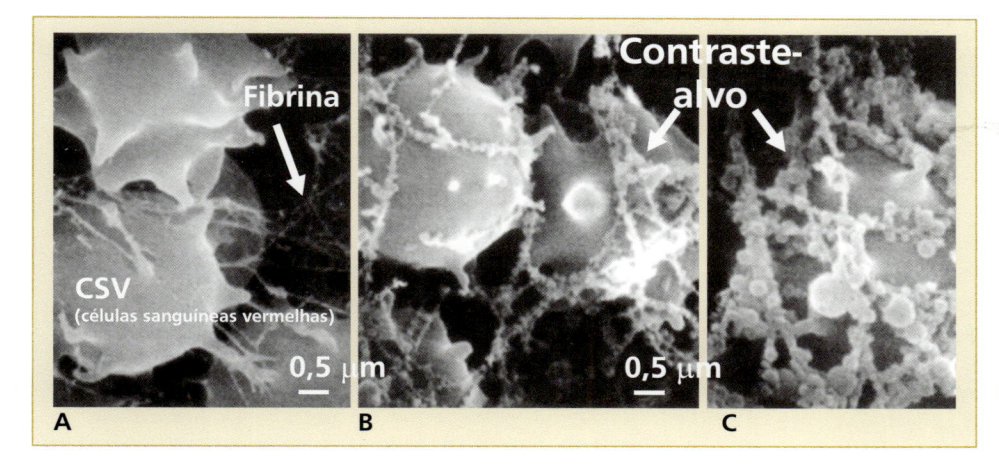

Fig. 14-56. Ação das microbolhas na lise do trombo e aderidas a este à microscopia eletrônica.[64] (**A**) Sem microbolhas. (**B** e **C**) Com microbolhas.

Aceleração da trombólise

A destruição das microbolhas adjacentes aos trombos sanguíneos sob exposição de alta energia ultrassônica tem mostrado aumentar a lise do trombo e acelerar a terapia trombolítica.[57] Além disso, alguns tipos de microbolhas mostraram-se, de forma independente, capazes de aumentar a lise do trombo na ausência de agente trombolítico.[58,59] O tipo do componente da cápsula da microbolha pode torná-la trombo-específica e, para isso, são colocados ligantes na membrana desta que tem alta afinidade pelo receptor selecionado.

Uma estratégia interessante é usar o gás fluorcarbono com anticorpo antifibrina,[60] como o trombo é composto por agregados de plaquetas ativadas, polímero de fibrina e células vermelhas,[61] eles contêm vários receptores de superfície. Uma tática para esta finalidade consiste na geração de agentes de contraste que sejam capazes de se ligar bem no sítio dos receptores da glicoproteína IIb/IIIa das plaquetas ativadas.[62] Arg-Gly-Asp ou RGD análogo também têm sido empregados como alvos de ligação, e são peptídeos e não anticorpos, oferecendo menor potencial alergênico com relação ao segundo.[63]

Como a fibrilação atrial ocasiona remodelamento atrial e lentificação do fluxo atrial, o uso do contraste na lise do trombo no apêndice atrial esquerdo também tem sido foco de pesquisas. Um efetivo contraste ultrassônico trombo-específico poderia melhorar a detecção do trombo no apêndice atrial e permitir maior confiança no uso da terapêutica anticoagulante nesses pacientes. Tem-se demonstrado a facilidade na detecção desses trombos em modelo canino, com uma dose de 0,01cm³/kg, a qual permitiu enaltecer a visibilidade do trombo nessa região, usando ultrassom diagnóstico, e as microbolhas mostram-se aderidas ao trombo. Observou-se que as microbolhas com cápsula lipídica são rapidamente destruídas com um nível de energia ultrassônica em torno de 500 kPa.[63] Esses agentes de contraste melhoram a visibilidade dos trombos nos sistemas venoso, arterial e no apêndice atrial, além de em outras várias situações clínicas.

O agente de contraste utilizado para lise do trombo normalmente é acusticamente transparente, porém como há afinidade com o trombo, a concentração ao redor deste é progressiva, resultando em reflexão acústica. A Figura 14-56 mostra as estruturas na microscopia eletrônica.[64]

Isso pode ser feito por dois caminhos:

1. Via liberação seletiva da terapêutica trombolítica, dissolvendo o trombo.
2. Via ultrassônica com sonotrombólise.

A ação local desses mecanismos causa redução dos efeitos colaterais e de episódios de sangramento (Fig. 14-57).

No que diz respeito à trombólise, propriamente dita, Suchkova et al. indicam que a trombólise ou fibrinólise pode ser realizada com baixa frequência ultrassônica (em torno de 40 kHz).[65] O ultrassom associado às microbolhas tem alta taxa de sucesso na recanalização de enxertos trombosados, maior que o uso isolado do ultrassom. Há dados que indicam que o ultrassom também acelera a trombólise induzida pela uroquinase.[66] E Riggs et al. demonstraram que o ultrassom potencializa a trombólise em artéria femoral de coelho,[67] principalmente se associado às microbolhas.

O mecanismo pelo qual isso ocorre, parece depender do processo de cavitação, e as microbolhas ajudam a reduzir o limiar ultrassônico dependente da frequência do ultrassom,[68] ocasionando mais facilmente a trombólise e, provavelmente, reduzindo as potenciais complicações que podem advir da alta energia ultrassônica.

Os agentes de contraste de segunda geração, como o Definity, que foi aqui utilizado, são compostos por gases perfluorcarbonados e apresentam os melhores resultados na corrente sanguínea e maior reflectância ao ultrassom.

Também houve melhor reperfusão com tPA mais ultrassom do que com tPA sozinho.[69] No primeiro *trial* randomizado e multicêntrico denominado Sonolysis study, Slikkerveer et al. separaram os grupos de pacientes com infarto com supra do segmento ST em dois grupos: os que receberam ultrassom por 15 minutos com contraste de microbolhas, e os que receberam placebo mais ultrassom. Todos os pacientes haviam recebido previamente rtPA em *bolus* (n = 60 em um *follow-up* de um ano). Neste estudo, os autores perceberam que a aplicação de ultrassom terapêutico com a adição do contraste de microbolhas no infarto agudo do miocárdio com supra do segmento ST demonstrou dados positivos e favoráveis.[70]

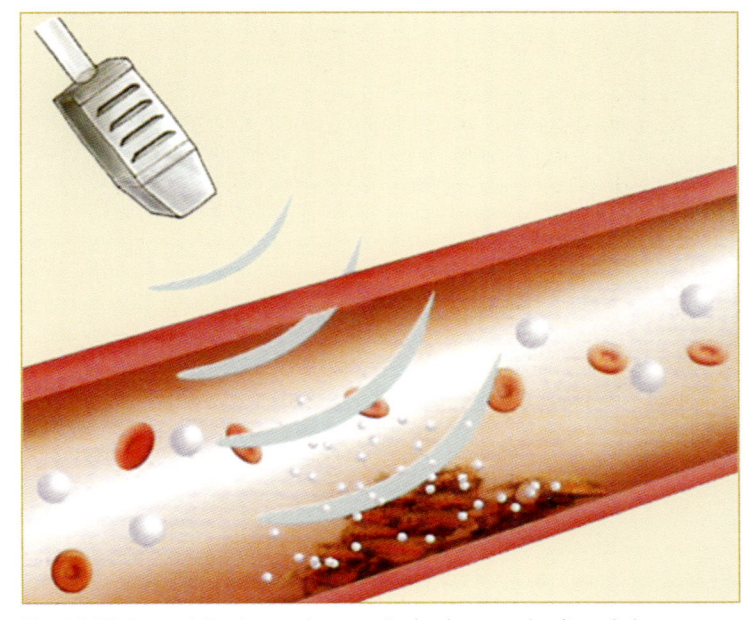

Fig. 14-57. Destruição do trombo através da alta energia ultrassônica (sonotrombólise), associado às microbolhas.

Tachibana e Tachibana também puderam nos mostrar que a cavitação acústica é responsável pela aceleração da trombólise através da energia ultrassônica, obtendo o melhor resultado com a adição de contraste, ultrassom e uroquinase (Fig. 14-58).[71]

Porter *et al.* demonstraram que a combinação de ultrassom mais contraste recanalizou somente 29% das oclusões agudas em circunflexas de porcos, considerando, ainda, que a atenuação do ultrassom *in vitro* e *in vivo* é mínima, até alcançar o sítio de trombose. Outro relevante achado deste estudo foi que o tratamento com ultrassom (40 kHz e 1 MHz) mais contraste foi efetivo na melhora do fluxo miocárdico na área de risco, mesmo na ausência de recanalização angiográfica, havendo inclusive melhora do espessamento endocárdico e das anormalidades vistas ao eletrocardiograma, quando comparado com os controles ou ao ultrassom aplicado isoladamente.[73]

Além disso, segundo Porter *et al.*, a administração do PESDA com o ultrassom em baixa frequência é capaz de induzir trombólise.[74]

Dados têm demonstrado que baixa frequência de ultrassom combinado com microbolhas também pode desempenhar um importante papel no acidente vascular encefálico, pela capacidade que o ultrassom transtemporal tem em produzir recanalização de vasos cerebrais trombosados.[73,75]

No estudo de Nishioka *et al.* os autores mostraram que a dissolução do trombo na oclusão arterial pode ser feita com microbolhas (contraste), aumentando o efeito de ruptura do trombo quando adicionamos baixa intensidade de ultrassom.[59]

A eficácia do ultrassom com contraste nas artérias periféricas, no vaso trombosado, está estabelecida, porém, seu uso no tratamento de trombose de coronárias tem tido menor sucesso.

Por fim, algumas considerações devem ser feitas, sobre as informações gerais que temos atualmente sobre esse assunto:[63,76-78]

A) Ultrassom, isoladamente, não parece aumentar a lise do trombo.
B) Ultrassom com trombolítico possui ação sinérgica, aumentando a lise do trombo.
C) Ultrassom com microbolhas são efetivos na lise do trombo.
D) Ultrassom com microbolhas mais trombolíticos possui ação sinérgica e mais intensa na lise do trombo.

Liberação de drogas e genes

Por causa da capacidade de destruição pelo ultrassom (processo de cavitação), as microbolhas podem ser utilizadas como veículo para a liberação local e eficiente de drogas e genes (o material genético pode ser incorporado às microbolhas que possuem lípides carregados negativamente em suas membranas) (Figs. 14-59 e 14-60).

Carreando genes (vetor retroviral, vetor adenoviral ou vetor com base em liposoma etc.), principalmente proteínas e oligonucleotídeos, as microbolhas durante o processo microbolha-ultrassom podem ocasionar destruição de alguns capilares, havendo, como consequência, a "microinjeção" do material para dentro do tecido desejado,[79] o que, em última análise, produz um efeito positivo na finalidade terapêutica.

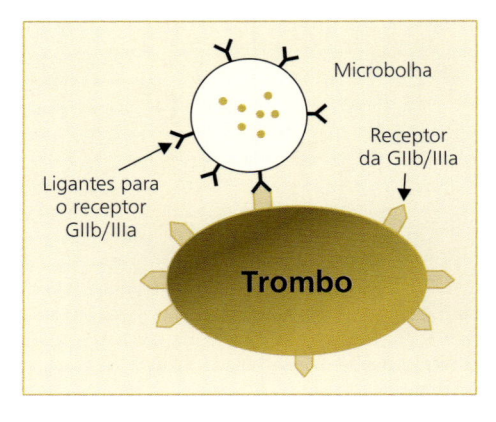

Fig. 14-58. Desenho esquemático da microbolha com afinidade pelo trombo através de "ligantes" em suas membranas, envolvendo receptores da glicoproteína IIb/IIIa (adaptada).[72]

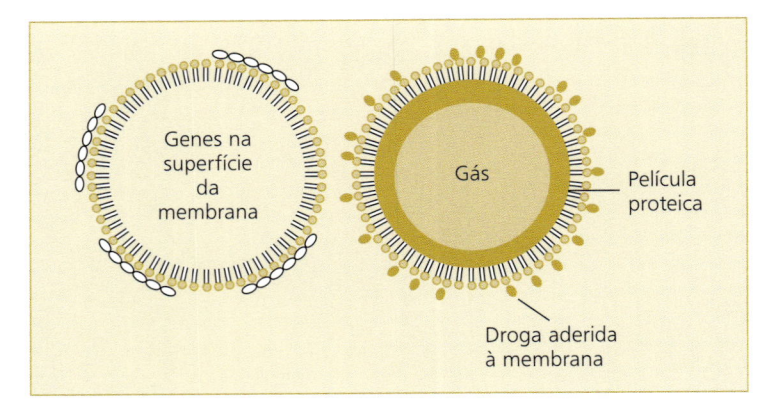

Fig. 14-59. Composição das bolhas com drogas ou gene aderidos à sua superfície, para serem posteriormente introduzidas na circulação sanguínea e liberadas *in situ*.

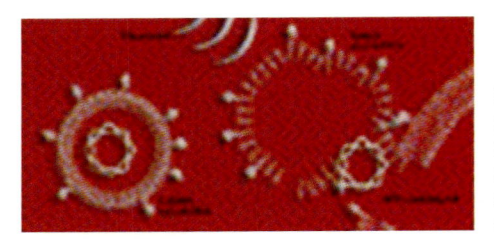

Fig. 14-60. Liberação de gene usando ultrassom e microbolhas, permitindo que o material genético se deposite no sítio desejado.[72,80]

Genes são macromoléculas que levam à sequência para a produção e reprodução proteica. A terapia genética deve ser introduzida dentro da célula específica, onde o gene geralmente deverá transcrever o núcleo celular. Há ampla variedade de genes que podem potencialmente ser usados na ala terapêutica, para o tratamento do câncer, doenças imunológicas, cardiovasculares e congênitas. Daí o grande interesse nesse assunto e o grande potencial do uso das microbolhas e do ultrassom nesses tratamentos.

Duas estratégias nesse campo suscitam maior interesse: a destruição das microbolhas, mediada pelo ultrassom, e o transporte e/ou liberação direta de substâncias ligadas às microbolhas na ausência do ultrassom.

A primeira publicação sobre a liberação de DNA ocorreu em 1996, utilizando ultrassom e microbolhas carregados com oligonucleotídeos.[81]

Os contrastes perfluorcarbonados são capazes de atuar como veículos para liberação de substâncias no organismo, com ou sem a exposição ao ultrassom. Porter *et al.*[81,82] reportaram a liberação de oligonucleotídeos ligados ao PESDA em um modelo canino. Um antisense para o *c-myc* proto-oncogênese, o qual é responsável pela regulação da expressão genética que leva à proliferação do músculo liso vascular, à síntese de colágeno e, consequentemente, à hiperplasia intimal, causando restenose, foi utilizado na avaliação da artéria carótida após lesão por balão.[83,84] No estudo experimental, os animais que receberam *antisense* aderido ao PESDA mais ultrassom (20 kHz), aplicados sobre a parede da carótida, apresentaram no *follow-up* de 30 dias a medida do espessamento intimal e a área da estenose na histologia significativamente menor com relação aos animais não tratados com *antisense* aderido ao PESDA,[85] denotando inibição da síntese de colágeno.

Outra grande vantagem está em injetar na circulação microbolhas marcadas e encapsuladas, contendo substâncias terapêuticas e capazes de se ligar à superfície de células específicas, e após um determinado período em que considera-se ter ocorrido a ligação das microbolhas ao tecido-alvo, o contínuo bombardeamento ultrassônico na região desejada destruiria as microbolhas encapsuladas, liberando o agente terapêutico no local (Fig. 14-61).[86]

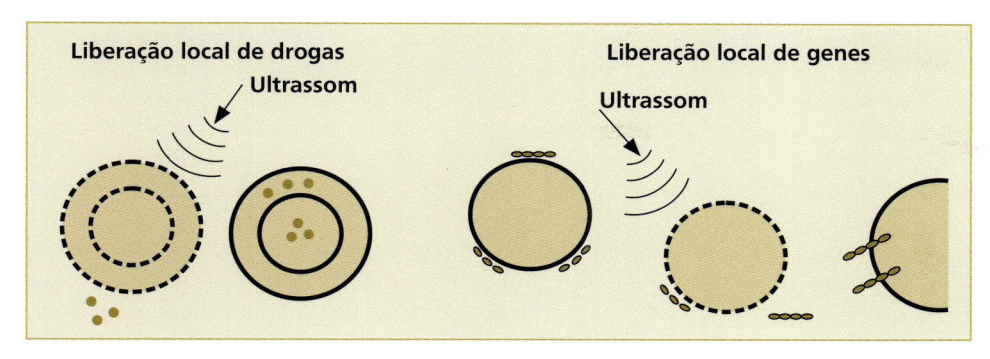

Fig. 14-61. Capacidade do contraste de microbolhas levar à liberação local de fármacos e gene, através da cavitação da bolha pela energia ultrassônica no sítio desejado.

Essa inovação no processo terapêutico relacionado com as microbolhas contendo gás perfluorocarbono associadas à ação do ultrassom está também na liberação do fator que induz o crescimento das células endoteliais e do fator de crescimento vascular do endotélio (VEGF). Estudo sobre o assunto demonstrou que houve um aumento significativo da captação do VEGF com ultrassom isolado, e este efeito aumentou ainda mais com ultrassom associado às microbolhas no miocárdio de ratos.[87]

O transporte e a liberação de gene junto às microbolhas foram também usados para transferência dentro do miócito cardíaco.

Há ainda a capacidade de liberação de drogas no local do tumor na tentativa de sua lise (através do desenvolvimento de imunolipossomas que possuem anticorpos monoclonais contra antígenos conjugados na superfície tumoral), podendo-se obter informações sobre a presença de metástases no campo diagnóstico, pela caracterização do fenótipo do tumor. Uma promissora estratégia das microbolhas nos tumores está na angiogênese, impedindo o crescimento tumoral ou atuando como medida coterapêutica. Embora os dados ainda sejam pouco consistentes, a facilidade de atuação desses agentes junto a este propósito tem sido pesquisada.[88] Microbolhas marcadas com anticorpos ou peptídeos que se ligam a receptores específicos de expressão pelo tipo de câncer em questão: neuroendócrino, de mama, ovariano, colorretal e outros, com grande afinidade tipo antígeno-anticorpo,[89] podem levar à destruição do tumor. Este efeito é tumor seletivo, não havendo acúmulo das microbolhas em outros órgãos, e ainda contribuindo, positivamente, para a ação de uma quimioterapia efetiva.

O estudo de Fleischer *et al.* demonstrou que o ultrassom transvaginal com contraste de microbolhas forneceu excelente teste para distinguir entre massas ovarianas benignas e malignas, pela detecção precoce de microvascularização intratumoral, permitindo um *screening* eficiente para identificar câncer de ovário em mulheres de alto risco para tal.[90]

Expandindo o leque terapêutico em situações de tratamento tumoral, van Wamel *et al.* observaram que o uso conjunto de ultrassom e microbolhas requereu menor dose de radionuclídeo para obtenção do mesmo efeito antitumoral.[91] Concluindo que o uso da sonoporação no tratamento dos tumores pode aumentar a eficácia antitumoral.

Quanto aos parâmetros ideais do ultrassom para destruição das microbolhas com o objetivo de expressão genética, este parece incluir uma frequência em torno de 1,3 MHz, alto índice mecânico e eletrocardiograma intermitente, e nesse estudo os autores puderam mostrar que alto pico de pressão negativa aumentou a quantidade de liberação de genes das microbolhas.[92,93]

Como Unger *et al.* puderam demonstrar, um transdutor com frequência de 2,5 MHz resulta em alguma destruição das bolhas, mas uma menor frequência em torno de 100 kHz aumenta, significativamente, essa destruição.[94] Por isso, devemos ter em mente qual o melhor tipo de ultrassom e energia ultrassônica a ser utilizado em cada situação clínica de interesse, e parece que menores frequências ultrassônicas são mais potentes e adequadas para a finalidade de liberação local de drogas ou genes. Por outro lado, alta energia ultrassônica pode ocasionar ruptura de capilares, resultando em deposição de proteínas e material genético no tecido (Fig. 14-62).[95,96]

Taniyama *et al.* demonstraram, ainda, pequenas aberturas na superfície do endotélio e do músculo liso após a transfecção de um plasmídio DNA pela destruição das microbolhas mediada pelo ultrassom. Essas pequenas aberturas resultou em translocação do plasmídio DNA do lado de fora para o citoplasma.[97] Essa ruptura e formação de "poros" parece ocorrer com poder acústico de 0,8 a 1,0 W/cm².[98]

Contudo, os bioefeitos desse processo, reportados em experimentos *in vitro* e *in vivo*, são: a ocorrência de hemólise, dano microvascular, ruptura de capilares, leve elevação de troponina-T, lesão de cardiomiócito, contração ventricular prematura e infiltração tecidual por aumento de permeabilidade.[96,99-102]

No processo tumoral a tomografia computadorizada é o principal exame realizado para determinação de lesões residuais. Nesse caso a utilização do contraste tem-se mostrado sensível e com grande aplicabilidade clínica, sendo mais conveniente e custo-efetiva do que levar o paciente a tomografias repetidas. Considerações sugerem que o contraste para ultrassom pode ter importante papel na avaliação das lesões hepática, esplênica e renal, podendo avaliar esses órgãos de maneiras rápida e repetida, se necessário; bem como em situações de infarto ou isquemia em órgãos sólidos, especialmente em situações de malignidade,[103] proporcionando o acompanhamento e estadiamento tumoral, sem ocasionar risco de radiação ou outros aos pacientes.

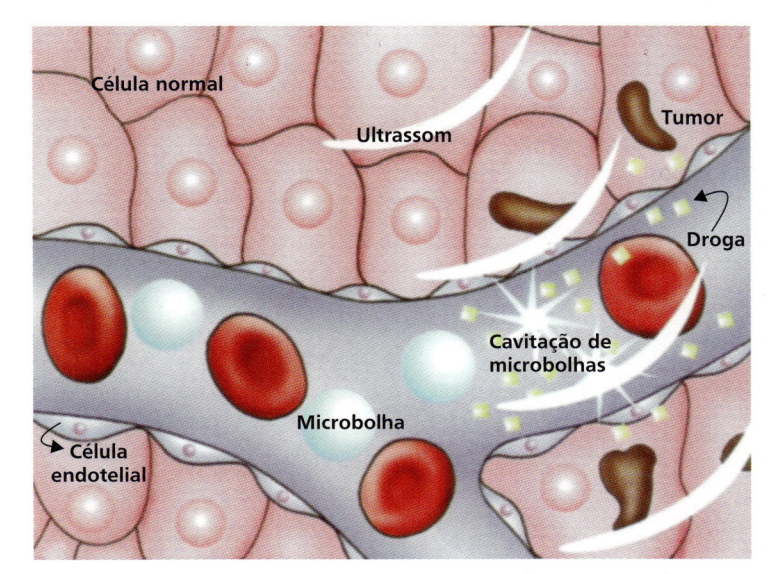

Fig. 14-62. Aplicação das microbolhas dentro da circulação, carreando substâncias em seu interior (p. ex.: componentes hidrofílicos dentro de membranas lipídicas ou polímeras etc.). A destruição das bolhas através da emissão de alta energia ultrassônica pode deflagrar a liberação local de drogas ou gene (adaptada).[80]

Na disfunção endotelial e resposta inflamatória

A microscopia eletrônica revelou a capacidade das microbolhas se aderirem às células endoteliais estruturalmente danificadas, mostrando que em regiões com perfusão normal e sem dano vascular há um rápido *washout* das bolhas; entretanto, em regiões onde há tecido normal entremeado por tecido necrosado, as microbolhas mostram adesão persistente.[104,105] O tipo de microbolha ligante com essas propriedades parece ser observado com perfluorocarbono e não com as microbolhas de ar.[106,107]

Como as microbolhas residem no espaço intravascular, elas podem ser idealmente adequadas para caracterizar fatores do endotélio. Considerando o papel da disfunção endotelial na patogênese da aterosclerose, essa técnica com a capacidade de avaliar a função endotelial, que é o pivô da doença aterosclerótica, parece ser bastante promissora (Figs. 14-63 e 14-64).

O endotélio desempenha importante papel como órgão com funções biológicas como regular o tônus e a permeabilidade vascular, regular a coagulação, participar do processo inflamatório que envolve o movimento dos leucócitos na parede do vaso e secreção de substâncias vasoativas, dentre outras funções.[107]

A interação entre as microbolhas e os leucócitos ativados tem trazido curiosidade com relação à aplicação do contraste na resposta inflamatória. O comportamento normal das microbolhas no espaço intravascular é similar ao dos glóbulos vermelhos, não aderindo à parede do vaso em condições fisiológicas (Fig. 14-65).[108,115] Porém, *in vitro,* estudos com cultura de células endoteliais mostraram que as microbolhas de albumina podem atacar a matriz extracelular de células endoteliais ativadas,[104] e observações diretas da microcirculação *in vivo* têm demonstrado que[109] tanto as microbolhas de albumina quanto de lípides ligam-se aos leucócitos após lesão de reperfusão ou exposição a citocinas pró-inflamatórias,[110] de modo que as microbolhas ficam retidas nessa região. Tem sido hipotetizado que o retardo no trajeto das microbolhas através da microcirculação coronariana é ocasionado pela adesão destas nas células endoteliais em situações de disfunção do endotélio, o que pode ser a base de um processo não invasivo para detectar a disfunção microvascular. O estudo experimental de Camarozano *et al.* demonstrou que o fluxo tornou-se mais lentificado na microcirculação e com maior adesão leucocitária endotelial (observado com o uso de rodamina e microscopia intravital), onde pode-se notar também maior adesão das microbolhas, nos processos patológicos que culminaram com a resposta inflamatória e disfunção endotelial, como: isquemia-reperfusão, diabetes e sepse, em comparação com o controle.[111]

A Figura 14-66 exemplifica o que Villanueva *et al.* puderam demonstrar em seu estudo, que as microbolhas praticamente não aderem no endotélio funcionalmente normal, mas sim quando a superfície deste está desnuda, expondo a matriz extracelular.[105] Lindner *et al.* também demonstraram em microscopia intravital e *in vitro,* que a adesão das microbolhas no endotélio varia, correlacionando-se com a extensão da lesão endotelial (glycocalyx), e que, além disso, as microbolhas aderem e são fagocitadas pelos leucócitos

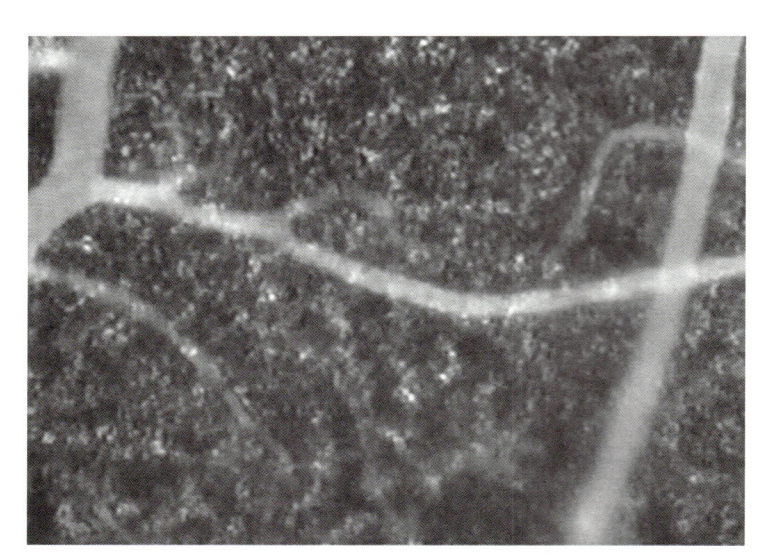

Fig. 14-63. Microcirculação normal com as microbolhas injetadas na corrente sanguínea e seguindo o mesmo padrão reológico dos elementos figurados do sangue.

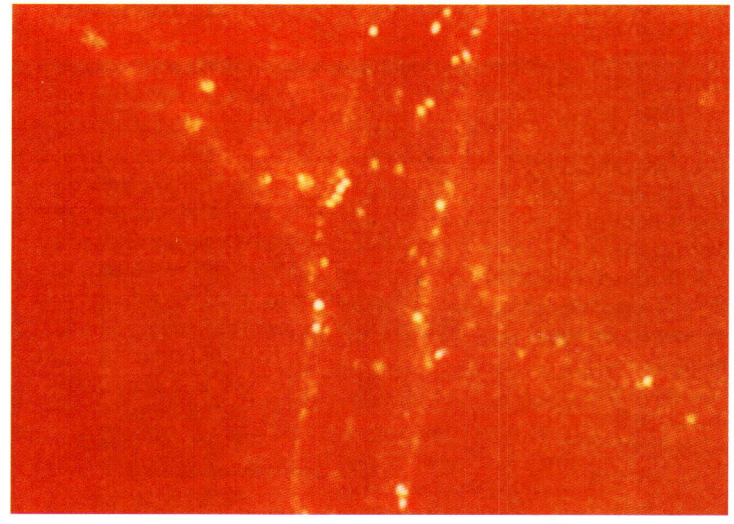

Fig. 14-64. Visualização da microcirculação da bolsa da bochecha do hamster, com leucócitos e microbolhas transitando no centro do vaso e alguns aderidos à parede da vênula (denotando um sinal de inflamação).

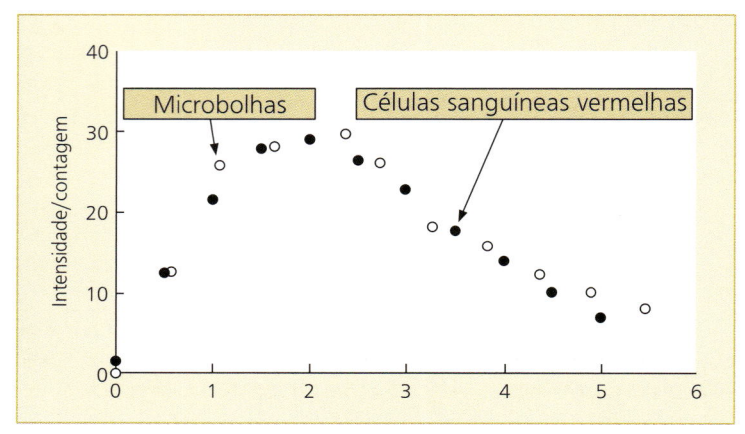

Fig. 14-65. O gráfico mostra que os glóbulos vermelhos marcados com tecnécio-99 m e as microbolhas de albumina apresentam comportamento similar em modelo canino (adaptada).[112]

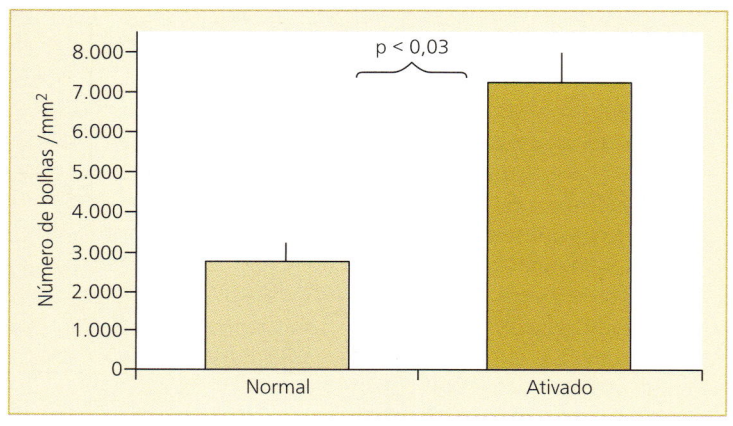

Fig. 14-66. O gráfico demonstra que a adesão das microbolhas de albumina na matriz extracelular das células endoteliais ativadas foi significativamente maior do que a adesão na matriz extracelular das células endoteliais normais (adaptada).[114]

ativados o que faz com que elas persistam na microcirculação durante a inflamação.[111,113]

Diante desses fatos, os agentes de contraste ultrassônicos têm sido estudados e desenhados para aderirem à região inflamada ou ativarem as células endoteliais, para identificação da adesão leucocitária pelo ultrasoom.[107] Microbolhas contendo gás perfluorocarbonado e fosfolipídeo ligados a anticorpos monoclonais contra ICAM-1 na superfície têm sido elaboradas com o objetivo de identificar moléculas ICAM-1 no endotélio, onde microbolhas não marcadas ou marcadas com IgG não específica não aderem ao endotélio.[106] Após a injeção intra-arterial, lipossomas anti-ICAM-1 atacam o endotélio sobre placas ateroscleróticas. Em decorrência do fenótipo inflamatório da aterosclerose, a utilização desses agentes pode ser adequada para predizer a vulnerabilidade de ruptura da placa.[115] O complemento C_3 também se liga à microbolha de albumina e faz a intermediação da aderência da microbolha ao endotélio vascular arterial tanto precoce como tardiamente, no processo de aterosclerose.[110,116]

Permanecendo no contexto da aterosclerose, sabe-se que os leucócitos anormais aderem à parede do vaso, o que é um dos eventos celulares iniciais no desenvolvimento da aterosclerose, que ocorre durante décadas.[117] A partir daí, os monócitos atravessam o endotélio para, no espaço subendotelial, fazer a ingestão de lípides, resultando em acúmulo focal de *foam cell* (Fig. 14-67).[118]

A Figura 14-68 mostra os estágios dos leucócitos dentro do vaso durante o processo inflamatório, sendo mediado pelas moléculas de adesão.[119]

Como as moléculas de adesão (ICAM-1, E-selectina, P-selectina, VCAM-1) são expressas na superfície do endotélio na fase precoce da aterosclerose e são reguladas em situações de fatores de risco coronariano,[120-122] o uso das microbolhas, identificando essas moléculas de adesão, poderá identificar o processo inicial da aterosclerose, permitindo uma conduta mais adequada e agressiva a esses pacientes. Além disso, a facilidade em detectar a resposta inflamatória *in vivo* com injeção de microbolhas, também, tem sido demonstrada por esses agentes ligados à P-selectina (molécula de adesão na resposta inflamatória), com o intuito de combater a inflamação em sua fase inicial.[123,124] Obviamente que estes dados ainda carecem de validação *in vivo*.

Ainda no que diz respeito ao endotélio e aterosclerose epicárdica, esta última também interfere no processo de vasodilatação dependente do endotélio (envolvendo a redução na síntese ou liberação de óxido nítrico), diminuindo a regulação do fluxo coronário.[125] O grande interesse no âmbito da doença aterosclerótica reside no fato de que a disfunção endotelial é o processo incipiente e fundamental no desenvolvimento desta, culminando com alterações subsequentes no fluxo sanguíneo e na microcirculação, e a detecção dessa alteração endotelial de modo precoce pode proporcionar a possível reversão desse processo, antes mesmo que haja lesão no vaso epicárdico.

No campo terapêutico, um método não invasivo tem sido desenvolvido utilizando ultrassom com microbolhas, onde o ultrassom destruindo as microbolhas culmina na liberação de genes, induzindo arteriogênese em áreas cronicamente isquêmicas.[126] Kaufmann *et al.* avaliaram a habilidade de a resposta inflamatória vascular permitir o diagnóstico e tratamento precoces da aterosclerose, envolvendo microbolhas aderidas a placas na aorta. Como conclusão, os autores relataram que o contraste com ultrassom junto ao VCAM1 é capaz de quantificar as modificações inflamatórias vasculares que ocorrem em diferentes estágios da aterosclerose, o que pode ser útil para estratificar o risco dos pacientes.[127] Em outro estudo, os mesmos autores usaram P-selectina com contraste para

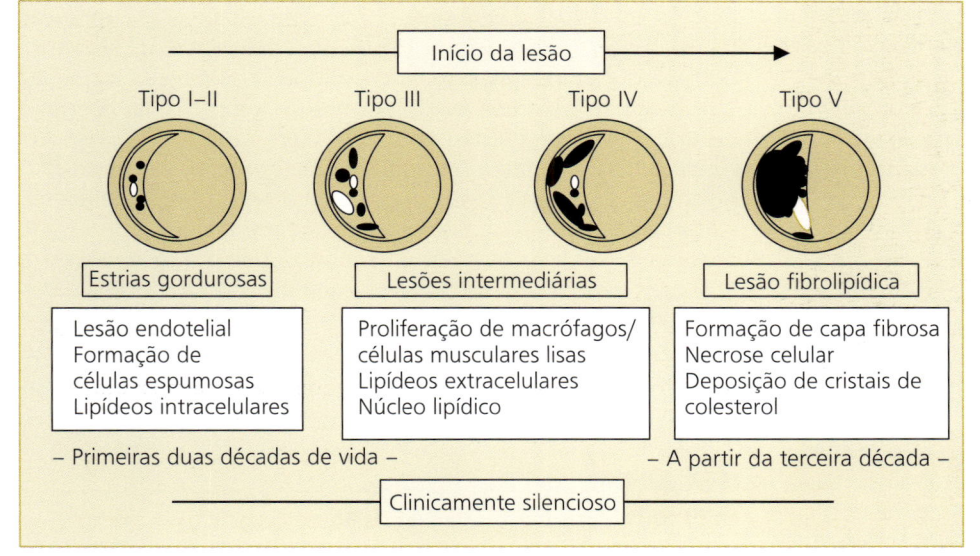

Fig. 14-67. Fases do processo evolutivo da aterosclerose, iniciando com a disfunção endotelial e progredindo para formação de placas de ateroma e estenose do vaso (adaptada).[107]

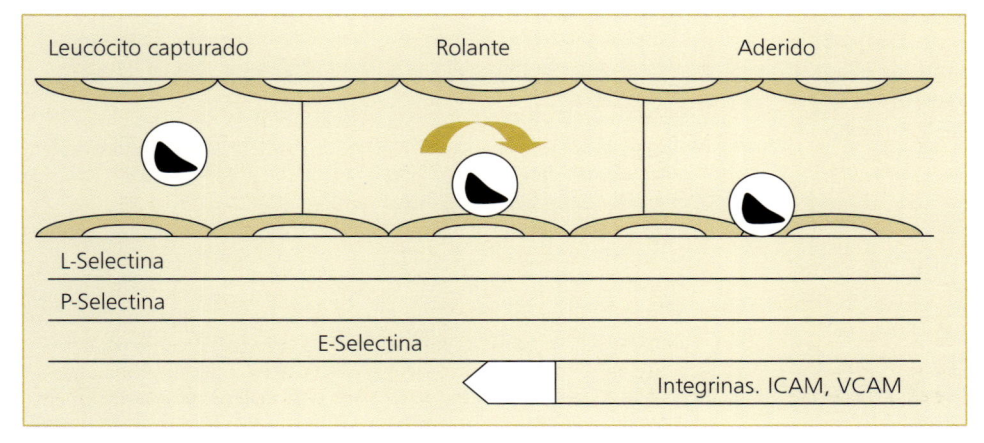

Fig. 14-68. Observa-se nesta figura as diferentes fases dos leucócitos no espaço intravascular frente a uma resposta inflamatória. Inicialmente, há lentificação de seu movimento dentro do vaso, seguido do rolamento na parede do vaso e adesão à parede endotelial, mediado pelas moléculas de adesão. Após esses estágios, os leucócitos podem, ainda, ultrapassar a parede do vaso por diapedese, atingindo o interstício (adaptada).[119]

identificar a presença de isquemia miocárdica recente na ausência de necrose.[128] De um modo geral, o ultrassom parece ser potencializado pelas microbolhas na liberação de macromoléculas e outros transgenes dentro das células.[128]

Uma importante característica das microbolhas à base de gás perfluorcarbonado é que estas se ligam avidamente a proteínas e oligonucleotídeos, ao contrário das microbolhas de ar.[129] Por causa dessa interação, as microbolhas podem ser usadas como carreadoras de muitas drogas e vetores genéticos, depositando essas substâncias em regiões específicas de interesse, onde as bolhas são insonadas.[130-132]

No âmbito terapêutico outra medida adotada em experimentos foi a deformação das microbolhas, com o intuito de manter uma adesão sustentável, concluindo que o aspecto mecânico da adesão, bem como a forma das partículas, a deformabilidade e o encapsulamento são importantes fatores que interferem na terapia e na resposta ao ultrassom.[133]

Outras situações clínicas em que o contraste de microbolhas associado ao ultrassom é importante na detecção de disfunção endotelial ou reação inflamatória são: infusão de cardioplegia durante a cirurgia cardíaca,[134] angioplastia com cateter balão[135] e rejeição ao transplante cardíaco.[136]

Na angiogênese

Além da capacidade de liberação de drogas no local do tumor na tentativa da lise local do mesmo, através do desenvolvimento de imunolipossomas contra antígenos conjugados na superfície tumoral, inclusive obtendo informações sobre a presença de metástases pela caracterização do fenótipo do tumor, uma outra aplicação das microbolhas nos tumores está na angiogênese, impedindo o crescimento tumoral. Embora os dados ainda sejam pouco consistentes, a facilidade de atuação desses agentes junto a este propósito tem sido pesquisada. E pode ser usado para identificar e caracterizar o grau e extensão do comportamento angiogênico.

A terapia antiangiogênica continua estimulando a procura por biomarcadores de imagem para monitorar a resposta ao tratamento, e é onde a associação das microbolhas e do ultrassom torna-se bastante interessante.

Willmann et al. têm usado o ultrassom para detectar microbolhas com receptores específicos associadas ao crescimento tumoral e capaz de detectar, através de imagem, a atividade angiogênica.[137]

Os anticorpos selecionados com alta afinidade para o receptor de tirosina e proteínas da família VEGF são reguladores da vasculogênese, angiogênese e diferenciação e proliferação endotelial, onde as microbolhas podem interferir e controlar.[138]

O estudo de Imada et al. demonstrou que a liberação de células mononucleares de medula pela destruição das microbolhas mediada pelo ultrassom aumentou a angiogênese e arteriogênese, o que desempenhou um papel-chave na ligação das células transplantadas na camada endotelial.[139]

Em modelo experimental de isquemia miocárdica crônica, a infusão do VEGF (fator de crescimento vascular do endotélio) combinado com ultrassom e contraste à base de albumina reduziu significativamente a área de infarto e a área de risco no território isquêmico, provavelmente decorrente de angiogênese nessa região.[140]

Outras aplicações terapêuticas

Em portadores de diabetes tipo 1, o transplante de pâncreas é atualmente a única opção definitiva para a manutenção do estado normoglicêmico permanente, e, nesse caso, a ultrassonografia com contraste de microbolhas é útil na diferenciação entre pâncreas transplantados normal e alterado, utilizando os critérios de padrão do realce, intensidade do realce e perfusão do enxerto na fase arterial.[141]

É sabido que o estado de hiperinsulinemia aumenta o volume de fluxo capilar no músculo esquelético. O recrutamento capilar mediado pela insulina, o qual tem a participação na utilização da glicose, está reduzido em animais diabéticos, e pode ser parcialmente revertido com a terapia crônica, utilizando inibidor da enzima conversora, o que pode ser intermediado com a liberação local de droga pelo uso de microbolhas e ultrassom.[141,142]

Cientistas da *Baylor University Medical Center* no Texas têm desenvolvido um novo método com microbolhas carreando gene com codificação para insulina, que não é produzida corretamente no pâncreas de diabéticos tipo 1, e com o ultrassom posicionado no pâncreas do animal, onde há a ruptura das bolhas liberando o novo DNA. O método permitiu que o gene fosse liberado em um sítio específico e crucial do diabetes, incorporando o DNA dentro do hospedeiro. Notou-se a presença de elevado nível de insulina e redução dos níveis de açúcar plasmático quando comparado aos animais-controle.[143]

As microbolhas não somente ligam-se a drogas e sua superfície, mas também podem carreá-las dentro de suas cápsulas, sendo posteriormente rompidas pela ação do ultrassom. Uma outra situação que pode ocorrer é o encapsulamento do oxigênio durante um processo de isquemia ou infarto agudo do miocárdio, havendo a destruição da microbolha e consequente liberação do oxigênio para o tecido cardíaco, junto à microcirculação local.[144]

CONCLUSÃO

Com base no interesse e no investimento no campo da ecocardiografia de contraste, temos que essa modalidade de imagem vem ganhando um espaço considerável dentro das áreas de ultrassom, vascular e ecocardiografia. As pesquisas clínicas envolvendo o contraste vêm evoluindo rapidamente, e o avanço tecnológico conferiu praticidade e qualidade a seu uso, além de expandir sua aplicação para o campo terapêutico, onde podemos aplicar a ação das microbolhas associada ao ultrassom na avaliação da disfunção endotelial e resposta inflamatória, no tratamento de tumores com liberação de drogas ou genes locais, na tentativa de controle do processo aterosclerótico, impedindo sua evolução, na lise do trombo intracavitário ou intravascular, dentre outras aplicações. Contudo, maior número de pesquisas básicas com validação *in vivo* ainda é necessário nessa área, pois nos restam dúvidas sobre os tipos de ligantes específicos mais adequados para cada situação clínica, a especificidade desses ligantes acoplados às microbolhas na detecção do sítio em questão e a definição dos melhores parâmetros de ultrassom (frequência, energia, pressão negativa) a ser aplicado de acordo com cada patologia.

REFERÊNCIAS BIBLIOGRÁFICAS

1. Kornbluth M, David H, Brown P et al. Contrast echocardiography is superior to tissue harmonics for assessment of left ventricular funciont in mechanically ventilated patients. *Am Heart J* 2000;140:291.
2. Marwick TH, Nemic JJ, Pashkow FJ et al. Accuracy and limitations of exercise echocardiography in a routine clinical setting. *J Am Coll Cardiol* 1992;19:74
3. Mulvagh S, DeMaria NA, Feinstein S et al. Contrast echocardiography: current and future applications. American society of echocardiography task force on standards and guidelines for the use of ultrasonic contrast in echocardiography. *J Am Soc Echocardiogr* 2000;13:331.
4. Agrawal G, Cape E, Raichlen J et al. Usefulness of combined color Doppler – contrast in providing complet delineati9on of left ventricular cavity. *Am J Cardiol* 1997;80:98.
5. Al-Mansour H, Mulvagh SL, Pumper GM et al. Usefulness of harmonic imaging for left ventricular opacificati9on and endocardial border delineation by optson. *Am J Cardiol* 2000;85:795.
6. Mulvagh SL, Rakowski H, Vannan MA et al. American society of echocardiography consensus statement on the clinical applications

of ultrasonic contrast agents in echocardiography. *J Am Soc Echocardiogr* 2008;21(11):1179-201.
7. Ronderos R, Morcerf F, Boskis M et al. Diretriz e recomendações para o uso da ecocardiografia contrastada: Fórum latino-americano de ecocardiografia com contraste. *Arq Bras Cardiol* 2007;88(Supl 2):1-12.
8. Arango M, Parola S, Brignardello E et al. Dehydroepiandrosterone prevents oxidative injury induced by trasient iachemia/reperfusion in the Brain of diabetic rats. *Diabetes* 2000;49:1924-31.
9. Gibson RS, Watson DD, Craddock GB et al. Prediction of cardiac events after uncomplicated myocardial infarction study comparing predischarge exercise thalium-201 scintigraphy and coronary angiography. *Circulation* 1983;68:321.
10. Quiones MA. Risk stratification after myocardial infarction. *Circulation* 1997;95:1352.
11. Rumack CM, Wilson SR et al. *Diagnostic ultrasond*. 2th ed. St. Louis: Mosby, 1998. p. 703-29.
12. Rezkalla SH. No-reflow phenomenon. *Circulation* 2002;105:656.
13. Camarozano AC, Weitzel LH. *Ecocardiografia de estresse e contraste – princípios e bases fisiológicas da ecocardiografia de contraste*. São Paulo: Rubio, 2003. p. 201-11.
14. Ronderos RE, Boskis M, Chung N et al. Correlation between myocardial perfusion abnormalities detected with intermitent imaging using intravenous perfluorocarbon microbubbles a radioisotope imaging during high-dose dipyridamole stress echo. *Clin Cardiol* 2002;25:103.
15. Wei K, Jayaweera AR, Firoozan S et al. Quantification of myocardial blood flow with ultrasound-induced destruction of microbubbles administered as a constant venous infusion. *Circulation* 1998;97:473.
16. Wei K. Comparison of usefulness of dipyridamole stress myocardial contrast echocardiography to technetium-99 m sestamibi single-photon emission computed tomography for detection of coronary artery disease (PB127 multicenter phase 2 Trial results). *Am J Cardiol* 2003;91:1293-98.
17. Lindner JR, Song J, Christiansen J et al. Ultrasound assessment of injury and inflammation using microbubbles targeted to P-selectin. *Circulation* 2001;104:2107.
18. Agati L, Voci P, Bilotta F et al. Influence of residual perfusion within the infarct zone on the natural history of left ventricular dysfunction after acute myocardial infarction: a myocardial contrast echocardiography study. *J Am Coll Cardiol* 1994;24:336.
19. Camarano G, Ragosta M, Gimple LW et al. Identification of viable myocardium with contrat echocardiography in patients with poor left ventricular systolic function caused by recent or remote myocardial infarction. *Am J Cardiol* 1995;75:215.
20. Bolognese L, Cerisano G, Buonamici P et al. Influence of infarct-zone viability on left ventricular remodeling after acute myocardial infarction. *Ciruclation* 1997;96:3353.
21. Shimoni S, Frangogiannis NG, Aggeli CJ et al. Identification of hibernating myocardium with quantitative intravenous myocardial contrast echocardiography: comparison with dobutamine echocardiography and thallium-201 scintigraphy. *Circulation* 2003;107:538.
22. Morcerf F, Moraes A, Medeiros C et al. Ecocardiografia de contraste no estudo da perfusão miocárdica: protocolo adenosina. Apresentação no 10 Congresso da Sociedade Americana de Ecocardiografia.
23. Bolognese L, Antoniucci D, Rovai D et al. Myocardial contrast echocardiography *versus* dobutamine echocardiography for predicting functional recovery after acute myocardial infarction treated with primary coronary angioplasty. *J Am Coll Cardiol* 1996;28:1677.
24. Kapoor AS. Cancer and the heart. New York: Sringer-Verlag, 1996.
25. McAllister H, Fenoglio J. Tomors of the cardiovascular system. In: *Atlas of tumors pathology*. Washington, DC: Armed force Institute of Pathology, 1978, Fas.15, 2 series.
26. Fine G. Neoplasms of the pericardium and the heart. In: Gould SE. (Ed.). *Pathology of the heart and blood verssels*. Springfield, Illinois: Charles C Thomas, 1968.
27. Mcalister HA. Primary tumors of the eattgbxkjanlknhlanbvzbbd heart and pericardium. *Pathol Annu* 1979;17:325.
28. Kline IK. Cardiac lymphatic involvement by metrastic tumor. *Cancer* 1972;29:799.
29. Hanfling SM. Metastatic cancer to the heart. Review of the literature and report of 127 cases. *Circulation* 1980;22:474.
30. Edwards LC, Louie EK. Transthoracic and transesophageal echocardiography for the evaluation of cardiac tumors, thrombi, and vascular vegetation. *Am J Card Imag* 1994;8:45.
31. Salyer WR, Salyer DC. Myeloma-like features of organizing thrombi in arteries and veins. *Arch Pathol* 1995;99:307.
32. Camarozano AC, Weitzel LH. Ecocardiografia de estresse e contraste. In: Barbato A, Cerri G, Pantaleão DC et al. *Contribuição da EcoDopplercardiografia de contraste na avaliação dos envolvimentos tumorais do coração*. São Paulo: Rubio, 2004.
33. Beard JT, Byrd BF. Saline contrast enhancement of trivial Doppler tricúspide regurgitation signals for estimating pulmonary artery pressure. *Am J Cardio* 1988;62:486.
34. Meerbaum S. *Introduction of the two-dimensional echocardiography*. Boston: Academic, 1989. p. 2.
35. Attaran RR, Ata I, Kudithipud V et al. Protocol for optimal detection and exclusion of a patent forame ovale using transthoracic echocardiography with agitated saline microbubbles. *Echocardiography* 2006;23:616.
36. Stewart JA, Fraker Jr TD, Slosky DA et al. Detection of persistent left superior vena cava by two-dimensional contrast echocardiography. *J Clin Ultrasound* 1979;7:357.
37. Goyal SK, Punnam SR, Verma G et al. Persistent left superior vena cava: a case report and review of literature. *Cardiovasc Ultrasound* 2008;6:50.
38. Izumi C, Yoshida K, Akasaka T et al. Improved visualization of pulmonary flow Doppler signal by intravenous injection of sonicated albumin. *Am J Cardiol* 1996;78:598.
39. Williams MJA, McClements BM, Picard MH. Improvement of transthoracic pulmonary venous flow Doppler signal with intravenous injection of sonicated albumin. *J Am Coll Cardiol* 1995;26:1741.
40. Burns PN. *Contrast imaging for echocardiography. Principles and instrumentation*. Handbook of contrast echo, 2000
41. Nakatani S, Imanishi T, Terasawa A et al. Clinical application of transpulmonary contrast-enhanced Doppler technique in the assessment of severity of aortic stenosis. *J Am Coll Cardiol* 1992;20:973.
42. Rodrigues AG, Tardif J, Dominguez M et al. Transthoracic echocardiographic assessment oof periprosthetic mitral regurgitation using intravenous injection of sonicated albumin. *Am J Cardiol* 1997;79:829.
43. Kuecherer H, Will M, Silva KG et al. Contrast-enhanced Doppler ultrasound for noninvasive assessment of pulmonary artery pressure during exercise in patients with chronic congestive heart failure. *Am J Cardiol* 1996;78:229.
44. Wei K, Jayaweera AR, Firoozan S et al. Quantification of myocardial blood flow with ultrasound-induced destruction of microbubbles administe3red as a constant venous infusion. *Circulation* 1998;97:473.
45. Gould KLO, Lipscomb K, Hamilton GH. Physiologic basis for assessing critical coronary stenosis. Instantaneous flow response and regional distribution during coronary hyperemia as measures of coronary flow reserve. *Am J Cardiol* 1974;33:87.
46. Gould KL, Martucci JP, Goldberg DI et al. Short-term cholesterol lowering decreases size and severity of perfusion abnormalities by positron emission tomography after dipyridamole in patients with coronary artery disease. A potential noninvasive marker of healing coronary endothelium. *Circulation* 1994;89:1530.
47. Pitkanen OP, Nuutila P, Raitakari OT et al. Coronary flow reserve is redudced in young men with IDDM. *Diabetes* 1998;47:248.
48. Doucette JW, Corl PD, Payne HM et al. Validation of a Doppler guide wire for intravascular measurement of coronary artery flow velocity. *Circulation* 1992;85:1899.
49. Iliceto S, Marangelli V, Memmola C et al. Transesophageal Doppler echocardiography evaluation of coronary blood flow velocity in baseline conditions and during dipyridamole-induced coronary vasodilation. *Circulation* 1991;83:61.
50. Demer LL, Gould KL, Goldstein RA et al. Assessment of coronary artery disease severity by positron emission tomography. Comparison with quantitative arteriography in 193 patients. *Circulation* 1989;79:825.
51. Hildick-Smith DJR, Maryan R, Shapiro LM. Assessment of coronary flow reserve by adenosine transthoracic echocardiography: validation with intracoronary Doppler. *J Am Soc Echocardiogr* 2002;15:984.
52. Picano E. *Stress echocardiography*. 5th ed. Heidelberg: Spring-Verlag, 2009.
53. Caiati C, Montaldo C, Zedda N et al. New noninvasive method for coronary flow reserve assessment: contrast-enhanced transthoracic second harmonic echo Doppler. *Circulation* 1999;99:771.
54. Lanbertz H, Tries HP, Stein T et al. Noninvasive assessment of coronary flow reserve with transthoracic signal-enhanced Doppler echocardiography. *J Am Soc Echocardiogr* 1999;12:186.

55. Caiati C, Zedda N, Montalto C et al. Contrast-enhanced transthoracic second harmonic echo Doppler with adenosine: a noninvasive, rapid and effective method for coronary flow reserve assessment. *J Am Coll Cardiol* 1999;34:122.
56. Sezer M, Nisanci Y, Umman B et al. Reduced coronary collateral vessel recruitment capacity in diabetesws melito: an evidence for defective ischemic tolerance. *Anadolu Kardiyol Derg* 2004;4:54.
57. Rosenschein U, Bernstein JJ, Disegni E et al. Experimental ultrasonic angioplasty: disruption of atherosclerotic plaques and thrombi *in vitro* and arterial recanalization *in vivo*. *J Am Coll Cardiol* 1990;15:711.
58. Porter TR, LeVeen RF, Fox R et al. Thrombolytic enhancement with perfluorocarbon-exposed sonicated dextrose albumin microbubbles. *Am Heart J* 1996;132(5):964-68.
59. Nishioka T, Luo H, Fishbein MC et al. Dissolution of thrombotic arterial occlusion by high intensity low frequency ultrasound and dodecafluoropentane emulsion: an *in vitro* and *in vivo* study. *J Am Coll Cardiol* 1997;30(2):561-68.
60. Lanza GM, Wallace KD, Scott MJ et al. A novel-site-targeted ultrasonic contrast agent with broad biomedical application. *Circulation* 1996;94:3334-40.
61. Riha P, Stoltz JF. Coagulation and hemorheology. *Clin Hemorheol Microcirc* 1997;17:251-59.
62. Unger EC, Mccreery RP, Sweitzer RH et al. *In vitro* studies of a new thrombus-specific ultrasound contrast agent. *Am J Caridol* 1998;81(Suppl):58G.
63. Goldberg BB, Raichlen JS, Forsberg F. Ultrasound contrast agents: In Unger EC, Wu Q, McGreery T et al. *Thrombus-specific contrast agents for imaging and thrombolysis*. 2nd ed. London: Martin Dunitz, 2001. p. 337.
64. Goldberg BB, Raichlen JS, Forsberg F. Ultrasound contrast agents: basic principles and clinical applications. Unger et al. In: *Thrombus-specific contrast agents for imaging and thrombolysis*. London: Martin Dunitz, 2001, p. 337.
65. Suchkova V, Siddiqi FN, Carstensen EL et al. Enhancement fibrinolysis with 40-kHz ultrasound. *Circulation* 1998;98:1030-35.
66. Harpaz D, Chen X, Francis CW et al. Ultrasound accelerates urokinase induced thrombolysis and reperfusion. *Am Heart J* 1994;127:1211-19.
67. Riggs PN, Francis CW, Barts SR et al. Ultrasound enhancement of rabbit femoral artery thrombolysis. *Cardiovasc Surg* 1997;5:201-7.
68. Holland CK, Apfel RE. Thresholds for transient cavitation produced by pulsed ultrasound in a controlled nuclei environment. *J Acoust Soc Am* 1990;88:2059-69.
69. Siegel RJ, Atar S, Fishbein MC et al. Noninvasive transcutaneous low frequency ultrasound enhances thrombolysis in peripheral and coronary arteries. *Echocardiography* 2001;18(3):247-57.
70. Slikkerveer J, Dijkmans PA, Sieswerda GT et al. Ultrasound enhanced prehospital thrombolysis using microbubbles infusion in patients with acute ST elevation myocardial infarction: rationale and design of the Sonolysis study. *Trials* 2008;9:72.
71. Tachibana K, Tachibana S. Albumin microbubble echo-contrast material as an enhancer for ultrasound accelerated thrombolysis. *Circulation* 1995;92(5):1148-50.
72. Liu Y. Encapsulated ultrasound microbubbles: therapeutic application in drug/gene delivery. *J Control Release* 2006;114(1):89-99.
73. Porter TR, Kricsfeld D, Lof J et al. Effectiveness of transcranial and transthoracic ultrasound and microbubbles in dissolving intravascular thrombi. *J Ultrasound Med* 2001;20(12):1313-25.
74. Porter TR, Leveen RlF, Fox R et al. Thrombolytic enhancement with perfluorocarbon-exposed sonicated dextrose albumin microbubbles. *Am Heart J* 1996;132(5):964-68.
75. Behrens S, Daffertshofer M, Spiegel D et al. Low-frequency, low-intensity ultrasound accelerates thrombolysis through the skull. *Ultrasound Med Biol* 1999;25(2):269-73.
76. Atar S, Luo H, Nagai T et al. Invivo thrombolysis using a high-frequency intravascular transducedr-tipped ultrasound catheter and local drug delivery in a canine model. *Circulation* 1998;98(Suppl I):I-398-99.
77. Luo H, Nishioka T, Fishbein MC et al. Transcutaneous ultrasound augments lysis of atrial thrombi *in vivo*. *Circulation* 1996;94:775-78.
78. Luo H, Birnbaum Y, Fishbein MC. Enhancement of thrombolysis *in vivo* without swkin and soft tissue damage by transcutaneous ultrasound. *Thromb Res* 1998;89:171-77.
79. Birnbaum Y, Luo H, Nagai T et al. Noninvasive *in vivo* clot dissolution without a thrombolytic drug. *Circulation* 1998;97:130-34.
80. Price RJ, Skyba DM, Kaul S et al. Delivery of colloidal particles and red blood cells to tissue through microvessel ruptures created by targeted microbubble destruction with ultrasound. *Circulation* 1998;98:1264-67.
81. Unger E et al. In vitro studies of a new thrombus-specific ultrasound contrast agent. *Am J Cardiol* 1998 June 18;81(12A):58G-61G.
82. Porter TR, Iversen PL, Li S et al. Interaction of diagnostic ultrasound with synthetic oligonucleotide labeled perfluorocarbon-exposed sonicated dextrose albumin microbubbles. *J Ultrasound Méd* 1996;15:577-84.
83. Porter T, Li S, Kilzer K et al. Enhanced delivery and effectiveness of antisense oligonucleotides when bound to intravenous perfluorocardon-filled microbubbles: effect of ultrasound and therapeutic implications. *J Am Soc Echocardiogr* 1997;10:413.
84. Goldberg BB, Raichlen JS, Forsberg F. Ultrasound contrast agents: basic principles aned clinical applications. In: Porter TR, Xie F. *Targeted drug delivery using intravenous microbubbles*. 2ed. London: Martin Dunitz, 2001. p. 348.
85. Shi Y, Fard A, Galeo A et al. Transcatheter delivery of c-myc antisense oligomers reduces neointimal formation in a porcine modelo of coronary artery balloon injury. *Circulation* 1994;90:944-51.
86. Hiser W, Porter T, Li S et al. Inhibition of carotid artery neointimal formation following balloon injury. *Circulation* 1994;90:944-51.
87. Main ML, Grayburn PA. Clinical applications of transpulmonary contrast echocardiography. *Am Heart J* 1999;137(1):144-53.
88. Mukherjee D, Wong J, Griffin BP et al. Tenfold augmentation of myocardial uptake of vascular endothelial growth factor with ultrasound after systematic administration. *J Am Coll Cardiol* 2000;35:1678-86.
89. Haubner R, Wester HJ, Reuning Ul et al. Radiolabeled and integrin antagonist new class of tracers for tumor targeting. *J Nucl Med* 1999;40:1061.
90. Goldsmith SJ. Receptor imaging: competitive or complementary to antibody imaging? *Semin Nuc Med* 1997;27:85-93.
91. Fleischer AC, Lyshchik A, Andreotti RF et al. Advances in sonographic detection of ovarian cancer: depiction of tumor neovascularity with microbubbles. *AJR Women's Imaging* 2010;194:343-48.
92. van Wamel A, Bouakaz A, Bernand B et al. Radionuclide tumour therapy with ultrasound contrast microbubbles. *Ultrasonics* 2004;42(1-9):903-6.
93. Cheng S, Shohet RV, Bekeredjian R et al. Optimization of ultrasound parameters for cardiac gene delivery of adenoviral or plasmid deoxyribonucleic acid by ultrasound-targeted microbubbles destruction. *J Am Coll Cardiol* 2003;42:301-8.
94. Tsutsui J, Xie F, Porter T. The use of microbubbles to target drug delivery. *Cardiov Ultrasound* 2004;2:23.
95. Unger EC, McCreery TP, Sweitzer RH et al. Acoustically active lipospheres containing paclitaxel-a new therapeutic ultrasound contrast agent. *Invest Radiol* 1998;886-92.
96. Price RJ, Skyba DM, Kaul S et al. Delivery of colloidal particles and red blood cells to tissue through microvessel ruptures created by targeted microbubble destruction with ultrasound. *Circulation* 1998;98(13):1264-67.
97. Skyba DM, Price RJ, Linka AZ et al. Direct *in vivo* visualization of intravascular destruction of microbubbles by ultrasound and its local effects on tissue. *Circulation* 1998;98:290-93.
98. Taniyama Y, Tachibana K, Hiraoka K et al. Local delivery of plasmid DNA into rat carotid artery using ultrasound. *Circulation* 2002;105:1233-39.
99. Murkherjee D, Wong J, Griffin B et al. Tenfold augmentation of endothelial uptake of vascular endothelial growth factor with ultrasound after systemic administratrion. *J Am Coll Cardiol* 2003;35:1678-86.
100. Ay T, Havaux X, Van Camp G et al. Destruction of contrast microbubbles by ultrasound: Effects on myocardial function, coronary perfusion pressure, and microvascuolar integrity. *Circulation* 2001;104:461-66.
101. Wible Jr JH, Galen KP, Wodkyla JK et al. Microbubbles induce renal hemorrahage when exp9osed to diagnostic ulotrasouind in anesthetized rats. *Ultrasound Med Biol* 2002;28:1535-46.
102. Miller DL, Driscoll EM, Dou C et al. Microvascular permeabilization and cardi9omyocyte injury provoked by myocardial contrast echocardiography in a canine model. *J Am Coll Cardiol* 2006;47:1464-68.
103. van Der Wouw PA, Brauns AC, Bailey SE et al. Premature ventricular contractions during triggered imaging with ultrasound contrast. *J Am Soc Echocardiogr* 2000;13:288-94.
104. Cosgrove D. Ultrasound contrast agents: an overview. *Eur J Radiology* 2006;60(3):324-30.

105. Villanueva FS, Jankowski RJ, Klibanov S et al. Microbubbles targeted to intercellular adhesion molecule-I blind to activated coronary endothelial cells. *Circulation* 1996;98:1.
106. Villanueva FS, Jankowski RJ, Manaugh C. Albumin microbubble adherence to human coronary endothelium: implications for the assessment of endothelial function using myocardial contrast echocardiography. *J Am Coll Cardiol* 1997;30:689-94.
107. Villanueva FS, Jankowski RJ, Klibanov S et al. Microbubbles targeted to intercellular adhesion molecule-1 bond to activated coronary artery endothelial cells: a novel approach to assessing endothelial function using myocardialo contrast echocardiography. *Circulation* 1998;98:1-5.
108. Gallo R, Badimon JJ, Chesbro JH et al. Pathobiology and clinical consequences of plaque rupture. In: Rubanyi GM, Dzau JV. *The endothelium in clinical practice*. New York: Marcel Dekker, 1997. p. 377-412.
109. Keller MW, Segal SS, Kaul S et al. The behavior of sonicated albumin microbubbles in the microcirculation: a basis for theiir use during myocardial contrast echocardiography. *Circ Res* 1989;65:458-67.
110. Lindner JR, Coggins MP, Kaul S et al. Microbubble persistence in the microcirculation during ischemia/reperfusion and inflammation is caused by integrin an complment-mediated adherence to activated leukocytes. *Circulation* 2000;101:668-75.
111. Lindner JR, Dayton PA, Coggins MP et al. Noninvasive imaging of inflammation by ultrasound detection of phagocytosed microbubbles. *Circulation* 2000;102(5):531-38.
112. Camarozano AC, Garcia de Almeida Cyrino FZ, Bottino DA et al. Effects of microbubbles and ultrasound on the microcirculation: observation on the hamster cheek pouch. *J Am Soc Echocardiogr* 2010;23(12):1323-30.
113. Jayaweera AR et al. In vivo myocardial kinetics of air-filled albumin microbubbles during myocardial contrast echocardiography. Comparison with radiolabeled red blood cells. *Circ Res* 1994;74:1157-65.
114. Lindner JR, Coggins MP, Kaul S et al. Microbubble persistence in the microcirculation during inflammation is due to their adherence to activated leukocytes. *J Am Coll Cardiol* 1999;33:406A.
115. Goldberg BB, Raichlen JS, Forsberg F. Ultrasound contrast agents: basic principles and clinical applications. Villanueva FS. et al. In: *Targeted ultrasound contrast agents: identification of endothelial dysfuncion*. London: Martin Dunitz, 2001, p. 353.
116. Lindner JR. Envolving applications for contrast ultrasound. *Am J Cardiol* 2002 Nov. 18;90(10A):72J-80J.
117. Anderson DR, Tsutsui JM, Xie F et al. The role of complement in the adherence of microbubbles to dysfunctional arterial endothelium and atherosclerotic plaque. *Cardiovasc Res* 2007;73:597-606.
118. Scanlon CEO, Berger M, Malcom G et al. Evidence for more extensive deposits of epitopes of oxidized low density lipoprotein in aortas of young people with elevated serum thiocyanate levels. *Atherosclerosis* 1996;121:23-33.
119. Li H, Cybulsky MI, Gimbrone MA et al. Na atherogenic diet rapidly induces VCAM-1, a cytokine-regulatable mononuclear leukocyte adhesion molecule, in rabbit aortic endothelium. *Arterioscler Thromb* 1993;13:197-204.
120. Miyasak M. Involvement of selectins in atherogenesis: a primary or secondary event? *Ann NY Acad Sci* 1997;811:25-34.
121. Treasure CB, Klein JL, Weintraub WS et al. Beneficial effects of cholesterool-lowering therapy on the coronary endothelium in patients with coronary artery disease. *N Engl J Med* 1995;332:481-87.
122. Cybulsky MI, Gimbrone MA. Endothelial expression of a mononuclear leukocyte adhesion molecule during atherogenesis. *Science* 1991;251:788-91.
123. van de Stolpe A, van der Saag PT. Intercellular adhesion molecule-1. *J Mol Méd* 1996;74:13-33.
124. Lindner JR, Song J, Christiansen J et al. Ultrasound assessment of injury and inflammation using microbubbles targeted to P-selectin. *Circulation* 2001;104:2107.
125. Selki FW, Armstrong ML, Harrison DG. Endothelium-dependent vascular relaxation is abnormal in the coronary microcirculation of atherosclerotic primates. *Circulation* 1990;81:1586-93.
126. Leong-Poi H, Kuliszewski MA, Lekas M et al. Therepeutic arteriogenesis by ultrasound-mediated VEGF165 plasmid gene delivery to chtonically ischemic skeletal muscle. *Circ Res* 2007;101(3):295-303.
127. Kaufmann BA, Sanders JM, Davis C et al. Molecular imaging of inflammation in atherosclerosis with targeted ultrasound detection of vascular cell adhesion molecule-1. *Circulation* 2007;116(3):276-84.
128. Kaufmann BA, Lewis C, Xie A et al. Detection of recent myocardial ischemia by molecular imaging of P-selectin with targeted contrast echocardiography. *Eur Heart J* 2007;28(16):2011-17.
129. Kodama T, Tan PH, Offiah I et al. Delivery of oligodeoxynucleotides into human sapehenous veins and the adjunct effect of ultrasound and microbubbles. *Ultrasound Med Biol* 2005;31(12):1683-91.
130. Miller MW. Gene transfection and drug delivery. *Ultrasound Med Biol* 2000;26(Suppl 1):S59-62.
131. Main ML, Grayburn PA. Clinical applications of transpulmonary contrast echocardiography. *Am Heart J* 1999;137(1):144-53.
132. Shohet RV, Chen S, Zhou YT et al. Echocardiographic destruction of albumin microbubbles directs gene delivery to the myocardium. *Circulation* 2000;101(22):2554-56.
133. Rychak JJ, Lindner JR, Ley K et al. Deformable gas-filled microbubbles targeted to P-selectin. *J Control Release* 2006;114(3):288-99.
134. Harjula A, Mattila S, Mattila I et al. Coronary endothelial damage after crystalloid cardioplegia. *Cardiovasc Surg* 1984;25:147-52.
135. Weidinger FF, McLenachan JM, Cybulsky MI et al. Persistent dyssfunction of regenerated endothelium afte3r balloon angioplasty of rabbit iliac artery. *Circulation* 1990;81:1667-79.
136. Carlos T, Gordon D, Fishbein D et al. Vascular cell adhesion molecule-1 is induced on endotheliu7 m during acute rejection in human cardiac allografts. *J Heart Lung Transplant* 1992;11:1103-9.
137. Willmann JK, Pautmurugan R, Chen K et al. US imaging of tumor angiogenesis with microbubbles targeted to vascular endothelial growth factor receptor type 2 in mice. *Radiology* 2008;246:508-18.
138. Feng D, Nagy JA, Brekken RA et al. Ultrastructural localization of the vascular permeability factor vascular endothelial growth factor (VPF-VEGF) receptor 2 in normal mouse kidney and in the hypermeable vessesls induced by VPF-VEGF expressing tumors ande adenoviral vectors. *J Histochem Cytochem* 2000;48:545-56.
139. Imada T, Tatsumi T, Mori Y et al. Targeted delivery of boné marrow mononuclear cells by ultrasound destruction of microbubbles induces both angiogenesis and arteriogenesis response. *Arterioscler Thromb Vasc Biol* 2005;25:2128-34.
140. Zhou Z, Mukherjee D, Wang K et al. Induction of angiogenesis in a canine modelo f chronic myocardial ischemia with intravenous infusion of vascular endothelial growth factor (VEGF) combined with ultrasound energy and echo contrast agent. *J Am Coll Cardiol* 2003;39:396A.
141. Marcelino ASZ. *Contribuição do meio de contraste ultrassonográfico na avaliação do pâncreas transplantado*. Tese de Doutorado. Faculdade de Medicina da USP-área de concentração em radiologia. São Paulo, 2008.
142. Clerk IH, Vincent MA, Barrett EJ et al. Skeletal muscle capillary responses to insulin are abnormal in late-sage diabetes and are restored by angiotensin-converting enzyme inhibition. *Am J Physiol Endocrinol Metab* 2008;293(6):E1804-9.
143. "MicroBublles" boost diabetes gene therapy research. Acesso em: 17 Jan. 2008. Disponível em: http://therotundaramblings.blogspot.com
144. Liew HD, Burkhanrd ME. Bubbles in circulating blood: stabilization and simulations of cyclic changes of size and content. *J Appl Physiol* 1995;79:1379-85.

CAPÍTULO 15

COMPOSIÇÃO, MANIPULAÇÃO E BIOEFEITOS DO AGENTE DE CONTRASTE DE MICROBOLHAS

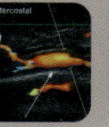

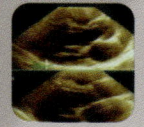

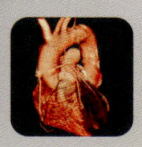

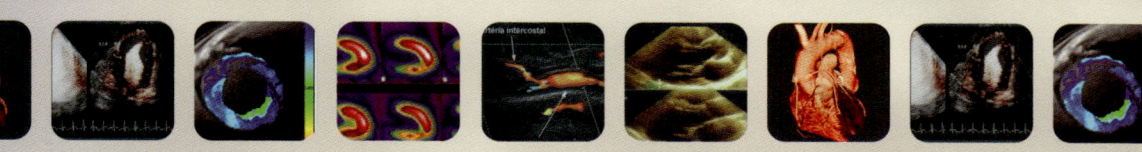

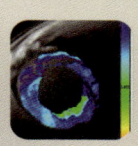

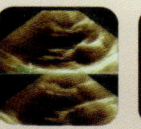

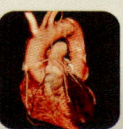

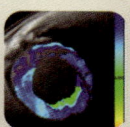

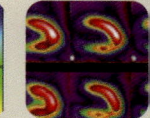

15-1 ESTRATÉGIAS FARMACÊUTICAS NA ECOCARDIOGRAFIA DE CONTRASTE

Guilherme Fadel Picheth

INTRODUÇÃO

Os agentes de contraste ultrassônicos (ACUs) ou microbolhas são partículas gasosas estabilizadas por uma fina camada de biomateriais (proteínas, lipídeos ou polímeros). Quando estas partículas estão suspensas em um meio líquido podem ser utilizadas como contraste intravascular graças à capacidade de expansão e compressão de seus componentes, quando submetidos a um campo ultrassônico.[1] A oscilação gerada produz sinais que são utilizados na formação de imagens úteis ao diagnóstico.[2]

O tamanho dos ACUs varia de 2 a 8 μm de diâmetro, possibilitando sua passagem através da circulação pulmonar.[2,3] Após a administração pela via intravenosa, os ACUs atravessam os capilares sanguíneos antes de atingirem o coração e os órgãos internos, aonde a imagem é obtida.[4] A sua remoção da circulação sistêmica é rápida, apresentando um tempo de meia-vida inferior a 15 minutos.[5]

A dificuldade no preparo de ACUs reside na estabilização dos componentes de interface com o gás de preferência. Além disso, o efeito contraste deve ser satisfatório para todos os pacientes na dose apresentada e para as diferentes técnicas ecocardiográficas empregadas. Portanto, o desenvolvimento de ACUs para atender a demanda de novos procedimentos e garantir segurança ao paciente é relevante na área diagnóstica.

COMPOSIÇÃO

A escolha dos materiais para a composição dos ACUs definirá o comportamento que o contraste assumirá *in vivo*, afetando a qualidade de formação de imagens e influindo no resultado final do exame ultrassônico.[6] As propriedades físico-químicas do gás e do agente encapsulante determinarão o grau ecogênico, longevidade na circulação e capacidade de absorção de energia de ondas ultrassônicas da microbolha.[7]

Diversas composições de ACUs foram estudadas ao longo do tempo, avançando de forma gradativa em qualidade. Os primeiros ACUs utilizavam o ar ambiente como núcleo particular e foram progressivamente substituídos por gases com baixa difusidade sanguínea. O mesmo ocorreu com os agentes presentes na interface, que inicialmente foram compostos por estruturas proteicas e evoluíram para materiais mais estáveis, como os fosfolipídeos. O Quadro 15-1 mostra os principais componentes estruturais dos ACUs para uso diagnóstico.

Gases

O tempo do exame ultrassônico é variável, conforme o caso clínico e as características do paciente. Os ACUs ideais devem suprir com qualidade e segurança as necessidades de um exame de curta e longa duração. Dessa maneira, as microbolhas devem permanecer estáveis na circula-

Quadro 15-1. Composição estrutural dos ACUs comerciais[8]

Marca	Gás	Cápsula	Fabricante	Indicação
SonoVue®	Hexafluoreto de enxofre	Fosfolipídeos	Braco	Ecocardiografia, Doppler
Definity®	Octafluoropropano	Fosfolipídeos	Bristol-Myers Squibb-Lantheus	Ecocardiografia, Doppler
Optison®	Octafluoropropano	Albumina	GE Healthcare	Ecocardiografia, Doppler
Levovist®	Ar	Lipídeos e galactose	Schering	Ecocardiografia, Doppler
Albunex®	Ar	Albumina	Mallinkrodt Medical	Ecocardiografia, Doppler

ção sistêmica para que possam atravessar o coração e os pulmões diversas vezes.[9,10] A prevenção da agregação de microbolhas, maior tempo na circulação e efeito contraste efetivo dos ACUs atuais é determinada pelo sinergismo entre o gás utilizado e o seu invólucro.

A primeira geração de ACUs apresentava o ar ambiente como núcleo particular, como é o caso do Levovist®, porém a alta solubilidade do oxigênio em meio aquoso reduz drasticamente o tempo de atividade destes produtos, que acabam por ser eliminados da circulação antes que o estudo ultrassônico possa ser realizado com eficiência.[11]

A nova geração de ACUs contém um gás inerte, como o octafluoropropano, decafluoropropano e hexafluoreto de enxofre. Estes gases apresentam baixa solubilidade em meio sanguíneo e geram um aumento no tempo de meia-vida das microbolhas, o que permite uma diminuição na dose administrada ao paciente. São exemplos o SonoVue® e Definity®.[8] A utilização destes gases pode aumentar o tempo de meia-vida de uma microbolha de 5 µm de diâmetro, da ordem de segundos para alguns minutos na corrente sanguínea.[10,12]

Os perfluorocarbonos (PFC) são gases inertes, voláteis, de alta pureza e podem ser encapsulados e estabilizados em micro e nanocápsulas para aplicação biomédica.[3] A Figura 15-1 mostra a estrutura química de dois gases amplamente utilizados na formulação de ACUs. Os gases fluorocarbonados apresentam grande interação com fosfolipídeos e outros biomateriais, resultando em uma maior estabilidade do sistema.[11]

Quando injetados na corrente circulatória, os PFC são excretados em poucos minutos sem modificações na sua estrutura, pelo ar expirado. A dose total necessária para o exame de um indivíduo de 70 kg é inferior a 250 µL de solução e o total de gás representa cerca de 20% deste volume.[10]

A baixa solubilidade aquosa dos PFC gera um equilíbrio *in vivo* com os gases hidrossolúveis, que se difundem para dentro e fora das microbolhas. O vapor do PFC contrabalança as forças de tensão superficial e pressão sanguínea que pressionam os gases para dentro da bolha, o que pode promover sua dissolução. Como resultado, as propriedades combinadas do envoltório da microbolha e do gás PFC determinam a estabilidade e o sinal gerado pelo ACU.[13]

Proteínas

A albumina foi o primeiro material utilizado como agente encapsulante desenvolvido na tecnologia de contrastes ultrassônicos. A primeira formulação contendo albumina a ser aprovada pelo FDA *(Food and Drug Administration)* foi o Albunex® (GE Healhcare), contendo microbolhas de ar com dispersão de 1 a 10 µm de diâmetro.[15] Novas formulações, contendo gases com baixa solubilidade sanguínea, foram desenvolvidas, como o contraste Optison™ (GE Healthcare) e o PESDA *(Perfluorocarbon Exposed Sonicated Dextrose Albumin)*.[16]

O PESDA é um ACU manipulado no momento da utilização, de baixo custo de produção, sendo o contraste mais utilizado no Brasil para aplicação em *bolus* ou infusão contínua.[17]

Diferentes proteínas já foram utilizadas no preparo de microbolhas, graças à natureza anfipática destas biomoléculas. As microbolhas de albumina são estáveis em decorrências das pontes de dissulfeto formadas entre os grupamentos tióis presentes nos resíduos de cisteína.[15]

Fosfolipídeos

As microbolhas com invólucro lipídico são as formulações mais utilizadas e efetivas em imagens biomédicas graças à biocompatibilidade, biodegradabilidade e baixa toxicidade destes materiais.[6,18] Diversos produtos comerciais, contendo fosfolipídeos, como estabilizantes, já foram aprovados para uso clínico pelo FDA, como o Definity® (Lantheus Medical Imaging) e o SonoVue® (Bracco Diagnostics). A Figura 15-2 mostra a estrutura química dos fosfolipídeos que estabilizam a fase gasosa destes dois produtos.

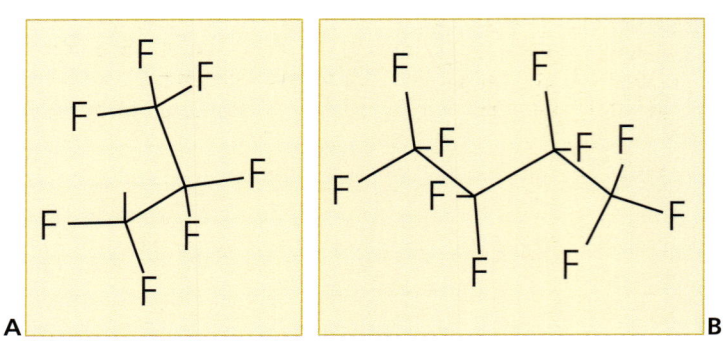

Fig. 15-1. (**A**) Estrutura química dos gases octafluoropropano. (**B**) Decafluoropropano.

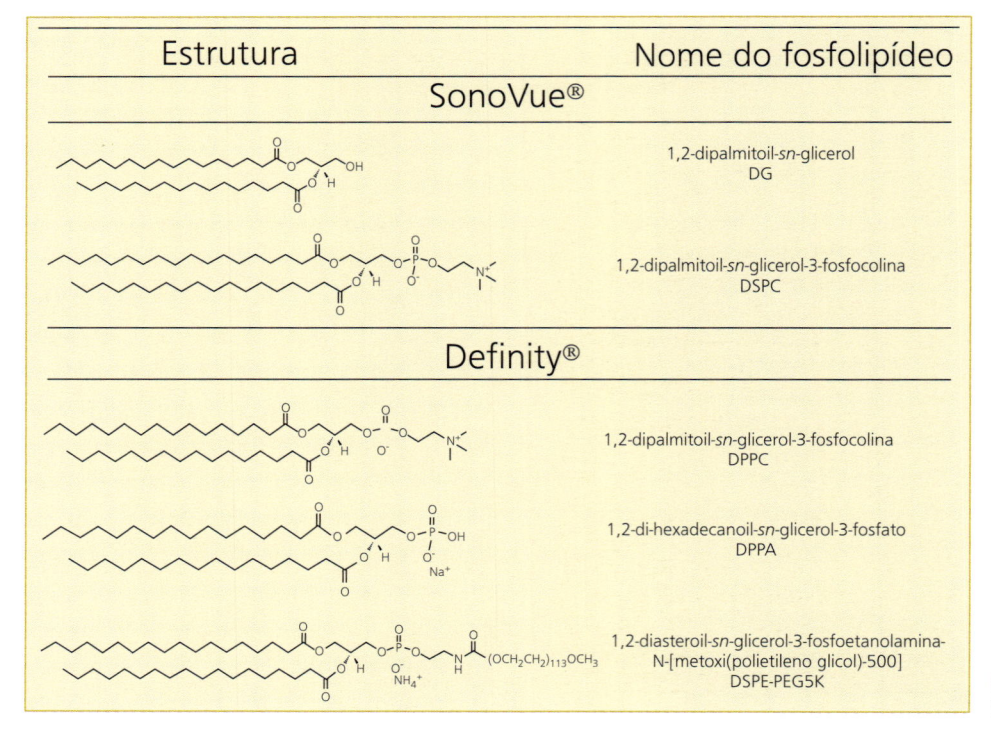

Fig. 15-2. Estrutura química dos fosfolipídeos presentes no SonoVue® e Definity®.

Estrutura	Nome do fosfolipídeo
SonoVue®	
	1,2-dipalmitoil-*sn*-glicerol — DG
	1,2-dipalmitoil-*sn*-glicerol-3-fosfocolina — DSPC
Definity®	
	1,2-dipalmitoil-*sn*-glicerol-3-fosfocolina — DPPC
	1,2-di-hexadecanoil-*sn*-glicerol-3-fosfato — DPPA
	1,2-diasteroil-*sn*-glicerol-3-fosfoetanolamina-N-[metoxi(polietileno glicol)-500] — DSPE-PEG5K

Os fosfolipídeos formam, espontaneamente, monocamadas altamente orientadas sobre a fase gasosa, como representado na Figura 15-3. A extremidade hidrofóbica da molécula lipídica interage com o gás, enquanto que a porção hidrofílica permanece voltada ao meio aquoso. A camada fosfolipídica pode ser liofilizada na presença de carboidratos, polímeros e sais, permitindo que o ACU seja armazenado por longos períodos até o momento de sua utilização.[5,19,20]

Alguns fosfolipídeos são capazes de se comprimirem lateralmente com o plano da monocamada, gerando uma baixa tensão superficial quando estão abaixo de sua temperatura de transição de fase. Isso garante uma grande estabilidade às microbolhas e confere à estrutura lipídica um caráter sólido.[15,21] As moléculas de fosfolipídieos são mantidas unidas por interações de forças fracas, o que torna a microbolha passível de sofrer expansão e compressão de sua área durante a aplicação de um campo ultrassônico. Portanto, as microbolhas revestidas com fosfolipídeos apresentam características ultrassônicas favoráveis, como ressonância e a habilidade de estabilizar o núcleo gasoso contra a dissolução.[6,12,13]

Um componente presente em menor quantidade em envoltórios lipídicos é um lipopolímero hidrofílico (polietilenoglicol) ligado covalentemente com um fosfolipídeo.[22] Este lipopolímero previne a coalescência e aumenta o tempo de meia-vida das microbolhas por minimizar a interação do envoltório com os componentes sanguíneos.[23,24]

Polímeros e surfactantes

Microbolhas com alta estabilidade podem ser produzidas pelo revestimento polimérico de um gás. Estes ACUs apresentam maior resistência à compressão e expansão de área do que aqueles compostos por lipídeos e proteínas, o que reduz o seu efeito ultrassônico. Entre os polímeros utilizados na formação de ACUs, estão descritos o alginato,[25] PLGA (ácido poli-L-láctico),[26] canfeno[27] e o álcool polivinílico.[28]

Uma nova classe de cápsulas híbridas poliméricas de alta estabilidade, compostas de multicamadas uniformes de polieletrólitos em microbolhas pré-formadas, foi descrita,[29,30] apontando para um avanço do efeito contraste gerado por estes sistemas.

Os ACUs também podem ser estabilizados pela mistura de surfactantes sintéticos, como o Span 60, Span 80, Tween 40, PEG 40S,[31,32] e estearato de sucrose.[33] A Figura 15-4 representa a estrutura química do Span 60 e PEG 40S. Alta estabilidade e efeito ecogênico ampliado podem ser obtidos por estas formulações.

A Figura 15-5 ilustra de forma esquemática a diversidade de agentes de interface descritos.

MANIPULAÇÃO DO AGENTE DE CONTRASTE

O PESDA *(Perfluorocarbon Exposed Sonicated Dextrose Albumin)* é o ACU de maior utilização no Brasil em razão da facilidade de sua manipulação e do baixo custo dos componentes empregados.[17] Atualmente não existe uma norma sanitária federal que regule e padronize a preparação do contraste no Brasil.

A preparação do PESDA envolve a dispersão de um gás em uma solução contendo a proteína do invólucro da microbolha. Uma fina camada de espuma contendo as microbolhas é formada com o auxílio de um sonificador de sonda. À medida que o gás é disperso no líquido, as proteínas movem-se à interface gás-líquido e ali se depositam.[19]

Durante a sonificação, o gás é encapsulado em uma camada de aproximadamente 15 nm de albumina. O processo promove o aquecimento da solução, que é necessário para que a proteína seja desnaturada e facilite o processo de encapsulação. Análises bioquímicas sugerem que a albumina forme uma monocamada molecular em seu estado nativo e desnaturado em múltiplas orientações.[15]

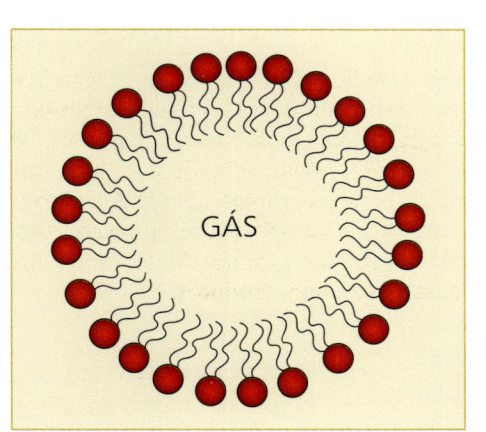

Fig. 15-3. Representação de ACU estabilizado por monocamada de fosfolipídeos.

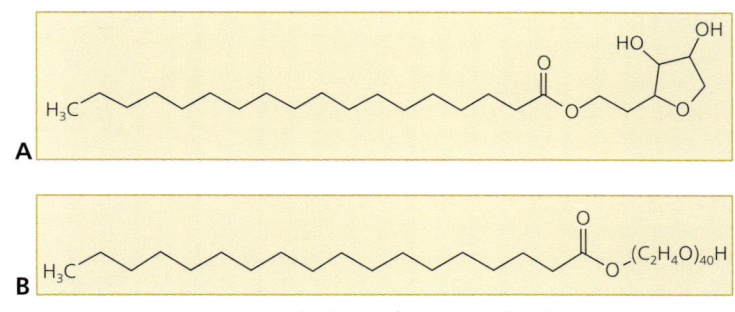

Fig. 15-4. Estruturas químicas de dois surfactantes utilizados no preparo de ACUs. (**A**) Span 60. (**B**) PEG40S.

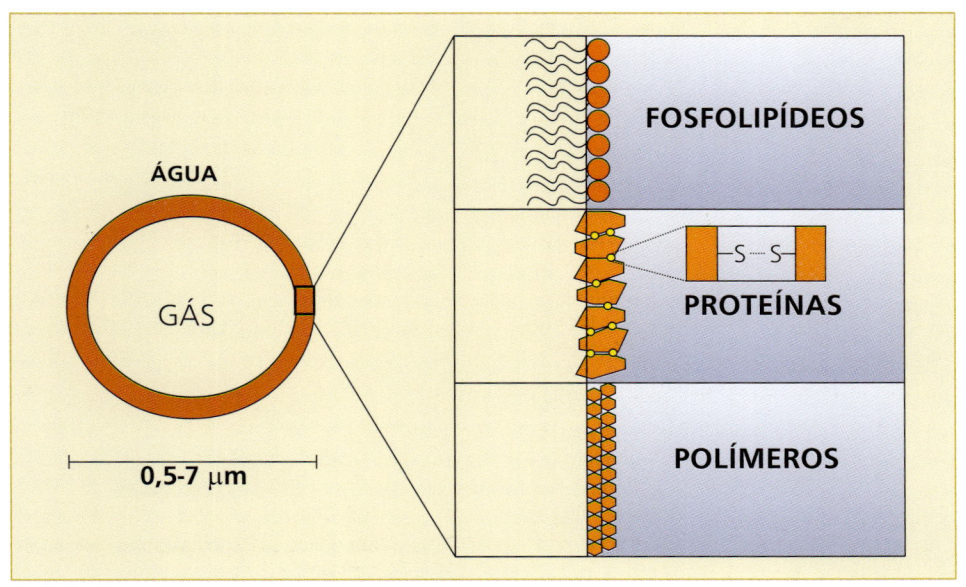

Fig. 15-5. Representação esquemática dos diferentes agentes de interface das microbolhas.

Ambiente de manipulação

Com base na RDC 17 de 2010, o ambiente para o preparo do contraste deve ser específico para manipulações de soluções estéreis, apresentando antessala para descontaminação de materiais, sala para paramentação e lavagem das mãos.

Os materiais a serem utilizados, como seringas, frascos, conectores e a sonda de sonificação, devem ser esterilizados previamente.

Preparo do PESDA[16,34,35]

- *Passo 1:* em seringas de volume apropriado, misturar solução de albumina a 20% com soro glicosado a 5% na proporção de 1:5.
- *Passo 2:* com o auxílio de um conector, adicionar a esta mistura 5 mL do gás decafluorobutano previamente filtrado por membrana 0,22 µm não pirogênica. Misturar 20 vezes até a formação de solução branca e leitosa.
- *Passo 3:* retirar o êmbolo da seringa, introduzir a sonda do sonificador (20 KHz) a 1-2 mm da interface com o ar (se necessário, levantar a sonda para prevenir o transbordamento da solução), acionar o aparelho previamente calibrado,[3] aplicando uma amplitude máxima durante 120 segundos. Acondicionar em frascos estéreis hermeticamente fechados.

Controle de qualidade

O controle de qualidade deve ser estabelecido de acordo com as normas e portarias vigentes. O controle específico do produto deve envolver: controle microbiológico, contagem e avaliação microscópica das microbolhas produzidas.[3]

CONCLUSÃO

A sensibilidade nos exames de ecocardiografia com contraste vem crescendo progressivamente e está intimamente associada às novas tecnologias de preparo e formulações de ACUs. Estes produtos biomédicos promovem maior segurança e conforto para o paciente. Também os profissionais que realizam os exames ultrassonográficos têm-se beneficiado do uso de ACUs de nova geração em termos de flexibilidade no tempo de ensaio, estabilidade e reprodutibilidade na resposta do contraste. A busca contínua de novos processos e materiais para o preparo dos agentes de contraste ultrassônicos deve evoluir nas próximas décadas, ampliando o espectro de aplicação destes produtos e seu campo de aplicação na área biomédica e na pesquisa clínica.

REFERÊNCIAS BIBLIOGRÁFICAS

1. Raisinghani A, Rafter P, Phillips P et al. Microbubble contrast agents for echocardiography: rationale, composition, ultrasodund interactions, and safety. *Cardiol Clin* 2004;22:171-80.
2. Ferrara KW, Borden MA, Zhang H. Lipid-shelled vehicles: engineering for ultrasound molecular imaging and drug delivery. *Acc Chem Res* 2009;42:881-92.
3. Borrelli MJ, O'brien WD, Bernock LJ et al. Production of uniformly sized serum albumin and dextrose microbubbles. *Ultrason Sonochem* 2012 Jan.;19(1):198-208. Epub 2011 May 27.
4. Kabalnov A, Klein D, Pelura T et al. Dissolution of multicomponent microbubbles in the bloodstream: theory. *Ultrasound Med Biol* 1998;24:739-49.
5. Schneider M. Characteristics of sonovue (TM). *Echocardiography-a Journal of Cardiovascular Ultrasound and Allied Techniques*. 1999;16:743-46.
6. Bhatia VK, Senior R. Contrast echocardiography: evidence for clinical use. *J Am Soc Echocardiogr* 2008;21:410-16.
7. Marshall G, Sykes B, Berry J et al. The "humble" bubble: contrast-enhanced ultrasound. *Radiography* 2011;1:1-5.
8. Cosgrove D. Ultrasound contrast agents: an overview. *Eur J Radiol* 2006;60:324-30.
9. Schutt EG, Klein DH, Mattrey RM et al. Injectable microbubbles as contrast agents for diagnostic ultrasound imaging: the key role of perfluorochemicals. *Angew Chem Int Ed Engl* 2003;42:3218-35.
10. Krafft MP. Controlling phospholipid self-assembly and film properties using highly fluorinated components – Fluorinated monolayers, vesicles, emulsions and microbubbles. *Biochimie*. 2011;1.
11. Deelman LE, Declèves AE, Rychak JJ et al. Targeted renal therapies through microbubbles and ultrasound. *Adv Drug Deliv Rev* 2010;62:1369-77.
12. Rossi S, Szíjjártó C, Gerber F et al. Fluorous materials in microbubble engineering science and technology – Design and development of new bubble preparation and sizing technologies. *J Fluorine Chemistry* 2011.
13. Sakar K, Katiyar A, Jain P. Growth and dissolution of an encapsulated contrast microbubble: effects of encapsulation permiability. *Ultrasound Med Biol* 2009;35:1385-96.
14. Sirsi S, Borden M. Microbubble compositions, properties and biomedical applications. *Bubble Sci Eng Technol* 2009;1:3-17.
15. Porter TR, Xie F, Kricsfeld A et al. Noninvasive identification of acute myocardial-ischemia and reperfusion with contrast ultrasound using intravenous perfluoropropane-exposed sonicated dextrose albumin. *J Am Coll Cardiol* 1995;26:33-40.
16. Cunha CLP. *Ecocarfiografia de contraste. Tem futuro?* Arquivos Brasileiros de Cardiologia 2006;87.
17. Zhao YZ, Liang HD, Mei XG et al. Preparation, characterization and in vivo observation of phospholipid-based gas-filled microbubbles containing hirudin. *Ultrasound Med Biol* 2005;31:1237-43.
18. Klibanov AL. Targeted delivery of gas-filled microspheres, contrast agents for ultrasound imaging. *Adv Drug Deliv Rev* 1999;37:139-57.
19. Talu E, Lozano MN, Powell RL et al. Long-term stability by lipid coating monodisperse microbubbles formed by a flow-focusing device. *Langmuir* 2006;22:9487-90.
20. Unger EC, Porter T, Culp W et al. Therapeutic applications of lipid-coated microbubbles. *Adv Drug Deliv Rev* 2004;56:1291-314.
21. Borden MA, Pu G, Runner GJ et al. Surface phase behavior and microstructure of lipid/PEG-emulsifier monolayer-coated microbubbles. *Colloids Surf B Biointerfaces* 2004;35:209-23.
22. Caskey CF, Hu X, Ferrara KW. Leveraging the power of ultrasound for therapeutic design and optimization. *J Control Release* 2011 Dec. 20;156(3):297-306. Epub 2011 July 30.
23. Lozano MM, Longo ML. Microbubbles coated with disaturated lipids and DSPE-PEG200. *Langmuir* 2009;25:3705-12.
24. Wheatley MA, Schrope B, Shen P. Contrast agents for diagnostic ultrasound: development and evaluation of polymer-coated microbubbles. *Biomaterials* 1990;11:713-17.
25. Cui W, Bei J, Wang S et al. Preparation and evaluation of poly(L-lactide-co-glycolide) (PLGA) microbubbles as a contrast agent for myocardial contrast echocardiography. *J Biomed Mater Res B Appl Biomater* 2005;73:171-78.
26. Bjerknes K, Sontum PC, Smistad G et al. Preparation of polymeric microbubbles: formulation studies and product characterisation. *Intern J Pharmaceutics* 1997;158:129-36.
27. Cavalieri F, Ashokkumar M, Grieser F et al. Ultrasonic synthesis of stable, functional lysozyme microbubbles. *Langmuir* 2008;24:10078-83.
28. Shchukin DG, Kohler K, Mohvald H et al. Gas-filled polyelectrolyte capsules. *Angew Chem-Int Ed Engl* 2005;44:3310-14.
29. Xing Z, Ke Z, Liu S et al. Preparation of polyelectrolyte multilayers coated microbubbles for use as ultrasound contrast agent. *Chin Med Sci J* 2008;23:103-7.
30. Wang WH, Moser CC, Wheatley MA. Langmuir trough study of surfactant mixtures used in the production of a new ultrasound contrast agent consisting of stabilized microbubbles. *J Physical Chemistry* 1996;100:13815-21.
31. Yue XL, Xing ZW, Ke HT et al. Novel ultrasound contrast agent based on microbubbles generated from surfactant mixtures of Span 60 and polyoxyethylene 40 stearate. *Acta Biomater* 2010;6:3542-49.
32. Dressaire E, Stone HA, Bee R et al. Interfacial polygonal nanopatterning of stable microbubbles. *Science* 2008;320:1198-201.
33. Morcerf F, Moraes A, Carrinho M et al. Estudo da reserva de fluxo coronariano com uso endovenoso de microbolhas (ecocardiografia com contraste) e adenosina.apresentação de protocolo para aplicação clínica em pacientes com suspeita de doença arterial coronariana. *Arq Bras Cardiol* 2002;78:281-89.
34. Stride E, Edirisinghe M. Novel preparation techniques for controlling microbubble uniformity: a comparison. *Med Biol Eng Comput* 2009;47:883-92.
35. Chiang CW, Lin FC, Fu M et al. Importance of adequate gas-mixing in contrast echocardiography. *Chest* 1986;89-723-26.

15-2   Bioefeitos dos Agentes de Contraste para Ultrassom

ANA CRISTINA CAMAROZANO WERMELINGER

INTRODUÇÃO

A expressão agente de contraste de ultrassom é utilizada para descrever a substância que quando introduzida no organismo, é capaz de produzir mudanças nas características ultrassônicas teciduais normais. A mais importante dessas características é o espalhamento acústico e o propósito do contraste de ultrassom é potencializar esta propriedade. Além disso, a solução de contraste de microbolhas, ao contrário dos contrastes empregados para ressonância nuclear magnética e para tomografia computadorizada ou cintilografia, utiliza as características físicas do próprio ultrassom para produzir seu efeito e utiliza a micro e macrocirculação como seu *habitat*, sobre que discorreremos a seguir.

CARACTERÍSTICAS DE UM FLUXO SANGUÍNEO OTIMIZADO

Com base em vários estudos, o fluxo sanguíneo através da microvasculatura é considerado ideal quando se enquadra nos seguintes critérios:[1,2]

A) Eritrócitos, leucócitos e plaquetas distribuídos de forma relativamente homogênea na circulação sanguínea.
B) Os elementos do sangue não aderem ao endotélio nem arterial, nem venoso.
C) A velocidade do fluxo nas arteríolas e vênulas é laminar e dinâmica.
D) O fluxo nos capilares pode ser mais lento, permitindo a visualização das células, passando individualmente por eles.
E) A viscosidade e a composição do sangue são normais com respeito à composição celular e aos constituintes plasmáticos.

A falência de alguns desses critérios pode levar a um fluxo subideal ou patológico na microcirculação, resultando em isquemia ou hipóxia das células, tecidos ou órgãos.

Dois mecanismos locais basais têm sido identificados: miogênico e metabólico. Ambos parecem atuar na maioria dos tecidos em maior ou menor grau, para manter uma microcirculação nutritiva e otimizada. Em resposta à elevação ou redução da pressão intraluminal, as arteríolas dilatam-se ou contraem-se. Como consequência, o fluxo volumétrico e a pressão dentro do leito capilar são mantidos relativamente constantes, graças às respostas miogênicas do músculo liso na parede dos vasos aferentes. O tônus microvascular também é afetado por substâncias vasoativas liberadas das células parenquimais adjacentes, como a adenosina, dióxido de carbono, ácido láctico e potássio.[3]

O mecanismo neural e regulatório local pode ser modulado ou modificado por outras substâncias que são sintetizadas nos tecidos ou na circulação sanguínea, como serotonina, histamina, prostaglandina, tromboxano e cininas. Hormônios neuro-hipofisários, como as catecolaminas, angiotensina e outros, também exercem efeito sobre a microcirculação.

De um modo geral, está claro que o momento a momento da regulação do fluxo sanguíneo no sistema microvascular é dependente de inúmeros fatores interativos, morfológicos e fisiológicos. As questões relevantes nesse contexto são:

- Quais mecanismos estão atuantes?
- Quando eles atuam?
- Em quais circunstâncias são ativados?

FATORES QUE COMPROMETEM O FLUXO SANGUÍNEO

Grande número de fatores pode ameaçar o fluxo sanguíneo na microcirculação. Entre eles estão fatores físicos, hemodinâmicos, imunológicos, químicos e patológicos, além de fatores extrínsecos, comprometendo a liberação de oxigênio para os tecidos vitais. Os eventos finais são anóxia, colapso microvascular, choque e, por fim, morte. Na dependência do tipo de estímulo, a resposta da microvasculatura pode ser focal ou amplamente disseminada e isso pode variar em intensidade e duração.

Até mesmo um grau leve de lesão endotelial causa adesão de plaquetas e seus agregados. Concomitante com a lesão, uma resposta inflamatória geralmente ocorre, evidenciada pela adesão de leucócitos ao endotélio, particularmente nas vênulas.[2,4-7]

Dependendo da gravidade ou duração da inflamação, há aumento da adesão, agregação leucocitária e tromboembolismo dentro da microvasculatura, resultando em isquemia. Em resposta ao aumento da pressão intravenular, mediadores químicos e isquemia, os capilares e vênulas pós-capilares tornam-se permeáveis, com extravasamento celular e edema tecidual. Por fim, há perda da integridade do vaso e hemorragia, com falência dos mecanismos compensatórios para prover adequada perfusão dos tecidos e órgãos afetados.

Mudanças hematológicas, como deformação dos eritrócitos e alteração da concentração dos elementos celulares no sangue, têm marcado efeito na capacidade de a microvasculatura realizar suas funções. O desfecho final pode ser um quadro de coagulação intravascular disseminada, que pode resultar em obstrução da microcirculação, redução do pH e alterações na concentração iônica, reduzindo a passagem do sangue na microcirculação.[3]

Várias condições patológicas claramente afetam a função microvascular, decorrente de alterações estruturais, alteração na reatividade vascular ou alteração na permeabilidade do vaso. Algumas ou todas essas modificações afetam, em última análise, a distribuição de oxigênio para os tecidos e órgãos.[8] Em processos inflamatórios ou por injeção de autacoides, como histamina, bradicinina e 5-hidroxitriptamina (serotonina), ocorre um aumento reversível da permeabilidade vascular a macromoléculas nas vênulas pós-capilares.[9,10]

MEDIADORES VASCULARES NA ISQUEMIA E NO CHOQUE

Alguns mediadores vasculares parecem desempenhar papel-chave na iniciação do processo de isquemia tanto quanto no desenvolvimento do choque circulatório.[11-13] Vários mediadores podem estar envolvidos na fisiopatologia da isquemia. Esses agentes vasoativos podem contribuir para a gênese do choque em decorrência de três dos quatro mecanismos mais importantes:[3]

1. Grave vasoconstricção ou espasmo.
2. Indução de agregação plaquetária e formação de trombo.
3. Aumento da permeabilidade vascular.
4. Redistribuição do fluxo sanguíneo para longe dos tecidos vitais.

Vasoconstrição

A noradrenalina e angiotensina II podem causar grave constrição no leito vascular, embora as catecolaminas em geral não causem constrição nos leitos cerebral e coronariano. No coração, as catecolaminas estimulam a força de contração e aumentam o metabolismo miocárdico, o que dilata secundariamente os vasos coronarianos.[14] Muitos mediadores vasculares são metabolizados pelo cérebro ou não passam pela barreira hematoencefálica e, então, não influenciam a circulação cerebral sob condições normais. Em alguns casos, a vasoconstricção (tromboxano A_2) é tão intensa, que induz vasospasmo. Sabe-se que isso ocorre na circulação coronariana durante a angina, contribuindo para a isquemia miocárdica.[15]

Agregação plaquetária

Outro mecanismo de mediadores vasculares de isquemia e choque é a estimulação da agregação plaquetária (pela epinefrina). A agregação das plaquetas pode liberar outros vasoconstritores, como a serotonina e o tromboxano A_2. Isto culmina com a redução do fluxo sanguíneo dentro do lúmen dos pequenos vasos.[16] Se a extensão da agregação plaquetária for grande o suficiente, a trombose pode ocorrer, e veias e artérias podem ficar completamente obstruídas, o que pode ser particularmente danoso ao coração e pulmão.

Aumento da permeabilidade capilar

Um terceiro mecanismo de mediadores vasculares da isquemia e choque é o aumento da permeabilidade capilar. Certos agentes, incluindo endotoxinas bacterianas, fator depressor do miocárdio, histamina, bradicinina e prostaglandina PGE_1, promovem perda de fluido do espaço intravascular. Entre essas substâncias a endotoxina não tem ação vasoativa direta, o fator depressor do miocárdio é vasoconstritor e a histamina, bradicinina e PGE_1 são vasodilatadores. A maior consequência do aumento da permeabilidade capilar é a promoção da perda de fluido e proteína vascular, levando à hipovolemia, o que é séria por si, culminando com choque.[17] No entanto, isso também pode levar à ativação reflexa do sistema nervoso simpático, que tende a agravar a situação, promovendo vasoconstricção e taquicardia.

Redistribuição do fluxo sanguíneo

Finalmente, mediadores vasculares podem produzir redistribuição do fluxo sanguíneo dentro do leito vascular. Então, a angiotensina causa mudança no fluxo renal da região cortical para a região medular e outros agentes vasoativos, como cininas e prostaglandinas, trocam o sangue da camada endocárdica para a camada subepicárdica do coração. Potentes agentes vasodilatadores, como o isoproterenol e o glucagon, podem resultar em "roubo cardíaco", onde o sangue é roubado para o subepicárdio, levando à isquemia subendocárdica.[19]

O Quadro 15-2 mostra os vasoconstritores que podem estar envolvidos na patogênese da isquemia e choque circulatório.

O Quadro 15-3 mostra os efeitos cardiovasculares do sistema renina–angiotensina.

A regulação da perfusão nos tecidos é controlada por vasos menores que 300 μm. A resistência na microcirculação pode ser aproximada pela avaliação do tônus nas arteríolas, capilares e veias e é afetada pelo fluxo sanguíneo, viscosidade e obstrução. O maior controle da resistência é feito pela regulação do tônus local. Os mecanismos constritores-dilatadores são controlados primariamente pelo sistema nervoso, mas são influenciados por metabólitos e substâncias vasoativas locais.[3]

O tônus vascular da microcirculação é controlado primariamente pelas células musculares lisas dos vasos periféricos, como as arteríolas, esfíncteres pré-capilares e vênulas. As arteríolas constituem cerca de 80% da resistência periférica em condições normais, embora em situações de baixo fluxo ou outras anormalidades, a resistência venosa pode representar mais de 50% da resistência periférica.[3]

A regulação do fluxo é controlada pelo tônus das arteríolas e esfíncteres pré-capilares. Sua ação controla os capilares efetivos. Os elementos mais sensíveis parecem ser os esfíncteres pré-capilares.[3]

As pequenas veias têm larga quantidade de músculo liso, que são ricamente inervadas e têm habilidade em controlar o fluxo capilar e são particularmente importantes na determinação da pressão hidrostática capilar. O balanço entre pressão capilar e pressão coloidosmótica controla o fluxo do fluido entre os compartimentos intra e extravascular, de modo que a queda na resistência pós-capilar favorece o movimento do fluido do interstício para o intravascular, e o aumento da pressão capilar gera movimento contrário do sangue. A partir das arteríolas terminais e metarteríolas, o controle é local.

Quadro 15-2. Agentes vasoconstritores que desempenham papel no choque[3]

Vasoconstritor	Local	Sítio de ação	Mecanismo de controle
Norepinefrina	SN simpático e medula suprarrenal	Sistêmico	α-adrenérgico, β-bloqueador, bloqueador ganglionar
Epinefrina	Medula suprarrenal	Sistêmico	α-adrenérgico, β-bloqueador, bloqueador ganglionar
Angiotensina II	Rim, sangue, cérebro	Sistêmico, mesentérico	Inibidores da enzima conversora de receptores antagonistas
ADH	Hipófise	Sistêmico	Vasopressina
Tromboxano A_2	Plaquetas	Cardíaco, pulmonar, outros	Inibidor da Tx sintetase, antagonista Tx
Fator depressor	Pâncreas, miocárdio	Sistêmico	Estabilizadores de membrana, inibidores da protease
Serotonina	Plaquetas	Sistêmico	Agentes antisserotonérgicos
Prostaglandina (PGF2α)	Plaquetas e músculo liso	Local e sistêmico	Inibidores da ciclo-oxigenase

ADH = hormônio antidiurético; SN = sistema nervoso; Tx = tromboxane.

Quadro 15-3. Efeitos cardiovasculares do sistema renina-angiotensina[11]

Hormônio	Ef inotrópico	Ef na permeabilidade	Ef vasoativo	Ação na isquemia
Renina	Nenhum	Nenhum	Nenhum	Sem ação direta
Angiotensina I	++	Sem efeito maior	Leve constrição	Deletéria
Angiotensina II	++++	++++	Grave constrição	Agrava a isquemia
Angiotensina III	++++	Desconhecido	Grave constrição	Agrava a isquemia

Ef = efeito.

Quadro 15-4. Substâncias que afetam o tônus venoso[3,20]

Constrição	Dilatação
Catecolaminas	Histamina, bradicinina
Renina-angiotensina	K+, H+
Vasopressina	PGI2, PGE1
PGA1-PGF	Ácido láctico, adenosina
Hipoxemia corrigida	Hipoxemia, hipercarbia

Os vasos de capacitância (capilares, vênulas e veias) são importantes porque contêm 60% do volume sanguíneo total. Se estes fossem maximamente dilatados, conteriam mais do que o volume circulante normal. Então, o estado vasomotor venoso é fundamental na determinação do débito cardíaco, por influenciar o retorno venoso para o coração (pré-carga). Os fatores que afetam o tônus venoso são mostrados no Quadro 15-4. Variações na pO_2 provavelmente desempenham pequeno papel no controle do tônus venomotor. Isto significa que as veias permanecem responsivas na presença de isquemia e anóxia, após as arteríolas terem perdido o tônus, tornando-se dilatadas.[20] Isto tende a aumentar a pressão microvascular no leito pós-arterial e promover o desenvolvimento de edema.

O maior papel das veias é o ajuste da capacidade do sistema vascular e adequação do retorno venoso. Isto também constitui um determinante maior da pressão capilar. A capacidade muscular desses vasos, sob controle simpático, atua como um sistema ativo da movimentação do sangue. Os fatores metabólicos, como anóxia e acidose, têm menor efeito na função venosa em comparação com o marcado efeito no nível pré-capilar. Muitas substâncias neuro-humorais, como histamina, ADP e acetilcolina, modulam a função dos nervos adrenérgicos e células musculares lisas das veias (Quadro 15-5). Frequentemente agentes terapêuticos, como nitratos e digitálicos, podem dilatar as veias.[3]

Os principais fatores que afetam o fluxo nos capilares estão demonstrados no Quadro 15-5. Esses pequenos vasos não possuem mecanismo constritor intrínseco e estão mais suscetíveis a influências extrínsecas.

INTERAÇÃO DOS AJUSTES LOCAL E SISTÊMICO DA MICROCIRCULAÇÃO

De um modo geral, o ajuste do sistema vascular periférico atua na manutenção da pressão sanguínea central e na distribuição seletiva do volume circulante. Além disso, as trocas de material entre o sangue e o compartimento intersticial também ocorrem a esse nível. Aqui dois pontos estão envolvidos: o ajuste no calibre do vaso hierárquico e o *feedback* alcançando maior ou menor fluxo volumétrico com trocas na área de superfície. A esse respeito o termo recrutamento capilar foi introduzido desde 1920, trazendo informações de que não somente o ajuste no número de capilares com fluxo ativo, mas também a distribuição espacial do sangue otimizam a difusão dentro do interstício.[21]

Esses fatores locais e sistêmicos do ajuste homeostático sob condições normais não são conflitantes um com outro, mas podem ter objetivos opostos e levar à hipoperfusão tecidual e até ao colapso circulatório. Uma mudança no calibre do vaso tem efeito exponencial sobre o fluxo volumétrico e somente um efeito linear no nível pressórico. Uma hipotensão (queda de 20 a 30% no volume sanguíneo) leva o organismo a proteger os órgãos nobres, como coração e cérebro, através de uma vasoconstricção ocasionada nos demais vasos do organismo.

Em casos de perturbações agudas, a modulação do calibre do vaso pode ser ativada por caminhos alternativos, receptores de vias que envolvem diferentes cascatas compensatórias. De modo que a efetividade da perfusão microvascular depende da sua habilidade em manter contínuas as trocas de nutrientes e substâncias, através da vasomotricidade espontânea. O termo homeostase é o fenômeno que deve estar relacionado com variáveis biológicas específicas envolvendo diferentes ajustes.[21]

A microcirculação está intimamente envolvida com o processo de reparo que segue todos os tipos de dano ou lesão tecidual – pela via de complexos glicoproteicos associados ao endotélio vascular, incluindo a progressão da adesão leucocitária, migração e quimiotaxia. Parece que a microcirculação é um órgão com capacidade de ser remodelada em uma direção compensatória ou descompensatória.[21]

RESPOSTA INFLAMATÓRIA

A inflamação ou, mais adequadamente, as reações inflamatórias envolvem uma ampla diversidade de processos patológicos, variando desde todos os tipos de infecção e resposta imunológica ou isquêmica até transplantes e crescimento tumoral. Primariamente, essas reações não representam uma lesão *per se*, mas seu objetivo é acabar com o estímulo patológico que originou esse processo. No entanto, o limite entre os efeitos salutares da inflamação e o dano provocado pela mesma é muito estreito.

A Figura 15-6 a seguir mostra as diferentes fases da inflamação e a evolução dos leucócitos no processo inflamatório (rolamento, adesão e diapedese).

Interações dos glóbulos brancos e vermelhos na microcirculação

Após sua produção na medula óssea, estas células são por algum tempo passivamente transportadas pela corrente sanguínea, através de várias partes do sistema vascular e distribuídas nos diversos órgãos.

Os leucócitos são similares aos eritrócitos em diâmetro, mas são maiores em volume, reduzindo sua capacidade em passar pelos pequenos canais. O Quadro 15-6 mostra as diferenças entre neutrófilos e eritrócitos.

É interessante observar que os capilares são ligeiramente maiores que esses diâmetros, sendo que o menor diâmetro capilar é da ordem de 4 μm, mas os leucócitos possuem núcleo, que os torna

Quadro 15-5. Fatores que afetam o fluxo nos capilares[3]

Dilatação	Obstrução
Histamina	Mecânica
Serotonina	Edema
Gravidade	Agregados celulares
Hipertensão venosa	Viscosidade

Quadro 15-6. Comparação das propriedades reológicas e geométricas dos neutrófilos e eritrócitos humanos[22]

	Eritrócitos	Leucócitos
Volume celular (μm^3)	90	190
Área de superfície (μm^2)	140	300
Diâmetro cilíndrico mínimo (μm)	2,7	2,6
Necessidade de deformação para Dpm/Rp = 3*	0,025**	0,10
Constante de tempo para deformação (ms)	20-120***	650
Viscosidade celular	0,7	130

*Dpm/Rp (dyn/cm): relação da deformação celular máxima para a pipeta radial.
**Refletindo o comportamento da membrana.
***Constante de tempo para a fase rápida de deformação.

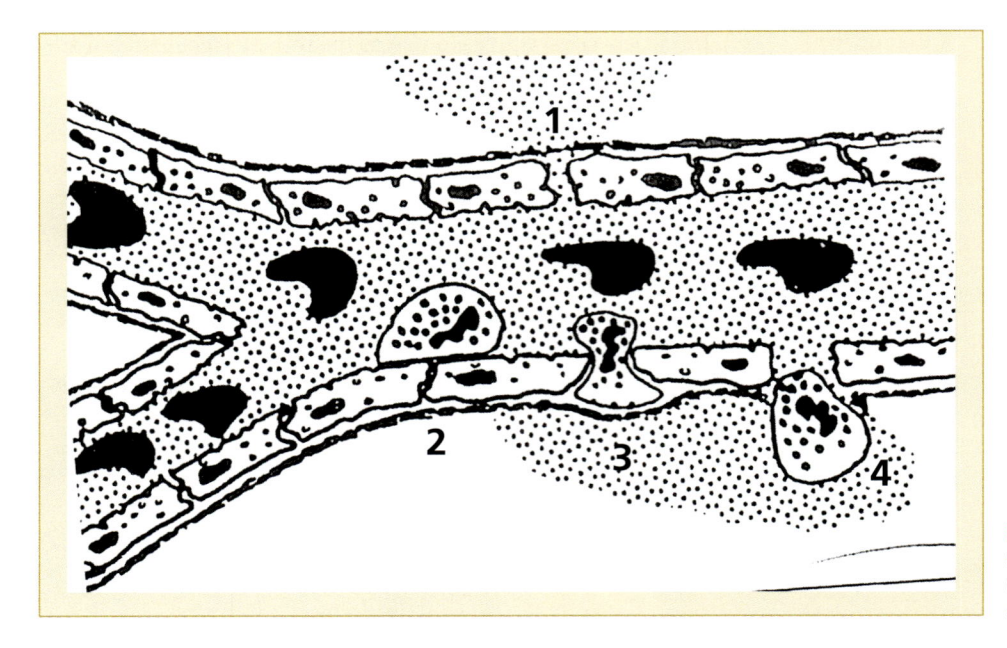

Fig. 15-6. Diferentes fases da inflamação e a evolução dos leucócitos no processo inflamatório (aumento da permeabilidade 1, rolamento 2, adesão 3 e diapedese 4).

menos deformáveis. Essas diferenças entre leucócitos e eritrócitos levam à correspondente diferença no tempo de deformação através dos pequenos vasos, sendo que os leucócitos precisam de 1s para entrar em um vaso de 4-5 μm, onde o eritrócito pode passar em milissegundos.[22]

O número de leucócitos disponíveis para cada local dependerá da magnitude e distribuição das células, considerando a geometria dos microvasos e a interação entre leucócitos e as células vermelhas durante o fluxo (aproximadamente temos 1.000 glóbulos vermelhos por unidade de glóbulo branco).[22]

Na prática clínica, a concentração de leucócitos no sangue é um parâmetro que define a presença ou ausência de reação inflamatória.

É relevante o fato de que a distribuição de glóbulos brancos nos pequenos vasos é dependente do fluxo e apresenta uma distribuição radial no vaso (no centro do vaso). Com a redução do fluxo, os glóbulos vermelhos agregam-se, e o seu número aumenta no centro do vaso, deslocando os leucócitos para a periferia (parede do vaso), o que é chamado de marginação, favorecendo as interações entre leucócitos e endotélio. Essa marginação reduz a velocidade média dos leucócitos. Este movimento dos leucócitos for função das propriedades reológicas das células, associada a condições hemodinâmicas e físico-químicas da microcirculação.[22]

Além disso, a passagem dos glóbulos brancos das arteríolas para os capilares representa uma interação hidrodinâmica diferente da observada nos glóbulos vermelhos. A passagem de um único leucócito forma um empilhamento de células vermelhas, o que pode aumentar a resistência local ao fluxo. Se o diâmetro capilar é menor que o do leucócito, o fluxo é temporariamente interrompido durante a passagem da célula branca, que precisa sofrer deformação para passar. Como a perfusão capilar é fundamental para o suprimento tecidual local, a interrupção transitória ou permanente do fluxo, oriunda dos leucócitos, pode gerar alterações patológicas. Há, então, alterações geométricas, hidrodinâmicas e reológicas induzindo a marginação das células brancas nos vasos pós-capilares, mas não nos pré-capilares, sendo a microcirculação o principal local da função leucocitária na inflamação.[23]

Diante da grande importância da resposta inflamatória em diversas situações patológicas, da interação dos glóbulos brancos com o endotélio, especialmente na microcirculação e da propriedade de as microbolhas atuarem na microcirculação com características similares à dos componentes do sangue, várias situações clínicas devem ser consideradas, como isquemia-reperfusão, o diabetes e a sepse, e a utilização da ecocardiopatia com contraste de microbolhas encontra aplicação inclusive nessas situações clínicas.

Interação leucócito-endotélio *vs.* bioefeitos das microbolhas

As fases envolvendo leucócitos que representam a resposta inflamatória do organismo são, em ordem crescente:

A) Rolamento dos leucócitos (neutrófilos) nas vênulas.
B) Adesão dos leucócitos no endotélio.
C) Passagem através da camada celular endotelial.
D) Migração para o espaço intersticial.

O primeiro evento na inflamação é a ativação e acúmulo de polimorfonucleares (neutrófilos) no tecido inflamado. Uma série de etapas ocorre antes que estas células migrem do vaso para o tecido, sendo o rolamento dos leucócitos o estágio inicial. Os leucócitos rolantes mantêm estreito contato com as células endoteliais, onde são expostos a estímulos químicos que podem resultar em adesão e ativação de mais leucócitos. O fenômeno de rolamento representa uma baixa afinidade de adesão entre o receptor ligante expresso nos leucócitos e nas células endoteliais.[24]

Evidências mostram que as selectinas (P e e L-selectina) participam do rolamento dos neutrófilos no endotélio. Ley *et al.* mostraram que o número de leucócitos rolantes foi marcadamente reduzido após administração do anticorpo policlonal anti-L-selectina.[29]

A P-selectina é expressa na superfície da célula seguida à exposição à histamina, peróxido de hidrogênio ou trombina. Estudos indicam que a interação da trombina com receptores endoteliais específicos estimulam a adesão de leucócitos polimorfonucleares no endotélio vascular. Quando a trombina é quelada ao receptor, ocorre uma clivagem deste com formação de um peptídeo que pode se religar ao receptor e mimetizar os efeitos da trombina nas plaquetas e células endoteliais.[25,26] Dore *et al.* demonstraram que a P-selectina desempenha um papel espontâneo no rolamento dos leucócitos *in vivo*, onde a adição de um antagonista direto da P-selectina inibe quase que completamente o fluxo dos leucócitos rolantes.[27]

No que se refere à migração dos leucócitos para o interstício, este já é um processo ativo no qual ambos, leucócitos e endotélio microvascular, participam. Isto envolve vários processos, como: marginação, rolamento, adesão e migração transendotelial. Nesse processo estão envolvidas três famílias de moléculas de adesão: as selectinas (E-selectina, L-selectina, P-selectina), as integrinas (LFA-1) e a superfamília das imunoglobulinas (ICAM-1, VCAM-1), sendo que as selectinas participam da fase de rolamento dos leucócitos, e a superfamília das imunoglobulinas está envolvida tanto na adesão dos leucócitos ao endotélio, quanto na migração transendotelial.[28] No processo de isquemia e reperfusão, trabalhos demonstram redução na velocidade dos leucócitos rolantes e aumento da adesão leucocitária venular pós-capilar e da emigração dos leucócitos. O aumento da adesão leucocitária está associado ao aumento na permeabilidade microvascular.[29] A isquemia também causa redução na velocidade dos glóbulos vermelhos dentro da microcirculação e consequente redução do atrito junto à parede do vaso. A redução na força de cisalhamento por si pode ser suficiente para permitir a adesão leucocitária no endotélio.

As moléculas responsáveis por firmar a adesão dos leucócitos ativados no endotélio são as glicoproteínas CD11-CD18. Os leucócitos rolantes parecem ser mediados por uma rápida expressão de oligossacarídeo na superfície dos leucócitos que interage com a P-selectina na superfície endotelial.[30]

A isquemia induzida por hemorragia ou por oclusão vascular causa alterações similares no vaso, exceto pelo fato de no primeiro caso haver maior liberação de neurotransmissores e catecolaminas circulantes. Ambas as formas de isquemia causam redução do fluxo venular durante o período de isquemia, que fica abaixo de valores críticos durante os 60 minutos de reperfusão. O fenômeno de *no-reflow* pode ser ocasionada pela adesão de leucócitos obstruindo os capilares. Observou-se que a administração de anticorpo IB4 contra CD11-CD18 melhorou o fluxo venular no modelo de reperfusão, corroborando a noção de que os granulócitos desempenham importante papel no fenômeno de *no-reflow*.[31]

Nos últimos anos as microbolhas têm sido extensivamente estudadas com o intuito de avaliar inflamação e expandir a imagem molecular. Inflamação é o estado patológico ideal que inicia e suporta a resposta inflamatória que ocorre dentro da microcirculação, onde as microbolhas residem. Chomas *et al.* mostraram que o agente de contraste para ultrassom é capturado e fagocitado pelos neutrófilos, identificando, assim, o sítio de inflamação. As microbolhas são capazes de se aderirem a um local específico e são retidas dentro do tecido inflamado graças à sua ligação aos fatores do complemento para leucócitos, dentro das vênulas.[32] Lindner *et al.* mostraram que, após isquemia-reperfusão, o sinal das microbolhas é bem maior do que em controles e a incorporação de fosfatidilserina dentro da camada das microbolhas potencializa ainda mais este sinal. De modo que os autores concluíram que a avaliação não invasiva da inflamação é possível pela imagem com ultrassom e microbolhas, cujo alvo são os leucócitos ativados.[33] E em nosso estudo pudemos notar que a adição das microbolhas não causou efeito maléfico algum com relação à resposta inflamatória ou hemodinâmica e vários estudos corroboram essa informação e ainda demonstram o potencial benéfico desse agente de contraste em situações patológicas e terapêuticas.

Zhou *et al.* demonstraram em modelo canino de isquemia miocárdica crônica, que a infusão intravensa de VEGF combinado com ultrassom e agente de contraste, reduziu significativamente a área de infarto e a área de risco e aumentou o fluxo sanguíneo para o miocárdio no território isquêmico, sugerindo um novo potencial terapêutico para a angiogênese.[34] Como as microbolhas não podem sair do espaço intravascular, o processo deve ser caracterizado pelas mudanças moleculares no próprio compartimento vascular, como: inflamação, angiogênese e formação de trombo, que são os processos fisiopatológicos centrais em muitas situações. Esses agentes podem ainda ser úteis na avaliação de isquemia-reperfusão, tumor, rejeição de transplante, placa de ateroma e apoptose.[35] O propósito destas microsferas em estudos atuais tem objetivado o acoplamento destas aos leucócitos ativados aderentes ao endotélio inflamado, ou às moléculas de adesão das células endoteliais expressas na superfície ou dentro das placas.[36]

Outro dado descoberto, é que as microbolhas acopladas à superfície dos neutrófilos e monócitos ativados são fagocitadas e permanecem intactas por mais de 30 minutos e a destruição das microsferas fagocitadas sob a exposição do ultrassom é menor do que a das microsferas livres no plasma e ainda permanecem responsivas ao ultrassom dentro dos glóbulos brancos, podendo ser detectadas pelo ultrassom *in vivo*.[37] Essa função biológica está relacionada à habilidade das células endoteliais em secretarem substâncias vasoativas e expressarem em suas superfícies, proteínas ligantes, moléculas de adesão e enzimas, em resposta aos eventos humorais e hemodinâmicos.[38,39]

Por outro lado, Lankford et al. mostraram que o sinal das microsferas é reduzido quando estas são aderidas à superfícies rígidas, o que não ocorre quando as microbolhas são acopladas às células endoteliais.[40]

O diâmetro vascular não apresentou diferenças expressivas com e sem esferas (microbolhas) no estudo de Camarozano *et al.*[41]

Na abordagem da microcirculação cardíaca, sabe-se que quando a capacidade vasomotora das arteríolas coronarianas é exaurida em repouso, há uma diminuição no volume de sangue do miocárdio para manter a pressão hidrostática normal nos capilares,[42] onde estes desempenham um papel vital na regulação do fluxo coronariano. Para as arteríolas a magnitude da dilatação aumenta na medida que o diâmetro do vaso também aumenta.[43]

Quanto aos bioefeitos das microbolhas, Camarozano *et al.* demonstraram que não houve alteração nos parâmetros hemodinâmicos ou inflamatórios da circulação, mostrando seguro o uso do contraste isolado ou com ultrassom, considerando os grupos com isquemia-reperfusão, diabetes e sepse induzidas.[41] Estudo feito com microbolhas à base de albumina também mostrou ser seguro, sem alterações no ritmo cardíaco ou na função ventricular. Discretas hemorragias miocárdicas e pulmonares focais foram observadas com alta energia ultrassônica, o que puderam ser atribuídas possivelmente ao tecido de manipulação cirúrgica.[44] Contudo, vários investigadores têm reportado a ocorrência de hemorragia e dano celular endotelial após a exposição ao ultrassom em órgãos que contêm ar, como os pulmões e intestino.[45,46] Ay *et al.* examinaram os efeitos funcionais e morfológicos do ultrassom com contraste em preparações de coração isolado, utilizando alta energia acústica. O experimento resultou em uma redução transitória e reversível da função ventricular esquerda, aumento na pressão de perfusão coronária, aumento na liberação de lactato miocárdico e hemorragia intramural. Adicionalmente, a microscopia revelou a presença de rupturas de capilares, extravasamento de eritrócitos e dano celular endotelial. Esses efeitos estiveram diretamente ligados ao índice mecânico,[47] ou seja, à "taxa" de energia ultrassônica emitida. No entanto, o ótimo parâmetro de ultrassom para aumentar a liberação de drogas dentro das microsferas ainda não foi determinado.

Vários fatores são importantes quando se consideram o uso dos agentes de contraste de ultrassom, sendo o primeiro deles a segurança. Dentro da própria microcirculação é evidente a segurança das microbolhas em diversos grupos patológicos, como: isquemia, diabetes e sepse, independente da doença de base em questão, pois não houve alteração nos parâmetros com ou sem microbolhas, segundo a administração das esferas (Definity), mesmo em doses mais elevadas que a preconizada para uso em humanos na prática clínica.[41]

A duração de discretas obstruções capilares é curta e, em todos os casos comparável com o que ocorre naturalmente pelo *plugging* de leucócitos.[48] As microbolhas de albumina também demonstraram ser seguras, sem levar à alterações no ritmo cardíaco ou na função ventricular. Immer *et al.* haviam demonstrado que microsferas à base de galactose e ácido palmítico também não alteram a velocidade do fluxo, a adesão ou o extravasamento celular nos capilares ungueais.

No estudo de Kobayashi *et al.*, os autores demonstraram que a interação entre 0,1 ml/kg de perflutren (Definity) associado à exposição ao ultrassom não causou sangramento de microvasos ou lesão celular endotelial em capilares ou vênulas; isso ocorreu somente quando a dose foi aumentada para 1,0 mL/kg (10 vezes maior).[49] Ainda no que tange especificamente ao contraste, o que se sabe sobre os bioefeitos do Definity, após injeção intra-arterial, é que pode haver retenção de microbolhas da ordem de 1,2% e empilhamento no vaso, de caráter transitório (até 10 minutos), resultando na ausência de eventos adversos. Desse estudo pode-se concluir que a reologia microvascular do Definity foi similar à dos glóbulos vermelhos, e o empilhamento das bolhas dentro da microcirculação pulmonar foi transitório e desprezível, estabelecendo, assim, a segurança desse agente de contraste para uso clínico.[50]

Por outro lado, essa mesma ruptura capilar que, em determinadas situações, pode ser induzida pelas microbolhas com adição do ultrassom, que aparentemente pode ter um efeito deletério, tem a capacidade de aumentar o número de arteríolas por fibra muscular, aumentar o diâmetro das arteríolas e o fluxo sanguíneo máximo no músculo esquelético,[51] sendo, portanto, um método com alto potencial para induzir angiogênese e estimular o fluxo sanguíneo para órgãos afetados pela doença vascular oclusiva.

Os bioefeitos da destruição das microbolhas pelo ultrassom, resultando em liberação de drogas, angiogênese e remodelamento vascular, ou destruição tumoral, parecem estar mais bem definidos e mostram o potencial benéfico desses agentes de contraste.

O contraste de microbolhas pode também avaliar o desenvolvimento de colaterais, arteriogênese distal e mudanças secundárias na perfusão capilar que ocorre com a isquemia e a terapia com fator de crescimento,[52] pois após a oclusão arterial, a perfusão capilar em repouso é reduzida em torno de 30% e o tratamento com fator de crescimento intramuscular associou-se à arteriogênese, havendo expansão de largos colaterais que ocorreu gradualmente acima de 2 semanas.[52] O estudo de Leong-Poi *et al.* mostrou que a isquemia pode ser marcadamente melhorada pelo fator de crescimento (VEGF) associado aos efeitos biológicos do ultrassom na destruição das microbolhas para induzir arteriogênese, em se tratando de isquemia crônica. A melhora da perfusão tecidual foi atribuída ao aumento do volume sanguíneo em novos vasos, com o pico de perfusão atingindo o 14º dia de liberação, seguido por uma regressão parcial de neovascularização em 6 semanas.[53]

Bertuglia *et al.* mostraram que a adesão dos leucócitos e plaquetas nos vasos foi fortemente inibida pelo peptídeo ITF1697, atuando nos estágios iniciais do processo de ativação endotelial e inibindo a secreção da P-selectina e do fator de von-Willebrand.[54] Outra substância estudada pela autora foi a melatonina em modelos de isquemia e reperfusão e o estudo pode concluir que a substância reduziu o estresse oxidativo, a vasoconstricção, adesão leucocitária e a permeabilidade vascular e aumentou a perfusão capilar, prevenindo a lesão microvascular e arritmias ventriculares, através da modulação da superprodução de peróxido lipídico e do estresse, que estão envolvidos no desenvolvimento de miocardiopatia.[55] Ainda em um outro estudo da mesma autora, pode ser demonstrado que o pré-condicionamento isquêmico (com hipoxemia intermitente) reduziu significativamente o estresse oxidativo e induziu vasodilatação pelo óxido nítrico durante a lesão de isquemia-reperfusão, mantendo a perfusão capilar preservada.[56] Esse fato é digno de nota, pois sabe-se que o estresse oxidativo tem sido considerado um fator de disfunção endotelial na aterosclerose, podendo desempenhar um papel na patogênese dos eventos cardiovasculares. Isso foi corroborado por Heitzer *et al.* que comprovaram estar o estresse oxidativo relacionado com o aumento do risco de eventos cardiovasculares em pacientes com doença arterial coronariana.[57]

Em estudos de perfusão com contraste, avaliando a correlação microvascular estrutural em pacientes com doença coronariana crônica e disfunção ventricular, Shimoni *et al.* demonstraram que a integridade microvascular é um fator determinante do pico de intensidade do contraste em humanos, envolvendo velocidade e fluxo, importantes fatores na predição de recuperação da função pós-revascularização.[58]

Quanto à vasodilatação arterial, sabe-se que o fluxo sanguíneo miocárdico para cada camada permanece próximo ao nível de controle na presença de leve estenose, mas é reduzido no miocárdio e subendocárdio na estenose importante. Com leve estenose, o diâmetro dos microvasos arteriais coronarianos menores que 100 micrômetros dilatam-se e os maiores que 100 μm não mudam. Quando a estenose é grave, os vasos arteriais menores dilatam-se, enquanto os maiores contraem-se simultaneamente.[59] Segundo Chilian e Layne, os ajustes da autorregulação coronariana envolvem primariamente os vasos arteriolares, mas as pequenas artérias podem ser recrutadas para participar na resposta autorreguladora. A magnitude da dilatação dos vasos parece estar inversamente relacionada com o diâmetro vascular e as arteríolas coronarianas não estão maximamente dilatadas durante a hipoperfusão e podem ser a origem da persistência do tônus vasomotor durante a insuficiência coronariana.[60] A ecocardiografia de contraste para perfusão permite esse tipo de avaliação em humanos.

Uma situação interessante causada pela insonação de ultrassom de baixa intensidade é a redução do estresse oxidativo e o aumento endotelial no nível do óxido nítrico, aumentando o atrito oscilatório durante o período de pós-isquemia e reperfusão, o que pode representar uma terapêutica segura na síndrome coronariana aguda e para o tratamento da isquemia crônica.[61] Bertuglia também pode mostrar-nos que o ultrassom associado às microbolhas equilibram o atrito microvascular, evitando a deterioração da perfusão capilar na reperfusão pós-isquêmica.[62]

Ambos, dano microvascular e lesão celular ocorrem após a oclusão coronariana e evidências mostram que o dano celular está presente no subendocárdio após 20-40 minutos de isquemia, enquanto que o dano microvascular não ocorre antes de 60-90 minutos do evento isquêmico, sendo este subsequente e não a causa primária da lesão celular,[63] o que foi um dado bastante interessante descoberto por Kloner *et al.*

A dosagem de marcadores de lesão miocárdia, como CPK, CK-MB e massa, troponina I e mioglobina, foi realizada antes e depois da administração do contraste de microbolhas e ultrassom em humanos e os dados do estudo mostraram ausência do risco de dano miocárdio até mesmo em pacientes cardiopatas.[64]

No diabetes, sabe-se que a disfunção endotelial prediz o tipo 2, independente de outros fatores de risco, considerando a inflamação subclínica.[65] Além disso, esses pacientes têm um risco aumentado de doença cardiovascular até mesmo na presença de controle glicêmico adequado, pela redução do papel antiaterogênico do endotélio vascular,[66] sendo 65% das mortes em pacientes diabéticos atribuídas a acidente vascular encefálico ou de causa cardíaca.

A indução de isquemia-reperfusão, na presença de diabetes induzido em estudo experimental, denotou ainda em maior aumento no número de leucócitos rolantes do que aderidos, que também parece ser maior e independente da presença ou ausência das microbolhas.[41]

Na avaliação da reatividade microvascular pós-isquemia, nas mãos de diabéticos tipo 2 (diabetes puro), observou-se que os pacientes diabéticos têm distensibilidade capilar inadequada após isquemia, atribuível à disfunção endotelial que é precoce e progressiva na doença. Quando descompensados, surpreendentemente apresentam distensibilidade aumentada, o que ocorreu provavelmente por hiperosmolaridade com hiperfluxo.[67]

Conforme consenso do American College of Chest Physicians e Society of Critical Care Medicine, sepse é definida como a presença de SIRS na situação de infecção. Sepse grave é definida como a sepse com disfunção orgânica decorrente de hipoperfusão e choque séptico é definido como a sepse com hipotensão. Do ponto de vista fisiopatológico, a sepse se caracteriza por uma resposta inflamatória intensa à infecção. No caso de infecção, o processo decorre da interação da exotoxina contida dentro da bactéria com o hospedeiro. A ativação celular ocorre com a liberação de citocinas e mediadores não citocinas, sendo os mais notórios o fator de necrose tumoral-α (TNF-α), a interleucina 1 e a interleucina 6. Estes fatores estão envolvidos na ativação da resposta inflamatória. Como resultado, os mediadores com propriedades vasodilatadoras e endotóxica são liberados sistematicamente, como prostagandinas, tromboxano A2 e óxido nítrico. O resultado do dano endotelial leva à hipoperfusão e ruptura de capilares. Adicionalmente, citocinas ativam a via da coagulação, culminando com microtrombos nos capilares e isquemia orgânica. De um modo geral, o que leva à condição de sepse é a infecção bacteriana difusa deflagrando a resposta inflamatória e o sistema de coagulação. A síndrome da resposta inflamatória sistêmica é definida pela presença de, ao menos, dois dos quatro critérios abaixo:[68]

1. Temperatura maior que 38° ou menor que 36°.
2. Frequência cardíaca > 90 bpm.
3. Frequência respiratória >20 rpm.
4. Contagem de glóbulos brancos > 12.000/mm^3 ou < 4.000/mm^3 com mais de 10% de glóbulos imaturos.

A presença ou não das microbolhas na microcirculação de subgrupos com sepse também não altera seu padrão vascular e endotelial.

Bioefeitos das microbolhas associados ao ultrassom na microcirculação

Sabemos que a aderência intercelular parece ser necessária para o acúmulo dos leucócitos nos locais de inflamação e a adesão de leucócitos e sua emigração através das vênulas pós-capilares desempenham papel crucial na gênese da lesão de reperfusão do músculo esquelético.

A adição de microbolhas com ultrassom terapêutico tem demostrado alto índice de sucesso na recanalização da trombose em enxertos arteriovenosos.[69] O principal mecanismo envolvido na dissolução do trombo ou potencialização dos agentes fibrinolíticos (na trombose aguda) é o efeito de cavitação das microbolhas que culmina com a ruptura da superfície do trombo e aumenta a exposição da fibrina aos agentes fibrinolíticos.[70] Além disso, baixa frequência de ultrassom combinado com microbolhas pode desempenhar um importante papel no acidente vascular encefálico, pela capacidade que o ultrassom transtemporal tem em produzir recanalização de vasos cerebrais trombosados.[71,72]

No estudo de Camarozano et al. os autores demonstraram que as microbolhas lipídicas assemelham-se ao comportamento reológico das hemácias e não alteraram a resposta inflamatória além daquela ocasionada pela própria condição patológica da doença de base (isquemia-reperfusão, diabetes e sepse). Além disso, a adição do ultrassom permitiu, inclusive, a redução da resposta inflamatória em determinados subgrupos estudados (Figs. 15-7 e 15-8), considerando a análise da interação leucócito-endotélio. O padrão do fluxo sanguíneo e os parâmetros hemodinâmicos não sofreram interferência nem das microbolhas, nem da insonação com ultrassom.[41]

Esses dados mostraram haver influência do ultrassom de alta frequência (o mesmo utilizado na prática clínica), sobre determinados parâmetros inflamatórios, principalmente sobre o número de leucócitos, reduzindo-os, o que denota um possível fator protetor desse tipo de intervenção sobre a síndrome de resposta inflamatória.

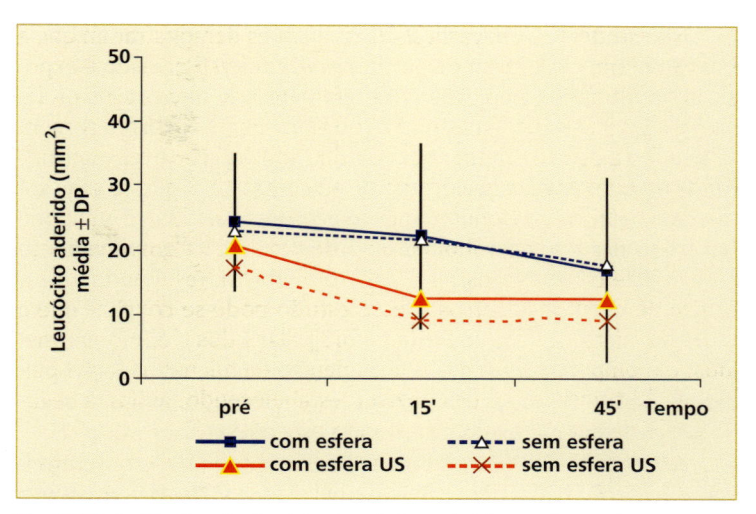

Fig. 15-7. Análise longitudinal dos leucócitos aderidos, ao longo do tempo, para a amostra geral, considerando a administração ou não de microbolhas e a associação ou não do ultrassom.

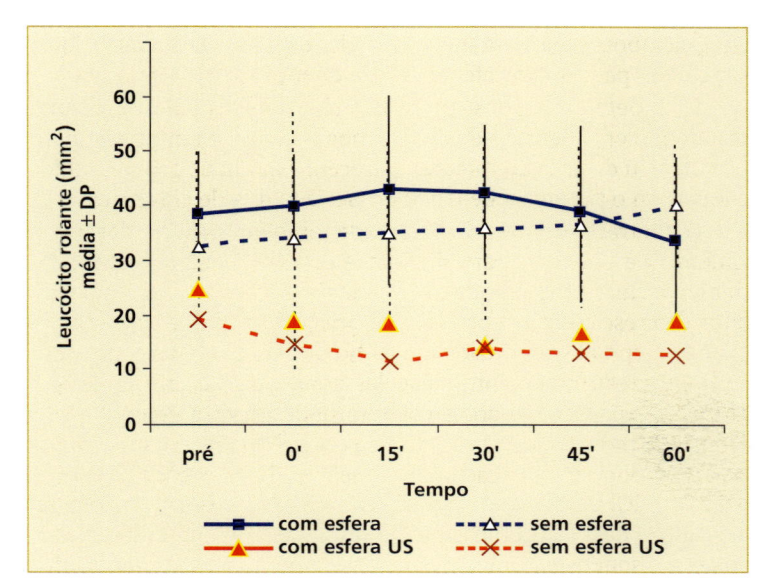

Fig. 15-8. Análise longitudinal dos leucócitos rolantes, ao longo do tempo, para a amostra geral, considerando a administração ou não de microbolhas e a associação ou não do ultrassom.

CONCLUSÃO

Os resultados da mudança no fluxo da microcirculação e do comportamento reológico do sangue, junto aos componentes celulares, podem levar ao dano tecidual irreversível, porém, a discussão sobre os bioefeitos deletérios dos agentes de contraste no organismo não parece ser pertinente, uma vez que vários estudos atualizados demonstraram que com o avanço tecnológico e o maior aprimoramento dos agentes de contraste, não há prejuízo das microbolhas sobre a microcirculação ou ao organismo.

REFERÊNCIAS BIBLIOGRÁFICAS

1. Bloch EH. Principles of the microvascular system. *Inest Ophtahalmol* 1966b;5:250-55.
2. Bloch EH. Microscopic observations of the circulating blood in the bulbar conjunctiva in man in health and disease. *Ergeb Anat Entwicklungogeschicte* 1956;35:1-98.
3. McCuskey RS. Microcirculation – Basic considerations. In: Cowley A, Trump BF. *Pathophysiology of shock, anoxia, and ischemia*. Baltimore: Williams, Wilkins. 1982. p. 156-64.
4. Goodman ML, Way BA, Irwin. The inflammatory response to endotoxin. *J. Pathol* 1979;128:7-14.

5. Thorgeirsson G, Robertson AL. The vascular endothelium-pathobiologic significance. *Am J Pathol* 1978;93:803-48.
6. Urbaschek B, Urbaschek R. The inflammatory response to endotoxins. *Bibl Anat* 1979;17:74-104.
7. Zweifach BW. Microvascular aspects of tissue injury. In: Zweifach BW, Grant L, McCluskey RT. (Eds.). *The inflamatory process*. New York: Academic, 1973. p. 3-46.
8. Neugebauer S, Baba T, Watanabe T. Association of the nitric oxide synthase gene polymorphism with an increased risck for progression to diabetic in tipe 2 diabetes. *Diabetes* 2000;49:500-3.
9. Rippe B, Haraldsson B. Transport of macromolecules across microvasculoar walls: The two theories. *Physiologicaal Reviews* 1994;74:163-219.
10. Svensjo E, Erlansson M, Van den Bos GC. Endotoxin-induced increase in leukocyte adherence and macromolecular permeability orf postcapillary venules. *Agents Actions* 1990;29:21-23.
11. Lefer AM. Properties of cardio-inhibitory factors produced in shock. *Fed Proc* 1978;37:2734-40.
12. Lefer AM, Smith EF. III: Protective action of prostacyclin in myocardial ischemia and trauma. In: Vane JR, Bergstrom S. (Eds.). *Prostacyclin*. New York: Ravem, 1979:339-47.
13. Lefer AM, Trachte GJ. Effects of hormones on heart. In: Bourne GH. (Ed.). *Hearts and hearts-like organs*. New York: Academic,1980.
14. Wexler BC. Opposing effects of deoxycorticosterone and spironolactone on isoprenaline – induced myocardial infarctio. *Cardiovasc Res* 1979;13:119-26.
15. Smith EF III, Ogletree ML, Sherwin JR et al. Effects of prostaglandins on distribution of blood flow in the cat. *Prostaglandins Med* 1978;1:411-18.
16. Blaisdell FW. The role of thromboembolism in shock. In: Forschev BK. (Ed.). *Shock in low and high flow states*. Amsterdam: Excerpta Medica, 1972. p. 172-80.
17. Greenbaum R. The blood transfusion fluids in shock. In: Freeman J. (Ed.). *Physiological and practical aspects of shock*. Boston: Little Brown, 1969. p. 775-97.
18. Smith EF III, Ogletree ML, Sherwin JR et al. Effects of prostaglandins on distribution of blood flow in the cat. *Prostaglandins Med* 1978;1:411-18.
19. Hoffman JI, Buckberg GD. The myocardial supply: demand ratio – A critical review. *Am J Cardiol* 1978;41:327-32.
20. Vanhoutte RW, Janssess WJ. Local control of venous function. *Microvasc Res* 1978;16:196.
21. Zweifach BW. Interation of local vs systemic adjustments of microcirculation. In: Niimi H, Oda M, Sawada T et al. Progress in microcirculation research. *Elsevier Science* 1994. p. 3-13.
22. Chien S. Effects of inflammatory agents on leukocyte rheology and microcirculation. Messmer K, Hammersen F. Microcirculation and inflammation: vessel wall-inflammatory cells-mediator interaction. *Karger* 1987;12:67-78.
23. Gaehtgens P. Pathways and interactions of white cells in the microcirculation. Messmer K, Hammersen F. Microcirculation and inflammation: vessel wall-inflammatory cells-mediator interaction. *Karger* 1987;12:51-65.
24. Ley K, Gaehtgens P, Fennie C. et al. Lectin-like cell adhesion molecule-1 mediates leukocyte rolling in mesenteric venules in vivo. *Blood* 1991;77:2553.
25. McEver RP. Selectins: novel receptors that mediate leukocyte adhesion during inflammation. *Thromb Haemost* 1991;65:223.
26. Vu T, Hung DT, Wheaton V et al. Molecular cloning of a functional thrombin receptor reveals a novel proteolytic mechanism of receptor activation. *Cell* 1991;64:1057.
27. Dore M, Korthui RJ, Granger DN et al. P-selectin mediates spontaneous leukocyte rolling in vivo. *Blood* 1993;82:1308.
28. Butcher EC. Leukocyte-endothelial cell regognition: three (or more) steps to specificity and diversity. *Cell* 1991;67:1033-36.
29. Granger DN, Benoit JN, Suzuki M et al. Leukocyte adherence to venular endotheliumn during ischemia-reperfusion. *Am J Physiol* 1989;257:G683.
30. Paulson JC. Selectin-carbohydrate-mediated adhesion o leukocytes. In: Harlan JM, Liu DY. (Eds.). *Adhesion: its role in inflammatory disease*. New York: Freeman WH, 1992. p. 19.
31. Perry MA, Bienvenu K, Granger DN. Leukocyte adhesion in normal and ischemic cat mesentery. In: Niimi H, Oda M, Sawada T et al. *Pregress in microcirculation research*. Pergamon: Elsevier Science Japan, 1994;1:275-80.
32. Chomas JE. Lum AFH, Allen JS et al. Acustical dynamics of microbubble agents inside neutrophils. *Biophysical Journal* 2001;80:1547-56.
33. Lindner JR, Song J, Xu F et al. Noninvasive ultrasound imaging of inflammation using microbubbles targeted to activated leukocytes. *Circulation* 2000;102:2745.
34. Zhou Z, Mukherjee D, Wang K et al. Induction of angiogenesis in a canine model of chronic myocardial ischemia with intravenous infusion of vascular endothelial growth factor (VRGF) combined with ultrasound energy and echo contrast agent. *J Am Coll Cardiol* 2003;39(5):396A.
35. Villanueva FS, Wagner WR, Vannan MA et al. Targeted ultrasound imaging using microbubbles. *Cardiol Clin* 2004;22(2):283-98.
36. Lindner JR. Detection of inflamed plaques with contrast ultrasound. *Am J Cardiol* 2002;90(10C):32L-35L.
37. Lindner JR, Dayton PA, Coggins MP et al. Noninvasive imaging of inflammation by ultrasound detection of phagocytosed microbubbles. *Circulation* 2000;102(5):531-38.
38. Nabel EG. Biology of the impaired endothelium. *Am J Cardiol* 1991;68:6C-8C.
39. Libby P, Ridker PM, Maseri A. Inflammatin and atherosclerosis. *Circulation* 2002;105:1135-43.
40. Lankford M, Behm CZ, Yeh J et al. Effect of microbubble ligation to cells on ultrasound signal enhancement: implications for targeted imaging. *Invest Radiol* 2006;41(10):721-28.
41. Camarozano AC, Garcia de Almeida Cyrino FZ, Bottino DA et al. Effects of microbubbles and ultrasound on the microcirculation: observation on the hamster cheek pouch. *J Am Soc Echocardiogr* 2010 Dec.;23(12):1323-30.
42. Le DE, Jayaweera AR, Wei K et al. Changes in myocardial blood volume over a wide range of coronary driving pressures: role of capillaries beyond the autoregulatory range. *Heart* 2004;90(10):1199-205.
43. Kuo L, Davis M, Chilian WM. Longitudinal gradients for endothelium-dependent and independent vascular responses in the coronary microcirculation. *Circulation* 1995;92:518-25.
44. Dourado PM, Tsuitsui JM, Santos JM et al. Bioeffects of albumin-encapsulated microbubbles and real-time myocardial contrast echocardiography in na experimental canine model. *Braz J Med Biol Res* 2006;39(6):825-32.
45. ter Haar GR. Ultrasonic contrast agents: safety considerations reviewed. *Eur J Radiol* 2002;41(3):217-21.
46. Holland CK, Deng CX, Apfel RE et al. Direct evidence of cavitation in vivo from diagnostic ultrasound. *Ultrasound Med Biol* 1996;22(7):917-25.
47. Ay T, Havaux X, Van Camp G et al. Destruction of contrast microbubbles by ultrasound: effects on myocardial function, coronary perfusion pressure, and microvascular integrity. *Circulation* 2001;104(4):461-66.
48. Braide M, Rasmussen H, Albrektsson A et al. Microvascular behavior and effects of sonazoid microbubbles in the cremaster muscle of rats after local administration. *J Ultrasound Med* 2006;25(7):883-90.
49. Kobayashi N, Yasu T, Yamada S et al. Influence of contrast ultrasonography with perflutren lipid microspheres on microvessel injury. *Circ J* 2003;67(7):630-36.
50. Lindner JR, Song J, Jayaweera ARl et al. Microvascular rheology of Definity microbubbles after intra-arterial and intravenous administration. *J Am Soc Echocardiogr* 2002;15(5):396-403.
51. Song J, Qi M, Kaul S et al. Stimulation of arteriogenesis in skeletal muscle by microbubble destruction with ultrasound. *Circulation* 2002;106(12):1550-55.
52. Pascotto M, Leong-Poi H, Kaufmann B et al. Assessment of ischemia-induced microvascular remodeling using contrast-enhanced ultrasound vascular anatomic mapping. *J Am Soc Echocardiogr* 2007;20:1100-8.
53. Leong-Poi H, Kuliszewski MA, Lekas M et al. Therapeutic arteriogenesis by ultrasound-mediated vegf165 plasmid gene delivery to chronically ischemica skeletal muscle. *Circ Res* 2007;10:295-303.
54. Bertuglia S, Ichimura H, Fossati G et al. ITF1697, a stable lys-pro-containing peptide, inhibits weibel-palade body exocytosis induced by ischemia/reperfusion and pressure elevation. *Mol Med* 2007;13(11-12):615-24.
55. Bertuglia S, Reiter RJ. Melatonin reduces ventricular arrhythmias and preserves capillary perfusion during ischemia-reperfusion events in cardiomyopathic hamsters. *J Pineal Res* 2007;42(1):55-63.

56. Bertuglia S. Intermittent hypoxia modulates nitric oxide-dependent vasodilation and capillary perfusion during ischemia-reperfusion-induced damage. *Am J Physiol Heart Circ Physiol* 2008;294(4):H1914-22.
57. Heitzer T, Schlinzig T, Krohn K *et al.* Endothelial dysfuncion, oxidative stress, and risk of cardiovascular events in patients with coronary artery disease. *Circulation* 2001;104:2673-78.
58. Shimoni S, Frangogiannis NG, Aggeli CJ *et al.* Microvascular structural correlates of myocardial contrast echocardiography in patients with coronary artery disease and left ventricular dysfunction: implications for the assessment of myocardial hibernation. *Circulation* 2002;106(8):950-56.
59. Kanatsuka H, Lamping KG, Eastham CL *et al.* Heterogeneous changes in epimyocardial microvascular size during graded coronary stenosis. Evidence of the microvascular site for autoregulation. *Circ Res* 1990;66:389-96.
60. Chilian WM, Layne SM. Coronary microvascular responses to reductions in perfusion pressure. Evidence for persistent arteriolar vasomotor tone during coronary hypoperfusion. *Circ Res* 1990;66:1227-38.
61. Bertuglia S. Mechanisms by which low-intensity ultrasound improve tolerance to ischemia-reperfusion injury. *Ultrasound Med Biol* 2007;33(5):663-71.
62. Bertuglia S. Increase in capillary perfusion following low-intensity ultrasound and microbubbles during postischemic reperfusion. *Crit Care Med* 2005;33:2061-67.
63. Kloner RA, Rude RE, Carlson N *et al.* Ultrastructural evidence of microvascular damage and myocardial cell injury after coronary artery occlusion: Which comes first? *Circulation* 1980;62(5):945-57.
64. Borges AC, Walde T, Reibis RK *et al.* Does contrast echocardiography with optison induce myocardial necrosis in humans? *J Am Soc Echocardiogr* 2002;15:1080-86.
65. Meigs JB, Hu FB, Rifai N *et al.* Biomarkers of endothelial dysfunction and risk of typo 2 diabetes melito. *JAMA* 2004;291:1978-86.
66. Feener EP, King GL. Endothelial dysfunction in diabetes melito: role in cardiovascular disease. *Heart Fail Monit* 2001;1(3):74-82.
67. Lobianco TJ. *Diabetes Melito e microcirculação*. Tese doutorado UFRJ, 2005.
68. Filbin MR, Stapczynski JS. *Shock, Septic*. Acesso em: 17 May 2007. Disponível em: http://www.emedicine.com/emerg/topic533.htm
69. Tsuitsui JM, Xie F, Johanning J *et al.* Treatment of deeply located acute intravascular thrombi with therapeutic ultrasound guided by diagnostic ultrasound and intravenous microbubbles. *J Ultrasound Med* 2006;25(9):1161-68.
70. Tsuitsui JM, Grayburn PA, Xie F *et al.* Drug and gene delivery and enhancement of thrombolysis using ultrasound and microbubbles. *Cardiol Clin* 2004;22:299-312.
71. Porter TR, Kricsfeld D, Lof J *et al.* Effectiveness of transcranial and transthoracic ultrassound and microbubbles in dissolving intravascular thrombi. *J Ultrasound Med* 2001;20(12):1313-25.
72. Behrens S, Daffertshofer M, Spiegel D *et al.* Low-frequency, low-intensity ultrasound accelerates thrombolysis through the skull. *Ultrasound Med Biol* 1999;25(2):269-73.

CAPÍTULO 16

SEGURANÇA DA ECOCARDIOGRAFIA DE ESTRESSE E DO AGENTE DE CONTRASTE DE MICROBOLHAS

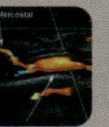

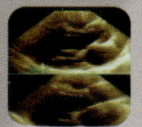

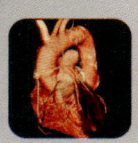

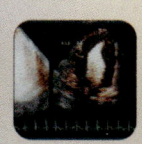

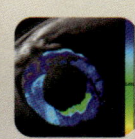

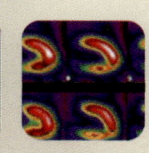

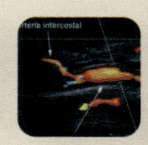

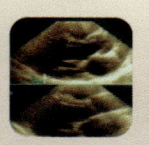

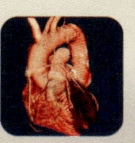

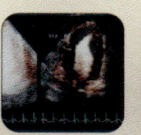

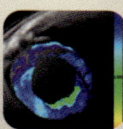

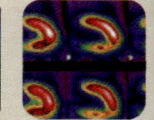

ANA CRISTINA CAMAROZANO WERMELINGER

INTRODUÇÃO

A ecocardiografia e ultrassonografia em geral são métodos de imagem bastante acessíveis, além de não utilizar radiação ionizante, entretanto, apresentam limitações em algumas situações diagnósticas. Com a utilização dos agentes de contraste há um aumento da acurácia do método, pois, com o uso do contraste para ultrassom existe um realce na visualização do sangue e na vascularização miocárdica e também de outros órgãos, além de permitir a visualização da irrigação intratumoral, ajudando na diferenciação entre lesões benignas e malignas nos tecidos do organismo. Contudo, a despeito da evolução das técnicas tanto na ecocardiografia de estresse, como de contraste, dúvidas sobre a segurança de ambas as técnicas ainda suscitam a dúvida de alguns. É justamente para esclarecer questões como essas que consideramos a inclusão deste capítulo.

SEGURANÇA DA ECOCARDIOGRAFIA DE ESTRESSE

Durante a realização do ecocardiograma de estresse, o paciente deve ser monitorado com eletrocardiograma, e os parâmetros hemodinâmicos devem ser avaliados continuamente, como: a pressão arterial, a frequência cardíaca e a sintomatologia. Sintomas, como palpitação, cefaleia, náuseas, ansiedade, tremor, urgência urinária e desconforto torácico, podem ocorrer durante o estresse farmacológico. Atenção deve ser dada à presença de infra ou supradesnivelamento do segmento ST, bradicardia, fibrilação atrial, taquicardias supraventricular e ventricular, além de hipertensão arterial importante ou hipotensão, especialmente se sintomática.

No caso do **estresse feito com dobutamina**, este é o que mais preocupa os cardiologistas, mas um estudo, feito com mais de 35.000 pacientes, revelou uma frequência de eventos com risco de vida na ordem de 0,18%.[1] Sabemos que a administração da dobutamina, geralmente, é bem tolerada, apesar de não tanto quanto à tolerância ao dipiridamol. Seu uso mostrou ser seguro inclusive em idosos, em situações de aneurisma de aorta > 4,0 cm,[2] trombo séssil intraventricular[3] e aneurisma cerebral,[4] além de ser segura com relação a situações clínicas cardiológicas, como isquemia, arritmias complexas, hipertensão arterial e outras.[5]

A presença de batimentos ectópicos ventriculares ou atriais ocorrem em 30% dos casos[5,6] e não requerem tratamento, mas taquicardia ventricular sustentada, fibrilação ventricular e infarto do miocárdico são raros, ocorrendo em 0,1-0,3% dos casos e, geralmente, estando associados à disfunção ventricular ou doença arterial coronariana[7] e requerem tratamento. A isquemia sintomática pode ser tratada de modo efetivo com nitrato sublingual ou β-bloqueador venoso.

Um percentual em torno de 20% pode apresentar gradiente dinâmico intraventricular ou em via de saída do ventrículo esquerdo com dobutamina, que pode ocasionar precordialgia e hipotensão arterial, o que pode ser revertido com a administração de β-bloqueador endovenoso.

De um modo geral, efeitos colaterais menores e não limitantes ocorrem em cerca de 10% dos casos, sendo predominantemente arritmias não complicadas, náusea, cefaleia, hipotensão, hipertensão e bradicardia. Esses sintomas geralmente desaparecem após a interrupção do medicamento (dobutamina), ou, se ainda persistirem, normalmente são revertidos com a administração de β-bloqueador venoso. Claro que podem ocorrer complicações maiores como: fibrilação ventricular, ruptura cardíaca, vasospasmo e assistolia, mas esses são raras, podendo ocorrer um caso a cada 300-350 casos.[8-10]

O protocolo acelerado de dobutamina-atropina também oferece segurança, o estudo de Román *et al.* reportou um número de complicações similar ao protocolo padrão, obtendo um percentual de 7% de resposta hipertensiva, 2,7% de arritmia e de 1,7% de hipotensão sintomática, sem episódios de complicações maiores.[11] Vale ressaltar que a dilatação isquêmica transitória da cavidade ventricular esquerda durante a ecocardiografia de estresse não é exatamente uma complicação, mas indica doença arterial coronariana grave e extensa, o que se correlaciona com maior número de eventos cardiovasculares.[12]

Quanto à prevalência de arritmia ventricular sustentada durante o ecocardiograma de estresse com dobutamina, uma revisão da literatura demonstrou que de acordo com estudos publicados (antigos e recentes), a ocorrência desta foi de 0,14%, envolvendo mais de 95.000 pacientes e foi noticiado que somente dois casos apresentaram desfecho fatal. Disfunção ventricular, história de infarto miocárdico, histórico de arritmia cardíaca e isquemia miocárdica persistente são os principais parâmetros considerados como potenciais preditores de arritmias ventriculares sustentadas induzidas pelo ecocardiograma de estresse com dobutamina.[7]

O ecocardiograma de **estresse com dipiridamol** apresenta cerca de 5% de complicações menores, como: hipotensão, bradicardia, cefaleia, tontura ou náuseas e *flashing* e esses efeitos normalmente desaparecem após a administração de aminofilina venosa,[13] e nitratos podem ser necessários para reverter a isquemia-induzida. Efeitos colaterais maiores são: infarto do miocárdio, bloqueio atrioventricular de terceiro grau, assistolia, taquicardia ventricular sustentada e edema pulmonar e estes efeitos são raros, ocorrendo um caso a cada 1.000 casos.[8,10]

Quando nos referimos ao **ecocardiograma de estresse com adenosina**, os efeitos colaterais chegam a 20%,[14] sendo os efeitos colaterais mais limitantes e frequentes o bloqueio atrioventricular, hipotensão arterial, dor precordial intolerável e taquidispneia, porém esses sintomas são de curta duração, cessando imediatamente após a interrupção do medicamento, sendo rara a necessidade de administrar aminofilina. Por outro lado, complicações maiores são raras (infarto do miocárdio e arritmia ventricular complexa), ocorrendo um caso a cada 10.000, de modo que o teste com adenosina parece ser o menos tolerado, porém o mais seguro de todos. Novos vasodilatadores que atuam nos receptores adenossinérgicos seletivos em A_2, como o regadenoson, o binodenoson e o CSG-21680, parecem ser mais bem tolerados, o que apresenta uma perspectiva muito interessante para o uso junto à ecocardiografia de estresse e contraste.[15]

SEGURANÇA DA ECOCARDIOGRAFIA DE CONTRASTE

Vários estudos têm sido descritos com os agentes de contraste, mostrando a segurança do método, sendo que, sem dúvida alguma, a evolução do contraste com a técnica da sonificação permitiu uso mais adequado, homogêneo e mais seguro. A grande maioria dos artigos e autores que escrevem intensamente sobre o assunto concorda que a solução de contraste feita sob sonificação não altera o fluxo coronariano, a função ventricular ou a hemodinâmica sistêmica, mesmo quando administrados em doses maiores, oferecendo uma vantagem adicional à imagem global e à análise da perfusão regional.[16-20] Sendo que estudos demonstram um grau de segurança da administração do contraste similar à administração de placebo.[21] Mesmo os contrastes mais antigos, principalmente iônicos (como a renografina), feitos sob agitação manual, apesar de poderem ocasionar pequenas e transitórias alterações eletrocardiográficas ou hemodinâmicas (sobre a função cardíaca regional), são descritos na literatura como seguros e sem efeitos deletérios maiores.[22,23] Além disso, esses efeitos podem ser neutralizados com a realização da sonificação, produzindo partículas menores e mais uniformes.[24]

Contrações ventriculares prematuras têm sido observadas durante a ecocardiografia com contraste, porém, dados falharam em mostrar significância estatística relacionada com a injeção do contraste. O efeito de ruptura microvascular graças à combinação do uso do contraste sob exposição ao ultrassom também não apresentou evidências relacionadas com o contraste. Por outro lado, extensa experiência clínica com múltiplos agentes de contraste tem demonstrado que a ecocardiografia de contraste raramente resulta em efeitos colaterais significativos e à alergia à albumina também tem sido um efeito adverso raro.[24]

O contraste de ultrassom pode ser administrado em pacientes ambulatoriais ou internados, no laboratório de ecografia, enfermarias e unidades fechadas (intensiva, coronariana, semi-intensiva) e, também, durante procedimentos diagnósticos ou terapêuticos, especialmente aqueles na sala de hemodinâmica.

Apesar de pequenos estudos prévios terem demonstrado discretas obstruções transitórias de capilares, micro-hemorragias, alteração da função ventricular e arritmias cardíacas com o uso de agente de contraste associado ao ultrassom, atualmente, com maior número de pesquisas e informações sobre o assunto e com o aumento da tecnologia dos aparelhos de ultrassom com a possibilidade de regular o índice mecânico, tudo nos leva a crer que o maior fator causal desses efeitos adversos parece ser o da taxa de energia ultrassônica aplicada. Além disso, vale ressaltar que a maioria desses estudos utilizou renografina ou albumina com ou sem sonificação como matéria-prima do contraste, o que difere consideravelmente da composição dos contrastes de segunda geração.

Os efeitos adversos mais frequentes relatados na literatura são dor no local da punção, parestesia, dor lombar, náuseas, cefaleia e, raramente, reações alergênicas e danos à microcirculação.[21]

Os achados de um estudo multicêntrico foram apresentados em parte no encontro do *United States Food and Drug Administration Cardiovascular and Renal Drugs Advisory Committee* em junho de 2008 e foram publicados no jornal do *American College of Cardiology*.[25] Esses resultados indicam claramente que não há nenhum risco adicional associado a estudos realizados com contraste de microbolhas em ultrassonografia.

Comparativamente aos agentes de contraste de microbolhas em ultrassonografia, os outros métodos de imagem disponíveis para o diagnóstico de oclusão e estenoses (a angiocoronariografia com subtração digital (ASD), angio-TC e mesmo a angio-RM) são potencialmente mais nocivos. O contraste iodado utilizado tanto na angiocoronariografia como na angio-TC pode apresentar reações adversas imediatas, porém isso ocorreu de forma muito mais importante no passado, quando os meios de contraste eram de alta osmolaridade. Esses efeitos foram relatados como ocorrendo em torno de 12,7% dos pacientes. Com o advento do contraste iodado de baixa osmolaridade, este número foi reduzido para 3,1%. No entanto, a mortalidade foi estimada em um óbito para cada 100.000 exames em um estudo realizado em 1991. Com o uso generalizado dos meios de contraste de baixa osmolaridade, essa incidência caiu ainda mais.[26]

Mesmo que raras, as reações adversas ainda podem colocar os pacientes sob risco. O quelato de gadolínio, meio de contraste utilizado na ressonância magnética, também é uma fonte de reações adversas, e pacientes com história de reação ao meio de contraste iodado parecem ter um risco aumentado de desenvolver alergia ao quelato de gadolínio.[26]

Embora tenha havido uma redução significativa na porcentagem de pacientes que sofrem reações adversas ao uso desses meios de contraste, em parte em razão do advento do contraste iodado de baixa osmolaridade e do uso de medicações dadas antes do exame para prevenir essas reações, o risco continua associado ao uso de meios de contraste iodado e ao gadolínio.

Não podemos deixar de citar um estudo recente publicado em 2009,[26] e um dos mais importantes sobre o tema, realizado durante quatro anos com um grande número de pacientes, tanto com o contraste iodado de baixa osmolaridade quanto com o quelato de gadolínio. Nesse estudo, Hunt *et al.* concluíram que ambos, tanto o contraste iodado quanto o quelato de gadolínio, estão associados à taxa muito baixa de reações adversas.[26] A maior parte dessas reações são discretas e podem ser tratadas no próprio Departamento de Radiologia.

O FDA *(Food and Drug Administration)* advertiu o mundo, há poucos anos (em 2007), sobre o uso do contraste de microbolhas na ecografia, por haver desfecho fatal em pacientes que haviam realizado o método com contraste.[25] Contudo, os dados reportados de risco real foi de 1 em 500.000 casos o que implica em risco muito menor do que o teste ergométrico e o ecocardiograma de estresse. Os sinais e os sintomas mais frequentes foram relacionados com as reações de hipersensibilidade, porém ainda assim, raros. O risco considerado foi muitíssimo baixo. Além disso, não houve comprovação da relação causa-efeito do agente de contraste sobre esses casos fatais, sendo que a maior parte desses pacientes estava internada sob cuidados intensivos, e cuja doença de base era grave.

Considerando e comparando as complicações e os riscos do contraste de microbolhas, De Maria, no Euroecho de 2007, pôde fazer uma analogia com outros testes diagnósticos e de imagem que pode ser observado nos Quadros 16-1 e 16-2.

Após o pronunciamento do FDA, vários pesquisadores americanos e europeus renomados e *experts* no assunto se manifestaram nos principais congressos da especialidade, mostrando seus resultados e ausência de complicações maiores em suas vastas experiências com esses agentes, não encontrando justificativa para o desproporcional alarde do órgão americano.

Havia poucos estudos demonstrando a segurança do contraste para ultrassom, especialmente quando utilizado junto à ecocardiografia de estresse com dobutamina, já que nessa situação a ocorrência de imagens subótimas varia entre 5 e 30%.[27,28] O estudo de Timperley *et al.* avaliaram a segurança do contraste (Optison ou SonoVue), junto ao eco de estresse com dobutamina e os autores não evidenciaram diferença do ponto de vista de complicações, se comparado o uso do Optison, SonoVue com o não uso de contraste.[29]

Contudo, a melhor resposta respaldada na literatura veio no ano subsequente (2008), quando alguns desses pesquisadores apresentaram estudos maiores e multicêntricos em humanos, que a comunidade médica carecia, comprovando a segurança do contraste de microbolhas atualmente comercializado e utilizado na prática dos laboratórios de ecocardiografia.

O estudo multicêntrico de Dolan *et al.*, envolvendo 42.408 pacientes, demonstrou que o contraste para ultrassom é seguro e eficaz tanto na ecocardiografia transtorácica de repouso como sob estresse, na avaliação da doença coronariana. Os resultados (morte e infarto) dentro de 30 minutos, 24 horas e durante o período de *follow-up* foram avaliados, e nenhum óbito ou infarto foi observado dentro de 30 minutos do uso do contraste. No intervalo de 1 hora e 30 dias após a administração de contraste, não houve diferença na frequência de morte ou infarto com relação àqueles que não receberam contraste durante a ecocardiografia de estresse. A médio prazo, uma anormalidade de contração ou perfusão miocárdica identificada durante o exame foram preditores de resultados adversos quando comparados com os pacientes com estudo normal. De modo que os autores puderam concluir que o uso de contraste é seguro e é de grande auxílio diagnóstico na abordagem de pacientes sob investigação de doença arterial coronariana.[30]

O estudo multicêntrico e retrospectivo de Wei *et al.* também envolveu grande número de pacientes (n = 78.383) e teve o propósito de definir a incidência de graves efeitos adversos após o uso do contraste exposto ao ultrassom, onde foram administradas mais de 66.000 doses de Definity e mais de 12.000 doses de Optison, refletindo o uso de contraste em 5% dos ecocardiogramas transtorácicos e 28% dos ecocardiogramas de estresse. Reações adversas sérias ocorreram em 0,01% dos casos, e reação anafilactoide ocupou 0,006% desses casos, sem que fossem reportados óbitos e todos os pacientes se recuperaram com o tratamento. Os autores puderam concluir que esses agentes de contraste têm bom perfil de segurança em aplicações cardíacas e abdominais, e a incidência de reações adversas maiores do contraste para ultrassom é baixa e é menor do que a reportada pelo uso de outros contrastes, como aqueles utilizados em outros testes de imagem cardíaca.[31]

Considerando ainda a questão de segurança, sabemos que é também importante a avaliação da microcirculação, onde as microbolhas residem comportando-se de modo similar aos elementos figurados do sangue. É nesse *habitat* que o processo fisiopatológico que inicia e suporta a resposta inflamatória também reside. Contemplando esse aspecto, o estudo experimental de Camarozano *et al.* avaliou o uso do contraste (Definity) na microcirculação sob diversas situações patológicas induzidas, como: sepse, diabetes e isquemia-reperfusão e os autores observaram que não houve alteração da resposta inflamatória com ou sem a adição do agente de contraste de microbolhas utilizado isoladamente. E ainda neste estudo evidenciou-se que houve redução do número de leucócitos e, consequentemente, do processo inflamatório, após a associação do ultrassom, ou seja, do uso do agente de contraste junto à exposição ao ultrassom.[32]

Por fim, hoje temos como definido que o agente de contraste para ultrassom enriquece as informações diagnósticas e prognósticas dentro da cardiologia e da radiologia em geral e mostra-se um método seguro e eficaz.

Considerando, então, que o uso do agente de contraste incrementa substancialmente a resolução da imagem, melhorando a análise das funções global e regional, uma pergunta que pode então surgir é: "por que o agente de contraste de microbolhas não é utilizado em todos os exames diagnósticos, especialmente junto à ecocardiografia de estresse onde o número de imagens subótimas é maior e o delineamento da borda endocárdica deve ser bem definido?"

Como resposta temos dados que demonstraram que sem qualquer critério, a adição indiscriminada do uso do contraste aumenta o custo global do exame, como nos mostrou o estudo de Moir *et al.*, utilizando contraste junto ao ecocardiograma de repouso e estresse. Os autores puderam concluir que os agentes de contraste aumentaram a acurácia diagnóstica dos testes, chegando a um aumento de cerca de 20% na detecção da doença univascular ao ecoestresse, porém o uso indiscriminado do agente de contraste elevou o custo global em aproximadamente 59%.[33] Porém, quando indicado com critério (quando ao menos dois segmentos são mal visualizados ao corte apical), a qualidade da imagem aumenta, o que leva à melhora da acurácia diagnóstica e reduz o número de exames complementares solicitados, reduzindo, assim, o custo global. O estudo de Kurt *et al.*,[34] que avaliou 632 pacientes, utilizou o agente de contraste em 23% dos casos com critério de dois ou mais segmentos mal visualizados, e o número de exames complementares foi evitado em 32,8% dos casos, de modo que a economia global foi de U$ 122,00 por paciente para aqueles que usaram o contraste de microbolhas.

E estudos maiores, multicêntricos e randomizados, como o estudo Phoenix, vêm sendo realizados para que possamos ampliar cada vez mais nossos horizontes sobre os agentes de contraste.

Até 2008, o Definity, meio de contraste para uso comercial, estava disponível no Brasil, porém, posteriormente a Bristol Meyer Squibb vendeu esse segmento para a Lantheus que deixou de comercializar o Definity para o nosso país. O único meio de contrate utilizado no Brasil atualmente é o PESDA *(Perfluorocarbon-Exposed Sonicated Dextrose Albumin)*, produto não industrializado, preparado em ambiente hospitalar, de uso em até 14 dias quando mantido em ambiente refrigerado, de baixo custo com relação aos agentes de contraste industrializados, porém necessitando atender às normas de manipulação da Anvisa e de uso personalizado e não comercializável. Estamos na expectativa do retorno do Optison (GE) e da entrada do SonoVue (Bracco) no Brasil a partir do ano de 2013.

Quadro 16-1. Percentual de complicações relacionadas com os respectivos tipos de agentes realçadores da imagem utilizados na medicina nuclear, ressonância magnética e ecocardiografia

Contraste	Percentual de complicações
Radiotraçador	0,2%
Gadolínio	0,01%
Microbolhas	0,01%

Quadro 16-2. Riscos relacionados com alguns procedimentos realizados em cardiologia, incluindo o uso do agente de contraste de microbolhas

- Cateterismo cardíaco = 1,7%
- Eco de Estresse com dobutamina = 0,3%
- Teste ergométrico = 0,1%
- Contraste de microbolhas = 0,001 a 0,07%

No contexto do risco e benefício do uso do agente de contraste de microbolhas, devemos considerer o risco de perda da informação diagnóstica em comparação com o risco do procedimento, que é muito baixo.

Se uma alteração junto ao ecocardiograma de estresse não for detectada em decorrência da imagem inadequada, o diagnóstico pode ser inacurado, e subsequentemente o manejo deste paciente pode ser inapropriado. O mesmo pode ocorrer quando há dúvida sobre uma nova alteração da motilidade parietal, e o resultado é dado como positivo, porém sem certeza. Geralmente a angiocoronariografia será solicitada, expondo o paciente a maior risco de radiação e do procedimento, o que certamente excede o risco de eventos adversos pelo uso do agente de contraste de microbolhas.

Outra situação passível de ocorrer é o aumento do número de resultados falso-negativos, deixando de diagnosticar pacientes com doença arterial coronariana, principalmente o uniarterial. Foi o que demonstrou o estudo de Dolan et al.,[35] que avaliou o uso do Optison junto ao ecocardiograma de estresse com dobutamina, comparando pacientes com boa imagem cardíaca sem uso do agente de contraste com aqueles que apresentavam imagem subótima e utilizaram contraste. A sensibilidade, a especificidade e a acurácia foram similares em ambos os grupos, sendo que quando estratificados para uni ou multivascular, a sensibilidade foi maior com o uso do agente de contraste para o diagnóstico do univascular.

Por isso, o uso do agente de contraste de microbolhas parece ser absolutamente justificado.

Além disso, do ponto de vista de custo-efetividade, o uso do contraste quando bem indicado gera redução no número de outros exames comprobatórios, como: ecocardiograma transesofágico, medicina nuclear e cateterismo cardíaco, o que resultou em uma estratégia de maior efetividade e menor custo na análise global.[36,37] Houve queda, também, nas taxas de ecocardiogramas com resultados falso-positivos e falso-negativos,[38] e profissionais em diferentes estágios de execução do método podem nivelar o diagnóstico das anormalidades parietais, pois o contraste reduz a variabilidade intra e interobservador,[38] melhorando a reprodutibilidade do método na avaliação da borda endocárdica.

Obviamente que o uso indiscriminado do produto não é adequado, como já dito e aumenta o custo global, porém quando indicado conforme as diretrizes nacionais e internacionais, sua aplicação é efetiva e econômica.

CONCLUSÃO

Como podemos perceber, tanto o uso de fármacos para o eco de estresse, quanto o uso do agente de contraste de microbolhas são técnicas que contribuem sobremaneira com a ecocardiografia, impondo muito baixo risco ao método e conferindo maior capacidade diagnóstica e menor subjetividade, como: operador dependente, experiência do examinado, má "janela" acústica do paciente e cooperação.

Obviamente que as indicações com base em evidências devem ser sempre consideradas, e os protocolos e doses recomendadas seguidos. Diante disso, o risco absoluto do estresse e do contraste para ultrassom realmente não se torna um fator limitante à sua aplicação, muito pelo contrário, incentiva sua expansão.

REFERÊNCIAS BIBLIOGRÁFICAS

1. Varga A, Garcia MA, Picano E. International stress echo complications registry. Safety of stress echocardiography (from the international stress echo complication registry). *Am J Cardiol* 2006;98:541-43.
2. Pellikka PA, Roger VL, Oh JK et al. Safety of performing dobutamine stress echocardiography in patients with abdominal aortic aneurysm > or = 4 cm in diameter. *Am J Cardiol* 1996;77:413-16.
3. Cusick DA, Bonow RO, Chaudhry FA. Safety of dobutamine stress echocardiography in patients with left ventricular apical thrombus. 1997;80:1252-54.
4. Takhtehchian DS, Novaro GM, Barnett G et al. Safety of dobutamine stress echocardiography in patients with unruptured intracranial aneurysms. *J Am Soc Echocardiogr* 2002;15:1401-4.
5. Mathias Jr W, Arruda A, Santos FC et al. Safety of dobutamine-atropine stress echocardiography: A prospective experience of 4,033 consecutive studies. *J Am Soc Echocardiogr* 1999;12:785.
6. Sheldon SH, Askew JW 3rd, Klarich KW et al. Occurrence of atrial fibrillation during dobutamine stress echocardiography: incidence, risk factors, and outcomes. *J Am Soc Echocardiogr* 2011;24:86.
7. Karabinos I, Kranidis A, Papadopoulos A et al. Prevalence and potential mechanisms of sustained ventricular arrhythmias during dobutamine stress echocardiography: a literature review. *J Am Soc Echocardiogr* 2008;21:1376.
8. Beckmann SH, Haug G. National registry 1995-1998 on 150.000 stress echo examinations: side effects and complications in 60.448 examinations of the registry. *Circulation* 1997-1998;100(Suppl):3401A.
9. Pezzano A, Gentile F, Mantero A et al. RITED (Registro Italiano Test Eco Dobutamina): side effects and complications of echo-dobutamine stress test in 3041 examinations. *G Ital Cardiol* 1998;28:102-11.
10. Varga A, Garcia MA, Picano E. International stress echo complications registry. Safety of stress echocardiography (from the international stress echo complication registry). *Am J Cardiol* 2006;98:541-43.
11. Román JAS, Sanz-Ruiz R, Ortega JR. et al. Safety and predictors of complications with a new accelerated dobutamine stress echocardiography protocol. *J Am Soc Echocardiogr* 2008;21:53-57.
12. Yao SS, Shah A, Bangalore S et al. Transient ischemic left ventricular cavity dilation is a significant predictor of severe and extensive coronary artery disease and adverse outcome in patients undergoing stress echocardiography. *J Am Soc Echocardogr* 2007;20:352-58.
13. Picano E, Marini C, Pirelli S et al. Safety of intravenous high-dose dipyridamole echocardiography. The echo-persantine international cooperative study group. *Am J Cardiol* 1992;70:252-58.
14. Cerqueira MD, Verani MS, Schwaiger M et al. Safety profile of adenosine stress perfusion imaging: results from the adenoscan multicenter trial registry. *J Am Coll Cardiol* 1994;23:384-89.
15. Thomas GS, Tammelin BR, Schiffman GL et al. Safety of regadenoson, a seletive adenosine A2A agonist, in patients with chronic obstructive pulmonary disease: a randomized, doublé-blind, placebo-controlled trialo (RegCOPD trial). *J Nucl Cardiol* 2008;15:319-28.
16. Feinstein SB. Safety and efficacy of a new transpulmonary ultrasound contrast agent: initial multicenter clinical results. *J Am Coll Cardiol* 1990;16:316.
17. Feinstein SB, Shah PM, Bing R et al. Microbubbles dynamics visualized in the intact capillary circulation. *J Am Coll Cardiol* 1984;4(3):595.
18. Grames GM, Jansen C, Gander MP et al. Safety of the direct coronary injection of radiolabeled particles. *J Nucl Med* 1974;15:2.
19. Keller MW, Segal SS, Kaul S et al. The behavior of sonicated albumin microbubbles within the microcirculation: a basis for their use during myocardial contrast echocardiography. *Circ Res* 1989;65:458.
20. Wisneski JA, Gertz EW, Neese RA et al. Absence of myocardial biochemical toxicity with a nonionic contrast agent (iopamidol). *Am Heart J* 1985;110:609.
21. Kitzman DW, Goldman ME, Gillam LD et al. Efficacy and safety of the novel ultrasound contrast agent perflutren (definity) in patients with suboptimal baseline left ventricular echocardiographic images. *Am J Cardiol* 2000;86:669.
22. Moore CA, Smucker ML, Kaul S. Myocardial contrast echocardiography in humans: I- safety a comparison with woutine coronary arteriography. *J Am Coll Cardiol* 1986;8:1066.
23. Ismail S, Jayaweera NA, Camarano G et al. Relation between air-filled albumin microbubble and red blood cell rheology in the human myocardium. Influence of echocardiographic systems and chest wall attenuation. *Circulation* 1996;94:445.
24. Jayaeera AR, Edwards N, Glasheen WP et al. In vivo vyocardial kinetics of air-filled albumin microbubbles during myocardial

24. contrast echocardiography. Comparison with radiolabeled red blood cells. *Cir Res* 1994;74:1157.
25. Main ML, Goldman JH, Grayburn PA. Thinking outside the "box"-the ultrasound contrast contoversy. *J Am Coll Cardiol* 2009;50(25):2434-37.
26. Hunt CH, Hartman RP, Hesley GK. Frequency and severity of adverse effects of iodinated and gadolinium contrast materials: retrospective review of 456,930 doses. *AJR Am J Roentgenol* 2009 Oct.;193(4):1124-27.
27. Weissman NJ, Co-hen MC, Hack et al. Infusion *versus* bolus contrast echocardiography: a multicenter, open-label, crossover trial. *Am Heart J* 2000;139:399-404.
28. Mulvagh SL, DeMaria AN, Feinstein SB et al. Contrast echocardiography: current and future applications. *J Am Soc Echocardiogr* 2000;13:331-42.
29. Timperley J, Mitchell ARJ, Thibault H et al. Safety of contrast dobutamine stress echocardiography: a single center experience. *J Am Soc Echocardiogr* 2005;18:163-67.
30. Dolan MS, Gala SS, Dodla S et al. Safety and efficacy of commercially available ultrasound contrast agents for rest and stress echocaardiography a multicenter experience. *J Am Coll Cardiol* 2009;53(1):32-38.
31. Wei K, Mulvagh SL, Carson L et al. The safety of definity and optison for ultrasound image enhancement: a retrospective analysis of 78,383 administered contrast doses. *J Am Soc Echocardiog* 2008;21:1202-6.
32. Camarozano AC, Garcia de Almeida Cyrino FZ, Bottino DA et al. Effects of microbubbles and ultrasound on the microcirculation: observation on the hamster cheek pouch. *J Am Soc Echocardiogr* 2010 Dec.;23(12):1323-30.
33. Moir S, Shaw L, Haluska B et al. Left ventricular opacification for the diagnosis of coronary artery disease with stress echocardiography: an angiographic study of incremental benefit and cost-effectiveness. *Am Heart J* 2007 Sept.;154(3):510-18.
34. Kurt M, Shaikh KA, Peterson L et al. Impact of contrast echocardiography on evaluation of ventricular function and clinical management in a large prospective co-hort. *J Am Coll Cardiol* 2009;53:802-10.
35. Dolan MS, Riad K, El-Shafei A et al. Effect of intravenous contrast for left ventricular opacification and border definition on sensitivity and specificity of dobutamine stress echocardiography compared with coronary angiography in technically difficult patients. *Am Heart J* 2001;142(5):908-15.
36. Shaw LJ, Monaghan MJ, Nihoyannopoulos P. Clinical and economic outcomes assessment with myocardial contrast echocardiography. *Heart* 1999;82(Suppl III):III16.
37. Shaw LJ, Gillam L, Feinstein S et al. Technology assessment in the managed care era: use of intravenous contrast agent (FS069-Optison) to enhance cardiac diagnostic testing. *Am J Manage Care* 1998;4:169-72.
38. Crouse LJ, Cherif J, Hanly DE. Opacification and border delineation improvement in patients with suboptimal border definition in routine echocardiography: results of the phase III Albunex multicenter trial. *J Am Coll Cardiol* 1993;22:1494-1500.

CAPÍTULO 17

ABORDAGEM ECONÔMICA DA ECOCARDIOGRAFIA DE ESTRESSE E DO AGENTE DE CONTRASTE DE MICROBOLHAS

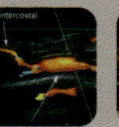

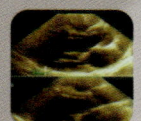

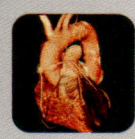

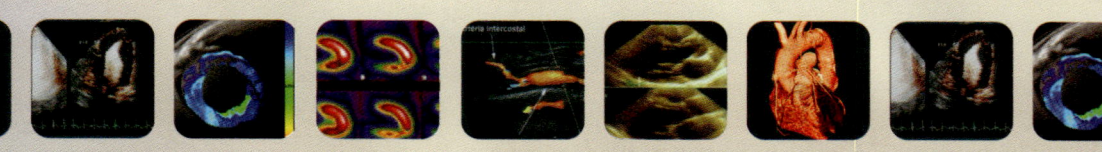

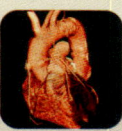

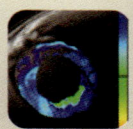

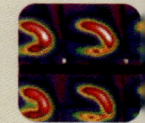

MARIA ESTEFÂNIA BOSCO OTTO ■ ADENALVA LIMA DE SOUZA BECK

INTRODUÇÃO

A doença arterial coronariana (DAC) permanece a principal causa de morbidade e mortalidade cardiovasculares.[1,2] A ecocardiografia de estresse é uma técnica bem estabelecida para o diagnóstico, prognóstico e acompanhamento de pacientes com DAC. Além disso, em comparação com outros métodos de imagem, apresenta uma boa relação entre custo e efetividade.[3,4]

Uma análise de custo-efetividade deve levar em conta, por um lado, o custo da estratégia ou do conjunto de estratégias utilizadas e, por outro lado, a efetividade, que pode ser calculada pelo impacto no prognóstico (analisando-se o custo de eventos não preditos, como angina, infarto, internações hospitalares), impacto no tratamento ou impacto na realização de exames adicionais (custo total da investigação). A efetividade, portanto, está intrinsecamente relacionada com a acurácia do método em diagnosticar e predizer eventos.

A acurácia da ecocardiografia de estresse depende do uso racional e criterioso do método,[4] da experiência do examinador[5,6] e da qualidade da imagem obtida.[7] A avaliação de anormalidades da contração segmentar durante o estresse é uma das mais subjetivas e difíceis habilidades para o ecocardiografista. Mesmo em mãos experientes e a despeito do advento da imagem com o uso de harmônicas e da captura digital, cerca de 20% dos exames de ecocardiografia transtorácica de repouso não apresentam uma boa definição da borda endocárdica do ventrículo esquerdo prejudicando a análise da contração segmentar durante a ecocardiografia de estresse e, consequentemente, a sua acurácia.[3,4,8] Neste contexto, a opacificação ventricular esquerda por meio da ecocardiografia com contraste de microbolhas (ECM) oferece um benefício adicional.

A ECM se desenvolveu por meio de inúmeras descobertas no campo da nanotecnologia e aperfeiçoamento das imagens ecocardiográficas. Primeiro, houve a criação de microbolhas estáveis utilizando a sonificação eletromecânica de emulsões lipídicas ou de albumina,[9,10] depois, com os agentes de segunda geração, houve a estabilização dessas microbolhas pela utilização de um gás inerte no interior da cápsula, o que permitiu uma opacificação ventricular esquerda consistente após injeção venosa do agente de contraste.[10] Em seguida, descobriu-se que as técnicas de ultrassom utilizadas para imagens convencionais, as quais possuem um índice mecânico elevado (IM), destroem estas microbolhas e prejudicam a visualização da perfusão miocárdica. Sendo assim, inovações tecnológicas na imagem ecocardiográfica com sofisticações da imagem harmônica e novas adequações de configuração do aparelho de ultrassom, seja pelo uso de um índice mecânico baixo seja pela aquisição da imagem a cada 2,4 ou 8 ciclos, foram desenvolvidas para a melhor utilização do agente de contraste ecocardiográfico. Todas estas técnicas foram comprovadas por estudos clínicos que demonstraram como ECM pode fornecer informações relevantes sobre: a contração segmentar em pacientes com janela ecocardiográfica subótima,[11] o fluxo sanguíneo do miocárdio durante a realização de ecocardiografia de estresse,[12] a avaliação aguda[13] e crônica[14] de viabilidade miocárdica e nas alterações de contração e perfusão de pacientes nas unidades de emergência com dor torácica aguda.[15] Entretanto, pelos fatores expostos anteriormente, este importante armamento da ecocardiografia não pode ser implementado sem que ocorram significativos custos adicionais ao exame.

Outra questão, não menos importante, que agrega valores adicionais ao exame com contraste é o treinamento da equipe de profissionais envolvidos na realização do exame com agente de contraste, que compreende a sua adequada indicação, entrevista com o paciente, a escolha do agente de contraste, seu preparo e dose de administração. Pelo consenso Americano, para a adequada formação técnica na utilização do contraste ecocardiográfico,[6] o profissional necessita ter uma formação nível II[5] em ecocardiografia para o tornar capaz de realizar e interpretar exames de ecocardiografia transtorácica com agente de contraste. No entanto, se os exames forem de ecocardiograma de estresse, este grau de treinamento passa para nível III com a manutenção da realização de pelo menos 15 exames por mês para interpretação adequada das alterações de contração segmentar,[5] associados ao treinamento do uso do agente de contraste. Existem controvérsias com relação ao número de exames necessários para a manutenção da proficiência no uso do agente de contraste.[3,4] Além do volume de exames, a manutenção da competência depende também de um laboratório comprometido com um aprimoramento contínuo de qualidade que apresente protocolos padronizados, constantemente discutidos e revisados num programa de educação continuada.

CUSTO-EFETIVIDADE DO CONTRASTE FORA DO BRASIL

O bom custo-benefício da utilização do contraste já foi observado em diversos estudos.[7,15-17] A ecocardiografia com contraste é vantajosa principalmente por quatro fatores principais:

1. Diminuição do número de exames em pacientes com um ecocardiograma inicial não diagnóstico.
2. Melhora da acurácia, pela diminuição de falsos-positivos e falsos-negativos como resultado da melhor qualidade de imagem.
3. Melhora da eficiência do laboratório na avaliação de pacientes com "janelas" acústicas tecnicamente difíceis.
4. Redução da variabilidade intra e interobservador tornando a ecocardiografia de estresse menos subjetiva.

Kurt et al.[7] realizaram um estudo muito interessante e proveitoso para a análise da relação do custo-benefício do uso de contraste. Em 632 pacientes com janelas acústicas tecnicamente difíceis, os autores observaram que a utilização do agente de contraste na ecocardiografia transtorácica de repouso evitava a realização de outros exames diagnósticos em 32,8% dos pacientes. Além disso, houve mudança do tratamento dos pacientes em 10,4% dos casos, com um impacto total (seja em mudança de procedimentos, medicamentos ou ambos) de 35,6%. Isso resultou numa economia média de US$ 122,00 por paciente, principalmente naqueles internados em Unidades de Terapia Intensiva, já considerando o custo do agente de contraste ecocardiográfico.[7]

Para sua utilização específica na ecocardiografia de estresse, diversas evidências provaram que há um aumento da sensibilidade e especifidade em repouso e principalmente durante o estresse, melhorando sua acurácia quando comparado com a cineangiocoronariografia.[4,18] Plana et al.,[18] após um estudo randomizado onde os mesmos pacientes realizaram ecocardiograma de estresse com e sem contraste, observaram que 8% dos pacientes apresentavam um ecocardiograma de estresse não interpretável quando não utilizavam contraste. Nesses pacientes, a utilização do agente de contraste tornou os 8% de exames não interpretáveis em exames diagnósticos e melhorou o grau de confiança da interpretação da contração segmentar de 36% sem contraste para 74% após o uso do agente de contraste, principalmente nos territórios da artéria circunflexa e coronária direita.[18] Weiss et al.,[19] num estudo randomizado, avaliaram 560 pacientes submetidos a ecocardiograma de estresse com e sem agente de contraste. Após 3 meses da realização dos exames, 36% dos pacientes que realizaram ecocardiograma de estresse sem agente de contraste necessitaram realizar outras técnicas complementares comparado com 17% dos pacientes que utilizaram contraste. Infelizmente, este estudo não discutiu o impacto econômico que a solicitação de mais exames causou neste grupo de pacientes. Por sua vez, o estudo de Thanigaraj et al.,[16] observou que, em 315 pacientes com qualidade de imagem ruim, os 277 que receberam agente de contraste durante o ecocardiograma de estresse em comparação com os 38 que não receberam contraste, gerou uma economia de US$ 238,00 por paciente. Essa economia se deveu a uma menor realização de testes de estresse nuclear por dúvidas diagnósticas do ecocardiograma inicial. Com certeza, estes dados reforçam a vantagem econômica da utilização da ecocardiografia com contraste no estresse, por melhorar a acurácia do exame e prevenir a realização de outras modalidades para o diagnóstico de isquemia miocárdica. No entanto, deve-se ressaltar que esta melhora de custo-benefício é válida para casos bem específicos onde há perda da visualização de 2 ou mais segmentos do ventrículo esquerdo. De fato, conforme resultados apresentados por Moir et al.,[20] o uso do agente de contraste para opacificação ventricular esquerda em todos os pacientes submetidos à ecocardiografia de estresse, mesmo quando há uma boa qualidade de imagem no repouso, apesar de aumentar a sensibilidade diagnóstica (especialmente na doença de um único vaso), não foi custo-efetiva do ponto de vista de acurácia diagnóstica, considerando os valores de reembolso atuais. Estudos prospectivos utilizando modelos mais complexos, de análise de custo com base em eventos adversos são necessários para definir se o uso do agente de contraste pode ser ampliado para todos os pacientes submetidos à ecocardiografia de estresse. No momento, o contraste é custo-efetivo apenas para "janelas" subótimas.

Valores de reembolso da ecocardiografia de contraste nos EUA

Para termos valores de comparação do custo da ecocardiografia de estresse e a utilização do agente de contraste ecocardiográfico, tomaremos como base a tabela vigente nos Estados Unidos, que é de fácil interpretação. A cada dois anos a Sociedade Americana de Ecocardiografia (American Society of Echocardiography-ASE) publica um documento com códigos e valores determinados pela Sociedade Médica Americana (CPT – Current Procedural Terminology) orientando códigos e valores que devem ser utilizados para reembolso dos exames de ecocardiografia, incluindo o ecocardiograma de estresse e a utilização do agente de contraste ecocardiográfico. A despeito dos comprovados benefícios do uso da ECM para análise da perfusão miocárdica, área de extensa pesquisa na atualidade, a Agência Americana de Medicamentos e Alimentos (FDA – Food and Drug Administration) até o momento só aprova o uso do agente de contraste para opacificação ventricular esquerda. O valor leva em consideração que o contraste não é utilizado em todos os exames, somente naqueles onde há visualização inadequada de pelo menos dois segmentos. No Quadro 17-1[21] podemos visualizar os valores vigentes e sua comparação com valores anteriores, além de propostas para 2013. Esses valores se referem ao honorário médico. Existe em separado o valor total do exame com taxas previstas para o técnico.

Valores do agente de contraste fora do Brasil

No âmbito geral de contraste utilizados para imagem, seu preço subiu de 4-5% por ano nos dois últimos anos, enquanto o reajuste para o reembolso foi de somente 3-4%. O preço dos agentes de contraste para exames é variável, podendo atingir de 10-60% do valor do exame. Particularmente, os agentes de contraste com microbolhas encontram-se no patamar mais elevado do valor de mercado, por ainda terem uma tecnologia limitada a alguns laboratórios e pouca concorrência nos preços. São necessários de 4-10 mL de contraste para cada exame, com um custo por paciente que varia de US$ 260,00-190,00, sem considerar o material de consumo (agulha e seringa) que varia de US$ 5,00-10,00. Sem dúvida, a melhor maneira para a compra de contraste em uma instituição maior é tentar negociar descontos a partir de 20% com empresas que fornecem agente de contraste para diferentes modalidades (por exemplo: gadolínio e contraste com microbolhas) e ser fiel a uma empresa para aumentar este desconto. Para consumidores menores, uma alternativa seria

Quadro 17-1. Valores de ecocardiograma de estresse e contraste nos EUA

	2009 (US$)	2010 (US$)	2013 (US$) (proposta)
Ecocardiograma transtorácico de repouso e estresse (físico ou farmacológico)	212	160	145
Ecocardiograma transtorácico de repouso e estresse (físico ou farmacológico) Com monitoração de eletrocardiograma contínuo e supervisão médica na sala	277	191	168
Uso de agente de contraste durante o ecocardiograma de estresse	39	28	23

fazer parcerias com diferentes clínicas para comprar o agente de contraste em maior quantidade, negociando o maior desconto possível.[22]

São poucos os contraste aprovados pela Agência Americana de Medicamentos e Alimentos (FDA-Food and Drug Administration). Até o momento, GE (Optison™), Lantheus Medical Imaging, Inc. (DEFINITY®) e Bracco Diagnostics, Inc. (SonoVue®) são as únicas empresas com tecnologia de microbolhas aprovadas pela FDA. A Bracco recebeu a aprovação final do FDA para iniciar um estudo clínico multicêntrico do agente de contraste SonoVue, em 2009, para uso em estudos da lesão do fígado. A empresa, que já tem o SonoVue aprovado na Europa, pretende ter o agente de contraste disponível no mercado americano até o fim deste ano.[22]

Nos EUA o reembolso do agente de contraste utilizado ainda não conseguiu pagar esta tecnologia, mantendo uma defasagem entre a compra e a utilização do agente de contraste.[22] No Quadro 17-2, apresentamos os valores dos agentes de contraste em dólares americanos.

Portanto, apesar de o agente de contraste ecocardiográfico estar disponível no mercado americano e ter se mostrado custo-efetivo, ainda existe um longo caminho de negociação e melhora dos preços pela competição no mercado para tornar o contraste com microbolhas amplamente disponível. No momento, pelo seu custo, não deve ser utilizado em todos os pacientes que realizam ecocardiograma de estresse, mas somente naqueles com indicações precisas de perda da visualização de dois ou mais segmentos cardíacos, conforme recomendações das Sociedades Americana e Europeia de Ecocardiografia.[3,4]

CUSTO-EFETIVIDADE DE CONTRASTE NO BRASIL

No Brasil até 2008, estava disponível no mercado o agente de contraste Definity, na época comercializado pela Bristol. Em alguns centros era produzido outro agente de contraste descrito por Porter *et al.*,[10] o PESDA (perfluorocarbon-exposed sonicated dextrose albumin) a partir de albumina, gás perfurobutano e sonificação da solução, mas somente para utilização em pesquisa. O agente de contraste Definity estava aprovado pela ANVISA, em uma portaria de 2003 (Resolução RDC nº 033/2003)[8] e custava R$ 1.847,89 a caixa com quatro ampolas de 2 mL. Portanto, para cada paciente a ampola tinha um custo de R$ 462,00. No entanto, sua comercialização no Brasil foi interrompida em 2008, possivelmente pela pouca penetração no mercado e seu preço elevado. Aliado aos fatores descritos anteriormente, havia dificuldade de negociação do reembolso do agente de contraste pelos planos de saúde privados e inviabilização da sua utilização no Sistema Único de Saúde (SUS). Em decorrência destes múltiplos fatores, houve o desinteresse da indústria farmacêutica na comercialização do agente de contraste de microbolhas. Atualmente, não há contraste de microbolhas disponível para compra em nosso país.

Valores de reembolso da ecocardiografia com contraste e ecocardiografia de estresse no Brasil

No Sistema de Saúde Suplementar (medicina privada), a Tabela da AMB 92, empregada pela maioria das operadoras de planos de saúde, prevê o pagamento de 760 CH (coeficiente de honorários médicos) para a ecocardiografia de estresse físico ou farmacológico. O valor da CH varia muito para cada região do país e para cada plano de saúde, podendo ser de R$ 0,23 até R$ 0,50. Portanto, pela tabela AMB 92 o ecocardiograma de estresse pode variar de R$ 175,00 até R$ 380,00; deste valor somente 30-40% em geral é repassado para o médico que realiza o exame, portanto os valores são de R$ 51,75 a R$ 152,00; esses valores encontram correspondência no código TUSS (Terminologia Unificada em Saúde Suplementar) que será unificado por todas as seguradoras em breve. Não é previsto, entretanto, um valor de CH diferenciado, quando o ecocardiograma de estresse inclui o uso do agente de contraste. Outra tabela que já está sendo utilizada no Brasil por alguns planos de saúde é a CBHPM (Classificação Brasileira Hierarquizada de Procedimentos Médicos).[23] Essa tabela foi desenvolvida por uma Câmara Técnica constituída por representantes das entidades médicas nacionais: Associação Médica Brasileira (AMB), Federação Nacional dos Médicos (FENAN), Conselho Federal de Medicina (CFM), Sociedades de Especialidade, entre elas o Departamento de Imagem Cardiovascular da Sociedade Brasileira de Cardiologia (DIC-SBC) e operadoras de planos de saúde e prevê códigos e valores de reembolso para todos os procedimentos, incluindo os exames de ecocardiografia de estresse e a utilização de agente de contraste ecocardiográfico. Conforme a resolução do CFM nº 1.673/03, a CBHPM deve ser adotada como padrão mínimo e ético de remuneração dos procedimentos médicos para o Sistema de Saúde Suplementar. Na última edição da CBHPM, publicada em outubro de 2010, o honorário médico mínimo recomendado para a ecocardiografia de estresse é de R$ 124,00 pelo porte 3B com variação de ± 20%, em respeito à regionalização. O porte se refere ao honorário médico e leva em consideração a complexidade técnica, tempo de execução, atenção requerida e grau de treinamento para a capacitação do profissional que o realiza. Entretanto, esta mesma tabela prevê que o honorário médico para a utilização de contraste ecocardiográfico intracavitário (opacificação ventricular) na ecocardiografia transtorácica de repouso seja porte 2A, cujo valor é de apenas R$ 44,00, honorário este similar ao do ecocardiograma transtorácico sem agente de contraste. Quando a utilização do contraste de microbolhas for para a avaliação de perfusão miocárdica, o honorário previsto é de um porte 4A, ou seja, R$ 169,00, mas não especifica se aplicado à ecocardiografia de repouso ou estresse (Quadro 17-3). Da mesma forma, o procedimento de opacificação ventricular com contraste durante a ecocardiografia de estresse não está previsto.[23] Quanto aos custos, estabeleceu-se a unidade de custo operacional (UCO), que incorpora depreciação de equipamentos, manutenção, mobiliário, imóvel, aluguéis, folha de pagamento etc. Observa-se, no Quadro 17-3, que o valor total de reembolso sugerido para ecocardiografia transtorácica com contraste é inferior ao do ecocardiografia transtorácica sem contraste. Os custos operacionais referentes a acessórios (como o contraste) e descartáveis não estão incluídos nesse valor total e devem ser negociados separadamente.

Quadro 17-2. Valores do agente de contraste com microbolhas nos EUA

	Preço (US$)	Desconto %	Laboratório (US$) (proposta)
Definity	140	20-40	Lantheus
Optison	125	20-40	GE
SonoVue	ND	ND	Bracco

Quadro 17-3. Valores da CBHPM para ecocardiograma de estresse e contraste

	Filme	Porte (honorário)	UCO (valor total)
Ecocardiograma com estresse farmacológico	0,34 (R$ 7,38)	3B (R$ 124,00)	28 (R$ 354,76)
Ecocardiograma com contraste intracavitário	0,34 (R$ 7,38)	2A (R$ 44,00)	17,56 (R$ 222,48)
Ecocardiograma com análise de perfusão	0,34 (R$ 7,38)	4A (R$ 169,00)	37 (R$ 468,79)
Ecocardiograma transtorácico	0,34 (R$ 7,38)	2A (R$ 44,00)	20 (R$ 253,40)

Índice de cálculo para filme = R$ 21,7.
Índice de cálculo para Unidade de Custo Operacional (UCO) = R$ 12,67.

No Sistema Único de Saúde (SUS), o valor máximo para o pagamento de ecocardiograma de estresse é de R$ 165,00, já incluindo honorário médico e custo operacional (02.05.01.001-6 ECOCARDIOGRAFIA DE ESTRESSE).[24]

Os dados anteriores nos levam a concluir que um procedimento que implica algumas vezes em complicações e que necessita de uma especialização médica diferenciada (formação nível III em ecocardiografia) e de um laboratório especializado, não recebe uma remuneração adequada e está longe de cobrir os custos da utilização de agente de contraste com microbolhas.

Como mudar a situação da ecocardiografia com contraste e da ecocardiografia de estresse no Brasil

Sem dúvida a remuneração dos procedimentos de ecocardiograma, em particular o ecocardiograma de estresse, precisa ser melhorada. A elaboração da Classificação Brasileira Hierarquizada de Procedimentos Médicos (CBHPM) pela Associação Médica Brasileira com o apoio de todas as entidades médicas nacionais sem dúvida representou um grande avanço para o reembolso dos procedimentos médicos de uma forma mais justa e ética. Entretanto, essa tabela ainda precisa de correções. Conforme a CBHPM, "cabe à Associação Médica Brasileira, com o apoio das Sociedades Brasileiras de Especialidade, definir alterações nesta Classificação de Procedimentos sempre que julgar necessário..." e à Comissão Nacional de Honorários Médicos caberá estabelecer a hierarquia e valoração dos novos procedimentos. Assim, uma proposta para modificação ou atualização do porte e dos valores desses procedimentos precisa ser elaborada pelo Departamento que nos representa: o DIC e apresentada à Comissão Nacional de Honorários Médicos (em que o DIC tem representação). Os valores devem ser reajustados para que contemplem, de maneira razoável, o honorário do médico que está realizando o procedimento (maior tempo de formação, maior tempo para realizar e interpretar o exame), as medicações utilizadas, os técnicos que auxiliam no procedimento e a depreciação dos aparelhos de ecocardiografia, bem como o tempo de sala utilizado, que é superior ao de um procedimento simples de ecocardiografia transtorácica. Esta discussão precede a remuneração pela utilização do agente de contraste. Por outro lado, a CBHPM ainda não é utilizada pela maioria das operadoras de saúde. Dessa forma, a Associação Médica Brasileira, com o apoio das Sociedades de Especialidades, deve continuar a negociação junto às operadoras para que essa tabela de códigos e valores substitua definitivamente as demais tabelas utilizadas no momento ou encontre correspondência na TUSS, que conforme dito será adotada por todas as seguradoras em breve. Quando estes fatores estiverem dentro de um limite razoável, podemos introduzir a discussão da remuneração do agente de contraste com microbolhas, com alguns pontos principais:

A) Mudança de postura do médico quanto à tolerância para exames de má qualidade técnica que poderiam ser melhorados com o uso do agente de contraste. Mudança esta que deve levar o DIC-SBC a se reunir com órgãos governamentais e operadoras de planos de saúde para demonstrar o custo-efetividade do uso criterioso da ECM e a necessidade do reembolso adequado por esse procedimento.

B) Tentativa de colocar mais de um agente de contraste no mercado brasileiro para que haja concorrência de mercado.

C) Organização de cooperativas de clínicas privadas que possam comprar o agente de contraste em maior quantidade para que seja viabilizada a negociação de descontos maiores.

D) Negociação com o Ministério da Saúde ou com as Secretarias de Saúde locais para a compra de agentes de contraste e fornecimento do mesmo para instituições que realizam exames do SUS e tenham profissionais com nível de formação grau III, ou que estes órgãos negociem com a indústria farmacêutica descontos especiais para a obtenção de contraste.

E) Investimento em pesquisa nas Universidades para o desenvolvimento de agentes de contraste mais baratos e com boa estabilidade, possibilitando a criação de um produto nacional que estaria sujeito a menores taxas de impostos.

Para o futuro, em paralelo à negociação de um melhor reembolso, faz-se necessário que o Departamento de Imagem Cardiovascular da Sociedade Brasileira de Cardiologia (DIC-SBC) defina regras para o credenciamento de centros formadores para treinamento e capacitação em ecocardiografia de estresse e contraste, a exemplo da Primeira Diretriz da Sociedade Brasileira de Cardiologia recentemente publicada sobre Processos e Competências para a Formação em Cardiologia no Brasil.[25] É fundamental que o laboratório de ecocardiografia preencha critérios de qualidade[26] a fim de difundir a tecnologia de forma correta, formando profissionais com os pré-requisitos de competência necessários.[5] A formação profissional, sem dúvida, representará uma importante contrapartida para negociar um reembolso adequado do procedimento junto às operadoras de saúde, uma vez que a acurácia e, consequentemente, o custo-efetividade da ecocardiografia com contraste está intrinsecamente ligado à aplicação criteriosa e competente do método. Além do certificado de um centro formador credenciado, o título de Especialista em Ecocardiografia pode ser outro instrumento para documentar essa competência, contanto que seja obtido após uma formação em programas credenciados pelo DIC-SBC.

CONCLUSÃO

A utilização do contraste, especialmente na ecocardiografia de estresse é vantajosa e apresenta bom custo-benefício quando aplicada em pacientes que apresentam janela acústica com perda da visualização de dois ou mais segmentos. No entanto, há um longo caminho para percorrer dentro e fora do Brasil para melhor negociação da compra do agente de contraste de microbolhas, desenvolvimento de novos agentes de contraste para a concorrência de mercado, reembolso do valor do agente de contraste de forma adequada, preparo do profissional envolvido no exame e melhor remuneração da ecocardiografia de estresse. Com estas medidas, sem dúvida teremos um exame mais atrativo para o clínico e um maior interesse dos próprios ecocardiografistas em realizar ECM junto ou não ecocardiografia de estresse tanto no âmbito privado como no SUS.

REFERÊNCIAS BIBLIOGRÁFICAS

1. Morbidity, mortality. *Chart book on cardiovascular, lung, and blood diseases*. National Institutes of Health, National Heart, Lung, and Blood Institute, 2002. Disponível em: http://www.nhlbi.nih.gov/resources/docs/02_chtbk.pdf
2. DATASUS. http://cnes.datasus.gov.br. 2006. Disponível em: http://tabnet.datasus.gov.br/cgi/tabcgi.exe? sih/cnv/miuf.def
3. Mulvagh SL, Rakowski H, Vannan MA et al. American society of echocardiography consensus statement on the clinical applications of ultrasonic contrast agents in echocardiography. *J Am Soc Echocardiogr* 2008;21:1179-201, quiz 1281.
4. Senior R, Becher H, Monaghan M et al. Contrast echocardiography: evidence-based recommendations by European association of echocardiography. *Eur J Echocardiogr* 2009;10:194-212.
5. Quinones MA, Douglas PS, Foster E. et al. ACC/AHA clinical competence statement on echocardiography: a report of the American College of Cardiology/American Heart Association/American College of Physicians-American Society of Internal Medicine Task Force on Clinical Competence. *J Am Coll Cardiol*. 2003;41:687-708.
6. Waggoner AD, Ehler D, Adams D. et al. Guidelines for the cardiac sonographer in the *performance* of contrast echocardiography: recommendations of the American Society of Echocardiography

Council on Cardiac Sonography. *J Am Soc Echocardiogr* 2001;14:417-20.
7. Kurt M, Shaikh KA, Peterson L *et al.* Impact of contrast echocardiography on evaluation of ventricular function and clinical management in a large prospective co-hort. *J Am Coll Cardiol* 2009;53:802-10.
8. Camarozano AC. Ecocardiografia de contraste nos dias de hoje. *Rev Bras Ecocardiogr Imag Cardiovasc* 2010;23:72-81.
9. Keller MW, Feinstein SB, Watson DD. Successful left ventricular opacification following peripheral venous injection of sonicated contrast agent: an experimental evaluation. *Am Heart J* 1987;114:570-75.
10. Porter TR, Xie F. Visually discernible myocardial echocardiographic contrast after intravenous injection of sonicated dextrose albumin microbubbles containing high molecular weight, less soluble gases. *J Am Coll Cardiol* 1995;25:509-15.
11. Chahal NS, Senior R. Clinical applications of left ventricular opacification. *JACC Cardiovasc Imaging* 2010;3:188-96.
12. Kaul S, Senior R, Dittrich H *et al.* Detection of coronary artery disease with myocardial contrast echocardiography: comparison with 99 mTc-sestamibi single-photon emission computed tomography. *Circulation* 1997;96:785-92.
13. Balcells E, Powers ER, Lepper W *et al.* Detection of myocardial viability by contrast echocardiography in acute infarction predicts recovery of resting function and contractile reserve. *J Am Coll Cardiol* 2003;41:827-33.
14. Shimoni S, Frangogiannis NG, Aggeli CJ. *et al.* Identification of hibernating myocardium with quantitative intravenous myocardial contrast echocardiography: comparison with dobutamine echocardiography and thallium-201 scintigraphy. *Circulation* 2003;107:538-44.
15. Wyrick JJ, Kalvaitis S, McConnell KJ *et al.* Cost-efficiency of myocardial contrast echocardiography in patients presenting to the emergency department with chest pain of suspected cardiac origin and a nondiagnostic electrocardiogram. *Am J Cardiol* 2008;102:649-52.
16. Thanigaraj S, Nease Jr RF, Schechtman KB *et al.* Use of contrast for image enhancement during stress echocardiography is cost-effective and reduces additional diagnostic testing. *Am J Cardiol* 2001;87:1430-32.
17. Wei K. Utility contrast echocardiography in the emergency department. *JACC Cardiovasc Imaging* 2010;3:197-203.
18. Plana JC, Mikati IA, Dokainish H *et al.* A randomized cross-over study for evaluation of the effect of image optimization with contrast on the diagnostic accuracy of dobutamine echocardiography in coronary artery disease The OPTIMIZE Trial. *JACC Cardiovasc Imaging* 2008;1:145-52.
19. Weiss RJ, Lieux TR, Ahmad M *et al.* An open-label, randomised, multi-centre trial to examine the predictive value of definity contrast stress echocardiography on patient outcomes. *J Am Soc Echocardiogr* 2005;18:502-14.
20. Moir S, Shaw L, Haluska B *et al.* Left ventricular opacification for the diagnosis of coronary artery disease with stress echocardiography: an angiographic study of incremental benefit and cost-effectiveness. *Am Heart J* 2007;154:510-18.
21. www.asecho.org/files/public/advocacy/CVPayments2010.xls
22. Laskaris J. The economics of contrast agents. 2009;2. www.mdbuyline.com
23. www.amb.org.br
24. www.saude.gov.br
25. Souza M, Feitosa G, Paola A *et al.* Diretriz da sociedade brasileira de cardiologia sobre processos e competências para a formação em cardiologia no Brasil. *Arq Bras Cardiol* 2011;96:1-24.
26. Picard MH, Adams D, Bierig SM *et al.* American society of echocardiography recommendations for quality echocardiography laboratory operations. *J Am Soc Echocardiogr* 2011 Jan.;24:1-10.

CAPÍTULO 18

DICAS E TRUQUES DA ECOCARDIOGRAFIA DE ESTRESSE E DO AGENTE DE CONTRASTE DE MICROBOLHAS

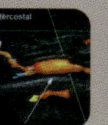

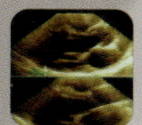

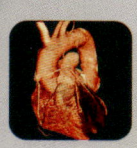

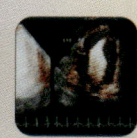

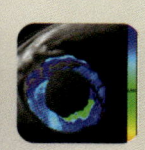

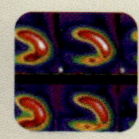

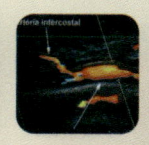

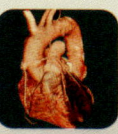

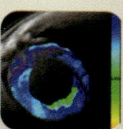

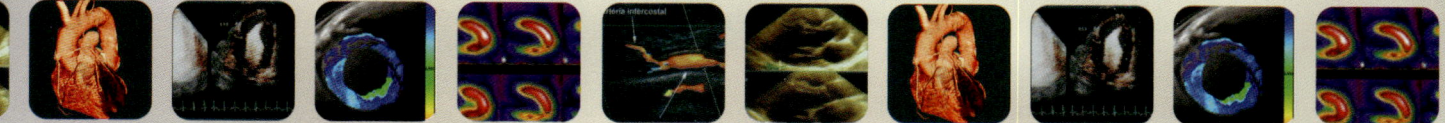

ANA CRISTINA CAMAROZANO WERMELINGER

INTRODUÇÃO

Sempre que vamos realizar um exame de ecocardiografia sob estresse ou ecocardiografia de contraste, seja para análise endocárdica, da perfusão miocárdica ou outra situação clínica que caiba seu uso, algumas considerações devem estar em mente desde a fase pré-teste, para que a execução do método seja a mais adequada possível e a interpretação dos resultados a mais precisa possível, aproximando, assim, o método dos fatos reais. Por isso, algumas dicas e truques são descritos neste capítulo nas linhas a seguir, onde passamos dados de experiência pessoal e outros de manuseio e de literatura.

DICAS E TRUQUES DA ECOCARDIOGRAFIA DE ESTRESSE

Teço aqui alguns comentários de experiência pessoal que acho importante ser compartilhado, uma vez que podem contribuir para o erro diagnóstico durante a ecocardiografia de estresse e devem ser considerados:

A) Durante a aquisição da imagem, seja no eixo paraesternal longitudinal e principalmente no eixo apical, a ponta do ventrículo esquerdo não deve ser encurtada, pois isso compromete a adequada interpretação da ponta verdadeira do ventrículo esquerdo e das paredes adjacentes.

B) Na presença de arritmia cardíaca, especialmente arritmia ventricular, ocorre um assincronismo de contração, o que pode comprometer o grau de espessamento endocárdico e ocasionar uma falsa interpretação de nova alteração segmentar. Sem dúvida alguma, a presença de arritmia ventricular frequente, especialmente se bigeminada, em salva ou com episódios de taquicardia ventricular, deve sempre levantar a suspeita de isquemia aguda que pode estar sendo induzida e a minuciosa visualização da contração segmentar deverá ser realizada, porém alguns poucos pacientes apresentam substrato arritmogênico e desenvolvem algum tipo de arritmia supraventricular ou ventricular durante o exame, não apresentando qualquer alteração na contratilidade.

C) Hipocinesia ou acinesia inferobasal isoladamente deve ser cuidadosamente intrepretada, pois dificilmente a estenose significativa da artéria coronariana direita ocasiona alteração de um único segmento durante a ecocardiografia de estresse, geralmente outros segmentos da parede inferior, inferolateral ou septo posterior estão envolvidos, mesmo que somente os segmentos basais. Além do que graças à proximidade desse segmento com a valva mitral e graças ao aumento de tecido conectivo nessa região, há uma variação normal da contração deste segmento que normalmente parece apresentar algum grau de hipocinesia, contudo essa alteração está dentro da normalidade para o segmento em questão (inferobasal). Diante disso, na dúvida diagnóstica, devemos observar minuciosamente os demais segmentos contíguos relacionados com o mesmo vaso e talvez avançar um pouco mais no teste para a confirmação diagnóstica.

D) A presença de hipertrofia ventricular esquerda e, principalmente, de bloqueio do ramo esquerdo compravadamente reduz a sensibilidade dos métodos de imagem para o diagnóstico de doença arterial coronariana. Contudo, a ecocardiografia de estresse, por ter como "carro-chefe" o espessamento endocárdico, apresenta uma acurácia satisfatória mediante essas alterações e mediante outros testes diagnósticos com imagem, desde que o eco de estresse seja conclusivo. Vale ressaltar que na vigência de bloqueio do ramo esquerdo, o estresse sob exercício físico é o menos indicado, principalmente se for em esteira ergométrica. Nesse tipo de teste a presença do relaxamento pós-sistólico é mais frequente e se associado à presença de assincronismo septal, compromete a adequada interpretação das contrações septal e apical e consequentemente a presença ou ausência de lesão significativa em território da artéria descendente anterior. Quando o assincromismo septal é exacerbado, os tipos de estresse que envolvem aumento da frequência cardíaca podem dificultar ainda mais essa avaliação.

E) A presença de nova alteração segmentar em mais de um segmento contíguo traduz isquemia miocárdica estresse-induzida e apresenta ótima concordância com o que temos como padrão de excelência que é o cateterismo cardíaco, havendo boa correlação entre vasos e territórios musculares acometidos. Contudo, em pouco número de casos a lesão na angiocoronariografia pode não ser considerada significativa (discordância anatomofuncional) e aí devemos ter em mente algumas das possíveis situações encontradas: a lesão quantificada subjetivamente na angiocoronariografia pode ser maior se vista pela ultrassonografia intracoronária, em decorrência da característica da placa; a lesão mesmo não sendo significativa à angiocoronariografia está sendo suficiente para comprometer a microcirculação periférica correspondente e levar à isquemia-induzida; há disfunção endotelial, e a microcirculação não é capaz de manter uma vasodilatação suficiente a atender o aumento da demanda metabólica (menos comum em ocasionar alteração na contratilidade segmentar); há alteração contrátil desde o repouso em determinada parede, e os segmentos adjacentes estão com a contratilidade aparentemente alterada (efeito *tethering*).

F) Por outro lado, o mecanismo contrário ao anterior também pode acontecer, como o de haver clínica de angina e não haver isquemia miocárdica estresse-induzida mesmo em níveis elevados de estresse, chamado de discordância clínico-funcional. Nesses casos, desde que tenhamos testes efetivos e conclusivos, devemos ter em mente algumas das possíveis situações encontradas: há disfunção endotelial, e a microcirculação não é capaz de se vasodilatar de modo suficiente para atender ao aumento da demanda metabólica, porém não chega a ocasionar alteração contrátil evidente ao ecocardiograma de estresse (síndrome X); há lesão univascular, porém com suprimento vascular adequado para a musculatura correspondente (todos os testes provocativos, inclusive de imagem, apresentam sensibilidade reduzida nessa circunstância); há disfunção ventricular importante com hipocinesia acentuada e difusa do miocárdio, ocorrendo um balanceamento do fluxo para todas as regiões apesar do hipofluxo generalizado, o que dificulta a adequada interpretação de qual parede está sendo mais afetada com relação a outra; uso de medicação anti-isquêmica principalmente β-bloqueadores que causam um efeito cardioprotetor, podendo não levar à positividade do teste; território da artéria circunflexa que requer uma análise minuciosa das paredes antero e inferolateral para não passar despercebido e mesmo assim representa um território pequeno; presença de ponte miocárdica, que pode ou não ocasionar positividade ao ecocardiograma de estresse; presença de gradiente dinâmico em via de saída do ventrículo esquerdo ao final da sístole que pode comprometer o débito cardíaco e o enchimento coronariano na diástole, gerando dor precordial, cansaço e até hipotensão arterial sem haver alteração contrátil (geralmente há mecanismos anatomofisiológicos predisponentes).

DICAS E TRUQUES DA ECOCARDIOGRAFIA DE CONTRASTE

Alguns truques devem ser seguidos para o uso de agente de contraste na avaliação da borda endocárdica, considerando qualquer aparelho (Quadro 18-1), como: diminuir a energia ultrassônica sobre as bolhas tirando o transdutor do tórax por curtos períodos ou acionando o *freeze* do aparelho, reduzir o índice mecânico (fundamental), reduzir ligeiramente o ganho do bidimensional antes do uso do agente de contraste e depois compensar com o ganho para melhorar a imagem; reduzir o *dynamic range*; desativar ou minimizar a persistência.

O corte que deve ser adquirido para a análise da ecocardiografia com contraste é o apical de 4 câmaras, seguido do apical de 2 câmaras e do corte apical longitudinal. O corte paraesternal deve ser obtido por último em função do preenchimento do ventrículo direito que dificulta a visualização adequada da cavidade esquerda. Imediatamente após a injeção do agente de contraste, devem-se aguardar cerca de 5 segundos (em média) para analisar a contratilidade global, após toda cavidade esquerda estar preenchida. A presença de uma "sombra acústica" após a injeção do contraste, impedindo a visualização das estruturas distais, não é incomum e pode ocorrer pela rápida infusão ou alta concentração do produto, nesse caso, a análise deve ser feita após seu desaparecimento. O total preenchimento da cavidade ventricular é fundamental para que haja uma boa avaliação da imagem contrastada.

Artefatos dos agentes de contraste

Os principais artefatos que devemos considerar quando utilizamos agentes de contraste são o *blooming*, o ruído causado pelas microbolhas e o aumento na velocidade do Doppler. Além da atenuação *(shadowing)* e do *swirling*, estes artefatos serão discutidos com maiores detalhes a seguir.

■ Blooming

Ocorre logo após a administração do agente de contraste e é visto como *pixels* na escala de cinza, ocasionando forte intensidade do sinal do Doppler, o que impede a visualização das estruturas cardíacas que estão abaixo ou distais ao ultrassom, graças à alta diferença de reflectividade na interface entre o miocárdio e a cavidade ventricular.[2]

O *blooming* pode ser eliminado pela redução no ganho geral, redução na concentração do agente de contraste e na velocidade de infusão, emprego do contraste sob infusão contínua em vez de *bolus* ou esperando alguns ciclos cardíacos até haver *washout* do produto e o pico deste efeito passar (Fig. 18-1).[3,4]

Quadro 18-1. Ajustes do aparelho para análise da borda endocárdica com o uso do agente de contraste[1]

Controle	Ajuste	Benefício
Foco	Anel mitral	Melhorar a visibilidade do ápice
Índice Mecânico	0,1 a 0,6	Ótima visualização e duração do agente de contraste, com pouca destruição das bolhas (IM 0,1-0,3 para perfusão e 0,4-0,6 para borda endocárdica)
Ganho	Alto para compensar o baixo poder acústico	Otimizar a visualização do agente de contraste. Sem efeito na destruição das bolhas (TGC ≃ 59)
Compressão	Alta	Otimizar a visualização do agente de contraste. Sem efeito na destruição das bolhas
Persistência	Ausente	Otimizar a visualização do agente de contraste. Sem efeito na destruição das bolhas

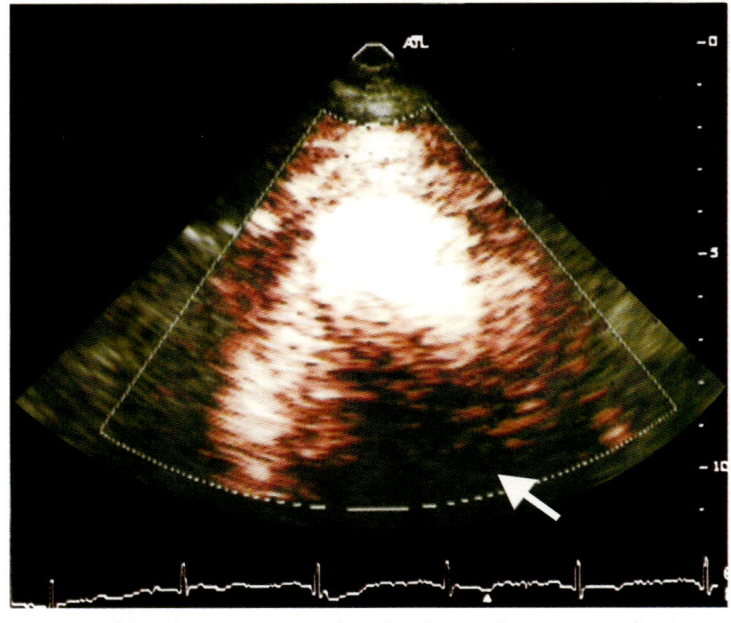

Fig. 18-1. Efeito *blooming* atenuando a visualização das estruturas distais ao ultrassom.

■ Ruído

O ruído é visto como amplas excursões na curva do Doppler espectral e pode ser minimizado pela redução da concentração do agente de contraste administrado ou esperando alguns ciclos cardíacos até diminuir a intensidade do sinal com o *washout* do produto (Fig. 18-2).[5]

■ Mudanças na velocidade de pico do Doppler

O aumento na mudança máxima do Doppler é o mais controverso artefato. Os aumentos na frequência de pico do Doppler mudam numa variação de 20 a 45% e tem sido observado *in vivo* e *in vitro* e explicado em modelos de simulação.[3,6]

No entanto, outros grupos têm reportado que o agente de contraste não induz mudanças na velocidade do Doppler, considerando também *experimentos in vivo* e *in vitro*, o que torna esta questão contraditória até o momento.[7,8]

Talvez essas contradições estejam pautadas em diferentes condições experimentais como o ângulo do Doppler se maior ou menor que 60 graus e o ganho da imagem.

Embora seja verdadeiro que a velocidade do sangue *per se* não seja afetada significativamente pela presença dos agentes de contraste, o aumento no espalhamento acústico tem um impacto direto na onda espectral visualizada. Um fato relevante a ser considerado é que se o sinal da onda espectral não pode ser visualizado sem agente de contraste, a adição do agente de contraste denota um impacto claramente benéfico, como sabemos. Contudo, se a onda do sinal Doppler já existe sem agente de contraste, a adição das microbolhas neste contexto apresenta condição controversa, pois pode levar a alterações na velocidade de pico, gerando informações conflitantes (Fig. 18-3).

■ Atenuação

Significa a redução do espalhamento acústico produzido pelas bolhas, refletindo próximo ao campo ultrassônico. Este evento pode piorar graças à alta concentração do agente de contraste, mais geralmente é uma limitação no campo de imagem. O artefato de atenuação é evidente, principalmente, nos segmentos basais (visão apical) e parede posterior (visão paraesternal), podendo nesses casos levar a '"pseudofalhas" perfusionais,[9] que na realidade são artefatos (Fig. 18-4).

■ *Swirling*

É a atenuação apical causada pela destruição das bolhas e gerando uma imagem de "rodamoinho". Pode ser ocasionado por alto índice mecânico, alto *frame rate*, insuficiência na concentração do agente de contraste, dilatação da cavidade ventricular e baixo fluxo junto ao ápice do ventrículo esquerdo. Mudanças na zona de foco, ajustes na dose e infusão do agente de contraste, bem como redução do índice mecânico, podem resolver este problema (Fig. 18-5).[10]

Preparo dos principais agentes de contraste utilizados

Comentarei rapidamente aqui sobre o preparo dos principais agentes de contraste atualmente utilizados:

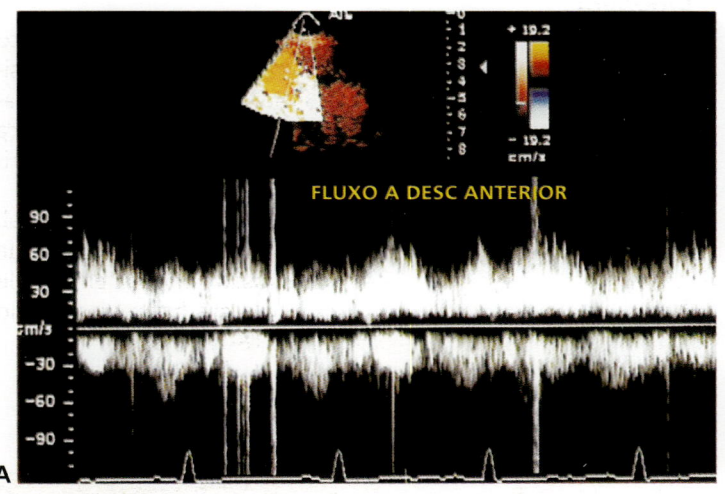

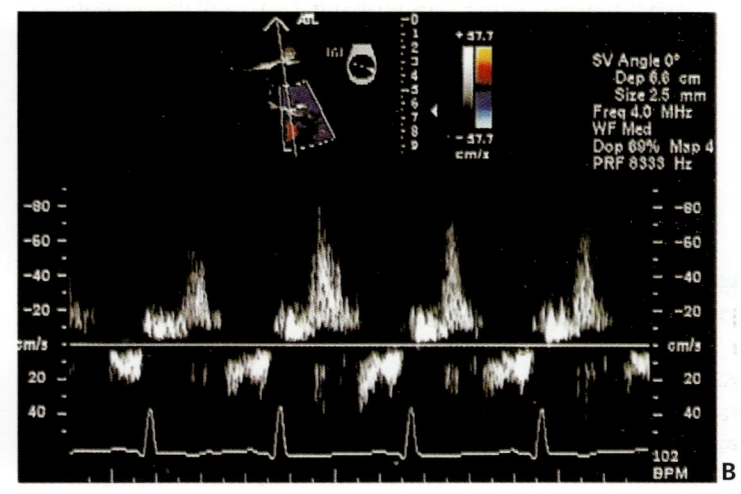

Fig. 18-2. Padrão de ruído ao Doppler espectral com agente de contraste, em que se nota várias espículas após o uso do agente de contraste (**A**). Em (**B**) não foi utilizado o contraste de microbolhas.

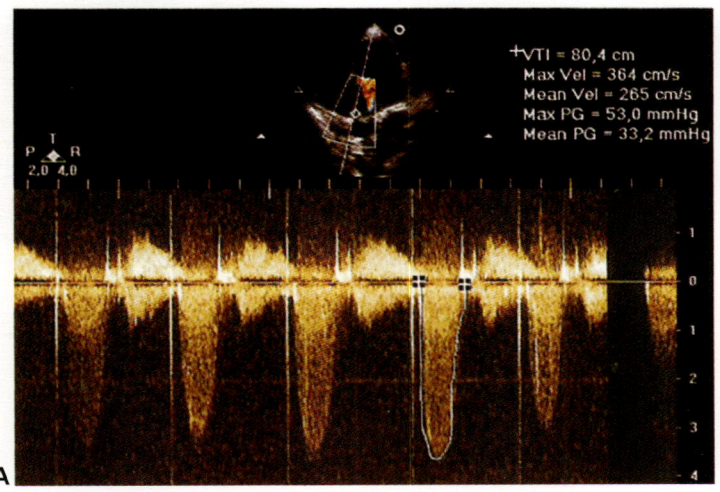

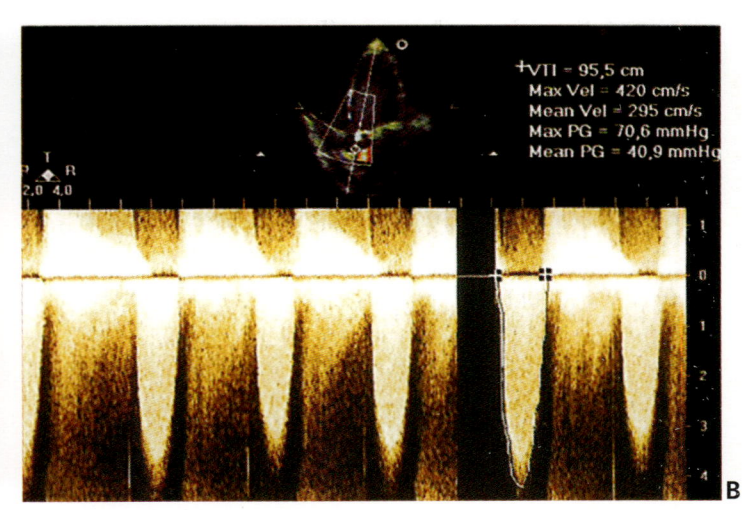

Fig. 18-3. Intensificação do sinal do Doppler e aumento da velocidade do Doppler no padrão de fluxo aórtico. Velocidade máxima do fluxo sem contraste de 364 cm/s (**A**) que passa para 420 cm/s com o uso do agente de contraste de microbolhas (**B**).

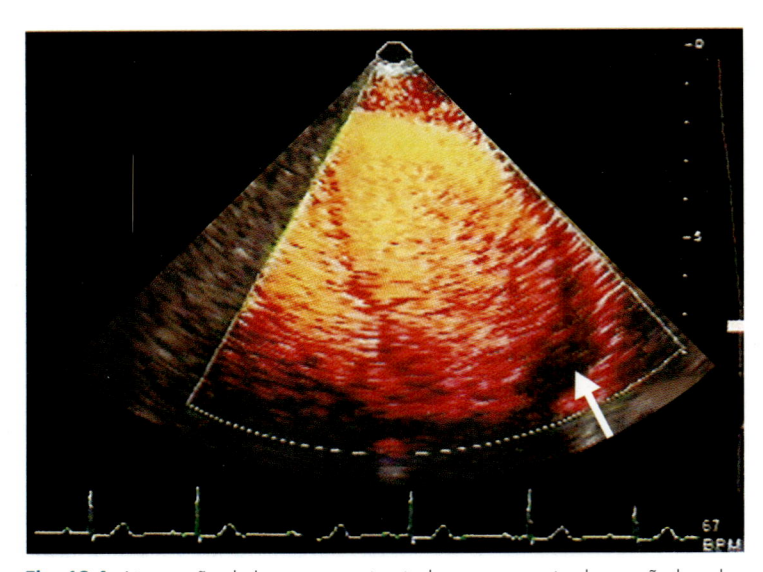

Fig. 18-4. Atenuação da imagem contrastada no segmento da porção basal lateral, limitando a análise da perfusão nessa região.

- *Levovist:* é preparado pela injeção de água estéril dentro da solução liofilizada contendo galactose, sendo que o volume de água dependerá da concentração a ser utilizada (que pode ser 200, 300 ou 400 mg/mL). Feito isto, o frasco deve ser agitado por 2 minutos, ficando com uma consistência viscosa. O agente deve ser utilizado dentro de 30 minutos da preparação.
- *Optison:* deve ser mantido sob refrigeração, sendo retirado apenas para uso. Este agente já vem preparado, devendo apenas ser agitado antes da injeção por via endovenosa. As bolhas do Optison são flutuantes e sobem rapidamente na seringa, a menos que esta também seja levemente movimentada antes do uso.
- *SonoVue:* é preparado pela simples mistura com solução salina que já vem no *kit*. As bolhas também são flutuantes, e o preparo é de baixa viscosidade. Sua infusão é feita adequadamente pela bomba infusora.
- *Definity:* este agente também já vem preparado. No entanto, a formação das bolhas somente ocorre após a agitação do frasco por 45 segundos num agitador específico, podendo, após isso, ser injetado por via endovenosa por uma seringa em *bolus* ou sob infusão contínua após diluição em soro glicosado ou fisiológico. Deve ser armazenado sob refrigeração (cerca de 8°C) e pode ser utilizado por 24 horas após a agitação das partículas.
- *Pesda:* é preparado em ambiente hospitalar para uso institucional e individualizado por paciente, por farmacêutica treinada e em câmara de fluxo laminar, estando o ambiente de preparo totalmente de acordo com as portarias de manipulação de medicamentos. A solução deve ser conservada em geladeira e utilizada dentro de um período de 24 horas, graças às propriedades da albumina. O frasco deve ser levemente movimentado antes do uso para misturar os componentes que se precipitam na parede do frasco. Sua administração pode ser em *bolus* ou sob infusão contínua, sendo necessário, para este último, a diluição em soro glicosado a 5%.

Considerações na técnica de aplicação dos agentes de contraste

Com relação a todos os agentes de contraste, a utilização de agulha de fino calibre deve ser evitada, pois as bolhas estão sujeitas à rápida queda da pressão pelo efeito de Bernoulli, causando danos nas bolhas. Por isso, o ideal é a utilização de agulhas de calibre 22 ou mais cabibrosas, lembrando que quanto menor o calibre da via de acesso, mais vagarosa deve ser a injeção, para a melhor preservação das microbolhas.

O uso de uma "torneirinha" de duas ou três vias é muitas vezes necessário, pois a administração de certos agentes em *bolus* de 1, 2 ou 3 mL (ou menos) não confere um volume que possa chegar à circulação, devendo, então, ser seguidos de um *flushing* de 5 a 10 mL de solução salina. Dessa forma, o ideal é que uma via de acesso endovenosa fique para a infusão do agente de contraste (conectada à seringa ou a um curto equipo) e a outra via para administração de solução salina. Deve-se tomar cuidado para não empurrar o agente de contraste contra uma válvula fechada, ou fazer uma injeção muito rápida ou lenta do conteúdo.

CONCLUSÃO

Como podemos perceber, é fundamental obtermos informações não somente sobre aplicação dos métodos, indicações e contraindicações, mas também sobre detalhes e nuances que podem fazer toda a diferença e valorizar ou comprometer o método em questão. É claro que o conhecimento profundo sobre as patologias e a técnica a ser adotada, associados à prática constante, são os pilares primordiais para a realização de um bom exame, mas dicas adicionais também muito podem ajudar e esclarecer as dúvidas do dia a dia.

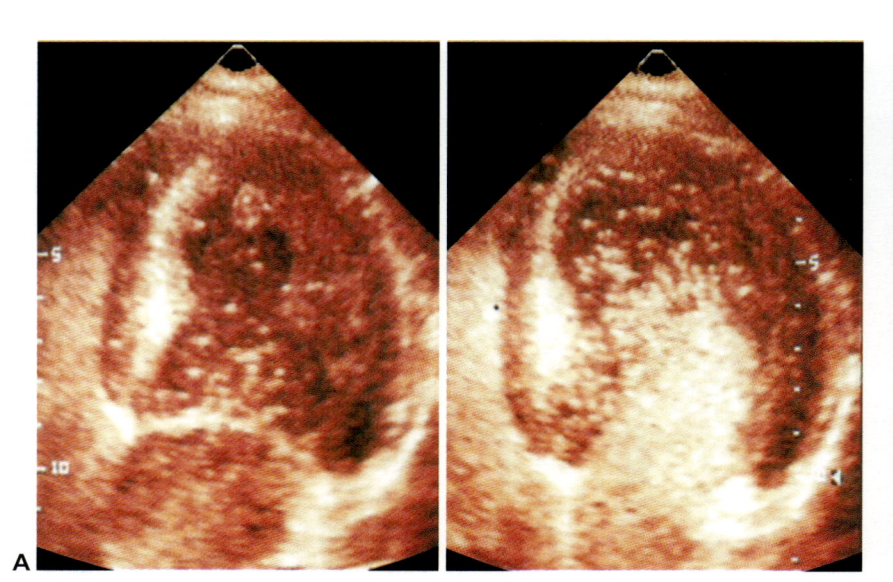

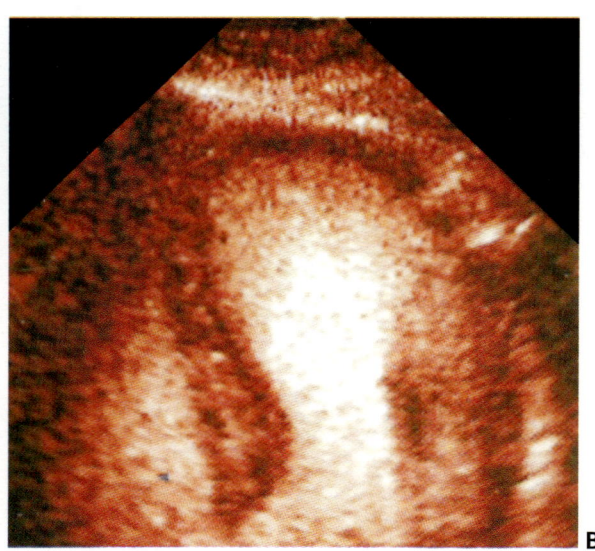

Fig. 18-5. *Swirling* visto na região apical do ventrículo esquerdo. Nota-se que a ponta do VE não é adequadamente preenchida pelo agente de contraste, em decorrência da maior destruição das microbolhas nessa região, que, neste caso, foi graças ao alto índice mecânico (poder acústico), formando um rodamoinho (**A**) em lugar de uma opacificação completa da cavidade ventricular, como ocorre na imagem (**B**).

REFERÊNCIAS BIBLIOGRÁFICAS

1. Witt SA, Mcculloch M, Sisk E et al. Achieving a diagnostic contrast-enhanced echocardiogram: A series on contrast echocardiography, article 4. *Am Soc Echocardiogr* 2001;14:327.
2. Senior R, Kaul S, Sornan P et al. Power Doppler harmonic imaging: a feasibility study of a new technique for the assessment of myocardial perfus8ion. *Am Heart J* 2000;139:245-52.
3. Forsberg F, Liu JB, Burns PN et al. Artifacts in a ultrasonic contrast agent studies. *J Ultrasound Med* 1994;13:357-65.
4. Albrecht T, Urbank A, Mahler M et al. Prolongation and optimization of Doppler enhancemnt with a microbubbles US contrast agent by using continuous infusion: preliminary experiences. *Radiology* 1998;207:339-47.
5. Goldberg BB, Raichlen JS, Forsberg F. Ultrasound contrast agents: Basic principles and clinical applications. 2 ed. London: Martin Dunitz, 2001. p. 15-24.
6. Sponheim N, Myhrum M. An *in vitro* study on the influence of he limited frequency resolution on contrast agent-enhanced Doppler signals. *Ultrasonics* 1996;34:599-601.
7. Petrick J, Zomack M, Schlief R. An investigation of the relationship between ultrasound echo-enhancement and Doppler frequency shift using a pulsatile arterial flow phantom. *Invest Radiol* 1997;32:225-35.
8. Gutberlet M, Venz S, Zendel W et al. Do ultrasonic contrast agents artificially increase maximum Doppler shift? *In vivo* study of human common carotid arteries. *J Ultrasound Med* 1998;17:97-102.
9. Serra V, Fernandes MAG, Zamorano JL. Microbubbles: basic principles. In: Zamorano JL, Fernandes MA. Contrast echocardiography in clinical practice. New York: Springer-Verlag, 2004. p. 19-43.
10. Witt S. Implementing microbubble contrast in the echocardiography laboratory: a sonographer's perspective. *Am J Cardiol* 2002;90:15j-16j.

ÍNDICE REMISSIVO

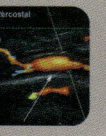

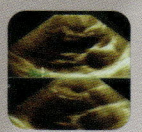

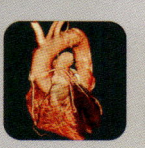

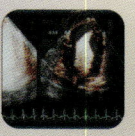

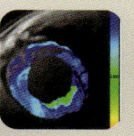

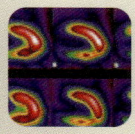

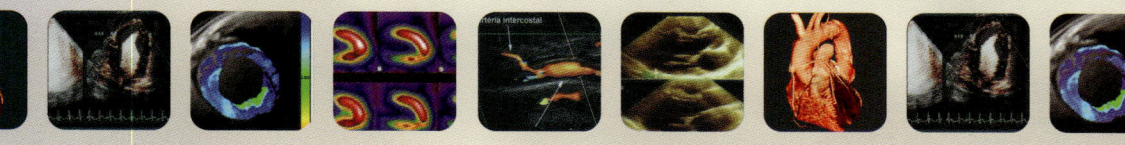

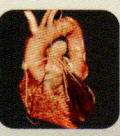

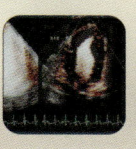

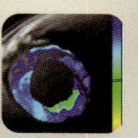

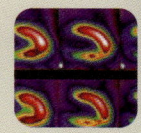

Entradas acompanhadas por *f* ou *q* itálico indicam figuras e quadros, respectivamente.

A

Ablação
  septal, 287
    com contraste, 287
      na MCH, 287
Abordagem
  da isquemia miocárdica, 1-15
    clínica, 1-15
      aspectos clínicos, 1-7, 9, 10
        com DAC, 1-7
        sem DAC, 9, 10
ACD (Artéria Coronariana Direita), 192
Acesso
  venoso, 242
    periférico, 242
      orientações para, 242
ACI (Artéria Carótida Interna), 299
  estudo da, 299
    ultrassom com contraste no, 299
  oclusão da, 300
    suspeita de, 300
      exames na, 300
ACUs (Agentes de Contraste Ultrassônico), 333
  comerciais, 333*q*
    composição dos, 333*q*
      estruturais, 333*q*
  fosfolipídeos dos, 334
  gases dos, 333
  polímeros dos, 335
  proteínas dos, 334
  surfactantes dos, 335
ACX (Artéria Circunflexa), 192
ADA (Artéria Descendente Anterior), 192
  estenose em, 201*f*
    gravidade da, 201*f*
  fluxo de, 207*f*
    bifásico, 207*f*
  identificação da, 194
    falha na 194
Adaptação(ões)
  cardiovasculares, 31
Adenosina, 37, 73
  FRC com, 198
ADP (Artéria Descendente Posterior), 192

Afilamento
  parietal, 24
    no ecocardiograma, 24
Agente(s)
  de contraste, 245, 250, 252, 258, 272, 311, 333-343, 347-350, 353-356, 359-362
    adequados, 272
      e administração, 272
    artefatos dos, 360
      atenuação, 361
      blooming, 360
      picos do Doppler, 361
        mudanças na velocidade de, 361
      ruído, 361
      swirling, 361
    de microbolhas, 250, 261-268, 333-343, 347-350, 353-356, 359-362
      abordagem econômica, 353-356
      aspectos da reflexão do, 250
      bioefeitos do, 333-343
      composição do, 333-343
      dicas e truques do, 359-362
      instrumentação para uso do, 261-268
      manipulação do, 333-343
      na microcirculação, 250
      segurança do, 347-350
    mecanismos físicos dos, 245
    oscilação do, 258
      regime linear de, 258
    para ultrassom, 337-343
      ajustes da microcirculação, 339
        local, 339
        sistêmico, 339
      fluxo sanguíneo, 337
        fatores que comprometem o, 337
        otimizado, 337
      mediadores vasculares, 337
        na isquemia, 337
        no choque, 337
      resposta inflamatória, 339
    por microbolhas, 311
      uso terapêutico do, 311
    preparo dos, 361
    principais, 247
      na atualidade, 247
    técnica de aplicação dos, 362

utilização dos, 252
  em *bolus*, 252
  em infusão, 252
  vibração do, 258
    regime não linear de, 258
  vasoconstritores, 338*q*
    que desempenham papel, 338*q*
    no choque, 338*q*
Agregação
  plaquetária, 338
AI (Angina Instável), 3
AIT (Isquemia Transitória), 299
Alcoolização
  septal, 287-291
    ecocardiografia na, 287-291
      de contraste, 287-291
Amina(s)
  simpaticomiméticas, 36
    e o coração, 36
Análise
  da viabilidade, 152
    pelo ecocardiograma, 152
      de estresse, 152
      de repouso, 152
  funcional, 152
    global, 152
    regional, 152
Anastomose
  dos enxertos, 208
    arteriais, 208
      técnicas para, 208
Angina
  angor pectoris, 2
  de peito, 10
    com angiografia coronariana, 10
      normal, 10
  do peito estável, 2
  estável, 149
    instável, 150
  mecanismos da, 2
Angiogênese
  contraste de microbolhas na, 328
Angiografia
  coronária, 110
  coronariana, 7, 10, 13*f*
    normal, 10
      angina de peito com, 10

365

Angiograma
    coronariano, 187f
        post-mortem, 187f
Angioplastia
    coronária, 200
        acompanhamento após, 200
Angio-TCC (Angiotomografia Computadorizada Coronariana), 229
Angiotomografia
    coronariana, 230
        comparação, 231
            com os métodos funcionais, 231
            limitações, 232
                arritmias cardíacas, 232
                calcificação acentuada, 232
                IMC elevado, 232
            valor diagnóstico, 230
    de artérias, 13f
        coronarianas, 13f
Angor pectoris, 2
Antagonista(s)
    β-adrenérgicos, 36
        e o coração, 36
    parassimpáticos, 37
        e coração, 37
Aparelho
    cardiovascular, 35
        SNA e, 35
Artefato(s)
    dos agentes de contraste, 360
        atenuação, 361
        blooming, 360
        picos do Doppler, 361
            mudanças na velocidade de, 361
        ruído, 361
        swirling, 361
Artéria(s)
    braquial, 137f
        imagem ecográfica da, 137f
            ilustração esquemática da, 137f
    coronarianas, 13f
        angiotomografia de, 13f
    coronárias, 290
        visualização das, 290
    epicárdicas, 141f
    pulmonar, 320
        pressão sistólica na, 320
            análise da, 320
Árvore
    arterial, 187f
        coronariana, 187f
ASD (Angiografia por Subtração Digital), 299
Aspecto(s)
    no conceito, 139-144
        de viabilidade miocárdica, 139-144
            celulares, 139-144
            vasculares, 139-144
Atenuação, 361
Aterosclerose
    coronariana, 1
        evolução da, 1
        história natural da, 136f
            disfunção endotelial na, 136f
Atordoamento
    miocárdico, 142, 146
        hibernação *versus*, 146
ATP (Adenosina Trifosfato), 30
    estrutura do, 30f
    ressíntese de, 32f
        aeróbica, 32f
            etapas da, 32f
        sistemas de, 32f
        síntese de, 32f
        sistemas de, 32f
            inter-relação entre os, 32f
ATP-PCr (Adenosina Trifosfato Fosfocreatina)
    sistema, 30, 31f
AVE (Acidente Vascular Encefálico), 299
a-vO$_2$ (Diferença Arteriovenosa de Oxigênio), 33
    em um esforço, 33f
    de cargas progressivas, 33f

B

Baço
    contraste no, 309
        de microbolhas, 309
Betabloqueador (es), 202
Bicicleta
    exercício em, 56-58
        EE sob, 56-58
            equipamentos, 57
            procedimento, 57
            técnica, 57
    na EE, 51
        posição sentada, 51
        posição supina, 51
Bioefeito(s)
    das microbolhas, 343
        associados ao ultrassom, 343
        na microcirculação, 343
    do agente de contraste, 333-343
        de microbolhas, 333-343
        para ultrassom, 337-343
            ajustes da microcirculação, 339
                local, 339
                sistêmico, 339
            fluxo sanguíneo, 337
                fatores que comprometem o, 337
                otimizado, 337
            mediadores vasculares, 337
                na isquemia, 337
                no choque, 337
            resposta inflamatória, 339
Blooming, 360
Borda
    endocárdica, 41f, 44f, 271-278, 314
        avaliação da, 271-278
            ecocardiografia com contraste na, 271-278
                aplicação prática da, 272
                armadilhas, 273
                contraindicações, 272
                custo-efetividade, 278
                impacto clínico, 277
                indicações, 272
                interpretação, 274
                otimização da imagem, 273
        delineamento da, 314
            agentes de contraste no, 314
BRD (Bloqueio de Ramo Direito), 91
BRE (Bloqueio de Ramo Esquerdo), 90
    de etiologia desconhecida, 201
    pacientes com, 201

C

Calcificação
    coronariana, 229q
    grau de, 229q
Cardiopatia
    isquêmica, 126
        avaliação na, 126
        do VD, 126
Cascata
    isquêmica, 12f, 18f, 141
    esquema da, 12f
Catecolamina(s)
    ação das, 59
    interação das, 36f
        com os receptores β$_1$-adrenérgicos, 36f
        da membrana do tecido cardíaco, 36f
Cavidade
    ventricular, 25
        esquerda, 25
            dilatação da, 25
Cavitação
    em modelo experimental, 252f
    fenômeno de, 251
Chagas
    doença de, 202
        fisiologia da, 202
        fisiopatologia da, 202
Chá-Verde, 202
Choque
    agentes no, 338q
        vasoconstritores, 338q
    mediadores no, 337
    vasculares, 337
Cintilografia
    aspectos pela, 213-221
        da isquemia miocárdica, 213-221
            comparação com outros métodos, 213-221
        da viabilidade miocárdica, 213-221
            comparação com outros métodos, 213-221
    miocárdica, 7, 214, 215f, 216, 217
        de perfusão, 214q, 215f, 216f
            com Tc-sestamibi[99 m], 215f, 216f
            vantagens clínicas, 214q
        estresse empregado na, 216
            tipos de, 216
        fisiopatologia no entendimento da, 214
            da DAC, 214
        no diagnóstico, 217
            de DAC, 217
Circulação
    colateral, 141, 185-189
        abordagem da, 185-189
            classificação, 185
            consequências, 185
            formação de vasos, 185
            sob condições dinâmicas, 189
    coronariana, 2, 143
        efeitos na, 143
            da estenose coronária, 143
Cirurgia
    de revascularização, 151
        miocárdica, 151
            doença coronariana e, 151
                crônica, 151
    não cardíaca, 101-102
        estratificação de risco para, 101-102
            EE na, 101-102
    vasculares, 311
        avaliação pós-operatória de, 311
            contraste de microbolhas na, 311
CK-MB (Creatinoquinase-MB), 103
Composição
    do agente de contraste, 333-343
        de microbolhas, 333-343
            fosfolipídeos, 334
            gases, 333
            polímeros, 335
            proteínas, 334
            surfactantes, 335

COMT (Catecol-O-Transferase), 36
Condução
　ventricular, 90-92
　　distúrbios do, 90-92
　　　EE nos, 90-92
Congênita(s)
　doenças, 202
　　fisiologia da, 202
　　fisiopatologia da, 202
Contraste
　agentes de, 360
　　artefatos dos, 360
　　　atenuação, 361
　　　blooming, 360
　　　picos do Doppler, 361
　　　　mudanças na velocidade de, 361
　　　ruído, 361
　　　swirling, 361
　　preparo dos, 361
　　técnica de aplicação dos, 362
　aplicações do, 299-303
　　no *duplex scan*, 299-303
　　vascular, 299-303
　bases do, 245-268
　　de microbolhas, 245-268
　　　instrumentação para uso, 261-268
　　　princípios físicos das, 245-252
　　　reação ao ultrassom das, 255-260
　cavitários, 172
　combinação de EE e, 156
　de microbolhas, 250, 261-268, 305-312, 322, 333-343, 347-350, 353-356, 359-362
　　agente de, 250, 261-268, 333-343, 347-350, 353-356, 359-362
　　　abordagem econômica, 353-356
　　　aspectos da reflexão do, 250
　　　bioefeitos do, 333-343
　　　composição do, 333-343
　　　dicas e truques do, 359-362
　　　instrumentação para uso do, 261-268
　　　manipulação do, 333-343
　　　na microcirculação, 250
　　　segurança do, 347-350
　　aplicações, 305-312, 322
　　　específicas, 322
　　　extracardiovasculares, 305-312
　　indicações do, 305-312
　　　extracardiovasculares, 305-312
　ecocardiografia com, 271-278
　　na avaliação, 271-278
　　　da borda endocárdica, 271-278
　　　da opacificação do VE, 271-278
　ecocardiograma com, 109
　　de estresse, 109
　ecocardiograma de, 160
　　considerações pelo, 160
　　　da perfusão miocárdica, 160
　para análise, 280-285
　　da perfusão miocárdica, 280-285
　　na doença coronariana, 280-285
Coração
　aminas e o, 36
　　simpaticomiméticas, 36
　antagonistas e o, 36, 37
　　β-adrenérgicos, 36
　　parassimpáticos, 37
　atividades no, 38*q*
　　das substâncias indutoras, 38*q*
　　de isquemia, 38*q*
　envolvimentos tumorais do, 293-297
　　avaliação das, 293-297
　　　ecocardiografia de contraste na, 293-297

massas tumorais do, 293-297
　avaliação das, 293-297
　　ecocardiografia de contraste na, 293-297
sistema nervoso e, 35, 37
　parassimpático, 37
　simpático, 35
substâncias e, 37
　parassimpaticomiméticas, 37
COURAGE *(Clinical Outcomes Utilizing Revascularization and Aggressive Drug Evaluation)*, 15
Cox
　modelo de, 131*f*
Criança(s)
　EE em, 96-98
Curva(s)
　de sobrevida, 74*f*, 76*f*, 91*f*, 94*f*, 148*f*
　　de Kaplan, 148*f*
　　de transplantados, 94*f*
　　Kaplan-Meier, 74*f*, 76*f*
　　livre de eventos cardíacos, 91*f*
　do fluxo coronário, 17*f*

D

DAC (Doença Arterial Coronariana), 29, 90
　aguda, 283
　　papel da EPM na, 283
　avaliação da, 39
　　teste de estresse na, 39
　crônica, 281
　　avaliação de pacientes com, 281
　　　papel da EPM na, 281
　diagnóstico de, 217
　　cintilografia no, 217
　estratificação de risco na, 217
　estresse na, 168*q*
　　indicações de, 168*q*
　fisiopatologia da, 214
　　no entendimento, 214
　　　da cintilografia miocárdica, 214
　investigação da, 40*q*
　isquemia miocárdica com, 1-7
　　aspectos clínicos da, 1-7
　　　da fisiopatologia ao diagnóstico, 1-7
　isquemia miocárdica sem, 9-10
　　aspectos clínicos da, 9-10
　　　da fisiopatologia ao diagnóstico, 9-10
DC (Débito Cardíaco)
　em um esforço, 33*f*
　　de cargas progressivas, 33*f*
DCIV (Distúrbios da Condução Intraventricular), 90
Definity
　contraindicações para, 272*q*
Deformação
　miocárdica, 172
　　avaliação da, 172
　　　técnicas de, 172
Desaceleração
　sinusal, 111
　　na EE, 111
Diabetes
　melito, 134-138
　　EE na, 134-138
Dilatação
　da cavidade ventricular, 25
　　esquerda, 25
　　　no ecocardiograma, 25
Dipatro
　testes com, 43*q*
　　dados dos picos dos, 43*q*

Dipiridamol, 72
　contraindicações ao uso de, 168
　ecocardiograma com, 167
　　de estresse, 167
　　　farmacológico, 67
　EE com, 76*q*, 179, 196
　　complicações, 76*q*
　　FRC durante a, 196
　　valor prognóstico da, 179
　efeitos do, 38
　testes com, 43*q*
　　dados dos picos dos, 43*q*
Dipiridamol-Atropina
　testes com, 43*q*
　　dados dos picos dos, 43*q*
Disfunção
　coronariana, 134*q*
　　microvascular, 134*q*
　　　mecanismos patogênicos da, 134*q*
　diastólica, 54, 129
　　caso clínico, 54
　　fisiopatologia da, 129
　endotelial, 9, 134-138, 141*f*, 326
　　aspectos da, 134-138
　　　EE nos, 134-138
　　contraste de microbolhas na, 326
　miocárdica, 143*f*
　　pós-isquêmica, 143*f*
　regional, 23, 24
　　determinantes da, 23
　　no ecocardiograma, 24
　ventricular, 149*f*
　　esquerda, 149*f*
Dispneia
　avaliação da, 25, 126
　　aos esforços, 126
　　ecocardiográfica, 25
Distúrbio(s)
　EE nos, 90-92
　　da condução ventricular, 90-92
　　　DCIV, 90
　　do ritmo, 90-92
　　　FA, 90
DIT (Dilatação Isquêmica Transitória), 25*f*
Divisão
　cardíaca, 23*f*
　　em 17 segmentos, 23*f*
Dobatro
　testes com, 43*q*
　　dados dos picos dos, 43*q*
Dobutamina
　contraindicações ao uso da, 168
　ecocardiograma com, 168
　　de estresse, 168
　　　farmacológico, 168
　EE com, 59-69, 177, 198
　　ação das catecolaminas, 59
　　aplicabilidade, 66
　　comparação entre estudos, 67
　　FRC durante a, 198
　　protocolo atual de, 198*f*
　　protocolo de uso, 61
　　segurança, 66
　　validação do método, 60
　　valor prognóstico da, 177
　exercícios ou, 132
　testes com, 43*q*
　　dados dos picos dos, 43*q*
Dobutamina-Atropina
　testes com, 43*q*
　　dados dos picos dos, 43*q*

Doença(s)
  congênitas, 202
  coronariana, 39-47, 53, 151, 280-285
    aguda, 280-285
      análise da perfusão miocárdica na, 280-285
        com contraste, 280-285
    caso clínico, 53
    crônica, 151, 280-285
      análise da perfusão miocárdica na, 280-285
        com contraste, 280-285
      e cirurgia de revascularização, 151
        miocárdica, 151
    diagnóstico de, 40q
      diferentes testes para, 40q
    investigação da, 39-47
      modalidade de estresse na, 39-47
  de Chagas, 202
  de Crohn, 311
    contraste na, 311
      de microbolhas, 311
  de Kawasaki, 202
  EE na, 81-88, 134-138
    da microcirculação, 134-138
    valvar, 81-88
      coronariopatia, 87
      próteses valvares, 87
      valvopatia, 81, 83, 87
        aórtica, 83
        mitral, 81
        pulmonar, 87
Doppler, 262
  análise pelo, 153
  avaliação com, 56q
    ecocardiograma de esforço na, 56q
      da hipertensão pulmonar, 56q
      das patologias valvares, 56q
  picos do, 361
    mudanças na velocidade de, 361
  sinais do, 25, 319
    intensificação do, 319
Dor
  torácica, 3q
    diagnóstico diferencial da, 3q
Droga(s)
  liberação de, 324
    contraste de microbolhas na, 324
DT (Doppler Tecidual), 130, 235-238
  na EE, 130
Duplex Scan
  vascular, 299-303
    aplicações do contraste no, 299-303

E

E3DTR (Ecocardiograma Tridimensional em Tempo Real), 236
EC (Escore de Cálcio)
  coronariano, 229
ECG (Eletrocardiograma), 5, 29
  no teste ergométrico, 54f
  onda Q, 106
    ausência de, 106
    presença de, 106
ECO
  tridimensional, 45f
    na EE, 45f
Ecocardiografia, 6
  3D, 273

contrastada, 271-328
  agentes de contraste para ultrassom, 314-328
    aplicações terapêuticas dos, 314-328
  aplicações da, 271-328
    no *duplex scan* vascular, 299-303
  contraste de microbolhas, 305-312
    aplicações extracardiovasculares, 305-312
    indicações extracardiovasculares, 305-312
  indicações para, 272q
  na alcoolização septal, 287-291
  na avaliação, 271-278, 293-297
    da borda endocárdica, 271-278
    da opacificação do VE, 271-278
    das massas tumorais do coração, 293-297
    dos envolvimentos tumorais do coração, 293-297
  no intraoperatório, 287-291
  para análise da perfusão miocárdica, 280-285
    na doença coronariana, 280-285
de contraste, 154, 333-336, 348, 360
  dicas e truques da, 360
  estratégias farmacêuticas na, 333-336
    composição, 333
    manipulação, 335
  segurança da, 348
  laboratório de, 239
    orientações, 239, 240
      ao paciente, 239
      ao profissional executante, 240
  respostas contráteis vistas à, 22f
    diferentes, 22f
Ecocardiografista, 51
Ecocardiograma
  3D, 172, 274f
    contrastado, 274f
  análise ao, 157
    de contração, 157
    de perfusão, 157
  avaliação ao, 24
    de isquemia, 24
      afilamento parietal, 24
  de contraste, 160
    considerações pelo, 160
    da perfusão miocárdica, 160
  de esforço, 56q
    na avaliação com Doppler, 56q
      da hipertensão pulmonar, 56q
      das patologias valvares, 56q
  de estresse, 43, 56-58, 74, 76, 107, 109, 152, 156, 167-181
    acurácia do, 167-181
    análise pelo, 152
      da viabilidade, 152
    com contraste, 109
    com esforço, 107
    combinação de, 156
      e contraste, 156
    contraindicações, 76, 167
      com dipiridamol, 167
      com dobutamina, 168
      sob esforço, 167
      sob exercício, 167
    e estratificação de risco, 74q
    e interpretação diagnóstica, 43
    farmacológico, 107
    indicações, 76, 167-181
      inapropriadas, 169q
      principais, 168
    prognóstico do, 167-181
    segurança do, 76
    sob exercício, 56-58
      em bicicleta, 56-58

de repouso, 152, 153
  análise pelo, 152
    da viabilidade, 152
  bidimensional, 153
  dilatação da cavidade ventricular, 25
  sinais do Doppler, 25
  versus alterações, 20
    da função sistólica ventricular, 20
      esquerda, 20
EDIC *(Echo Dobutamine International Cooperative)*, 91, 180
EE (Ecocardiografia de Estresse)
  abordagem econômica da, 353-356
    custo-efetividade do contraste, 353
      fora do Brasil, 353
      no Brasil, 355
  acurácia, 170-173
    impacto na, 172
      das novas técnicas ecocardiográficas, 172
  com contraste, 317
  com dipiridamol, 76q, 196
    complicações, 76q
    FRC durante a, 196
  com dobutamina, 198
    FRC durante a, 198
    protocolo atual de, 198f
  dicas e truques da, 359-362
  DT na, 130
  ECO tridimensional na, 45f
  em quatro equações, 73q
  em situações especiais, 81-138
    avaliação pela, 129-133
      da função diastólica, 129-133
    em condições de HVE, 96-98
    em crianças, 96-98
    em mulheres, 96-98
    na avaliação do VD, 126-127
    na diabetes melito, 134-138
    na disfunção endotelial, 134-138
    na doença, 81-88, 134-138
      da microcirculação, 134-138
      valvar, 81-88
    na estratificação de risco, 101-102
      para cirurgia não cardíaca, 101-102
      pós-infarto, 103-111
    na HAP, 126-127
    na MCH, 114-117
    na MD, 114-117
    na vigência de marca-passo, 93-94
    no paciente idoso, 120-125
    nos distúrbios, 90-92
      da condução ventricular, 90-92
      do ritmo, 90-92
    pós-transplante cardíaco, 93-94
  farmacológico, 153, 242f
    acesso venoso para, 242f
      periférico, 242f
    com dobutamina, 153
      em baixas doses, 153
  físico, 132
    ou farmacológico, 132
  laboratório de, 239-242
    e estratégias de enfermagem, 239-242
      na ecocardiografia sob estresse, 239-242
  metodologia da, 130
  modalidades do, 239
  na isquemia miocárdica, 39-77
    com dobutamina, 59-69
    com vasodilatador, 72-77
    evolução da, 39-47
    na investigação da doença coronariana, 39-47
    sob exercício, 50-55

nas novas modalidades, 235-237
  3D, 235-237
  DT, 235-237
  speckle tracking, 235-237
  tecnologias, 235
    emergentes, 235
    promissoras, 235
papel da, 45q
  na decisão clínica, 45q
procedimentos na, 240, 241
  de enfermagem, 240
    estresse farmacológico, 241
    exercício físico, 240
resultados, 170-173
  falso-negativos, 170-173
  falso-positivos, 170-173
segurança da, 347-350
strain bidimensional na, 45f
valor prognóstico da, 175-181
  com dipiridamol, 179
  com dobutamina, 177
  com exercício, 175
EE (Ecoestresse)
  com exercício, 124
    valor prognóstico do, 124q
      em idoso com DAC, 124q
  farmacológico, 124
  realização do, 169
    efeitos da terapia na, 169
  resultado do, 25f
  sístole, 129
    versus diástole, 129
  sob exercício, 51
    pós-teste, 51
      ergométrico, 51
    pré-teste, 51
      ergométrico, 51
  valor prognóstico do, 123
    com exercício, 123
      em idoso com DAC, 123
      realizado de forma precoce, 123
        após infarto não complicado, 123
EED (Ecocardiografia de Estresse com Dobutamina), 97, 152f
  em baixas doses, 153
EF (Ecocardiografia de Esforço), 91f
Endotélio
  saudável, 135q
    efeitos do, 135q
      ateroprotetores, 135q
      favoráveis, 135q
Envolvimento(s)
  tumorais, 293-297
    do coração, 293-297
      avaliação das, 293-297
        ecocardiografia de contraste na, 293-297
Enxerto(s)
  FRC, 206-211
    arteriais, 206
      anastomose dos, 208
      condições que diminuem o, 210
        arteriais, 210
        venosos, 210
    mamária, 206-211
    safena, 206-211
    venosos, 209
EP (Espessura Parietal), 106
EPIC *(Echo Persantine International Cooperative)*, 91, 180
  complicações, 76q

EPM (Ecocardiografia com Perfusão Miocárdica)
  avaliação pela, 280
    da perfusão miocárdica, 280
      aspectos técnicos da, 280
  limitações da, 284
  papel da, 281
    na avaliação de DAC, 281
      crônica, 281
    na DAC, 283
      aguda, 283
Equipamento(s)
  de ecocardiografia, 51
  de ecocardiograma, 57
    de estresse, 57
      sob exercício, 57
  ultrassonográficos, 272
    de ecocardiografia, 272
ERRO (Efetivo da Área Regurgitante), 83
Esforço(s)
  dispneia aos, 126
    avaliação da, 126
  ecocardiograma com, 107
    de estresse, 107
  ecocardiograma de, 56q
    na avaliação com Doppler, 56q
      da hipertensão pulmonar, 56q
      das patologias valvares, 56q
  ecocardiograma sob, 167
  isométrico, 51
    na EE, 51
Espessamento
  sistólico, 18f
    em repouso, 18f
      fluxo sanguíneo regional e, 18f
Estatina(s), 202
Esteira
  na EE, 50
Estenose
  angiográfica, 40q
  aórtica, 26, 320
    avaliação da, 26, 320
      ecocardiográfica, 26
  coronária, 143
    efeitos da, 143
      na circulação coronariana, 143
      no tecido, 143
  coronariana, 200, 201, 315
    crônica, 315
      análise da perfusão no, 315
        agentes de contraste na, 315
    de gravidade intermediária, 201
      avaliação da, 201
    significativa, 200
      diagnóstico de, 200
  das artérias, 141f
    epicárdicas, 141f
  em ADA, 201f
    gravidade da, 201f
  mitral, 25, 53, 54f
    avaliação da, 25
      ecocardiográfica, 25
    caso clínico, 53
  valvar, 84f, 85, 86, 87f
    aórtica, 84f, 85, 86
      associada à MCH, 86
      com baixo gradiente VE-Ao, 85
    pulmonar, 87f
Estratificação
  de risco, 101-102, 103-111
    EE na, 101-102, 103-111
      para cirurgia não cardíaca, 101-102
      pós-infarto, 103-111

Estresse
  cardiológico, 46q
    diferentes métodos de, 46q
      limitações dos, 46q
      vantagens dos, 46q
  ecocardiográfico, 158
    métodos de, 158
      na identificação da viabilidade miocárdica, 158
  ecocardiograma de, 43, 56-58, 74q, 76, 107, 109
    acurácia do, 167-181
    com contraste, 109
    com esforço, 107
    contraindicações, 76, 167
      com dipiridamol, 167
      com dobutamina, 168
      sob esforço, 167
      sob exercício, 167
    e estratificação de risco, 74q
    e interpretação diagnóstica, 43
    farmacológico, 107
    indicações, 76, 167-181
      inapropriadas, 169q
      principais, 168
    prognóstico do, 167-181
    segurança do, 76
    sob exercício, 56-58
      em bicicleta, 56-58
  farmacológico, 195
    análise durante o, 19
    do FRC, 195
  fisiológico, 117q
    para provocação de gradiente, 117q
  teste de, 39, 43q, 72-77
    com vasodilatador, 72-77
      acurácia diagnóstica, 73
        para detecção de viabilidade, 74
      contraindicações, 76
      critérios diagnósticos, 73
      FRC, 74
      indicações, 76
      protocolos, 72
        em geral, 72
        específicos, 72
      segurança, 76
      valor prognóstico, 74
    na avaliação, 39
      da DAC, 39
    sob exercício, 43q
  tipos de, 216
    empregados na cintilografia, 216
ETT (Ecocardiograma Transtorácico), 192
Evolução
  da EE, 39-47
    sob estresse, 39-47
Exame
  acurácia do, 53
    de ecocardiografia, 53
      sob estresse, 53
Exercício
  ecocardiografia sob, 50-55
    de estresse, 50-55
      acurácia do exame, 53
      casos clínicos, 53
      contraindicações, 50
      fundamentos, 50
      indicações, 50
      metodologia do, 51
      tipos de, 50
    de estresse, 56-58
      em bicicleta, 56-58

EE com, 175
  valor prognóstico da, 175
  estresse sob, 43q
    testes com, 43q
      dados dos picos dos, 43q
  fisiologia do, 29-34
    adaptações cardiovasculares, 31
      a-vO$_2$, 33
      FC, 33
      VS, 33
    bioenergética, 29
    conceitos básicos, 29-34
    histórico, 29
  ou dobutamina, 132

F

FA (Fibrilação Atrial), 90
FC (Frequência Cardíaca), 33, 90
  em um esforço, 33f
    de cargas progressivas, 33f
FCMP (Frequência Cardíaca Máxima Prevista), 240
FE (Fração de Ejeção), 82, 114, 274
  em repouso, 105f
Fenômeno
  de cavitação, 251
  de *no-reflow*, 142, 143, 144f
    desenvolvimento do, 144f
      mecanismos envolvidos no, 144f
FEVEPE (Fração de Ejeção após Estresse), 219
Fígado
  aplicações para o, 305
    do contraste de microbolhas, 305
Fisiologia
  do exercício, 29-34
    adaptações cardiovasculares, 31
      a-vO$_2$, 33
      FC, 33
      VS, 33
    bioenergética, 29
    conceitos básicos, 29-34
    histórico, 29
Fluxo
  coronariano, 289
    no intraoperatório, 289
      avaliação do, 289
  coronário, 17f
    curva do, 17f
  em veias pulmonares, 319
    análise do, 319
  restauração do, 146f
    no miocárdio, 146f
      hibernado, 146f
  sanguíneo, 18f, 337, 338
    fatores que comprometem o, 337
    otimizado, 337
      características do, 337
    redistribuição do, 338
    regional, 18f
      e espessamento sistólico, 18f
        em repouso, 18f
Fórmula
  de Teichholz, 20f
Fosfolipídeo(s)
  dos ACUs, 334
FRC (Fluxo de Reserva Coronariano), 9, 74, 117
  amostra de caso, 75f
  aspectos do, 185-211
  avaliação do, 201f, 321
    não invasiva, 201f

condições que diminuem a, 210
  enxertos, 210
    arteriais, 210
    venosos, 210
  em enxertos, 206-211
    arteriais, 206
      anastomose dos, 208
      condições que diminuem o, 210
        arteriais, 210
        venosos, 210
    mamária, 206-211
    safena, 206-211
    venosos, 209
  em vasos nativos, 192-203
    avaliação, 202
      da terapêutica, 202
      diferentes intervenções, 202
    cenários clínicos, 200
    condições clínicas, 202
      fisiologia das, 202
      fisiopatologia das, 202
    e transplante cardíaco, 203
    miocardiopatias, 202
      diagnóstico diferencial nas, 202
      prognóstico diferencial nas, 202
    na MCH, 203
    primeiro passo, 192
      análise em repouso, 192
    segundo passo, 195
      análise sob estresse, 195
  metodologia, 75
  na EE, 196, 198
    com adenosina, 198
    com dipiridamol, 196
    com dobutamina, 198
  valor, 75
    diagnóstico, 75
    prognóstico, 75
  variação do, 202
    circadiana, 202
  viabilidade do, 194q
Função
  contrátil, 24, 85
    preservada, 85
      estenose valvar aórtica e, 85
        com baixo gradiente VE-Ao, 85
    recuperação da, 24
      após isquemia, 24
  diastólica, 106, 129-133
    avaliação pela EE da, 129-133
      DT na, 130
      metodologia, 130
      pressões de enchimento do VE, 130
        elevação das, 130
      protocolo, 132
      speckle tracking, 131
      strain com base no Doppler, 131
      strain rate com base no Doppler, 131
  sistólica, 20, 105, 147, 218, 275
    avaliação da, 218
      em conjunto com a perfusão, 218
    isquemia miocárdica e, 147
    regional, 275
      do VE, 275
  ventricular esquerda, 20
    ecocardiograma *versus*, 20
  ventricular, 22f, 105, 146, 201, 276f
    comparação da, 22f, 276f
      na multimodalidade de imagens, 22f, 276f
    esquerda, 105, 146
      avaliação da, 105
      recuperação da, 146

regional, 201
  após IAM, 201
    avaliação de viabilidade da, 201
    previsão de melhora da, 201

G

Gás(es)
  dos ACUs, 333
Gated SPECT, 218, 219f
Gene(s)
  liberação de, 324
    contraste de microbolhas na, 324
Glóbulo(s)
  brancos, 339
    e vermelhos, 339
      interação dos, 339
        na microcirculação, 339
GRACE (Global Registry of Acute Coronary Events), 4

H

Handgrip
  na EE, 51
HAP (Hipertensão Arterial Pulmonar)
  EE na, 126-127
    avaliação, 126
      da dispneia aos esforços, 126
HBAE (Hemibloqueio Anterior Esquerdo), 91
Hibernação
  miocárdica, 142, 143f
    vias de desenvolvimento da, 143f
  versus atordoamento, 146
    miocárdico, 146
Hipertensão
  pulmonar, 26, 56q
    avaliação da, 26, 56q
      ecocardiográfica, 26
      ecocardiograma de esforço na, 56q
Hipóxia, 141
HVE (Hipertrofia Ventricular Esquerda)
  condições de, 96-98
    EE em, 96-98

I

IAM (Infarto Agudo do Miocárdio), 29, 103, 150
  análise da perfusão no, 315
    agentes de contraste na, 315
  avaliação do, 224
    pela RM, 224
  função ventricular após, 201
    regional, 201
      avaliação de viabilidade da, 201
      previsão de melhora da, 201
  mortalidade por, 103f
IC (Insuficiência Cardíaca), 90, 93
ICS (Índice de Contratilidade Segmentar), 22
Idoso
  efeitos adversos em, 123q
    com adenosina, 123q
    com dipiridamol, 123q
  estresse no, 123
    distintas formas de, 123
      acurácia em, 123
      especificidade em, 123
      sensibilidade em, 123
IM (Índice Mecânico)
  considerações do, 267

imagem contrastada com, 262, 266
  alto, 262
  baixo, 266
Imagem(ns)
  cardíaca, 7
    avançada, 7
  com *coherent imaging*, 266
  com *power modulation*, 266
  com *power pulse invertion*, 266
  contrastadas, 264, 266
    com alto índice mecânico, 264
    com baixo índice mecânico, 266
  diferentes métodos de, 47q
    comparação dos, 47q
  ecocardiográficas, 57q
    aquisição das, 57q
      esquema de, 57q
  em harmônica, 264
    bidimensional, 264
    power Doppler, 264
  intermitente, 264
  interpretação das, 53
  métodos de diagnóstico por, 213-232
    contexto de, 213-232
      isquemia miocárdica no, 213-232
      viabilidade miocárdica no, 213-232
  obtenção das, 52
  segunda harmônica, 264
    convencional, 264
  trigada, 264
  ultra-harmônicas, 265
IMCST (Infarto do Miocárdio Com Supradesnivelamento do Segmento ST), 4
IMSST (Infarto do Miocárdio Sem Supradesnivelamento do Segmento ST), 3, 4
Infarto
  estratificação de risco após, 103-111
    algoritmo de, 105f
    avaliação, 105, 110
      anatômica, 110
      clínica, 105
      da função ventricular esquerda, 105
    diferenças entre sexos, 106
    ECG, 106
    EE na, 103-111
      considerações especiais, 111
    expansão do, 106
    função, 105, 106
      diastólica, 106
      sistólica, 105
    regurgitação mitral, 106
    remodelamento ventricular, 106
    tamanho do, 106
    testes funcionais, 106
      ecocardiograma, 107, 109
        com contraste, 109
        de estresse, 107
      ergométrico, 107
  tratamento após, 103f
  e mortalidade, 103f
Insuficiência
  aórtica, 26
    avaliação da, 26
      ecocardiográfica, 26
  valvar, 83f
    mitral, 83f
Interação
  das catecolaminas, 36f
    com os receptores β$_1$-adrenérgicos, 36f
      da membrana do tecido cardíaco, 36f
  entre as bolhas, 249
  intrabolha, 249

Intraoperatório
  avaliação no, 289, 290
    de isquemia, 290
    do fluxo coronariano, 289
  ecocardiografia no, 287-291
    de contraste, 287-291
Investigação
  da doença coronariana, 39-47
    modalidade de estresse na, 39-47
ISCHEMIA *(International Study of Comparative Health Effectiveness with Medical and Invasive Approaches)*, 15
Isquemia, 141
  alterações na, 139
    estruturais, 139
    histológicas, 139
  aspectos da, 140, 141
    celulares, 140
      estágios nos, 140
    vasculares, 141
      circulação colateral, 141
      microcirculação, 141
  bases da, 19
    bioquímicas, 19
    fisiopatológicas, 19
  determinantes da, 23
  e reperfusão, 142
  estresse-induzida, 92f
    pacientes sem, 92f
    sobrevida em, 92f
  mediadores na, 337
    vasculares, 337
  métodos de investigação da, 19f
    custo na combinação de, 19f
    capacidade diagnóstica *versus*, 19f
  no intraoperatório, 290
    avaliação de, 290
  recuperação após, 24
    da função contrátil, 24
  silenciosa, 3
  substâncias indutoras de, 35-38
    atividades das, 38q
      no coração, 38q
    bases farmacológicas, 35-38
      aparelho cardiovascular, 35
      efeitos do dipiridamol, 38
      purinas como neurotransmissoras, 37
        adenosina, 37
      SNA, 35
  versus reserva coronária, 17
Isquemia Miocárdica, 117
  abordagem da, 1-15
    anatômica, 12-15
    clínica, 1-15
    funcional, 12-15
  aspectos clínicos da, 1-7, 9-10
    com DAC, 1-7
      abordagem diagnóstica, 5
      circulação coronariana, 2
      fisiopatologia, 1
      manifestações clínicas, 2
      mecanismos da angina, 2
    sem DAC, 9-10
      aspectos clínicos, 10
      etiologia, 9
      fisiopatologia, 9
  aspectos da, 213-221, 222-226
    pela cintilografia, 213-221
    pela RMC, 222-226
    pelo PET, 213-221
  avaliação da, 17-26, 222
    abordagem ecocardiográfica na, 17-26
      ao ecocardiograma, 24

    clínica, 18
    determinantes da, 23
    ecocardiograma, 20
      versus alterações da função sistólica ventricular, 20
    indicações específicas, 25
    métodos diagnósticos, 18
    recuperação da função contrátil após, 24
    pela RMC, 222
  e função sistólica, 147
  EE na, 39-77
    com dobutamina, 59-69
    com vasodilatador, 72-77
    evolução da, 39-47
    na investigação, 39-47
      da doença coronariana, 39-47
    sob exercício, 50-55, 56-58
      em bicicleta, 56-58
  no contexto, 213-232
    de métodos, 213-232
      de diagnóstico por imagem, 213-232

K
Kaplan
  curva de, 148f
    de sobrevida, 148f
Kawasaki
  doença de, 202
    fisiologia da, 202
    fisiopatologia da, 202

L
Liberação
  contraste de microbolhas na, 324
    de drogas, 324
    de genes, 324
Linfonodo
  sentinela, 311
    detecção de, 311
      contraste de microbolhas na, 31

# M
Mama(s)
  contraste nas, 309
    de microbolhas, 309
Manipulação
  do agente de contraste, 333-343
    de microbolhas, 333-343
      ambiente de, 336
      controle de qualidade, 336
      preparo do PESDA, 336
MAO (Moniamina Oxidase), 36
Marca-Passo
  vigência de, 93-94
    EE na, 93-94
Marcador (es)
  bioquímicos, 5
    de necrose miocárdica, 5
Massa(s)
  cardíacas, 293, 294, 318
    avaliação das, 318
    classificação das, 293
    divisão das, 293
    ecocardiografias nas, 294
      de contraste, 294
  tumorais, 293-297
    do coração, 293-297
      avaliação das, 293-297
        ecocardiografia de contraste na, 293-297

MCH (Miocardiopatia Hipertrófica)
   ablação septal na, 287
      com contraste, 287
   EE nas, 114-117
      isquemia miocárdica, 117
      OVSVE, 116
   estenose associada à, 86
      valvar aórtica, 86
   FRC na, 203
MD (Miocardiopatia Dilatada)
   EE nas, 114-117
      protocolo, 114
         isquêmica, 114
Mecanismo(s)
   da angina, 2
Microbolha(s), 263
   agente de contraste de, 261-268, 333-343
      bioefeitos do, 333-343
      composição do, 333-343
      instrumentação para uso do, 261-268
      manipulação do, 333-343
   aspectos das, 247f
      à microscopia, 247f
   contraste de, 245-268, 305-312, 322
      aplicações, 305-312, 322
         específicas, 322
         extracardiovasculares, 305-312
      bases do, 245-252
      indicações do, 305-312
         extracardiovasculares, 305-312
      na microcirculação, 250
   interação das, 262
      com o ultrassom, 262
   princípios físicos das, 245-252
      agentes, 245, 250
         aspectos da reflexão do, 250
         mecanismos dos, 245
         utilização dos, 252
      composição das, 247
         considerações da, 248
         particularidades da, 248
      fenômeno de cavitação, 251
      interação, 249
         entre as bolhas, 249
         intrabolha, 249
   reação ao ultrassom das, 255-260
   ressonância das, 250
Microcirculação, 141
   ajustes da, 339
      interação dos, 339
         local, 339
         sistêmico, 339
   alteração da, 144f
      ultraestrutural, 144f
   aspectos da, 185-211
   avaliação da, 201
   contraste na, 250
      de microbolhas, 250
   coronariana, 185-189
      abordagem da, 185-189
         avaliação ecocardiográfica, 188
         classificação, 185
         fisiopatogênese da, 185
   doença da, 134-138
      EE na, 134-138
Miocárdio
   hibernado, 146f
      restauração no, 146f
         fluxo do, 146f
Miocardiopatia(s)
   diagnóstico diferencial nas, 202
   prognóstico diferencial nas, 202

MN (Medicina Nuclear), 97f
   instrumentação em, 213
   na identificação, 157
      de viabilidade miocárdica, 157
MP (Marca-Passo Permanente), 93
   pacientes com, 94f
      EE em, 94f
         protocolos para, 94f
Mulher (es)
   EE em, 96-98
MVO_2 (Consumo Miocárdico de Oxigênio), 34, 141

N

NCDR *(National Cardiovascular Data Registry)*, 10
Necrose
   miocárdica, 5
      marcadores bioquímicos de, 5
NO (Óxido Nítrico), 37
No-Reflow
   fenômeno de, *142, 143, 144f*
      desenvolvimento do, 144f
         mecanismos envolvidos no, 144f
NYHA *(New York Heart Association)*, 105

O

Oclusão
   da ACI, 300
      suspeita de, 300
         exames na, 300
Onda
   Q, 106
      ausência de, 106
      presença de, 106
Opacificação
   do VE, 271-278
      avaliação da, 271-278
         ecocardiografia com contraste na, 271-278
            aplicação prática da, 272
            armadilhas, 273
            contraindicações, 272
            custo-efetividade, 278
            impacto clínico, 277
            indicações, 272
            interpretação, 274
            otimização da imagem, 273
Optison
   contraindicações para, 272q
Órgão(s)
   aplicações em outros, 307
      do contraste de microbolhas, 307
OVSVE (Obstrução em Via de Saída do Ventrículo Esquerdo), 116
Oxidação
   celular, 31

P

Paciente
   estado emocional do, 242
      na EE, 242
         considerações sobre, 242
   idoso, 120-125
      EE no, 120-125
         distintas formas de, 123
         parâmetros hemodinâmicos, 120
            modificações nos, 120

Pâncreas
   contraste no, 308
      de microbolhas, 308
PAS (Pressão Arterial Sistólica), 34
   resposta da, 34f
      ao esforço aeróbico, 34f
         de cargas progressivas, 34f
Patologia(s)
   valvares, 56q
      avaliação com Doppler das, 56q
         ecocardiograma de esforço na, 56q
Pd2VE (Pressão Diastólica do Ventrículo Esquerdo), 130
Peito
   estável, 2
      angina do, 2
Perfusão
   análise da, 315
      na estenose coronariana, 315
         crônica, 315
      na viabilidade miocárdica, 315
      no IAM, 315
   miocárdica, 160, 218f, 280-285, 287, 314
      agentes de contraste na, 314
      análise da, 280-285
         contraste para, 280-285
            na doença coronariana, 280-285
         pela EPM, 280
      avaliação da função sistólica, 218
         em conjunto com a, 218
      considerações da, 160
         pelo ecocardiograma de contraste, 160
      estudos de, 218f
      intraoperatória, 287
         avaliação da, 287
Permeabilidade
   capilar, 338
      aumento da, 338
PESDA (*Perfluorocarbon Exposed Sonicated Dextrose Albumin*/Dextrose-Albumina-Sonicada), 246
   preparo do, 336
PET (Tomografia com Emissão de Pósitron), 7, 39
   na identificação, 157
      de viabilidade miocárdica, 157
PHT (Tempo de Meia Pressão), 81
Polímero(s)
   dos ACUs, 335
Ponte(s)
   miocárdicas, 202
      fisiologia da, 202
      fisiopatologia da, 202
Preparo
   dos agentes de contraste, 361
Pressão
   arterial, 34f
      diastólica, 34f
         resposta ao esforço aeróbico da, 34f
            de cargas progressivas, 34f
   de enchimento, 130
      do VE, 130
         elevação das, 130
   sistólica, 320
      na artéria pulmonar, 320
         análise da, 320
Procedimento(s)
   de enfermagem, 240
      na EE, 240
         estresse farmacológico, 241
         exercício físico, 240
Próstata
   contraste na, 310
      de microbolhas, 310

Proteína(s)
  dos ACUs, 334
Prótese(s)
  valvares, 87, 320
    avaliação das, 320
Purina(s)
  como neurotransmissoras, 37
    adenosina, 37
PURSUIT (Platelet Glycoprotein IIb/IIIa in Unstable Angina: Receptor Suppression Using Integrilin Therapy), 4

Q
Qualidade de Vida
  aspecto da, 161
    dos pacientes, 161
      prognóstico, 161
      sobrevida, 161

R
Radiografia
  de tórax, 6
Ramo(s)
  septais, 287
    acessíveis, 287
RAVE (Reparo de Aneurismas por Via Endovascular), 302
Receptor (es)
  β$_1$-adrenérgicos, 36f
    da membrana do tecido cardíaco, 36f
      interação das catecolaminas com os, 36f
Regurgitação
  mitral, 26, 106
    avaliação da, 26
      ecocardiográfica, 26
Remodelamento
  ventricular, 106
Reperfusão
  isquemia e, 142
Reposição
  hormonal, 202
Reserva
  coronária, 17
    isquemia versus, 17f
Resposta
  inflamatória, 326, 339
    bioefeitos das microbolhas, 343
      associados ao ultrassom, 343
    contraste de microbolhas na, 326
    interação leucócito-endotélio, 340
      versus bioefeitos das microbolhas, 340
    interação na microcirculação, 339
      dos glóbulos, 339
Ressíntese
  de ATP, 32f
    aeróbica, 32f
      etapas da, 32f
    sistemas de, 32f
Revascularização
  cirurgia de, 151
    miocárdica, 151
      doença coronariana e, 151
        crônica, 151
  procedimentos de, 200
    acompanhamento após, 200
Rim(ns)
  contraste no, 308
    de microbolhas, 308

Ritmo
  distúrbios do, 90-92
    EE nos, 90-92
    FA, 90
RM (Ressonância Magnética)
  aspectos pela, 222-226
    da isquemia miocárdica, 222-226
      comparação com outros métodos, 222-226
    da viabilidade miocárdica, 222-226
      comparação com outros métodos, 222-226
  na identificação, 157
    de viabilidade miocárdica, 157
RMC (Ressonância Magnética Cardíaca), 222
ROI (Região de Interesse), 126
Ruído, 361

S
Sala(s)
  de ecocardiografia, 52
  de ergometria, 52f
  do exame, 51
    de ecocardiografia, 51
      sob estresse, 51
Sangue
  miocárdico, 317
    análise do volume, 317
      agentes de contraste na, 317
SATA (Síndromes Aórticas Torácicas Agudas), 103
SCA (Síndrome Coronariana Aguda), 103
Shunt
  cardíaco, 319
    detecção de, 319
Sinal(is)
  do Doppler, 25, 319
    intensificação do, 319
Sindenafil, 202
Síndrome(s)
  coronarianas, 3
    agudas, 3
Sistema
  ATP-PCr, 30, 31f
  de síntese, 32f
    de ATP, 32f
      inter-relação entre os, 32f
  nervoso, 35, 37
    e coração, 35
      parassimpático, 37
      simpático, 35
  renina-angiotensina, 338q
    efeitos cardiovasculares do, 338q
SNA (Sistema Nervoso Autônomo)
  e aparelho cardiovascular, 35
    interação do, 35f
      nos diversos órgãos, 35f
Sobrevida
  curvas de, 74f, 76f, 91f, 94f, 148f
    de Kaplan, 148f
    de transplantados, 94f
    Kaplan-Meier, 74f, 76f
    livre de eventos cardíacos, 91f
    em pacientes, 92f
      sem isquemia estresse-induzida, 92f
Speckle
  tracking, 131, 235-238
SPECT (Tomografia Computadorizada com Emissão de Fótons Únicos), 14, 39
Stent
  acompanhamento após, 200

Strain
  bidimensional, 45f
    na EE, 45f
  com base no Doppler, 131
  ou strain rate, 132
  rate, 131, 155
    com base no Doppler, 131
Substância(s)
  indutoras, 35-38
    de isquemia, 35-38
      aparelho cardiovascular, 35
      atividades no coração das, 38q
      bases farmacológicas, 35-38
      efeitos do dipiridamol, 38
      purinas como neurotransmissoras, 37
        adenosina, 37
      SNA, 35
    parassimpaticomiméticas, 37
      e coração, 37
Surfactante(s)
  dos ACUs, 335
Swirling, 361
SXC (Síndrome X Cardíaca), 9

T
Tako-Tsubo
  fisiologia de, 202
  fisiopatologia de, 202
TCC (Tomografia Computadorizada Coronariana)
  aplicação da, 229-232
    na DAC, 229-232
      comparação com outros métodos, 229-232
TCMD (Tomografia Computadorizada com Múltiplos Detectores), 229
TDI (Tissue Doppler Imaging), 116
TE (Teste de Exercício), 109
Tecido
  efeitos no, 143
    da estenose coronária, 143
Técnica
  de ecocardiograma, 57
    de estresse, 57
      sob exercício, 57
Teichholz
  fórmula de, 20f
TEP (Tromboembolismo Pulmonar), 103
Teste(s)
  com dipiridamol, 43q
  com dipiridamol-atropina, 43q
  com dobutamina, 43q
  com dobutamina-atropina, 43q
  de estresse, 39, 43q, 72-77
    com vasodilatador, 72-77
      acurácia diagnóstica, 73
        para detecção de viabilidade, 74
      contraindicações, 76
      critérios diagnósticos, 73
      FRC, 74
      indicações, 76
      protocolos, 72
        em geral, 72
        específicos, 72
      segurança, 76
      valor prognóstico, 74
  na avaliação, 39
    da DAC, 39
  sob exercício, 43q

ergométrico, 6, 51, 107
  ecoestresse sob exercício, 51
    metodologia pós-teste, 51
    metodologia pré-teste, 51
  protocolo do, 51
funcionais, 107
  para estratificação do risco, 107
    pós-infarto, 107
provocativos, 40q
TID (*Transient Dilation* Index/Dilatação Transitória), 219
TIMI *(Thrombolysis in Myocardial Infaction)*, 4
Tireoide
  contraste na, 310
    de microbolhas, 310
Tônus
  vasomotor, 188
  venoso, 339q
    substâncias que afetam o, 339q
Tórax
  radiografia de, 6
Transdutor(es), 262
Transplante
  cardíaco, 93-94, 203
    EE após, 93-94
    FRC e, 203
Trauma
  abdominal, 311
    fechado, 311
      contraste de microbolhas nos, 311
Trombo(s)
  do VE, 276
Trombólise
  aceleração da, 323
    contraste de microbolhas na, 323
Tumor (es)
  cardíacos, 318
    avaliação dos, 318

U

UDT (Unidade de Dor Torácica), 103
Ultrassom
  ação do, 255-260
    reação sob as, 255-260
      das microbolhas, 255-260
  agentes de contraste para, 314-328
    aplicações terapêuticas dos, 314-328
      clínicas gerais, 314
      específicas, 322
  aparelho de, 264
    tipos de imagem fornecidos pelo, 264
      contrastada, 264, 266
  bases do, 245-268
  com contraste, 299
    no estudo da ACI, 299
  imagem ultrassônica, 258
    intensificação do contraste na, 258
      do agente de contraste, 258
        no regime linear de oscilação, 258
        no regime não linear de vibração, 258
  interação com o, 262
    das microbolhas, 262
  onda ultrassônica, 256, 258
    interação da, 256, 258
      com agentes de contraste, 258
      com bolhas, 256
  princípios físicos do, 255-260, 261
    Doppler, 262
    transdutores, 262
  propagação do, 256
    no tecido biológico, 256
      características da, 256
      propriedades da, 256
US (Ultrassonografia)
  aparelho de, 301
    processamento de sinal do, 301
      regulação dos parâmetros de, 301
  com contraste, 301
    na persistência de fluxo, 302
      no saco aneurismático, 302
    na pesquisa de *endoleaks*, 302
    no pós-tratamento endovascular, 302
      dos aneurismas de aorta, 302
  com Doppler, 300
  sem contraste, 301
USIC (Ultrassonografia Intracoronariana), 9

V

Valvopatia(s)
  aórtica, 83
    estenose, 83
    insuficiência, 86
  avaliação hemodinâmica de, 168q
    ecoestresse para, 168q
      principais indicações do, 168q
  caso clínico, 53
  coronariopatia e, 87
  mitral, 81
    estenose, 81
    insuficiência, 82
  pulmonar, 87
    estenose, 87
Vaso(s)
  colaterais, 185, 187f
    formação de, 185
      consequências, 185
    tipos de, 186f
      classificação, 186f
    vias dos, 186f
  de resistência, 187
  nativos, 192-203
    FRC em, 192-203
      avaliação, 202
        da terapêutica, 202
        diferentes intervenções, 202
      cenários clínicos, 200
      condições clínicas, 202
        fisiologia das, 202
        fisiopatologia das, 202
      e transplante cardíaco, 203
      miocardiopatias, 202
        diagnóstico diferencial nas, 202
        prognóstico diferencial nas, 202
      na MCH, 203
      primeiro passo, 192
        análise em repouso, 192
      segundo passo, 195
        análise sob estresse, 195
Vasoconstrição, 338
Vasodilatador
  teste de estresse com, 72-77
    acurácia diagnóstica, 73
      para detecção de viabilidade, 74
    contraindicações, 76
    critérios diagnósticos, 73
      resposta, 73
        isquêmica, 73
        necrótica, 73
        normal, 73
        viável, 73
    FRC, 74
      metodologia, 75
      valor, 75
        diagnóstico, 75
        prognóstico, 75
    indicações, 76
    protocolos, 72
      em geral, 72
      específicos, 72
        adenosina, 73
        dipiridamol, 72
    segurança, 76
    valor prognóstico, 74
VD (Ventrículo Direito)
  avaliação do, 126-127
    EE na, 126-127
      na cardiopatia isquêmica, 126
VE (Ventrículo Esquerdo)
  contratilidade do, 85
    disfunção da, 85
      importante, 85
  corte transversal do, 140f
    representação esquemática do, 140f
  dilatado, 20f
    diâmetros do, 20f
      anteroposterior, 20f
      longitudinal, 20f
  função sistólica do, 275
    regional, 275
  normal, 20f
    diâmetros do, 20f
      anteroposterior, 20f
      longitudinal, 20f
  opacificação do, 271-278
    avaliação da, 271-278
      ecocardiografia com contraste na, 271-278
        aplicação prática da, 272
        armadilhas, 273
        contraindicações, 272
        custo-efetividade, 278
        impacto clínico, 277
        indicações, 272
        interpretação, 274
        otimização da imagem, 273
  pressões de enchimento do, 130
    elevação das, 130
  trombos do, 276
  variáveis ecocardiográficas do, 20q
    valores normais das, 20q
  volumes do, 21f, 274
    estimativa dos, 21f
    medidas dos, 274
Veia(s)
  cava, 319
    superior esquerda, 319
      identificação da persistência da, 319
  pulmonares, 319
    fluxo em, 319
      análise do, 319
Velocidade
  miocárdica, 155
Vesícula
  biliar, 307
    contraste na, 307
      de microbolhas, 307
Via(s)
  biliares, 307
    contraste nas, 307
      de microbolhas, 307
Viabilidade
  detecção de, 74
    acurácia diagnóstica para, 74

miocárdica, 139-163, 213-232, 314, 315
   abordagem da, 139-163
      atordoamento, 142
      cascata isquêmica, 141
      efeitos da estenose coronária, 143
         na circulação coronariana, 143
         no tecido, 143
      fenômeno de *no-reflow*, 142, 143
      hibernação miocárdica, 142
      hipóxia, 141
      isquemia, 141
   agentes de contraste na, 314, 315
      análise da perfusão com, 315
   aspectos da, 213-221, 222-226
      pela cintilografia, 213-221
      pela RMC, 222-226
      pelo PET, 213-221
   conceito de, 139-144
      aspectos no, 139-144
         celulares, 139-144
         vasculares, 139-144
   do SPECT, 219
      ao PET, 219
   estudos sobre, 156
      métodos de, 156
   identificação de, 157, 158
      estresse ecocardiográfico na, 158
      MN na, 157
      PET na, 157
      RMC na, 157
   no contexto de métodos, 213-232
      de diagnóstico por imagem, 213-232
   pelo ecocardiograma, 146-163
      sob estresse, 146-163
Vigência
   de marca-passo, 93-94
      EE na, 93-94
Vinho, 202
VO_2 (Consumo de Oxigênio)
   ápice no, 33*f*
   medida do, 31*f*
   pico, 114
Volume(s)
   de sangue miocárdico, 317
      análise do, 317
         agentes de contraste na, 317
   do VE, 21*f*
      estimativa dos, 21*f*
   sanguíneo, 282
      miocárdico, 282
         quantificação do, 282
VS (Volume Sistólico), 33

W

WISE *(Women's Ischemic Syndrome Evaluation)*, 10
WMSI (Escore de Motilidade Parietal), 114
ΔWMSI (Variação do Escore de Motilidade Parietal), 114